언어치료인과 청각학도를 위한

청각학개론

Stanley A. Gelfand 지음
김진동 | 박미혜 | 신은영 | 장선아
조소현 | 최참도 | 허명진 옮김

Σ 시그마프레스

언어치료인과 청각학도를 위한 청각학개론, 제3판

발행일 | 2015년 3월 2일 1쇄 발행

저자 | Stanley A. Gelfand
역자 | 김진동, 박미혜, 신은영, 장선아, 조소현, 최참도, 허명진
발행인 | 강학경
발행처 | ㈜시그마프레스
디자인 | 우주연
편집 | 안은찬

등록번호 제10-2642호
주소 서울특별시 영등포구 양평로 22길 21 선유도코오롱디지털타워 A401~403호
전자우편 sigma@spress.co.kr
홈페이지 http://www.sigmapress.co.kr
전화 (02)323-4845, (02)2062-5184~8
팩스 (02)323-4197

ISBN 978-89-6866-235-5

Essentials of Audiology, 3rd Edition

＊책값은 책 뒤표지에 있습니다.
＊이 도서의 국립중앙도서관 출판시도서목록(CIP)은 서지정보유통지원시스템 홈페이지(http://seoji.nl.go.kr)와 국가자료공동목록시스템(http://www.nl.go.kr/kolisnet)에서 이용하실 수 있습니다. (CIP제어번호: CIP2015004751)

역자 서문

청각학 분야가 국내에 소개된 지는 20년이 채 되지 않습니다.

맨 처음 대학원 과정에서 보청기 관련 사업에 종사한 사람들을 대상으로 한 석사 학위 과정을 시작한 이후 지금은 국내 5개 대학에서 언어치료학과 병행해서 공부할 수 있는 청각학과가 개설되어 청각학 전공자들을 배출하고 있습니다.

그간 청각학 분야는 국내 난청인의 재활과 관련 보청기의 선택과 피팅, 인공와우 적합 부분에서 적극적인 역할을 수행해 오고 있습니다.

실질적인 재활 분야에서 학교를 졸업한 청각사들의 눈에 띄는 활발한 역할과는 달리 청각학에 입문하는 학부생, 언어재활사(구 언어치료사), 그리고 청각학에 관심 있는 사람들을 대상으로 가르칠 입문서나 전공 서적은 턱없이 부족한 실정입니다.

본서는 원서의 제목에 표기된 그대로 청각학의 본질(Essentials of Audiology)에 관한 교과서입니다.

저자는 청각학에서 다루어지고 있는 핵심 내용인 청각기관의 구조와 생리, 청각기관의 이상 유무에 대한 평가와 측정, 청각질환의 유형, 재활을 위한 보청기와 인공와우, 그리고 산업 현장에서의 소음 측정 및 관리와 청력 보존에 이르기까지 전 분야의 내용을 자세하면서도 심도 있게 기술하고 있습니다.

따라서 본서는 꼭 숙지하고 있어야 할 청각학의 기본 원리에 대한 그 이론적 근거를 명확히 제시해 주고 있기 때문에 청각학에 관심 있는 모든 이들과 전문 지식을 필요로 하는 사람들에게 꼭 필요한 입문서이면서 임상 현장에서 근무하시는 분들에게는 훌륭한 참고 서적입니다.

이 책이 나오기까지 물심양면 전폭적인 지원을 해 주신 (주)시그마프레스 사장님께 깊은 감사를 드리며 여러 역자 분들의 원고 편집과 교정에 노고를 아끼지 않으신 김은실 선생님, 안은찬 선생님을 비롯 편집부 관계자 분들께도 감사드립니다.

마지막으로 연구 활동과 학생들의 교육에 여념이 없으신데도 불구하고 그간 이 책의 출간을 위해 애써 시간을 할애하며 까다로운 번역 일을 마다하지 않으신 역자 분들의 노고에 진심으로 감사드립니다.

이 책을 읽으신 모든 분들에게 학문적인 성취가 있기를 기원하며 이를 토대로 청각장애가 있는 난청인의 재활에 성공적인 성과가 있으시길 진심으로 기원합니다.

2015년 2월
역자 대표
조 소 현

청각학은 청각장애와 평형장애를 다루는 임상 전문 분야이다. 광의로는 정상적인 청력과 비정상적인 청력을 과학적으로 연구하는 분야이다. 그러한 이유로 청각학은 언어병리학자, 농교육자, 엔지니어, 음성학자, 산업보건위생학자, 음악학자, 물리학자, 생리학자, 심리학자, 언어학자, 직업상담사, 그리고 청각사와 같은 다양한 분야의 사람들이 관심을 갖고 있는 주제를 아우르고 있다.

청각사(audiologist)는 무슨 일을 하는 사람인가? 청각사는 주로 청각장애와 평형장애를 지닌 사람들을 확인, 평가, 관리하는 일과 관련이 있고 난청의 예방에도 관여한다. 또한 청각사의 임상적인 직무 범위에는 전정기능의 평가, 소음의 평가, 그리고 청력 보존과 같은 다양한 영역이 포함되어 있을 뿐만 아니라 인공와우 수술을 하는 동안 여러 신경학적인 기능을 추적하는 영역도 포함되어 있다.

청각학에 종사하는 사람들이 청각사로 불려지기 위해서는 사전에 적절한 교육과 훈련이 필요하다. ASHA(American Speech-Language-Hearing Association, 미국언어청각임상가협회)에서는 이들에게 청각임상전문가(Certificate of Clinical Competence in Audiology, CCC-A)라는 자격증을 수여하고 있다. 미국청각학회(American Academy of Audiology, AAA)에서는 ASHA와 주 정부에서 이미 자격증을 취득한 것을 전제로 이들에게 펠로우(Fellow)라는 칭호를 수여하고 있다. 그리고 청각학 분야에서 전문 직업을 수행하기 위해 필요한 최소한의 요구 조건은 석사 학위에서 박사 학위로 이행 중에 있다. 2009년 우리는 지금 이러한 이행 과정의 중간 단계에 있고 적어도 현재의 자격 요건은 대학원에서 75학점을 이수해야 하고, 학위 취득 후 1년간의 임상 경험(Clinical Fellowship Year), 그리고 국가자격시험에 통과해야만 한다. 2012년도에는 최소한의 자격 요건이 청각학 박사(doctor of audiology, AuD)를 취득하거나 아니면 이와 동급의 학위의 취득인데, 학문적인 접근을 지향하는 많은 청각사들은 박사 학위(PhD)를 취득할 것으로 본다. 사실상 미국에서는 청각사 양성 석사 학위 과정이 거의 폐지되는 과정에 있고 이미 78개 대학에서는 AuD 과정과 PhD 과정을 개설하고 있다.

청각학개론은 언어병리학(의사소통장애)과 청각학 분야에 관심 있는 모든 학생들을 교육시키는 데 있어서 필수적이고 근본적인 입문서이다. Essentials of Audiology(청각학의 기본 원리)는 우선적으로 두 분야 입문을 준비하고 있는 학생들에게 청각학 전반을 종합적으로 안내하는 교과서로서 사용되도록 의도하였고 이들의 학문적인 욕구를 충족시키고자 하였다.

청각학에 입문하고자 하는 사람들은 청각학 전반에 대한 개요를 파악해야 할 뿐만 아니라 그 기본적인 원리들을 확고히 이해해야만 미래의 AuD로 임상에서 탄탄한 기초를 쌓을 수 있다. 이와 마찬가지로 미래의 언어재활사는 치료 대상 아동들의 청각검사 리포트를 이해하는 데 있어 청각학에 대한 이해는 무엇보다도 중요하다. 언어재활사는 청각사와 함께 피검자의 선별검사를 수행하고 정기적으로 청력검사를 해석하여 청각 관련 기관으로 의뢰하기도 한다. 더군다나 언어

재활사는 난청 환자들과 직접 상대하고, 청각장애의 특성과 관리에 대한 점을 그들의 교사나 가족, 그 외 다른 전문가들에게 설명해 주어야 한다. 이러한 점은 학교와 장기요양치료시설에서 더욱 그러하다. 게다가 언어재활사와 청각사의 제휴는 인공와우와 다른 다학제간 프로그램들에서 그 범위나 깊이가 한층 더 높아지며, 새내기 언어재활사들에게는 청각학에 대한 지식이나 이해가 더욱 더 중요하다고 할 수 있다. 그런 이유로 언어재활사가 되고자 하는 학생들에게 본 교재가 그들의 청각학 과정이 끝난 후 참고 서적으로 유용하게 사용되어지기를 희망한다.

본 교재는 입문 수준으로 음향학, 청각해부생리, 음지각, 청각장애, 난청의 특성, 측정 방법, 청력선별검사, 임상적 평가와 관리 등 청각학 전반에 걸친 내용들을 담았다. 따라서 언어치료학과나 청각학과의 학부 학생들에게는 핵심 교재로 사용될 수 있도록 하였고, 그 외 청각학의 기초를 배우고자 하는 신입 대학원 학생들에게는 그들의 지적 욕구에도 충족되도록 청각의 모든 기초적인 내용을 담아 촘촘히 구성하였다. 본 교재의 모든 내용들은 언어치료학 전공의 교과과정에 따라 1학기 또는 2학기에 다루어질 수 있도록 하였고, 교수들이 특정 교육 과정에 맞춰 주제를 선정하고 그 깊이와 범위를 조절하기에 충분하도록 기획하였다. 제3판에서는 청각학 입문 학생들에게 지속적으로 발전하고 있는 청각학 최신 영역들을 제시하였을 뿐만 아니라 경험을 통하여 무슨 내용이 포함되어야 하고 어떻게 표현되어야 하는지에 대한 상당 부분이 개선되었다. 2001년 제2판 출간 이후 임상 현장에서는 느리지만 체계적인 발전과 진보가 이루어졌고, 실제로 임상 현장에 영향을 주는 가이드라인, 전문가 지침서, 기준과 규정, 기술적인 문제들과 관련이 있다. 그 다음으로는 인공와우, 보청기, 유아청력선별검사, 전기생리학적인 평가 영역에서와 같은 분야에서보다 더 급격한 변화가 있었다. 물론 본서가 출간된 이후에도 중요한 변화가 발생될 수밖에 없지만 이는 저자들에게 좌절을 안겨 주기보다는 청각학 분야가 그만큼 신나고 흥미로운 분야임을 반증해 준다.

본서는 이전 판처럼 임상 분야 전문가, 실험연구자, 교수, 슈퍼바이저(supervisor) 등의 의견을 최대한 반영하였고 청각학을 수강하는 많은 학생들의 지적에도 상당한 주의를 기울여 특히 내용면이나 본문 스타일에 반영하였다. 그 결과 제3판의 문체는 가능한 한 회화체와 구어체로 작성하였고, 실례와 그림들은 교육현장에서 입증된 재료들만 삽입하였으며, 임상적 차폐, 음향 이미턴스, 청각선별검사와 같은 주제들은 독립적인 하나의 장으로 처리하였고, 청각관리에 대한 내용은 I, II 두 개의 장으로 분리하여 구성함과 동시에 청각학의 역사는 생략하였다. 원래 큰 두려움을 가지고 사용했던 성 특유의 명사들(여자, 남자, 그녀, 그 등)은 제1, 2판에서 거부감 없이 잘 받아들여진 관계로 제3판에서도 무리 없이 사용하였으며 성 특유의 명사들을 사용하여 독자들을 위해 최대한 알아보기 쉽게 하였다. 다른 용어를 선택했을 경우, 보다 더 긴 구(phrases)와 약간은 딱딱한 문어체가 사용되었을 것이고 그 결과 최대로 학생 친화적인 문장을 제공하고자 한 원래의 목표가 손상되었을 것이다. 또한 이러한 문체 스타일은 임상 절차와 상호 작용을 기술할 때 임상전문가와 내담자 각각에게 상이한 성을 부여함으로서 내용을 보다 더 쉽게 하는 장점이 있다. 문장 내 두 성의 사용은 두 역할에 균등하게 할당되도록 하여 공정성을 유지하였다.

본서는 많은 전문가들의 도움으로 세상에 출간되었다. 특히 퀸즈 칼리지 언어병리학과의 동료들과 학생들에게 감사드리며 또한 뉴욕시립대 대학원 언어치료청각학과 AuD 과정과 PhD 과정의 학생들에게 감사드린다. 그리고 이 책이 출판되기까지 내내 수고와 협력을 아끼지 않은 출판사 관계자 여러분께 깊은 감사를 드린다.

마지막으로 나에게 항상 사랑, 격려, 지지, 통찰력과 상상할 수 없는 인내심을 발휘해 준 나의 가장 사랑하는 부인과 가족들에게 가장 큰 감사를 보낸다.

Stanley A. Gelfand

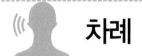

차례

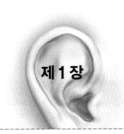

제1장

음향학과 소리 측정

소리의 본질에 대해 살펴보는 것으로 청각학에 대한 논의를 시작하고자 한다. 결국 우리가 듣는 것은 소리이기 때문이다. 소리에 대한 과학은 **음향학**(acoustics)이라 하며 물리학의 한 분야로서 몇 가지 기본 물리 법칙에 근거한다.

물리량

기본 물리량은 질량, 시간, 길이(또는 거리)이다. 다른 모든 물리량은 세 가지 기본 양과 유도된 양의 조합으로 이루어진다. 주요 기본 양과 조합된 양은 표 1.1에 요약되어 있다. **질량**(M)의 단위는 킬로그램(kg) 또는 그램(g), **길이**(L)의 단위는 미터(m) 또는 센티미터(cm), **시간**(t)의 단위는 초(sec 또는 s)이다. 질량은 무게와 같이 킬로그램으로 표현하지만 무게와 완전한 동의어는 아니다. 물체(body)의 질량은 밀도와 관련되며 물체의 무게는 중력의 힘과 관련된다. 두 물체(object)가 같은 크기일 때 밀도가 높은 물체가 더 무겁다. 그러나 지구 위에서 물체의 질량이 같더라도 중력이 약한 달에서는 무게가 덜 나가게 된다.

질량을 킬로그램으로, 길이를 미터로 표현하는 것은 미터-킬로그램-초(이하 **MKS**) 단위계를 사용한다는 의미이다. 질량을 그램으로 표현하고 길이는 센티미터로 표현한다면 센티미터-그램-초(이하 **cgs**) 단위계를 사용하는 것이다. 이 두 단위계는 서로 다른

유도량을 갖는다. 예를 들어 힘과 일의 단위는 각각 MKS 단위계에서 뉴턴(newton)과 줄(joule)이라 하며 cgs 단위계에서는 다인(dyne)과 에르그(erg)라 한다. 우리는 MKS 단위계를 강조할 것인데 이는 과학계에서 국제적으로 받아들이는 **국제단위계**(System Internationale, SI)이다. 우리는 등가인 cgs 단위도 종종 사용할 것이다. 청각학계에서는 전통적으로 cgs 단위계를 사용해 왔으며 이는 표 1.1에 정리되어 있다. 이 외에 과학적 표기와 관습적 숫자 간의 일치와 측정 단위의 크기를 설명하기 위해 사용된 접두사의 의미를 편리하게 사용하고 바로 참조할 수 있도록 표 1.2, 표 1.3에 나타냈다.

또 다른 물리량으로는 스칼라와 벡터가 있다. **스칼라**(scalar)는 크기(magnitude)로 충분히 설명될 수 있지만 **벡터**(vector)는 방향과 크기를 모두 가지고 있다. 예를 들어 길이는 스칼라인데 1미터 길이인 물체는 언제나 1미터 길이이기 때문이다. 그러나 1미터 떨어져 있는 두 동전 사이의 거리를 측정할 때는 벡터를 사용하는데 동전 간의 관계는 크기와 방향을 모두 가지고 있기 때문이다(점 x_1에서 점 x_2까지). 이 양을 **변위**(displacement, d)라고 한다. 하나 또는 그 이상의 요소가 벡터라면 그 유도량은 벡터이다. 예를 들어 속도는 변위에서 유도된 벡터이며 가속도도 벡터인데 이는 모두 속도와 관련되어 있기 때문이다. 스칼라와 벡터는 계산 시 달리 다루어지기 때문에 그 차이점을 알아야 한다.

표 1.1 주요 물리량

변량	공식	MKS 단위	cgs 단위	비고
질량(M)	M	kilogram(kg)	gram(g)	$1\text{kg}=10^3\text{g}$
시간(t)	t	second(s)	s	
면적(A)	A	m^2	cm^2	$1\text{m}^2=10^4\text{cm}^2$
변위(d)	d	meter(m)	centimeter(cm)	$1\text{m}=10^2\text{cm}$
속도(v)	$v=d/t$	m/s	cm/s	$1\text{m/s}=10^2\text{cm/s}$
가속도(a)	$a=v/t$	m/s^2	cm/s^2	$1\text{m/s}^2=10^2\text{cm/s}^2$
힘(F)	$F=Ma$ $=Mv/t$	kg · m/s^2 newton(N)	g · cm/s^2 dyne	$1\text{N}=10^5\text{dyne}$
압력(p)	$p=F/A$	N/m2 pascal(Pa)	dyne/cm^{2}microbar (μbar)	$2\times10^{-5}\text{N/m}^2$ 또는 20μPa (참조기준 값) $2\times10^{-4}\text{dyne/cm}^2$ 또는 μbar (참조기준 값)
일(W)	$W=Fd$	N · m Joule	dyne · cm erg	$1\text{J}=10^7\text{erg}$
일률(P)	$P=W/t$ $=Fd/t$ $=Fv$	joule/s watt(w)	erg/s watt(w)	$1\text{w}=1\text{J/s}$ $=10^7\text{erg/s}$
강도(I)	$I=P/A$	w/m^2	w/cm^2	10^{-12}w/m^2 (기준 값) 10^{-16}w/cm^2 (기준 값)

속도

"시간당 55마일"이라는 것은 55마일의 거리를 1시간이라는 기간 동안 움직이도록 하는 차의 빠르기이다. 이는 **속도**(velocity, v)의 예이며 시간(t)당 일어나는 변위(d)의 양과 같다.

$$v=\frac{d}{t}$$

변위는 미터로 측정되며 시간은 초(sec)로 측정된다. 따라서 속도는 **초당 미터**로 표현된다(m/sec). 속도는 속력(speed)에 해당하는 벡터 등가물인데 이는 크기와 방향을 모두 갖는 변위에 기초하기 때문이다. 여행을 할 때 우리는 보통 도착지의 주행 기록에서 출발지의 주행 기록을 뺌으로써 여행 거리에 대한 지각적 개념을 알아낸다(즉 10422마일에서 출발해 10443마일에 도착한다면 거리는 10443-10422=21마일이 된다). 여행에 걸리는 시간을 계산할 때도 같은 방법을 사용한다(즉 1 : 30에 출발해서 2 : 10에 도착한다면 2 : 10-1 : 30=40분이 걸린다). 속도의 물리적 계산은 동일한 방법을 사용한다. 물체가 움직였을 때 지점 x_1과 시간 t_1에서 출발해서 지점 x_2와 시간 t_2에 도착한다. 평균 속도는 움직인 거리(x_2-x_1)를 걸린 시간(t_2-t_1)으로 나누기만 하면 된다.

표 1.2 표준 표기법과 과학적 표기법

표준 표기법	과학적 표기법
0.000001	10^{-6}
0.00001	10^{-5}
0.0001	10^{-4}
0.001	10^{-3}
0.01	10^{-2}
0.1	10^{-1}
1	10^{0}
10	10^{1}
100	10^{2}
1000	10^{3}
10000	10^{4}
100000	10^{5}
1000000	10^{6}
3600	3.6×10^{3}
0.036	3.6×10^{-2}
0.0002	2×10^{-2}
0.00002	2×10^{-5}

$$v = \frac{x_2 - x_1}{t_2 - t_1}$$

순간 속도(instantaneous velocity)는 시간 축에서 특정 순간에서의 물체 속도를 말한다. 수학적으로 보자면 변위와 시간이 한 지점에서 다음 지점으로 0에 가까워질 때의 속도를 말하며, 이는 시간에 대한 유도 변위이다.

$$v = \frac{dx}{dt}$$

가속도

우리는 운전 경험을 통해 차가 고속도로에 들어설 때는 속도를 증가시키고 고속도로를 빠져나오거나 방향을 바꿀 때는 속도를 늦춘다. "속도를 증가"시키거나 "속도를 감소"시키는 것은 속도가 시간에 따라 변하는 것을 말한다. 시간에 따른 속도의 변화가 가속도(acceleration, a)이다. 물체가 두 지점 사이를 이동한다고 가정해 보자. 첫 번째 지점에서의 속도는 v_1, 시간은 t_1이고 두 번째 지점에서의 속도는 v_2, 시간은 t_2이다. **평균 가속도**는 두 속도 간의 차($v_2 - v_1$)를 시간 간격($t_2 - t_1$)으로 나눈 것이다.

$$a = \frac{v_2 - v_1}{t_2 - t_1}$$

더 일반적으로 말하자면 가속도는 단순히 아래와 같이 구할 수 있다.

$$a = \frac{v}{t}$$

속도는 변위를 시간으로 나눈 것과 같기 때문에 v를 d/t로 대체할 수 있다.

$$a = \frac{d/v}{t}$$

이를 단순화하면 다음과 같다.

$$a = \frac{d}{t^2}$$

결론적으로 가속도는 MKS 단위계에서 **시간 제곱당 미터**(m/sec^2) 단위로 표현될 수 있다. cgs 단위계로 측정하면 가속도는 시간 제곱당 센티미터(cm/sec^2)가 된다.

주어진 순간의 가속도를 **순간 가속도**(instantaneous acceleration)라 하며 양성인 단위에 익숙한 독자는 이것이 시간에 대한 유도 속도와 같다는 것을 기억해야 한다. 이는 다음과 같이 나타낼 수 있다.

$$a = \frac{dv}{dt}$$

속도가 첫 번째 유도 변위이므로 가속도가 두 번째 유도 변위인 것을 알 수 있다.

표 1.3 미터법 단위를 표현하기 위한 접두사

접두사	기호	정의	곱하기	
			표준 표기	과학적 표기
micro	μ	100만 분의 일	1/1000000 또는 0.000001	10^{-6}
milli	m	1000분의 일	1/1000 또는 0.001	10^{-3}
cent	c	100분의 일	1/100 또는 0.01	10^{-2}
deci	d	10분의 일	1/10 또는 0.1	10^{-1}
deka	da	10배	10	10^{1}
hecto	h	100배	100	10^{2}
kilo	k	1000배	1000	10^{3}
mega	M	100만 배	1000000	10^{6}

$$a = \frac{d^2 x}{dt^2}$$

힘

어떤 물체가 움직이지 않을 때 외부의 영향이 있지 않는 한 계속 정지되어 있을 것이다. 어떤 물체가 일정한 속도로 움직인다면 외부의 영향이 이를 바꾸지 않는 한 계속 같은 속도로 움직일 것이다. 이는 뉴턴의 첫 번째 운동법칙을 일상적으로 표현한 것이다. 이 표현은 **관성**(inertia)의 속성을 설명한다. 관성은 이미 하고 있는 것을 계속하려는 질량의 특성이다. 정지된 물체를 움직이게 하는 또는 움직이는 물체의 속도나 방향을 바꾸게 하는 "외부의 영향"을 **힘**(force, *F*)이라 한다. 힘은 움직이는 물체의 속도를 바꾸거나 움직이지 않는 물체를 움직이게 한다는 것이 중요한데 속도를 변화시키는 것 또한 포함한다(0에서 일정량까지). 속도의 변화를 가속도라고 한 것을 기억할 것이다. 그래서 힘은 영향을 미치는 것이며(개념적으로 "밀기" 또는 "당기기") 이는 질량이 가속되도록 한다. 효과 면에서 필요한 밀고 당기는 양의 정도는 얼마나 많은 질량에 영향을 주고 싶은지, 얼마만큼의 가속도를 발생시키고 싶은지에 달려 있다. 다시 말하면 힘은 질량에 가속도를 곱한 것과 같다.

$$F = Ma$$

가속도는 시간당 속도(v/t)이기 때문에 힘을 다음과 같이 표현할 수도 있다.

$$F = \frac{Mv}{t}$$

양 *Mv*는 **운동량**(momentum)이라고도 하며 힘은 시간당 운동량이라 할 수 있다.

힘의 양은 $kg \cdot m/s^2$으로 측정되는데 이는 힘이 질량(kg으로 측정)과 가속도(m/sec^2으로 측정)의 곱(product, 積)과 같기 때문이다. 힘의 단위는 **뉴턴**(N)이고 $1N$은 $1kg$의 질량을 $1m/s^2$만큼 가속시키는 데 필요한 힘의 양이며 따라서 $1N = 1kg \cdot m/s^2$이다. (이는 매우 기술적으로 보이지만 문제를 아주 단순화한다. 결국 "$1kg \cdot m/s^2$"이라고 하는 것보다 "$1N$"이라고 하는 것이 훨씬 쉽다.) $2N$은 질량 $1kg$을 $2m/s^2$, 또는 질량 $2kg$을 $1m/s^2$만큼 가속시키는 데 필요한 힘이다. $4N$의 힘은 $2kg$을 $2m/s^2$ 가속시키는 데 필요하고 $63N$의 힘은 $9kg$을 $7m/s^2$ 가속시키는 데 필요하다. cgs 단위계에서 힘의 단위는 **다인**(dyne)이다. 이는 $1g$의 질량을 $1cm/s^2$ 가속시키는 데 필요한 힘이다. 즉 1다인$= 1g \cdot cm/s^2$이다. 10^5다인은 $1N$과 같다.

보통 여러 가지 다른 힘들이 동시에 물체에 작용한다. 그러므로 지금까지 논의한 힘은 사실 **순힘**(net force) 또는 **합성력**(resultant force)이며 물체에 가해지는 모든 힘의 "최소한"의 효과이다. 3N의 힘이 물체를 오른쪽으로 밀고 또 다른 8N의 힘이 그 물체를 오른쪽으로 민다면 총힘은 오른쪽으로 3+8=11N이 될 것이다. 다시 말해 두 힘이 한 물체에 같은 방향으로 작용하면 총힘은 두 힘의 합이 된다. 반대로 4N의 힘이 물체를 오른쪽으로 밀고 동시에 9N의 힘이 그 물체를 왼쪽으로 민다면 총힘은 왼쪽으로 9−4=5N이 된다. 따라서 두 힘이 한 물체에 다른 방향으로 작용하면 총힘은 상반되는 두 힘의 차가 되고 이것은 물체를 더 큰 힘이 작용하는 방향으로 가속되도록 한다. 똑같은 두 개의 힘이 반대 방향으로 작용하면 총힘은 0이다. 총힘이 0이기 때문에 물체의 운동에 변화를 주지 못한다. 총힘이 0인 상태를 **평형**(equilibrium)이라 한다. 이런 경우에 움직이는 물체는 계속해서 움직이고 정지해 있는(움직이지 않는) 물체는 계속 멈추어 있게 된다.

마찰

물체가 실제 환경에서 움직일 때 점점 느려지다가 결국에는 멈추게 된다. 이는 어떤 물체라도 움직일 때 항상 다른 물체나 매개체에 닿아 있기 때문에 그렇다. 한 물체가 다른 물체 위에서 미끄러지면 움직임과 반대되는 힘이 발생하는데 이를 **저항**(resistance) 또는 **마찰**(friction)이라 한다.

마찰 또는 저항에 반하는 힘은 두 변수에 의존한다. 첫 번째 변수는 마찰의 양이 서로 미끄러져 움직이는 두 물체의 재료의 성질에 달려 있다는 것이다. 간단히 말하면 두 물체 사이의 마찰의 양은 "부드럽거나" "미끄러운" 재료일 때보다 "거칠거칠한" 재료일 때 더 커지며 **마찰 계수**(coefficient of friction)라 불리는 양으로 표현된다. 두 번째 변수는 얼마나 많은 마찰이 발생하는가를 결정하는 것으로 두 손바닥을 비벼 봄으로써 쉽게 알 수 있다. 처음에는 천천히 비비다가 점차 빨리 비비면 열이 발생하는 것을 알 수 있다. 이

는 마찰이 열로 전환되는 기계적 에너지를 발생시키기 때문에 일어나는 현상이다. 이 개념은 뒤에서 다시 다룰 것이며 지금은 열의 양을 저항의 양의 척도로 사용할 것이다. 점점 빨리 손을 비비면 손은 계속 뜨거워지게 된다. 이는 마찰의 양이 운동의 속도에 따른다는 공식으로 표현될 수 있다.

$$F=Rv$$

F는 마찰의 힘이고 R은 두 물체 간의 마찰 계수, v는 운동의 속도이다.

탄성과 복원력

용수철을 누르거나 늘리려면 노력(외부의 힘)이 필요하다. 누르거나 늘어난 용수철은 힘을 빼면 원래의 모양으로 돌아간다. 용수철을 누르거나 늘리는 것은 물체의 형태를 바꾸는 경우이며 이전의 모양으로 돌아온 용수철은 탄성의 예이다. **탄성**(elasticity)은 변형된 물체가 원래의 형태로 돌아오는 성질을 말한다. 변형과 탄성 간의 차이점에 주목하자. 고무줄과 식염수를 넣어만든 엿(saltwater taffy)은 둘 다 늘어나지만(변형되지만) 고무줄만 원래의 모습으로 돌아올 수 있다. 즉, 고무줄을 탄성 있게 만드는 것은 늘어나는 데 있는 것이 아니라 원래의 모습으로 돌아오는 데에 있다. 변형된 물체가 원래의 모습으로 더 잘 돌아올수록 더 탄성이 있는 것(또는 강한 것)이다.

우리는 간단한 운동 기구를 사용하는 것과 같은 일상 경험을 통해 용수철을 누르기 시작하는 것은 상대적으로 쉽지만 누른 채로 지속하는 것은 점점 어려워진다는 것을 알고 있다(예 : 악력 운동기). 이와 비슷하게 용수철을 늘리기 시작하는 것보다 늘어난 채로 유지하기가 더 어렵다(예 : 흉곽 운동기의 용수철을 늘리는 것). 다시 말하면 좀 더 용수철 같은 재료(탄성 물질)가 변형될수록 가해진 힘에 더욱 반작용하게 된다. 탄성이 있거나 용수철 같은 재료의 변형에 작용하는 반대의 힘을 **복원력**(restoring force)이라 한다. 용수철이 원래의 상태에서 얼마나 많이 압축되거나 늘

어났는지에 따라 변형을 생각해 보면 복원력은 변위에 따라 증가한다고 할 수 있다. 양성으로 복원력(F_r)은 재료의 강직도(S)와 변위의 정도에 좌우되는데 이는 다음과 같다.

$$F_r=Sd$$

압력

뾰족한 바늘을 나무판에 눌러 꽂을 수 있는 사람은 거의 없지만 대부분의 사람들은 같은 나무판에 압정을 눌러 꽂을 수 있다. 이는 압정이 상대적으로 넓은 면적(머리 부분)에 가해지는 힘의 양을 아주 작은 면적(핀의 끝 부분)으로 집중시키는 아주 간단한 기계이기 때문이다. 즉, 힘은 면적의 크기에 영향을 받는다. 이 양은 힘을 면적(A)으로 나눈 것과 같으며 **압력**(P)이라고 부른다.

$$p=\frac{F}{A}$$

MKS 단위계에서 힘은 뉴턴으로 측정되고 면적은 제곱미터로 측정되기 때문에 압력은 제곱미터당 뉴턴으로 측정된다(N/m^2). 압력의 단위는 **파스칼**(Pa)이며 $1pa=1N/m^2$이다. cgs 단위계에서 압력은 제곱센티미터당 다인($dyne/cm^2$)으로 측정되며 때로는 **마이크로바**(μbar)로 쓰인다.

일과 에너지

물리적인 개념에서 **일**(work, W)은 힘이 물체에 작용하여 일어날 때 발생한다. 그리고 일의 양은 힘과 변위(이동 거리)의 곱과 같다.

$$W=Fd$$

힘은 뉴턴으로 측정되고 변위는 미터로 측정되기 때문에 일 그 자체는 뉴턴-미터($N \cdot m$)로 수량화된다. 예를 들어 2N의 힘이 물체를 3m만큼 움직인다면 일의 양은 $2\times3=6N \cdot m$이 된다. 변위가 있다면 일이 될 수 있다. 그러나 변위가 없다면(즉 $d=0$) 일이 될 수 없다. 왜냐하면 일은 힘과 변위의 곱이기 때문에 0×0은 0인 것이다. 일은 MKS 단위에서 **줄**(joule, J)이다. 1줄은 1뉴턴의 힘이 1미터의 변위를 가져올 때 일의 양이며 $1J=1N \cdot m$이다. cgs 단위에서 일의 단위는 에르그라 부르며 $1erg=1dyne \cdot cm$이다. 1줄은 10^7에르그와 같다.

에너지(energy)는 보통 일을 할 수 있는 능력으로 정의된다. 휴지 상태인 물체의 에너지는 **위치**(potential) 에너지이고 움직이는 물체의 에너지는 **운동**(kinetic) 에너지이다. 물체의 총에너지는 위치 에너지와 운동 에너지의 합이다. 이때 일은 이 두 가지 형태의 에너지 간에 이루어지는 교환과 같다. 즉, 에너지는 일이 이루어졌을 때 소모되지 않고 한 형태에서 다른 형태로 변형되는 것이다. 이 원리는 움직이는 진자(pendulum)의 예에서 쉽게 알 수 있다. 진자의 위치 에너지는 진자가 움직임의 양 끝에 도달했을 때 최대이며 이때 운동 에너지는 순간적으로 0이 된다. 반면에 진자의 운동 에너지는 움직임의 정중앙을 지날 때 최대가 되는데 이때 움직임의 속도가 가장 빠르기 때문이다. 이 두 극단 사이에서 진자의 속도가 빨라질 때(아래쪽으로 움직일 때) 에너지는 위치 에너지에서 운동 에너지로 변환되고 속도가 느려질 때(위쪽으로 움직일 때) 운동 에너지에서 위치 에너지로 변환된다.

일률

일이 이루어지는 비율을 **일률**(power, P)이라 하며 일을 시간으로 나눈 것으로 정의된다.

$$P=\frac{W}{t}$$

일률의 단위는 **와트**(watt, w)라 한다. 일률의 단위는 일의 단위를 시간의 단위로 나눈 것과 같다. 그러므로 1와트는 1줄을 1초로 나눈 것과 같으며 $1w=1J/sec$이다. cgs 단위로 일은 에르그로 측정되지만 일률은 와트로 표현된다. $1J=10^7$에르그이므로 $1w=10^7erg/sec$라고도 할 수 있다.

일률은 다른 용어로도 표현될 수 있다. 예를 들어 $W=Fd$이기 때문에 일률의 공식에서 W를 Fd로 대체하여 다음과 같이 표현할 수 있다.

$$P=\frac{Fd}{t}$$

우리는 $v=d/t$라는 것을 알고 있으므로 d/t를 v로 대체하여 다음과 같은 공식을 쓸 수 있다.

$$P=Fv$$

즉, 일률은 힘에 속도를 곱한 것과도 같다.

강도

고요한 연못의 표면 위에 기름을 한 숟가락 부었다고 가정해 보자. 처음에 기름은 숟가락 크기의 공간을 차지할 것이다. 시간이 흐를수록 기름은 연못의 표면 위로 퍼져 나가 숟가락 크기의 공간을 채우고 있을 때보다 훨씬 얇은 두께가 될 것이다. 기름이 더 넓게 퍼져 나갈수록 두께는 더 얇아질 것이며 총량이 같더라도 주어진 면적에서 기름이 차지하는 비율은 점점 더 작아지게 된다. 분명히 기름의 총량 그 자체와 기름이 연못의 표면에 퍼져 나가면서(즉 나누어지면서) 집중되는 정도는 차이가 있다.

같은 현상이 소리에서도 나타난다. 그림 1.1에서 동심원으로 표현된 것과 같이 소리가 음원으로부터 멀어질수록 범위가 점점 커지면서 모든 방향으로 방사된다는 것은 상식적인 내용이다. 앞에서 예를 든 기름의 양과 같이 소리가 일정한 양의 힘을 가진 진동하는 작은 물체(그림의 동심원에서 중심에 있는)라고 상상해 보자. 결과적으로 소리의 힘은 기름 방울이 얇게 퍼지는 것과 같은 원리로 음원에서 멀어짐에 따라 무한대로 넓어지는 표면으로 나누어지게 될 것이다. 이러한 법칙은 그림에서 소리가 음원으로부터 멀어질수록 얇은 선으로 표현되었다. 특정 지점의 표면적(즉 제곱인치)에 얼마만큼의 힘이 가해지는지 측정한다고 가정해 보자. 결과적으로 음원으로부터의 거리가 증가할수록 제곱인치의 표면적에 가해지는 힘의 비율이 점차적으로 작아질 것이다. 이것은 그림 1.1 음원에서 멀어짐에 따라 흐려지는 타원으로 표현되어 있다.

방금 설명한 예에서 **강도**(intensity, I)라고 불리는 새로운 양을 알 수 있다. 강도는 면적에 따른 힘의 분포를 말하며 특히 단위 면적당 힘 또는 힘을 면적으로 나눈 것과 같다.

$$I=\frac{P}{A}$$

MKS 단위계에서 힘은 와트로 측정되고 면적은 제곱미터로 측정되기 때문에 강도는 제곱미터당 와트로 표현된다(w/m^2). cgs 단위계에서 강도는 제곱센티미터당 와트로 표현된다(w/cm^2).

강도는 음원으로부터의 거리가 증가함에 따라 감소하는데 이를 **역자승화법칙**(inverse square)이라 한다. 이는 강도의 양은 거리에서 변화된 만큼의 제곱으로 나눈 것과 같다는 것을 보여 준다. 예를 들어 거리를 1m에서 2m로 2배 늘렸을 때 2m 지점 강도의 양은 1m 지점에 비해 1/4이 된다($1/2^2=1/4$이므로). 이와 비슷하게 거리를 1m에서 3m로 3배 늘리면 강도는 이전의 세기에서 1/9 작아지게 된다($1/3^2=1/9$이므로).

이때 기억해야 할 중요한 관계는 일률이 압력의 제곱과 같다는 것이다.

$$P=p^2$$

그리고 압력은 일률의 제곱근과 같다.

$$p=\sqrt{P}$$

게다가 강도는 압력의 제곱과 비례한다.

$$I \propto p^2$$

그리고 압력은 강도의 제곱근에 비례한다.

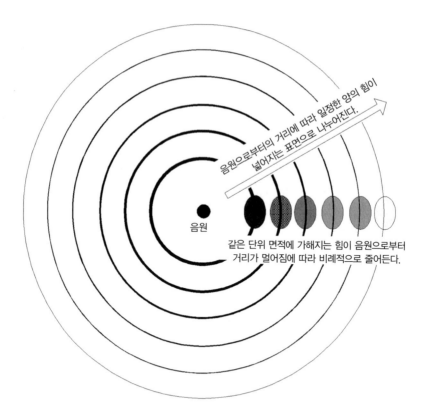

그림 1.1 강도(힘을 면적으로 나눈 것)는 음원으로부터 멀어질수록 감소한다. 이는 일정한 양의 힘이 증가하는 면적을 따라 퍼지기 때문이다. 그림에서 이들을 선이 가늘어지는 것으로 표현하고, 음원으로부터 멀어짐에 따라 같은 단위 면적에 가해지는 힘이 비례적으로 감소하는 것을 점점 흐려지는 타원으로 표현하였다.

$$p \propto \sqrt{I}$$

이 단순한 관계는 소리의 강도와 압력 간 전환을 쉽게 해 준다.

소리의 본질

소리는 종종 공기 중에 파동의 형태로 퍼져 나가는 진동으로 정의한다. **진동**(vibration)이란 물체의 왕복운동(oscillation)에 지나지 않는다. 몇 가지 예를 들면 놀이터의 그네, 진자, 식기세척기 밑의 마룻장, 기타 줄, 소리굽쇠, 공기 입자 등이 있다. 진동은 공기 분자에서 공기 분자로 전달될 때 보통 **소리**(sound)라고 불린다(어떻게 이런 일이 일어나는지 나중에 살펴볼 것이다). 공기 분자의 진동은 소리굽쇠가 발생시키는

순음과 같은 단순한 형태이거나 또는 학교 식당에서 들을 수 있는 소음과 같이 매우 복잡한 형태일 수도 있다. 대부분 자연적으로 발생하는 소리들은 아주 복잡하다. 그러나 소리를 이해하는 가장 쉬운 방법은 가장 단순한 소리에 집중하는 것이다.

단순조화운동

그림 1.2는 소리굽쇠(tuning fork)의 진동 모습이다. 소리굽쇠에 가해지는 최초의 힘은 맨 위의 큰 화살표로 표현되어 있다. 그 아래에 있는 그림들은 포크가 움직이기 시작한 후에 특정 시간 지점에서 갈래(prong)의 운동을 나타낸 것이다. 양 갈래는 서로 거울로 보는 것처럼 진동하며 따라서 1개의 갈래에서 일어나는 현상을 설명하면 된다. 원 안의 그림은 오른쪽 갈래의 움직임을 확대해서 나타낸 것이다. 여기서 중

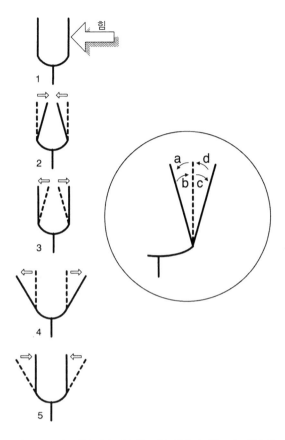

그림 1.2 소리굽쇠를 치면 반복되는 단순 형태의 진동 또는 왕복 운동이 발생한다. 한 번의 왕복 운동(주기)이 그림 1부터 5까지의 단계로 표현되어 있다. 원 안의 화살표는 하나의 갈래가 움직이는 것을 보여 준다.

간 지점은 갈래가 휴지 상태에 있을 때이다. 포크를 쳤을 때 갈래는 화살표 a로 나타낸 것처럼 안으로 움직이고 가장 왼쪽으로 치우친 후에 다시 제자리로 돌아가며(화살표 b) 속도가 가속된다. 빠르게 움직이는 갈래는 다시 중간 지점으로 돌아왔다가 오른쪽으로 진행한다(화살표 c). 예를 들어 갈래는 오른쪽 끝에서 멈추는데 여기서 방향을 반대로 바꾸어 계속적으로 증가되는 속도로 왼쪽으로 움직이기 시작하며(화살표 d) 멈출 때까지 속도가 느려진다. 갈래는 다시 중심을 지나며 처음처럼 화살표 a를 따라가다가 왼쪽 끝에 도달하여 순간적으로 멈출 때까지 느려진다. 여기서 다시 방향을 바꾸어 같은 과정을 계속 반복하게 된다. 진동 운동의 완전한 하나의 왕복 운동을 **주기**(cycle)라 하고 1초당 일어나는 주기의 횟수를 **주파수**

(frequency)라 한다.

이러한 운동의 형태는 힘이 관성과 탄성을 가진 물체에 적용되었을 때 발생한다. 물체의 탄성 때문에 물체에 가해진 힘으로부터의 소리굽쇠 변형은 복원력에 의해 돌아오게 된다. 그림에서 최초에 왼쪽으로 향한 힘은 반대 방향으로 복원하는 힘 즉, 오른쪽으로 향하는 힘에 의해 반하여진다. 오른쪽으로 향하는 복원력은 갈래가 점진적으로 왼쪽으로 밀릴 때 증가한다. 결과적으로 갈래의 움직임이 느려지고 결국에는 멈추게 된다. 이제 갈래는 탄성의 영향하에 방향을 바꾸고 오른쪽으로 움직이기 시작한다. 복원력이 갈래를 중간으로 돌아오게 하기 때문에 우리는 질량을 고려하지 않을 수 없다. 갈래는 질량을 가지고 있기 때문에 관성이 갈래를 중간의 휴지점으로 돌아오도록 가속하는 원인이 된다. 사실 갈래는 휴지점을 지날 때 최대 속력으로 움직인다. 관성의 힘은 갈래가 중간 지점을 빠르게 지나도록 하고 계속해서 오른쪽으로 움직인다. 변형 과정은 갈래가 휴지점을 다시 빠르게 지날 때 시작된다. 결과적으로 반대 탄성 복원력은 이제 왼쪽 방향으로 다시 형성되기 시작한다. 이전과 똑같이 증가하는 복원력(왼쪽 방향)은 결국 오른쪽으로 향하는 관성의 힘을 이겨 내고 따라서 가장 오른쪽 끝 지점에서 갈래의 변위를 중단시킨다. 그리고 그 움직임이 반대 방향이 되도록 한다. 이러한 움직임이 같은 과정으로 반복되는데 이번에는 왼쪽, 다음에는 오른쪽, 그다음에는 왼쪽 등 반복적으로 이루어진다. 이런 종류의 진동을 **단순조화운동**(simple harmonic motion, SHM)이라 부른다. 왜냐하면 진동체 자체가 같은 속도로 계속 반복하여 움직이기 때문이다.

방금 설명한 진동이 영원히 계속되지 않는다는 것은 우리가 경험적으로 안다. 진동은 시간이 흐를수록 약해지고 결국에는 완전히 멈추게 된다. 이렇게 시간이 지나면 진동이 멈추게 되는 것을 **감쇠**(damping)라고 하며 이는 저항이나 마찰로 인해 발생한다. 저항은 진동하는 갈래가 항상 공기에 둘러싸여 있기 때문에 발생한다. 결과적으로 진동하는 금속과 주변의 공기 입자 사이에 마찰은 있을 것이다. 이 마찰은 소리굽쇠

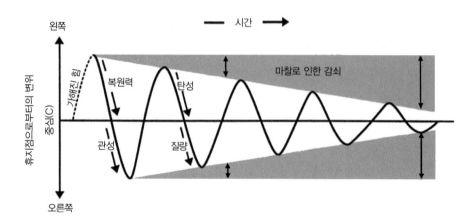

그림 1.3 시간에 따른 소리굽쇠 진동의 도식. 수직 변위는 휴지점으로부터 소리굽쇠 갈래의 변위를 나타낸다. 왼쪽에서 오른쪽으로의 거리는 시간의 흐름을 나타낸다. [Gelfand S.A. (2004). *Hearing: An Introduction to Psychological and Physiological Acoustics.* 4th ed. New York: Marcel Dekker.]

의 움직임이 열로 전환되도록 하는 기계적 에너지를 야기한다. 열로 전환된 이 에너지는 소리굽쇠에 다시 진동을 지속시키지 못하는 것이다. 결국 진동의 크기는 소멸되고 전부 멈추게 된다.

이 개념을 요약한 도식이 그림 1.3이다. 그림의 곡선은 소리굽쇠의 움직임을 나타낸 것이다. 휴지(또는 중간) 지점 주변 소리굽쇠 갈래 변위의 양이 수평선의 위아래로 움직인 것으로 표현되었다. 이 변위가 계속 일어나는 것을 수평선의 거리(왼쪽에서 오른쪽으로)로 나타냈다. 갈래의 초기 변위는 처음 가해진 힘에서 비롯되며 곡선 중 점선 부분으로 표현되어 있다. 관성의 힘은 갈래의 질량에 기인하고 탄성 복원력은 갈래의 탄성에 기인하며 화살표로 표현되어 있다. 진동의 감쇠는 마찰에 기인하며 시간의 흐름에 따라 곡선의 변위가 감소하는 것으로 나타난다. 이 도식의 곡선이 파형(waveform)의 예이며 시간 축에서의 변위(또는 크기 측정의 다른 방법)를 보여 주는 그래프이다.

음파

소리굽쇠의 진동은 소리를 생성한다. 갈래의 진동이 주변의 공기 입자로 전이되기 때문이다. 소리굽쇠의 갈래가 오른쪽으로 움직이면 오른쪽에 있는 공기 입자들을 같은 방향으로 이동시킨다. 따라서 이 입자들은 휴지점에서 오른쪽으로 이동된다. 공기 입자들을 오른쪽으로 이동시키는 것은 그보다 더 오른쪽에 있는 공기 입자들에 가까이 가도록 하는 것이다. 가해진 힘(소리굽쇠와 같이)에 의해 방해받지 않은 공기 입자들 간에 존재하는 압력은 **주변 압력**(ambient pressure) 또는 **기압**(atmospheric pressure)이라 불린다. 소리굽쇠가 오른쪽으로 움직인 것은 공기 입자들로 하여금 방해받지 않은 휴지 상태에 있는 공기 입자들을 함께 미는 힘을 말한다고 할 수 있다. 다시 말해 공기 입자들에 함께 힘을 가하는 것은 방해받지 않은 입자들 간에 존재하는 주변 압력에 대해 공기 압력을 증가시키는 원인이 된다. 이 양(positive)의 공기 압력 상태를 **압축**(compression)이라 한다. 압축의 양은 갈래가 공기 입자들을 오른쪽으로 계속 밀어낼 때 증가한다. 갈래와 공기 입자들이 가장 오른쪽으로 이동되었을 때 양의 압력이 최대가 된다.

이후 소리굽쇠의 갈래는 방향을 바꾸어 휴지점을 지나 가장 왼쪽 지점으로 향한다. 압축된 공기 입자들은 갈래를 따라 방향을 바꾼다. 이는 공기가 탄성체이기 때문이며 따라서 오른쪽으로 압축된 입자들은 왼쪽으로 복원하는 힘을 발달시킨다. 작기는 하지만 공기 입자들은 질량을 갖고 있다. 그러므로 관성은 공기 입자들을 가장 왼쪽 지점으로 향하게 한다. 공기 입자들이 왼쪽으로 움직일 때 압축의 양은 감소하고 휴지점을 지날 때 순간적으로 0이 된다. 휴지점으로부터

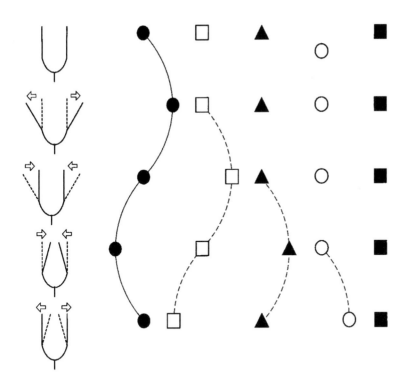

그림 1.4 소리는 음원의 진동 패턴을 주변 공기 입자들에 전이시킴으로써 시작된다. 그런 다음 진동 패턴은 입자에서 입자로 파동의 형태로 지나간다. 각 입자가 자기 위치 주변에서 진동하는 반면 전이되는 진동의 패턴에 주목하라.

계속 왼쪽으로 움직이면 입자들은 오른쪽에 있던 입자들로부터 점점 멀어지게 된다(휴지점에 있을 때와 비교했을 때). 이제 공기 입자들은 휴지 상태보다 희박해지고, 따라서 공기 압력은 주변 압력보다 낮아지게 된다. 주변 압력보다 낮아진 이러한 상태를 **희박**(rarefaction)이라 한다. 공기 입자들이 가장 왼쪽 지점에 도달했을 때 최대로 희박하며 이는 압력이 최대로 음의 상태인 것을 말한다. 이 지점에서 공기 입자들이 오른쪽으로 움직이도록 복원력이 유발된다. 이 움직임은 방향을 바꾼 소리굽쇠 갈래를 밀어서 더 증가된다. 이제 공기 입자들은 오른쪽으로 가속되고 희박의 양이 감소되며 휴지점을 지나 오른쪽으로 진행하면서 같은 방식으로 계속된다. 소리굽쇠의 진동은 이제 주변 입자들로 전이되어 단순조화운동 방식으로 진동한다. 단순조화운동과 관련된 소리를 **순음**(pure-tone)이라 한다.

공기 입자 중 하나가 소리굽쇠에 의해 조화 운동에 들어갔다고 생각해 보자. 이 공기 입자는 이제 진동하는 갈래가 처음에 지정한 것과 같은 방향으로 앞뒤로 진동한다. 입자가 오른쪽으로 움직일 때 이 입자는 오른쪽에 있는 입자가 유사한 변위를 하는 원인이 될 것이다. 이후에 왼쪽으로 움직이는 것은 또한 그 옆의 입자에 전이될 것이며 이는 계속된다. 그래서 한 공기 입자의 진동은 그 옆에 있는 입자로 전이된다. 두 번째 입자는 진동에 들어가게 되고 다시 그 옆 입자의 진동을 야기하며 계속된다. 즉, 각 입자는 자신의 휴지점 주변에서 앞뒤로 진동하며 연이어 그림 1.4에 있는 입자들을 휴지점에서 앞뒤로 움직이게 한다. 각 입자들은 자기 위치를 중심으로 주변으로 밀렸다 당겨졌다를 반복하면서 진동한다.

이렇듯 입자에서 입자로 전파되는 이 진동 운동이 음파(sound wave)이다. 그림 1.1에서 이미 설명한 것처럼 이 파동은 음원으로부터 모든 방향으로 압축과 희박을 교대로 반복하며 발생한다. 음원으로부터 멀어지면서 공기 압력의 변화에 따른 분자 운동의 전파 과정을 나타내고 진동에 따라 전이되는 분자 운동을 그림 1.5에서 볼 수 있다.

대부분의 사람들은 돌을 물에 던졌을 때 연못 표면에서 발생하는 파동 형태에 더 친숙하다. 이 파동이 **횡파**(transverse wave)인데 물 입자의 운동은 파동이

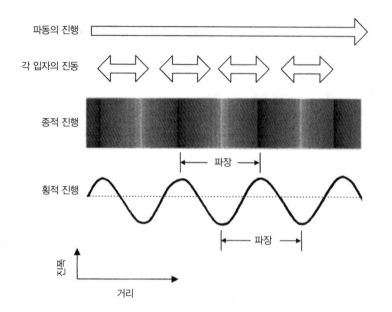

파동의 진행

각 입자의 진동

종적 진행

횡적 진행

파장

파장

높이

거리

그림 1.5 음파의 종적·횡적 진행. 파장(λ)은 한 파동 주기가 지나간 거리이며 하나의 꼭지점에서 다른 꼭지점 간의 거리이다.

진행하는 방향과 직각을 이룬다. 즉, 물에 돌이 떨어진 지점으로부터 파동이 수평적으로 움직여도 물 입자들은 위아래로(수직적으로) 진동한다는 것이다. 이 원리는 수영장에 떠다니는 코르크와 파동을 일으키는 물에 떨어진 돌로 설명할 수 있다. 떠다니는 코르크는 물 입자의 운동을 반영한다. 파동은 수평적으로 움직이지만 떠다니는 코르크는 파동에 직각으로 오르락내리락(수직적으로) 한다. 이와 반대로 음파는 **종파**(longitudinal wave)인데 각 공기 입자와 파동이 같은 방향으로 진동하기 때문이다(그림 1.5). 음파가 종단적이어도 그림 1.5와 같이 횡적으로 표현하는 것이 더 편리하다. 이와 같은 도식에서 수직 차원은 신호의 크기(즉 변위, 압력 등)를 측정할 수 있다. 그리고 왼쪽에서 오른쪽으로의 거리는 시간(또는 거리)을 나타낸다. 예를 들어 그림 1.5의 파형은 기저선 위 양의 압력(압축)의 양과 기저선 아래 음의 압력(희박)의 양, 왼쪽에서 오른쪽으로의 수평적인 거리를 보여 준다.

조화함수

단순조화운동은 **정현 운동**(sinusoidal motion)이라고도 알려져 있으며 **정현파**(sinusoidal wave) 또는

사인파(sine wave)라 불리는 파형이다. 왜 그런지 살펴보자. 그림 1.6 중앙부에 사인파의 한 주기를 나타냈으며, 이 사인파의 각 지점에 해당하는 원이 둘러싸고 있다. 각 원 안에 사인파의 수평 기저선에 해당하는 수평선이 있으며, 시곗바늘처럼, 그러나 시계 반대 방향으로 고정된 속도로 원을 도는 반지름선(radius line, r)이 있다.

중앙에 있는 파형 그림에서 a 지점은 주기의 "시작점"이라고 할 수 있다. 여기서의 변위는 수평선 위에 있기 때문에 0이다. 원 b에서 반경이 45° 돌아간 것으로 보이는 것은 사인파 위의 점 b를 나타낸 것이다. 반경과 수평선 간의 각도는 **위상각**(phase angle, θ)이라 하며, 원에서의 지점과 사인파에서의 지점을 설명하는 손쉬운 방법이다. 즉 하나의 주기(진동은 하나의 "왕복 여행")는 원을 한 번 돈 것과 같은 것이다. 원이 360°인 것처럼 하나의 주기는 360°이다. 45/360=1/8이기 때문에 45°의 위상각(θ)은 원 한 바퀴의 1/8, 또는 사인파의 1/8과 같다. 원으로 돌아가서, r이 원을 가로지르는 수평선으로부터 직각으로 변위된 지점을 d라고 하였다. 수직선은 사인파 b 지점의 변위와 같으며, 이는 공기 입자가 기저선 위의 지점에 있는 것을 나타낸다. 이제 원 안에 직각 삼각형이 생긴 것을 주목하라. 반경이 빗변이고, θ는 각도이며, d는 각의 대변이다. 고등학교 수학을 떠올려 보면 각의 사인은 대변의 길이 나누기 빗변의 길이와 같다. 여기서 $\sin \theta = d/r$이다. 쉽게 이해하기 위해 r의 길이를 1이라고 가정하면 변위 d는 각 θ의 사인이 되고 이것은 0.707이다. 즉, 변위는 위상각의 사인에 의해 결정되며 사인파의 각 시섬에서의 변위는 θ의 사인과 같다. 이것이 사인파라 불리는 이유이다.

사인파에서 c로 표시된 꼭지점은 원 c와 같으며, 회전하는 반경이 일직선이 되는 지점이다. 이제 파동의

1/4 지점에 있으며 원의 1/4만큼 돌았다. 여기서 $\theta =$ 90°이고 변위는 가능한 한도에서 가장 크다($d=r$인 것에 주목하라). r이 시계 반대 방향으로 계속해서 돌면 수평선으로부터의 변위의 양은 줄어들게 된다. 이때 사인파의 점 d, 원 d의 예와 같이 θ는 135°가 된다. 진동하는 공기 분자는 이미 방향을 바꾸었고 이제 휴지점을 향해 나아가고 있다. 휴지점에 도달했을 때는 변위가 다시 0이 되는데 사인파에서 점 e로 표현되며 이때 r은 원 e에서 $\theta=180°$로 수평선에 포개어진다. 180°는 360° 원의 절반이므로 지금 원의 절반까지 와 있고 SHM 주기의 절반에 이른 것이다. 또한 이 지점(180°)에서 변위는 0이다.

r은 회전을 계속하여 원 f와 같이 왼쪽 아래 45° 지점에 위치할 때는 사인파에서 점 f와 같으며 $\theta=225°$이다. 진동하는 분자는 휴지점을 지나 이제 변위가 다른 방향으로 증가하는 것이다. 그래서 파동의 희박 부분에 있는 것이다. 이제 변위는 음의 방향으로 이루어지며 희박을 나타낸다. 가장 큰 음의 변위는 파동에서 점 g에 도달한 것이며 $\theta=270°$이고 r이 직각 아래를 가리키는 원 g와 같다.

공기 분자는 다시 양의 방향으로 움직이기 시작하여 휴지점을 향해 나아간다. 반경은 $\theta=315°$ 지점을 지나 회전하면서 점 h와 원 h에서의 변위는 음의 방향으로는 점점 작아지게 된다(파동에서의 점 h와 원 h). 공기 분자는 다시 점 i의 휴지점을 지나고 한 바퀴 회전 또는 360°를 완성하게 된다. 여기서 변위는 다시 0이 된다. 완전한 한 주기 360°는 0°와 같으며 원 i는 이전에 원 a에서 본 것과 같다.

r이 원을 따라 돌 때 같은 속도로 돈다는 것을 떠올려 보자. 따라서 r이 얼마나 빨리 움직이는가는 주어진 시간에 얼마나 큰 각도를 지나가는지를 결정한다. 예를 들어 한 주기 회전에 1초가 걸렸다면 360°를 1초

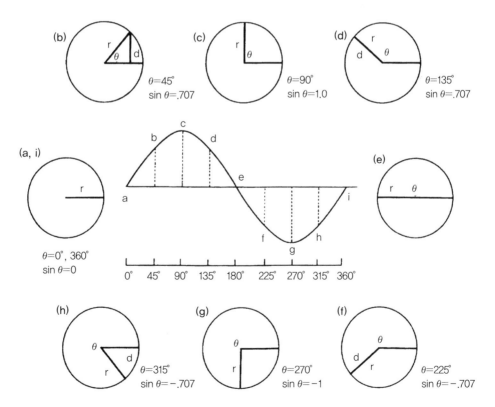

그림 1.6 정현 운동. θ는 위상각, d는 변위이다. [Gelfand, S.A. (1994). *Hearing: An InDroduction to Psychological and Physiological Acoustics*, 4th ed. New York: Marcel Dekker에서 인용.]

에 지나갔다는 것이고 180°
는 1/2초에, 90°는 1/4초에,
270°는 3/4초이다. 그래서
위상각은 또한 회전의 시작
으로부터 지나간 시간을 반
영한다. 이것이 그림 1.6에
있는 수평선이 위상이라 불
릴 수 있는 이유이다. 이와
같이 그림 1.6에 있는 각 지
점에서 파동의 위상은 a에
서 0°, b에서 45°, c에서
90°, d에서 135°, e에서
180°, f에서 225°, g에서
270°, h에서 315°, i에서
360°이며 이 지점은 다음
주기의 0°이기도 하다.

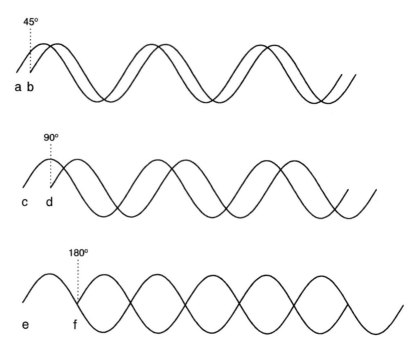

그림 1.7 각 프레임은 두 개의 파동이 모든 면에서 같지만 위상의 측면에서만 다른 경우를 보여 준다. 파동 a와 b는 45° 떨어져 있으며 파동 c와 d는 90° 떨어져 있고 파동 e와 f는 180° 떨어져 있다. (점선으로 표시된 수직선은 본문에 설명되어 있다.)

위상(phase)은 종종 그림 1.7에서 보는 바와 같이 서로에 대해 변위되어 있는 두 파동 간의 관계를 설명하는 데 사용된다. 파동 a와 b는 수평(시간)축을 따라 정확히 겹치지 않는 것을 빼고는 동일한 파동이다. 파동 b가 파동 a로부터 변위되어서 파동 a가 45°일 때 파동 b는 0°이다(그림에서 수직 점선으로 표시되어 있다). 다시 말하면 파동 a와 b는 45° 떨어져 있거나 **위상차**(out-of-phase)가 있다. 유사하게 파동 c와 d는 서로 90° 변위되었는데 파동 c가 90°일 때 파동 d가 0°이기 때문이다(수직 점선을 보라). 그래서 c와 d는 90° 위상차이다. 파동 e와 f는 180° 위상차이다. 여기서 파동 e가 90°(양각) 꼭지점에 있을 때 파동 f는 270°(음각) 꼭지점에 있다. 이들 간의 차이는 270°-90°=180°이다. 위상 외에는 동일한 이 두 각은 180° 위상차일 때 정확히 거울 이미지가 된다는 것을 주목하라.

음파의 변수

우리는 이미 **주기**의 파동 패턴이 완전한 하나의 반복이라는 것을 안다. 예를 들어 그림 1.8 그림에서 각 사인파에 대한 두 개의 주기를 보여주고 아래 그림에서는 각 사인파에 대한 네 개의 주기를 보여 준다. 이 그림에서 각 사인파는 **주기적**(periodic)이라고 할 수 있는데 시간에 따라 그 자체가 정확히 반복되고 있기 때문이다. 사인파는 주기적 파동의 가장 단순한 형태인데 이는 단순조화운동이 진동의 가장 단순한 형태이기 때문이다. 이후 복합주기파(complex periodic wave)에 대해서도 살펴볼 것이다.

한 주기의 지속시간을 **주기**(period)라 한다. 주기는 시간(*t*)으로 표현되는데 이는 한 주기를 완성하는 데 걸리는 시간의 양을 말하기 때문이다(즉 한 번 왕복을 하는 데 얼마나 오래 걸렸는지). 예를 들어 100분의 1초마다 반복되는 주기적 파는 1/100초의 주기를 가지며 $t=0.01$초이다. 100분의 1초는 또한 1000분의 10초(밀리초, millisecond) 10개이며 이 파동의 주기는 10밀리초라고도 할 수 있다. 이와 같이 매 1000분의 1초마다 반복되는 파동은 1밀리초 또는 0.001초의 주기를 가지며 한 주기의 지속시간

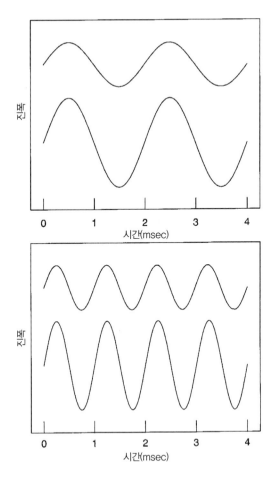

그림 1.8 각 그림은 두 개의 사인 파동이 주파수는 같지만 진폭이 다르다는 것을 보여 준다. 위 그림과 비교하였을 때 아래 그림은 같은 시간에 주기가 2배 많다. 그러므로 주기가 절반이며 주파수는 2배이다.

이 1000분의 2초이면 주기는 2밀리초 또는 0.002초이다.

1초에 파형이 반복되는 횟수를 주파수(*f*) 또는 **초당 주기**(cycles per second, cps)라 한다. 주파수는 1초에 발생하는 주기의 수라고 할 수 있다. 주파수는 헤르츠(Hertz, Hz)라는 단위로 표현되는데 이는 초당 주기와 같은 뜻이다. 예를 들어 파동이 1초에 100번 반복되었다면 100Hz의 주파수인 것이다. 1초에 500주기인 파동의 주파수는 500Hz이고 1초에 1000주기인 파동의 주파수는 1000Hz이다.

주파수가 초당 발생하는 주기의 수라면 주기는 한 주기를 완성하는 데 걸리는 시간이다. 따라서 주파수

와 주기는 아주 명백한 관계가 있다. 방금 사용한 예로 주기와 주파수 간의 관계를 살펴보자.

주기(*t*)	주파수(*f*)
0.01초	100Hz
0.002초	500Hz
0.001초	1000Hz

이제 이 숫자들 간의 관계를 다음과 같이 설명할 수 있다.

1/100=0.01	1/0.01=100
1/500=0.002	1/0.002=500
1/1000=0.001	1/0.001=1000

각 경우에 주기는 주파수 분의 1과 같고 주파수는 주기 분의 1과 같다. 공식으로 말하자면 주파수는 주기의 역수와 같다.

$$f=\frac{1}{t}$$

그리고 주기는 주파수의 역수와 같다.

$$t=\frac{1}{f}$$

그림 1.8 위 그림의 각 파동은 4밀리초에 두 개의 주기가 있으며 아래 그림의 각 파동은 4밀리초에 네 개의 파동이 있다. 위 그림에서 두 주기가 4밀리초 지속된다면 한 주기의 지속시간은 2밀리초이다. 각 파동의 주기는 2밀리초(*t*=0.002초)이며 주파수는 1/0.002 또는 500Hz이다. 마찬가지로 네 개의 주기가 4밀리초 동안 지속된다면 한 주기는 1밀리초(*t*=0.001초)의 주기, 1/0.001 또는 1000Hz의 주파수이다.

그림 1.8은 또한 파동 간의 진폭 차이를 보여 준다. **진폭**(amplitude)은 변위, 힘, 압력 등의 양과 같은 크기(size)나 강도(magnitude)를 표현한다. 수평(시간)

축의 어떤 지점에서 진폭이 클수록 수평축에서 0으로부터 더 멀리 떨어져 있다. 그리고 상하 그림 각각 진폭의 차이만 빼면 동일한 파이다.

그림 1.9에서 보는 것처럼 파동의 **정점간진폭**(peak-to-peak amplitude)은 음과 양의 정점 사이 수직 거리의 총합이며 **정점 진폭**(peak amplitude)은 기저선과 한 정점 사이의 거리를 말한다. 그러나 진폭이 계속적으로 변하기 때문에 이 값들은 진행하는 파동의 전체적인 크기를 반영하지 못한다. 진동하는 분자는 변위가 0인 휴지점을 포함하여 휴지점으로부터 가장 양의 변위에 있거나 음의 변위에 있는 경우 또는 이 양극단 사이의 어떤 지점에 있게 된다. 순간진폭(instantaneous amplitude)은 한 순간에만 해당하며 다음 순간에는 달라지게 될 것이다. 그러나 우리는 보통 "전반적인 평균" 진폭에 관심이 있으며 이것이 전 주기를 통해 보여 주는 소리 파동의 크기가 된다. 음과 양의 순간 진폭의 단순 평균은 항상 0이 될 것이므로 적절치 않다. 그러므로 다른 종류의 평균 측정이 사용되는데 이것이 **평균자승화 제곱근**(root-mean-square, RMS) 진폭이다. 측정 기구가 RMS 진폭을 자동으로 제공한다고 해도 직접 계산하는 데 사용된 단계를 간단히 살펴봄으로써 RMS를 구하는 방법을 이해할 수 있다. (1) 파동의 모든 양과 음의 값을 제곱하여 모든 값이 양의 수가 되도록 한다(휴지점에서는 값들이 0이 된다). (2) 제곱값의 평균을 계산한다. (3) 이 제곱값의 평균은 제곱근의 값을 사용함으로써 "원래 크기"로 재계산된다. 이것이 RMS 값이다. RMS 진폭은 산술적으로는 정점 진폭의 70.7%

(또는 0.707배)와 같다(정점 진폭의 0.354배). 이 값들은 기술적으로 정현파에만 적용되지만 RMS 값은 실제적으로 모든 종류의 파형에 사용된다.

그림 1.5를 다시 생각해 보면 진행하는 파동의 한 주기에 의해 이루어지는 거리가 **파장**(wave length, λ)이라는 것을 알 수 있다. 수면 파동은 말 그대로 물의 표면 위에 정점과 골이 교대로 나타나는 것이다. 이 평범한 예에서 보듯이 파장은 바로 한 파동의 정점에서 다음 파동의 정점까지의 거리이다. 소리에서는 파장이 하나의 압축 정점에서 다음 압축정점까지의 거리이거나 하나의 희박 정점에서 다음 희박 정점까지의 거리이다. 즉, 그림 1.5에서 두 개의 연속하는 정점 간의 거리인 것이다. 두 파동이 똑같이 반복되는 거리라면 어떤 지점에서 측정하든지 동일하다. 파장의 공식은 다음과 같다.

$$\lambda = \frac{c}{f}$$

이때 f는 소리의 주파수이고 c는 소리의 속도(공기 중에서 약 344m/sec)이다. 이 공식은 파장이 주파수에

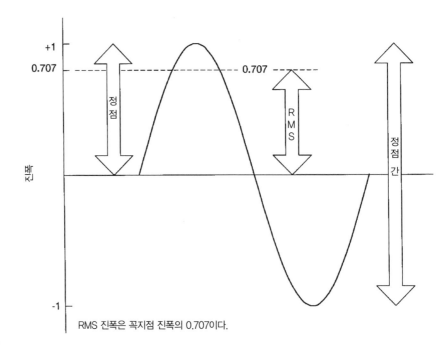

RMS 진폭은 꼭지점 진폭의 0.707이다.

그림 1.9 정점, 정점 간 진폭, 제곱평균근(RMS) 진폭

반비례한다는 것을 보여 준다. 마찬가지로 주파수는 파장에 반비례한다.

$$f = \frac{c}{\lambda}$$

즉, 저주파수는 파동 길이가 길고 고주파수는 파동 길이가 짧다.

복합파

두 개 또는 그 이상의 순음이 결합될 때 복합파라 한다. 복합파에는 적게는 두 개의 주파수부터 무한대의 주파수까지 포함될 수 있다. **복합 주기파**(complex periodic wave)는 시간을 따라 반복되는 형태의 파형을 말한다. 파형이 시간을 따라 규칙적으로 반복되지 않으면 **비주기파**(aperiodic wave)이다.

정현파 합성

파형을 더 복잡한 파형으로 합성하는 방식은 두 파동의 진폭을 수평(시간)축을 따라 매 지점에서 대수적으로 서로 더하는 방식이다. 두 개의 사인파를 합성한다고 생각해 보자. 두 개의 파형을 그래프 용지에 겹쳐 그려서 두 파형이 시간적(수평적으로)으로 같은 순간에 어떤 모양인지 알 수 있도록 하고 강도를 수직적으로 칸을 세어서 결정할 수 있다고 하자. 수평 시간축을 따라 각 지점에서 다음과 같이 해 볼 수 있다. (1) 양 또는 음의 방향으로 칸을 세어서 파동의 각 지점의 진폭을 결정한다. (2) 두 강도를 대수적으로 합산한다(즉 2 더하기 2는 4, −3 더하기 −3은 −6, 4 더하기 −1은 3 등). (3) 그래프 용지에 수평 시간축을 따라 각 지점에 대해 이렇게 산출한 대수합을 그린다. 여러 지점에 대해 이렇게 한 후 지점 사이를 연결해서 복합 파형이 나타나도록 한다.

두 개의 정현파를 합성한 몇 가지 예를 그림 1.10에서 볼 수 있다. 이 그림은 주파수와 진폭이 완벽하게 같은 두 정현파가 조합될 때 어떻게 되는지를 보여 준다. 그림 1.10a에서 조합된 두 정현파는 서로 위상이 같다. 여기서 조합된 정현파는 진폭만 2배 커지고 나

머지는 같은 모양이다. 이런 경우를 종종 **완전 보강**(reinforcement)이라고 한다. 180° 위상차가 있는 것 외에는 동일한 두 개의 파형을 조합하는 경우를 그림 1.10b에서 볼 수 있다. 이런 경우에는 첫 번째 파동이 두 번째 파동과 매 시간상 똑같고 정반대이기 때문에 대수적 합산은 강도가 수평(시간)축을 따라 매 지점에서 0이 되는 결과가 된다. 이 결과가 **완전 소거**(cancellation)이다.

조합되는 정현파가 동일하지만 위상 관계가 0°(동일위상, in-phase)나 180°(반대 위상, opposite phase)가 아닐 때 합산되는 파의 모양은 두 요소가 시간상 정렬되는 방식에 따를 것이다. 그림 1.10c는 위상이 90° 차이인 것을 제외하면 동일한 두 정현파의 합산이 어떻게 되는지를 보여 준다. 두 개의 유사한 파들과의 합산 결과는 주파수와 같지만 위상과 강도에서는 차이가 있는 정현파로 나타난다.

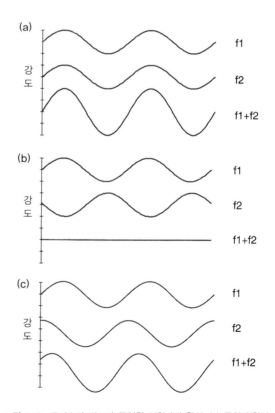

그림 1.10 주파수와 강도가 동일한 정현파의 합성. (a) 동위상(완전 보강), (b) 180° 위상차(소거를 보여 줌), (c) 90° 위상차

복합 주기파

서로 유사하거나 상이한 다른 몇 개의 파가 합성이 되는 원리는 기본적으로 방금 설명한 두 개의 유사한 파에 대한 것과 같다. 이 파의 진폭은 각 파의 주파수와 진폭 또는 위상 관계와 상관없이 수평(시간)축을 따라 각 지점마다 진폭을 대수적으로 합산한 것이다. 그러나 서로 다른 주파수를 조합하면 정현파가 되지 않을 것이다. 그 대신에 합성된 파동은 조합되는 소리의 본질에 의존한다. 예를 들어 그림 1.11에서 f1, f2, f3라고 이름 붙인 서로 다른 세 개의 사인파를 생각해 보자. f1은 1000Hz, f2는 2000Hz, f3은 3000Hz이다. 맨 아래에 있는 파들은 정현파들의 다양한 조합을 보여 준다. 합성 파동(f1+f2, f1+f3, f1+f2+f3)은 더 이상

정현파가 아니지만 주기적인 간격으로 반복되기 때문에 주기파이다. 다시 말하면 이들은 모두 복합 주기파인 것이다.

그림 1.11에 있는 복합 주기파의 주기가 f1 즉, 이 중에 가장 낮은 요소를 가진 파와 주기가 같다는 것에 주목하라. 복합 주기파의 가장 낮은 주파수 요소를 **기본 주파수**(fundamental frequency)라 한다. 그림에서 복합 주기파 각각의 기본 주파수는 1000Hz인데 왜냐하면 f1이 각 파동의 가장 낮은 요소이기 때문이다. 복합 주기파의 주기(또는 하나의 완전한 반복에 필요한 시간)는 기본 주파수의 주기와 같다. **조화음**(harmonic)은 기본 주파수의 정수배이다. 즉, 기본 주파수는 조화음들의 공통 분모의 가장 큰 숫자이고

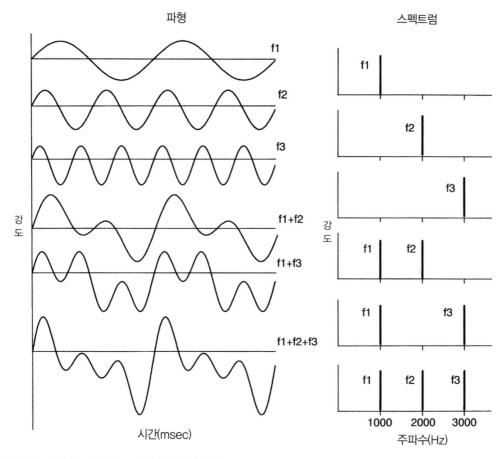

그림 1.11 주파수 f1, f2, f3이 배음적으로 연관된 세 개의 사인파 f1+f2, f1+f3, f1+f2++f3 위상합으로 산출된 복합 주기파. 복합 주기파의 기본 주파수가 모두 f1과 같다는 것에 주목하라.

조화음들은 기본 주파수의 정수배이다. 사실 기본 주파수는 또한 조화음이기도 한데 기본 주파수의 1배와 같기 때문이다. f1＋f2＋f3 파동의 경우에 1000Hz는 기본 주파수(첫 번째 배음)이고, 2000Hz는 두 번째 조화음, 3000Hz는 세 번째 조화음이다.

정현파를 복합 주기파로 조합하는 또 다른 예는 그림 1.12에 있다. 여기서 조합된 정현파들은 기본 주파수의 홀수배(1000Hz, 3000Hz, 5000Hz 등)이고 그 진폭은 주파수가 높아짐에 따라 점점 작아진다. 이때 합성된 복합 주기파는 홀수 조화음의 숫자가 증가함에 따라 사각형이(squared-off) 되며 이 때문에 **사각파**(square wave)라 불린다.

파형은 시간에 따라 강도가 어떻게 변하는지를 보여 준다. 그러나 순음(정현파)의 주파수는 파형에서 직접적으로 나타나지 않고 복화음에서의 주파수는 파형

을 조사해서는 알 수 없다. 실제로 위상 관계가 변하면 동일 주파수라 할지라도 전혀 다른 복합파 형이 되기도 한다. 그래서 어떤 주파수가 있는지 알기 위해서는 **스펙트럼**(spectrum) 그래프가 필요한데 x축은 주파수, y축은 강도이다. 몇 가지 예를 그림 1.11과 그림 1.12에 제시하였다. 순음의 주파수는 수평(주파수)축을 따라 수직선의 위치로 주어지며 각 순음의 강도는 수직선의 높이로 나타난다. 푸리에 공식(Fourier's theorem)에 따라 복합파는 수학적으로 복합파를 구성하는 순음 요소로 분리할 수 있다. 이 과정을 **푸리에 분석**(Fourier analysis)이라 하며 복합파의 스펙트럼을 도출하기 위해 필요한 정보를 준다. 복합 주기파의 스펙트럼은 구성 주파수의 숫자만큼 많은 수직선을 가지고 있다. 수직선의 위치가 주파수를 나타내고 높이는 강도를 나타낸다 (그림 1.12).

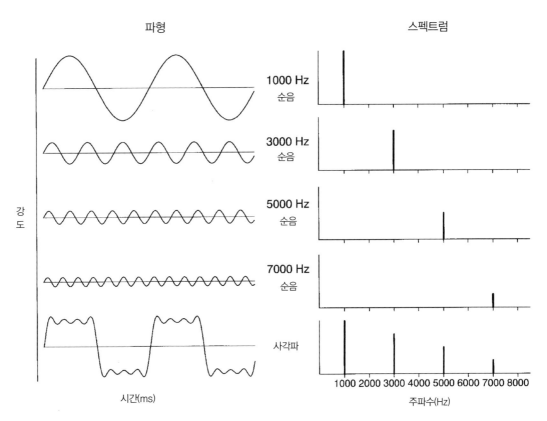

그림 1.12 방형파를 형성하는 홀수 배음 조합의 파동(왼쪽)과 이에 상응하는 스펙트럼(오른쪽). 순음의 스펙트럼이 하나의 수직선인 데 비해 복합 주기파의 스펙트럼은 각 요소에 해당하는 각각의 수직선이 있는 것에 주목하라.

비주기파

비주기적 소리는 조화음으로 구성되어 있지 않고 시간에 따라 반복되지 않는 파형으로 구성되어 있다. 비주기적 소리의 극단적인 경우는 순간적이고 불규칙한 소음이다. **순간소음**(transient)은 지속시간이 매우 짧은 갑작스러운 소리이다. 이것은 정의상 파형이 반복되지 않으므로 비주기적이다(그림 1.13a). **불규칙소음**(random noise)은 완전히 불규칙하게 발생하는 파형으로서(그림 1.13b) 장기적으로 보면 같은 평균 진폭을 가진 모든 가능한 주파수가 포함되어 있다. 불규칙소음은 백색 조명과 유사한 뜻으로 **백색소음**(white noise)이라고도 불리는데 이는 모든 가능한 주파수가 나타나기 때문이다.

그림 1.14a에서 개별 수직선은 무한대의 개수가 있기 때문에 백색소음의 스펙트럼은 그리지 않았다. 꼭 지점을 서로 연결하고 수직선을 그리지 않는 것이 더 편리하다. 이런 종류의 스펙트럼은 가장 비주기적인 소리에 대해 사용되며 **연속 스펙트럼**(continuous spectrum)이라 불린다. 불규칙소음은 **평평한 연속 스펙트럼**을 갖는데 평균적으로 모든 주파수의 진폭이 동일하기 때문이다. 이상적인 순간소음 또한 **평평한 스**

펙트럼이다.

대부분의 비주기적인 소리는 평평한 스펙트럼을 갖지 않는데 한 주파수나 아니면 다른 주파수에서의 진폭이 더 크기 때문이다. 이 개념은 간단한 실험을 통해 알 수 있다. 몇 가지 물체를 두드리거나 긁어 보자. 이때 발생되는 소음은 서로 다른데 물체마다 각기 다른 주파수 범위에 에너지가 집중되기 때문이다. 이것이 바로 스펙트럼에서 나타나는 것이다. 예를 들어 서로 다른 연속 스펙트럼을 보면 어떤 비주기적인 소리는 고주파수 부분(그림 1.14b) 또는 저주파수 부분(그림 1.14c)에 더 큰 양의 진폭이 나타나거나 주파수의 특정 대역(그림 1.14d)에 에너지가 집중될 수 있다.

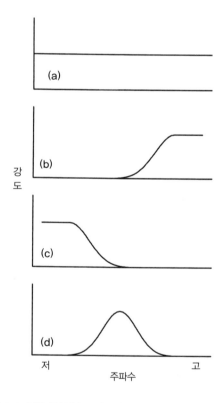

그림 1.14 전형적인 연속 스펙트럼의 형태. (a) 모든 주파수 대 동일 진폭의 순간소음 또는 백색소음, (b) 고주파수 대 큰 진폭[또는 고주파수 통과(high-pass) 필터], (c) 저주파수 대 큰 진폭[또는 저주파수 통과(low-pass) 필터], (d) 특정 주파수 대역[또는 대역 통과(band-pass) 필터]에 집중된 진폭

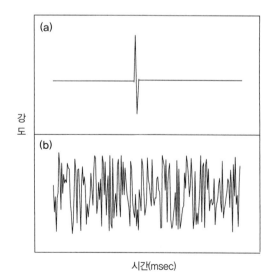

그림 1.13 (a) 순간소음과 (b) 불규칙(백색)소음 파형

정재파와 공명

물체나 매체가 가장 쉽게 진동하는 주파수를 **자연 주파수**(natural frequency) 또는 **공명 주파수**(resonant frequency)라 한다. 공명 주파수의 범위에 차이가 있기 때문에 서로 다른 장치나 물체는 특정 주파수 범위에서 에너지를 보다 더 쉽게 전달하는 필터 역할을 할 수 있게 된다. 그림 1.14b, c, d는 고주파수, 저주파수, 대역 통과 필터로 전달되는 주파수의 범위를 보여 준다.

진동하는 줄

기타 줄을 튕길 때 어떤 일이 발생하는지 생각해 보자. 튕길 때 시작된 파동은 묶여 있는 줄의 양쪽 끝을 향해 바깥쪽으로 움직인다. 그리고 그 파동은 다시 반사되어 서로 반대 방향으로 퍼져 나간다. 그 결과 한 세트의 파동들이 서로를 향해 움직이고 양쪽 끝으로부터 반사가 계속 지속된다. 서로 반사됨으로써 이 파들은 모두 동일한 주파수를 갖게 되고, 같은 속도로 퍼져 나가게 될 것이다. 이 파동들은 서로 상호 작용함으로 순간 변위가 대수적으로 합산된다는 것을 기억해볼 때 특정 지점에서 줌의 순 변위는 중첩된 파동들이 상호 작용하는 방식에 달려 있다. 이렇게 합성된 파동은 전달되는 파동들 간의 상호 작용으로 생성되었음에도 불구하고 정지되어 있는(standing still) 패턴으로 나타난다. 결국 최대 변위의 지점(합성된 파동 패턴의 정점)과 변위가 없는 지점(조합된 파동 패턴이 지나는 기저선)이 줄의 특정 부분에서 발생하는데 이러한 패턴을 **정재파**(standing wave, 定在波)라 한다.

정재파 패턴에서 변위가 0인 줄의 지점을 **마디**(node), 최대 변위가 발생하는 지점을 **파복**(antinode)라 한다. 줄은 양쪽 끝이 묶여 있으므로 양쪽 끝의 변위는 항상 0이어야 하는 것이다. 즉, 정재파 패턴은 줄의 양쪽 끝에서 마디를 가지며 줄의 중간에서 파복을 갖는다(그림 1.15a). 사인파의 주기에서 정점($90°$와 $270°$)과 변위 $0(0°$와 $180°)$이 교대로 나타나는 것처럼 파복은 마디의 중간 지점에서 발생한다.

마디는 양쪽 끝에서 파복은 중간에서 나타나는 정재파 패턴은 어떤 한 줄에서 발생할 수 있는 유일한 패턴이라기보다는 **가장 긴 패턴**이다. 이 가장 긴 정재파 패턴이 진동의 **기본 모드**(first mode)이다. 이 정재파 패턴은 변위 없음에서 정점으로 다시 변위 없음으로 움직이며 이는 파 주기상에서 $0°$에서 $180°$로 움직이는 것과 같다. 즉 이 패턴이 정확히 주기의 절반을 구성한다는 것이다. 지금 우리는 줄을 따라 거리에 따른 변위의 정도를 다루고 있기 때문에(시간을 따른다기보다는) 여기서 우리가 다루는 주기의 변수는 파장(λ)이다. 즉 가장 긴 정재파 패턴은 전체 줄의 길이이고 이 길이는 파장의 절반($\lambda/2$)과 같다. $f=c/\lambda$이기 때문에(c는 소리의 속도임을 상기하라.) 이제 주어진 파장은 특정 주파수와 관련이 있다. 결과적으로 진동 기본 모드는 어떤 주파수의 파장의 절반($\lambda/2$)이며 이는 다시 진동 주파수가 된다. 이것이 줄의 가장 낮은 **공명 주파수**(resonant frequency)이며 줄의 **기본 주파수**(fundamental frequency)가 되는 것이다. 이 주파수를 찾아내는 것은 공식 $f=c/\lambda$에 우리가 아는 것을 대입하는 문제이다. 우리는 줄의 길이(L)를 알고 있으므로 λ 대신 $2L$을 대입하면 줄의 가장 낮은 공명 주파수를 구하는 식은 $f=c/2L$가 된다. 현실적으로 소리의 속도(c)는 공기 중에서와 진동하는 줄에서 약간 다르다. 수학적인 학생들을 위해 설명하자면 줄에 대한 c 값은 장력(tension, T)을 질량(mass, M)으로 나눈 값의 제곱근과 같다. 따라서 줄의 공명 주파수 F_0를 구하는 진짜 공식은 다음과 같다.

$$F_0 = \frac{1}{2L}\sqrt{\frac{T}{M}}$$

줄의 양 끝에 마디가 있다는 조건을 충족한다면 다른 정재파도 구할 수 있다. 이 조건을 만족시키기 위해서는 그림 1.15에서 보는 바와 같이 줄이 정확히 1/2, 1/3, 1/4 등으로 나누어져야 한다. 이러한 정재파 패턴은 두 번째, 세 번째, 네 번째 등의 진동 모드라 한다. 두 번째 모드의 부분들은 첫 번째 모드의 정확히 절반이기 때문에 이때 주파수는 기본 주파수의 2배이다. 기본 주파수를 제1조화음이라고 한다면 두 번째 모드는 제2조화음이 된다. 이처럼 세 번째 모드의 부분들은 첫 번째 모드 길이의 3분의 1이다. 따라서 기본 주파수의 3배가 되는 제3조화음을 구성한다. 같은 원리가 네 번째 모드와 조화음에 적용되며 이와 같이 계속된다.

관 내에서의 진동

관(tube) 안의 공기 기둥은 관의 한쪽 끝에서 개방된 다른 쪽 끝으로 부는 것과 같은 다양한 수단에 의해 진동이 발생한다. 서로 다른 크기의 관이 진동할 때, (1) 더 짧은 관이 더 긴 관보다 더 높은 음을 만들어내며 관련되어 있고, (2) 길이가 동일한 관은 양쪽 끝이 개방되어 있을 때가 한쪽이 다른 한쪽은 막혀 있을 때보다 더 높은 음을 만들어 낸다.

양쪽이 개방된 관 안에서 공기 기둥이 진동할 때 관의 중앙 부분에서 압력이 가장 크고 가장 적은 양의 공기 분자 이동이 발생한다. 가장 큰 공기 분자 이동은 압력이 가장 낮은 관의 양쪽 끝에서 발생한다. 그림

1.16a와 같이 관의 중앙에서 마디가 생기고 양쪽 끝에서 파복이 형성되는 정재파가 생길 것이다. 이 정재파 패턴은, 공기 분자가 관의 한쪽 끝에서 다른 쪽 끝으로 이동 시 한 이동 정점에서 다른 이동 정점과 영점 교차 이동을 포함한다는 점에서 한 주기의 1/2을 감싸고 있다. 이 파는 사인파의 180°(주기의 1/2)에 해당하며 파장의 절반과 일치하는 거리이다. 가장 긴 이 정재파는 파장의 반(λ/2)을 감싸고 있기 때문에 관의 가장 낮은 공명(기본) 주파수는 관 길이 두 배에 해당하는 파장의 주파수여야 한다(λ=2L). 고로 양쪽 끝이 개방된 관은 **반파장 공명기**(half-wavelength resonator)이다. 즉, 양쪽 끝이 개방된 관의 가장 낮은 공명 주파수는 $f=c/2L$이라는 친숙한 공식에 의해 결정되는 것이다. 그림 1.16a에서 보는 바와 같이 진동하는 줄에서 계속되는 상위 모드는 정확히 관 길이의 절반, 1/3 등과 일치한다. 결국 이러한 모드는 기본 주파수의 정확한 배수인 조화음을 생성한다. 조화음은 양쪽 끝이 개방된 관의 기본 주파수 배수에서 발생한다.

한쪽 끝은 폐쇄되고 다른 쪽 끝은 개방된 관 안에서의 공기 분자 진동은 폐쇄된 쪽에서 가장 제한된다. 결과적으로 공기 분자의 이동은 막혀 있는 끝에서 가장 적고 압력이 가장 커질 것이다. 그래서 그림 1.16b처럼 움직임의 측면에서 보면 폐쇄된 쪽에 마디, 개방된 쪽에 파복이 있어야 한다. 이 패턴은 영점 교차에서 정점까지의 거리와 유사하며 한 주기의 1/4(0°에서 90°), 파장 1/4(λ/4)과 같다. 관의 길이는 λ/4와 같기 때문에 가장 낮은 공명

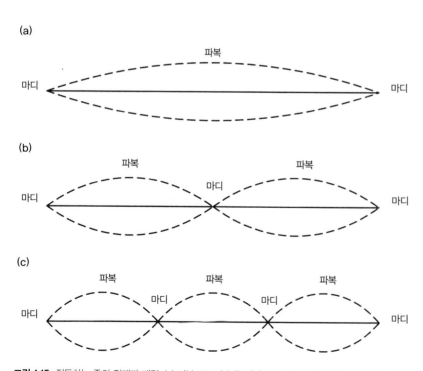

그림 1.15 진동하는 줄의 정재파 패턴. (a) 기본 모드, (b) 두 번째 모드, (c) 세 번째 모드

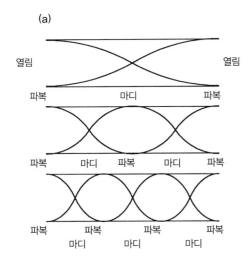

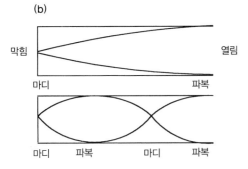

그림 1.16 정재파 패턴. (1) 양쪽 끝이 열려 있는 관(1/2 파장 길이 공명기), (b) 한쪽 끝은 열려 있고 한쪽 끝은 막혀 있는 관(1/4 파장 길이 공명기)

주파수는 파장이 관 길이의 4배(4L)인 주파수이다(f =c/4L). 이런 이유로 한쪽이 막히고 다른 쪽 끝이 열린 관은 **쿼터 파장 공명기**(quarter-wavelength resonator)이다. 마디는 한쪽 끝에서만 발생하기 때문에 그림에서 보듯이 이 관은 진동의 홀수 모드만을 가지며 기본 주파수의 홀수 조화음(예 : f1, f3, f5, f7 등)만을 생성한다.

이미턴스

이미턴스(immittance)는 에너지가 시스템을 얼마나 잘 통과하는지를 설명하는 일반적인 용어이다. 에너지 흐름의 반대(opposition)는 **임피던스**(impedance, Z)이다. 저항의 역(inverse)은 **어드미턴스**(admittance,

Y)라 하며 에너지가 시스템을 통과하는 용이성을 말한다.

임피던스의 개념은 다음의 예를 통해 이해할 수 있을 것이다(이 예에서는 질량만 다루지만 이미턴스는 사실 몇 가지 요소와 관련된다). 무게가 다른 금속 블록이 두 개 있다. 가벼운 블록을 매끈한 테이블 위에서 어느 만큼의 노력을 들여 반복적으로 앞뒤로 움직인다고 생각해 보자. 이것은 밀기와 당기기와 같은 힘이 교대로 발생하는 기계적인 시스템이다. 블록을 미는(또는 당기는) 데 드는 노력은 가해진 힘의 양이며, 블록의 속도는 운동을 일으키기 위해서 에너지가 이 시스템을 얼마나 잘 통과하는가를 반영한다. 특정 블록은 미는(또는 당기는) 데 사용한 힘의 양에 따라 일정한 속도로 움직일 것이다. 더 무거운 블록을 밀고 당기는 데 같은 양의 힘이 사용된다면 첫 번째 블록보다 더 느리게 움직일 것이다. 즉, 같은 양의 힘이 주어졌을 때 더 무거운 블록(더 큰 질량)은 가벼운 블록(더 작은 질량)보다 더 느린 속도로 움직인다. 무거운 블록이 가벼운 블록에 비해 에너지의 흐름에 더 반한다고 할 수 있다. 이러한 이유로 더 무거운 블록(더 큰 질량)이 가벼운 블록(더 작은 질량)보다 더 큰 임피던스와 더 적은 어드미턴스를 갖는다.

이 예에서 볼 수 있듯이 임피던스와 어드미턴스는 가해진 힘과 이에 따른 속도의 양 사이의 관계 측면에서 설명할 수 있다. 효과 면에서 볼 때 더 높은 임피던스에서 주어진 속도의 양을 가져오려면 더 큰 힘이 가해져야 하며, 더 낮은 임피던스에서 주어진 속도의 양을 가져오기 위해서는 더 적은 힘이 필요하다는 것이다. 수학적으로 살펴보면 임피던스(Z)는 속도에 대한 힘에 비례한다.

$$Z = \frac{F}{v}$$

임피던스의 양은 옴(ohm)으로 표현된다. 옴값이 클수록 에너지의 흐름에 반하는 힘이 커진다. 어드미턴스(Y)는 임피던스의 역수이다.

$$Y = \frac{1}{Z}$$

따라서 어드미턴스는 힘에 대한 속도에 비례한다.

$$Y = \frac{v}{F}$$

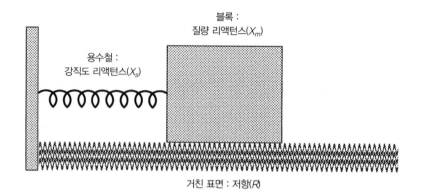

그림 1.17 저항의 요소는 (1) 블록으로 나타낸 질량 반응(X_m), (2) 용수철로 나타낸 강직도 반응(X_s), (3) 블록 밑의 거친 표면으로 나타낸 저항(R)이다.

예상할 수 있듯이 순응의 단위는 옴의 역수이고 따라서 **모**(mho)라 불린다. 모가 클수록 에너지의 흐름은 쉬워진다. 청각학에서 사용하는 어드미턴스 값은 아주 작아서 **밀리모**(millimho)로 표현된다.

임피던스는 세 가지의 친숙한 물리적 요소 즉, 질량, 강직도, 마찰의 복잡한 상호 작용에 관련된다. 그림 1.17에서 질량은 블록으로, 강직도[또는 컴플라이언스(compliance)]는 용수철로, 마찰은 거친 표면으로 표현하였다. 이 각각의 요소를 생각해 보자.

마찰은 열로 변하여 시스템에 들어오는 에너지의 일부를 소멸시킨다. 이 임피던스의 요소를 저항(R)이라 한다. 저항의 효과는 가해지는 힘과 같은 위상으로 발생한다(그림 1.18). 마찰량의 일부는 항상 존재한다. 질량 때문에 발생하는 에너지의 흐름에 반하는 힘은 **질량(음성) 리액턴스**[mass(positive) reactance, X_m]라 하며 관성과 관계가 있다. 시스템의 강직도로 인한 반대 힘은 **강직도(양성) 리액턴스**[stiffness(negative) reactance, X_s]라 하며 탄성 요소(예 : 용수철)가 움직일 때 발생하는 복원력과 관계가 있다.

질량과 강직도는 가해진 힘과는 반대로 작용하는데 이 요소들은 가해진 힘과 위상 차이가 있기 때문이다. 이 요소들은 운동을 일으키기 전에 에너지를 저장하여 에너지의 흐름에 맞선다. 첫째, 질량만 생각해 보자. 시간상 같은 지점(1번 점선)에서 가해진 힘은 최대이고(위쪽 방향으로) 블록의 속도는 0이다(양의 방향으로 수평선을 가로지름). 1/4 주기 후의 시점을 2번 지점으로 놓으면 이 지점에서 가해진 힘은 0이고 질량

의 속도는 최대이다(위쪽 방향으로). 그래서 정현적으로 가해진 힘은 질량에 가해지고 이로 인한 질량의 속도는 1/4 주기(90°) 위상 차이가 있다. 이런 관계를 이해하기 위해 물건을 들고서 오른쪽에서 왼쪽, 앞에서 뒤로 계속 흔들어 보자. 가장 큰 힘이 필요한 지점은 방향을 바꾸게 되는 가장 왼쪽 끝과 오른쪽 끝이라는 것을 느낄 수 있다. 양극단은 방향을 바꾸는 지점이기 때문에 무게는 양극단에서 순간적으로 정지함으로 속도는 0이다. 다른 한편으로는 무게가 오른쪽-왼쪽 움

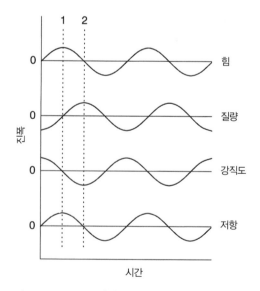

그림 1.18 정현적으로 가해진 힘(맨위의 그림), 질량, 강직도, 저항과 연관된 속도 간의 관계. 점선 1과 2는 시간상의 두 지점이다(본문 참조). 저항은 동위상에 가해진 힘(F)이다. 질량과 강직도는 힘과 90° 위상 차이며 서로 180° 위상차가 있다.

직임 중 중간 지점을 지날 때 최대 속도로 움직이며 이 지점에서 가장 작은 힘은 0이 필요한 지점일 것이다.

이제 1, 2 지점에서의 용수철에 대해 생각해 보자. 지점 1에서 가해진 힘이 최대일 때(위쪽 방향), 용수철의 속도는 0이다(음의 방향으로 수평선을 가로지름). 1/4 주기 후에 지점 2에서 가해진 힘은 0이고 용수철의 속도는 이제 최대가 된다(아래쪽으로). 그래서 용수철에 작용하는 힘과 용수철 속도는 1/4 주기(90°) 위상 차이가 있다. 복원력과 관계 있는 용수철 움직임은 질량의 방향(관성과 관계된 움직임)과는 반대 방향으로 일어난다. 용수철을 늘렸다 줄였다 해보면 용수철이 가장 크게 늘어난 순간(또는 줄어든 순간)이 가장 세게 당긴(누른) 순간일 것이다. 이때 용수철은 전혀 움직이지 않는 상태(속도가 0)이며 방향이 바뀌는 것과 관련된다. 이와 유사하게 힘을 전혀 들이지 않고 용수철이 가장 빠르게 움직이면 용수철이 "원래의" 위치(용수철이 줄어들거나 늘어나지 않은)로 다시 돌아오는 때인 것이다.

질량과 강직도 리액턴스가 서로 180° 위상차일 때를 생각해 보자(그림 1.18). 이것은 질량 리액턴스와 강직도 리액턴스의 효과가 서로 반대라는 것을 뜻한다. 결과적으로 **순 리액턴스**(net reactance, X_{net})는 서로 차이가 있다. 따라서

$$X_{net} = X_s - X_m$$

위의 식은 강직도 리액턴스가 더 클 때이고,

$$X_{net} = X_m - X_s$$

위의 식은 질량 리액턴스가 더 클 때이다. 예를 들어 X_s가 850옴이고 X_m이 140옴이라면 X_{net}는 강직도 리액턴스이고 710옴이 될 것이다. X_m이 1000옴이고 X_s가 885옴이라면 X_{net}

는 질량 리액턴스이고 115옴이 될 것이다.

전체 임피던스는 저항과 순 리액턴스의 합으로 구할 수 있다. 이것은 단순 합으로는 구할 수 없는데 저항과 리액턴스 요소는 위상차가 있기 때문이다(이 장의 첫 부분에서 다루었던 스칼라와 벡터의 차이를 상기해 보라). 그림 1.19는 이 관계에서 어떻게 임피던스가 저항과 리액턴스로부터 산출되는지를 보여 준다. x축은 저항의 크기이다. y축은 리액턴스이며, 질량(양성) 리액턴스는 위쪽으로, 강직도(음성) 리액턴스는 아래쪽으로 표현되어 있다. 여기서 순 리액턴스는 아래쪽으로 그려지는데 X_s는 X_m보다 더 크고 따라서 X_{net}는 음수이기 때문이다. R과 X_{net}는 정삼각형의 두 변을 이루고 Z는 빗변을 이루는 것을 주목하라. 그러므로 친숙한 피타고라스의 정리($a^2 + b^2 = c^2$)에 의해 Z를 구할 수 있다. 즉 $Z^2 = R^2 + X_{net}{}^2$인 것이다. 제곱근을 구하여 저항과 리액턴스 값으로 임피던스를 계산하는 공식을 구할 수 있다.

$$Z = \sqrt{R^2 + X_{net}{}^2}$$

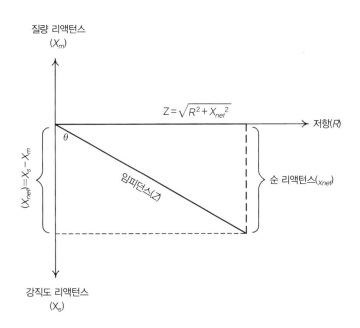

그림 1.19 임피던스(Z)는 저항과 순 리액턴스(X_{net}, $X_s - X_m$과 같다.)의 복잡한 상호 작용이다. 임피던스 값은 저항과 리액턴스의 벡터 합에 의해 결정된다. 삼각형의 수평변(저항)과 빗변(임피던스) 간의 각(θ)은 위상각이라 불린다.

저항은 본질적으로 모든 주파수에서 같다. 그러나 리액턴스는 다음과 같은 방식으로 주파수(f)와 관계된다. (1) 질량 리액턴스는 주파수에 비례한다.

$$X_m = 2\pi fM$$

이때 M은 질량이다. (2) 강직도 리액턴스는 주파수에 반비례한다.

$$X_s = \frac{S}{2\pi f}$$

이때 S는 강직도이다. 즉 X_m은 주파수가 높아짐에 따라 커지고 X_s는 주파수가 낮아짐에 따라 커진다. 따라서 임피던스 또한 주파수에 좌우된다.

$$Z = \sqrt{R^2 + \left(\frac{S}{2\pi f} + 2\lambda fM \right)^2}$$

이 외 X_m과 X_s가 똑같아 서로 소거되는 주파수가 있게 된다. 이 주파수가 공명 주파수이며 이때 에너지의 흐름에 반하는 유일한 요소는 저항이다.

어드미턴스는 임피던스의 역수이다.

$$Y = \frac{1}{Z}$$

어드미턴스의 구성 요소는 저항과 리액턴스의 역수이다. **컨덕턴스**(conductance, G)는 저항의 역수이다.

$$G = \frac{1}{R}$$

강직도(순응도) 서셉턴스[stiffness(compliant), susceptance, B_s]는 강직도 리액턴스의 역수이다.

$$B_s = \frac{1}{X_s}$$

그리고 질량 서셉턴스(mass susceptance, B_m)는 질량 리액턴스의 역수이다.

$$B_m = \frac{1}{X_m}$$

강직도 서셉턴스는 주파수에 비례하고(B_s는 주파수가 높아지면 증가한다) 질량 서셉턴스는 주파수에 반비례한다(B_m은 주파수가 높아지면 감소한다). 순 서셉턴스(B_{net})는 B_s와 B_m 간의 차이이다. 어드미턴스에 대한 공식은 다음과 같다.

$$Y = \sqrt{G^2 + B_{net}^{\,2}}$$

이때 B_{net}는 B_s가 더 클 때 $B_s - B_m$이고 B_m이 더 클 때 $(B_m - B_s)$이다.

여기까지 물리적인 용어로서의 이미턴스를 논의했다. 음향 이미턴스(acoustic immittance)는 소리에 대해 다룰 때 이와 유사한 개념으로 사용되는 용어이다. 소리 에너지의 흐름에 반하는 것을 **음향 임피던스**(acoustic impedance, Z_a)라 하고 그 역수를 **음향 어드미턴스**(acoustic admittance, Y_a)라 한다. 따라서 다음과 같다.

$$Z_a = \frac{1}{Y_a}$$

$$Y_a = \frac{1}{Z_a}$$

음향 이미턴스에서는 힘 대신 **소리 압력**(sound pressure, p)을 사용하고 속도는 **음량 속도**(volume velocity, U)라 불리는 소리 흐름의 속도로 대체된다. 따라서 음향 이미턴스는 음량 속도에 대한 소리 압력의 단순 비율이다.

$$Z_a = \frac{p}{U}$$

그리고 음향 어드미턴스는 소리 압력에 대한 음량 속도의 비율이다.

$$Y_a = \frac{U}{p}$$

음향 이미턴스의 구성 요소들은 마찰, 질량, 강직도(순응도)의 음향 유사체에 기반을 둔다. 따라서 **음향 저항**(acoustic resistance, R_a)을 설명하기 위해 공기 분자와 메시 스크린(mesh screen) 사이에 생성되는 마찰을 이용한다. **질량(양성) 음향 리액턴스**[mass (positive) acoustic reactance$+X_a$]는 개방된 관 내의 공기 덩어리로 나타낸다. 여기에서 가해진 소리 압력은 단위로서의 공기 덩어리를 밀어내고 그 관성이 작용하게 된다. 한쪽은 개방되어 있고, 다른 한쪽은 폐쇄되어 있는 판 안의 공기 기둥은 소리 압력이 용수철처럼 공기 기둥을 압축하기 때문에 **순응도(음성) 음향 리액턴스**(compliant(negative) acoustic reactance$-X_a$)로 대표된다. 음향 이미턴스에 대한 공식과 관계는 음향값을 나타내는 용어가 사용되는 것 외에는 앞서 설명한 것과 같다. 예를 들어 음향 이미턴스는 다음과 같다.

$$Z_a = \sqrt{R_a^2 + X_a^2}$$

이때 X_a는 순응 음향 리액턴스($-X_a$)와 질량 음향 리액턴스($+X_a$) 사이의 순 차이와 같다. 이와 유사하게 음향 어드미턴스 공식은 다음과 같다.

$$Y_a = \sqrt{G_a^2 + B_a^2}$$

이때 B_a는 순응도 음향 서셉턴스($+B_a$)와 질량 음향 서셉턴스($-B_a$) 사이의 순 차이이다.

음량의 데시벨 표기

소리의 크기를 실제 강도 또는 압력으로 표현하는 것은 몇 가지 이유로 매우 번거로운 일이다. 이렇게 하기 위해서는 watt/m^2(또는 watt/cm^2)이나 newton/mL(또는 dyne/cm^2) 단위로 표현해야 한다. 게다가

청각학에서 다루는 소리 크기의 범위는 매우 광범위하다. 참을 수 있을 정도의 가장 큰 소리는 겨우 들을 수 있는 가장 작은 소리보다 약 1000만 배 정도 크다. 이 엄청난 범위의 까다로운 값을 선형 척도로 표현한다 해도 우리는 적절하게 다루기 힘들다는 것을 알게 된다. 결과적으로 이렇게 절대적인 물리적 수치들은 편리한 형태의 **데시벨**(decibel, dB)로 전환하여 의미 있게 사용된다.

데시벨은 비율과 log 함수의 이점을 취한다. 비율은 물리적인 크기를 의미 있는 기준값에 대해 상대적으로 표현한 것이다. 20대 건강한 청년들이 들을 수 있는 가장 작은 소리를 **기준값**(reference value)으로 사용하는 것은 일리가 있다. 이 기준값은 MKS 단위계에서 다음의 강도를 갖는다.

$$10^{-12}\,\text{w/m}^2$$

cgs 단위계에선 다음과 같다.

$$10^{-16}\,\text{w/cm}^2$$

이와 같이 들을 수 있는 가장 작은 소리는 음압 단위로 전환시킬 수 있다. 기준 음압은 MKS 단위계에서 다음과 같다.[1]

$$2 \times 10^{-5}\,\text{N/m}^2 \ \text{또는}\ 20\mu\text{Pa}$$

cgs 단위계에선 다음과 같다.

$$2 \times 10^{-4}\,\text{dyne/cm}^2$$

이전 청각학 문헌에서는 0.0002 dyne/cm^{2}라고 쓰인 것을 종종 발견할 수 있는데 바로 이와 동일한 것이다.[2] 적절한 기준값(강도 또는 압력, MKS 또는 cgs)

---

1) 1pascal=1N/m^2, 그러므로 10^{-6}N/m^2=1micropascal (μPa), 10^{-5}N/m^2=10 μPa, 2×10^{-5}N/m^2=20 μPa

은 비율에서 분모가 되고 측정된 소리의 강도(또는 압력)는 사실상 분자가 된다. 결과적으로 강도 10^{-10} w/m^{2}인 소리를 설명하는 대신에 이 값을 비율로 바꾸어 참조기준값(10^{-12}w/m^2)과 비교한 차원에서 표현할 수 있다. 따라서 이 비율은 다음과 같이 된다.

$$\frac{10^{-10}\text{w/m}}{10^{-12}\text{w/m}}$$

이 비율은 단순하게 10^2으로 감소된다.

이 비율이 어떤 값이 되든지 상관없이 상용로그(common logarithm)로 대체할 수 있다. 동일한 비율은 선형 척도에서 서로 다른 거리에 해당하지만 비선형 척도에서는 같은 비율이 같은 거리에 해당하기 때문이다. 다시 말해 같은 비율 관계에 있는 두 숫자 간의 선형적 거리가 작은 숫자이면 작고 큰 숫자이면 크다는 것이다. 그러나 이 비율의 로그는 항상 같다. 예를 들어 모든 쌍이 2：1의 비율이라고 하자. 그렇다면 각 쌍의 숫자들 간의 선형적 거리가 숫자들의 절대적 크기가 커짐에 따라 점점 멀어진다 해도 모든 비율의 로그는 동일하다(2：1=2, log 2=0.3).

2：1 비율에서 숫자들의 쌍	넓어지는 절댓값 간의 거리	2：1 비율의 로그는 모두 같다.
2：1	1	0.3
8：4	4	0.3
20：10	10	0.3
100：50	50	0.3
200：100	100	0.3
2000：1000	1000	0.3

일반 데시벨 공식은 다음과 같은 일률의 용어로 표현된다.

$$PL=10 \log \frac{P}{P_o}$$

여기서 PL은 **일률 수준**(power level)을 말한다. P는 측정되는 소리의 일률이고 P_o은 측정하는 일률에 대한 기준 일률이다. 수준(level)이라는 단어가 원래의 물리적 변량인 일률과 이에 대응하는 데시벨값(일률의 로그 비율)을 구분하기 위해 첨가된다. 이와 유사하게 데시벨로 표현된 강도는 **강도 수준**(intensity level, IL)이라 불리고 데시벨로 표현된 음압은 **음압 수준**(sound pressure level, SPL)이라 불린다.

대부분의 소리 측정은 강도 또는 음압의 용어를 쓰는데 음압이 더 일반적으로 자주 쓰인다. 강도 수준 데시벨에 대한 공식은 다음과 같다.

$$IL=10 \log \frac{I}{I_o}$$

이때 IL은 데시벨로 표현한 강도 수준인데 I는 알고자 하는 소리(w/m^2)를 강도로 표현한 것이고 I_o는 기준 강도(10^{-12}w/m^2)이다. I의 값이 10^{-10}w/m^{2}이면,

$$IL=10 \log \frac{10^{-10}\text{w/m}^2}{10^{-12}\text{w/m}^2}$$
$$=10 \log \frac{10^{-12}}{10^{-10}} \text{ (w/m}^2\text{가 소거된다.)}$$
$$=10 \log 10^{(-10)-(-12)}$$
$$=10 \log 10^2$$
$$=10 \times 2$$
$$=20\text{dB re: } 10^{-12}\text{w/m}^2$$

결과적으로 10^{-10}w/m^{2}의 절대 강도는 20dB re: 10^{-12}w/m^{2}의 강도 수준 또는 20dB IL의 크기이다. "re: 10^{-12}w/m^2"이라는 표현은 데시벨이 기준값을 알 때만 의미 있는, 다시 말해 차원이 없는 변량이기 때문에 첨가된다. 즉, 비율의 분모이다.

음압 수준(sound pressure level, dB SPL)의 데시벨에 대한 공식은 압력 **제곱값**에 대응하는 강도값을 모두 대체함으로써 얻을 수 있다(왜냐하면 $I \propto p^2$).

---

2) 때로는 특히 오래된 문헌에서 $2 \times 10^{-4} \mu$bar 또는 0.0002 μbar라고 하기도 한다.

$$\text{SPL}=10 \log \frac{p^2}{p_o{}^2}$$

여기서 p는 측정된 음압(N/m^2의 단위로)이고 p_o는 기준 음압($2\times10^{-5}\text{N/m}^2$ 또는 $20\mu\text{Pa}$)이다. 이러한 형태의 공식은 제곱값이 있기 때문에 번거롭다. 이 문제는 다음의 과정을 통해 제거될 수 있다.

$$\begin{aligned}
\text{SPL}&=10 \log \frac{p^2}{p_0^2}\\
&=10 \log \left(\frac{p}{p_o}\right)^2\\
&=10\times 2 \log\left(\frac{p}{p_o}\right) \begin{array}{l}(\text{왜냐하면}\\ \log x^2{=}2\log x)\end{array}\\
&=20 \log\left(\frac{p}{p_o}\right)
\end{aligned}$$

그러므로 흔히 사용하는 단순한 SPL 공식은 다음과 같다.

$$\text{SPL}=20 \log \frac{p}{p_o}$$

이때 10 대신 20을 곱하는 이유는 복잡한 형태의 공식에서 제곱값을 제거한 결과이기 때문이다.

절대 음압을 dB SPL로 전환하는 연습을 해 보자. 측정된 소리가 $2\times10^{-4}\text{N/m}^2$의 압력이라고 가정하자. 기준 압력이 $2\times10^{-5}\text{N/m}^2$인 것을 떠올리면 전환 단계는 다음과 같다.

$$\begin{aligned}
\text{SPL}&=20 \log \frac{2\times10^{-4}\text{N/m}^2}{2\times10^{-5}\text{N/m}^2}\\
&=20 \log \frac{10^{-4}}{10^{-5}}\\
&=20 \log 10^{(-4)-(-5)}\ \ (\text{N/m}^2\text{가 소거된다.})\\
&=20 \log 10^1\\
&=20\times 1\\
&=20\text{dB re: } 2\times10^{-5}\text{N/m}^2(\text{또는 } 20\mu\text{Pa})
\end{aligned}$$

따라서 $2\times10^{-4}\text{N/m}^2$의 소리 압력은 20dB re: $2\times10^{-5}\text{N/m}^2$(또는 $20\mu\text{Pa}$) 또는 20dB SPL의 소리 압력과 일치한다.

그럼 기준 데시벨 값은 얼마일까? 다시 말해 측정하는 소리의 강도(또는 압력)가 기준 강도(또는 압력)와 같은 값이라면 어떻게 될까? 강도로 살펴본다면 분자(I)와 분모(I_o)가 둘 다 데시벨 공식이어서 기준값(10^{-12}w/m^2)을 사용하여 답을 알아낼 수 있다. 따라서

$$\begin{aligned}
\text{IL}&=10 \log \frac{10^{-12}\text{w/m}^2}{10^{-12}\text{w/m}^2}\\
&=10 \log 1 \ (\text{분자와 분모가 같으면 1이 된다.})\\
&=10\times 0\\
&=0\text{dB re: } 10^{-12}\text{w/m}^2
\end{aligned}$$

결과적으로 기준의 강도 수준은 0dB IL이다. 이와 같이 0dB SPL은 측정된 소리 압력이 기준 소리의 압력과 같다는 것을 뜻한다.

$$\begin{aligned}
\text{SPL}&=20 \log \frac{10^{-5}\text{N/m}^2}{10^{-5}\text{N/m}^2}\\
&=20 \log 1 \ (\text{분자와 분모가 같으면 1이 된다.})\\
&=20\times 0\\
&=0\text{dB re: } 2\times10^{-5}\text{N/m}^2(\text{또는 } 20\mu\text{Pa})
\end{aligned}$$

따라서 0dB IL과 0dB SPL은 측정되는 소리가 기준값과 같다는 것을 알 수 있다. 이는 "소리가 없다"는 것이 아니다. 따라서 음의 데시벨값은 소리의 크기가 기준 강도보다 작다는 것을 나타낸다. 예를 들어 -10 dB는 이 소리가 기준값보다 10dB 아래에 있음을 뜻한다.

소리 측정

소리의 크기는 주로 **음압측정기**(sound level meter, SLM)라 불리는 기계로 측정한다. 이 기계는 고성능 마이크로 감지한 소리를 전자회로에서 분석할 수 있는 전기신호로 전환하여 소리의 크기를 음압(SPL) 데

시벨 단위로 보여 준다. 그림 1.20에서 SLM의 예를 볼 수 있다. 음압측정기는 청력검사기 또는 청각을 검사하는 다른 기계의 정확도를 교정하거나 측정하기 위해 사용한다. 또 검사실 청력검사를 시행하기에 적절한 소음 수준인지 또는 소음 노출로 인한 피해가 있을 수 있는지와 같은 다양한 목적으로 소음 수준을 측정하는 데 사용할 수 있다. 음량측정기 또는 이와 유사한 기능을 하는 회로들은 보청기 검사 기계와 같은 다른 기계의 부속장치로도 사용될 수 있다.

SLM의 사양은 ANSI 표준 S1.4(2006)에 구체적으로 나와 있다. SLM을 사용한 측정의 정확도는 **음향교정기**(acoustical calibrator)를 사용하여 확인할 수 있는데 SLM의 마이크로폰에 들어가는 신호를 정확하게 산출한다. 예를 들어 교정기가 정확하게 114dB SPL의 신호를 산출한다면 SLM은 교정기에 연결되었을 때 이 크기를 측정해 내리라 예상할 수 있다(ANSI 표준에서 인정하는 오차 범위 내에서). 측정한 크기가 114dB SPL에서 빗나가면 정확한 크기를 측정하도록 기계를 리셋하거나 SLM을 재교정해야 한다.

SLM의 마이크로폰은 작동 범위 내에 존재하는 모든 소리의 모든 주파수를 감지한다. **선형 세팅**(linear setting)에서 SLM은 마이크로폰이 감지한 모든 소리의 전반적인 SPL을 측정한다. 선형 세팅과 함께 SLM은 스펙트럼의 특정 부분을 강조하도록 되어 있는 **가중 필터**(weighting filter)를 가지고 있다. 그리고 옥타브 대역이나 1/3 옥타브 대역(third-octave-band) 필터도 있는데 이 필터들은 특정 주파수 범위만 측정한다. 가정용 스테레오에서 베이스 컨트롤을 올리면 낮은 소리가 더 분명해지는 반면 베이스를 낮추면 낮은 소리가 덜 들린다. 즉, 베이스 컨트롤이 저주파수를 강조할 것인지 강조하지 않을 것인지를 결정하는 것이다. 트레블 컨트롤은 고주파수에 대해 같은 작용을 한다. **가중 필터** 또는 SLM의 네트워크는 근본적으로 같은 작용을 하는데 주로 저주파수를 덜 강조한다. 그림 1.21은 SLM에 있는 세 가지 가중 네트워크를 보여 준다. *y*축은 데시벨의 상대적인 크기

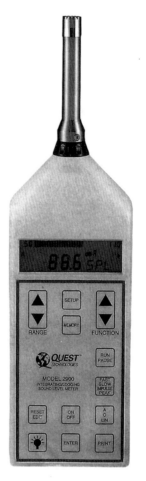

그림 1.20 측정 마이크로폰이 부착된 음압측정기의 예(Quest Technologies, Inc. 제품)

이고 처음에 마이크로폰을 통해 SLM으로 들어온 소리를 가중 네트워크가 어떻게 바꾸는지 보여 주는 것이다. 0dB에 있는 수평선은 가중 네트워크가 없을 때 소리가 어떤지를 보여 준다. 즉, 여기서 0dB은 "바뀌지 않은" 것을 의미하며 SLM의 선형 세팅과 같다. 음의 데시벨 값은 각 주파수에서 음압이 덜 강조된 정도를 말한다.

A가중 네트워크는 곡선이 보여 주듯이 저주파수를 상당히 감소시킨 것인데 1000Hz 아래의 주파수를 점진적으로 더 줄였다. 예를 들어 A가중 네트워크는 500Hz에서 4dB, 200Hz에서 11dB, 100Hz에서 19dB, 50Hz에서 30dB을 감소시키고 있다. 이것은 스테레오 시스템에서 베이스를 끝까지 줄인 것과 유

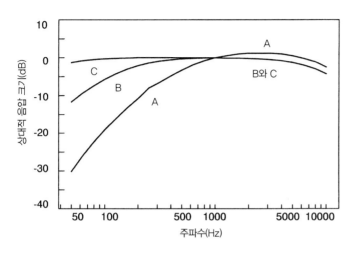

그림 1.21 A가중, B가중, C가중 네트워크의 주파수 반응 곡선

서 보는 것처럼 각각은 1옥타브 너비다. 예를 들어 355~710Hz 범위는 하나의 옥타브 대역인데 710=2×355이기 때문이고, 2800~5600Hz 범위도 옥타브인데 5600=2×2800이기 때문이다. 옥타브 대역은 중심 주파수가 산술적 중간이 아니라 최저와 최고 절단 주파수의 기하평균으로 정의되지만 옥타브 대역은 중심 주파수로 부른다. 그래서 500Hz 옥타브 대역은 355~710Hz이고 4000Hz 옥타브 대역은 2800~5600Hz를 포함한다. 표 1.4에 나열한 옥타브 대역의 중심 주파수와 최고 및 최저 절단 주파수는 일반적으로 음향 측정에 사용된다.

사하다. **B가중** 필터 역시 저주파수를 감소시키는데, A가중만큼 감소시키지는 않는다. 예를 들어, 감소의 양은 100Hz에서 6dB 정도뿐이다. **C가중** 필러는 선형 반응과 거의 차이가 없다. 이 세 가지 필터로 한 음압 측정은 A가중, B가중, C가중 음압의 데시벨로 표현되며 각각 dBA, dBB, dBC이다. dBA 측정은 저주파수의 영향을 배제하는 데 사용하는 것이 바람직하며 특히 소음 측정에 유용하다. dBC 측정 또한 소음 측정에 흔히 이용된다. 그러나 dBB는 거의 이용하지 않는다.

음압측정기는 종종 내장 또는 부착 **옥타브 대역 필터**(octave-band filter)를 가지고 있으며 이것은 SLM이 모든 주파수 범위 대신 몇 개의 필터에만 "집중"하도록 해 준다. 즉, 옥타브 대역 분석기는 전체 주파수 범위를 좀 더 좁은 범위로 나누는데 그림 1.22에

옥타브 대역에 기초한 소음 측정은 **옥타브 대역 분석**(octave-band analysis)이라 불리며 단순히 전반적인 크기 대신에 소리의 스펙트럼에 대해 알 수 있게 해 준다. **1/3 옥타브 대역 분석**(third-octave-band analysis)은 더 세밀한 크기 분석까지 가능하며 이때 각 필터는 1/3 옥타브 너비다. 예를 들어 500Hz 1/3 옥타브 필터는 450~560Hz 주파수를 포함하고, 4000Hz 1/3 옥타브 대역은 3550~4500Hz이다. 옥타브 대역과 1/3 옥타브 대역 필터는 다른 주파수에 섞이지 않고 좁은 주파수 범위의 소리 크기에 집중하고 싶을 때 유용하다. 예를 들어 1000Hz 부근에 집중된 필터를 사용하는 것이 SLM의 선형 세팅에서 1000Hz를 측정하는 것보다 다른 주파수를 배제하여 결과가

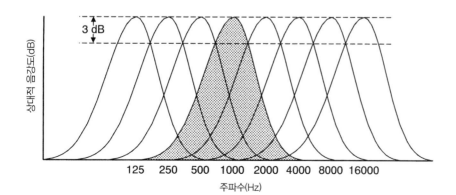

그림 1.22 옥타브 대역 분석에 일반적으로 사용되는 옥타브 대역 시리즈. 대역이 3dB 아래 지점에서 겹치는 것에 주목하라. 명확하게 하기 위해 1000Hz 옥타브 대역을 강조하여 보여 주고 있다.

표 1.4 옥타브 대역 중심 주파수, 최저 절단 주파수, 최고 절단 주파수

중심 주파수(Hz)	최저 절단 주파수(Hz)	최고 절단 주파수(Hz)
31.5	22.4	45
63	45	90
125	90	180
250	180	355
500	355	710
1000	710	1400
2000	1400	2800
4000	2800	5600
8000	5600	11200
16000	11200	92400

표 1.5 합산된 데시벨*

원음의 dB 차이	dB 증가분(더 큰 원음에 합산)
0	3.0
1	2.6
2	2.2
3	1.8
4	1.4
5	1.2
6	1.0
7	0.8
8	0.6
9	0.5
10	0.4
11	0.35
12	0.3
13	0.25
14	0.2
15	0.15
16	0.1

*두 소리의 데시벨 차이를 보고 대응하는 데시벨 증가분을 더 큰 원음의 데시벨값에 더한다.

섞이지 않기 때문에 1000Hz 순음의 강도를 측정하기에 더 좋다.

전반적인 소리 강도 측정에서 소음의 스펙트럼을 얻을 수 없지만 **옥타브 대역 강도**(octave-band levels, OBLs) 또는 1/3-OBLs를 조합하여 소리의 전반적인 크기를 구할 수는 있다. 전반적인 SPL을 구하기 위해 OBLs를 조합하는 방법은 두 가지가 있다. 더 단순한 방법은 표 1.5에서와 같이 데시벨을 더하는 규칙을 사용하여 연속된 쌍에서 OBLs를 합산하는 방법이다. 이 표를 사용하는 것은 매우 쉽다. 첫째, 조합하려는 두 소리 간의 데시벨 차이를 알아낸다. 예를 들어 한 소리가 80dB이고 다른 소리가 76dB이라면 둘 간의 차이는 4dB이다. 다음에 그 차이에 해당하는 증가분을 찾는다. 표에 의하면 4dB 차이에 대한 증가분은 1.4dB이다. 이제 원래의 두 소리 중에서 더 큰 소리에 이 증가분을 더한다. 이 예에서 더 큰 소리는 80dB이므로 80dB에 1.4dB의 증가분을 더한다(80+1.4=81.4). 그래서 80dB과 76dB를 조합한 결과는 81.4dB이 된다. 옥타브 대역을 조합해서 전반적인 강도를 구하려면 OBLs를 가장 큰 소리에서 가장 작은 소리까지 배열하고 표의 증가분을 사용하여 쌍을 연속적으로 조합한다. 부록 A에서 이에 대한 예를 제시하였다.

옥타브 대역 강도를 조합하여 전반적인 SPL을 구하는 더 정확한 방법은 로그 합산을 사용한 다음과 같은 공식을 이용하는 것이다.

$$L = 10 \log \sum_{i=1}^{n} 10^{Li/10}$$

이 공식에서 L은 dB SPL에서 전체 (조합된) 수준이다. 이때 n은 조합되는 대역의 숫자이고, i는 i번째 대역, Li는 i번째 대역의 OBL이다. 이 공식이 어떻게 사용되는지의 예는 부록 A에 있다.

교정 요인이 각 OBL에 적용되는 것을 제외하면 같은 방법이 옥타브 대역 수준을 A가중 소리 수준(dBA)으로 조합하기 위해 사용될 수 있다. 이 교정 요인은 A가중치가 각 옥타브 대역 내에서 소리의 수준

표 1.6 교정 선형 옥타브 대역 수준을 A-가중 옥타브 대역 수준(dBA)으로 변환

옥타브 대역 중심 주파수	dBA 가중치
31.5	−39.4
63	−26.2
125	−16.1
250	−8.6
500	−3.2
1000	0
2000	+1.2
4000	+1.1
8000	−1.1

을 덜 강조하는 양이다. 표 1.6은 선형 옥타브 대역을 A가중 옥타브 대역 수준으로 변환하는 데 사용될 수

있는 교정(dBA 가중치)을 보여 준다. 예를 들어 dBA는 125Hz 옥타브 대역을 16.1dB만큼 덜 강조한다. 따라서 125dB OBL이 60dB이라면 60−16.1=43.9dB로, 빼서 dBA 값으로 교정한다. 전체 예시는 부록 A에 제시되어 있다. 더 정확한 OBL 변환 공식은 다음과 같다.

$$L_A = 10 \log \sum_{i=1}^{n} 10^{(Li+Ki)/10}$$

여기서 사용된 기호는 L_A가 이제 dBA에서 전체(조합된) 수준인 것 외에는 이전 공식과 같다. 그리고 Ki는 i번째 대역이 dBA($Li+Ki$를 사용하는 이유)에서 등가 가치를 갖도록 변환되기 위해 i번째 대역의 OBL에 적용되어야 하는 교정 요인이다. 부록 A는 이 공식이 사용되는 예를 보여 준다.

학습 문제

1. 다음 용어에 대한 측정의 단위를 정의하고 구체화하라. (변위, 속도, 가족도, 힘, 일, 일률)
2. 압력과 강도를 설명하고 각각의 참조기준값을 기술하라. 그리고 왜 이러한 참조기준값을 사용하는지 설명하라.
3. 음원으로부터 거리가 증가하면 소리의 강도가 어떻게 되는지 설명하라.
4. 단순조화운동을 정의하고 어떻게 사인파로 그 특징을 묘사할 수 있는지 설명하라.
5. 주기, 주기, 주파수, 파장 길이를 정의하고 어떻게 서로 연관되어 있는지 설명하라.
6. 마찰을 정의하고 왜 마찰이 감쇠를 야기하는지 설명하라.
7. 복합 주기파와 복합 비주기파를 정의하고 소리 파형과 스펙트럼에서 그 특징들이 어떻게 나타나는지 설명하라.
8. 공명 주파수가 무엇이고 정재파와는 어떤 관련이 있는가?
9. 임피던스를 정의하고 임피던스가 질량과 강직도와 어떤 연관이 있는지 설명하라.
10. 데시벨에서 강도 수준과 음압 수준에 대한 공식과 참조기준값이 무엇인가? 소리의 크기가 어떻게 데시벨로 표현되는지 설명하라.

참고문헌

American National Standards Institute (ANSI) (2006). ANSI-S1.4–1983 (R2006). *American National Standard Specification for Sound Level Meters*. New York: ANSI.

Beranek, L. L. (1986). *Acoustics*. New York: American Institute of Physics.

Gelfand, S. A. (2004). *Hearing: An Introduction to Psychological and Physiological Acoustics*, 4th ed. New York: Marcel Dekker.

Hewitt, P. (1974). *Conceptual Physics*. Boston: Little, Brown.

Kinsler, L. E., Frey, A. R., Coppens, A. B., & Sanders, J. B. (1982). *Fundamentals of Acoustics*, 3rd ed. New York: Wiley.

Peterson, A. P. G., & Gross, E. E. (1972). *Handbook of Noise Measurement*, 7th ed. Concord, MA: General Radio.

Sears, F. W., Zemansky, M. W., & Young, H. D. (1982). *University Physics*, 6th ed. New York: Addison Wesley.

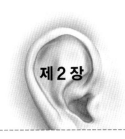

제 2 장

청각기관의 해부와 생리

일반적인 개관

청각과 청각장애는 귀와 관련된 신경학적인 경로를 구성하는 청각기관의 해부와 생리를 상세하게 알아야 한다. 청각기관은 흥미롭기는 하나 처음 배울 때에는 많은 새로운 용어, 관계, 개념에 맞닥뜨리게 된다. 이러한 이유로 어떻게 귀가 만들어지고 어떻게 공기에서 진동이 소리로 바뀌고 뇌에 의해 신호로 해석되는지 일반적인 관점에서 시작하는 것이 최선이다. 설명을 위한 그림들은 그림 2.1과 같이 이미 제시된 해부학적인 방향과 위치를 공통적으로 사용하였다.

그림 2.2는 청각기관의 구조가 두개 안에 어떻게 위치해 있는지 보여 준다. 귀의 주요 부분은 그림 2.3에 제시하였다. 겉으로 보이는 귓바퀴 혹은 이개, 외이도와 그 끝에 있는 고막으로 이는 전체적인 청각계를 구성하는 아주 작은 부분이라는 것을 알 수 있다. 이는 여러 주요 부분으로 나누어진다. 외이는 귓바퀴와 외이도로 구성된다. 고막 뒤에는 공기로 채워진 공간이 있는데 이는 중이강으로 알려져 있고 중이로 불린다. 중이는 유스타키오관(이관)을 통해 인두와 연결된다. 중이의 내측은 내이이다. 이소골이라 불리는 세 개의 작은 뼈(추골, 침골, 등골)는 고막과 내이의 입구인 난원창을 연결하는 다리 역할을 한다.

내이에는 청각과 평형 감각기관이 존재한다. 우리의 주된 관심은 청각 메커니즘의 구조와 기능이다. 구조적으로 내이는 난원창의 내측에 있는 전정과 앞쪽에 달팽이 모양으로 생긴 달팽이관, 그리고 뒤쪽 3개의 반고리관으로 구성되어 있다. 전체적인 시스템은 측두골 내 미로라고 묘사되는 유동액으로 채워진 터널이나 관인데 복잡한 형태로 상상될지 모른다. 미로는 측두골을 따라 경로를 이루고 그 안에 연속적인 막 구조의 관을 포함하여 전체적인 시스템이 관 내에 관을 배열하는 형태를 보인다. 바깥 관에는 외림프액(peri-lymph)이 채워져 있고 안쪽 관에는 내림프액(endolymph)이 채워져 있다. 청각과 관련이 있는 내이 부분은 와우이다. 그 내부에는 코티기관이 있는데 이는 청각의 실제적인 감각 수용기인 유모세포를 갖는다. 평형기관은(전정) 반고리관과 전정 내에 난형낭, 구형낭으로 불리는 두 개의 전정구조물로 구성된다.

감각수용기 세포는 말초기관인 귀와 중추신경계를 연결하는 8번 신경(청신경)을 구성하는 신경세포(뉴런)와 연결되어 있다. 8번 신경의 청각가지(branch)는 와우신경, 전정가지는 전정신경이라한다. 8번 신경은 내이를 지나 내이도라고 하는 측두골 내측에 열린 공간을 통해 뇌간으로 들어간다. 여기서 신경의 청각 부분은 와우핵으로 가고 신경의 전정 부분은 전정핵으로 간다.

청각 처리는 다음의 과정을 따른다. 귀로 들어간 소리는 고막을 진동한다. 이러한 진동은 이소골에 의해 난원창에 전달된다. 이소골의 진동 활동은 달팽이관 내의 림프에 전달되고 이는 결국 코티기관의 감각 수용기 세포(유모세포)를 자극한다. 유모세포가 반응

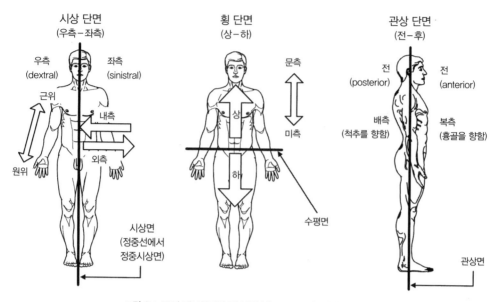

그림 2.1 주된 해부학적인 면, 방향성(orientation), 방향(direction)

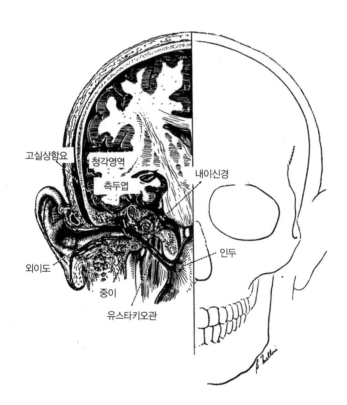

그림 2.2 뇌와 두개골 내 청각기관(Abbott Laboratories)

할 때 청신경의 뉴런이 활성화된다. 신호는 신경 코드의 형태로 전환되어 신경계에 의해 처리된다.

외이와 중이의 주요 기능은 소리 신호를 공기에서 내이로 전달하는 것이기 때문에 집합적으로 **전음성 시**스템(conductive system)이라 불린다. 달팽이관과 8번 신경은 **감각신경성 시스템**(sensorineural system)을 구성하는데 이렇게 불리는 이유는 관련된 신경세포 활동과 같은 자극 형태의 생리적인 반응과 감각 반응

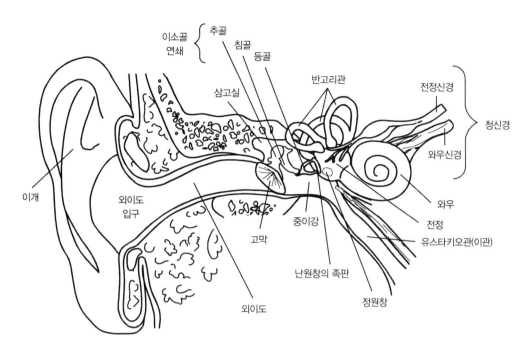

그림 2.3 말초청각기관의 주요 부분

을 신경적인 신호로 부호화하는 것을 포함하기 때문이다. 신경의 부호화된 메시지를 다루는 이러한 중추신경계의 양상은 일반적으로 **청각중추신경계**(central auditory nervous system)라고 불린다.

측두골

귀의 연구는 **측두골**(temporal bone) 연구로 시작해야 한다. 귀를 구성하는 대부분의 구조는 측두골에 포함되어 있다(그림 2.2). 사실상 이들 구조물들의 벽과 이소골을 제외한 귀의 뼈 부분은 측두골 그 자체이다. 머리의 골격이 8개의 두개골과 14개의 얼굴뼈로 구성되었다는 해부학 강의를 회상해 보라. 오른쪽과 왼쪽 측두골은 두개골의 아래 측면에 위치해 있다. 측두골은 뒤쪽에서 시작하여 시계 방향으로 뒤쪽의 후두골과 연결되고, 뒤와 위로는 두정골, 앞쪽으로는 접형골과 관골(광대뼈), 앞쪽과 아래에는 하악골이 있다. 하악골과 관절을 제외한 이러한 모든 연결은 봉합선이라 불리는 섬유성의 접합으로 굳게 결합되어 있다. 하악골과의 관절은 매우 유동적인 **측두하악관절**(temporo-

mandibular joint)이라 한다.

측두골의 외측과 내측면은 그림 2.4와 같다. 측두골은 유양돌기, 추체부, 인상부, 고실동, 경상돌기의 다섯 부분으로 구성된다.

인상부(squamous part)는 매우 얇은 팬(pen) 모양의 뼈 외측이다. 이것은 뒤쪽과 위쪽으로 두정골, 앞쪽으로 접형골과 연결된다. 주요 관골돌기는 관골(광대뼈)과 앞쪽으로 연결되고 관골궁을 형성한다. 관골돌기의 기저부 아래에 들어간 부분은 **하악와**(mandibular fossa)라고 한다. 그리고 하악와는 귀의 외이도까지 앞쪽으로 하악관절을 형성하는 하악골의 관절을 받는다.

추체 부분(petrous part)은 피라미드 모양이고 내측으로 두개골의 기저 부분을 형성하기 위한 기원이 된다. 추체부는 매우 단단한 뼈가 있다. 이 안쪽에는 내이와 8번 뇌신경이 뇌간으로 향하는 내이도가 있다.

유양 부분(mastoid part)은 측두골의 뒤쪽 부분을 구성한다. 이것은 추체부 뒤쪽에 위치해 있고 인상부 아래, 뒤쪽에 있다. 유양돌기는 뒤쪽으로 후두골, 위쪽으로 두정골과 연결된다. 이것은 아래쪽으로 원뿔 모

(a)

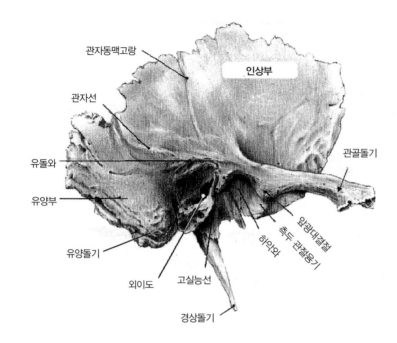

(b)

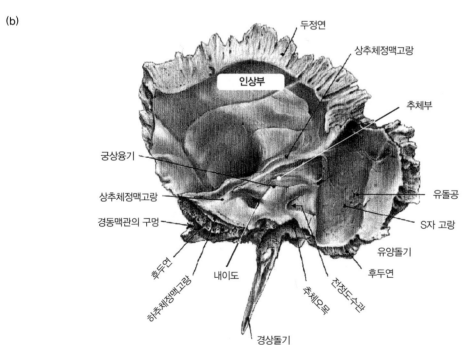

그림 2.4 오른쪽 측두골의 외측(a)과 내측(b). [Proctor, B. (1989). *Surgical Anatomy of the Ear and Temporal Bone*. New York: Thieme.]

양의 유양돌기를 형성한다. 유양돌기는 매우 다양한 크기 및 모양과 수를 갖고 있는 상호 연결된 공기 세포들의 내부 시스템(유돌봉소)을 갖는다. 이들은 중이강 뒤에 위치한 **고실동**(tympanic antrum)이라 불리는

곳과 연결된다. **유돌동구**(aditus ad antrum)는 중이강 위쪽 부분과 연결된다. 유돌동(그리고 중이)의 지붕은 **고실개**(tegmen tympani)라 불리는 얇은 뼈로 구성되어 있고 고실개는 중두개와로 알려진 뇌 공간의

부분과 분리된다. 내측 벽은 내이의 외측반고리관으로부터 분리된다. 중이, 공동(antrum)과 공기 세포는 연속적이고 공기로 채워진 시스템을 구성한다. 그렇기 때문에 치료되지 않은 중이 감염이 유돌봉소 시스템 그 이상으로 퍼질 수 있는지 상상하는 것은 쉽다.

고실 부분은 인상부와 추체부의 아래, 유양돌기의 앞쪽에 있다. 고실 부분은 외이도의 전층과 하측벽을 형성할 뿐 아니라 그것의 후측 벽 부분도 형성한다.

경상돌기(styloid process)는 매우 다양한 크기의 측두골 기저부에서 전 · 하측으로 뻗어나온 기둥 모양의 돌기이다. 이것은 청각 구조물로 간주되지는 않지만 말소리 메커니즘과 관련한 여러 근육의 기원으로 관심을 가져야 한다.

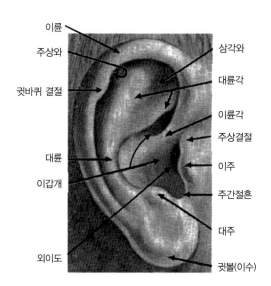

그림 2.5 이개의 주요 부위

외이와 중이

외이(outer ear)는 이개와 외이도, 외이도의 끝인 고막으로 구성된다. **고막**(tympanic membrane)은 일반적으로 중이강과 중이 구조물, 이소골의 신호를 내이 유동체로 전달하는 끝인 난원창으로 이루어진 **중이**(middle ear)의 한 부분이다.

이개

귀의 외부로 보이는 부분은 **이개**(pinna) 혹은 **귓바퀴**(auricle)라 불리는 특이한 모양의 부속물이다. 이개의 내부 구조는 탄력성 있는 연골(귓볼은 제외)로 구성된다. 이개 또는 귓바퀴의 어떤 부분은 획일적인 근육 섬유와 몇몇 외재근뿐 아니라 인간에서의 퇴화된 구조를 포함한다. 그러나 이러한 근육들은 많은 하등 동물에서 퇴화되지 않고 음원의 위치를 알아내는 이개의 움직임으로 나타날 수 있다.

이개 주요 부위의 명칭은 그림 2.5에 나타나 있다. 이개 둘레의 대부분을 따른 능선의 가장자리는 **이륜**(helix)이라고 한다. **주상와**(scaphoid fossa)는 귓바퀴의 뒤쪽 가장자리를 따라 내려가는 경로로 이륜의 앞쪽 고랑이다. 주상와의 앞쪽 솟은 부분은 **대륜**(antihelix)이라 불린다. 대륜은 이륜과 평행하고 두

개의 **대륜각**(crura of antihelix)으로 위쪽으로 갈라진다. 두 개의 대륜각으로 대륜이 갈라진 것은 **삼각와**(triangular fossa)라고 하는 함몰된 부분을 만든다. 대륜을 따라 내려가면 이주의 하 · 후측, 귓볼의 위쪽으로 바닥에서 넓어지고 위쪽 지점에 부풀어 오른 **대주**(antitragus)라는 형태가 보인다. 이주와 대주 사이의 공간 혹은 각도를 **주간절흔**(intertragic incisure)이라 한다.

외이도

이도는 보다 일반적으로 **외이도**(external auditory meatus, canal)라고 한다. 평균적으로 너비 6.5mm, 높이 9mm 이하, 길이 2.5～3.5cm이다. 외이도는 곧바로 뻗은 관이 아니라 S자 모양의 두 번 구부러진 형태를 띤다.

이러한 곡선은 대개 고막의 관찰을 어렵게 하여 이경으로 안을 살펴보기 전에는 외이도를 곧게 펴야 한다. 이경은 귀를 관찰하는 데 사용하는 도구이다(그림 2.6). 이개를 상 · 후측으로 당기면 외이도는 일자 형태로 펴진다(그림 2.7).

그러나 외이도의 바깥 1/3은 연골이고 나머지 2/3는 뼈이다. 연골 부분에는 뼈 부분이 가지고 있지 않은 **피지선**(sebaceou 또는 oil)과 **귀지선**(ceruminous

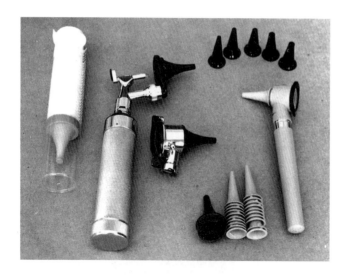

그림 2.6 이경의 예. 개검기는 외이에 넣을 수 있도록 만들어진 원뿔 모양이다.

glands 또는 wax gland)이 풍부한 모냥이 있다. 이러한 분비물은 윤활제 역할을 하고 병원균의 침입을 막는 기능을 하며 어떤 이물질이나 곤충으로부터 외이도를 보호하는 기능을 한다.

고막

외이도의 끝에는 외이도에서 55°까지 각도를 이루는 **고막**(tympanic membrane 또는 eardrum)이 있다.

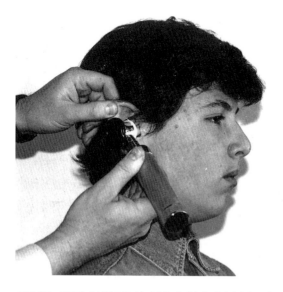

그림 2.7 이개를 후상방으로 부드럽게 당기면서 이경검사가 유용하도록 외이도를 쭉 편다.

고막은 매끈하고 반투명이며 때로는 평균 두께가 약 0.074mm 이하인 투명한 막이기도 한다. 너비는 0.8~0.9cm, 높이는 0.9~1.0cm로 약간 높고 평평하다기보다는 바깥으로 약간 오목한 형태이다. 원뿔형의 꼭대기로서 안쪽으로 움푹 들어간 곳은 **고막제**(umbo)라고 한다. 고막은 정확하게 네 겹으로 이루어져 있으나 종종 구조적으로는 세 겹으로 묘사된다. 대개 고막의 가장 바깥층은 외이도의 피부와 연결되고 가장 안층은 중이의 점막과 연결된다.

고막은 세 개의 중이 뼈 중 첫 번째 위치에 있는 추골과 연결된다. 특별하게도 **추골병**(manubrium)으로 불리는 추골 중에서 가장 길고 바깥쪽에 있는 부분은 거의 고막과 수직으로 부착되어 있어 있는데, 고막의 끝은 제의 끝이며 오른쪽 귀는 1시 방향, 왼쪽 귀는 11시 방향에 위치해 있다. 추골병의 이러한 부착은 **추골돌기**(malleal prominence)를 형성한다. **전추골추벽**(anterior malleal fold)과 **후추골추벽**(posterior malleal fold)이라 불리는 연골성 띠는 추골돌기의 양쪽에서 고막 이완부의 절흔까지 연결되고 그 사이에 삼각형이 형성된다. 고막의 가장 큰 부분은 추골추벽 바깥 혹은 아래에 놓여 있고 **고막긴장부**(pars tensa, "tens part")라 한다. 추골추벽들 사이의 고막 위쪽 부분은 이러한 이유로 **고막이완부**(pars flaccida, "flaccid area")라고 한다. 이는 **슈라프넬의 막**(Shrapnell's membrane)으로 알려져 있다.

그림 2.8은 고막의 주요 위치를 보여 주고 있으며 이경을 통해 고막을 볼 때 확인할 수 있다. 이러한 위치는 앞에서 이미 언급했다. 이경의 빛은 특징적인 형태로 뒤쪽에 반사되는데 이를 **광추**(cone of light 또는 light reflex)라고 한다. 이 반사는 고막의 앞쪽 아래 표면을 밝혀 주고 추골병 꼭대기에서 오른쪽 귀는 5시 방향, 왼쪽 귀는 7시 방향까지 빛난다. 이는 중이의 특징으로 특히 고막의 투명성을 보여 줄 때 확인할 수 있다.

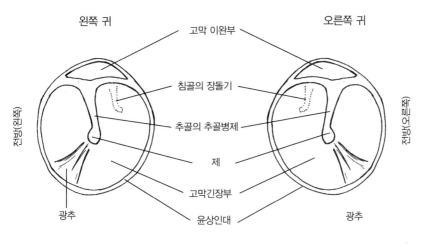

왼쪽 귀　　　　고막 이완부　　　　오른쪽 귀

침골의 장돌기

추골의 추골병제

제

고막긴장부

광추　　　　윤상인대　　　　광추

전방(왼쪽)　　　　　　　　전방(오른쪽)

그림 2.8 이경으로 관찰할 수 있는 고막의 주요 부위

중이

고막 뒤 측두골 내 공간은 **중이**(middle ear) 또는 **고실**(tympanic cavity)이라고 한다. 중이 공간의 뒤쪽 윗부분은 **상고실함요부**(epitympanic recess) 또는 **다락**(attic)이라고 하며 고실 위로 "다락방"처럼 보인다. 이 공간은 이소골 중 더 큰 두 개의 부분인 추골과 침골이 있는 곳이다. 그림 2.9는 중이 공간을 육면체 구

조로 묘사하였다. 하지만 이러한 육면체 구조는 단지 상대적인 방향과 관계를 묘사하기 위한 것임을 기억하라. 고막은 외벽을 형성하며 이는 그림에서 아래로 접혀 있고 육면체 내부를 볼 수 있다. 중이는 다른 그림에서는 직각의 모서리를 가진 평평한 벽이 아닌 불규칙적인 모양의 곡선을 가진 표면이다. 중이강의 바닥은 **경정맥구**(jugular bulb)와 분리되어 있다. 천장은 **피개**(tegmen tympani)라는 얇은 뼈 판으로 이루어져 있고 위쪽의 두개강과 분리된다. 앞쪽 벽(전벽)의 바닥(바닥에서 3mm 위까지)은 **유스타키오관**[eustachian tube, **이관**(auditory tube)이라고도 함]으로 열려 있다. 앞쪽 벽의 다른 위치에는 **내경동맥**(internal carotid artery canal)이 위치하고 이는 유스타키오관의 바로 아래에 있다. 유스타

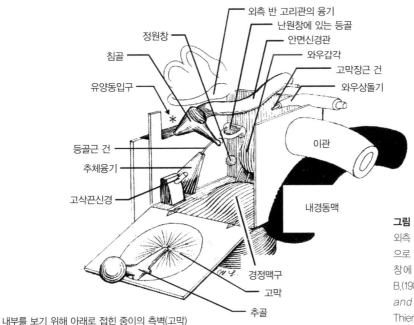

외측 반 고리관의 융기

난원창에 있는 등골

안면신경관

와우갑각

고막장근 건

와우상돌기

정원창

침골

유양동입구

이관

등골근 건

추체융기

고삭끈신경

내경동맥

경정맥구

고막

추골

내부를 보기 위해 아래로 접힌 중이의 측벽(고막)

그림 2.9 (고막과 부착된 추골을 포함한) 외측 벽의 안을 볼 수 있도록 접어 내린 방으로 중이강을 표현한 것이다. 등골은 난원창에 위치함을 보여 준다. [Proctor, B.(1989). *Surgical Anatomy of the Ear and Temporal Bone*. New York: Thieme.]

키오관 바로 위에는 **고막장근**(tensor tympani muscle)이 있는 **고막긴장근반관**(tensor tympani semicanal)이 있다. 고막긴장근반관과 유스타키오관은 뼈로 구성된 격벽으로 분리되어 있다. 중이 공간을 향하여 앞 안쪽 벽으로 구부러진 뼈 구성물은 **와우시상돌기**(cochleariform process)라 한다. 고막긴장근의 건은 시상돌기 주변으로 구부러지고 추골까지 바깥 방향으로 뻗어 있다.

안쪽 벽으로 나타난 주요 돌출물은 달팽이관(와우) 기저회전의 **갑각**(고실곶, promontory)이다. 달팽이관의 **난원창**(oval window, 등골에 부착)은 갑각의 뒤쪽 위에 위치하고 달팽이관 **정원창**(round window)은 난원창의 뒤쪽 아래에 있다. **안면신경관돌기**(facial nerve canal prominence)는 난원창까지 위쪽에 위치해 있다.

뒤쪽 벽(후벽)은 유양돌기로부터 중이강을 분리한다. **유돌동구**(aditus ad antrum)는 뒤쪽 벽에서 위쪽으로 열린 채 위치하고 중이강의 고실위오목과 유양동(antrum of the mastoid) 사이를 연결한다. **추체융기**(pyramidal eminence 또는 pyramid)는 뒤쪽 벽에서 융기하고 **등골근**(stapedius muscle)의 몸체를 포함한다. **등골근의 건**(stapedial tendon)은 추체융기의 첨단부에서 시작되고 등골로 뻗어 있다. 뒤쪽 벽에서 움푹 들어간 곳이 **침골와**(fossa incudis)이고 이는 침골의 단돌기와 연결된다. **고실끈신경**(chord tympani nerve)은 **안면신경**(facial nerve)의 가지로 뒤쪽과 바깥쪽 벽의 결합 지점의 바깥쪽으로 열려 있는 곳에서부터 중이로 들어가서 추골의 경부 아래로 이동하고 고실구에서 **전척삭관**(anterior chordal canal of Huguier)의 열린 곳을 통해 중이강을 지나간다.

이소골 연쇄

이소골 혹은 **이소골 연쇄**(ossicular chain)라 알려진 세 개의 작은 뼈는 고막의 소리로 인한 진동을 난원창을 통해 달팽이관으로 전달한다(그림 2.10). 이소골은 우리 몸에서 가장 작은 뼈로 **추골**(malleus), **침골**(incus), **등골**(stapes)로 구성된다. 이소골은 다른 뼈와 부착되지 않고 고막과 난원창에 부착되어 인대와 건으로 중이강 내에 매달려 있다. 추골(망치뼈)은 8~9mm 미만의 길이로 무게는 25mg 미만이다. **추골병**(manubrium)은 고막의 섬유성 막과 점액성 막 사이에 굳게 박혀 이소골의 외측 부착을 형성하고 있다. 추골의 경부는 추골병과 두부 사이에 좁아지는 형태로 나타난다. 그것의 바깥쪽 부위는 고막에서 부풀어 있고 이는 이경검사 시 종종 관찰된다. 경부와 추골병이 만나는 부위 가까이에 **전돌기**(anterior process)가 있다. 추골의 두부는 침골의 체부와 두 개의 뼈가 하나처럼 연결되어 있는 **침추관절**(incudomallear articulation)이라는 가동관절로 연결되어 있다.

침골은 7mm 미만, 무게는 30mg 미만으로 공통적으로 모루뼈라고 불린다. **단돌기**(short process)는 뒤쪽으로 나타나 있고 중이의 뒤쪽 벽에 침골와로 연결된다. **장돌기**(long process)는 침골의 체부부터 아래로 내려오고 추골병과 평행하며 **두상돌기**(lenticular process)라는 둥근 혹과 같이 끝이 중앙으로 꺾여 있다. 두상돌기는 등골의 두부와 **침등골관절**(incudostapedial joint)이라는 절구관절로 이어져 있다.

등골은 등자와 유사하게 생겨 등자뼈라는 일반적인 이름이 있다. 두부는 **족판**(footplate)까지 이르는 **전각·후각**(anterior and posterior crura)의 돌기까지 경부로 연결되어 있다. 전각·후각과 족판 사이는 뚫려 있는데 이를 **폐쇄공**(obturator foramen)이라 한다. 등골의 무게는 3~4mg이다. 길이는 3.5mm 미만이고 족판의 면적은 약 $3.2mm^2$이다. 족판은 **윤상인대**(annular ligament)에 의해 난원창에 부착되어 있고 이소골의 중앙 부착을 형성한다.

이소골의 바깥쪽은 고막에 부착되고, 내측은 윤상인대로 인해 난원창에 부착되어 있으며, 두 개 중이근이 여러 인대와 건으로 지탱된다.

중이근

고막장근(tensor tympani muscle)은 **3차 신경**(trigeminal nerve)의 지배를 받고 위쪽의 유스타키오관까지 있는 중이강 앞쪽 벽의 고막장근 반관 내부

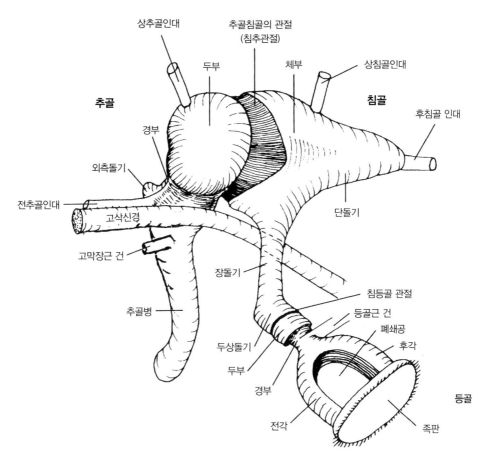

그림 2.10 중이 내에 위치한 이소골 연쇄[Tos M. (1995). *Manual of Middle Ear Surgery. Vol. 2, Mastoid Surgery and Reconstructive Procedures.* Stuttgart: Thieme.]

에 있다. 이 근육은 25mm 미만의 길이로 유스타키오관의 연골, 고막장근반관의 벽, 관과 인접한 접형골의 일부로 발생한다. 고막장근은 시상돌기를 둘러 지나서 바깥 방향으로 뻗어 추골병의 위 경부 주변에 삽입되어 있다. **고막장근 건**(tensor tympani tendon)이 자극을 받아 수축되면 추골은 전측·내측 방향으로 당겨져 이소골이 뻣뻣해지게 한다.

등골근은 우리 몸에서 가장 작은 골격근이고 평균 길이가 약 6.3mm이다. 이는 중이강 뒤쪽 벽의 추체융기 내에 있고 **안면신경**의 지배를 받는다. **등골근 건**은 추체융기의 첨단부를 경유하여 존재하고 등골의 경부 뒤쪽에 삽입되어 앞쪽으로 연결된다. 등골근이 자극을 받아 수축되면 등골은 뒤쪽으로 움직인다. 중이들은 자극 시 상호 반대 방향으로 당겨지지만 이소

골의 정상적인 움직임에 수직적으로 작용하여 이소골을 뻣뻣하게 하고 내이로 전달되는 에너지의 양을 감소시킨다.

청반사(acoustic reflex)는 고강도 음향 자극의 반응에 의해 일어나는 중이 근육의 작용을 말한다 (Gelfand, 1984, 2004). 인간은 고막장근에 비해 등골근 반사가 우선적으로 작용하고 그 이후 격렬한 소리에 매우 놀라는 반응과 눈으로 향하는 바람과 같은 비음향 자극에 대한 반응으로 고막장근의 반응이 나타난다. 다른 동물들에서의 청반사에는 두 근육이 모두 관여한다.

기본적인 **청반사궁**[acoustic (stapedius) reflex arc]은 다음을 따른다(Borg, 1973; Wiley & Block, 1984). 감각경로(구심성)는 배측와우핵까지 청신경을

따라 전달되고 뇌간 양쪽(능형체에서 반대쪽 방향으로 교차됨)의 상올리브복합까지 전달된다. 원심성 경로는 양쪽으로 내려오고 양쪽의 **안면신경**을 따라 등골근까지 작용한다. 고막장근의 원심성 경로는 3차신경핵부터 **3차 신경**을 경유한 고막장근까지 이루어진다. 왜냐하면 등골근과 고막장근의 작용은 중이 시스템을 경직시키고 저주파수의 전달을 감소시키기 때문이다 (Simmons, 1959; Miller, 1965, Rabinowitz, 1976). 이러한 변화는 청력역치의 감소 혹은 저주파수 소리의 강약으로 관찰할 수 있는데(Smith, 1946; Reger, 1960; Morgan & Dirks, 1975) 그 영향이 항상 나타나는 것은 아니다(Morgan, Dirks, & Kamm, 1978).

청반사의 목적은 잘 알려져 있지 않은데 몇 개의 이론이 제안되었다. **보호 이론**(protection theory)은 잠재적으로 해를 미칠 수 있는 큰 소리로부터 내이를 보호하기 위함이다. 그러나 반사의 지연 때문에 갑작스러운 소리에 대해 보호가 비효율적으로 작용하고 작동하는 데 시간이 걸리는 등 연속적인 소리 자극으로부터 보호하는 데 제한이 있어 주된 이유로 보기가 어렵다. **고정 이론**(fixation theory)은 이내근이 적합한 위치에 있고 이소골을 견고하게 만들도록 유지한다는 것이고, **조절 이론**(accommodation theory)은 근육들이 전음성 부분의 특징을 변형하여 소리 에너지의 흡수를 최대화한다는 것이다. Simmons (1964)는 청반사가 내부 소리를 감소하여 환경음의 듣기 능력을 향상시킨다고 제안하였다. 이러한 신호 대 소음비의 향상은 사냥하려는 여우와 그러한 상황을 피하려는 토끼 사이의 생존율을 향상시킨다. 유사하게 Borg(1976)는 반사의 목적 중 하나로 저주파수 소리를 감소시킴으로써 청자의 역동 범위가 향상됨을 제안하였다. 이러한 논의와 다른 반사 이론들은 여러 연구를 통해 알 수 있다(Jepsen, 1963; Simmons, 1964; Borg, Counter, & Rosler, 1984).

유스타키오관

유스타키오관은 중이 시스템의 환기와 배출 기능을 하고 고막 내외의 기압 평형을 이루게 한다. 중이의 앞

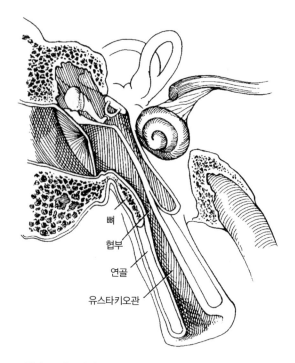

그림 2.11 유스타키오관과 귀의 관련성. 관의 골성 부분과 협부에서 연골성 부분과 만난다. [Hughes G. B. (Ed.) (1985). *Textbook of Otology.* New York: Thieme-Stratton.]

쪽 벽에서 아래쪽 비갑개 뒤의 비인강 뒤쪽 벽까지 이어지는데 이를 그림 2.11과 2.12에 나타냈다. 성인의 유스타키오관은 3.5~3.8cm로 아래쪽, 중앙, 앞쪽으로 약 45°의 경사를 이루며 뻗어 있다. 그러나 알아 두어야 할 중요한 사실은 유아, 소아, 아동의 경우 유스타키오관이 거의 수평적이라는 것이다(6장의 그림

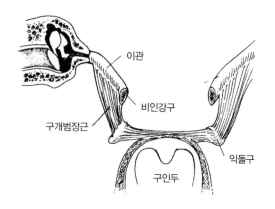

그림 2.12 유스타키오관과 관 연골로부터 나타나는 근육인 구개범장근 빗금 부분 사이의 연결은 접형골의 익돌구 주변을 걸고 구개로 들어간다. [Hughes G. B. (Ed.) (1985). *Textbook of Otology.* New York: Thieme-Stratton.]

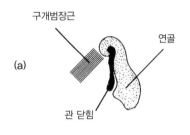

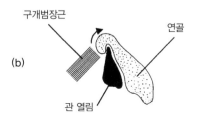

그림 2.13 (a) 유스타키오관 연골의 고리 모양 배열은 대개 관이 닫혀 있게 한다. (b) 구개범장근에 의해 연골 고리가 펴질 때 관이 열린다.

6.5). 유스타키오관의 중이 쪽 1/3은 뼈로 둘러싸여 있고 나머지 2/3는 불완전한 탄력성이 있는 연골의 고리로 둘러싸여 있다. **뼈 부분**(bony portion)과 **연골 부분**(cartilaginous portion)이 만나는 지점을 **협부**(isthmus)라고 한다. 유스타키오관 내 가장 좁은 부위는 협부로서 이는 1~2mm 정도이며 협부 외의 부위는 대개 3~6mm 정도이다. 인두벽의 돌기인 **이관융기**(torus tubarius)는 유스타키오관의 연골과 다른 섬유조직(이관구개근, 이관인두근, 구개범장근)으로 형성된다.

유스타키오관의 연골성 부분은 그림 2.13에 나타나 있다. 앞에서 언급한 것과 같이 연골은 불완전한 고리를 형성하며 위로부터 관 주변을 갈고리처럼 감싸고 있다. 구개범장근은 연골의 갈고리처럼 생긴 부분에 부착되어 있다(그림 2.12, 2.13). 연골은 유스타키오관이 닫혀 있게 한다(그림 2.13a). 관의 일부는 구개범장근에 의해 당겨져 연골이 펴지면 열린다(그림 2.13b). 이는 삼키거나 하품을 하거나 구개범장근이 작용하는

다른 활동에 의해 일어난다. 유스타키오관이 자주 그리고 효과적으로 열리지 않으면 고막 바깥의 압력과 비교하여 중이 내의 압력은 음압이 된다. 이러한 현상은 누구나 경험하게 되는데, 높은 곳으로 올라갈 때 귀에 꽉 찬 느낌이 들지만 침을 삼키거나 하품을 하거나 또 다른 방법을 취하면 유스타키오관이 갑자기 확 열리는 것이다. 감기 혹은 알레르기로 인한 점액과 아데노이드의 확장에 의한 인두강의 차단으로 생기는 부풀기 또는 막힘은 문제가 있는 유스타키오관의 원인이다. 중이강이 닫혀 있는 상태의 음압 결과는 심각한 중이 질환의 원인이 된다.

전음성 메커니즘의 기능

외이로 들어온 소리는 고막에 의해 수집된다. 고막의 진동은 이소골로 전달되고 우-좌 측면으로 진동한다. 이러한 진동은 그림 2.14와 같이 난원창에서 등골 족판의 움직임에 전달된다. 난원창의 안내측-외측으로의 움직임 결과는 와우림프액으로 전달된다. 그러나 소리가 공기에서 달팽이관으로 단순히 전달시키는 역

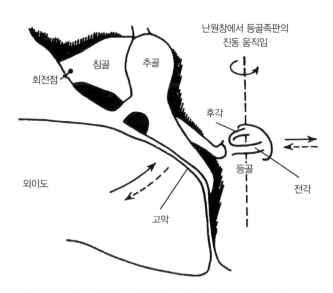

그림 2.14 중이는 난원창에서 등골족판의 진동 움직임을 통해 달팽이관으로 신호를 전달한다. [Bekesy. G. (1941). Uber die Messung der Schwingungsamplitude der Gehbrknbchelchen mittels einer kapazitiven Sonde. *Akust Zeits, 6*, 1-16.]

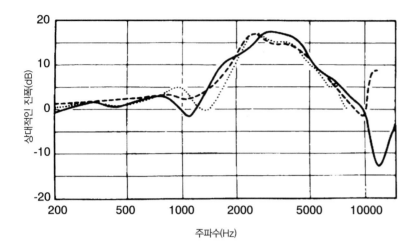

그림 2.15 피검자의 정면에서 스피커를 통해 소리를 제시하였을 때 머리와 관련 있는 전달 기능의 평균(고막에서의 음 강도와 귀 밖의 비교). 짧은 점선 : Wiener & Ross(1946), 점선 : Shaw (1974), 실선 : Mehrgardt & Mellert (1977). [Mehrgardt, S., & Mellert, V. (1977). Transformation characteristics of the external human ear. *Journal of the Acoustical Society of America*, 61, 1567–1576. Copyright 1977, American Institute of Physics.]

할 이상으로 전음성 메커니즘은 여러 방법을 통해 소리를 변형하고, 이러한 방법은 우리가 소리를 어떻게 듣고 무엇을 듣는지 직접적으로 알려 준다.

머리와 관련 있는 전달 기능

고막에 도달한 소리는 외이도 음향물리의 영향을 받는다. 도달한 한쪽은 열려있고 다른 쪽은 고막으로 닫혀 있기 때문에 1/4 파장의 공명체로 작동된다. 귀에 들어오는 소리는 공명 주파수 범위에 가까워질수록 보강되어 고막에 도달한 음압 수준을 증폭시키는데 이를 **외이도 공명 효과**(ear canal resonance effect)라 한다(그림 2.15). 그림 2.15에서 양의 값은 공명에 의해 증가된 양이다(음의 값은 귀 바깥보다 고막 내의 수치가 낮음을 의미한다). 우리는 확실히 외이도 내의 공명이 대략 2000~5000Hz에서 15~20dB의 증폭임을 알 수 있다. 또한 중이는 약 800~5000Hz, 혹은 6000Hz 사이의 공명 주파수를 갖는다(Zwislocki, 1975). 전음성 시스템의 공명 반응은 상이한 주파수에서 소리에 대한 청취 서셉턴스에 영향을 준다(3장에서 논의).

그림 2.15는 기술적으로 **머리와 관련 있는 전달 기능**(head-related transfer function, HRTF)이라 하는데, 이는 머리와 연관된 음원 방향에 의해 고막에 닿는 소리가 어떻게 영향을 받는지 보여 주기 때문이다. 다시 말해 HRTF는 스피커에서 고막까지의 음향 통로에 의해 스펙트럼이 어떻게 변하는지를 보여 준

다. 이는 **고막으로의 음장전달 기능**(soundfield to eardrum transfer function)이라고도 한다. 실제로 HRTF는 스피커에서 고막까지 소리에 영향을 주는 모든 요소의 축적된 효과를 반영하는데 머리, 몸으로 인한 음향 그림자, 반사, 회절, 그리고 외이도 공명 또한 마찬가지로 포함한다. 이것은 그림으로 스피커의 방향을 자세히 나타내는 이유이다. 이러한 음향 효과

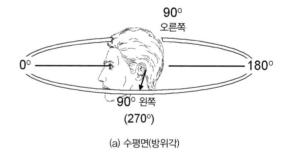

(a) 수평면(방위각)

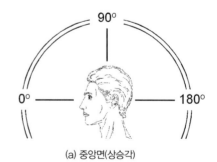

(a) 중앙면(상승각)

그림 2.16 머리 주변의 방향. (a) 수평면은 오른쪽에서 왼쪽을 향해 수평적으로 머리 주변에 향하는 것이며 방위각으로 표현한다. (b) 중앙면은 앞에서 뒤를 통해 수직적으로 머리 주변에 향하는 것이며 상승하는 각도로 표현한다.

는 소리의 방향에 의존하거나 방향 청력 또는 음원의 지점과 다른 음원 지점의 차이를 구별하는 능력의 중요한 단서이다.

소리 방향은 머리 주변 각도의 관점에서 묘사된다(그림 2.16). 음원의 위치를 설명하기 위한 가장 쉬운 방법은 머리에 상대적인 각도를 제시하는 것이다(예 : 오른쪽을 향한 각도, 앞쪽으로부터 바로 올라가는 각도 등). **수평면**(horizontal plane)이란 머리 오른쪽과 왼쪽 주변의 수평 방향을 말한다. 수평적 방향은 보통 **방위각**(azimuth)이라 불린다. 예를 들면 다음과 같다.

0° 방위는 정면이다(코 바로 앞).
90° 방위는 바로 오른쪽이다(오른쪽 귀 앞).
180° 방위는 바로 뒤이다(머리 바로 뒤).
270° 방위는 바로 왼쪽이다(왼쪽 귀 앞).

따라서 45° 방위는 오른쪽으로 45°를 뜻하고 315° 방위는 왼쪽으로 45°를 뜻한다. 또한 "오른쪽으로 45°", "왼쪽으로 45°"라고 완벽하게 말할 수 있다. 또한 이것은 한 방향을 양의 각으로 나타내면 다른 방향을 음의 각으로 나타낼 수 있다. 자주 혼동되는데 예를 들어 오른쪽으로 60°는 +60° 방위, 왼쪽으로 60°는 −60°를 말한다.

0°, 180° 방위는 두 귀에서 정확한 중심이다. 올려 보는 **각도**(elevation)에 대해서도 같다고 볼 수 있는데 예를 들어 머리 중심 위쪽으로 쭉 뻗는 것, 앞에서 바로 45°로 올라가는 것과 30°로 내려가는 것, 바로 뒤에서 70° 올라가는 것이다. 이러한 방향의 예는 **정중면**[medial(또는 median) plane]에서 볼 수 있다. 정중면은 해부학적인 **정중시상면**(midsagittal plane)에서 수직으로 머리를 도는 것과 같다. 그러므로 정중면에서의 모든 위치는 두 귀에서 같은 거리에 있

다. 정중면에서 0°는 정면, 90°는 바로 위, 180°는 바로 뒤이다.

귀에서 음향으로 어떻게 방향의 차이점이 나타나는지 이해하기 위해 그림 2.17a와 같이 스피커가 오른쪽으로 45° 방위에 있다고 가정해 보자. 본래의 소리가 같음에도 불구하고 소리는 먼 왼쪽 귀와 가까운 오른쪽 귀에 다르게 도달한다. 머리가 소리의 경로를 방해할 때 먼 귀는 음향 그림자에 놓인다(그림 2.17b). 결과적으로 소리는 가까운 귀보다 먼 귀에 약

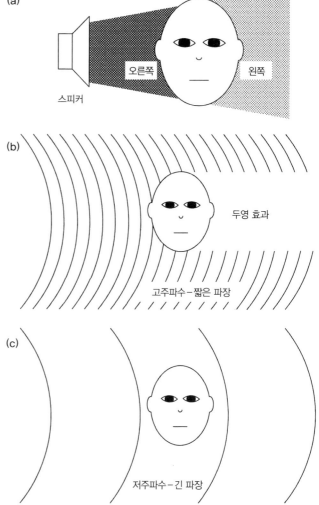

(a)

오른쪽 왼쪽

스피커

(b)

두영 효과

고주파수−짧은 파장

(c)

저주파수−긴 파장

그림 2.17 오른쪽 스피커에서 오는 소리. (a) 두 귀에 다르게 도달한다. (b) 머리 크기에 비교하여 파장이 작기 때문에 고주파수 소리에서 음향 그림자가 발생한다. (c) 큰 파장 때문에 저주파수 소리가 머리 주변으로 구부러질 수 있으므로 음영 효과가 일어나지 않는다.

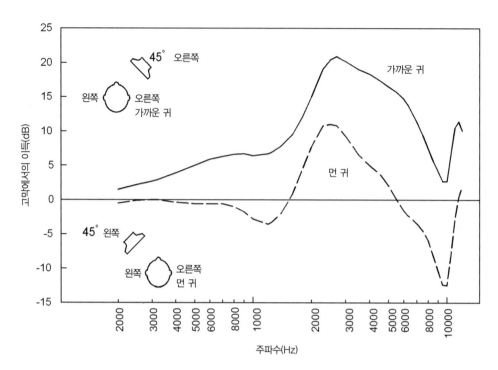

그림 2.18 스피커의 위치가 오른쪽 45°("가까운 귀" 상황)와 왼쪽으로 45°("먼 귀" 상황)에 있을 때 오른쪽 귀에서 머리와 관련 있는 전달 기능 [출처 : Shaw, E. A. G. (1974). Transformation of sound pressure level from the free field to the eardrum in the horizontal plane. *Journal of the Acoustical Society of America*, *56*, 1848–1861; and Shaw, E. A. G., & Vaillancourt, M. M. (1985). Transformation of soundpressure level from the free field to the eardrum presented in numerical form. *Journal of the Acoustical Society of America*, *78*, 1120–1123.]

하게 전해진다. 먼 귀의 이러한 불리함은 두영 효과라 한다. 두영 효과는 머리에 의해 방해되는 주파수를 발생시킨다. 즉, 머리의 크기와 비교해서 파장이 짧은 소리를 발생시킨다. 주파수가 증가함에 따라 파장이 짧아짐을 기억해야 한다. 이런 이유로 두영 효과는 특히 약 1500Hz 이상의 고주파수에 영향을 준다. 양 귀 사이의 강도의 차이를 **양이 강도 차이**[inter-ear(interaural) intensity difference]라고 한다.

고막에서 이러한 차이의 결과는 머리 주변에 다르게 위치한 스피커의 **전달 기능**과 비교할 수 있다. 그림 2.18은 스피커가 왼쪽 45°에 있을 때와 오른쪽 45°에 있을 때를 비교해서 어떻게 전달 기능이 다른지를 보여 줌으로써 **방위 효과**(azimuth effect)를 설명한다(예 : 45° 대 315°). 왼쪽(먼 귀) 45°에서 제시할 때와 오른쪽 가까운 귀 45°에서 제시할 때를 비교했을 때 오른쪽 고막에 도달하는 소리의 강도는 오른쪽 가까운

귀일 때 더 강하다. 굴곡의 모양 또한 방위에 따라 바뀜을 주목해야 한다. 이 그래프는 두 가지 대표적인 방위 결과를 보여 준다. 머리 주변 여러 방위로부터 얻은 굴곡은 이러한 차이점의 연속을 보여 준다(Shaw, 1974).

저주파수는 머리와 비례하는 긴 파장을 갖는 것으로 회절이 발생할 수 있다. 즉, 약간의 수치 손실이 있다 하더라도 머리 주변에서 먼 귀까지 굴절될 수 있다(그림 2.17c). 하지만 소리는 먼 귀보다 가까운 귀에 먼저 도착할 것이다. 이것은 **양이 시간 차이**[inter-ear(interaural) time difference]로 양이 강도 차이와 양이 시간 차이는 소리의 방향에 필요한 주요 단서를 제공한다.

귓바퀴 효과

귓바퀴는 어떤 역할을 할까? 깔때기와 닮은 외관, 음

원의 위치 파악 외에도 귓바퀴에 의해 제공되는 작은 증폭에 대해서는 기본적으로 무시해도 좋다 알려져 왔다(Bekesy & Rosenblith, 1958). (청각의 방향에 있어서 귓바퀴의 중요함을 알아보기 위해서는 음원 위치를 향해 귓바퀴를 움직이는 고양이를 관찰해야 한다.) 비대칭, 불규칙적인 모양, 굴곡, 그리고 오목한 곳은 음원 위치의 방향에 따른 소리의 스펙트럼을 변형하기 때문에 귓바퀴는 소리 방향의 단서를 제공한다(Blauert, 1983). 가장 간단한 예로 뒤에서 들리는 소리는 귓바퀴에 의해 음원 측정 단서를 제공한다. 가로막힘으로써 스펙트럼의 고주파수 구성 요소는 앞에서 도착하는 소리와 비교해 봤을 때 약해진다. 귓바퀴와 관련된 주파수적인 차이의 종류는 양이의 소리 차가 무시해도 될 정도이거나 아예 없을 때 특히 중요하다. 이것은 중앙면에서 위치를 찾는 경우 그리고 한 귀로 소리의 위치를 찾으려고 애쓰는 경우이다.

중이 변환기

공기 진동의 형태로 귀에 전해지는 소리 신호는 유동체로 채워진 기관인 달팽이관으로 전달된다. 유동체의 저항은 공기의 저항보다 크다(3880 : 1). 결과적으로 만약 공기 매개 소리 에너지가 바로 유동체로 들어가면 소리 에너지는 대부분 반사되며 그 중 0.1%만이 전달된다. 이 상황은 해변의 수면 밖 소리 에너지의 반사와 유사하다. 이는 우리가 물 아래에 있을 때 친구의 이야기를 들을 수 없는 이유이다. 중이 시스템은 외이의 신호를 증폭하여 그 소리 에너지가 달팽이관으로 효과적으로 전달될 수 있도록 하는 기계적 **변환기**로 작동함으로써 이러한 불일치를 극복한다.

중이의 변환기 능력은 세 가지 방법의 조합으로 이루어진다. (1) 난원창과 고막의 면적비, (2) 고막의 버클링 효과, (3) 이소골 연쇄의 지렛대 작용이다. 가장 큰 원인은 **면적비**(area advantage)에서 비롯된다. 고막의 큰 부분에 가해진 힘은 난원창의 작은 부분으로 전달된다. 이것은 압정의 머리에 가해지는 힘이 가장 작은 지점에 가해지는 것과 같다(그림 2.19). 압력은 영역에 가해지는 힘으로서($p=F/A$) 같은 양의 힘은 난원창에서의 압력이 비례적으로 증가하는 결과로 나타난다.

버클링 효과(curved membrane buckling)는 그림 2.20에 설명되어 있다. 고막은 부착된 양쪽 끝 가장자리에서 중앙 추골병 방향으로 구부러져 있다. 결과적으로 고막 진동은 구부러진 고막 부분에서 더 크게 움직이고 집음 효과로 생각되는 추골병 쪽에선 움직임이 적다. 이는 집음 효과로 보이는데 힘의 산출과 이동은 지렛대의 양쪽과 같기 때문이다($F_1 \times D_1 = F_2 \times D_2$). 그래서 힘의 증폭은 추골병에 대한 더 적은 이동을 동반한다. 중이 변환 메커니즘에 대한 세 번째이자 가장 작은 영향은 **이소골 연쇄의 지렛대 효과**(lever action of the ossicular chain)이다. 그림 2.21은 어떻게 추골이 이 지렛대의 긴 다리를 구성하는지 그리고 침골이 짧은 다리이자 회전의

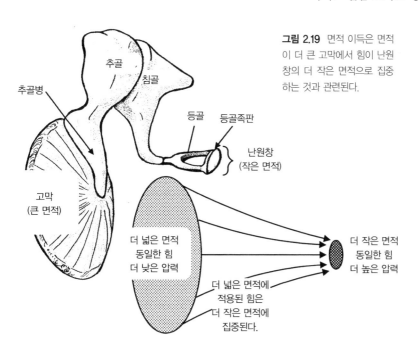

그림 2.19 면적 이득은 면적이 더 큰 고막에서 힘이 난원창의 더 작은 면적으로 집중하는 것과 관련된다.

추골

침골

추골병

등골

등골족판

난원창
(작은 면적)

고막
(큰 면적)

더 넓은 면적
동일한 힘
더 낮은 압력

더 작은 면적
동일한 힘
더 높은 압력

더 넓은 면적에 적용된 힘은 더 작은 면적에 집중된다.

(a)

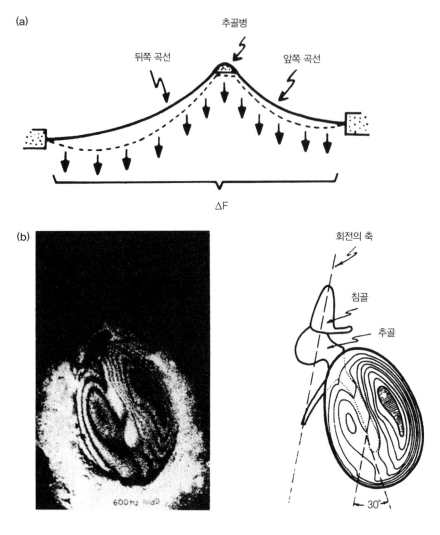

그림 2.20 (a) 버클링 원리는 추골병에서 힘을 높이는 것과 관련된다. 왜냐하면 추골병은 구부러진 고막 부위보다 움직임 양이 적기 때문이다. (b) 변위하는 양의 동심원 사진. 600Hz에 대한 고양이의 고막 진동 패턴. 추골병의 양면에서 생긴 두개의 동심원은 구부러진 막 원리에 상응하는 고막의 진동 패턴을 보여 준다. [Tonndorf, J., & Khanna, S. M. (1970). The role of the tympanic membrane in middle ear transmission. *Annals of Otology, Rhinology, and Laryngology, 79*, 743–753, 그림 1C와 7.]

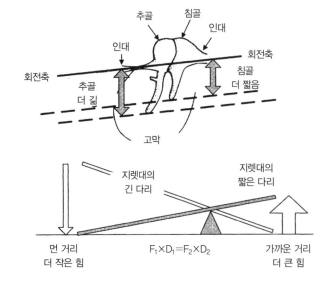

그림 2.21 회전축, 이소골 지렛대의 장족(추골), 단족(침골)[Based in part on Bekesy, G. (1941). Uber die Messung der Schwingungsamplitude der Gehbrknbchelchen mittels einer kapazitiven Sonde. *Akust Zeits, 6*, 1–16.]

축으로 착용하는지 보여 준다.

변환 메커니즘은 얼마나 많이 증폭할까? 이 질문에 대답하기 위해서 대표적인 값을 논의된 관계에 넣을 수 있다. 고막의 면적은 대략적으로 $85mm^2$이다. 하지만 이 영역의 약 2/3만이 효율적으로 진동하므로 (Bekesy, 1960) 고막의 실질적인 영역은 $56.7mm^2$ 정도 된다. 그러므로 면적비는 56.7 : 3.2 또는 17.7 : 1이다. 이소골 지렛대비는 약 1.3 : 1이다. 지금까지의 총이득은 $17.7 \times 1.3 = 23 : 1$이다. 이 비율에 대한 입력 데시벨 값은 $20 \times \log(23/1) = 27dB$이다. 하지만 2 : 1의 버클링 효과 이득을 더한다면 비는 $23 \times 2 = 46 : 1$이 된다. 결국의 총이득은 $20 \times \log(46/1) = 33dB$이 된다. 이것은 단지 근사치에 불과하다. 압력 이득의 실제 크기는 주파수에 따라 상당히 다르다 (Nedzelnitsky, 1980).

내이

와우

내이는 하나의 관 안에 또 다른 관이 있는 것처럼 구성되어 있다. 밖의 관은 **골미로**(osseous 혹은 bony labyrinth)라 불리는데 이는 뼈가 그 벽을 둘러싸고 있기 때문이다. 내부 관은 막으로 이루어져 있기 때문에 **막미로**(membranous labyrinth)라 한다. 골미로와 막미로는 그림 2.22에 나타냈다.

그림 2.23a는 이 복잡해 보이는 구조를 간단한 모형으로 만들었다. 이 모형은 달팽이관, 미로의 청각 관련 부분이다. 바깥 뼈의 관은 뒤의 끝이 닫혀 있는 스틸 파이프로 표현한다. 안쪽 막의 관은 휘는 고무 호스(또는 긴 풍선)로 표현되는데 이는 관으로 들어가는 대부분의 방향으로 끝이 닫힌 채 삽

입되는 형태이다. 휘는 호스의 왼쪽, 오른쪽은 세 공간을 형성하면서 관 내부 오른쪽, 왼쪽에 부착되어 있다. 중간 공간은 고무 호스로 완전히 에워싸여 있다. 위쪽 공간은 고무 호스 위에 있고 아래쪽 공간은 고무 호스 아래에 있다. 이제 파란색 식용색소가 들어 있는 물을 고무 호스로 따라 본다. 그 결과 중간 방은 파란 물로 채워진다. 그다음 빨간 식용색소가 들어 있는 물을 바깥 공간 중 하나에 따름으로써 빨간 물이 두 바깥 공간을 채우는 것을 볼 수 있다. 이것은 고무 호스가 관의 가장 먼 쪽까지 모든 방향으로 연장되지 않기 때문이다. 그러므로 두 바깥 공간은 끝이 연결되어 있다. 그다음 관의 열린 끝을 투명한 플라스틱으로 폐쇄시킴으로써 물이 새지 않도록 한다. 지금 우리는 관

(a)

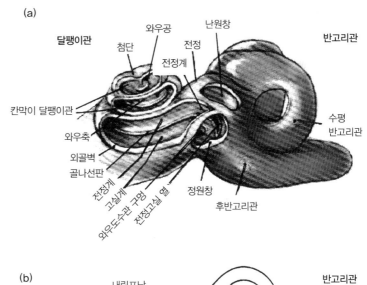

(b)

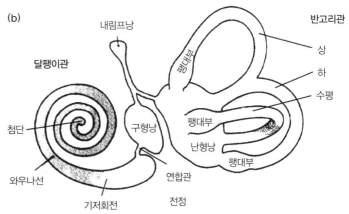

그림 2.22 골성의 주요 부위. (a) 막성, (b) 미로[Proctor, B. (1989). *Surgical Anatomy of the Ear and Temporal Bone*. New York: Thieme.]

(a)

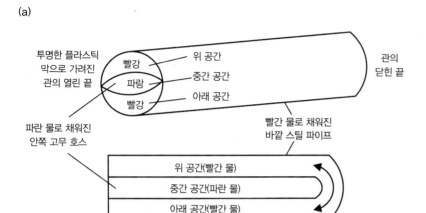

(b)

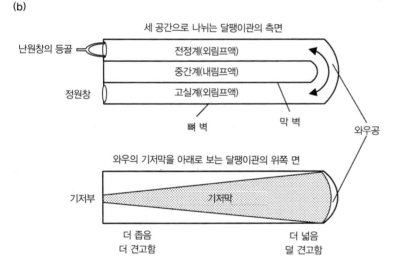

그림 2.23 (a) 펴진 달팽이관으로 표현된 스틸 파이프 내에 밀착된 고무 호스로 만들어진 모형(본문 참조), (b) 꼬여 있지 않은 달팽이관의 개념적인 그림

안에 관이 있는 모형을 갖고 있다. 이것은 파란 물로 채워진 안쪽 공간에 의해 분리되고 빨간 물로 채워진 바깥 두 공간은 갖고 있다. 게다가 바깥 공간은 관의 뒤 끝이 이어진다.

그림 2.23a의 파이프 모델과 달팽이 껍질과 같은 "풀리지 않는" 달팽이관에 대한 표현(그림 2.23b) 사이의 유사함을 주목하라. 여기서 위쪽은 전정계, 아래쪽은 고실계라고 불린다. 이것들은 중간계라 불리는 중간 관에 의해 분리된다. **내림프액**(endolymphatic fluid 혹은 endolymph)이라 불리는 액체는 중간계를

채우는 반면에 다른 두 바깥 관은 **외림프액**(perilymphatic fluid 혹은 perilymph)이라 불리는 다른 액체로 채워진다. 두 바깥 관은 **와우공**(helicotrema)이라 불리는 틈에서 만난다. 난원창의 등골은 전정계의 기저부에 있고 정원창은 고실계의 기저부에 있다. 중간계는 레이즈너 막 위의 전정계와 **기저막**(basilar membrane)에 의해 아래 고실계로부터 분리되어 있다. 기저막은 기저부에서 가장 좁으며 첨단부를 향해 점진적으로 넓어짐을 주목하라.

외림프액은 높은 나트륨 농도라는 점에서 대다수의 세포외액과 유사하다. 다른 한편으로 내림프액은 세포외액 사이에서 특별하다. 왜냐하면 이것은 높은 칼륨 농도를 함유하고 있기 때문이다. 같은 유동체는 아래에 설명된 것과 같이 내이의 평형 부분에 포함되어 있다. 청각과 평형 시스템의 막미로는 **재결합관**(ductus reuniens)이라 불리는 작은 관에 의해 연결되어 있는데 이것은 끊임없이 내림프로 채워지는 체계를 형성한다. **내림프관**(endolymphatic duct)이라 불리는 다른 통로는 전정에서 막미로부터 측두골의 딱딱한 부분에 부분적으로 위치한 **내림프낭**(endolymphatic sac)과 후두개의 경질막 사이에 이른다. 게다가 **와우도수관**(cochlear aqueduct)은 고실계의 열린 곳에서부터 거미막 밑공간까지 이어 준다.

달팽이관은 약 35mm 길이이며 원뿔 모양의 나선형 계단형으로 감겨 있다. 5mm의 높은 달팽이 껍질

(a)

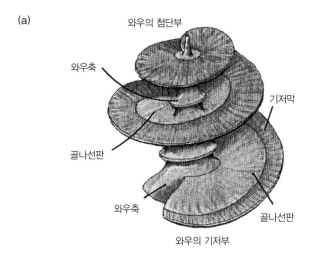

(b)

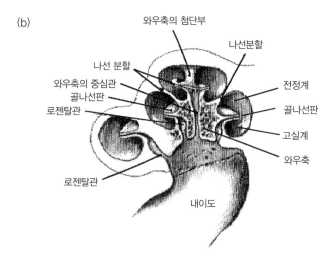

그림 2.24 (a) 달팽이관의 상부 구조는 와우축이라 불리는 중심축 주변으로 감겨 있는 골나선판이라는 뼈 선반이다. (b) 가로지른 단면은 와우축을 주변으로 감겨 있는 달팽이관을 보여 준다. 와우축의 중심은 비어 있고 내이도까지 이른다. [Proctor, B. (1989). *Surgical Anatomy of the Ear and Temporal Bone.* New York: Thieme.]

주변 밖 또는 중심 부위로부터 멀어짐을 의미한다). 그림 2.24b는 내부 배열을 드러내기 위해 중심을 자르고 연다면 달팽이관이 어떻게 생겼는지 보여 준다. 여기서 와우축을 감싸는 달팽이관의 여러 횡단면을 볼 수 있다. 골나선판은 관의 위·아랫부분을 나누는 선반을 형성한다. 선반 위에 있는 각 관의 단면은 전정계, 선반 아랫부분은 고실계이다. 그림 2.24a에서 선반의 가장자리에 붙어 있는 막의 관은 그림 2.24b에서 보이지 않는다. 하지만 이것은 관을 가로질러 중간계, 중간 공간까지 계속된다. 골나선판은 실제로 신경 섬유를 위한 통로로 제공되는 공간에 의해 나누어지는 두 개의 판으로 구성된다. 또한 달팽이관 자체의 중심이 비어 있으며 이것은 청신경을 위한 도관과 달팽이관을 위한 혈액의 공급을 제공하는 **내이도**(internal auditory meatus)로 연결된다(그림 2.24b).

그림 2.25는 달팽이관 횡단면의 한 부분으로 위로는 전정계, 아래로는 고실계 사이의 중간계를 보여 주며 와우축을 향하여 골나선판을 통해 청신경세포가 분포한다. 그림 2.26은 중간계 내부를 확대된 그림이다. 두 그림은 와우축이 왼쪽으로 향하도록(중앙), 그리고 달팽이관의 바깥벽이 오른쪽으로(측면) 향하도록 그려졌다. 달팽이관의 바깥 벽은 **나선인대**(spiral ligament)라는 섬유질로 이루어진 결합조직의 띠로 덮여 있다. 골나선판의 꼭대기는 **가장자리**(limbus)라 불리는 뼈 막의 두꺼운 띠로 덮여 있다. **기저막**은 섬유질의 막인데 골나선판으로부터 나선인대까지 수평으로 뻗어 있다. 레이스너스 막은 가장자리의 안쪽 면 정점으로부터 약 $45°$로 위쪽의 나선인대까지 이르는 얇은 막이다.

가장자리의 오목한 측면에 의해 형성되는 둥근 공간은 **안쪽 나선고랑**(internal spiral sulcus)이라 불린다. **코티기관**(organ of Corti)은 청각을 위한 감각기관이며 안쪽 나선고랑까지 기저막의 측면에 위치해 있

과 같은 배열이며 기저부에서 9mm 너비로 정점을 향해 가늘어진다(그림 2.22). 나선형 관의 상부 구조는 **골나선판**(osseous spiral lamina)이라는 뼈 선반이다. 그림 2.24와 같이 이것은 **와우축**(modiolus)이라는 중심핵을 따라 약 $2\frac{3}{4}$ 바퀴 돌게 만든다. 또한 그림 2.24a는 막의 관(중간계) 중앙을 보여 주는데, 이것은 뼈 선반의 측면에 붙어 있으며 기저부부터 첨단부까지 이어진다(달팽이관의 안쪽 "중앙"은 나선형의 중심 부위로 향함을 의미한다. 그리고 "측면"은 나선의

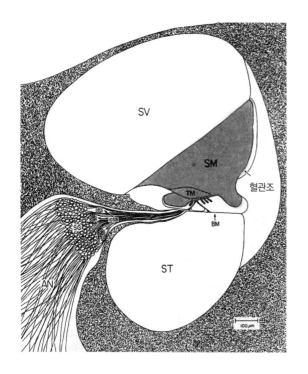

그림 2.25 달팽이관의 단면. 전정계 : SV, 중간계 : SM, 고실계 : ST, 기저막 : BM, 원심성 신경의 기초적으로 구성하는 신경절 내의 나선 다발 : IGSB, 나선신경절 : SG, 청신경 : AN(*Hearing Research*, vol. 22, Kiang, N. Y. S., et al., Single unit clues to cochlear mechanisms, 171–182, copyright 1986. Elsevier.]

다. **개막**(tectorial membrane)은 가장자리의 위 테 두리로부터 발생하며 코티기관에 놓여 있는 막을 형성한다. 개막은 주로 상당히 늘어날 수 있는 강도와 유연성이 있게 해 주는 콜라겐 섬유로 구성되어 있다 (Zwislocki, Chamberlain, & Slepecky, 1988). 개막의 측면 경계는 섬유질의 그물을 통해 코티기관의 측면 지지세포에 붙는다. 나선인대에 부착된 모세혈관의 풍부한 망은 **혈관조**(stria vascularis)라 불리며 이것은 중간계의 화학적 환경을 유지한다.

코티기관은 감각 유모세포와 함께 다양한 지지세포

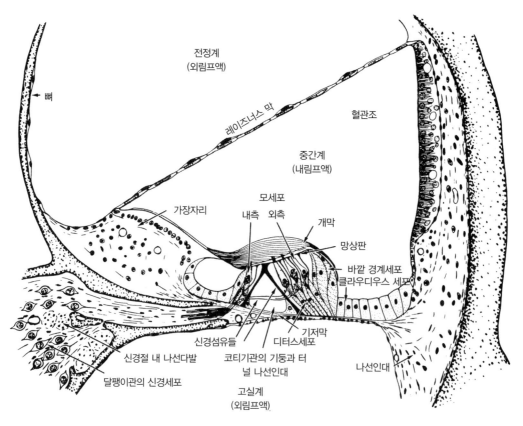

그림 2.26 중간계의 코티기관을 강조한 와우의 단면[Davis, H. (1962). Advances in the neurophysiology and neuroanatomy of the cochlea. *The Journal of the Acoustical Society of America*, 34, 1377–1385. Copyright 1962, American Institute of Physics.]

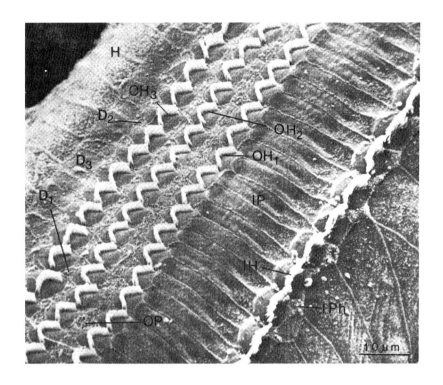

그림 2.27 망상판의 위 표면. 내유모세포의 섬모는 한 줄로, 외유모세포의 섬모는 세 줄로 배열됨을 기억하라. D, 데이터스; OP, IP, 외 · 내지주세포; IPh, 내지골 세포; A, 헨젠세포(*Hearing Research*, vol. 22, Lim, D. J., Functional structure of the organ of Corti, 117–146, copyright 1986, Elsevier.)

구조의 복잡한 배열이다. 코티기관 중심에서 눈에 띄는 뒤집어진 Y자는 대략 **코티기관의 기둥(지주)** 또는 **막대**(pillar 혹은 rod of Corti)를 구성한다. 이러한 지주세포는 **코티 터널**(tunnel of Corti)이라 불리는 삼각 공간을 에워싼다. 터널을 가로지르는 가는 줄들은 청신경 섬유이다(이것은 나중에 다룬다). 코티기관의 터널 안쪽은 한 줄 배열의 **내유모세포**(inner hair cells, IHCs), 바깥은 세 줄의 **외유모세포**(outer hair cells, OHCs)로 되어 있다. 이러한 세포들을 유모세포라 하는데 이는 섬모라는 미세한 털의 다발에 의해 꼭대기가 구성되어 있기 때문이다. 섬모는 유모세포의 위의 두껍게 된 부분인 **표피판**(cuticular plate)으로부터 위로 뻗어 있다. 하나의 내유모세포와 세 개의 외유모세포는 그림 2.26에서만 보이는데, 이 그림은 달팽이관을 가로질러 자르는 한편 이러한 세포의 배열이 모든 코티기관을 따라 관의 전체에 분포되어 있다. 청신경세포 또는 유모세포의 섬유는 고삐 공(habenula perforata)이라고 하는 구멍을 통해 골나선판에 진입한다.

망상판(reticular lamina)이라는 불투수층은 유모

세포의 정점에 의해 형성되는데 이는 터널세포와 다른 지지세포의 상단에도 형성된다. 망상세포 위에 있는 중간계의 나머지 부분으로부터 코티기관의 기저 구조를 분리한다. 더욱이 망상판 아래 공간에 있는 액체는 고실계[1]의 외림프액과 유사한데, 이것은 유모세포의 기능과 코티기관의 무수 신경 섬유를 위해 나트륨이 풍부한 환경을 제공한다. 또한 내림프 액은 유모세포에 치명적이기 때문에 반드시 배제되어야 한다.

그림 2.27은 망상판의 위 표면을 보여 준다. 여기서 윗부분이 W 또는 V 모양으로 생긴 섬모의 집합체에 의해 이루어진 외유모세포의 세 줄 배열을 쉽게 볼 수 있다. 내유모세포의 윗부분은 그림의 오른쪽 면을 향해 위치한 섬모 집합체의 배열에 의해 구분된다. 내유모세포 윗부분의 섬모는 언뜻 보기에 직선으로 보일지라도 매우 넓은 W자 모양이다. 개막은 망상판을 덮어씌운다. 외유모세포의 섬모는 개막의 표면 아래에 단단히 붙어 있다. 이것은 다른 한편으로 내유모세포의 섬모가 개막에 붙어 있지 않음을 보여 준다.

---

1) 코티림프로 알려진 분리된 유동체라고 생각하였다.

휴지전위(resting potential)라 불리는 전기의 전압 차는 와우의 다른 부분 사이에 존재한다. 보통 외림프액이 기준으로 여겨지기 때문에 전압은 0mV이다. 외림프액과 비교해서 내림프액은 약 +100mV의 극성을 띠는데 이는 **와우 내 전위**(endocochlear potential)라 불린다(Peak, Sohmer, & Weiss, 1969). 유모세포 내부 쪽 전위는 **세포 내 전위**(intracellular potential)라 불리며 내유모세포에서 −40mV, 외유모세포에서 −70mV이다(Dallos, 1986).

유모세포

각 귀에는 3500개에 달하는 내유모세포와 12000개에 달하는 외유모세포가 있다. 와우 유모세포의 두 종류에 대한 도식적인 묘사는 그림 2.28에서 볼 수 있다. 내유모세포는 플라스크 모양인 반면에 외유모세포는 관 모양이다. 두 형태 모두 유모세포의 끝에 표피판으

로부터 튀어나온 다른 크기의 부동섬모 배열이다. 내유모세포와 외유모세포의 유사성에도 불구하고 많은 차이점이 있음을 주목하지 않을 수 없다. 우리는 내유모세포와 외유모세포가 숫자상으로 상당한 차이가 있고 코티기관에서 서로 다른 위치에 존재하며 개막과 다르게 연결되어 있음을 이미 보았다. 우리는 또한 이들이 다른 신경 결합을 갖고 있음을 볼 수 있다. 그림에서 세포 구조의 분배 또한 세포의 두 형태에 따라 다름을 주목하라. 내유모세포는 골지기관, 미토콘드리아, 그리고 감각수용 과정을 도와주기 위해 필요한 광범위한 대사작용과 관련 있는 다른 소기관에 대해 농도를 갖는다. 외유모세포는 **수축단백질**(contractile protein), 보통 근육세포와 관련된 여러 구조적 특성을 포함한다. 사실 외유모세포는 신경신호와 화학작용에 대응하여 짧아지고 길어질(밀고 당길) 수 있다. 이들의 **운동성**(motility)은 와우의 정상적인 기능을

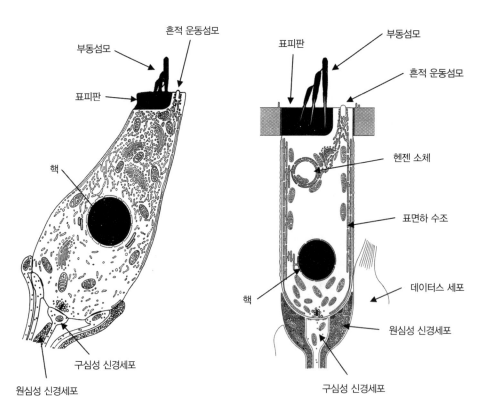

그림 2.28 (a) 내유모세포, (b) 외유모세포(*American Journal of Otolaryngology*, vol. 7, Lim, D. J., Effects of noise and ototoxic drugs at the cellular level in the cochlea: A review, 73–99, copyright 1986, Elsevier.)

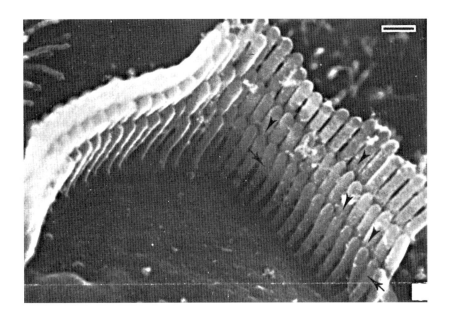

그림 2.29 섬모들 사이 미세섬유의 교차결합. 화살표는 인접한 섬모들 사이의 옆에서 옆으로 교차결합을 가리킨다. 화살표의 머리는 위쪽 방향을 가리키거나 혹은 위쪽 방향의 더 짧은 섬모 꼭대기에서 더 긴 다른 섬모의 옆까지 첨단부-측면 교차결합을 나타낸다. (*Hearing Research*, vol. 21, Furness, D. N., & Hackney, C. M., High-resolution scanning-electron microscopy of stereocilia using the osmiumthiocarbo hydrazide coating technique, 243-249, copyright 1986, Elsevier.)

위해 매우 중요하다. 흥미 있는 학생은 이에 대한 더 자세한 설명과 관련된 문제를 쉽게 찾을 수 있을 것이다(Lippe, 1986; Dallos, 1988; Pickles, 1988; Brownell, 1990; Gelfand, 2004).

유모세포는 부동섬모가 기저 부위를 향해 구부러질 때 활성화된다. 기저 부위는 W 또는 V 모양으로 생긴 부동섬모 배열의 기저부에 있고 이것은 와우축으로부터 떨어진 와우의 바깥 벽의 나선인대를 향해 존재한다(그림 2.27). 이와 같이 유모세포는 부동섬모가 관의 바깥 벽을 향해 구부러지거나 와우축으로부터 떨어져 있을 때 반응한다. 부동섬모가 특정한 방향으로 구부러질 때 유모세포가 왜 반응하는지에 대한 이유는 부동섬모 자체를 자세히 살펴볼 필요가 있다. 그림 2.29는 대표적인 부동섬모 집합체의 근접 촬영을 보여 준다. 부동섬모 사이의 작은 미세섬유 또는 **교차결합**(crosslink)의 다양한 종류를 주목하라.

그림 2.30은 짧은 섬모의 윗부분으로부터 긴 섬모

의 측면까지 올라가는 미세섬유의 종류를 강조한다. 미세섬유는 첨단부연쇄 또는 위를 향하는 지점과 첨단부-측면(tip-to-side) 교차결합으로도 알려져 있

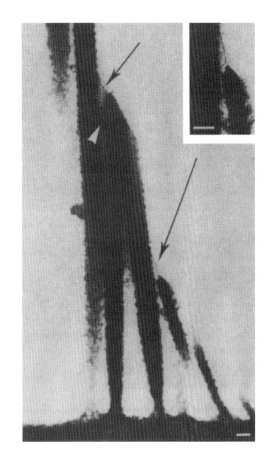

그림 2.30 위쪽의 더 짧은 섬모 꼭대기에서 더 큰 섬모의 옆까지 가는 위쪽 방향(tip-to-side) 교차결합을 화살표로 가리키고 이를 확대해서 나타냈다. 연속적인 교차결합도 보인다(하얀 화살표). (*Hearing Research*, vol. 15, Pickles, J. O., et al., Crosslinks between stereocilia in the guinea-pig organ of Corti, and their possible relation to sensory transduction. 103-112, copyright 1984, Elsevier.)

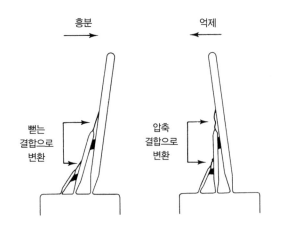

그림 2.31 한쪽 방향으로의 섬모 구부러짐은 위쪽 방향의 교차결합으로 뻗으면서 흥분이 되므로 구멍이 열려 이온이 흐르게 한다. 반대 방향으로의 구부러짐은 구멍이 닫히게 하여 억제를 일으킨다. (*Hearing Research*, vol. 15, Pickles, J. O., et al., Crosslinks between stereocilia in the guinea-pig organ of Corti, and their possible relation to sensory transduction. 103–112, copyright 1984, Elsevier.)

다. 유모세포의 활성 메커니즘은 이 관계에 근거하며 그림 2.31에 묘사되어 있다(Pickles, Comis, & Osborne, 1984; Hudspeth, 1985; Pickles & Corey, 1992). 흥분이라고 되어 있는 패널 그림과 같이 교차결합 위쪽 방향으로 당기거나 늘리는 것으로 부동섬모는 묘사된 방향과 같이 구부러진다. 미세섬유를 당기면 짧은 섬모 꼭대기에 있는 **구멍**(pore, 뚜껑문과 유사함)이 열리는데 이로 인해 이온이 유입되도록 하여 세포를 활성화시킨다. 부동섬모가 반대 방향으로 구부러지면 미세섬유를 압축하므로 그림에서 억제라고 되어 있는 패널로 보이는 것과 같이 구멍이 닫힌다. 이것은 유모세포에서 기계적인 메커니즘이 화학적 메커니즘으로 전환되는 것을 보여 준다. 유모세포의 반응 결과는 인접한 청신경세포로 전해진다.

와우의 신경 지배

와우 유모세포는 코티기관 내에서 시냅스와 청신경 섬유에 의해 청신경 시스템에 연결되어 있다.

이러한 신경 섬유는 고삐 공을 통해 와우의 **로젠탈관**(Rosenthal's canal)에 위치한 **나선신경절**(spiral ganglia)을 형성하기 위해 세포체까지 닿아 내이도로 진입한다(그림 2.24b, 2.25, 2.26). 신경 섬유는 청신경을 형성하기 위해 밧줄의 섬유처럼 꼬여 있다. 보통 와우의 첨단부에서 비롯된 신경세포는 신경 줄기의 핵을 향해 배열되어 있으며 와우나선의 기저부에서 비롯된 것은 바깥과 가깝다. 와우의 신경 지배는 구심성·원심성 신경세포 둘 다와 관련된다. **구심성**(afferent) 신경 지배는 와우에서 신경계로 신호를 보내는 상행 감각 신경세포로 구성된다. **원심성**(efferent) 신경 지배는 훨씬 적은 수의 하행감각 신경세포로 신호를 신경계에서 와우까지 보낸다.

구심성 신경 지배 구심성 신경 지배는 내유모세포와 외유모세포 사이에서 균등하지 않게 배분되며 다른 두 종류의 신경세포를 포함한다(Spoendlin, 1969, 1975, 1978; Kiang, Rho, Northrop, Liberman, & Ryugo, 1982; Liberman, 1982 a). 이러한 관계는 그

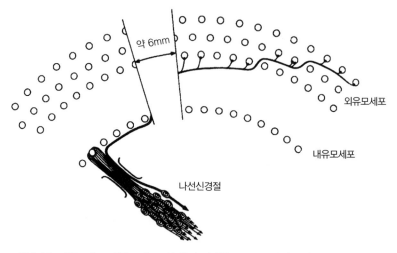

그림 2.32 내유모세포, 외유모세포로의 신경 지배[Spoendin, H. (1978). The afferent innervation of the cochlea. In Naunton RF, Fernandez C (Eds.): Electrical Activity of the Auditory Nervous System. London: Academic Press, 21–41.]

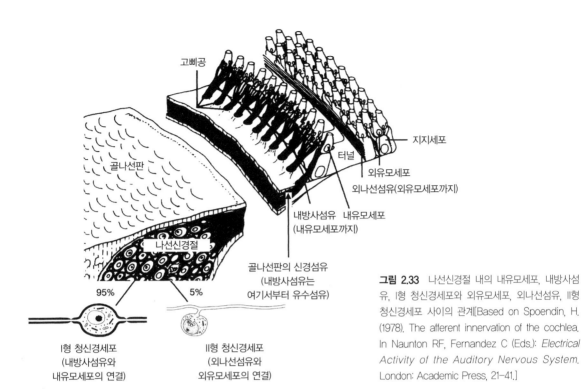

고삐공

골나선판

나선신경절

95%   5%

I형 청신경세포
(내방사섬유와
내유모세포의 연결)

II형 청신경세포
(외나선섬유와
외유모세포의 연결)

지지세포

터널

외유모세포

외나선섬유(외유모세포까지)

내방사섬유 내유모세포
(내유모세포까지)

골나선판의 신경섬유
(내방사섬유는
여기서부터 유수섬유)

그림 2.33 나선신경절 내의 내유모세포, 내방사섬유, I형 청신경세포와 외유모세포, 외나선섬유, II형 청신경세포 사이의 관계[Based on Spoendin, H. (1978). The afferent innervation of the cochlea. In Naunton RF, Fernandez C (Eds.): *Electrical Activity of the Auditory Nervous System*. London: Academic Press, 21–41.]

림 2.32와 2.33에 나타냈다. 대략적으로 구심성 청신경세포의 95%는 내유모세포를 공급하며 남은 5%는 외유모세포로 간다. 각 내유모세포는 오직 고삐 공에서부터 방사 형태로 오는 약 20개 신경 섬유만을 받는다. 배선도는 외유모세포를 지배하는 구심성 섬유가 훨씬 더 적다는 점에서 많이 다르다. 이러한 신경세포는 내유모세포를 우회하여 코티 터널 아래로 통과하며(그림 2.26) 달팽이관의 기저부를 향하는 나선을 따라 약 0.6mm 돌고 이동한다. 그 후 측부지를 약 열 개의 다른 외유모세포로 보낸다. 또한 각 외유모세포는 여러 개의 다른 신경세포로부터 곁섬유를 받는다. 신경세포가 주행하는 통로 때문에 내유모세포로 가는 신경세포는 **내방사섬유**(inner radial fiber)라 하고, 외유모세포로 가는 신경세포는 **외나선섬유**(outer spiral fiber)라 한다. 코티기관 내에 있는 동안에는 이들 섬유들은 모두 무수섬유이다.

코티기관의 활성화 후 내유모세포로부터의 내방사섬유는 와우축에서 **I형 청신경세포**(type I auditory neuron)로서 연결된다. 이러한 섬유는 지름이 크며 수초가 있는 양극 감각 신경세포이다. 양극 신경세포는 끝에 있는 것과는 대조적으로 축색돌기를 따라 어딘가에 위치한 세포체를 갖는다. 외유모세포로부터의 외나선 섬유는 **II형 청신경세포**(type II auditory neuron)로 이어지는데 이것은 무수섬유이며 지름이 작고 양극이 아니라 가성 단극 신경세포이다(그림 2.33). 청신경 섬유의 기능에 관하여 우리가 아는 것 대부분은 I형 신경세포로부터 파생된다. 요약하자면 (1) 내유모세포는 I형 청신경세포로서 코티기관 밖에서 이어지는 내방사섬유에 의해 신경 지배된다. (2) 외유모세포 II형 청신경세포로서 코티기관 바깥에서 계속되는 외나선섬유에 의해 신경 지배된다.

원심성 신경 지배 와우는 **올리브와우신경섬유속** [olivocochlear bundle (Rasmussen's bundle)]를 통해서 신경계로부터 원심성 신호를 받는데 이것은 상올리브 복합체에서 와우를 향해 가는 하행 통로의 연속을 말한다(Guinan, 2006). 올리브와우신경섬유 속에서 대략 1600여 개의 원심성 신경세포는 여덟 번째

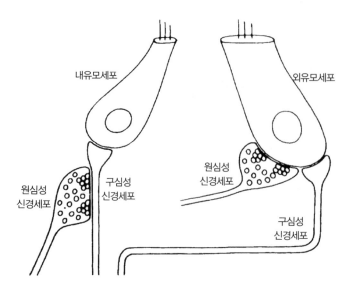

그림 2.34 외유모세포와 내유모세포의 원심성 신경 지배[Spoendlin, H. (1975). Neuroanatomical basis of cochlear coding mechanisms. *Audiology*, 14, 383–407.]

신경의 전정가지를 따라 측두골에 진입하고 신경세포들이 있는 유모세포로 분배되는 와우에 진입하기 위해 갈라진다. 원심성 신경세포의 종말은 화학적인 신경전달물질 아세틸콜린을 포함한 소낭을 통해 내유모세포, 외유모세포를 각기 다르게 신경 지배한다.

원심성 신경 지배는 구심성 신경 지배와는 반대이다. 그들 대부분이 외유모세포로 간다. 원심성 신경세포의 작용 방법 또한 유모세포에 따라 다르다(그림 2.34). 원심성 신경세포는 외유모세포에 직접 작용한다. 결과적으로 원심성 신경세포는 구심성 신경세포(시냅스 전의)와 연접하기 전에 외유모세포에 직접 작용한다. 이것은 내유모세포의 경우와 다르다. 여기서 원심성 섬유는 내유모세포와 연관된 구심성 신경세포와 연접함으로써 그 영향이 시냅스 후에 발생한다. 다시 말해 원심성 신경세포는 직접적으로 외유모세포에서 활동하나 내유모세포의 원심성 섬유는 유모세포의 후속으로 구심성 신경세포에 작용한다.

전정기관과 신경 지배

전정기관의 감각수용기기관은 달팽이관과 함께 골미로와 막미로를 공유한다(그림 2.22). 평형기관은 전정내의 **난형낭**(utricle), **구형낭**(saccule), **반고리관**(semicircular canal)을 포함한다.

각 귀는 각가속도에 반응하는 세 개의 반고리관을 갖는다. 예를 들어 누군가의 머리를 돌리는 원운동이라 할 수 있다. 이러한 관들은 서로 직각으로 위치해 있으며 이것은 어느 방향에서도 원운동에 반응할 수 있도록 한다. 각 관은 **팽대부**(ampulla)를 갖는데 이것은 그림 2.35에서 보는 것과 같이 전정과 만나는 부분을 양쪽으로 넓힌다. 팽대부는 팽대부릉(crista)이라 불리는 수용기관을 포함한다. 능의 기저부에는 **전정 유모세포**(vestibular hair cell)와 그 지지세포가 포함되어 있다. 이러한 유모세포는 기저 부위 대신에 **큰 운동섬모**(kinocilium)를 갖는다는 점을 제외하면 달팽이관 유모세포와 매우 유사하다. 팽대부릉의 꼭대기 부분인 **팽대부정**(cupula)은 관에서 내림프의 흐름을 막는 언덕 모양의 젤리 덩어리로 자동문과 비슷하다. 유모세포의 부동섬모는 팽대부정까지 연장된다. 전정 유모세포는 여덟 번째 뇌 신경의 부분인 전정 신경세포와 연접한다.

반고리관의 작동은 간단하다. 첫째, 개념을 설명하기 위해 물 한 사발을 가지고 간단한 실험을 해보자. 만약 사발을 시계 방향으로 빠르게 회전시킨다면 물의 운동이 사발의 운동보다 뒤떨어짐을 알 수 있을 것이다. 이것은 물의 관성(물의 질량) 때문인데 사발 안에서 움직이려는 물의 능력 또한 마찬가지라 할 수 있다. 다르게 말해서 사발이 시계 방향으로 움직일 때 이러한 물의 지연이 있고 사발이 멈추면 물이 반시계 방향으로 움직이는 것과 같다. 이 실험에서 사발은 머리를, 물은 반고리관 내의 내림프액을 나타낸다. 유사하게 반고리관에서 내림프액은 머리가 돌 때 지연되는데 이것은 반대 방향으로의 내림프액 운동과 같다고 할 수 있다. 머리를 오른쪽으로 돌리는 것은 상대적인 내림프액의 운동을 수평 반고리관에서 왼쪽으로

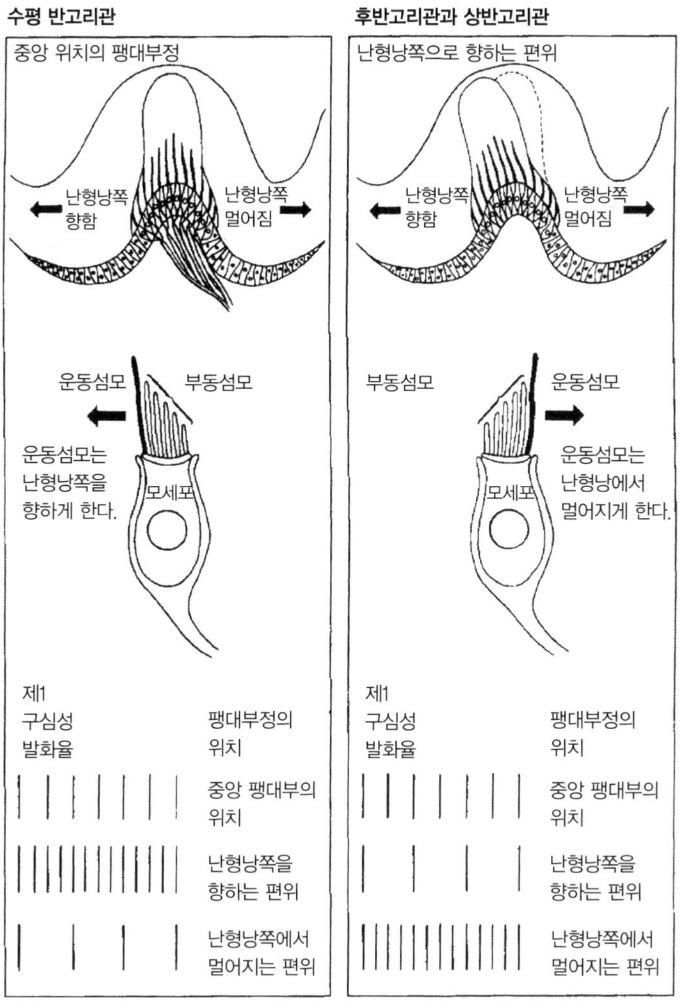

수평 반고리관

중앙 위치의 팽대부정

난형낭쪽 향함

난형낭쪽 멀어짐

운동섬모   부동섬모

운동섬모는 난형낭을 향하게 한다.

모세포

제1 구심성 발화율

팽대부정의 위치

중앙 팽대부의 위치

난형낭쪽을 향하는 편위

난형낭쪽에서 멀어지는 편위

후반고리관과 상반고리관

난형낭쪽으로 향하는 편위

난형낭쪽 향함

난형낭쪽 멀어짐

부동섬모   운동섬모

운동섬모는 난형낭에서 멀어지게 한다.

모세포

제1 구심성 발화율

팽대부정의 위치

중앙 팽대부의 위치

난형낭쪽을 향하는 편위

난형낭쪽에서 멀어지는 편위

그림 2.35 한쪽 방향으로 머리가 회전하는 것은 반고리관 내의 내림프가 반대 방향으로 흐르게 하고, 이는 팽대부정이 편향되게 하여 차례로 유모세포 섬모가 구부러진다. [McGee, M. L. (1986). Electronystagmography in peripheral lesions. *Ear and Hearing, 7*, 167–175.]

향하도록 한다.

팽대부정은 자동문과 같이 관의 팽대부를 가로지름을 기억하라. 즉 반고리관에서 내림프액의 흐름은 팽대부정의 방향을 바꾸게 한다. 유모세포 섬모가 팽대부정까지 연장되기 때문에 팽대부정을 편향하거나 섬모를 휘게 함으로써 유모세포를 자극하는데 이는 차례로 아래에 있는 신경세포에 반응을 전달한다. 그림 2.35에서 보는 것과 같이 유모세포의 반응은 부동섬모가 운동섬모를 향해 구부러질 때 흥분되고(신경세포가 빠르게 발화) 멀어지면서 구부러질 때 억제된다

(신경세포가 느리게 활성). 왼쪽 그림에서 보는 것과 같이 수평 위치의 유모세포는 내림프액이 난형낭을 향하는(utriculopedal flow) 팽대부정으로 흐를 때 흥분된다. 반면에 팽대부로부터 멀어지는 내림프액 흐름(utriculofugal flow)은 억제된다. 오른쪽 그림은 두 개의 수직 반고리관이 반대로 배열되어 있다.

난형낭과 구형낭은 중력과 선형 가속에 반응하는데 이것은 직선운동을 의미한다(예 : 앞-뒤, 오른쪽-왼쪽, 위-아래). 난형낭과 구형낭의 감각수용기관은 **평형반**(maculae)이라 불린다. 각 평형반은 8번 신경과 연접하는 전정 유모세포를 갖고 있다. 전정 유모세포의 섬모는 **이석막**(otolith membrane)이라는 젤리 형태의 물질 내에서 위로 돌출되며 꼭대기에는 **이석**(otolith)이라는 탄산칼슘 결정체가 있다. 이러한 이유로 난형낭과 구형낭 또한 **이석기관**(otolith organ)이라 불린다. 유모세포는 이석이 이석막을 향해 감으로써 섬모가 휠 때 자극된다. 이것은 중력 또는 선형 가속에 의해 유발된다. 이 경우에는 이석의 관성이 유모세포를 머리의 움직임보다 지연되게 한다. 이석기관은 어느 방향에서든 중력 또는 선형 가속에 반응할 수 있는데 이는 전정 내에서의 방향감 그리고 각 평형반을 따라 배열된 유모세포 때문이다. 구형낭은 대략적으로 수직이고 난형낭은 수평이다. 또한 유모세포는 각 평형반을 따라 구부러진 "곡선(striola)"의 각 면에 대해 정반대의 방향으로 배열되어 있다. 결과적으로 운동은 어떠한 방향에서도 유모세포가 흥분되도록 한다(즉 부동섬모가 운동섬모를 향해 구부러진다).

감각신경성 메커니즘의 기능

자극은 난원창에 있는 등골족판의 내-외 움직임에 의해 와우의 기저부 림프액으로 전달된다. 난원창은 위쪽 공간으로 이끈다. 즉 특정한 안쪽 운동은 유동체를 아래로 움직이게 하여 기저막을 아래로 밀고 특정한 바깥 운동은 유동체와 기저막을 위로 움직이게 한다. 우리가 이미 알고 있는 감각 과정을 활성화하는 데 필요한 올바른 방향으로의 진동 자극은 유모세포의 부동섬모를 휘게 한다. 또한 이 활동을 하기 위한 메커니즘은 서로 다른 높낮이의 음을 들을 수 있는 우리의 능력을 설명한다.

고전적인 이론

역사적으로 고전 이론의 두 종류는 기저막 진동이 어떻게 서로 다른 주파수 사이를 구별하는 신경신호로 변환되는지 설명하기 위해 시도되었다. **공명 장소 이론**(resonance place theory)에서 Helmholtz(1985)는 기저막이 다른 주파수에 반응하여 공명하는 분절로 되어 있으며, 이러한 분절들은 기저막의 길이에 따라 장소 배열이 되었다고 말한다. 이러한 서로 다른 높낮이의 음을 내기 위해서는 다른 위치의 분절의 긴장 정도가 다르다(기타 줄에서 바뀌는 긴장 정도는 음높이를 바꾸고 음악가는 악기를 조율하기 위해 이 긴장을 이용한다). 공명 이론에 따르면 달팽이관으로 들어가는 소리는 그것이 가진 주파수에 공명하는 분절의 진동을 일으킨다. 왜냐하면 이러한 공명기는 주파수가 진동하는 분절 신호의 위치에 따라서 놓이기 때문이다. 반대로 Rutherford(1896)의 "전화 이론" 같은 청각에 대한 **위치(주파수) 이론**[temporal (frequency) theories]은 달팽이관 전체가 장소에 기반하여 반응하는 것이 아니라 모든 주파수에 대하여 전체가 반응한다고 주장한다. 자극 파동의 모든 경우는 청신경으로 전달된다(수화기가 전화기의 전선과 이어지는 것처럼). 그리고 주파수 분석은 청각 시스템의 높은 레벨에서 이루어진다.

공명 이론은 몇 가지 주목할 만한 문제점이 있는데 이 중 두 가지를 언급할 것이다. 날카롭게 조율된 공명기는 매우 느리게 무뎌지며 자극이 없어진 후에도 계속해서 진동할 수 있다. 이후 끝나지 않는 메아리와 같은 울림은 존재하지 않게 된다. 만약 울림이 있다면 유용한 청각은 불가능하다. 또한 이 이론은 100초당의 비율로 클릭음의 흐름이 제시될 때 또는 100Hz의 여러 배음이 제시될 때(예를 들어 1200, 1300, 1400Hz) 우리가 왜 100Hz에 상응하는 높낮이를 들을 수 있는지를 설명하지 못한다. 100Hz 신호가 물리적으로 존재하지 않을 때 기저막의 100Hz 분절은 어떻게 반응할 수 있을까?

장소 이론은 그것만의 문제점이 있다. 예를 들어 달팽이관의 특정한 부분의 손상은 다른 주파수가 아니라 특정 주파수에 대한 청각 손실을 가져온다(예 : 기저부 손상은 고주파수 청각 손실을 유발한다). 그렇지만 주파수 이론은 장소와 주파수가 관계없다고 한다. 또한 청신경은 반드시 음파에 있는 모든 정보를 옮길 수 있어야만 한다. 신경세포(얼마나 강력한 자극이 있는지와 관계없이 발화할 수 없는)는 정보를 독립적인 실무율의 신경 방출 형태로 부호화한다(이 장 뒷부분에서 설명한다). 발화 기간 사이에 있는 1000분의 1초에 대한 절대 불응기가 있다. 410Hz 신호는 1초에 410번, 873Hz 신호는 1초에 873번 발화하기 위해 문제가 되지 않을지도 모르나 1000분의 1초 불응기는 최대 발화율을 대략 1초당 1000번으로 제한한다. 그러므로 주파수 이론은 우리가 어떻게 1000Hz 이상의 고주파수를 잘 들을 수 있는지 설명하지 못한다.

위치 이론의 공명 모델 그리고 달팽이관에서 위치 부호화를 부인하는 주파수 이론은 둘 다 틀렸다. 위치 부호화는 매우 현실적이다. 하지만 이것은 나중에 다루는 **진행파**(traveling wave)의 모델에 따라 작동한다(Bekesy, 1960). 시각적인 부호화 또한 존재한다. 신경세포가 독립적인 주기 모두에는 반응하지 못하나 실제로 비교적 몇 개의 독립적인 주기에는 반응한다(Kiang, 1965). 가능성에 대한 근거로 5000Hz 이상의 고주파수에 대한 소리의 주기성을 따를 수 있음을 보여 준다. 다시 말해 특정한 신경세포가 자주 발화하지 않는데도 그 신경세포는 자극의 어떤 위상에

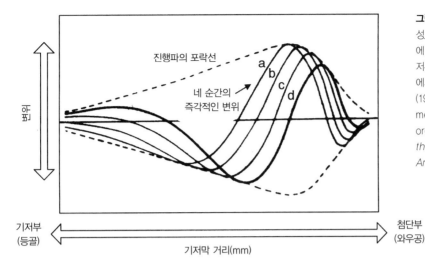

그림 2.36 진행파(본문 참조)의 특성. 이 특정 진행파는 200Hz 자극에 의해 발생되었고 달팽이관의 기저부로부터 약 29mm 미만의 거리에서 최대점에 이른다. [Bekesy, G. (1953). Description of some mechanical properties of the organ of Corti. *The Journal of the Acoustical Society of America, 25,* 770–785.]

기화되어 발화할 것이다. 신호의 특정한 위상에 대한 신경 발화의 동기화되는 성질을 **위상 고정**(phase locking)이라 한다.

연사 원리(volley principle)(Wever, 1949)는 각자가 그룹으로 작동하는 신경세포들은 고주파수 소리의 각 주기에 대한 반응 시 발화될 수 있다고 제안한다. 이것은 하나의 신경세포가 하나의 주기에 반응하고 첫 번째 신경세포가 불응기에 있는 동안 다음 신경세포가 다음 주기에 반응하며 발화된다면 가능하다. **장소 연사이론**(place-volley theory)(Wever & Lawrence, 1954)은 위치와 주파수 메커니즘의 작동을 합친 것이다. 저주파수는 주파수의 부호화에 의해 처리, 고주파수는 장소에 의해 처리된다. 그리고 두 이론 사이 주파수의 넓은 범위에서 두 메커니즘의 상호 작용이 적용된다.

진행파 이론

Bekesy(1960)[2]의 **진행파 이론**(traveling wave theory)은 주파수가 달팽이관에서 위치에 의해 어떻게 부호화되는지를 묘사한다. 공명 이론과는 대조적으로 Bekesy는 기저막이 어떠한 긴장 아래에 있는 것이 아니라 이것의 유연성이 기본적으로 동일하다고 생각했다. 왜냐하면 기저막이 꼭대기인 첨단부를 향해 갈수록 넓어짐으로써 길이에 따라 경직이 달라지고, 경직의 단계적 변화는 기저부(등골과 가까운)에서 최대 경직이 점차 작아져 첨단부(와우공과 가까운)에선 최소 경직이 되기 때문이다. 이 경직 정도의 결과로 와우에 전달된 소리는 기저막에서 파동 패턴의 특별한 종류로 발전하는데 이것은 항상 기저부에서 첨단부까지 위로 이동하며 **진행파**라 한다.

진행파 패턴의 특징은 그림 2.36에 나타냈다. 이 그림에서 x축은 밀리미터 단위로 등골부터 기저막 위의 거리를 보여 준다. 그림에서 달팽이관의 기저부는 왼쪽을 향하며 달팽이관의 첨단부는 오른쪽을 향한다. y축은 기저막 변위의 상대적인 양을 보여 준다. 바깥 점선은 기저막에 따른 진행파 변위 양식의 포락선(envelope)을 나타낸다. 이것은 진행파의 변위 패턴과 관련이 있는데 (1) 기저막으로 움직일 때 진폭이 점차적으로 증가하고, (2) 특정한 위치에서 최고치가 되며, (3) 진폭에서 최고치를 넘어서면 꽤 빠르게 쇠퇴한다. 포락선 안의 네 실선은 파동 주기의 네 위상에서 기저막의 순간 변위를 나타낸다. 다시 말해 기저막의 순간 변위는 a에서 b, c, d 등으로 진행하면서 시시각각 변한다. 만약 이러한 네 개의 순간 변위 곡선이 완

---

2) 진행파에서 Bekesy의 일은 대개 그의 책, *Experiments in Hearing*(Bekesy, 1960)에서 재현되었다. 책은 간략하게 이러한 일의 형태를 위한 일반적인 참고문헌으로 여기에 소개되지만 그림은 본래의 요소이다.

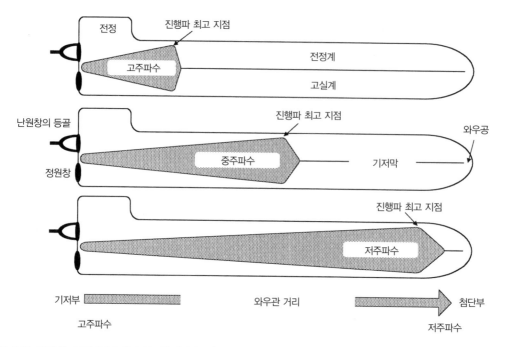

그림 2.37 진행파는 달팽이관의 위치 부호화 메커니즘이다. 진행파의 최대치가 고주파수는 달팽이관의 기저부를 향하고 저주파수는 첨단부를 향하여 발생한다.

전한 세트로 확장된다면 진행파 포락선의 모양을 채울 것이다. 하나의 순간 변위를 가진 연속적인 프레임의 영화를 순서대로 배열하는 것을 상상해 보라. 영화 이미지의 결과는 점선에 의해 표시된 진행파 포락선의 전반적인 모양을 한 달팽이관(그림의 왼쪽에서 오른쪽까지)을 이동하는 파동이 될 것이다.

기저막에 따라 진행파의 최고 지점은 소리의 주파수에 의해 결정된다. 즉 진행파는 신호 주파수를 기저막에 따른 자극의 위치로 해석해 주는 메커니즘이다. 그림 2.37에 설명되어 있듯이 고주파수는 달팽이관의 기저부를 향해 나타나고 저주파수들은 첨단부를 향해 연속적으로 가까워진다. 진행파는 달팽이관 전정에서의 움직임과 관련하여 주어진 주파수에 대한 적절한 위치까지 자극을 갖는다. 하지만 유모세포에 반응하기 위해 부동섬모는 구부러져 와우축으로부터 밀어야 한다. 즉 진행파는 달팽이관을 따라 움직이고(세로 방향으로) 부동섬모는 관을 가로질러 구부러져야 한다(방사 방향). 만약 그림 2.38a와 같이 기저막의 양쪽이 자유로워서 변위가 세로 방향으로만 발생한다면 문제

가 될 테지만 실제로는 그렇지 않다. 기저막은 사실 골나선판이 중앙으로 나선인대가 바깥으로 양쪽이 부착되어 있다. 결과적으로 그림 2.38b에서 보듯이 진행파는 진행파 최고 지점과 가까운 관을 가로지르기 위한 방사상의 힘을 일으킨다(이 유형의 효과는 이불

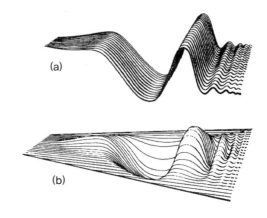

그림 2.38 (a) 기저막의 가장자리가 고정되어 있지 않다고 하였을 때 상상의 기저막 진동 패턴, (b) 실제 기저막의 진동 패턴 진행파 최고 지점에 가까운 곳에서 방사 방향으로 나타나는 힘[Tonndorf, J. (1960). Shearing motion in scala media of cochlear models. *Journal of the Acoustical Society of America*, 32, 238–244.]

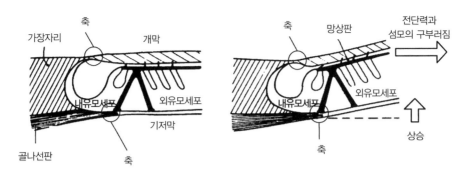

그림 2.39 기저막과 개막 사이의 상대적인 움직임은 부동섬모에 전단력을 일으킨다. 섬모는 와우관이 위쪽으로 이동할 때 와우축으로부터 멀어지는 방향으로 구부러진다. [Davis, H. (1958). Transmission and transduction in the cochlea. *The Laryngoscope, 68*, 359–382.]

을 매트리스의 아래쪽에 밀어넣었을 때 이불의 자유로운 부분을 이리저리 움직임으로써 알아볼 수 있다).

진행파 최고 지점과 가까운 방사상의 힘은 부동섬모가 구부러져 와우축과 멀어지면서 다음의 기전에 의해 유모세포를 활성화한다(Davis, 1958). 기저막 내측의 부착물은 골나선판의 끝에 있다. 상하 운동은 기저막으로 하여금 이 부분을 중심으로 움직이게끔 한다. 유모세포와 망상판 또한 이러한 움직임을 따른다. 반면에 개막은 가장자리에 부착되어 있어서 망상판과는 다른 축을 갖는다. 이처럼 다른 축의 결과로 위아래로 향하는 굴절은 망상판과 개막이 서로에 대해 상대적으로 움직이게끔 한다. 게다가 증가하는 와우나선의 구부러짐은 증가하는 영향력을 갖는데 이는 특별히 저주파수에서 진동을 와우관의 바깥쪽으로 모으기 때문이다(Manoussaki, Dimitriadis, & Chadwick, 2006). 부동섬모는 이렇게 다른 두 가지 경첩막 사이에 있어 와우관의 변위가 이러한 두 막을 상대적으로 움직이게 함으로서 **전단작용**(shearing)을 받게 한다. 그림 2.39에서 보듯이 와우관이 위로 변위할 때 이 전단작용은 섬모가 와우축으로부터 멀어지게 구부러진다. 외유모세포 섬모가 구부러지는 것은 개막에 부착되어 있기 때문이고 내유모세포 섬모가 구부러지는 것은 막이 움직일 때 둘러싸인 유동액에 의해서 겹쳐지는 움직임 때문이다(Dallos, Billone, Durrant, Wang, & Raynor, 1972). 유모세포의 흥분 결과는 그와 관련된 청신경세포의 자극을 이끈다[때때로 넘어지는 것은 아래쪽으로의 굴절을 이끄는데 이는 개막의 유연성으로 인해 안쪽 고랑으로 구부러지기 때문이다(Steel, 1983)].

유모세포에 관련된 전기화학적인 활동은 **수용기 전위**(receptor potential)라는 전기적 신호를 생성하는데 이것은 전극에서 관찰할 수 있다. 이러한 수용기 지배 중 하나는 정확하게 파형을 나타내는 교류(AC) 신호인데 **와우송신전위**(cochlear microphonic, CM)라 한다. 다른 수용체 전위는 **가중전위**(summating potential, SP)로 이것은 직류 기준선에서 편위 또는 변동으로 나타난다.

와우 증폭기

외유모세포는 직접적으로 개막과 연결되어 있으며 올리브와우섬유속으로부터 신경세포 신호를 받고 운동성의 능력을 갖고 있음을 기억하라. 이러한 특성은 활동적이며 마이크로기계적 시스템은 달팽이관의 반응을 민감하게 하고 미세 조종하는 **달팽이관 증폭기**(cochlear amplifier)로 알려져 있다(Davis, 1983; Dallos, 1988). 다시 말해 와우 증폭기는 내유모세포에 의해 받은 신호를 증폭하여 희미한 소리 강도를 활성화시키고 좁은 주파수 범위에도 정확한 반응을 할 수 있도록 한다. 이 메커니즘은 작은 소리를 듣는 데 필요한 민감도와 미세한 주파수 차이를 듣는 능력에 매우 중요하다. 그림 2.40은 건강한 달팽이관을 가진 살아 있는 동물에서만 보이는 날카롭게 조율된 반응

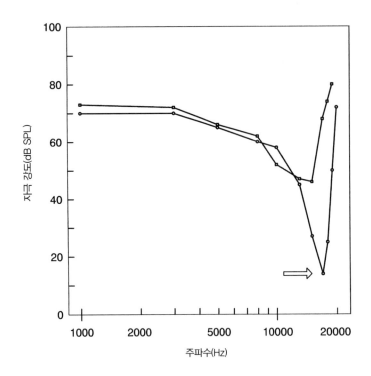

그림 2.40 날카로운 꼭지점이 있는 곡선은 매우 좁게 나타나고 기저막의 기계적인 조율은 건강한 달팽이관에서 나타난다(화살표). 약하거나 사후의 달팽이관 곡선은 다른 곡선처럼 날카로운 꼭지점을 잃게 된다. [Sellick, P. M., Patuzzi, R., & Johnstone, B. M. (1982). Measurement of basilar membrane motion in the guinea pig using the Mossbauer technique. *Journal of the Acoustical Society of America*, *72*, 131–141.]

(진행파)의 예를 보여 준다(Russell & Sellick, 1977; Khanna & Leonard, 1982; Sellick, Patuzzi, & Johnstone, 1982). 특별히 날카로운 정점은 외유모세포의 완전한 상태에 의존한다(Kiang, Liberman, Sewell, & Guinan, 1986). 그림에서 다른 곡선으로 이러한 조건이 충족되지 않으면 뾰족한 정점이 사라진다는 점을 주목하라. 혈관조는 달팽이관 증폭기를 위한 대사 에너지의 근원으로 보인다. 이러한 능동적인 과정은 외이도에서 민감한 마이크로폰으로 탐지해 낼 수 있는 **이음향 방사**(otoacoustic emission)를 생성하는 와우의 능력을 뒷받침한다(11장).

청신경 반응

신경세포는 **활동전위**(action potential, AP)라는 실무율의 전기적 전위를 생성하는데 그림 2.41에 묘사된 것처럼 이것은 **가시파**(spike)로 기록된다. 매초 가시파의 수는 **발화**(firing) 또는 **발화율**(discharge rate)이라 한다. 청신경세

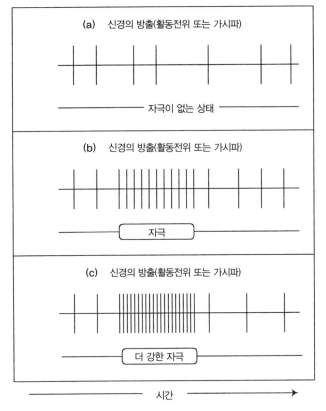

그림 2.41 청신경세포의 이상적인 발화율. (a) 자극이 없을 때(자발화율), (b) 상대적으로 약한 자극, (c) 상대적으로 강한 자극

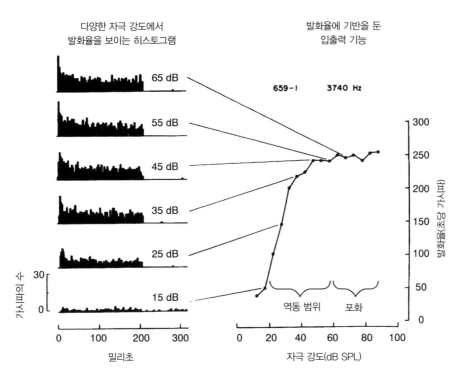

다양한 자극 강도에서
발화율을 보이는 히스토그램

발화율에 기반을 둔
입출력 기능

그림 2.42 청신경세포의 발화율은 자극의 강도가 증가함에 따라 그것의 역동 범위 내에서 증가하고 결국에는 평평해진다. 왼쪽 : 히스토그램은 발화율을 보여 준다(발화율 패턴은 연속 자극이 있는 동안 초기 꼭지점이 진행하는 발화율을 따른다). 오른쪽 : 입출력 기능[Salvi, Henderson, & Hamernik, 1983. Physiological bases of sensorineural hearing loss, in Tobias, Shubert (Eds.): Hearing Research and Theory, Vol. 2. New York: Academic Press.]

포는 심지어 자극되지 않을 때에도 계속되는 어떤 발화율을 갖는데 이를 **자발적발화율**(spontaneous firing rate)이라고 한다(그림 2.41a). 자극은 발화율을 증가시키고(그림 2.41b) 자극 강도를 높이면 신경세포가 더 빠르게 발화하는데(그림 2.41c) 이는 최소한 어느 정도의 제한 안에서 이루어진다. 신경세포로부터 반응을 유발하는 가장 희미한 소리 강도를 그것의 **역치**(threshold)[3]라 한다.

그림 2.42는 청신경세포가 자극 강도에 따라 발화율이 증가하고 자극 강도가 더욱 증가하는 것에 따라 발화율이 **포화**(saturation)되거나 더 이상 증가하지 못하는 **역동 범위**(dynamic range)를 갖는 것을 보여 준다. 청신경세포는 약 60dB 또는 그 이상으로 다양한 역치 범위를 갖는데 어떤 청신경세포의 역동 범위는 약 25dB 폭이며 나머지는 약 40dB 또는 이상이다(Sachs & Abbas, 1974; Liberman, 1988). 이러한 역

치와 역동 범위의 단계는 소리 강도의 넓은 폭을 나타내기 위한 청신경의 능력에 기여한다.

청신경세포는 위치와 주파수의 부호화에 의한 주파수 정보를 나타낸다. 그림 2.43에서 위치 부호화 메커니즘은 동조 곡선에 의해 표현된다(Kiang, 1965). 각 동조 곡선은 자극의 다른 강도에서 주어진 신경 섬유가 반응하는 주파수의 범위를 보여 준다. 여기서 주어진 곡선은 여러 개의 다른 주파수에 대한 특별한 신경세포의 역치를 찾음으로써 얻는다. 주파수의 넓은 범위를 넘어선 역치의 완전한 세트를 보여 주며 **화살표**에 의해 강조된 곡선에 집중해 보자. 곡선의 좁은 부분은 신경세포가 상대적으로 약한 강도에서 매우 제한된 주파수의 범위에 반응하는 것을 보여 준다(y축에서 아래로). 곡선의 정점은 신경세포의 가장 낮은 역치를 보여 주고 주파수의 위치는 그것만의 **특성 주파수**(characteristic frequency, CF)를 발생시킨다. 강조된 곡선에 대한 특성 주파수는 5000Hz이다. 특성 주파수의 정돈된 배열은 신경세포들이 연결된 달팽이관 전장에서의 위치를 나타낸다(Liberman, 1982b). 신경세포는 자극 강도가 증가함에 따라 특성

3) 청신경세포는 그대로의 역치 강도에서 자발화율보다 발화의 감소를 가져오고 역치 이상으로 자극 강도가 증가함에 따라 발화율이 증가한다.

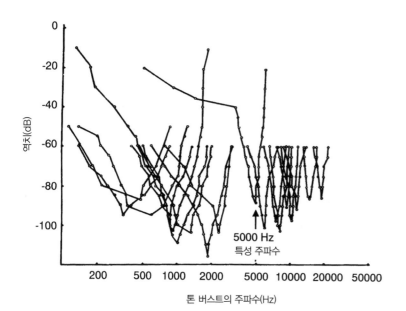

그림 2.43 다양한 특성 주파수를 가진 청신경세포의 진행파. *y*축은 데시벨로 표현되는 신호의 강도를 보여 주고 아래는 최댓값이다(0dB은 대부분 강한 소리 강도이고 −100dB은 100dB 아래의 가장 강한 소리 강도이다). 화살표는 본문에서 설명하였다. (Kiang, Nelson Yuan-Sheng, *Discharge Patterns of Single Fibers in the Cat's Auditory Nerve*, figure 7.4, page 87; excerpts from figure 4.7, page 28, ⓒ 1966 Massachusetts Institute of Technology, MIT Press.)

주파수 주변의 주파수로 약간 더 넓은 범위에 대해 반응한다(*y*축 위로). 만약 자극이 충분히 높아진다면 신경세포는 특이 주파수 아래로 확장된 주파수의 넓은 범위에 반응할 것이다. 이 현상은 곡선의 저주파수 면에서 "꼬리"처럼 보인다. 하지만 신경세포는 매우 강렬한 자극 강도가 제시된다 할지라도 더 높은 고주파수에는 반응하지 않는다.

청신경세포가 어떻게 자극에 반응하는지 볼 수 있는 다른 방법은 그림 2.44에 그래프로 나타냈다. 그래프는 540, 1170, 2610, 2760Hz의 특성 주파수를 가진 네 신경세포로부터의 반응을 보여 준다. 클릭음을 제시하여 평가하고 클릭음이 시작된 이후 시간의 작용에 따라 각 신경세포가 얼마나 많이 발화되었는지 측정한다. 그러한 시간적인 지연을 **반응기간**(latency)

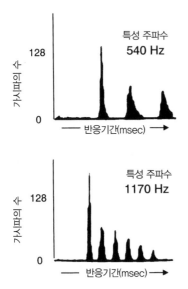

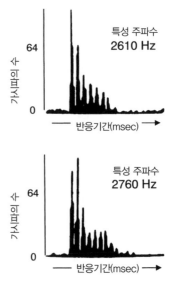

그림 2.44 자극 후 시간(PST) 히스토그램은 클릭음의 시작(수평적으로) 때문에 다른 반응기간에서 발화(수직적으로)의 수를 보여 준다. (Kiang, Nelson Yuan-Sheng, *Discharge Patterns of Single Fibers in the Cat's Auditory Nerve*, figure 7.4, page 87; excerpts from figure 4.7, page 28, ⓒ 1966 Massachusetts Institute of Technology, MIT Press.)

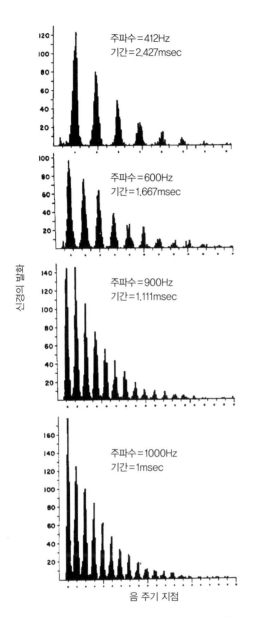

주파수=412Hz
기간=2.427msec

주파수=600Hz
기간=1.667msec

주파수=900Hz
기간=1.111msec

주파수=1000Hz
기간=1msec

신경의 발화

음 주기 지점

그림 2.45 기간 히스토그램은 일정 기간을 갖는 순음이 제시되는 동안 신경 발화를 보여 준다. 각 x축을 따라 나타난 점들은 음 기간의 다양함을 말해 준다. [Rose, J. E., Brugge, J. F., Anderson, D. J., & Hind, J. E. (1967). Phase-locked response to low-frequency tones in single auditory nerve fibers of the squirrel monkey. *Journal of Neurophysiology, 30*, 769–793; Figs. 1A–D. The American Physiological Society.]

이라 한다. 이는 많이 시도되었으며 각 반응기간에 대한 가시파의 수를 집계한다. 각 그래프에서 나타나듯이 반응기간은 긴 x축, 가시파의 수는 y축에 보인다. 이러한 그래프를 **자극 후 시간 히스토그램**[post-

stimulus time(PST) histrogram]이라 한다. 정점은 신경세포가 평소와는 다르게 어떠한 반응기간에서 발화하는 경향이 있다는 것을 보여 준다. 첫 정점까지의 반응기간은 특성 주파수가 높아짐에 따라 짧아진다. 이것은 달팽이관의 기저부 근처 고주파수 위치에 이르기 위해 동조 곡선보다 더 적은 시간이 걸리고, 첨단부 근처의 저주파수 위치에 이르기 위해 더 많은 시간을 쓰기 때문에 발생한다. 그래프에서 연속적인 정점 사이의 반응기간은 각 신경세포의 특성 주파수 기간(혹은 1/특이 주파수)과 같다. 이 정점들은 음의 독립적인 주기에 대한 위치 부호화를 나타내는 신경 발화가 약간이라도 있다면 번갈아 가며 나타난다. 가시파는 기저막이 위로 향할 때 나타나고 아래로 향할 때는 억제가 일어난다. [더 높은 고유 주파수를 가진 신경세포는(보이지 않음) 후에 정점들의 무리로 함께하는데 이는 신경세포 사이의 시간(1/특이 주파수)이 매우 짧아지기 때문이다. 불응기 때문에 충분히 빠르게 발화하지 못할 때 신경세포는 결국 사라진다.]

음에 대한 위치 부호화는 **기간 히스토그램**(period histogram)에 의해 표현되는데 순음이 제시되는 동안 이 그래프는 신경 발화의 시간을 보여 준다. 412, 600, 900, 1000Hz의 순음이 제시되는 동안 같은 신경세포에 의해 생성되는 발화 양식을 그림 2.45의 네 기간 히스토그램에 나타냈다. 각 그래프에서 가시파의 수는 y축에 나타나고 음이 제시되는 시간은 x축에 나타난다. 점으로 표시된 각각의 x축은 순음의 기간과 동일하다(412Hz의 2427μsec, 600Hz의 1667μsec, 900Hz의 1111μsec, 1000Hz의 1000μsec 혹은 1msec). 각각의 경우 신경 발화 정점은 신경세포의 발화 패턴에서 신호 주파수의 위치적인 표현을 드러내면서 순음의 기간(점)과 일렬로 세워짐에 주목하라.

신호에 대한 신경적인 표상은 청신경의 전반적인 반응을 측정함으로써 알 수 있다. 이 경우에 우리는 클릭음 또는 다수의 신경세포가 거의 같은 시간에(동시다발적으로) 발화될 수 있도록 유발하는 다른 간단한 소리를 제시한다. 결과는 청신경의 **복합**(compound) 또는 전체 신경 **활동전위**이다. 이상적인 예는 그림

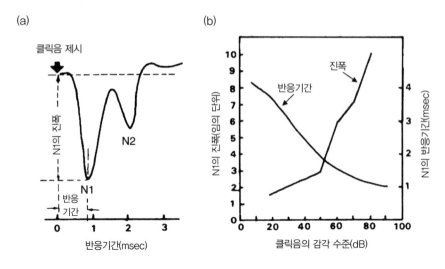

그림 2.46 (a) 이상적인 청신경 복합 활동전위, (b) Yoshie(1968)에 기반을 둔 복합 활동전위의 전형적인 진폭-반응 기간 함수 [Gelfand, S. A. (2004). *Hearing: An Introduction to Psychological and Physiological Acoustics*, 4th Ed. New York: Marcel Dekker.]

2.46a에 나타나 있다. 파형의 종류는 많은 독립적 반응의 평균이고 보통 임상에서 사용되는 기술로 얻는다(11장에서 다룬다). 복합 활동전위는 N1이라 불리는 주요한 음성 정점을 갖는데 보통 두 번째 정점(N2)이 따라오고 종종 세 번째 정점이 따라오기도 한다(N3, 나타나 있지 않다). 이는 N1 정점의 진폭과 반응기간으로 정량화된다. 이러한 지표는 그림 2.46b에서 보는 것과 같이 **진폭-반응기간 함수**(amplitude-latency function)에서 자극 수준의 함수로 나타난다. 클릭음 자극의 강도가 증가함에 따라 N1의 진폭이 증가하고 반응기간이 줄어드는 것에 주목하라. 즉 자극의 강도가 증가함에 따라 활동전위가 더 커지고 빨리 발생하게 된다.

청각중추경로

이 절에서는 우리는 말초에서 중추로 향하는 청각중추신경계의 주요한 면을 추적하고 올리브달팽이경로에 대한 개요와 전정계의 중추 연결에 대해 간단히 알아볼 것이다.

구심성 청각 경로

와우에서 청각 피질까지 **청각중추신경계**(central auditory nervous system)의 주요 경로는 그림 2.47에 묘사하였다. 청각 경로는 상당히 많다는 것을

알아 두어라. 각 귀로부터 생성되는 정보는 뇌의 두 면에 있는 경로에 의해 전달된다. 신경 연결은 "직병렬"이라 불리는 것과 같은 배선도를 갖고 있다. 이것은 소리보다 더 간단하다. 연속 순환은 싼 크리스마스 전등 줄과 같고 평행한 순환은 비싼 크리스마스 전등 줄과 같다. 싼 전등 줄은 전구에서 전구로 가는 전선의 한 세트이다. 만약 이 중 하나의 전구가 고장 난다면 어떠한 일이 생길지 알 것이다. 이는 아래 선으로 향하는 전기의 흐름을 방해해서 모든 불이 꺼진다. 하지만 비싼 전등 줄은 그렇지 않다. 전기가 옆의 전구를 통해 전달되지 않고 각각의 전구로 가기 때문이다. 만약 12줄에 의해 들어오는 세 개의 전구가 꺼져도 나머지 아홉 개의 전구는 여전히 밝을 것이다. "직병렬"이라는 용어는 청각 중추로에서 두 배열이 모두 함께 존재하기 때문에 사용된다. 예를 들어 포인트 A와 C는 A에서 B 혹은 C로 가거나 A에서 C로 가는 길에 B를 우회하는 많은 신경 섬유("줄")에 의해 연결된다. 과다한 경로의 결과로 **중추** 청각 경로 내에서 발생하는 주어진 병변(선이 잘리거나 전구가 꺼진 것과 유사)은 신호가 대개 대체 경로를 따라 나타나기 때문에 드물게 청각 민감도의 손실을 유발한다. 하지만 이는 중추 병변이 청각 손상을 일으킨다는 의미는 아니다. 대조적으로 주목할 만한 방해는 중추 병변에 의해 일어나는데, 이는 소리 위치를 결정하고 그것이 소리와 소음 사이에서 차이점과 말소리를 해석하는 청각 정보의 처리 과

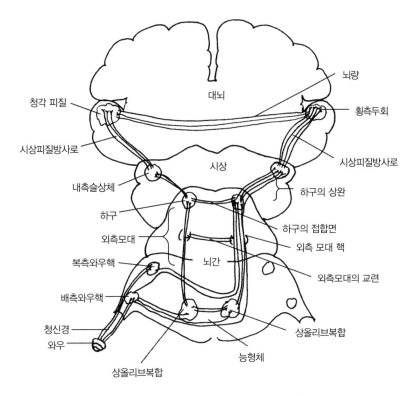

그림 2.47 주요 핵과 중추 청각신경계의 경로(본문 참조)

정에 영향을 미치기 때문이다.

말초에서 중추로 향하는 청각 시스템의 주요 경로는 무엇인가? 청신경은 내이도를 통해 측두골에 존재하고 **소뇌교각**(cerebellopontine angle)이라는 위치에 있는 뇌간에 들어간다. 소뇌교각이라는 용어는 이 구역에서 뇌교와 소뇌의 관계를 묘사한다. 청신경 섬유는 청각 경로의 **1차 신경세포**(first-order neuron)를 구성하면서 **복측와우핵**(ventral cochlear nucleu)또는 **배측와우핵**(dorsal cochlear nucleus) 중에서 끝나는데 이는 **2차 신경세포**(second-order neuron)라는 신경세포의 다음 단계와 연접하는 부분이다. 어떤 2차 신경세포는 뇌간과 같은 면(동측)에 있는 **상올리브복합체**(superior olivary complex)로 가지만 대부분은 **능형체**(trapezoid body)를 거쳐서 X자로 교차되고(반대면을 가로질러서) 대측 경로를 따라 진행한다. 가로지르는 섬유는 상올리브복합체와 연접하거나 대측의 **외측모대**(lateral lemniscus)에서 상승한다. 결과적으로 각 상올리브복합은 두 귀에서 정보를

받고 청각신경계의 가장 낮은 레벨에 **양측 표상**(bilateral representation)이 존재한다.

3차 신경세포(third-order neuron)는 상올리브복합으로부터 발생하고 외측모대를 거쳐 올라간다. 섬유 또한 외측모대의 핵으로부터 생성된다. 여기서 외측모대로부터 발생한 경로가 여러 개의 다른 레벨로부터 생성된 신경세포를 포함하고 있음을 주목하라. 이 지점으로부터 상행하는 신경세포는 **하구**(inferior colliculus)에서 연접하거나 다음 레벨로 가는 길에 하구를 우회할 수도 있다. 하구에서 생성된 신경세포 그리고 하구를 우회하는 신경세포는 **하구의 상완**(brachium of the inferior colliculus)을 거쳐서 **시상**(thalamus)의 내측슬상체에서 끝나기 위해 상행한다. 이것은 청각 경로에서 마지막 피질 하부의 경로로 내측슬상체에 도달하는 모든 상행 신경세포는 여기서 연접할 것이다. 내측슬상체로부터 신경세포는 **청방사**(auditory radiation, auditory geniculocortical 혹은 thalamocortical radiation)라는 경로를

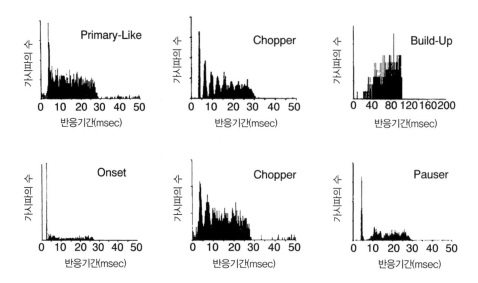

그림 2.48 중추 청각 신경세포(와우핵의 신경세포에서 획득된)에서 보이는 여러 종류의 발화 패턴의 예[van Bergeijk, W. A. (1962). Variation on the theory of Bekesy: A model of binaural interaction. *The Journal of the Acoustical Society of America, 34*, 1431–1437. Copyright 1962, American Institute of Physics.]

따라서 가로놓인 **청각 영역**[temporal (Heschl's) gyrus]에 위치한 **청각 피질**(auditory cortex)을 향해 상승한다.

뇌의 두 면 사이의 교차는 와우핵으로부터 2차 신경세포와 함께 일어남으로써 상올리브복합과 같이 낮은 부분에서 **양쪽**(bilateral) 표현이 존재하게끔 한다는 것을 상기하라. **접합면의 경로**(commissural tracts)는 외측모대[**프로브스트의 교련**(commissure of Probst)을 거쳐서], 하구[**하구의 교련**(commis- sure of the inferior colliculus)을 거쳐서], 살림[**뇌량**(corpus callosum)을 거쳐서]의 레벨에서 두 면으로 청각 핵을 연결한다. 하지만 내측 슬상체 두 면 사이에서는 정보 교환이 일어나지 않는다.

중추 청각계의 기능

중추 청각 경로는 신경세포의 다른 종류의 다양성을 가지며 우리는 발화 패턴의 매우 다양한 종류 또한 찾을 수 있다. 여러 예가 그림 2.48에 제시되어 있다. 전형적인 청신경

섬유 시작 반응은 primary-like이다. 다른 예들은 기술적으로 외향에 따라 choppers, build-up units, onset units, pausers로 이름 지어진다. 이러한 것들은 중추 청각 시스템에서 발견되는 발화 패턴의 유일한 유형은 아니다. 자극 소거에 반응하는 섬유가 있으

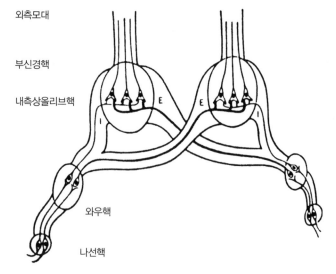

그림 2.49 상올리브복합 내 양이(동측과 대측) 입력을 나타낸 그림[van Bergeijk, W. A . (1962). Variation on the theory of Bekesy: A model of binaural interaction. *The Journal of the Acoustical Society of America, 34*, 1431–1437. Copyright 1962, American Institute of Physics.]

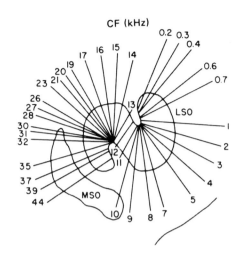

CF (kHz)

LSO

MSO

그림 2.50 S자 모양의 외측 상올리브(고양이)에서의 주파수 대응 조직도[Tsuchitani, C. & Boudreau, J. D. (1966). Single unit analysis of cat superior olivary S segment with tonal stimuli. *Journal of Neurophysiology, 29*, 684-697. Fig. 6. The American Physiological Society.]

며 시간이 흐르면서 기하급수적으로 쇠퇴하는 방전 패턴을 보이기도 한다. 청각 피질에서 보통 신경세포는 일반적으로 계속되는 자극에 몇 번 이상 반응하지 않지만 새로운 자극에는 더 수용적이다. 예를 들어 신경세포는 오직 자극의 시작과 끝, 주파수에서 상승, 하행, 조절되는 소리, 어떠한 방향으로부터 오는 소리, 또는 움직이는 음원에 반응할 수 있다.

중추 청각 신경세포의 반응은 신호의 근원과 신호의 본성에 의존한다. 상올리브복합체만큼 낮은 머리 두 면의 경로로 표현된 두 귀로부터 들어온 정보는 내측슬상체를 제외하고 피질을 통한 모든 레벨의 두 면

사이 접합 통로에 있음을 상기하라. 두 면으로 들어온 입력을 받은 신경세포는 흥분되거나 두 입력의 상호 작용에 따라 어느 정도 억제된다. 그림 2.49는 머리 각 면의 상올리브복합체 세포가 머리 두 면의 와우핵으로부터 신호를 어떻게 받는지 보여 준다. 그림에서 동측(같은 측)의 신호는 억제되고 대측(반대측)의 신호는 활성화된다. 활성/억제되는 대부분의 조합은 실제로 존재한다. 이러한 배열의 종류는 피질을 포함한 모든 레벨의 다양한 핵에서 앞서 언급한 귀 사이 시간, 강도 차이에 반응할 수 있도록 한다. 그리고 우리의 방향 청각 능력과 다른 양이 인식에 관련한 기초를 이룬다.

위치에 의한 주파수의 체계적인 조직은 **음국재화** (tonotopic organization)라 불리고 달팽이관으로부터 청각 피질까지 청각 시스템의 모든 레벨에서 보인다. 주파수 대응 관계는 각 핵에 대한 독립적인 많은 세포의 특이 주파수를 측정함으로써 결정되고 청신경, 와우핵, 상올리브복합, 외측모대, 하구, 피질에 대해 보고되었다. 예를 들어 그림 2.50은 고양이의 S자 모양 외측 상올리브에 대한 주파수 지도를 보여 주고, 그림 2.51은 피질의 다양한 영역 위치에 의한 주파수의 배치를 보여 주는 합성된 요약 그림이다.

원심성 청각 경로

코티기관과 상호 작용하는 원심성 신경세포는 뇌간의 양쪽에 있는 상올리브복합체로부터 파생되는데 이는 **올리브와우섬유속**(olivocochlear bundle, OCB)으로

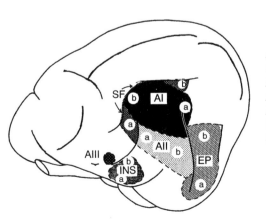

a 저주파수(와우의 첨단부)
b 고주파수(와우의 기저부)
AI 청각 영역
AII 청각 영역
AIII 청각 영역
INS 뇌도
SF 상실비우스 융모

그림 2.51 대뇌 피질 주파수 대응 조직의 합성 그림[Woolsey, C. N. (1960). Organization of cortical auditory system: A review and a synthesis. In Rasmussen GL, Windel WF (Eds.): *Neural Mechanisms of the Auditory and Vestibular System*. Springfield, IL: Charles C. Thomas, 165-180.]

라스무센의 다발이라고도 한다(Rasmusen, 1946; Warr, 1978). 올리브와우섬유속의 주요 관점은 그림 2.52에 묘사되어 있고 우리는 하나보다 두 시스템이 있는 곳을 손쉽게 볼 수 있다. **비교차된 올리브와우섬유속**(uncrossed olivocochlear bundle, UOCB)은 문제의 달팽이관처럼 머리의 같은 면으로부터 파생된 올리브와우로이다. 이것의 섬유 대부분은 **외측 상올리브**(lateral superior olive, LSO) 영역으로부터 오고 내유모세포의 구심성 신경세포에서 끝나며 몇몇은 **내측 상올리브**(medial superior olive, MSO) 근처로부터 오고 외유모세포로 간다. 맞은편의 배열은 **교차되는 올리브와우섬유속**(crossed olivocochlear bundle, COCB)을 위해 존재하며 섬유다발의 신경세포는 뇌간의 반대 방향에서 나오고 의문의 와우로 관을 향하는 네 번째 방의 바닥을 따라 교차한다. 여기서 섬유

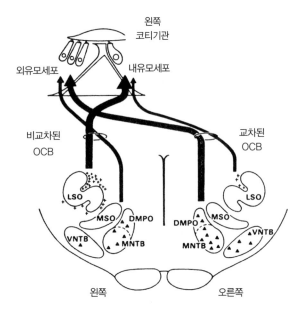

그림 2.52 교차와 비교차 올리브와우섬유속. 두꺼운 화살표는 교차된 올리브와우섬유속(OCB)으로부터 나온 섬유의 대부분이 내측 상올리브(MSO)에서 외유모세포까지 가는 것을 나타낸다. 그리고 비교차된 OCB 섬유의 대부분은 외측 상올리브(LSO)에서 내유모세포까지 간다. MNTB : 능형체의 내측핵, VNTB : 능형체의 복측핵, DMPO : 배측주변올리브행(dorsal periolivary nucleus)[Warr, W. B. (1978). The olivocochlear bundle: Its origins and terminations in the cat. In Naunton, R. F., & Fernandez, C. (Eds.): *Electrical Activity of the Auditory Nervous System*. London: Academic Press, 43-65.]

의 대부분은 내측 상올리브로부터 오고 외유모세포로 나가는 반면 훨씬 더 적은 수의 섬유는 외측 상올리브로부터 오고 내유모세포에서 끝난다. 다시 말해 교차되지 않은 올리브와우섬유속은 주로 외측 상올리브로부터 내유모세포의 구심성 신경세포로까지 연장되고 교차된 올리브와우섬유속은 주로 내측 상올리브에서 외유모세포까지 연장된다.

올리브와우섬유속은 중추로부터 말초로 하행하는 유일한 신경로가 아니다. 우리는 이미 원심성 신호가 등골근과 고막장근을 신경 지배하면서 중이의 전달 시스템에 영향을 준다는 것을 보았다. 또한 상위 센터는 청각계의 많은 레벨에서 더 낮은 센터에 영향을 미치는데 몇몇 원심성 신경은 귀로 가고 나머지는 신경계 자체에서 더 낮은 센터로 간다(Harrison & Howe, 1974; Winer, Diamond, & Raczkowsky, 1977). 예를 들어 이러한 원심성 연결의 몇몇은 피질, 외측모대, 하구로부터의 낮은 레벨을 향해 하행하고, 내측슬상체, 하구와 같은 다양한 중추 청각 센터에 의해 받아들여진다.

중추 전정 경로

전정신경세포는 내이도에서 **전정신경절**[vestibu-lar (Scarpa's) ganglia]과 함께 여덟 번째 전정가지를 구성하기 위해 연결된다. 소뇌교각의 뇌간에 진입한 후에 전정신경은 같은 면의 **전정핵**(vestibular nuclei)으로 가고 가지를 소뇌로 보낸다. 실제로 네 방향(위, 아래, 외측, 내측)의 전정핵은 각각의 면에 있다. 중추 전정 통로의 세부 사항은 서두의 본문을 넘어서는 영역이지만 입문한 학생은 이러한 관련성의 폭넓음에 대해 알고 있어야 하는데, 이는 공간에서 평형과 신체 지향점을 유지하는 우리의 능력에 기여하는 요인의 다양성을 지각하기 위해서 좋을 것이다. 전정핵은 머리를 회전시키는 동안에 눈 움직임을 조절하는 신경의 핵과 교통하는데 특히 대부분은 **세 번째 뇌신경**[동안신경, third (oculomotor) cranial nerve], **여섯 번째 뇌신경**[외전신경, sixth (abducens) cranial nerve]과 상호 작용한다. 이러한 관련성은 **내측 종속**

(medial longitudinal fasciculus)이 담당하는데 이는 전정 활동과 함께 눈 운동을 조정한다. 전정핵은 또한 전정척수로와 상호 작용하여 골격 근긴장과 항중력 근반사뿐 아니라 소뇌, 대뇌 피질, 그리고 뇌의 다른 면에 있는 전정핵에 영향을 준다.

골전도 청각

청각은 보통 공기 분자를 진동하는 형태에서 얻는 소리와 관련이 있다. 이 "일반적인 경로"는 기전도라 불린다. 이것은 또한 **골전도**(bone conduction)에 의해서 들을 수 있는데 소리가 두개골의 뼈 진동을 거쳐서 전달됨을 의미한다. 골전도는 두개골의 뼈를 진동할 만큼 충분히 강렬한 공기로 전달된 소리 또는 직접적으로 이 목적을 위해 만들어진 진동자를 이용하여 두개골의 뼈를 활성화함으로써 시작될 수 있다. 임상청각학에서 기전도 신호는 이어폰 또는 스피커를 통해 제시하고 골전도 자극은 골도진동자를 통해 제시한다.

기전도와 골전도는 진행파의 시작과 유모세포 섬모의 움직임 같은 **동일한 와우 활동의 결과**로 나타난다. 즉 그림 2.53은 두개골의 전두부에서 골도진동자에 의한 서로 다른 주파수로 자극될 때 어떻게 진동하는지를 보여 준다(Bekesy, 1932). 200Hz에서 전체 두개골은 적용된 진동처럼 같은 방향(앞−뒤)으로 진동한다.

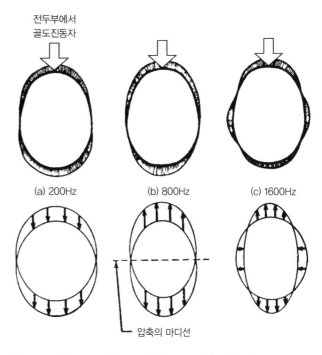

그림 2.53 (a) 200Hz, (b) 800Hz, (c) 1600Hz에서 골전도 자극으로 발생된 두개골 진동 패턴[Bekesy, G. (1932). Zur Theorie des Horens bei der Schallauftiahme durch Knochenleitung. *Annals of Physics*, 13, 111−136.]

800Hz에서도 앞−뒤 방향으로 계속해서 진동하나 패턴이 바뀜으로써 두개골의 앞과 뒤는 반대의 위상으로 진동한다. 1600Hz에서는 오른쪽−왼쪽, 앞−뒤 변위와 관련된 네 부분에서 진동하기 시작한다.

두개골 진동은 내이, 중이, 심지어 외이 요소까지 포함한 세 가지 메커니즘에 의해 달팽이관을 활성화한다(Tonndort, 1966). 모든 세 가지 요소는 약 1000Hz 위 주파수에서 비슷하게 중요하나 중이와 외

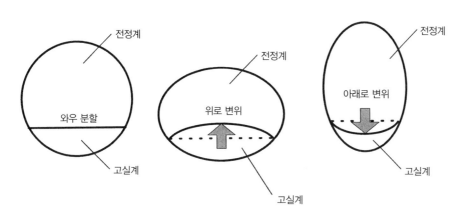

그림 2.54 달팽이관의 골 구조가 진동되어 생기는 골전도로 인한 기저막의 변위(본문 참조)[Tonndorf, J. (1962). Compressional bone conduction in cochlear models. *Journal of the Acoustical Society of America*, 34, 1127−1132.]

이 메커니즘은 저주파수에서 우세한 역할을 한다 (Tonndort, 1966). 그림 2.54에 나타난 것과 같이 골전도의 내이 요소는 주로 **와우의 골 구조가 진동되어 생기는**(distortional) 메커니즘과 관련된다. 측두골의 진동은 자극(평평하고 연장된 타원으로 표현)과 함께 동시에 발생하는 방법으로 달팽이관의 캡슐(원)이 뒤틀리는 원인이 된다. 왜냐하면 전정계는 고실계보다 질량이 더 커서 액체로 채워진 캡슐의 뒤틀림은 기저막 보상의 위아래 변위를 가져오기 때문이다(원과 타원 안의 선으로 표현되었다). 와우의 골 구조가 진동되어 생기는 메커니즘은 **압축**(compressional) 메커니즘에 의해서 보충되고 수정된다(Bekesy, 1932). 여기서 측두골 진동은 달팽이관의 캡슐을 번갈아 압축하고 팽창한다. 압축될 때 와우의 림프액은 난원창과 정원창을 밖으로 밀어낸다. 튀어나오는 가장 많은 양은 정원창에서 발생하는데 이는 난원창보다 더 탄성적이기 때문이다. 결과적으로 림프액은 전정계로부터 고실계와 정원창까지 아래로 이동하고 기저막 또한 이동한다(그림 2.55a). 이처럼 움직임이 증가하는 것은 전정계와 전정의 전체 표면 영역이 고실계의 영역보다 크기 때문이다(그림 2.55b).

골전도의 **중이** 요소는 그림 2.56에 나타냈다. 이소골은 시계추로 표현되는데 이는 머리의 편안한 위치와 관련하여 움직일 수 있는 위치인 중이 내에 필수적으로 떠 있기 때문이다. 시계추(이소골)가 왼쪽-오른

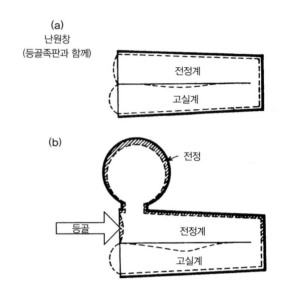

(a) 난원창 (등골족판과 함께) 전정계 고실계

(b) 전정 등골 전정계 고실계

그림 2.55 압축 골전도의 원리(본문 참조)[Bekesy, G. (1932). Zur Theorie des Horens bei der Schallauftiahme durch Knochenleitung. *Annals of Physics, 13,* 111–136.]

쪽 방향으로 진동함을 기억하라. 유양돌기에서 골도진동자는 두개골이 왼쪽-오른쪽 방향으로 진동하도록 하는데 이것은 또한 이소골이 왼쪽-오른쪽으로 움직이도록 한다(그림 2.56a). 하지만 매달린 이소골 연쇄의 관성은 자신의 운동을 머리의 운동보다 지연되도록 하는데 이것은 이소골이 머리와 비례해서 움직이는 것을 의미한다. 이 상대적인 움직임은 난원창 등골족판의 고정된 움직임에 영향을 줌으로써 신호를 림프액으로 전달한다. 중이 기여는 **이소골 지연**

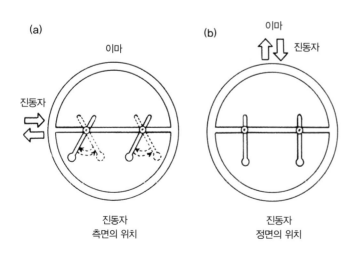

(a) 이마 진동자 진동자 측면의 위치

(b) 이마 진동자 진동자 진동자 정면의 위치

그림 2.56 이소골 관성 또는 이소골 지연 골전도는 전두부에서 진동자가 수직으로 두개골을 흔들 때(b)가 아니라 이소골 연쇄 움직임과 동일한 방향으로 유양돌기에서 진동자가 두개골을 흔들 때(a) 발생한다. [Barany. (1938). A contribution to the physiology of bone conduction. *Acta Oto-Laryngologica Supplementum, 26,* 1–223. From Gelfand. (2004). *Hearing: An Introduction to Psychological and Physiological Acoustics,* 4th ed. New York: Marcel Dekker.]

(ossicular-lag) 또는 **이소골 관성**(ossicular-inertial)이라 불린다. 반면에 전두부에서 진동자는 앞–뒤 방향으로 머리를 흔든다. 이 진동은 이소골 연쇄의 움직임이 직각으로 이뤄지게 하고 이소골 움직임은 진동자와 동일면으로 머리가 움직이는 저주파수에서 시작하지 않는다(그림 2.56b).

골전도의 외이 요소는 **음향 방사**(acoustical radiation) 때문이고 때때로 **골고막**(osseotympanic) 골전도라 불린다. 연골성 외이도 벽의 진동은 외이도 자체를 향해 방사되고 다음 고막에 의해 수집

된 후 기전도 경로를 거쳐 달팽이관으로 전달된다. 자신의 귀를 만지지 않은 채 손바닥으로 외이도를 확실하게(그러나 부드럽게) 폐쇄한 후 이를 함께 딱딱거림으로써 골전도의 외이 요소를 쉽게 알 수 있다. 소리는 두 번째로 폐쇄된 상태에서 눈에 띄게 커지는데 이는 저주파수를 놓치지 않고 보호함으로써 외이 골전도 메커니즘의 효과를 강화하기 때문이다.

이 **폐쇄 효과**(occlusion effect)는 여러 가지 임상적인 영향을 갖는데 이것은 다음 장에서 확실하게 설명한다.

학습 문제

1. 외이, 중이, 내이의 주요 해부학적 요소를 설명하라.
2. 방 안 어딘가에서 스피커에 의해 생성된 소리가 고막에 도달할 때는 왜 다른지 설명하라.
3. 고막에 도달하는 소리를 중이 시스템에서 왜 증폭해야 하는지 그리고 어떻게 이루어지는지 설명하라.
4. 달팽이관의 진동은 어떻게 유모세포를 활성화는가?
5. 진행파는 무엇이며, 이것은 다른 주파수를 듣는 우리의 능력과 어떻게 관련되어 있는가?
6. 내유모세포와 외유모세포의 유사성 및 차이점을 구조적, 부착, 기능적인 관점에서 설명하라.
7. 소리 강도의 차이가 청신경에서 어떻게 표현되는가?
8. 주파수의 차이가 청신경에서 어떻게 표현되는가?
9. 외이, 중이, 내이는 골전도에 의한 청취에 어떻게 기여하는가?
10. 귀로부터 청각 피질에 이르는 주요 신경경로를 기술하라.

참고문헌

Aitkin, L. M., Anderson, D. J., & Brugge, J. F. (1970). Tonotopic organization and discharge characteristics of single neurons in nuclei of the lateral lemniscus of the cat. *Journal of Neurophysiology*, *33*, 421–440.

Aitkin, L. M., & Webster, W. R. (1971). Tonotopic organization in the medial geniculate body of the cat. *Brain Research*, *26*, 402–405.

Barany, E. (1938). A contribution to the physiology of bone conduction. *Acta Oto-Laryngologica Supplementum*, *26*, 1–223.

Bekesy, G. (1932). Zur Theorie des Horens bei der Schallauftiahme durch Knochenleitung. *Annals of Physics*, *13*, 111–136.

Bekesy, G. (1941). Uber die Messung der Schwingungsamplitude der Gehbrknbchelchen mittels einer kapazitiven Sonde. *Akust Zeits*, *6*, 1–16.

Bekesy, G. (1953). Description of some mechanical properties of the organ of Corti. *The Journal of the Acoustical Society of America*, *25*, 770–785.

Bekesy, G. (1960). *Experiments in Hearing*. New York: McGraw-Hill.

Bekesy, G., & Rosenblith, W. A. (1958). The mechanical properties of the ear. In Stevens SS (Ed.): *Handbook of Experimental Psychology*. New York: Wiley, 1075–1115.

Blauert, J. (1983). *Spatial Hearing: The Psychophysics of Human Sound Localization*. Cambridge, MA: MIT Press.

Borg, E. (1973). On the neuronal organization of the acoustic middle ear reflex: A physiological and anatomical study. *Brain Research*, *49*, 101–123.

Borg, E. (1976). Dynamic characteristics of the intraaural middle reflex. In Feldman AS, Wilber LA (Eds.): *Acoustic Impedance and Admittance: The Measurement of Middle Ear Function*. Baltimore: Williams & Wilkins, 236–299.

Borg, E., Counter, A., & Rosler, G. (1984). Theories of middle ear muscle function. In Silman S (Ed.): *The Acoustic Reflex: Basic Principles and Clinical Applications*. Orlando: Academic Press, 63–99.

Brownell, W. E. (1990). Outer hair cell electromotility and otoacoustic emissions. *Ear and Hearing, 11*, 82–92.

Dallos, P. (1986). Neurobiology of cochlear inner and outer hair cells: Intracellular recordings. *Hearing Research, 22*, 185–198.

Dallos, P. (1988). Cochlear neurobiology: Revolutionary developments. *ASHA, 30*, 50–56.

Dallos, P., Billone, M. C., Durrant, J. D., Wang, C.-Y., & Raynor, S. (1972). Cochlear inner and outer hair cells: Functional differences. *Science, 177*, 356–358.

Davis, H. (1958). Transmission and transduction in the cochlea. *The Laryngoscope, 68*, 359–382.

Davis, H. (1962). Advances in the neurophysiology and neuroanatomy of the cochlea. *The Journal of the Acoustical Society of America, 34*, 1377–1385.

Davis, H. (1983). An active process in cochlear mechanics. *Hearing Research, 9*, 79–90.

Furness, D. N., & Hackney, C. M. (1986). High-resolution scanning-electron microscopy of stereocilia using the osmium-thiocarbohydrazide coating technique. *Hearing Research, 21*, 243–249.

Gelfand, S. A. (1984). The contralateral acoustic reflex threshold. In Silman S (Ed.): *The Acoustic Reflex: Basic Principles and Clinical Applications*. Orlando: Academic Press, 137–186.

Gelfand, S. A. (2004). *Hearing: An Introduction to Psychological and Physiological Acoustics*, 4th Ed. New York: Marcel Dekker.

Guinan, J. J. (2006). Olivocochlear efferents: anatomy, physiology, function, and the measurement of efferent effects in humans. *Ear and Hearing, 27*, 589–607[Erratum in *Ear and Hearing, 28*, 129 (2007)].

Harrison, J. M., & Howe, M. E. (1974). Anatomy of the descending auditory system (mammalian). In Keidel WD, Neff WD (Eds.): *Handbook of Sensory Physiology*, Vol. 511. Berlin: Springer, 363–388.

Helmholtz H. (1895). *Die Lehre von der Tonempfindugen* (trans. by A. Ellis, *On the Sensation of Tones*).

Hudspeth, A. J. (1985). The cellular basis of hearing; the biophysics of hair cells. *Science, 230*, 745–752.

Hughes, G. B. (Ed.) (1985). *Textbook of Otology*. New York: Thieme-Stratton.

Jepsen, O. (1963). The middle ear muscle reflexes in man. In Jerger J (Ed.): *Modern Developments in Audiology*. New York: Academic Press, 194–239.

Keithley, E. M., & Schreiber, R. C. (1987). Frequency map of the spiral ganglion in the cat. *Journal of the Acoustical Society of America, 81*, 1036–1042.

Khanna, S. M., & Leonard, D. G. B. (1982). Basilar membrane tuning in the cat cochlea. *Science, 215*, 305–306.

Kiang, N. Y. S. (1965). *Discharge Patterns of Single Fibers in the Cat's Auditory Nerve*. Cambridge, MA: MIT Press.

Kiang, N. Y. S., Liberman, M. C., Sewell, W. F., & Guinan, J. J. (1986). Single unit clues to cochlear mechanisms. *Hearing Research, 22*, 171–182.

Kiang, N. Y. S., Rho, J. M., Northrop, C. C., Liberman, M. C., & Ryugo, D. K. (1982). Hair-cell innervation by spiral ganglion cells in adult cats. *Science, 217*(4555), 175–177.

Liberman, M. C. (1982a). Single-neuron labeling in the cat auditory nerve. *Science, 216*, 1239–1241.

Liberman, M. C. (1982b). The cochlear frequency map for the cat: Labeling auditory-nerve fibers of known characteristics frequency. *Journal of Acoustical Society of America, 72*, 1441–1449.

Liberman, M. C. (1988). Physiology of cochlear efferent

and afferent neurons: Direct comparisons in the same animal. *Hearing Research, 34*, 179–192.

Lim, D. J. (1986a). Functional structure of the organ of Corti. *Hearing Research, 22*, 117–146.

Lim, D. J. (1986b). Effects of noise and ototoxic drugs at the cellular level in the cochlea: A review. *American Journal of Otolaryngology, 7*, 73–99.

Lippe, W. R. (1986). Recent developments in cochlear physiology. *Ear and Hearing, 7*, 233–239.

Manoussaki, D., Dimitriadis, E. K., & Chadwick, R. S. (2006). Cochlea's graded curvature effect on low frequency waves. *Physical Review Letters, 96*, 088701.

McGee, M. L. (1986). Electronystagmography in peripheral lesions. *Ear and Hearing, 7*, 167–175.

Mehrgardt, S., & Mellert, V. (1977). Transformation characteristics of the external human ear. *Journal of the Acoustical Society of America, 61*, 1567–1576.

Miller, A. R. (1965). An experimental study of the acoustic impedance and its transmission properties. *Acta Oto-Laryngologica, 60*, 129–149.

Morgan, D. E., & Dirks, D. D. (1975). Influence of middle ear muscle contraction on pure tone suprathreshold loudness judgments. *Journal of the Acoustical Society of America, 57*, 411–420.

Morgan, D. E., Dirks, D. D., & Kamm, C. (1978). The influence of middle-ear muscle contraction on auditory threshold for selected pure tones. *Journal of the Acoustical Society of America, 63*, 1896–1903.

Nedzelnitsky, V. (1980). Sound pressure in the basal turn of the cat cochlea. *Journal of the Acoustical Society of America, 68*, 1676–1689.

Peak, W. T., Sohmer, H. S., & Weiss, T. F. (1969). Microelectrode recordings of intracochlear potentials. *MIT Research Laboratory of Electronics Quarterly Progress Report, 94*, 293–304.

Pickles, J. O. (1988). *An Introduction to the Physiology of Hearing*, 2nd ed. London: Academic Press.

Pickles, J. O., Comis, S. D., & Osborne, M. P. (1984). Cross-links between stereocilia in the guinea-pig organ of Corti, and their possible relation to sensory transduction. *Hearing Research, 15*, 103–112.

Pickles, J. O., & Corey, D. P. (1992). Mechanoelectric transduction by hair cells. *Trends in Neurosciences, 15*(7), 254–259.

Proctor, B. (1989). *Surgical Anatomy of the Ear and Temporal Bone*. New York: Thieme.

Rabinowitz, W. M. (1976). Acoustic-reflex effects on the input impedance and transfer characteristics of the human middle-ear. Unpublished. Ph.D. dissertation Cambridge, MA: MIT.

Rasmussen, G. L. (1946). The olivary peduncle and other fiber projections of the superior olivary complex. *Journal of Comparative Neurology, 84*, 141–219.

Reger, S. N. (1960). Effect of middle ear muscle action on certain psycho-physical measurements. *Annals of Otology, Rhinology, and Laryngology, 69*, 1179–1198.

Rhode, W. S. (1985). The use of intracellular techniques in the study of the cochlear nucleus. *Journal of the Acoustical Society of America, 78*, 320–327.

Rose, J. E., Brugge, J. F., Anderson, D. J., & Hind, J. E. (1967). Phase-locked response to low-frequency tones in single auditory nerve fibers of the squirrel monkey. *Journal of Neurophysiology, 30*, 769–793.

Rose, J. E., Galambos, R., & Hughes, J. R. (1959). Microelectrode studies of the cochlear nuclei of the cat. *Bulletin of the Johns Hopkins Hospital, 104*, 211–251.

Rose, J. E., Greenwood, D. D., Goldberg, J. M., & Hind, J. E. (1963). Some discharge characteristics of single neurons in the inferior colliculus of the cat, I: Tonotopic organization, relation of spike-counts to tone intensity, and firing patterns of single elements. *Journal of Neurophysiology, 26*, 294–320.

Russell, I. J., & Sellick, P. M. (1977). Tuning properties of cochlear hair cells. *Nature, 267*, 858–860.

Rutherford, W. (1896). A new theory of hearing. *Journal of Anatomy and Physiology, 21*, 166–168.

Sachs, M. B., & Abbas, P. J. (1974). Rate versus level functions for auditory nerve fibers in cats: Tone burst stimuli. *The Journal of the Acoustical Society of America, 56*, 1835–1847.

Salvi, R., Henderson, D., & Hamernik, R. (1983). Physiological bases of sensorineural hearing loss. In Tobias JD, Shubert ED (Eds.): *Hearing Research and Theory*, Vol. 2. New York: Academic Press, 173–231.

Sellick, P. M., Patuzzi, R., & Johnstone, B. M. (1982). Measurement of basilar membrane motion in the guinea pig using the Mossbauer technique. *Journal of the Acoustical Society of America, 72*, 131–141.

Shaw, E. A. G. (1974). Transformation of sound pressure level from the free field to the eardrum in the horizontal plane. *Journal of the Acoustical Society of America, 56*, 1848–1861.

Shaw, E. A. G., & Vaillancourt, M. M. (1985). Transformation of sound-pressure level from the free field to the eardrum presented in numerical form. *Journal of the Acoustical Society of America, 78*, 1120–1123.

Simmons, F. B. (1959). Middle ear muscle activity at moderate sound levels. *Annals of Otology, Rhinology, and Laryngology, 68*, 1126–1143.

Simmons, F. B. (1964). Perceptual theories of middle ear function. *Annals of Otology, Rhinology, and Laryngology, 73*, 724–740.

Smith, H. D. (1946). Audiometric effects of voluntary contraction of the tensor tympani muscles. *Archives of Otolaryngology, 38*, 369–372.

Spoendlin, H. (1969). Innervation of the organ of Corti of the cat. *Acta Oto-Laryngologica, 67*, 239–254.

Spoendlin, H. (1975). Neuroanatomical basis of cochlear coding mechanisms. *Audiology, 14*, 383–407.

Spoendlin, H. (1978). The afferent innervation of the cochlea. In Naunton RF, Fernandez C (Eds.): *Electrical Activity of the Auditory Nervous System*. London: Academic Press, 21–41.

Steel, K. P. (1983). The tectorial membrane in mammals. *Hearing Research, 9*, 327–359.

Tonndorf, J. (1960). Shearing motion in scala media of cochlear models. *Journal of the Acoustical Society of America, 32*, 238–244.

Tonndorf, J. (1962). Compressional bone conduction in cochlear models. *Journal of the Acoustical Society of America, 34*, 1127–1132.

Tonndorf, J. (1966). Bone conduction: Studies in experimental animals: A collection of seven papers. *Acta Oto-Laryngologica. Supplementum, 213*, 1–132.

Tonndorf, J., & Khanna, S. M. (1970). The role of the tympanic membrane in middle ear transmission. *Annals of Otology, Rhinology, and Laryngology, 79*, 743–753.

Tos, M. (1995). *Manual of Middle Ear Surgery: Vol. 2, Mastoid Surgery and Reconstructive Procedures*. Stuttgart: Thieme.

van Bergeijk, W. A. (1962). Variation on the theory of Bekesy: A model of binaural interaction. *The Journal of the Acoustical Society of America, 34*, 1431–1437.

Warr, W. B. (1978). The olivocochlear bundle: Its origins and terminations in the cat. In Naunton RF & Fernandez C (Eds.): *Electrical Activity of the Auditory Nervous System*. London: Academic Press, 43–65.

Wever, E. G. (1949). *Theory of Hearing*. New York: Dover.

Wever, E. G., & Lawrence, M. (1954). *Physiological Acoustics*. Princeton: Princeton University Press.

Wiener, F. M., & Ross, D. A. (1946). The pressure distribution in the auditory canal in a progressive sound field. *The Journal of the Acoustical Society of America, 18*, 401–408.

Wiley, T. L., & Block, M. G. (1984). Acoustic and nonacoustic reflex patterns in audiologic diagnosis. In Silman, S. (Ed.): *The Acoustic Reflex: Basic Principles and Clinical Applications*. New York: Academic Press, 387–411.

Winer, J. A., Diamond, I. T., & Raczkowsky, D. (1977). Subdivisions of auditory cortex of the cat, the retrograde transport of horseradish peroxidase to medial geniculate body, and posterior thalamic nuclei. *The Journal of Comparative Neurology, 176*, 387–418.

Woolsey, C. N. (1960). Organization of cortical auditory system: A review and a synthesis. In Rasmussen GL, Windel WF (Eds.): *Neural Mechanisms of the Auditory and Vestibular System*. Springfield, IL: Charles C Thomas, 165–180.

Yoshie, N. (1968). Auditory nerve action potential responses to clicks in man. *The Laryngoscope, 78*, 198–213.

Zwislocki, J. (1975). The role of the external and middle ear in the sound transmission. In Tower DB, Eagles EL (Eds.): *The Nervous System, Vol. 3, Human Communication and Its Disorders*. New York: Raven Press, 45–55.

Zwislocki, J. J., Chamberlain, S. C., & Slepecky, N. B. (1988). Tectorial membrane: I. Static mechanical properties in vivo. *Hearing Research, 33*, 207–222.

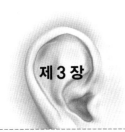

제 3 장

측정의 원리와 청각의 본질

어떤 사람의 키나 체온, 혈당과 같은 신체적 특성은 직접 측정할 수 있다. 그러나 청각과 같이 감각이나 지각적 능력의 경우에는 그렇지 않다. 어떤 사람이 들을 수 있는 것이 무엇이고 이 소리가 어떻게 지각되는지를 알아내기 위해서는 본인에게 직접 물어보는 수밖에 없다. 즉 청력 평가는 대부분 자극을 제시하고 그 자극에 대한 반응을 측정하는 데 의존한다. 소리가 들렸을 때 손을 들거나, 검사 단어를 반복하거나, 두 소리 중에 어떤 소리가 더 큰지를 판단하거나, 심지어 소리가 유발한 신경계의 전기 활동 등이 모두 반응이라고 할 수 있다. 자극-반응 상황에는 다음과 같은 어려움이 있다. (1) 우리가 검사하고자 하는 것을 실제로 검사하고 있는지의 문제인 **타당성**(valid), (2) 같은 검사가 반복되었을 때 같은 결과가 나오는지에 대한 문제인 **신뢰성**(reliable)이 그것이다.

우리는 또한 시행하는 측정의 본질과 한계점에 대해 인식하고 있어야 한다. 예를 들어 어떤 사람이 제시된 소리를 특정 강도에서 들을 수 있는지와 반대로 그 소리가 존재한다는 것을 겨우 들을 수 있는 데 필요한 가장 작은 강도가 얼마인지 간에는 주요한 차이점이 있다. 첫 번째 검사는 피검자가 그 소리를 들을 수 있는 집단에 속하는지 그 소리를 들을 수 없는 집단에 속하는지에 따라 분류된다. 두 번째 검사는 피검자의 청력을 연속선상에서 분류한다. 결국 우리는 피검자가 반응하는 방식이 자극 소리를 들었는가 듣지 않았는가 이상으로 영향을 끼친다는 것을 알 수 있다. 반응은 종종 검사 방법(예 : 직전의 반응이 다음 반응에 어떻게 영향을 미치는가)에 따르는 복합적인 영향을 받고 검사를 받는 사람이 사용하는 준거(예 : "들린다"고 말하기 전에 얼마나 확신하는가)에 의해 영향을 받는다.

척도와 측정

측정의 척도

청각에 대한 대부분의 검사와 측정은 Stevens(1975)가 설명한 전통적인 명목, 서열, 등간, 비율 척도의 견지에서 볼 수 있다. **명목 척도**(nominal scale)에서 피검자나 관찰 결과는 단순히 다른 집단으로 분류되며 집단 간에 어떤 순서나 위계가 없다. 몇 가지 예를 들면 사람들이 성별(남/녀)이나 눈의 색깔(갈색/파란색/녹색)에 따라 구분하거나 대상 유형에 따라 그림을 구분(풍경화/자화상/정물화)하는 것 등이다. 반면에 관찰 결과나 분류에 어떤 위계나 순서까지 있다면 이는 **서열 척도**(ordinal scale)라 한다. 예를 들면 그림의 종류에 따른 상대적인 선호도를 조사한다거나 그림들을 상대적인 가격에 따라 분류할 수 있다. 이때 집단 간에 순서적인 진행이 있으나 간격은 서로 다르다. 예를 들면 몇 가지 그림이 가격에 따라 10달러, 25달러, 100달러, 150달러, 175달러 등으로 순서화될 수 있다. 우리는 관찰 결과의 상대적인 순서를 알고 있으며 서열 척도에서 알 수 있는 정보는 중앙값과 백분위 같은 용어로 설명될 수 있다.

분류나 관찰 결과 간의 간격이 일정할 때 서열 척도는 시간, 섭씨나 화씨 온도 같은 **등간 척도**(interval scale)가 된다. 척도에서 연속된 두 지점 간의 간격이 같다는 것에 주목하라. 오전 6시부터 오전 7시 사이에는 1시간이 있고 오후 10시부터 오후 11시 사이에도 1시간이 있다. 30°C와 31°C 사이에 1°C가 있고 99°C와 100°C 사이에도 1°C가 있다. 등간 척도는 우리가 대부분의 계산을 할 수 있게 해 준다. 그래서 정보를 평균(average)과 표준편차라는 용어로 설명할 수 있다. 그러나 비율은 진짜 0점이 없기 때문에 사용되지 않을 수 있다. **비율 척도**(ratio scale)는 등간 척도의 모든 특성을 가지면서 진짜 0점(고유의 기원) 또한 갖는다. 켈빈 척도(Kelvin scale, 0이 절대 0임)에서 길이와 온도는 비율 척도의 전형적인 예이며 이 장의 후반부에 설명하는 손(sone)의 소리 크기, 멜(mel)의 소리 높이의 경우와 같다. 모든 수학적인 계산은 비율, 기하 평균, 데시벨을 포함하여 비율 척도 정보를 가지고 있다고 할 수 있다.

전통적인 측정 방법

청력 및 다른 감각을 측정하기 위해 사용되어 온 전통적인 방법은 한계, 조정, 지속(또는 지속 자극) 방법이다. 다른 검사 방법 또한 가능한데 직접 척도 접근법 외에 임상적 방법도 있다(뒤에서 설명할 것이다). 정교화된 적응적 검사 방법(adaptive testing method) (Gelfand, 1998)은 연구에 일반적으로 사용했으나 임상적으로도 사용할 수 있다. 우리는 한계, 조정, 지속 방법으로 검사 맥락에서 피검자의 순음 신호에 대한 **청력역치**(threshold)를 찾아내는 방법을 각각 설명할 것이다. 역치는 간단히 말하자면 피검자가 들을 수 있는 가장 작은 강도이다. 이러한 방법은 또한 두 소리 간에 지각할 수 있는 가장 작은 강도나 주파수 차이를 결정하는 것처럼 다른 종류의 측정을 위해서도 사용될 수 있다.

한계법(method of limits)은 그림 3.1에 설명되어 있다. 피검자에게 한 번에 하나의 소리를 제시한다. 그리고 피검자는 각 제시 직후 자극을 들었는지("예" 또는 +) 못 들었는지("아니요" 또는 −) 표시하는 것으

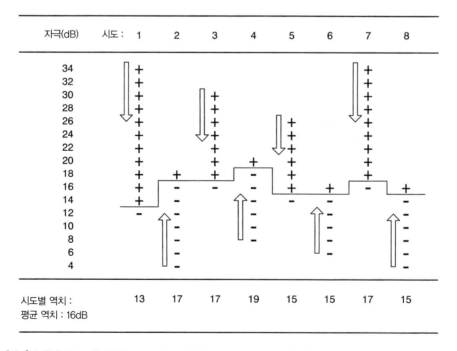

그림 3.1 "시도"가 한계법으로 청력역치를 찾는 데 사용되었다. [Gelfand, S. A. (1998). *Hearing: An Introduction to Psychological and Physiological Acoustics*, 3rd ed. New York: Marcel Dekker.]

로 반응한다. 검사자는 자극의 수준을 조절하고 한 방향(상승 또는 하행)으로 자극을 주어서 반응이 "예"(+)에서 "아니요"(−)로 또는 "아니요"(−)에서 "예"(+)로 바뀔 때까지 고정된 단계(예 : 한 번에 2dB씩)를 변화시킨다. 이때 자극 제시의 각 세트를 시도(run)라고 한다. 그림 3.1에서는 8회의 시도를 보여 주고 있다. 하행 시도는 피검자의 예상 역치보다 위에서 시작하고 자극 강도는 소리가 안 들리게 될 때까지 내려간다. 상승 시도는 피검자의 역치보다 아래에서 시작하여 소리가 처음으로 들릴 때까지 강도를 올린다. 교차 지점은 시도마다 다르며 따라서 가장 잘 예측된 역치는 몇 개의 시도를 평균 낸 것이다. 검사 바이어스를 최소화하기 위해 그림에서 보듯이 서로 다른 시작 강도에서 같은 수의 상승과 하행 시도들을 평균 낸다.

조절법(method of adjustment)은 자극 수준이 고정 단계가 아니라 계속적으로 변하며 피검자 자신이 조절하는 방법이다. 자신의 역치를 찾기 위해 피검자는 소리가 처음으로 들릴(들리지 않을) 때까지 레벨이 표시되어 있지 않은 조절기를 올린다(내린다). **협차법**(bracketing) 또는 상승하행법은 변화 지점에 도달할 때까지 수준을 교대로 올리거나 내리는 것으로서 조정법과 한계법의 수정 방법으로 흔히 사용된다.

한계법과 조정법에서 어떤 수준을 제시하는 것은 이전 제시의 반응에 달려 있기 때문에 연속적인 방법이다. 이와 대조적으로 **항상자극법**[method of constant stimuli(constants)]은 각 수준에서 피검자에게 무작위 순서로 제시되는 미리 결정된 같은 개수의 자극을 사용한다. "예"(+)와 "아니요"(−) 반응은 사용된 각각의 수준에서 집계된다. 역치는 집계된 각각의 수준에서 50% 반응을 계산하여 결정된다. 그림 3.2는 "예"(+) 반응의 백분율이 0dB부터 10dB까지의 11개 음압 수준(SPL)에서 50개의 무작위 소리 자극을 제시하여 계산되는 예를 보여 준다. 각 집계는 백분율로 변환되고 나서 **정신물리측정 곡선**(psychometric function)으로 알려진 그래프로 그려진다. 정신물리측정 곡선에서 50% 지점이 보통 역치로 여겨지는데 이 예에서는 7.5dB이다. 항상자극법은 매우 정확하지만 역치보다 아주 높고 낮은 수준에서 여러 번의 제시가 "낭비"되기 때문에 비효율적이다.

직접척도법

직접척도법(direct scaling)은 피검자가 직접 물리적인 소리와 자신이 어떻게 지각하는가 사이의 일치점을 찾는 것이다. 주요 접근법으로는 **분할 척도**(partition scale)와 비율 또는 크기 척도(ratio or magnitude scale)가 있다. 이 장의 뒷부분에서 논의할 소리 크기

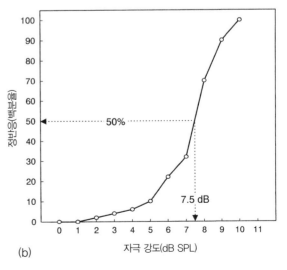

(a)

데이터 집계표		
자극 강도(dB)	반응	
	숫자	백분율
10	50	100
9	45	90
8	35	70
7	17	32
6	11	22
5	5	10
4	3	6
3	2	4
2	1	2
1	0	0
0	0	0

(b)

그림 3.2 항상자극법의 도식화. 데이터 집계표는 (a) 정신물리측정 곡선을 그리기 위해 사용되었다. (b) 50% 지점이 역치가 되었다.

(손)와 소리 높이(멜) 척도는 강도와 비율 척도 방법을 사용하기 위해 개발되었다. **분할 척도**는 피검자에게 강도 또는 주파수의 범위를 듣고 어떻게 지각했는지에 따라 등간격의 범위로 나누도록(분할하도록) 요구한다.

비율 척도(ratio scale)는 비율의 추정 또는 산출에 근거하여 개발되었다. **비율 추정**(ratio estimation)에서는 피검자가 소리의 쌍을 듣고 두 소리가 비율적으로 어떻게 연관되어 있는지 설명(추정)하도록 한다. 예를 들어 첫 소리와 비교하여 두 번째 소리가 2배 정도 크거나, 크기가 절반이거나, 4배 더 크거나 등 또는 소리 높이가 절반 정도이거나, 4분의 1 정도이거나, 2배 정도 높거나 등으로 추정한다. 이와 반대의 접근법이 **비율 산출**(ratio production)이다. 여기서는 피검자에게 한 소리가 다른 한 소리보다 2배 또는 절반 정도의 크기가 될 때까지 소리의 강도를 조정(산출)하도록 요구하거나 또는 소리의 주파수를 한 소리가 다른한 소리보다 4분의 1, 절반 또는 2배 더 높게 변화시키도록 요구한다.

크기 척도(magnitude scale)는 비율 척도와 유사하지만 비율이나 분수 대신에 숫자(크기)를 사용하는 것이 다르다. **크기 추정**(magnitude estimation)에서는 피검자에게 연속적인 자극(예 : 강도)을 받은 후 지각의 크기(예 : 소리 크기)를 반영하는 방식으로 각 자극에 숫자를 지정하도록 요구한다. 그림 3.3에서 볼 수 있듯이 그 결과는 물리적 자극과 피검자 지각 간의 관계를 보여 준다. 크기 추정 방법에는 두 가지 주요 방법이 있다. 한 가지 방법은 피검자에게 **모듈러스**(modulus)라고 불리는 "표준"음을 제시하고 그 크기가 예를 들어 "10"이라고 한다. 피검자는 그 후에 다른 강도를 가진 다른 소리들을 듣고 그 크기를 모듈러스와 비교해 숫자로 표현(추정)한다. 어떤 음이 모듈러스보다 2배 더 크면 20으로 점수를 매긴다. 40은 4배 더 크다는 뜻이고 2는 5분의 1로 작은 소리라는 뜻이다. 대안적인 방법으로 모듈러스를 생략하는 방법이 있다. 이 경우에는 피검자에게 각 소리를 지각한 것을 나타낼 수 있는 숫자를 사용하여 점수를 매기도록 요

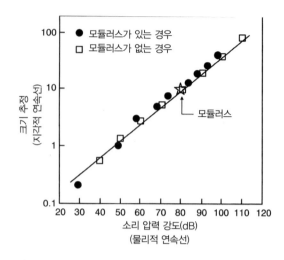

그림 3.3 크기 추정은 강도의 범위에 대한 지각값을 보여 준다. 모듈러스가 있을 때나 없을 때나 비슷한 결과인 것을 주목하라. [Stevens (1956)의 결과에 기초함.]

구한다. 그림에서 볼 수 있듯이 모듈러스가 있든 없든 유사한 결과를 얻는다. 크기 추정과 반대되는 방법으로 **크기 산출**(magnitude production)이 있다. 이때 피검자에게 숫자를 제시하고 대응하는 소리 크기(또는 소리 높이)를 산출하도록 강도(또는 주파수)를 조정하게 한다.

크기 척도는 여러 가지 감각에 대해 개발되어 왔고 **감각 간 일치**(cross-modality matches) 즉, 서로 다른 감각에서 각 감각 양식의 지각을 표현하는 것까지 가능했다. 감각 간 일치는 선 길이 지각과 연결하여 환자의 소리 크기 지각 평가 능력을 향상시킴으로써 청각학적으로 유용할 수 있다(Hellman & Meiselman, 1988; Hellman, 1999).

정상 청각의 본질

청각학(audiology)은 청각의 정상적인 측면과 비정상적인 측면, 청각의 의사소통 과정에서의 위치, 청각 손상을 입은 환자의 임상적인 평가와 관리를 다루는 학문이다. 물리적 자극의 지각을 다루는 과학이 영역을 정신물리학(psychophysics)이라 한다. 청각학의 한 분야일 뿐만 아니라 소리의 지각을 다루는 과학은 **심리음향학**(psychoacoustics)으로도 알려져 있다.

청각의 범위

최소 가청 수준

들을 수 있는 소리부터 참을 수 있는 소리까지 포함하는 청각의 범위를 생각하는 것이 유용할 때가 있다. 그림 3.4의 가장 낮은 곡선은 주파수에 따른 음압 수준의 데시벨(dB SPL)로 정상인들이 아주 작게 듣는 소리 또는 **역치**를 보여 준다. 이 곡선들의 놀라운 점은 평평하지 않다는 것이다. 대신 겨우 듣는 데 필요한 SPL이 상당 부분 주파수에 의존하고 있다. 청력역치는 100~10000Hz 사이에서 상당히 민감하다. 그리고 주파수가 이 범위보다 높아지거나 낮아짐에 따라 둔감해지게(즉 역치에 도달하기 위해 더 많은 강도가 필요함) 된다. 더욱이 청각은 2000~5000Hz 범위에서 가장 민감하다(즉 역치에 도달하기 위한 강도가 가장 적게 필요하다). 전도 시스템의 공명 반응이 가장 민감한 이 주파수 범위에서 역치를 낮추는 데 지대한 역할을 한다(2장 참조).

최소 가청도를 달성하는 데 필요한 소리 수준은 그

것을 어떻게 구하느냐에 달려 있다. "MAF"라고 이름 붙인 곡선은 "MAP"라고 이름 붙인 곡선보다 6~10dB 더 낮다. **최소 가청 압력**(minimal audible pressure, MAP)은 이어폰으로 얻은 편측(편측 귀) 역치에 기초한다. 우선 피검자의 역치를 적절한 방법으로 구한다. 그리고 나서 피검자의 외이도에 있는 이어폰으로 역치에 해당하는 음압을 측정한다. 흔히 사용되는 대안적인 방법은 이 목적을 위해 표준화하여 특별 제작한 6cc 커플러(coupler)로 소리를 측정하는 것이다. 후자의 방법이 청각학적 기계를 교정하는 데에 사용되는 것을 볼 수 있다. 이와 대조적으로 **최소 가청 영역**(minimal audible field, MAF) 값은 무반향(echo-free, anechoic) 방에서 스피커로 양이(binaural, two-ear)에 제시되는 소리에 반응한 피검자의 역치에 기초한다. 역치를 결정한 후에 피검자 없이 피검자의 머리가 있던 똑같은 장소에 소리를 측정하는 마이크로폰을 놓고 측정한다.

MAF와 MAP 역치 간의 차이는 "잃어버린 6dB"로

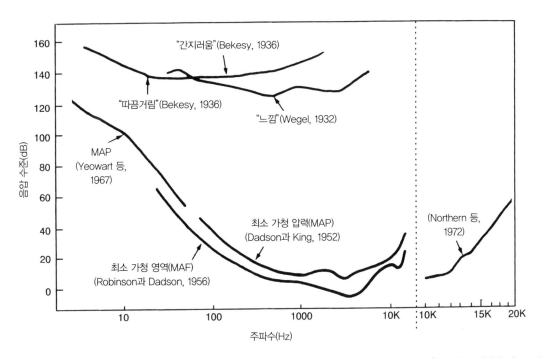

그림 3.4 최소 가청 수준(MAP와 MAF 곡선)과 최대 포화 수준. 몇몇 연구의 주파수에 따른 음압 수준(dB SPL)을 데시벨로 나타낸 것으로서 주파수 척도는 보다 명확히 하기 위해 10000Hz 이상으로 확장되어 있다. [Gelfand, S. A. (1998). *Hearing: An Introduction to Psychological and Physiological Acoustics*, 3rd ed. New York: Marcel Dekker.]

알려져 있으며 상당 기간 동안 문제가 된 이슈였다. 그러나 MAF와 MAP의 격차는 양이 대 편측 청각, 이어폰으로 제시되는 자극을 차폐하는 생리적 소음, 실이 대 커플러 측정, 다른 기술적인 요인을 포함하는 여러 요인의 조합에 의해 설명되기 때문에 실제보다 더 커지는 것이다(Killion, 1978).

청각의 상한선

사용 가능한 청각의 상한 수준은 그것을 어떻게 정의하는가에 달려 있다. Sherlock과 Formby(2005)에 의해 최근에 111~115dB SPL 정도의 큰 소리가 불쾌음량역치라는 보고가 나왔지만 불쾌음량역치는 100dB SPL 부근에서 일어난다(Hood & Poole, 1970; Morgan, Wilson, & Dirks, 1974). 그러나 느낌, 간지러움, 고통과 같은 감각 차원에서는 불쾌음량역치가 훨씬 더 높다. 이처럼 불쾌하고 잠재적으로 참을 수 없는 감각은 본질적으로 청각적이라기보다는 촉각적이며, 감각의 본질에 따라 대략 120~140dB SPL 사이에서 발생한다. 그림 3.4에서 몇 가지 예를 볼 수 있다. 역치 감각 곡선과 대조적으로 청각 상한선은 불쾌음량과 촉감각 둘 다에 대하여 주파수 범위에 걸쳐 상대적으로 평평하다.

시간적 합산

소리에 대한 역치는 대략 3분의 1초보다 짧지 않는 한 지속시간에 영향을 받지 않는다. 소리가 300밀리초보다 짧을 때 지속시간이 짧아질수록 그 소리의 역치가 증가하고 지속시간이 증가할수록 역치는 감소한다(그림 3.5a). 일반적으로 지속시간 10배 증가는 강도 10dB 감소에 의해 소거될 수 있으며 지속시간 10배 감소는 강도 10dB 증가에 의해 소거될 수 있다. 이러한 현상을 **시간적 합산**

(temporal summation) 또는 **시간적 통합**(temporal integration)이라 한다. 시간-강도 교환(time-intensity trade)에 대한 예는 다음과 같다. 250밀리초 지속하는 순음에 대한 어떤 사람의 역치가 18dB이라고 가정해 보자. 순음의 지속시간을 10배 줄여서 25밀리초가 되게 하면 이 사람의 역치는 10dB 증가하여 28dB이 될 것이다. 이와 같이 25밀리초 지속하는 순음의 역치가 28dB이라면 지속시간을 10배 증가시켜 250밀리초가 될 때 역치는 10dB 향상되어 18dB가 될 것이다. 이와 같은 관계는 소리의 크기에도 적용될 수 있다. 예를 들어 25밀리초 지속되는 40dB 순음의 그 지속시간을 10배 늘려 250밀리초가 되게 하면 50dB 순음의 크기로 들릴 것이다.

시간적 합산은 대략 3분의 1초 구간 안에서 에너지

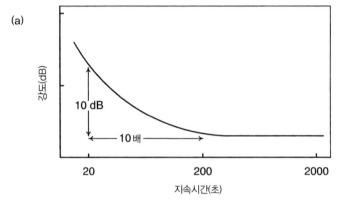

(a)

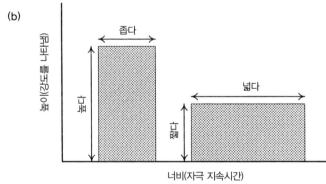

(b)

그림 3.5 (a) 시간적 합산은 지속시간이 10배가 되는 것이 10dB 강도 변화에 의해 소거되는 교환점과 관련이 있다. (b) 각 직사각형의 면적은 제시되는 에너지의 양을 나타내며 높고 좁은지(더 큰 강도와 더 짧은 지속시간) 낮고 넓은지(더 작은 강도와 더 긴 지속시간)에 상관없이 면적은 같다.

를 통합하는 귀의 능력을 반영한다. 이 원리는 그림 3.5b에 설명되어 있다. 각 직사각형의 면적은 제시되는 에너지의 양을 나타낸다. 면적(에너지)은 직사각형이 높고 좁든(강도가 더 크고 지속시간이 더 짧음을 나타냄), 낮고 넓든(강도가 더 작고 지속시간이 더 깊을 나타냄) 상관없이 같다. 사진 촬영에 경험이 있는 학생이라면 이 현상이 렌즈 개방과 셔터 속도 간의 교환(trade-off)과 같음을 알 것이다.

변별 민감도

두 소리 간의 최소 지각 차(smallest perceptible difference)를 **변별역치**(difference limen, DL) 또는 **차이역**(just noticeable difference, jnd)이라 한다. 예를 들어 두 소리 간에 구별할 수 있는 최소 강도 차이는 강도에 있어서의 DL이다. 델타(Δ)는 "변화"에 대한 상징이기 때문에 강도 DL은 종종 ΔI라고 한다. 만약 Δ가 두 개의 소리가 다르다는 것을 말하기 위해 필요한 강도 차이라면 두 소리 중 하나는 I의 강도이고 다른 하나는 $I+\Delta I$의 강도가 된다(그림 3.6). 소리의 다른 측면에 대한 유사한 용어가 차이역에도 적용될 수 있다. 예를 들어 주파수에 대한 DL, 즉 Δf는 두

소리 f와 $f+\Delta f$의 주파수 차이를 구분할 수 있는 가장 작은 차이이다.

ΔI와 Δf의 값은 절대 DL 값인데 그 이유는 두 소리가 다르다고 하는 데 필요한 실질적 물리적 차이를 결정하기 때문이다. 그러나 경험상 우리는 DL의 물리적인 크기가 항상 같은 조건하에 있지 않다는 것을 안다. 예를 들어 깜깜한 밤에 수면등을 켜면 금방 알아챌 수 있지만 대낮에는 그렇지 않다. 다시 말하면 ΔI의 크기는 I의 크기에 달려 있다. 이런 이유로 우리는 DL뿐만 아니라 시작 값도 고려하는 상대적 DL에 특히 관심이 있다. 상대적 DL은 $\Delta I/I$와 같으며 **베버 분수**(Weber fraction)라 한다. 베버 분수의 개념은 상수값(k)이며 이를 **베버의 법칙**(Weber's law)이라 부른다. 수치적 용어로 베버의 법칙은 $\Delta I/I=k$이다.

Hirsh(1952)는 가설적이지만 전통적인 실험을 통해 이 문제의 해답을 구하려고 노력하여 이러한 원리들이 분명해졌다. 우리가 이미 특정 숫자의 초를 가지고 있다면 밝기의 차이를 느끼기 위해서는 몇 개의 초가 더 필요할까? 그 "해답"이 표 3.1에 제시되어 있다. 첫 번째 칸은 초의 원래 개수(I)이며 10, 100, 1000, 10000 또는 100000개이다. 두 번째 칸은 차이(DL 또

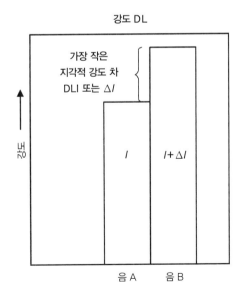

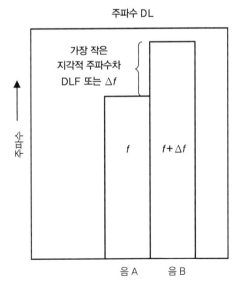

그림 3.6 변별역치(DL)는 두 소리를 구분할 수 있는 가장 작은 차이이다. 강도 DL 또는 ΔI는 두 소리 I와 $I+\Delta I$ 간의 지각 가능한 가장 작은 강도 차이이다. 주파수 DL 또는 Δf는 두 소리 f와 $f+\Delta f$ 간의 지각 가능한 가장 작은 주파수 차이이다.

표 3.1 베버 분수($\Delta I/I$)와 베버의 법칙($\Delta I/I=k$)을 가상 데이터로 설명하였다. 이미 있는 몇 개의 초(I)에 또 몇 개의 초를 추가해야 밝기의 차이를 느낄 수 있는지(DL)를 보여 준다.

원래의 초(I)	더해진 초(ΔI)	새로운 합($I+\Delta I$)	베버 분수($\Delta I/I$)	베버의 법칙($\Delta I/I=k$)
10	1	11	1/10	0.1
100	10	110	10/100	0.1
1000	100	1100	100/1000	0.1
10000	1000	11000	1000/10000	0.1
100000	10000	110000	10000/100000	0.1

는 ΔI)를 말하는 데 필요한 초의 추가 개수이며 새로운 합($I+\Delta I$)은 세 번째 칸에 있다. "베버 분수"라고 되어 있는 네 번째 칸은 각 경우의 원비율 $\Delta I/I$을 보여 주며 "베버의 법칙"이라고 되어 있는 마지막 칸은 이것을 약분하여 단순화한 결과를 보여 준다. 결과는 분명하다. 처음에 더 많은 초를 켰을 때(I) 더 많은 초를 더해야(ΔI) 차이를 말할 수 있다. 그러나 증가의 상대적인 크기는 항상 같다($\Delta I/I=k=0.1$).

강도와 주파수에 대한 변별역치

백색소음 강도에 대한 상대적 DL이 베버의 법칙을 따름(예 : Houtsma, Durlach, & Braida,1980)에도 불구하고 순음의 $\Delta I/I$ 값은 감각 수준이 증가하면 어느 정도 증가한다(예 : Jesteadt, Wier, & Green, 1977a). **감각 수준**(sensation level, SL)은 단순히 역치보다 높은 데시벨의 숫자이며 따라서 0dB SL은 "역치"를 뜻하고 40dB SL은 역치보다 40dB 높다는 것을 뜻한다. 예를 들어 Jesteadt 등(1977a)은 $\Delta I/I$ 값이 역치 근처에서는 대략 0.4이며 40dB SL에서는 0.3, 60dB SL에서는 0.2로 강도가 클수록 다소 작아지는 것을 발견하였다. 그러므로 강도 DL에서 $\Delta I/I$가 꼭 상수는 아니기 때문에 "베버의 법칙은 약간의 오차가 있는 것"으로 보인다. 중주파수에서는 $\Delta I/I$의 크기가 상당히 일관되는 것처럼 보인다. 그러나 모든 가청 주파수에서 그런지는 분명하지 않다.

주파수에 대한 DL은 주파수가 증가하고 감각 수준이 감소함에 따라 커진다(넓어진다)(Wier, Jesteadt, & Green, 1977). 40dB SL의 잘 들리고 편안한 수준

에서 Δf의 크기는 200~400Hz에서 1Hz, 1000Hz에서 2Hz, 2000Hz에서 3Hz, 4000Hz에서 16Hz, 8000Hz에서 68Hz이다. 베버 분수로 살펴보면 $\Delta f/f$는 600~2000Hz 사이에서 가장 작고(0.002) 이 범위보다 낮거나 높은 주파수에서 더 커진다. 이 모든 값은 강도가 역치 쪽으로 감소될 때 더 커진다(나빠진다).

시간적 변별

시간 영역에서 방금 논의한 강도인 주파수 DL과 가장 유사한 비유는 신호의 지속시간에 대한 DL일 것이다. 여기서 피검자는 두 신호 중에 어떤 신호가 더 긴 시간 동안 지속되었는지 결정해야 한다. 지속시간에 대한 DL(Δt)은 신호의 전체 지속시간(t)이 증가할수록 커지며(길어지며) 베버 분수 $\Delta t/t$는 상수가 아니다(Abel, 1972; Dooley & Moore, 1988). 그러나 이것이 청각에서 시간과 관련된 변별의 유일한 종류는 아니다.

지각 가능한 가장 짧은 시간 간격 또는 **시간 해상도**(temporal resolution)는 일반적으로 젊은 정상인에게는 2~3밀리초 정도이며 간극탐지(gap detection)뿐만 아니라 다른 방법으로도 측정될 수 있다(Fitzgibbons & Wightman, 1982; Buus & Florentine, 1985; Green, 1985; Fitzgibbons & Gordon-Salant, 1987). **간극탐지검사**(gap detection testing)에 사용되는 자극은 보통 아주 짧은 쉼이나 빠르게 연속적으로 제시되는 간극이 있는 한 쌍의 소음이다. 이 간극의 지속시간은 측정 방법의 적합성에 따라 다양하며 피검자의 과제는 간극이 들리는

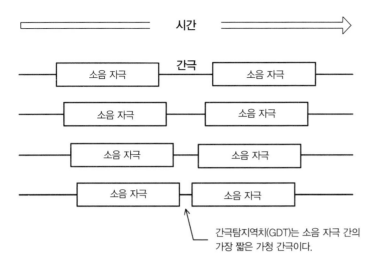

그림 3.7 간극탐지검사는 빠르게 연속적으로 제시되는 두 소리(소음) 사이의 짧은 간극을 듣는 과제이다. 간극탐지역치(GDT)는 들을 수 있는 가장 짧은 간극을 말한다.

지 들리지 않는지를 결정하는 것이다. 구분 가능한 가장 짧은 간극을 **간극탐지역치**(gap detection threshold)라 한다. 이러한 원리는 그림 3.7에 제시되어 있다. 피검자에게 하나의 연속인 소리를 들었는지 두 개의 소리를 연달아 들었는지를 물어도 같은 결과를 얻을 수 있다. 그러나 피검자가 구별 가능한 두 신호 중에 어떤 것을 먼저 들었는지 알기 위해서 또는 **순서를 지각**(perceived order)하기 위해서는 20밀리초 이상의 간격이 필요하다(Hirsh, 1959).

음량과 피치

음량과 피치는 우리가 물리적 특질인 강도와 주파수를 각각 어떻게 지각하는지를 말한다. 큰 강도가 작은 강도보다 더 크게 들리고 높은 주파수가 더 높게 들린다는 것은 모두가 알기 때문에 이러한 구분을 하는 것이 이상하게 보일지 모른다. 이것은 일반적으로 사실이다. 그러나 음량과 피치의 지각적 세계와 강도, 주파수의 물리적 세계는 일대일의 관계와 거리가 멀다는 것을 알게 될 것이다.

음량

서로 다른 주파수의 소리를 똑같이 들을 수 없다는 것

을 이미 살펴보았다(그림 3.4). 다시 말하면 서로 다른 주파수에서 역치에 도달하려면 서로 다른 SPL이 필요하다는 것이다. 예를 들어 10dB SPL은 어떤 주파수에서는 들을 수 있지만 어떤 주파수에서는 안 들린다. 이 사실은 음량에도 적용된다. 순음 A와 순음 B가 같은 강도를 가지고 있더라도 둘 중의 하나는 다른 하나보다 더 크게 들리기 쉽다. 즉 음량은 주파수에 의존한다. 이제 한 순음이 다른 순음과 똑같은 크기로 지각되려면 서로 다른 두 주파수에 얼마만큼의 강도가 필요한지 묻고 싶어진다. 예를 들어 100Hz 순음이 40dB SPL의 1000Hz 순음과 똑같이 크게 들리게 하려면 몇 데시벨이 필요한가? 이 질문에 답하기 위해 40dB 1000Hz의 순음을 100Hz 순음의 다양한 크기와 번갈아 제시하고, 피검자에게 각 100Hz 순음이 1000Hz 기준 순음에 비해 더 큰지 더 작은지 똑같은 지를 묻는다. 다른 방법으로는 피검자가 40dB 1000Hz 기준 순음과 똑같은 크기로 들릴 때까지 100Hz 순음의 크기를 조정하도록 하는 것이 있다. 그리고 나서 다른 주파수에 대해 같은 절차를 반복하여 많은 주파수에 대한 40dB 1000Hz 순음과 똑같은 크기의 소리인 SPL의 리스트를 만든다. 40dB 1000Hz 기준 순음과 똑같은 크기의 소리들이 전부 같은 크기라고 보는 것은 이치에 맞는다. 이 SPL을 따라 선을 그으면 주파수에 따른 동일한 크기의 선을 그릴 수 있다.

이 결과는 그림 3.8에서 "40"이라고 이름 붙인 곡선과 비슷하게 보인다. 이 곡선은 1000Hz에서 40dB SPL에 대응한다. 그러나 이 강도는 다른 주파수에서 상당히 다르다. 예를 들어 이 곡선을 보면 다음 순음의 SPL은 달라도 소리가 똑같은 크기로 들린다는 것을 알 수 있다.

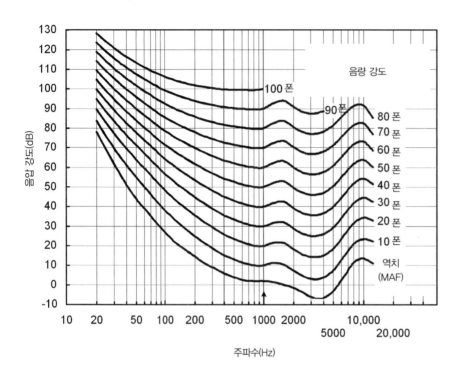

그림 3.8 동일 강도 또는 폰 곡선(ISO 2003년 값에 기초함)과 양이 음장 청력 역치 곡선(ANSI 2004년과 ISO 2005년 값에 기초함). 1000Hz의 데시벨과 폰의 숫자가 어떻게 일치하는지 주목하라.

50Hz에서 78dB
100Hz에서 64dB
200Hz에서 53dB
500Hz에서 43dB
1000Hz에서 40dB(참조)
2000Hz에서 39dB
5000Hz에서 40dB

이 소리들은 크기가 똑같기 때문에 같은 **음량 수준**(loudness level)이라고 말할 수 있다. 음량 수준 곡선은 **음량 수준 윤곽**(loudness level contour), **동일 음량 곡선**(equal loudness contour), **플레처-먼슨 곡선**(Fletcher-Munson curve)이라 불린다. 숫자 40은 40dB을 뜻하는 것이 아니다. 곡선을 따라 소리의 음량 수준, 즉 서로 다른 주파수의 SPL이 모두 1000Hz 기준 주파수의 40dB 크기와 똑같이 지각되는 것을 나타낸 것이다. 음량과 강도가 혼동되는 것을 피하기 위해 이 곡선의 음량 수준은 "40폰(phon, 데시벨과 구분되는 용어)"이라 불린다. 폰은 음량 수준의 단위이다. 관습적으로 폰의 숫자는 1000Hz에서의 데시벨 숫자

와 같다. 따라서 동일 음량 곡선은 폰 곡선(phon curve)이라고도 불린다. 결국 우리는 40폰 곡선에 대해 논의한 것이다. 그림 3.8에 있는 다른 폰 곡선은 1000Hz 기준 순음의 여러 가지 강도에서 만들어진 음량 밸런스라는 것을 제외하면 40폰 곡선을 산출한 것과 같은 방식으로 얻은 것이다(예 : 1000Hz에서 20dB이면 20폰 곡선, 80dB이면 80폰 곡선 등).

동일 음량 곡선은 강도가 증가함에 따라 평평해지는데 특히 저주파수에서 그렇다. 이것은 청력역치 효과 대 최대 청취 수준을 비교했을 때 볼 수 있는 것과 유사하다. 결과적으로 더 작은 폰 곡선과 훨씬 더 큰 폰 곡선 간의 데시벨 거리는 높은 주파수보다 낮은 주파수에서 더 좁다. 예를 들어 10폰은 100Hz에서는 30dB 정도이고 1000Hz에서는 10dB이다. 반면에 100폰은 100Hz에서는 103dB정도이고 1000Hz에서는 100dB이다. 결과적으로 10폰과 100폰 사이는 1000Hz에서 90dB 너비지만 100Hz에서는 73dB 너비밖에 안 된다. 다시 말하면 100Hz에서 73dB 커지는 것은 1000Hz에서 90dB 커지는 것과 같다.

이러한 곡선은 소수만 이해하는 실험실에 국한된

효과가 아니다. 스테레오 시스템에서 볼륨을 조절해 본 사람이라면 누구나 익숙한 경험이다. 작게 틀었을 때 자연스러운 소리의 음악이었으나 볼륨을 키우자 "저음이 울리게(boomy)" 된다. 자연스러운 소리 크기인 음악의 볼륨을 줄이면 소리가 "양철 부딪치는 것(tinny)"같이 된다. 그래서 스테레오 시스템에 베이스(bass, 낮은 피치)와 **트레블**(treble, 높은 피치) 조절이 있는 것이다. 우리는 볼륨을 높인 후에는 강도가 증가된 결과로 저주파수에 평형이 안 맞게 커진 소리를 줄이기 위해 베이스를 낮춘다. 이와 같이 볼륨을 낮춘 후에는 강도가 감소된 결과로 저주파수 음량이 불평형적으로 떨어지는 것을 막기 위해 베이스를 높인다.

폰 곡선은 다른 소리들 간에 동일한 음량 관계를 보여 주지만 음량이 강도와 어떤 관계가 있는지를 보여 주지는 않는다. 이를 위해서는 앞서 논의한 크기와 비율 척도 유형의 강도에 대한 음량 척도가 필요하다(예 : 그림 3.3 참조). 음량-강도 관계는 **손 척도**(sone scale)(Stevens, 1975; ANSI, 2005)라 불리는 유형의 방법에 기초한다. 그림 3.9는 이에 대한 이상적인 형태의 설명을 제공한다. **음량의 단위는 손**(sone)이라 한다. 관습적으로 손 척도에서 기준 강도는 1000Hz의 40dB 순음이고 이때의 음량이 1손이다. 손 척도는 음량을 비율로 표현한다. 그래서 40dB(1손)보다 2배 큰 순음은 2손이 된다. 또한 4배 더 큰 소리는 4손, 절반 크기인 소리는 0.5손이 된다. 손에서의 **음량**과 폰에서의 **음량 수준** 간의 차이점에 주목하라. 1000Hz 이외의 주파수에서 소리의 수준은 폰(1000Hz만의 데시벨과 동일하게 같은)으로 표현될 수 있다. 그림에서 점선들과 비교하면 수준이 10dB(또는 10폰) 정도 증가할 때 음량은 2배 커지는 것을 알 수 있다(예 : 1에서 2손, 2에서 4손 등). 그리고 10dB 감소는 음량이 절반이 되게 한다(예 : 2에서 1손, 1에서 1/2손).

손 척도는 그림에서 직선으로 표시되어 있다. 그래

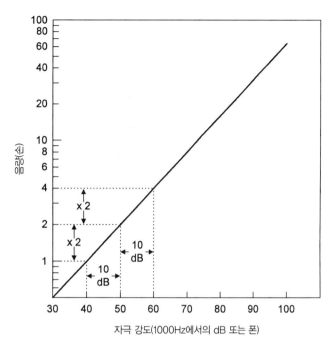

그림 3.9 음량 손 척도의 이상적인 형태. 손에서 음량이 2배가 되거나 절반이 되는 것은 10dB(또는 10폰) 증가하거나 감소하는 것과 같다(점선). [더 정확히 하자면 40폰 이하에서는 실질적으로 곡선이 내려간다(ANSI, 2005).]

프의 양 축은 대수적(logarithmic)이다. 대수 척도는 y축에는 분명히 제시되어 있지만 x축에서는 데시벨이 로그값이므로 내재적으로 나타냈다. 로그-로그 그래프에서 직선은 기하급수적 또는 거듭제곱 관계를 나타낸다. 결과적으로 음량(L)은 강도(I)의 멱함수(power function) 또는 $L=kI^e$이다. 지수 e는 음량을 강도와 관련 짓는 직선의 기울기를 나타낸다(k는 상수라고 할 수 있다). 이 관계가 **스티븐스 멱함수 법칙**(Stevens' power law, 1975)이며 지각의 크기는 자극 크기의 멱(지수)과 같다는 좀 더 일반적인 법칙이다. 음량 함수의 기울기는 0.6 정도이며 따라서 $L=I^{0.6}$이다. 기울기(지수)가 1.0이면 지각이 자극의 크기와 일대일의 관계가 있음을 뜻한다. 기울기가 0.6이면 음량이 강도의 증가보다 느리게 증가함을 뜻한다. 밝기와 같은 다른 지각도 1.0보다 작은 지수를 갖는다. 한편 1.0보다 큰 지수는 물리적 자극 수준보다 더 빠르게 증가하는 지각에서 볼 수 있다. 전기 쇼크와 같은 것이 분명한 예가 될 것이다.

임계대역

음량은 소리의 대역폭(bandwidth)과 관련된다. 10Hz 정도만 떨어져 있는 두 개의 주파수(예 : 995Hz와 1005Hz)로 이루어진 소리가 있다고 가정해 보자. 이 두 순음의 주파수를 점점 멀리해서 간격을 증가시킨다. 그러면 특정한 결정적 너비에 이를 때까지 그 소리의 음량이 같다는 것을 발견하게 된다. 이 지점을 넘어서면 두 주파수 간의 간격을 넓히는 것이 강도는 같더라도 소리를 더 크게 만든다. 간격이 더 넓어질수록 소리는 더 커지게 된다. 같은 현상이 소음 대역폭을 사용할 때도 발생한다. 그림 3.10처럼 처음에는 좁은 대역폭이다가 점점 넓어지면 음량이 특정 대역폭에 이를 때까지 같다가 대역폭이 이 지점을 지나 더 넓어지면 음량이 커지게 된다. 지각이 변화하는 이 대역폭을 **임계대역**(critical band)(Scharf, 1970)이라 하며 이는 주파수 선택적인 귀의 본질을 나타내는 몇 가지 지표 중의 하나이다. 임계대역은 그림 3.11처럼 중심 주파수가 1000Hz보다 높아질수록 더 넓어진다. 그러나 임계대역에 대해 고정된 너비의 대역이 줄지어 있다고 생각하는 우를 범해서는 안 된다. 임계대역은 부드러운 연

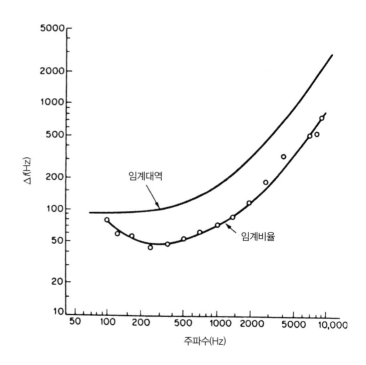

그림 3.11 중심 주파수에 대한 임계대역의 너비[Δf(Hz)]와 차폐 임계비율. [Zwicker, E., Flottorp, G., & Stevens, S. S. (1957). Critical band width in loudness summation. *Journal of the Acoustical Society of America*, 29, 548–557. Copyright 1957. American Institute of Physics.]

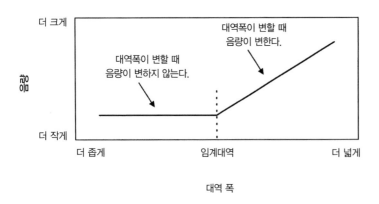

그림 3.10 어떤 소리의 대역폭이 임계대역보다 넓어질 때 음량이 증가한다.

속선이 서로 겹쳐서 어떤 중심 주파수라도 임계대역이 존재하는 형태라고 생각해야 한다.

피치

우리가 2Hz 정도까지 낮은 주파수의 소리를 감지할 수는 있어도 "조성(tonality, 調聲)"과 관련된 가장 낮은 주파수 또는 지각 가능한 피치는 20Hz 정도이다. 또한 소리가 피치의 질을 가지려면 필요한 최소한의 지속시간이 있는데 1000Hz 이상의 주파수에 대해서는 10밀리초 정도이다. 더 낮은 주파수의 소리는 조성을 지각하기 위해 몇 개의 주기(주기)를 들을 만큼 길어야 한다(예 : 500Hz에서는 15밀리초, 50Hz에서는 60밀리초).

손 척도가 강도와 음량에 관계된

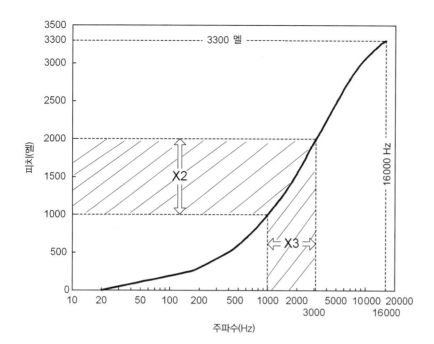

그림 3.12 피치의 멜 척도
[Beranek(1988)의 데이터에 기초한 이상적인 곡선]. 멜로 표현한 피치와 헤르츠인 주파수 간의 관계를 보여 준다(본문 참조).

것과 같이 피치와 주파수의 관계는 **멜 척도**(mel scale)로 설명할 수 있다. 이때 피치의 단위는 **멜**(mel)이다(Stevens, 1975). 멜 척도의 기준점은 40폰에서의 1000Hz 순음인데 이때 피치를 1000멜이라 한다. 비율 척도의 본질을 따르자면 2000멜은 1000멜보다 2배 더 높은(2배의 피치) 소리이고 500멜은 피치가 절반이다. 멜 척도의 이상적인 예는 그림 3.12에서 볼 수 있다.

주파수와 피치 간의 관계는 선형적이라기보다는 S자 모양이며, 16000Hz의 주파수 범위가 3300멜 정도밖에 안 되는 피치 범위에 "압축"되어 있는 것에 주목하라(이 지점이 곡선의 오른쪽 위 끝 부분에 16000Hz와 3300멜이라고 이름 붙인 점선으로 강조되어 있다). 이것이 무엇을 뜻하는지 살펴보자. 그림에서 점선과 빗금으로 표시한 영역에서 볼 수 있듯이 1000멜에서 2000멜 사이의 피치를 2배로 하면 1000Hz에서 대략 3000Hz까지의 주파수를 3배로 한 것과 같아진다. 다시 말하면 1000Hz에서 2000Hz 사이의 주파수를 2배 하면 피치의 2배보다 더 적어진다. 또 2000멜부터 피치를 2배로 하면 4000멜이 되리라 기대할 것이다. 그러나 이렇게 되지 않고 최대 피치

는 총 가청 주파수 범위에서 3500멜 이내가 된다.

멜에서 악기의 피치와 심리음향 피치는 불일치하는데 이는 둘 중의 하나가 잘못되었다는 뜻이 아니다. 예를 들어 100~200Hz의 범위와 1000~2000Hz의 범위가 둘 다 음악 옥타브라고 하자. **옥타브**(octave)는 2 : 1의 비율이다. 그러나 주파수(x축에서)를 2배로 해도 멜(y축에서)에서의 두 배 거리와 일치하지 않는다. 1000~3000Hz에 점선으로 되어 있는 것처럼 x축에 있는 100, 200, 2000Hz부터 곡선에 닿을 때까지 수직선을 그리고 다시 y축에 닿을 때까지 수평선을 연장해 보면 알 수 있다. 100Hz와 200Hz 사이에서 y축에 있는 멜 거리는 1000Hz와 2000Hz 사이의 거리보다 더 가깝다.

복합음의 피치

와우나선을 따라 최대의 변위가 일어나는 것에 반하여 복합음의 피치는 소리의 배음 지각에 상당히 의존한다. 이러한 현상은 **실종 주파수**(missing funda-mental) 또는 **잔여 피치**(residue pitch)의 지각에서 극적으로 볼 수 있다(Seebeck, 1841; Schouten, 1940). 이것은 피검자가 고주파수 배음으로만 이루어

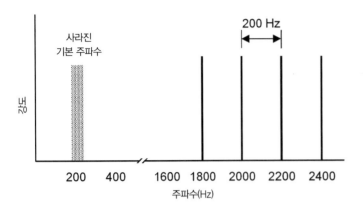

그림 3.13 200Hz의 배음으로만 이루어진 복합음을 들려주었을 때 사라진 200Hz의 기본 주파수 또는 잔여 피치를 들을 수 있다.

져 있고 기본 주파수 자체의 에너지를 제거한 복합 주기음을 들을 때 관찰된다. 예를 들어 어떤 복합음은 1800, 2000, 2200, 2400Hz로만 이루어져 있을 수 있다. 이는 모두 200Hz의 배음이지만 소리 스펙트럼은 200Hz를 가지고 있지 않다. 이런 경우 200Hz의 에너지가 없기 때문에 기저막의 이 부분이 활성화되지 못함에도 불구하고 피검자는 200Hz와 관련된 피치를 지각한다. 이 소리의 가설적인 스펙트럼이 그림 3.13에 제시되어 있다. 지각이 되지만 있지 않은 200Hz 요소(사라진 기본 주파수 또는 잔여 피치)의 위치가 음영으로 된 막대로 표현되어 있다. 사라진 기본 주파수의 지각은 청각신경체계 내에서 배음의 어떤 측면을 패턴으로 지각하는 데에 의존하는 것으로 보인다.

관련된 현상으로 **주기성**(periodicity) 또는 **반복 피치**(repetition pitch)의 지각이 있다. 이는 소리가 나타났다 사라졌다를 반복할 때(pulsed on and off) 피치를 지각하는 것이다. 예를 들어 피검자가 10밀리초마다 끊어지는(100Hz 순음의 주기) 고주파수 순음을 들었다면 100Hz에 해당하는 피치를 지각하게 된다 (Thurlow & Small, 1955). 이런 유형의 지각은 놀랍지 않은데 청각 시스템이 위치뿐만 아니라 시간적 요소에 근거하여 주파수 정보를 입력하는 기제를 갖고 있기 때문이다.

가청 왜곡

자극 내에 존재하지 않는 주파수를 들을 수 있다. 이것을 **왜곡 산물**(distortion product)이라 하는데 와우의 **비선형적 왜곡**(nonlinear distortion)에 의해 발생한다. 입력 과정(귀로 들어오는 소리)에는 존재하지 않는데 시스템의 출력 과정(이 경우에는 우리가 듣는 것)에서 발생하는 어떤 신호도 왜곡 산물이라 한다. 비선형 반응과 왜곡 산물의 개념을 이해하려면 휘어지는 자의 한쪽 끝을 잡고 흔들 때 일어나는 현상을 생각하면 된다. 자의 잡지 않은 끝 부분의 운동(출력)은 잡고 흔드는 부분(입력)에서 일어나는 비율보다 크고 작은 몇 개의 주파수를 포함할 것이다. 이것은 자의 휘어지는 성질이 자가 흔들릴 때 튀기고 구부러지게 하기 때문이다. 이러한 자유 운동에서 발생하는 부가적인 주파수가 왜곡 산물이다.

가장 단순한 왜곡 산물은 순음이 높은 강도로 제시될 때 발생하는데 피검자가 들을 수 있는 **배음**(aural harmonic)이 생성된다. 예를 들어 500Hz로 제시되는 원래의 순음 귀에 복수의 신호(배음)를 생성할 수 있다. 그래서 우리는 500Hz 외에 1000Hz, 1500Hz 등을 더하여 듣게 된다. 그림 3.14는 배음의 두 가지 예를 보여 준다. 800Hz의 원음(f1)은 1600Hz(2×f1)의 배음을 산출한다. 이와 같이 1000Hz(f2)의 기본음은 2000Hz(2×f2)의 배음을 생성한다.

두 원음의 주파수가 근접해 있고(f1=1000Hz, f2=1005Hz) 동시에 제시된다면 와우에서의 발생은 주기적으로 동위상과 위상차를 반복할 것이고 이로써 보강과 소거 간에 교대 조합이 발생한다. 그 결과 높여지고 깎인 또는 변조된(modulate) 순음은 그림 3.15에서 보는 것처럼 두 음 간의 차이와 같은 비율이 된다. 예를 들어 1000Hz와 1005Hz인 두 기본음 초당 다섯 번의 비율로 변조 또는 맥박 치는 1000Hz로 들릴 것이다.

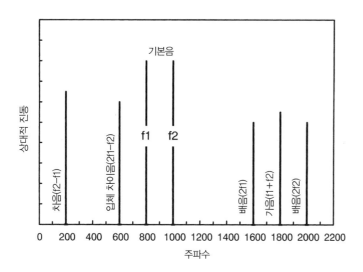

그림 3.14 800Hz와 1000Hz 순음의 왜곡 산물의 예(본문 참조)

주파수가 상대적으로 멀리 떨어져 있는 두 개의 기본음(f1과 f2)은 두 개의 분리된 순음으로 들릴 것이다. 그러나 이 두 음은 **조합음**(combination tone)을 생성하기 위해 서로 상호 작용한다. 그림 3.14에서 기본음이 800Hz(f1)와 1000Hz(f2)일 때 생기는 결합음의 몇 가지 예를 볼 수 있다. **차이음**(difference tone)은 주로 기본음들이 상대적으로 높은 감각 수준으로 제시될 때 들린다. 용어가 암시하듯이 이 예에서 왜곡

산물은 두 기본음 간의 차이(f2−f1), 즉 1000−800=200Hz와 같은 주파수에서 발생한다. 때때로 두 기본음의 합(f1+f2)과 같은 주파수에서 **합산된 음**(summation tone)이 들릴 수 있는데 이것은 그림에서 1800Hz에 해당한다. 또 다른 왜곡 산물은 **입체 차이음**(cubic difference tone)이며 2f1−f2에 해당하는 주파수에서 발생한다. 그림에서 보듯이 800Hz와 1000Hz의 기본음에서 입체 차이음은 2(800)−1000=600Hz에서 발생한다. 입체 차이음은 기본음들이 상대적으로 작을 때에도 가청 가능하고 청각학에서 특별히 관심을 가지는데 이를 활용하여 이음향 방사 평가가 이루어지기 때문이다(11장).

차폐

다음과 같은 종류의 이야기를 들어 본 적이 있을 것이다. "물소리 때문에 네가 한 말을 못 들었어." 이것이 차폐이다. 더 공식적으로 표현하자면 **차폐**(masking)란 어떤 소리(**신호**, signal)를 듣는 능력이 두 번째 소리(**차폐음**, masker)의 존재로 인해 방해받는 것을 말한다. 즉 그렇지 않았으면 들렸을 소리가 차폐음이 존재해서 들리지 않게 되었다는 것이다. 전형적인 차폐 절차는 몇 가지 단계를 거친다.

1. 순음과 같은 신호의 역치를 구한다.
2. 소음과 같은 차폐음을 더한다.
3. 차폐소음이 있을 때 순음의 역치를 다시 구한다.

차폐음이 있을 때 구한 두 번째 역치는 더 높을 것인데 이는 소음이 순음을 차폐했다는 것을 의미한다. 사실 첫 번째 역치와 두 번째 역치를 비교하면 소음이 순음의 가청도에 얼마만큼의 영향을 미쳤는지를 알

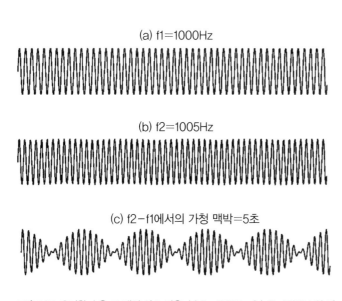

그림 3.15 유사한 순음 두 개의 상호 작용. (a) f1=1000Hz, (b) f2=1005Hz일 때, (c) f2−f1=초당 5회 비율의 가청 맥박이 발생한다.

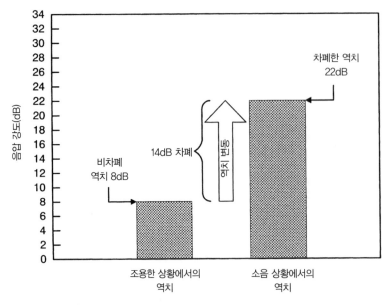

그림 3.16 조용한 상황에서 8dB 순음의 역치와 차폐소음이 있을 때 22dB 순음의 역치를 보여 줌으로써 소음이 어떻게 14dB의 차폐를 가져왔는지를 알려 주는 예이다.

수 있다.

그림 3.16에서 신호의 **비차폐 역치**(unmasked threshold)가 신호만 제시되었을 때 또는 "조용한 상황에서" 8dB이라고 가정해 보자. 차폐음이 있는 상태에서 신호의 역치를 다시 검사하면 22dB **차폐역치**(masked threshold)가 된다. 다시 말하면 소음을 이겨 내고 듣기 위해서 순음의 강도를 14dB 더 크게 해야 한다는 것이다. 차폐역치가 증가된 또는 "이동된" 양을 **역치 변동**(threshold shift)이라 한다. 그래서 차폐소음은 8dB에서 22dB로의 14dB 역치 변동을 가져온다. 역치 변동의 크기는 소음에 의해 발생한 **차폐의 양**(amount of masking)을 보여 준다. 즉 소음이 순음의 역치를 14dB만큼 이동했기 때문에 14dB의 차폐가 있었다고 할 수 있다.

차폐음의 주파수와 강도는 차폐할 신호가 무엇인지 얼마만큼 차폐할 수 있는지를 결정한다. 차폐음의 주파수 효과를 알아보기 위해서는 협대역 소음이나 순음이어야 한다. 예를 들어 1000Hz **차폐음**이라면 1000Hz 순음이거나 1000Hz 부근에 중심이 있는 협대역 소음이어야 한다. 두 가지 방법으로 유사한 차폐 패턴을 얻을 수 있다(Wegel & Lane, 1924; Egan &

Hake, 1950; Ehmer, 1959a; Ehmer, 1959b).

그림 3.17은 네 가지 주파수의 차폐음 250Hz, 500Hz, 1000Hz, 2000Hz의 다양한 강도가 산출하는 차폐 효과를 보여 준다. 차폐 주파수는 각 프레임의 맨 위에 적혀 있고 각 곡선의 옆에 적힌 숫자가 차폐음의 강도(dB SPL)이다. 이를 **차폐 패턴**(masking pattern)이라 부른다. 검사 신호음(test signal)의 주파수는 가로 좌표를 따라 있고 차폐음이 산출하는 **차폐의 양**(역치 변동)은 세로 좌표에 나타냈다. 즉 y축의 데시벨 값은 신호의 역치가 차폐음에 의해 얼마나 많이 이동했는가를 보여 준다. 곡선의 높이가 1000Hz에서 25dB이라면 이는 차폐음이 1000Hz에서 25dB의 차폐를 가져온 것을 뜻한다. 다시 말하면 1000Hz 역치는 소음 때문에 비차폐 역치보다 25dB 더 올라간 것이다. 이와 같이 곡선이 500Hz에서 0dB이라면 소음 상황에서의 500Hz 역치는 소음이 전혀 없을 때와 같다는 것을 의미한다(즉 이 주파수에서는 차폐가 없었다).

이러한 차폐 패턴은 차폐의 본질에 대해 많은 것을 말해 준다. 첫째, 차폐음의 강도가 커질수록 차폐의 양이 증가된다(곡선이 더 높아진다). 둘째, 차폐음의 주파수에서 더 먼 주파수보다 가까운 주파수에서 더 많은 차폐가 일어난다. 예를 들어 500Hz 차폐음에 대한 곡선은 500Hz에서 정점이 나타나며, 이는 이 주파수 아래나 위보다 500Hz에서 더 많은 차폐가 일어난다는 것을 보여 준다. 이처럼 1000Hz 차폐음은 1000Hz에서 가장 큰 차폐를 가져온다. 셋째, 저강도 차폐음(예 : 20dB)에 의해 산출되는 차폐 패턴은 차폐 주파수 부근에서 좁고 본질적으로 대칭적인 경향이 있다. 차폐음의 강도가 커짐에 따라 차폐하는 주파수의 범위는 넓어지고 더 높은 주파수 쪽으로 대칭적으로 확장된

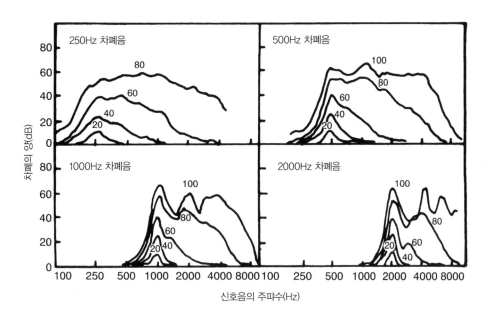

그림 3.17 250Hz, 500Hz, 1000Hz, 2000Hz의 신호음 주파수에 따라 차폐음이 가져오는 차폐(역치 변동)의 양을 보여 주는 차폐 패턴. 각 곡선 옆에 있는 숫자는 차폐음의 강도이다. [Ehmer, R. H. (1959). Masking patterns of tones. *Journal of the Acoustical Society of America*, 31, 1115–1120. Copyright 1959, American Institute of Physics.]

다. 예를 들어 1000Hz의 큰 차폐음은 1000Hz 이상의 주파수를 차폐할 수 있지만 1000Hz 이하의 주파수에는 거의 영향을 주지 않는다. 더욱이 그림의 프레임들

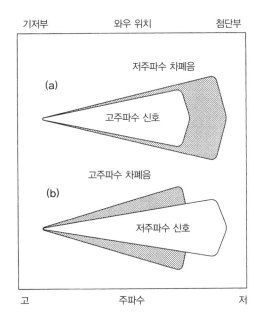

그림 3.18 (a) 저주파수 차폐음의 와우 흥분 패턴은 고주파수 신호의 패턴을 감쌀 수 있다. 그러나 (b) 고주파수 차폐음의 흥분 패턴은 저주파수 신호의 패턴을 감쌀 수 없다.

을 비교해 보면 차폐 패턴은 저주파수 차폐음에서 상당히 넓은데 고주파수 차폐음일수록 점진적으로 좁아지는 것을 볼 수 있다. 차폐가 더 높은 주파수로는 확장되고 낮은 주파수로는 그렇지 않다는 개념을 **상향 차폐**(upward spread of masking)라 한다.

이러한 차폐 패턴은 그림 3.18에 체계적으로 제시되어 있듯이 기저막을 따라 일어나는 신호음과 차폐음의 흥분 패턴으로 이해할 수 있다. 진행파의 포락선이 기저(고주파수) 부분에서는 점진적으로 일어나고 첨단(저주파수) 부분에서는 급격히 떨어진다는 것을 상기해 보라. 더욱이 소리의 강도가 커질수록 흥분 패턴은 더 커진다. 결과적으로 흥분 패턴의 넓은 꼬리 부분이 저주파수 차폐음에 의해 생성되며 고주파수 신호의 흥분 패턴을 아우를 수 있게 된다(그림 3.18a). 그러나 흥분 패턴이 고주파수 차폐음이 먼저 발생하면서 생성된 것이면 저주파수 신호의 흥분 패턴을 감싸지 못한다(그림 3.18b).

그림 3.19는 백색소음에 의한 순음의 차폐를 보여 준다(Hawkins & Stevens, 1950). 여기서 맨 아래 곡선은 주파수에 따른 비차폐 순음역치를 나타낸다. 다

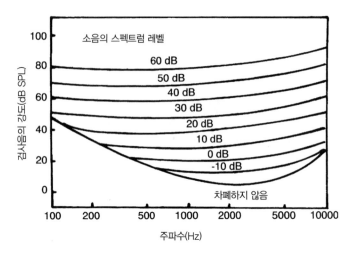

그림 3.19 다양한 강도의 소음 차폐음에 대한 주파수별 순음 차폐역치(dB SPL). 맨 아래 곡선이 비차폐 역치이다. 특정 주파수에서의 소음에 의해 발생한 차폐의 양은 차폐역치와 비차폐 역치(맨 아래 곡선)의 차를 구해서 얻을 수 있다. 차폐음의 강도는 스펙트럼 강도의 데시벨로 곡선 옆에 쓰여 있다(본문 참조). [Hawkins, J. E., & Stevens, S. S. (1950). The masking of pure tones and of speech by white noise. *Journal of the Acoustical Society of America*, 22, 6–13. Acoustical Society of America.]

른 곡선들은 다양한 강도의 소음에 의해 산출된 차폐역치를 보여 주며 각 곡선 위에 숫자로 표시되어 있다. 차폐소음 강도를 10dB 증가시키면 차폐역치 또한 10dB 증가하게 된다. 즉, 차폐의 양은 그림 3.20에서 보듯이 차폐음 강도와 선형 관계이다.

그림 3.19에서 소음 강도는 **스펙트럼 레벨**(spectrum level)로 표현되어 있으며 소음의 주기당 강도

(level per cycle)이다. 수학적으로 이해가 빠른 학생은 아래 공식을 적용하여 스펙트럼 레벨(dB_{SL})을 구할 수 있을 것이다.

$$dB_{SL} = dB_o - 10\log BW$$

이때 dB_o는 소음의 전체 일률이고 BW는 대역폭이다. 예를 들어 소음이 10000Hz 너비라면 전체 일률 강도는 95dB이며 스펙트럼 레벨은 55dB이다.

$$\begin{aligned} dB_{SL} &= dB_o - 10\log BW \\ &= 95 - 10\log 10000 \\ &= 95 - 10(4) = 95 - 40 \\ &= 55 \end{aligned}$$

대역폭이 데시벨 등가($10\log BW$)로 변환된 것에 주목하라. 이것을 일률 강도(대역폭으로 일률을 나눈 값과 등가)에서 빼면 주기당 강도 또는 스펙트럼 레벨이 나오게 된다.

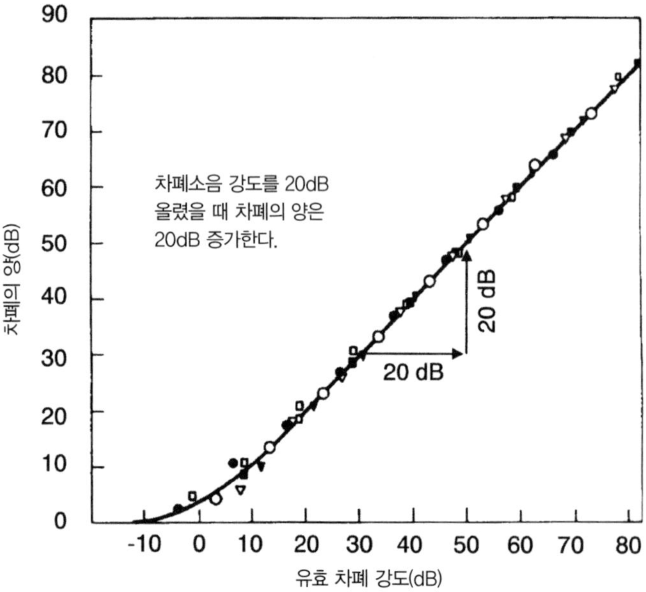

차폐의 임계대역 또는 임계비율

특정 순음을 차폐하려면 백색소음이 모두 필요한가? 아니면 소음의 특정 대역 주변이나 어떤 범위에 의해서만 특정 주

그림 3.20 차폐음에 의한 차폐의 양은 차폐음의 강도 증가에 따라 선형적으로 증가한다. 차폐음을 10dB 증가시키는 것(*x*축)은 신호를 차폐하는 양을 10dB 증가시킨다(*y*축). [Hawkins, J. E., & Stevens, S. S. (1950). The masking of pure tones and of speech by white noise. *Journal of the Acoustical Society of America*, 22, 6–13. Acoustical Society of America.]

파수가 차폐되는가? Fletcher (1940)는 순음의 차폐역치가 순음 주변 차폐소음의 대역이 넓어짐에 따라 증가된다는 것을 발견하였다. 그러나 어떤 특정 대역폭에 도달하면 더 넓은 소음이 더 큰 차폐를 가져오지 않았다. 그래서 이 백색소음 내의 특정 **임계대역**(critical band)만이 대역의 중심에 있는 순음을 차폐하는 데 실질적인 도움이 되며, 이 범위 위나 아래의 소음 부분은 순음을 차폐하는 데 도움이 되지 않는다(그림 3.21).

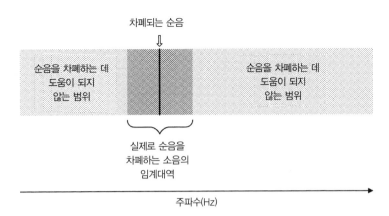

그림 3.21 차폐의 임계대역은 실제로 주파수가 대역의 중심에 있는 순음을 차폐하는 데 기여한, 소음 내에서 제한된 대역폭을 말한다.

차폐역치에서 임계대역(CB) 내 신호(S)의 일률은 소음(N)의 일률과 같다. 이는 $S = CB \times N$이다(Fletcher, 1940). 결과적으로 **차폐의 임계대역**(critical band for masking)은 실질적으로 **임계비율**(critical ratio)인데 데시벨로 표현했을 때 $CB = S/N$ 또는 $dB_S - dB_N$이기 때문이다. 예를 들어 차폐소음이 40dB일 때 1000Hz의 역치가 58dB이다. 그러면 임계비율은 58 - 40 = 18dB이며 주파수로 전환하면 63.1Hz와 같다(Hawkins & Stevens, 1950). 다른 말로 하면 백색소음이 1000Hz 순음을 차폐하는 데 사용될 때 차폐를 실제로 하는 소음의 유일한 부분은 1000Hz 부근의 63Hz 너비의 소음대역이라는 것이다. 이전에 논의한 차폐 임계비율을 주파수에 따라 보여 준 것이 그림 3.11이다. 일반적으로 임계대역은 차폐의 임계비율보다 2.5배 넓은 경향이 있다(Scharf, 1970).

심리음향 조율 곡선

우리는 이미 차폐 패턴이 특정 고정 차폐음(예 : 1000Hz 협대역 소음, 즉 40dB)에 의해 서로 다른 여러 신호 주파수에서 **역치 변동**을 보인다는 것을 살펴보았다. 우리는 또한 서로 다른 주파수에서 고정된 특정 신호를 겨우 차폐하는 데 필요한 **차폐 강도**가 얼마인지 알아내려는 차원에서 차폐를 다룰 수 있다(Cristovich, 1957; Small, 1959; Zwicker & Schorn, 1978). 그림 3.22는 이 개념의 전형적인 결과의 예를 잘 보여 준다. 그래프에서 검은 원은 고정 검사 신호의 주파수와

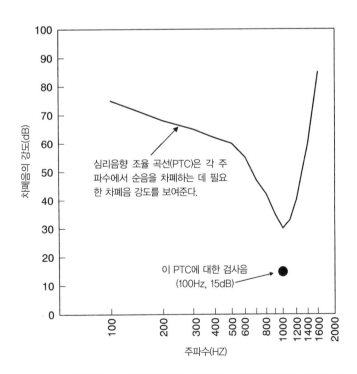

그림 3.22 심리음향 조율 곡선(PTC)의 예. 이 PTC는 15dB 1000Hz의 소리를 겨우 차폐하는 데 필요한 각 주파수당 차폐 강도를 보여 준다. 순음의 주파수와 강도는 검은 원으로 표시되어 있다. [Zwicker & Schom(1978)의 자료에 기초함.]

강도를 나타내며 15dB의 1000Hz 순음이었다. 서로 다른 여러 가지 주파수의 차폐음이 이 고정된 신호를 차폐하기 위해 사용되었고 그 결과 차폐 강도는 그림에서 곡선으로 주파수에 따라 도식화되어 있다. 이런 유형의 차폐 도식은 청신경 섬유의 조율 곡선과 유사하기 때문에 **심리음향 조율 곡선**(psychoacoustic tuning curve, PTC)이라 한다. 그러나 이는 뉴런의 반응 영역을 "지각적으로 복사한 것"이 아니다. PTC가 이런 형태를 보이는 것은 차폐음이 검사음의 주파수에 가까워질수록 그 음을 차폐하기 위한 강도가 작

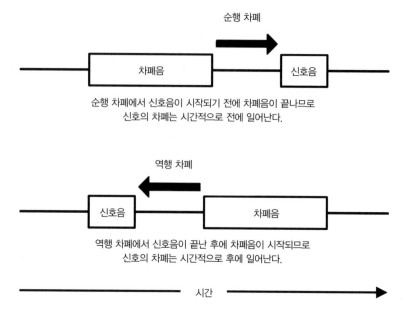

그림 3.23 시간적 차폐는 차폐음과 신호가 시간적으로 겹치지 않을 때 일어난다.

아지기 때문이다. 결과적으로 PTC는 귀의 주파수 선택성을 잘 보여 주는 좋은 예이다.

중추 차폐와 시간적 차폐

지금까지 두 소리가 한 귀에 동시에 제시될 때의 차폐 또는 **동시적 편측 차폐**(simultaneous monaural masking)에 대해 논의하였다. 그러나 차폐 효과는 이러한 조건이 하나 또는 둘 다 충족되지 않아도 발생할 수 있다. **중추 차폐**(central masking)는 다른 쪽 귀에 차폐음을 주는 경우에 일어나는 편측 귀에서의 소리 차폐를 말한다. 이는 청각중추신경 시스템의 하위 수준에서 일어나는 상호 작용의 결과이다(Dirks & Norris, 1966; Zwislocki, Buining, & Glantz, 1968; Zwislocki, 1973). 전반적으로 중추 차폐는 주로 고주파수 쪽에서 일어나고 이때의 역치 변동은 편측 차폐에서 일어나는 것보다 훨씬 작다.

시간적 차폐(temporal masking)는 신호음과 차폐음이 동시에 제시되지 않을 때 일어난다(Pickett, 1959; Elliott, 1962a; Elliott, 1962b; Wilson & Carhart, 1971). 이때 아주 짧은 신호음(주로 클릭음)이 짧은 차폐음 앞이나 뒤에 제시된다(그림 3.23). 순

행 차폐(forward masking)는 신호음이 발생하기 전에 차폐음이 제시되어 차폐 효과가 시간상 순행적으로 작용한다. **역행 차폐**(backward masking)는 신호음이 차폐음 전에 발생해서 차폐가 시간상 역행하여 일어난다. 순행 차폐 효과는 차폐음과 신호음 간에 대략 100밀리초까지의 간격에서 일어난다. 반면에 역행 차폐는 신호음과 차폐음 사이에 50밀리초까지의 간격에서 효과적이다. 시간적 차폐 효과는 청각신경시스템에서 신호음과 차폐음 발생 간의 상호 작용에 관련된다. 그러나 신호음과 차폐음 간의 간격이 아주 짧을 때는 와우의 흥분 패턴이 겹치는 것이 영향을 주는 것으로 보인다.

양이 청취

양이 청취(binaural hearing)는 한 귀가 아니라 두 귀로 듣는 것의 본질과 효과를 설명하는 일반적인 용어이다. 양이 청취의 여러 가지 측면은 놀랍다. 존재하는지도 잘 깨닫지 못하지만 소리의 지각에 있어서 매우 근본이 되는 현상부터 설명하고자 한다. 우리는 두 귀를 통해 하나의 세상을 지각한다(Cherry, 1961). 이 현상을 **양이 융합**(binaural fusion)이라 한다. 공식적

인 용어로는 양쪽 귀로 받은 분리된 신호음을 하나의 **융합된 청각적 이미지**(single, fused auditory image)로 지각하는 것을 말한다. 비슷한 소리라도 양쪽 귀에서 거의 동일하지 않다는 것을 상기하라. 강도, 시간, 스펙트럼에 있어서 양이 간 차이가 있다. 양이 융합은 두 신호음 간에 어떤 유사성이 있으면 발생하며 특히 1500Hz에서 그렇다. 일반적인 듣기 상황에서 융합된 이미지는 이어폰으로 신호가 제시될 때 머리 밖에서(두개외적으로, extracranially) 들어오는 것처럼 지각된다. 그러나 이는 머리 안에서(두개내적으로, intracranially) 들리는 것이다. 처음에는 스테레오 시스템 스피커로 듣다가 이어폰으로 CD를 들어 보면 두개외와 두개내 위치를 쉽게 경험할 수 있다.

이 장의 앞부분에서 같은 귀에 약간 다른 두 개의 주파수를 제시하면 맥박이 들린다는 것을 배웠다. **양이 맥놀이**(binaural beat)는 두 음이 상대적으로 저주파수이고(300~600Hz 정도가 적당하다), 한 음은 오른쪽 귀에, 다른 음은 왼쪽 귀에 제시되었을 때 들을 수 있다. 와우 내에서의 상호 작용으로 인한 편측 맥놀이와는 달리 양이 맥놀이는 중추신경시스템 내에서 양이에 제시된 두 음의 신경적 발생 간의 상호 작용에 기인한다.

양이 서셉턴스과 양이 음량

편측 귀로 들을 때보다 양쪽 귀로 들으면 청력역치가 3dB 정도 낮아진다(좋아진다)(Shaw, Newman, & Hirsh, 1947). 이러한 이점을 **양이 합산**(binaural summation)이라 한다. 편측보다는 양측일 때 절대역치가 더 예민한 것과 더불어 양이 청취는 보다 정확한 차이 서셉턴스도 가져온다. 즉 강도와 주파수에서 더 작은 DL을 보이는 것이다. 예를 들어 Jesteadt, Wier와 Green(1977b)은 강도에 있어서 1:1.65, 주파수에 있어서 1:1.44로 양이일 때보다 편측 귀일 때 DL이 더 크다(나쁘다)는 것을 발견하였다.

양이 합산은 또한 음량에서도 나타난다. 그래서 주어진 소리 강도가 편측일 때보다 양측일 때 2배로 지각된다(Fletcher & Munson, 1933; Marks, 1978).

편측으로 양측만큼 크게 들으려면 역치 강도 부근에서 3dB 더 올려야 한다. 이러한 양이 음량 이점은 35dB 이상의 감각 수준에서 6dB까지 증가한다(Caussé & Chavasse, 1942).

차폐 강도 차이

양이 **차폐 강도 차이**(masking level difference, MLD)는 순음뿐만 아니라 말소리와 같이 추상적인 소리일 경우 발생한다(Hirsh, 1948; Licklider, 1948; Durlach, 1972). 이는 다음과 같은 예를 통해 보다 쉽게 이해할 수 있다. 500Hz 순음이 역치보다 아주 높은 강도로 제시되었다. 그리고 차폐소음도 같은 귀에 제시되는데 그 강도가 순음을 겨우 차폐할 정도로 조정되었다. 이것이 편측 차폐의 일반적인 조건이며 그림 3.24a에 나타냈다. 알파벳 S는 신호음(순음), N은 소음, m은 일측을 뜻한다. 이러한 약자를 사용하여 편측 차폐는 S_mN_m으로 표현한다. 순음이 양이로 제시되고 소음도 양이로 제시되면 동일한 차폐 결과가 발생한다(그림 3.24b). o는 "양이에 동일하다"는 뜻으로 사용하였고 두 번째 조건은 S_oN_o라 한다. 양이에 동일한 소음(N_o)에 의해 겨우 차폐되는 것이다.

S_oN_o 조건에서 편측 귀의 신호음 위상을 뒤집으면 무슨 일이 일어나는지 생각해 보자(그러면 오른쪽 귀에는 양의 값일 때마다 왼쪽 귀에는 음의 값, 또는 그 반대가 된다). 이 조건을 $S_\pi N_o$ 조건이라 하며 그림 3.24c에서 보여 주는 것처럼 7_π는 "양이에서 반위상(또는 180° 위상차)"을 뜻한다. 이상하게도 소음과 신호음의 강도가 S_oN_o 조건과 같아도 $S_\pi N_o$ 조건에서 순음이 들린다. 다시 말하면 S_oN_o에서 $S_\pi N_o$로 양이 간 신호음의 위상만 바꾸어도 순음이 차폐되지 않는다. 순음을 양이에 $S_\pi N_o$와 동일하게 유지해도 소음을 반위상으로 만들면 이러한 비차폐 효과(unmasking effect)가 발생한다. 이 **차폐 해제**(release from masking)는 상올리브핵 정도의 낮은 수준에서 양이 상호 작용에 의존하여 나타난다. 이제 순음이 들리기 때문에 소음은 그 순음을 다시 차폐하기 위해 더 커져야 한다. 이렇게 순음을 다시 차폐하기 위해 커져야

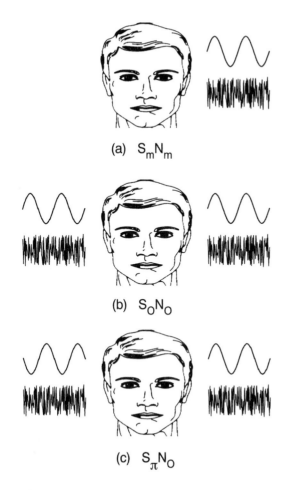

(a) S_mN_m

(b) S_oN_o

(c) $S_\pi N_o$

그림 3.24 차폐 강도 차이(MLDs). (a) S_mN_m, (b) S_oN_o, (c) $S_\pi N_o$ 조건(본문 참조)

하는 소음의 데시벨을 **차폐 강도 차이**(MLD)라 한다. 다시 말하면 MLD는 (1) $S_\pi N_o$(또는 $SoN\pi$) 조건에서 신호음을 차폐하기 위해 필요한 소음 강도, (2) S_oN_o 조건에서 신호음을 차폐하는 데 필요한 소음 강도 간의 차이이다. 정상 청력인 경우 이 차이는 500Hz 아래의 주파수에서 13~15dB이다. MLD는 우리가 소음과 반향 환경에서도 효과적으로 듣고 의사소통하는 것을 가능하게 해 주는 양이 처리 과정을 어떻게 보아야 할지 알려 준다.

방향성 청취 : 음원의 위치 파악
방향성 청취(directional hearing), 이간(interaural) 차와 스펙트럼 단서의 개념은 2장에서 소개한 바 있

다. 덧붙이자면 이어폰으로 들을 때는 양이 융합상(binaurally fused image)이 두개내적으로 **좌우분화**(lateralized)되고 음장에서 들을 때는 두개외적으로 좌우분화된다는 것을 이미 언급하였다. 양이 청취가 방향성에 어떻게 기여하는가에 대한 가장 근본적인 설명은 이중성 이론(duplex theory)으로 알려져 있다. 이중성 이론에 의하면 음원의 방향성을 결정하는 주요한 단서는 **이간강도차**(interaural intensity differences, ILDs)와 **이간시간차**(interaural time differences, ITDs)이다. ILDs는 고주파수에서 주된 역할을 담당하고 ITDs는 저주파수에서 우세하다. 즉, 양이에 약간 다른 음원의 신호가 도달하기 때문에 방향을 알 수 있는데 이러한 양이 간 차이의 특징은 머리와 관련된 음원의 방향에 의존한다는 것이다. 음원이 청자의 바로 앞이나 뒤, 또는 중간 면의 어느 지점에 있을 때는 양이 차이가 없다. 왜냐하면 이러한 위치 측정은 양이에서 같은 거리에 있기 때문이다. 결과적으로 중간면 위치 측정은 이개, 머리, 몸통의 효과로부터 나온 **스펙트럼 변이**(spectral variation)에 의존한다. 앞뒤 혼동이 다른 위치 측정 오류보다 많다는 것은 놀랄 일이 아니다.

최소 가청각
소리 위치 측정과 더불어 두 개의 음원을 구분할 수 있어야 한다. 위치를 머리 주변의 각도로 표현하는 것처럼 두 음원 간의 분리 또한 각도로 이루어진다. 최소로 지각 가능한 두 음원 간의 분리를 **최소 가청각**(minimal audible angle, MAA)이라 하며 위치 측정을 위한 DL이라고 할 수 있다. 우리는 음원이 바로 앞에 있다면 1° 나 2° 정도만 떨어져 있는 두 음원도 구분할 수 있다. 그러나 두 음원이 한쪽으로 치우쳐 가면(Miller, 1972) MAA가 점점 커진다(나빠진다). 사실 머리의 양쪽에는 "혼돈 원뿔구역(cone of confusion)"이라 불리는 애매한 영역이 있다. 여기는 두 음원이 모두 한 귀로 향하기 때문에 두 음원의 방향이 구분되지 못하는 영역이다. 앞뒤 혼동과 마찬가지로 이 혼돈 원뿔구역은 효과적인 위치 측정을 위해 머리 움

직임이 중요하다는 것을 강조하는 역할을 한다. 머리 앞에서는 위치의 작은 차이도 이간 차이에 상당한 변화를 가져오기 때문에 MAA는 이 영역에서 정확하다. 머리의 한쪽 면은 이에 해당하지 않는데 이 영역에서는 이간 차이가 이미 아주 크며(가까운 쪽 귀에 더 잘 들림) 따라서 두 음원이 이간 차이로 구분될 만큼 변화가 있으려면 서로 멀리 떨어져야 한다(큰 MAA).

이제 심화된 내용을 애기하고자 한다. 실제로 두 가지 종류의 최소 가청각이 있는데 두 음원이 하나 다음에 하나 순으로 (순서적으로) 제시되었는지, 같은 시간에 (동시에) 제시되었는지에 따라 다르다. 둘 다 위치를 구분하는 데 관련된 것이지만 **동시적**(concurrent) MAA는 두 음원을 판별하는 데도 관여한다. 이런 이유로 동시적 MAA는 두 음원 간의 스펙트럼 차이에 의해서도 영향을 받는다(Perrott, 1984).

선행 효과

소리는 표면에 닿았을 때 반사되면서 메아리를 발생시킨다. 방 안이나 막힌 공간에서 음원이나 직접음이 오래 남아 여러 개의 메아리가 지속되게 하는데 이를 **반향**(reverberation)이라 한다. 결과적으로 우리는 종종 여러 방향으로부터 오는 여러 개의 신호를 받는다. 그러나 보통 음원이나 직접음만을 인식하고 소리의 근원이 어느 방향인지 아는 데는 큰 어려움이 없다. 직접음과 음의 정확한 방향을 지각하는 것은 **선행 효과**(precedence effect), **제1파면의 법칙**(first wavefront law), **하스 효과**(Haas effect)라 한다. 선행 효과는 다음과 같이 간단히 설명할 수 있다. 클릭음이 양이에 이어폰을 통해 제시될 때 왼쪽 귀보다 오른쪽 귀에 몇 밀리초 먼저 도착한다고 가정해 보자. 청자는 분리된 두 개의 클릭음을 듣는 대신 오른쪽 귀에서 들리는 것으로 느껴지는 하나의 융합된 상(image)을 듣는다. 이와 같이 소리가 분리된 두 개의 스피커 중 하나에서 나오고 다른 하나의 스피커에서는 "메아리"가 따라 나온다면 청자는 먼저 소리가 나온 스피커만 들을 것이다(Haas, 1951). 즉, 첫 번째로 도착한 신호의 방향이 소리의 방향 지각을 결정한다. 이 효과는 40밀리초까지 지연될 때 발생한다. 50밀리초 지연되어 들릴 때부터 분리된 두 개의 신호로 지각되며 분명한 메아리가 들린다.

학습 문제

1. 측정에 있어서 명목, 서열, 등간, 비율 척도의 특징을 설명하고 각각에 대한 예를 들라.
2. 한계법, 조정법, 항상자극법을 사용하여 청력역치를 어떻게 결정하는지 설명하라.
3. 청각적 역치가 (a) 자극 주파수, (b) 자극 지속시간에 의해 어떠한 영향을 받는지 설명하라.
4. 차이역을 정의하고 ΔI와 베버 분수를 구별하여 설명하라.
5. 강도와 주파수 대 음량과 피치 간의 차이를 설명하라.
6. 손 척도를 설명하고 이것이 스티븐스 멱함수의 예가 되는지 설명하라.
7. 동일 강도 수준이 어떻게 폰 곡선으로 그려질 수 있는지 설명하라.
8. 가청 왜곡을 정의하고 두 가지 예를 들어 설명하라.
9. 차폐는 무엇이며 차폐음의 강도와 주파수에 의해 어떻게 영향을 받는가?
10. 양이 청취를 정의하고 이로부터 어떠한 이득을 얻는지에 대한 예를 세 가지 들라.

참고문헌

Abel, S. M. (1972). Duration discrimination of noise and tone bursts. *Journal of the Acoustical Society of America, 51,* 1219-1223.

American National Standards Institute (ANSI). (2004). *American National Standard Specifications for Audiometers.* ANSI S3.6-2004. New York: ANSI.

American National Standards Institute (ANSI). (2005). *American National Standard Procedure for the Computation of Loudness of Steady Sounds.* ANSI S3.4-2005. New York: ANSI.

Bekesy, G. (1936). Über die Hörschwelle und Fügrenze langsamer sinusförmiger Luftdruckschwankungen. *Annals of Physics, 26,* 554-566.

Beranek, L. L. (1988). *Acoustical Measurements: Revised Edition.* NY: Acoustical Society of America.

Buus, S., & Florentine, M. (1985). Gap detection in normal and impaired listeners: The effect of level and frequency. In Michelsen A (Ed.): *Time Resolution in Auditory Systems.* New York: Springer, 159-179.

Caussé, R., & Chavasse, P. (1942). Difference entree L'ecout binauriculaire et monauriculaire pour la perception des intensites supraliminaires. *Comptes Rendus des Seances de la Société de Biologie et de ses Filiales, 139,* 405.

Cherry, E. C. (1961). Two ears—but one world. In Rosenblith, WA (Ed.): *Sensory Communication.* Cambridge, MA: MIT Press, 99-117.

Cristovich, L. A. (1957). Frequency characteristics of masking effect. *Biophysics, 2,* 708-715.

Dadson, R. S., & King, J. H. (1952). A determination of the normal threshold of hearing and its relation to the standardization of audiometers. *Journal of Laryngology and Otology, 46,* 366-378.

Dirks, D. D., & Norris, J. C. (1966). Shifts in auditory thresholds produced by pulsed and continuous contralateral masking. *Journal of the Acoustical Society of America, 37,* 631-637.

Dooley, G. J., & Moore, B. C. J. (1988). Duration discrimination of steady and gliding tones: A new method for estimating sensitivity to rate of change. *Journal of the Acoustical Society of America, 84,* 1332-1337.

Durlach, N. I. (1972). Binaural signal detection: Equalization and cancellation theory. In Tobias JV (Ed.): *Foundations of Modern Auditory Theory, Vol. 2.* New York: Academic Press, 369-462.

Egan, J. P., & Hake, H. W. (1950). On the masking pattern of a simple auditory stimulus. *Journal of the Acoustical Society of America, 22,* 622-630.

Ehmer, R. H. (1959a). Masking patterns of tones. *Journal of the Acoustical Society of America, 31,* 1115-1120.

Ehmer, R. H. (1959b). Masking by tones vs. noise bands. *Journal of the Acoustical Society of America, 31,* 1253-1256.

Elliott, L. L. (1962a). Backward masking: Monotic and dichotic conditions. *Journal of the Acoustical Society of America, 34,* 1108-1115.

Elliott, L. L. (1962b). Backward masking: Monotic and dichotic conditions. *Journal of the Acoustical Society of America, 34,* 1116-1117.

Fitzgibbons, P. J., & Gordon-Salant, S. (1987). Temporal gap resolution in listeners with high-frequency sensorineural hearing loss. *Journal of the Acoustical Society of America, 81,* 133-147.

Fitzgibbons, P. J., & Wightman, R. L. (1982). Gap detection in normal and hearing impaired listeners. *Journal of the Acoustical Society of America, 72,* 761-765.

Fletcher, H. (1940). Auditory patterns. *Journal of the Acoustical Society of America, 12,* 47-65.

Fletcher, H., & Munson, M. A. (1933). Loudness: Its definition, measurement and calculation. *Journal of the Acoustical Society of America, 5,* 82-108.

Gelfand, S. A. (1998). *Hearing: An Introduction to Psychological and Physiological Acoustics,* 3rd ed. New York: Marcel Dekker.

Green, D. M. (1985). Temporal factors in psychoacoustics. In Michelsen A (Ed.): *Time Resolution in Auditory Systems.* New York: Springer, 122-140.

Haas, H. (1951). Ober den Einfachechos auf die Horsamkeit von Sprache. *Acoustica, 1,* 49-58 [1972. On the influence of a single echo on the intelligibility of speech. *J Audio Eng Soc, 20,* 146-159.].

Hawkins, J. E., & Stevens, S. S. (1950). The masking of pure tones and of speech by white noise. *Journal of the Acoustical Society of America, 22,* 6-13.

Hellman, R. P. (1999). Cross-modality matching: A tool for measuring loudness in sensorineural hearing loss. *Ear and Hearing, 20,* 193-213.

Hellman, R. P., & Meiselman, C. H. (1988). Prediction of individual loudness exponents from cross-modality matching. *Journal of Speech and Hearing Research, 31,* 605-615.

Hirsh, I. J. (1948). The influence of interaural phase on interaural summation and inhibition. *Journal of the Acoustical Society of America, 20,* 536-544.

Hirsh, I. J. (1952). *The Measurement of Hearing.* New York: McGraw-Hill.

Hirsh, I. J. (1959). Auditory perception of perceived order. *Journal of the Acoustical Society of America, 31,* 759-767.

Hood, J. D., & Poole, J. P. (1970). Investigations upon the upper physiological limit of normal hearing. *International Journal of Audiology, 9,* 250-255.

Houtsma, A. J. M., Durlach, N. I., & Braida, L. D. (1980). Intensity perception, XI: Experimental results on the relation of intensity resolution to loudness matching. *Journal of the Acoustical Society of America, 68,* 807-813.

International Organization for Standardization (ISO). (2003). *Acoustics—Normal Equal-Loudness-Level Contours.* ISO 226. Geneva: ISO.

International Organization for Standardization (ISO). (2005). *Acoustics—Reference Zero for Calibration of Audiometric Equipment—Part 7: Reference Threshold of Hearing Under Free-Field and Diffuse-Field Listening Conditions.* ISO 389-7. Geneva: ISO.

Jesteadt, W., Wier, C. C., & Green, D. M. (1977a). Intensity discrimination as a function of frequency and sensation level. *Journal of the Acoustical Society of America, 61,* 169-177.

Jesteadt, W., Wier, C. C., & Green, D. M. (1977b). Comparison of monaural and binaural discrimination of intensity and frequency. *Journal of the Acoustical Society of America, 61,* 1599-1603.

Killion, M. C. (1978). Revised estimate of minimum audible pressure: Where is the "missing 6 dB"? *Journal of the Acoustical Society of America, 63,* 1501-1508.

Licklider, J. C. R. (1948). The influence of interaural phase relations upon the masking of speech by white noise. *Journal of the Acoustical Society of America, 20,* 150-159.

Marks, L. E. (1978). Binaural summation of loudness of

pure tones. *Journal of the Acoustical Society of America, 64*, 107–113.

Mills, A. W. (1972). Auditory localization. In Tobias JV (Ed.): *Foundations of Modern Auditory Theory, Vol. 2.* New York: Academic Press, 301–348.

Morgan, D. E., Wilson, R. H., & Dirks, D. D. (1974). Loudness discomfort level under earphone and in the free field: The effect of calibration. *Journal of the Acoustical Society of America, 56*, 577–581.

Northern, J. L., Downs, M. P., Rudmose, W., Glorig, A., & Fletcher, J. (1972). Recommended high frequency audiometric threshold levels (8000–18000 Hz). *Journal of the Acoustical Society of America, 52*, 585–595.

Pickett, J. M. (1959). Backward masking. *Journal of the Acoustical Society of America, 31*, 1613–1615.

Perrott, D. R. (1984). Concurrent minimal audible angle: A re-examination of the concept of auditory spatial acuity. *Journal of the Acoustical Society of America, 75*, 1201–1206.

Robinson, D. W., & Dadson, R. S. (1956). A re-determination of the equal loudness relations for pure tones. *British Journal of Applied Physics, 7*, 166–181.

Scharf, B. (1970). Critical bands. In Tobias JV (Ed.): *Foundations of Modern Auditory Theory, Vol. 1.* New York: Academic Press, 157–202.

Schouten, J. F. (1940). The residue, a new concept in subjective sound analysis. *Proceedings of the Koninklijke Nederlandse Akademie van Wetenschappen, 43*, 356–365.

Seebeck, A. (1841). Beobachtungen über einige Bedingungen der Entstehung von Tonen. *Annalen der Physik und Chemie, 53*, 417–436.

Shaw, W. A., Newman, E. B., & Hirsh, I. J. (1947). The difference between monaural and binaural thresholds. *Journal of Experimental Psychology, 37*, 229–242.

Sherlock, L. P., & Formby, C. (2005). Estimates of loudness, loudness discomfort, and the auditory dynamic range: Normative estimates, comparison of procedures, and test-retest reliability. *Journal of the American Academy of Audiology, 16*, 85–100.

Small, A. M. (1959). Pure tone masking. *Journal of the Acoustical Society of America, 31*, 1619–1625.

Stevens, S. S. (1956). The direct estimation of sensory magnitudes-loudness. *American Journal of Psychology, 69*, 1–25.

Stevens, S. S. (1975). *Psychophysics.* New York: Wiley.

Thurlow, W. R., & Small, A. M. (1955). Pitch perception of certain periodic auditory stimuli. *Journal of the Acoustical Society of America, 27*, 132–137.

Wallach, H., Newman, E. B., & Rosenzweig, M. R. (1949). The precedence effect in sound localization. *American Journal of Psychology, 57*, 315–336.

Wegel, R. L. (1932). Physical data and physiology of the auditory nerve. *Annals of Otology, Rhinology, and Laryngology, 41*, 740–779.

Wegel, R. L., & Lane, C. E. (1924). The auditory masking of pure tone by another and its probable relation to the dynamics of the inner ear. *Physiological Reviews, 23*, 266–285.

Wier, C. C., Jesteadt, W., & Green, D. M. (1977). Frequency discrimination as a function of frequency and sensation level. *Journal of the Acoustical Society of America, 61*, 178–184.

Wilson, R. H., & Carhart, R. (1971). Forward and backward masking: interactions and additivity. *Journal of the Acoustical Society of America, 49*, 1254–1262.

Yeowart, N. S., Bryan, M., & Tempest, W. (1967). The monaural MAP threshold of hearing at frequencies from 1.5 to 100c/s. *Journal of Sound and Vibration, 6*, 335–342.

Zwicker, E., Flottorp, G., & Stevens, S. S. (1957). Critical band width in loudness summation. *Journal of the Acoustical Society of America, 29*, 548–557.

Zwicker, E., & Schorn, K. (1978). Psychoacoustical tuning curves in audiology. *Audiology, 17*, 120–140.

Zwislocki, J. (1973). In search of physiological correlates of psychoacoustic characteristics. In Møller AJ (Ed.): *Basic Mechanisms in Hearing.* New York: Academic Press, 787–808.

Zwislocki, J. J., Buining, E., & Glantz, J. (1968). Frequency distribution of central masking. *Journal of the Acoustical Society of America, 43*, 1267–1271.

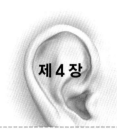

제 4 장

청력검사기 및 검사 환경

청력검사기

환자의 청각 기능을 평가하는 과정에서 사용되는 중요한 도구는 **청력검사기**(audiometer)이다. 기본적으로 청력검사기는 소리를 발생시켜 환자에게 전달하는 전기적 장치에 불과하다. 청력검사기를 특징적으로 만드는 이유는 검사기에서 사용되는 소리가 매우 특별하다는 것이다. 우리는 환자에게 무엇이 제시되는지 정확하게 알고 있어야 하며 사용되는 소리가 모든 청력검사기에서 일관성이 있다는 것을 확신할 수 있어야 한다. 기본적 청력검사기는 가장 기초적인 청력검사의 수행을 가능하게 해 준다. 다양한 주파수에서 환자가 듣는 데 필요한 순음의 강도가 얼마인지 결정하는 것이 포함된다. **순음청력검사기**(pure-tone audiometer)는 반드시 특정 주파수의 순음을 발생시키고 이러한 소리의 레벨을 정확하게 조절할 수 있어야 하며 청각사가 의도한 방법으로 피검자에게 소리를 전달할 수 있어야 한다. 그림 4.1에 전형적인 순음청력검사기를 제시하였다.

그림 4.2에 제시한 것은 청력검사기의 구성 요소이다. **전원 스위치**(power switch)는 장치의 전기 공급을 조절하고 전원이 들어왔는지를 알려주는 전원 지시등 램프가 달려 있다. 검사음은 **단속기**(interrupter)라고 부르는 스위치(버튼)를 돌려서 켜고 끄면서 환자에게 소리를 제시한다. **주파수 조절기**(frequency control)는 다양한 검사음의 주파수를 선택

하는 데 사용된다. 대부분의 검사기는 125, 250, 500, 750, 1000, 1500, 2000, 3000, 4000, 6000, 8000Hz가 포함되어 있다. 순음은 순음 진동자(pure-tone oscillator)라고 하는 검사기 내의 회로에서 만들어진다. 검사음을 연속음 혹은 일정한 간격의 단속음으로 제시할 수 있도록 해 주는 **자극**(stimulus) 혹은 **음 모드 스위치**(tone mode switch)가 있다. 또 다른 모드에서는 와블톤(warble-tone)을 발생시키는데 이는 시간에 따라 주기적으로 주파수가 변하는(예 : 1000Hz±5%) 것을 의미한다. 검사음의 강도는 **감쇠기**(attenuator) 혹은 **청취 강도 조절기**(hearing level control)로 조절한다. 일반적인 음량조절기와 달리 감쇠기는 **교정**(calibrate)해야 하며 감쇠기의 표시(marking)는 특별한 물리적 가치 또는 **증분**을 의미한다. 감쇠기를 45dB HL로 세팅하면 45dB HL에 상응하는 음압(sound pressure level, SPL)을 가진 소리가 이어폰을 통해 나오게 된다. 그리고 감쇠기를 5dB 간격으로 변화시키면 실제 SPL이 5dB씩 바뀌게 된다. 대부분의 청력검사기는 5dB씩 조절되는 감쇠기가 달려 있으며 보다 정밀하게 조정이 가능한 모델은 1dB이나 2dB씩 혹은 다른 수치의 조정 범위로도 검사할 수 있다. 일반적인 검사음의 강도 범위는 대개 기전도의 경우 −10dB HL에서 115dB HL, 골전도의 경우 70dB까지이다. 검사 가능 범위는 신호음의 종류에 따라 다르며 검사기에 표시되어 있다.

마지막으로 **출력선택기**(output selector)는 신호

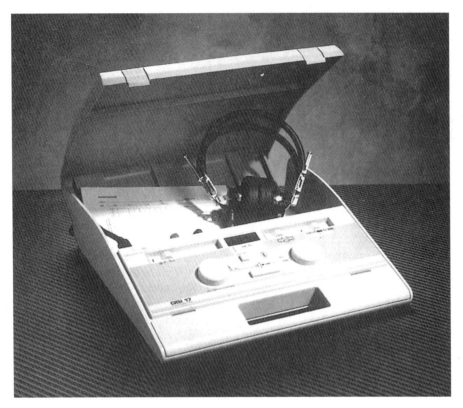

그림 4.1 기본 순음청력검사기(Grason-Stadler, Inc. 제공)

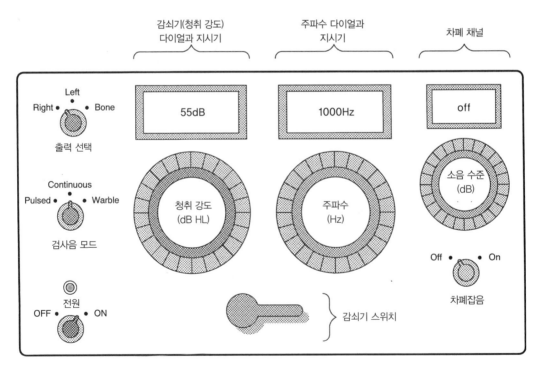

그림 4.2 청력검사기의 구성 요소

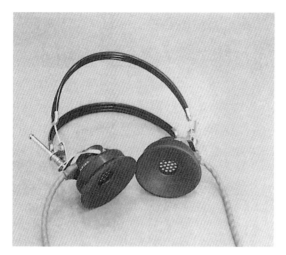

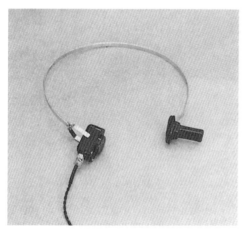

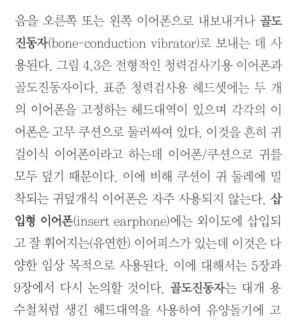

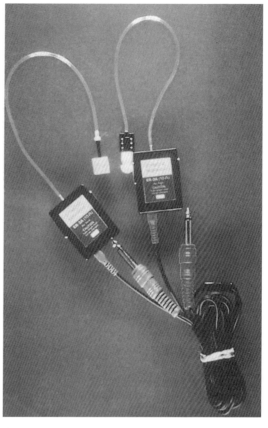

그림 4.3 표준 귀걸이식 이어폰, 삽입형 수화기, 골도진동자

음을 오른쪽 또는 왼쪽 이어폰으로 내보내거나 **골도진동자**(bone-conduction vibrator)로 보내는 데 사용된다. 그림 4.3은 전형적인 청력검사기용 이어폰과 골도진동자이다. 표준 청력검사용 헤드셋에는 두 개의 이어폰을 고정하는 헤드대역이 있으며 각각의 이어폰은 고무 쿠션으로 둘러싸여 있다. 이것을 흔히 귀걸이식 이어폰이라고 하는데 이어폰/쿠션으로 귀를 모두 덮기 때문이다. 이에 비해 쿠션이 귀 둘레에 밀착되는 귀덮개식 이어폰은 자주 사용되지 않는다. **삽입형 이어폰**(insert earphone)에는 외이도에 삽입되고 잘 휘어지는(유연한) 이어피스가 있는데 이것은 다양한 임상 목적으로 사용된다. 이에 대해서는 5장과 9장에서 다시 논의할 것이다. **골도진동자**는 대개 용수철처럼 생긴 헤드대역을 사용하여 유양돌기에 고

정할 수 있다.

지금까지 기술한 청력검사기는 단 하나의 신호를 발생시킬 수 있기 때문에 단일채널 장비라고 한다. 그러나 많은 순음청력검사기는 **차폐소음**(masking noise)을 발생시킬 수 있는 두 번째 채널을 갖고 있다. 두 번째 채널은 자체적인 단속기 스위치와 감쇠기를 갖고 있다. 소음 신호는 회로 내부에서 발생하며 이를 소음발생기라고 한다. 오른쪽 귀에 제시된 검사음을 듣는 것을 방지하기 위해 왼쪽 귀에 차폐잡음을 넣어 줄 필요가 있는 경우를 제외하면 이 시점에 굳이 차폐를 논할 필요는 없다.

그림 4.4와 같은 **임상용 청력검사기**(clinical audiometer)에는 모든 특성을 갖춘 순음청력검사기뿐만 아니라 다른 종류의 신호나 기타 음을 사용한 정

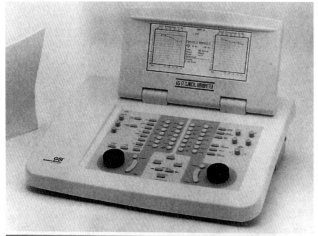

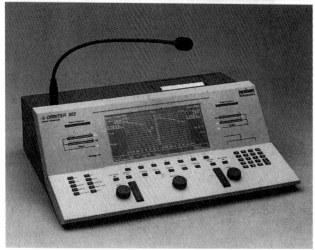

그림 4.4 임상용 청력검사기의 예(위 : Grason-Stadler, Inc. 제공, 아래 : GN Otometrics 제공)

(loudspeaker), (5) 변환기 결합 등은 제조회사나 모델에 따라 다르다. 실제 임상용 청력검사기란 용어는 도구를 지칭하는 청각 전문 영역의 속어로 청각사들의 광범위한 임상적 요구에 충분하게 대처할 수 있는 다목적 검사기란 의미이다. 청력검사기는 검사기가 할 수 있는 기능에 대한 표준이나 정확성을 기반으로 유형별로 세분화되어 있다(ANSI S3.6-2004).

청취 강도

3장에서 dB SPL(2×10^{-5}N/m^2 또는 20μPa)로 표현되는 실제 청취 민감도는 주파수마다 다르다고 했던 것을 떠올려 보라. 예를 들어 평균 성인은 250Hz를 간신히 들으려면 약 26.5dB SPL이 필요하다. 그러나 1000Hz에서는 단지 7.5dB SPL이어도 들을 수 있다. 표 4.1은 일반적인 청력검사용 이어폰을 사용할 때의 정상 역치 값(SPL)을 나타낸다. 이러한 수치는 정상의 성인이 청력역치에 도달하는 데 필요한 물리적인 강도이기 때문에 **정상 기준값**(normal reference value)이다. 기술적으로 더욱 정확하게 표현하면 **기준등가역치음압**(reference equivalent threshold sound pressure levels, RETSPLs)이다. 어떤 사람에게 난청이 있다는 것은 특정 소리를 듣기 위해 이 수치보다 더 높은 SPLs이 필요하다는 의미이다. 이러한 수치로부터 피검자의 역치가 멀어질수록 피검자의 난청이 더욱 크다는 의미가 되기도 한다.

모든 주파수마다 서로 다른 기준치가 있다는 것은 불편한 일이다. 더욱이 47.5, 13.5, 7.5, 11 등과 같은 수는 "특이한(odd)" 수치여서 일일이 기억하기 어렵다. 만약 각 주파수마다 정상 수치를 나타내는 데 같은 수치를 사용한다면 또는 특별히 '0'과 같은 매우 편리한 수치를 기준으로 한다면 얼마나 편리하겠는

밀한 검사를 수행할 수 있게 해 주는 광범위한 특성이 함께 내장되어 있다. 또한 이러한 장치에는 녹음 자료를 사용한 검사에 사용되는 테이프나 CD 플레이어의 입력을 위한 수화기, 환자 반응용 마이크, 인터컴 시스템, 환자의 반응 신호, 컴퓨터 인터페이스 등도 포함된다. 일부 장치는 8000~16000Hz의 주파수에 대한 검사도 할 수 있는데 이것을 **고주파수 확장 청력검사기**(extended high frequency audiometer)라고 한다. 임상용 청력검사기의 출력선택기는 다음과 같은 **출력변환기**(output transducer)를 선택할 수 있도록 되어 있다. (1) 오른쪽 및 왼쪽 이어폰, (2) 오른쪽 및 왼쪽 삽입형폰, (3) 골도진동자, (4) 스피커

표 4.1 표준 귀걸이식 청력검사용 이어폰의 기준치[기준등가역치음압(RETSPLs)]. 즉, 0dB HL에 준하는 음압 레벨[6-cc 커플러 (NBS-9A)]로 측정한 dB SPL.

주파수(Hz)	125	250	500	750	1000	1500	2000	3000	4000	6000	8000
TDH-49 TDH-50	47.5	26.5	13.5	8.5	7.5	7.5	11.0	9.5	10.5	13.5	13.0
TDH-39	45.0	25.5	11.5	8.0	7.0	6.5	9.0	10.0	9.5	15.5	13.0

출처 : ANSI S3.6-2004 *American National Standard Specifications for Audiometers*, Acoustical Society of America.

가? 이렇게 할 수 있을까?

표 4.1에 제시된 기준치는 서로 다르지만 모든 사람들이 겨우 들을 수 있는 소리이며 모두 동일한 크기로 들을 수 있다. 달리 표현하면 서로 다른 물리적 강도의 소리지만 **청각**이란 측면에서 보면 동일한 크기의 소리이다. 그래서 우리는 서로 다른 이러한 소리의 값을 청취 강도라고 부른다.

그러면 **청취 강도**(hearing level)란 무엇인가? 표 4.1에 제시된 SPLs는 들을 수 있는 가장 작은 소리로 청각에 대한 기준값이라고 해도 무방하다. 우리는 이미 0dB가 기준값이라는 것을 알고 있다. 다시 말해서 각각의 SPL 값은 0dB의 청취 강도, 즉 0dB HL에 상응한다. 그러면 우리는 250Hz에서 0dB HL에 도달하기 위해 26.5dB SPL이 필요하고, 1000Hz에서는 7.5dB SPL, 4000Hz에서는 10.5dB SPL이 필요하다고 할 수 있다.

그림 4.5에서는 주파수에 따른 정상 역치 기준값 SPL(a)과 청취 강도(b)를 보여 주고 있다. SPL 그래프는 위쪽을 향해 있으며 HL 그래프는 아래를 향해 읽도록 되어 있다. 그림 4.5a의 곡선은 dB SPL에서의 역치가 서로 다른 물리적 값을 가지고 있다는 것을 보여 준다. 그러나 그림 4.5b는 동일한 청취 강도를 갖고 있기 때문에 곡선이 직선을 따라 하행한다. 우리는 청취 강도란 각각의 기준 SPL 값이 0dB HL이 된 것으로 생각한다. 고주파수 난청을 가진 사람의 역치 곡선은 그림에서 △으로 표시되어 있다. 난청은 정상 기준값에 비해 많이 벗어나 있다. "정상" 값을 직선으로 표시하면 많은 것이 쉽고 편리하다.

이제 청취 강도를 청력검사기에 적용해 보자. 청력

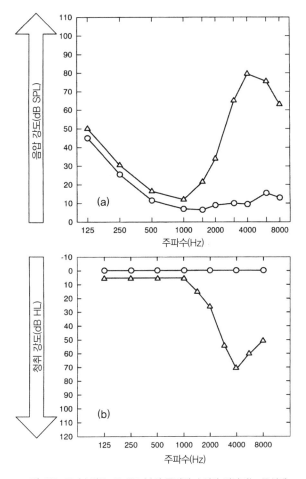

그림 4.5 주파수별로 dB SPL(a)의 물리적 수치가 달라지는 곡선에 따라 주파수별 정상 청력역치(o)를 나타내며 직선은 동일한 청력을 dB HL(b)로 나타낸다. △는 고주파수 난청의 피검자 역치를 (a)와 (b)로 보여 준다. (a)에서는 강도가 위쪽으로 증가하며, (b)에서는 아래쪽으로 증가한다. [Gelfand, S. A. (1981). *Hearing: An Introduction to Psychological and Physical Acoustics*. New York: Marcel Dekler.]

검사기의 감쇠기 다이얼은 청취 강도를 dB HL로 읽는다. 그리고 모든 기준값은 표 4.1에 제시되어 있다.

검사자가 감쇠기 다이얼을 일정한 dB HL 값으로 세팅하면 청력검사기는 물리적 강도에 맞게 음을 발생시키기 위해 자동적으로 필요한 기준값을 더해 준다. 예를 들어 1000Hz의 주파수를 세팅하면(기준값이 7.5dB SPL) 감쇠기의 0dB HL은 청력검사기가 0+7.5=7.5dB SPL의 소리를 발생시키도록 세팅된다. 마찬가지로 55dB HL로 세팅하면 55+7.5=62.5dB SPL이 되는 것이다.

만약 주파수가 500Hz라면(기준값은 13.5dB SPL) 0dB HL은 0+13.5=13.5dB SPL 소리가 되며 65dB HL은 65+13.5=78.5dB SPL의 소리를 산출한다. SPL은 매우 분명한 개념이지만 청취 강도값은 dB HL로만 표시한다.

청력검사기 교정

우리는 피검자에게 제시하는 실제 소리가 어떤 것인지 알아야 한다. 주파수 다이얼이 "1000Hz", 감쇠기가 "40dB HL"이면 실제 청력검사기는 1000Hz의 40dB HL 음을 발생시킨다. 이러한 연유로 청력검사기에서 발생하는 특별한 물리적 특성의 소리에 대한 **국가기준**(national standard) 혹은 **국제표준**(international standard)이 존재한다. 또한 이와 같은 기준에는 각각 소리의 오차 허용 범위도 제시되어 있다. 이것은 실제 소리가 표준치로부터 허용되는 편차 범위를 알려 준다. 대부분의 기준은 *American National Standard Specifications for Audiometers*(ANSI S3.6-2004)에 제시되어 있다. **교정**(calibration)이란 장비(도구)가 실제 수행하고 있는 것이 기준에 맞는지 확인하는 과정이다. 청력검사기의 경우도 적용 기준에 맞는지 확인하는 과정이다. 청력검사기가 ANSI S3.6-2004에 맞추어 교정되면 우리는 **ANSI/ISO Hearing Level**로 교정되었다고 말한다. 그리고 청력검사기의 수치를 ANSI/ISO Hearing Level의 데시벨이나 dB re: ANSI-2004(혹은 이와 유사한 용어)로 표현한다. ANSI/ISO란 용어는 국제표준(ISO 389-1-5,7, 1994a-c, 1998a,b, 2005)과 ANSI 기준에 상응한다는 의미이다.

기전도 교정

청력검사기는 환자에게 제시되는 음이 정확한 SPL인지를 확인할 수 있도록 **음압측정기**(sound level meter)를 사용하여 교정한다. 더욱 정밀한 교정 장비는 음압측정기 이외에 다른 도구를 보충하여 사용한다. 예를 들어 **주파수 계산기**(frequency counter)는 검사 주파수가 허용 범위 내에 있는지 결정하는 데 사용된다. **오실로스코프**(oscilloscope)나 **왜곡분석기**(distortion analyzer)와 같은 도구는 신호음의 시간 특성이나 왜곡 정도를 결정하는 데 사용된다. 청력검사기 교정 시스템은 그림 4.6과 같은 많은 부품으로 구성되어 있다.

기전도 교정은 이어폰에서 발생하는 소리를 측정하며 이어폰별로 실시한다. 그림 4.6에서 알 수 있듯이 이어폰은 6cc 용적의 금속 강(cavity)인 **NBS-9A 커플러**에 위치시킨다. 커플러는 귀의 음향 특성에 맞도록 만들어져 있으며 흔히 **6cc 커플러** 또는 **인공귀**(artificial ear)라고 부른다. 고성능 마이크로폰은 커플러의 아래쪽에 위치시킨다. 마이크로폰에 청력검사기 교정기나 음압측정기를 연결하고 이어폰에서 발생하는 소리의 실제 SPL을 측정한다. 6cc 커플러 내에 위치하는 마이크로폰이 매우 특이한 방법으로 청력검사 이어폰에서 발생하는 소리를 측정한다는 점에 주목할 필요가 있다. 음압측정기의 정확도는 정밀하게 조절된 신호를 산출하는 장치인 **음압교정기**(sound level calibrator)를 사용하여 자주 확인해야 한다(그림 4.7).

표 4.1에는 ANSI S3.6-2004 기준에 맞추어 귀걸이식 이어폰인 TDH-39, TDH-49, TDH-50의 기준치를 제시하였다. 가장 일반적으로 사용되는 TDH-49와 TDH-50 이어폰의 수치를 사용하여 설명할 것이다. 그러나 다른 종류의 수화기에 대해서도 기준치가 제시되어 있다.

Etymotic ER-3A와 EARtone 3A 삽입형 수화기의 기준치는 표 4.2에 나타나 있다. 삽입형 수화기의

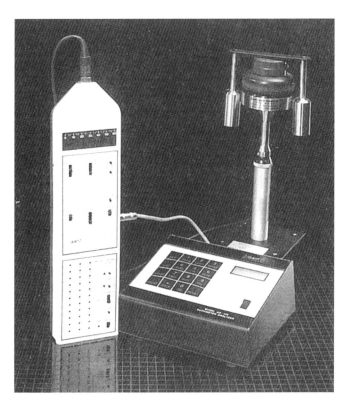

그림 4.6 청력검사기 조정 시스템을 사용한 기전도 교정. 인공귀(6cc 커플러)에 탑재된 청력검사기 이어폰(Quest Technologies, Inc. 제공)

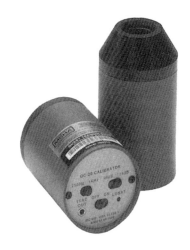

그림 4.7 음압측정기의 정확성을 확인하는 데 사용되는 음압 교정기(sound level calibrator). 음압측정기 마이크로폰을 교정기 끝에 눌러 끼우면 하나 이상의 정확한 검사 신호음이 발생한다. (Quest Technologies, Inc. 제공)

기준치는 표준 청력검사용 수화기로 사용되는 6cc NBS-9A 커플러 대신 특별한 형태의 **2cc 커플러**(2cc coupler)나 **폐쇄형 귀 시뮬레이터**(occluded ear simulator)를 사용하여 산출한 것이다. 삽입형 수화기는 귀 위에 착용하는 대신 외이도 내부에 위치하기 때문에 특별한 측정용 커플러를 사용한다. 그리고 보청기 측정에도 2cc 커플러를 사용한다.

고주파수 확장 청력검사기(extended high frequency audiometry)는 8000Hz 이상의 주파수 범위를 측정에 포함하는 것으로 그림 4.8과 같은 귀덮개식 이어폰을 사용한다. 고주파수 확장 청력검사에 사용되는 정상 기준치가 이어폰별로 표 4.3에 제시되어 있다. **수평식 어댑터**(flat plate adapter)는 이러한 두 개 종류의 이어폰을 인공귀에 연결하여 사용한다.

기준 SPL을 알고 있으며 그림 4.6과 같이 장비가 셋업되면 **음압 교정점검**(sound level calibration check)을 매우 간단하게 수행할 수 있다. 양 이어폰과 각각의 검사 주파수에 대해 다음의 절차에 따라

표 4.2 0dB HL에 상응하는 Etymotic ER-3A와 EARtone 3A 삽입형 수화기용 기준치(RETSPLs)를 SPL로 제시했다.

주파수(Hz)	125	250	500	750	1000	1500	2000	3000	4000	6000	8000
HA-2 커플러에서의 dB SPL	26.0	14.0	5.5	2.0	0.0	2.0	3.0	3.5	5.5	2.0	0.0
HA-1 커플러에서의 dB SPL	26.5	14.5	6.0	2.0	0.0	0.0	2.5	2.5	0.0	−2.5	−3.5
폐쇄형 귀 시뮬레이터의 dB SPL	28.0	17.5	9.5	6.0	5.5	9.5	11.5	13.0	15.0	16.0	15.5

약어 : RETSPLs(reference equivalent threshold sound pressure levels.)

출처 : ANSI S3.6-2004 *American National Standard Specifications for Audiometers*, Acoustical Society of America.

표 4.3 0dB HL에 상응하는 귀덮개식 이어폰 주파수별 기준치(RETSPLs)

주파수(Hz)	500	1000	4000	6000	8000	9000	10000	11200	12500	14000	16000
RETSPL(dB) : SennheiserHDA200	11.0	5.5	9.5	17.0	17.5	18.5	22.0	23.0	28.0	36.0	56.0
Koss HV/1A	–	16.0	8.0	–	16.5	21.0	25.5	24.5	26.0	33.0	51.0

약어 : RETSPLs(reference equivalent threshold sound pressure levels.)

출처 : Extracted from ANSI S3.6-2004 *American National Standard Specifications for Audiometers, with permission of the* Acoustical Society of America.

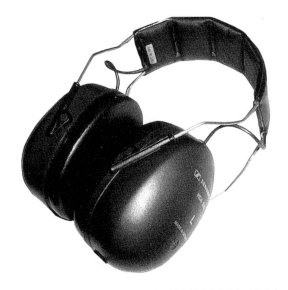

그림 4.8 귀덮개식 이어폰은 고주파수 확장 청력검사기에 사용된다. (Sennheiser Corporation 제공)

수행한다.

1. 주파수를 선택한다.
2. 감쇠기를 약 70dB HL의 쾌적 수준(convenient level)에 맞춘다(실내의 소음 수준 이상이 되도록 음의 강도를 높게 하여 측정한다).
3. 소리를 켠다.
4. 이어폰에서 발생하는 실제 SPL을 측정하기 위해 청력검사기 교정기(혹은 음압측정기)의 눈금을 읽는다.
5. 실제 SPL과 추정치를 비교한다.
6. 차이를 기록한다.

표 4.4의 교정용 워크시트를 사용하면 절차가 더욱 쉬워진다. 또한 교정용 영구 기록이나 결과의 역할도 해 줄 것이다. 워크시트를 사용하여 시도해 보자. 500 Hz 음 수준은 83.5dB SPL이므로 다이얼 세팅 위치 70dB에 기준치 13.5dB를 더한 것과 같다(이를 0dB HL이라고 한다). 교정기의 눈금은 오른쪽 이어폰의 실제 측정치가 81.3dB로 나타났다. 따라서 이 청력검사기와 이어폰에서 발생하는 500Hz 음은 기준치에 비해 2.2dB이 작은 것이다. ANSI S3.6−2004의 기준에 의하면 5000Hz까지는 모든 SPL의 편차가 ±3dB 이내, 6000Hz 이상은 ±5dB 이내로 규정되어 있다. 따라서 2.2dB의 차이는 수용 가능한 오차 범위이다. 표 4.4에는 SPL이 모든 주파수에 대한 기준치의 ±3dB 이내로 나타나 있다.

만일 표준 기준치에서 허용 가능한 오차 범위를 초과하면 청력검사기는 아직 교정이 되지 않았다고 생각하면 된다. 이러한 상황을 조정하는 방법은 세 가지이다. (1) 청력검사기의 내부 세팅을 조절하여 청력검사기의 출력을 교정한다. (2) 장비를 수리한다. (3) "교정용 차트(correction chart)"를 붙여 놓는다. 이는 검사 결과를 얼마나 조정해야 하는지 보여 줄 수 있다.

감쇠기(청취 강도) 다이얼은 **선형적으로**(linearity) 교정할 필요가 있다. 선형 체크는 감쇠기 세팅을 바꾸어 전체 강도 범위에 대해 다이얼이 5dB씩 바뀔 때마다 실제 이어폰에서 출력되는 SPL이 5dB씩 변하는지 확인한다. 규준에서는 청력검사기의 감쇠기가 5dB 간격당 ±1dB 이내로 정확하게 선형이 될 것을

표 4.4 순음기도검사 조정용 워크시트의 예

주파수(Hz)	125	250	500	750	1000	1500	2000	3000	4000	6000	8000
오른쪽 귀											
0dB HL 기준 SPLs	47.5	26.5	13.5	8.5	7.5	7.5	11.0	9.5	10.5	13.5	13.0
감쇠기 눈금 세팅 (dB HL)	70	70	70	70	70	70	70	70	70	70	70
70dB HL 눈금 세팅 시 기대 SPL	117.5	96.5	83.5	78.5	77.5	77.5	81.0	79.5	80.5	83.5	83.0
실측 SPL	117.0	96.5	81.3	78.0	77.5	78.2	82.0	79.0	81.5	83.0	83.0
교정 오류	−0.5	0	−2.2	−0.5	0	0.7	1.0	−0.5	1.0	−0.5	0
왼쪽 귀											
0dB HL 기준 SPLs	47.5	26.5	13.5	8.5	7.5	7.5	11.0	9.5	10.5	13.5	13.0
감쇠기 눈금 세팅 (dB HL)	70	70	70	70	70	70	70	70	70	70	70
70dB HL 눈금 세팅 시 기대 SPL	117.5	96.5	83.5	78.5	77.5	77.5	81.0	79.5	80.5	83.5	83.0
실측 SPL	116.0	97.0	84.0	78.5	78.0	79.0	83.0	78.8	81.0	84.0	83.7
교정 오류	−1.5	0.5	0.5	0	0.5	1.5	2.0	−0.7	0.5	0.5	0.7

약어 : HL(hearing level), SPL(sound pressure level)

요구한다.[1]

모든 주파수에 대해 주파수 교정(frequency calibration)은 특정 값의 비율이 일정한 범위 이내임을 확인하는 것이다. 주파수 정확도의 오차 한계는 ±1%에서 ±2% 사이이다. 이에 대한 ANSI S3.6-2004의 규정은 청력검사기의 종류에 따라 다르다. 특히 주파수는 반드시 type 1, type 2, 그리고 고주파수 확장용 청력검사기는 ±1% 이내로 정확해야 하며 type 3과 4는 ±2% 이내여야 한다. 다이얼이 1000Hz로 세팅되면 주파수는 type 1 청력검사기의 경우 990~1010Hz, type 2는 980~1020Hz, type 3, 4, 5는

970~1030Hz가 되어야 한다. 주파수 자동변환 청력검사기는 반드시 ±5% 이내의 주파수 정확도를 지켜야 한다. 따라서 청력도의 1000Hz는 실제 950~1050Hz의 주파수가 된다.

이와 같은 교정이 전문가에 의해 이루어진다고 해도 추가적으로 별도의 교정이 이루어질 필요가 있는데 그 이유는 완벽한 교정 시스템이나 특별한 다양한 장비가 필요하기 때문이다. 이러한 측정에는 화음 왜곡의 양, 상승 및 하행 시간, 전환 매개변수(switching parameter) 등의 결정이 포함된다.

주기적인 전기음향 교정과 더불어 청취 강도를 잘 알고 있는 사람의 역치를 통해 점검하는 **생물적 교정**(biological calibration)을 자주 실시하는 것도 바람직하다. 일상적 점검에는 전체적으로 기기가 잘 작동하는지 확인하고 불필요한 소음이나 절선 혹은 기타 문제의 유무를 확인하기 위해 일반적 듣기 점검을 하

---

1) 5dB은 가장 일반적인 강도의 간격이지만 많은 검사용 청력검사기는 더욱 작은 간격도 제공하고 있다. 따라서 정밀도를 위해 표준기준에서는 5dB 상승 시 허용치를 1dB 이내나 간격의 3/10 이내로 규정하고 있다.

는 것도 포함된다. 예를 들어 이어폰 선의 파손이나 접촉 불량 등도 손으로 선을 흔들면서 검사음을 들어 보면 발견할 수 있다. 오전 시간 5분의 듣기 체크를 통해 이어폰의 소리가 간헐적으로 끊어지는 것을 발견하는 것이 검사 중간에 알게 되는 것보다 더욱 바람직하다.

골전도 교정

골전도 시스템은 그림 4.9와 같은 **인공 유양돌기** (artificial mastoid)나 **기계적 커플러**(mechanical coupler)를 사용하여 교정할 수 있다. 이러한 형태의 측정은 대개 서비스 기술자가 실시한다. 왜냐하면 대부분의 임상 장비는 자체적인 인공 유양돌기를 갖고 있지 않기 때문이다. 기본적인 개념은 이어폰이나 인공귀가 하는 일과 유사하지만 골전도 0dB HL이 되기 위해 필요한 힘에 대한 기준치를 제시하고 있다. 표 4.5는 ANSI S3.6-2004에서 제시하는 골전도 교정용 기준치이다. 그 값은 골전도 자극으로 0dB HL이 되는 데 필요한 힘(dB re: 1μN)이기 때문에 **기준등가역치**(reference equivalent threshold force levels, RETFLs)라고 한다.

효과적인 생물적 골전도 교정 방법은 감각신경성 난청 피검자의 기전도와 골전도역치가 동일하다는 것을 기본으로 한다(5장). 이 방법은 기전도 시스템이 적절하게 교정되어 있어야 하며 신뢰성 있는 감각신경성

난청 피검자여야 한다. 일상적 교정 절차는 주파수마다 실시한다. 주파수별 골전도검사는 다음과 같이 실시한다(대개 4000Hz까지 실시). (1) 기전도역치를 측정하고 기록한다. (2) 골전도역치를 측정하고 감쇠기 다이얼의 눈금(dB)을 기록한다. (3) 기전도역치와 골전도역치 눈금의 차이를 찾는다. 골전도역치 다이얼의 눈금을 정확한 골전도역치를 가리키도록 교정해야 하며 이 교정치가 기전도역치와 골전도역치의 차이가 된다. 예를 들어 기전도역치가 40dB이고 골전도역치의 다이얼 눈금이 50dB이라면 차이는 −10dB이다. 즉 골전도역치를 교정하기 위해서는 골전도 다이얼 눈금으로부터 10dB이 필요하다는 의미이다. (4) 교정치는 주파수별로 평균 교정치를 얻기 위해 여러 명의 감각신경성 피검자를 대상으로 측정한다(단계 1에서 3을 통해). 결과는 교정 차트에 나와 있다. 더 많은 피검자를 대상으로 할수록 더욱 신뢰할 수 있는 결과를 얻을 수 있을 것이다.

다음의 예는 생물적 골전도 교정 방법이 정상 청력을 지닌 사람을 대상으로 하면 타당성이 없는 이유를 보여 줄 것이다. 기전도와 골전도 모두 −10dB HL에서 반응을 나타내는 피검자를 가정해 보자. 이는 양 역치가 −10dB HL이라는 의미이다. 그러나 피검자는 실제로 더 낮은 신호음 레벨에서도 들을 수 있을지 모른다. 생물적 골전도 교정을 기준으로 하는

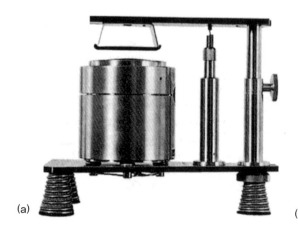
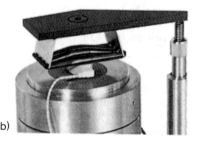

그림 4.9 (a) 인공 유양돌기는 골전도음 교정에 사용된다. (b) 인공 유양돌기에서 측정하는 골도진동자의 확대면. 인공 유양돌기의 출력을 음압측정기에 연결한다. 효과 면에서 인공 유양돌기는 골도진동자의 진동을 음압측정기가 읽을 수 있도록 전기신호로 변환한다. (Brüel & Kjaer 제공)

표 4.5 청력검사기용 골도진동자에 대한 기준치. 인공 유양돌기(기계 커플러)로 측정할 때 RETFLs는 dB re : μN으로 표시한다.

주파수(Hz)	250	500	750	1000	1500	2000	3000	4000
유양돌기 측정	67.0	58.0	48.5	42.5	36.5	31.0	30.0	35.5
전두부 측정	79.0	72.0	61.5	51.0	47.5	42.5	42.0	43.5

출처 : ANSI S3.6-2004 *American National Standard Specifications for Audiometers*, with permission of the Acoustical Society of America.

것은 큰 문제가 된다.

어음 신호 교정

많은 청력검사는 다양한 어음 자극을 사용한다. 녹음 자료가 청력검사기 내에 내장되어 있을 수도 있고 청각사가 직접 마이크로폰에 "육성"으로 말할 수도 있다. 두 신호는 모두 청력검사기의 VU 혹은 **모니터링 계기**(monitoring meter)를 사용한다. 이것은 대부분 모든 스테레오 시스템과 테이프 녹음기를 기초로 한 레벨 모니터링 계기와 비슷하다. 실제 VU 미터는 입력되는 음이 적절한지를 알려 준다. 이 시스템을 교정하려면 입력 신호가 반드시 0dB VU가 되어야 한다. 만약 VU 미터가 −3dB이면 신호는 감쇠기 눈금보다 3dB이 작은 것이며 +2dB이면 감쇠기 다이얼 눈금보다 2dB 크다는 것이다. 만약 계기가 플러스 편의 맨 끝에 고정되면 얼마나 신호가 높은지 짐작할 수 없거나 신호가 왜곡되었다고 추측할 수 있다. 육성의 경우 청각사가 말을 할 때 VU 미터를 보면서 마이크에 말하며 VU 미터상 말의 평균 피크가 0dB로 떨어지도록 입력 신호 다이얼을 조정한다. 이렇게 육성을 제시하여 검사하는 것을 **모니터된 육성**(monitored live-voice, MLV) 검사라고 부른다. 녹음된 어음의 경우는 대개 녹음에 대해 1000Hz **교정음**(Calibration tone)이다. 교정음의 수준은 말소리의 평균 피크와 일치한다. 청력검사기의 입력 레벨 다이얼은 교정음이 0dB VU이면 조정된 것이다.

어음 신호에 대한 기준 레벨(RETSPL)은 1000Hz 순음 기준치보다 12.5dB 높다. 일반적으로 정상 청력에서는 순음역치와 어음지각역치(어음청취역치)(5, 8, 14장)가 일치하기 때문에 1000Hz 음의 기준 레벨

과 어음 신호 사이의 관계가 사용된다(Jerger, Carhart, Tillman, & Peterson, 1959). 표 4.6에 이와 같은 다양한 종류의 청력 측정용 변환기와 검사 조건에 대해 기준치를 제시하였다. 예를 들어 TDH-49와 TDH-50 이어폰에 대한 1000Hz RETSPL은 7.5dB SPL이고 어음에 대한 기준치는 20dB SPL이

표 4.6 다양한 청력 측정용 변환기별 0dB HL에 상응하는 어음 자극의 기준치

변환기	기준치(dB)[a]
귀걸이식 이어폰	
TDH-49, TDH-50	20.0
TDH-39	19.5
삽입형 송화기	
HA1 또는 HA2 커플러 연결	12.5
폐쇄 이어 시뮬레이터 연결	18.0
귀덮개식 이어폰	
Sennheiser HDA200	19.0
Koss HV/1A	28.5
골도진동자	
유양돌기	55.0
전두부	63.5
음장	
양이 0°	14.5
편측 귀 0°	16.5
편측 귀 45°	12.5
편측 귀 90°	11.0

[a] RESPLs는 이어폰과 스피커용, RETFLs는 골도진동자용

출처 : ANSI S3.6-2004 *American National Standard Specifications for Audiometers*.

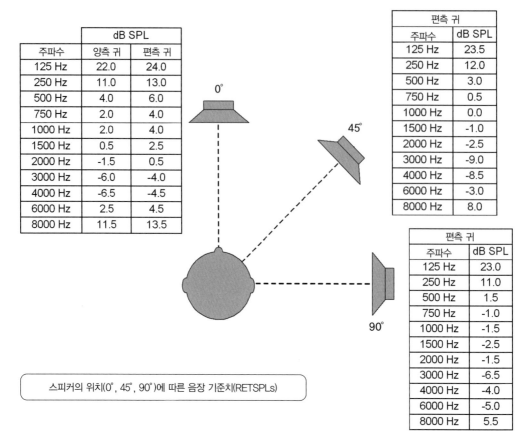

주파수	dB SPL	
	양측 귀	편측 귀
125 Hz	22.0	24.0
250 Hz	11.0	13.0
500 Hz	4.0	6.0
750 Hz	2.0	4.0
1000 Hz	2.0	4.0
1500 Hz	0.5	2.5
2000 Hz	-1.5	0.5
3000 Hz	-6.0	-4.0
4000 Hz	-6.5	-4.5
6000 Hz	2.5	4.5
8000 Hz	11.5	13.5

편측 귀	
주파수	dB SPL
125 Hz	23.5
250 Hz	12.0
500 Hz	3.0
750 Hz	0.5
1000 Hz	0.0
1500 Hz	-1.0
2000 Hz	-2.5
3000 Hz	-9.0
4000 Hz	-8.5
6000 Hz	-3.0
8000 Hz	8.0

편측 귀	
주파수	dB SPL
125 Hz	23.0
250 Hz	11.0
500 Hz	1.5
750 Hz	-1.0
1000 Hz	-1.5
1500 Hz	-2.5
2000 Hz	-1.5
3000 Hz	-6.5
4000 Hz	-4.0
6000 Hz	-5.0
8000 Hz	5.5

스피커의 위치(0°, 45°, 90°)에 따른 음장 기준치(RETSPLs)

그림 4.10 일반적으로 음장검사용 RETSPLs는 단측 귀일 때는 0°, 45°, 90°의 세 가지 위치에서 검사하며, 양측 귀인 경우에는 0°에서 측정한다. (ANSI S3.6-2004 *American National Standard Specifications for Audiometers*)

다. 실제로 이 기준치는 녹음된 자료를 사용하는 어음검사에 대해 교정용 소리의 기준을 제시한다. 이는 1000Hz 교정용 음을 VU 미터에서 0이 되도록 조정한다는 의미이다. 감쇠기 눈금이 0dB HL일 때 이어폰에서는 20dB SPL의 크기일 것이다.

교정 절차는 순음 시스템을 교정하는 것과 같은 방법으로 녹음된 교정음을 사용한다. 단, 선택기는 "어음(speech)"으로 하고 기준 레벨은 20dB SPL(TDH 49 이어폰)로 한다. 감쇠기는 70dB HL로 세팅하고 녹음 스위치를 돌려서 교정음을 제시한다. 교정음은 인공귀에서 70+20=90dB SPL로 측정된다.

음장 교정

음장검사는 검사음이 이어폰이나 골도진동자 대신 스피커를 통해 검사실로 전달된다. 스피커를 통해 제시되는 신호는 공기를 통해 전달되어 피검자의 귀 위치에 있는 음압측정기의 마이크로폰으로 입력된다.

2장과 3장에 의하면 음장에서의 청력은 피검자가 편측성인지 양측성인지뿐만 아니라 머리 위치의 영향을 받는다고 했다. 이러한 이유 때문에 ANSI S3.6-2004 표준은 스피커가 피검자의 정면에 위치(0°)할 때 편측 혹은 양측 귀에 대한 음의 기준치(RETSPLs)를 제공하고 있다. 그림 4.10에서는 검사 주파수[2]에 따라 기준치를 제시하였으며 어음에 대해서는 표 4.6에 나타나 있다. 이어폰 교정에는 상대적

---

2) 음향 문제 때문에 음장검사에는 순음 대신 주파수 변조음이나 협대역 잡음을 사용한다.

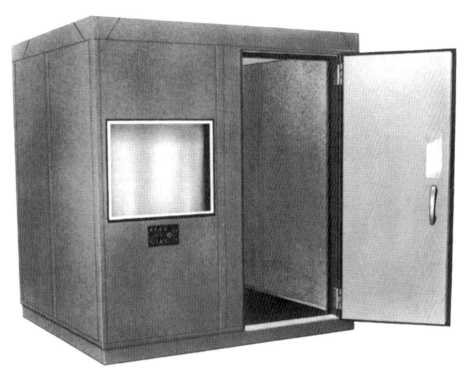

그림 4.11 1인용 청력검사실 부스(Industrial Acoustics Corporation, Inc. 제공)

으로 높은 감쇠기 눈금 세팅(70dB HL)이 사용되는데 음압측정기 측정은 어떠한 실내 소음에도 상관없이 측정 가능하다.

검사 환경 및 환경소음

우리는 조용한 방보다 소음이 있는 방에서 더 큰 소리로 말한다는 것을 경험적으로 알고 있다. 특정 소리가 다른 소리를 듣는 것을 방해하는 **차폐**(masking) 때문이다. 따라서 매우 작은 검사음도 실내소음 때문에 차폐가 되지 않을 만큼 조용한 공간에서 청력검사가 실시되어야 한다. 이것은 실제 검사에서 검사실의 주변 소음 레벨이 기전도, 골전도 및 음장검사 시 사용되는 모든 주파수에서 0dB HL 이하의 역치 측정도 가능할 만큼 작아야 한다는 의미이다.

청력검사실

청력검사는 적절히 조용한 환경을 유지하기 위해 특별히 만들어진, 소리가 차단된 방에서 실시한다. 이와 같은 검사실은 다양한 제조사에서 제작하여 판매하는 것을 구입할 수도 있고 만들 수도 있다. 이 절에서는 상품화된 부스에 대해서만 기술하지만 검사실을 따로 만들 때도 반드시 같은 기준과 목표를 적용해야 한다.

상품화된 청력 측정용 부스는 1인용(single room, 그림 4.11)과 2인용(two-room, 그림 4.12)이 있다. 1인용 부스는 검사할 때 피검자가 부스 안에 있고 검사자와 검사 장비는 밖에 위치한다. 2인용 부스는 피검자용 방과 조정실이 따로 있다. 부스 내의 소음 레벨에 대해서는 다음 절에서 설명할 것이며 피검자의 방에 실제 적용되어야 한다. 조정실은 반드시 가능한 한 조용해야 하며 육성검사를 실시할 때는 특히 조용해야 한다. 방의 크기는 항상 비용과 공간의 제한이 있기 때문에 매우 중요한 문제이다. 피검자 방은 가능한 한 넓어야 하며, 특히 음장검사나 소아 평가를 위해서는 반드시 넓어야 한다. 검사자의 방은 장비, 검사자 및 관찰자가 들어가기에 편안한 정도의 크기여야 한

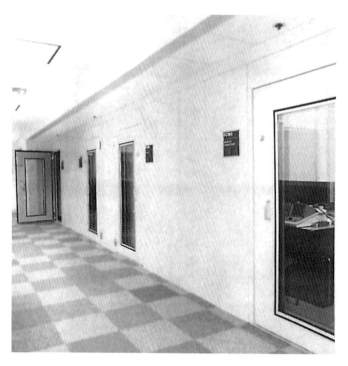

그림 4.12 2인실 청력검사실 슈트. 장비가 조정실 창문을 통해 볼 수 있도록 되어 있다. (Industrial Acoustics Corporation, Inc. 제공)

야 한다. 문은 반드시 단단하게 밀봉해야 하고 피검자와 검사자 사이의 창문은 반드시 이중 유리 판넬로 하고 판넬 사이에 공기층을 넣어야 하며 와이어잭이 내장된(prewired jack) 판넬을 사용하되 방 사이에 와이어가 통과되도록 해서는 안 된다. 검사 부스는 건물의 구조에 검사 부스를 넣어서 진동의 전달을 최소화하기 위해 간혹 진동 방지제를 넣는다. 공기는 감음환기 시스템을 통해 부스로 들어가고 나간다. 진동 방지 시스템과 감음환기 시스템은 비상품화된 부스에서 간혹 문제가 된다. 소음이 발생하지 않도록 백열등을 사용하는 것이 좋다. 그러나 부스 외부에도 소음이 나는 안정기(ballast)나 시동기(starter)에 신경을 써야 하며 형광등을 사용할 수도 있다.

다. 또한 검사실 외부도 고려해야 하며 문을 열고 닫거나 휠체어가 접근하는 데 불편이 없도록 계획해야 한다. 그리고 환자용 들것의 접근도 반드시 고려해야 하며, 휠체어나 들것이 들어가고 나가는 데 문제가 없도록 공간을 확보해야 한다.

벽, 천장, 마루 및 문은 대개 감음 물질이 가득 들어 있는 금속재로 구성된 4인치 두께의 판넬로 만들어진다. 실내의 반향을 최소화하기 위해 차음실을 마주 대하고 있는 금속 표면은 페그보드와 같은 모양을 한 구멍으로 덮여 있다(바닥에는 주로 카펫을 깐다). 단벽 부스(single-walled booth)는 판넬 한 개의 두께이다. 이중벽 부스(double-walled booth)는 이중 판넬로 만들어졌으며 판넬 사이에 공기층(dead air space)이 있어 단벽 부스보다 소리를 더 잘 차단한다. 소리 감쇠의 양을 좌우하는 방의 형태는 문제가 되는 위치에 검사실을 만들 때 고려할 필요가 있다.

방(chamber)은 반드시 음향의 차단이 필요한 다양한 검사를 실시하기 위한 것으로 꼼꼼하게 만들어

최대 허용 소음 레벨

청력검사실은 얼마나 조용해야 하는가? 청력검사실 부스 안의 배경소음은 음압측정기로 측정한다. 검사실 내 소음은 SPL이나 dBA(1장 참조)로 측정할 수 있다. 그러나 이러한 수치는 청력검사 주파수별로 영향을 미치는 방의 소음을 알려 주지는 않는다. 청력검사 시 각각의 주파수 부근에서 얼마나 많은 소음이 존재하는지 결정하는 것이 가장 유용하다. (제시된 음은 대부분 주파수 부근의 소음 때문에 차폐되고, 저주파수 소리는 고주파수 소리를 차폐한다는 3장의 내용을 상기하라). 이를 위해서는 반드시 먼저 주파수 대역(대역폭)을 분명하게 해야 한다. 이것을 **옥타브 대역**(octave band)과 **1/3 옥타브 대역**(third-octave band)[3]이라고 한다. 옥타브 대역은 주파수 범위로서 옥타브 폭이며 1/3 옥타브 대역은 옥타브 폭의 1/3을 가리킨다. 주파수별 옥타브 대역과 1/3 옥타브 대역에

---

3) 대역폭의 특성은 ANSI S1.11-2004 기준에 나타나 있다.

표 4.7 청력검사용 주파수별 옥타브 대역과 1/3 옥타브 대역[a]

중심 주파수	옥타브 대역			1/3 옥타브 대역		
	최저 한계	최고 한계	대역폭	최저 한계	최고 한계	대역폭
125	88	176	88	111	140	29
250	177	354	177	223	281	58
500	354	707	354	445	561	116
1000	707	1414	707	891	1122	232
1500	1061	2121	1061	1336	1684	347
2000	1414	2828	1414	1782	2245	463
3000	2121	4243	2121	2673	3367	695
4000	2828	5657	2828	3564	4490	926
6000	4243	8485	4243	5345	6735	1389
8000	5657	11314	5657	7127	8980	1853

[a] 모든 수치는 Hz(반올림하여 계산)

대해서는 표 4.7에 나타나 있다. 예를 들어 500Hz 옥타브 대역은 354~707Hz의 주파수 범위를 포함한다. 500Hz가 중심 주파수이며 354Hz와 707Hz는 각각 하위 절단점 주파수와 상위 절단점 주파수를 가리킨다. 가장 낮은(lower) 절단점과 가장 높은(upper) 절단점 주파수 사이의 주파수 대역을 **대역폭**(bandwidth)이라고 한다. 이와 마찬가지로 500Hz 1/3 옥타브 대역은 445~561Hz 사이의 절단점 주파수를 가지므로 116Hz의 대역폭을 갖는다. 이러한 대역폭은 각 주파수에 대해 허용 가능한 최대 실내 소음 레벨을 구체적으로 나타낼 때 사용된다.

주어진 방이 청력검사를 할 수 있을 만큼 조용한지 결정하기 위한 방의 배경 소음 수준은 옥타브 대역과 1/3 옥타브 대역 필터를 가진 음압측정기로 측정한다. 옥타브 대역 내의 SPL은 **OBL**(octave band level)이라 하고 1/3 옥타브 대역 내의 SPL은 **1/3 OBL** (third octave band level)이라 한다. 검사실의 배경소음 기준은 ANSI S3.1-1999(R2003)에 자세히 제시되어 있는 것처럼 **최대 허용 배경소음 수준**(maximum permissible ambient noise level)과 비교할 수 있다. 최대 허용 가능한 방의 소음 수준은 250~8000Hz 사이의 검사 주파수별로 적용되는데

표 4.8과 4.9에 제시되어 있다. 표 4.8에는 125~8000Hz의 중심주파수에서 소음의 OBL을 제시하였다. 표 4.9는 각 주파수별 1/3 OBL이다. 이 두 표는 같은 방법으로 사용된다. 어느 표를 선택할지는 오로지 검사실의 소음을 옥타브를 가진 음압측정기로 측정하는지, 1/3 옥타브 필터를 가진 음압측정기로 측정하는지에 달려 있다. 우리는 옥타브 필터를 가진 음압측정기를 사용할 것이므로 표 4.8을 참고하라. 그러나 같은 원칙을 1/3 OBL에 적용하면 표 4.9를 참고하면 된다.

표 4.8의 OBL은 최대 배경소음 수준을 가리킨다. 정상 청력의 피검자가 0dB HL 이하의 검사음을 듣도록 해 준다.[4] 이 두 개의 최대 OBL이 주파수별로 제시되어 있는데 하나는 "귀를 덮은 상태(ear covered)"이고 다른 하나는 "귀를 연 상태(ear uncovered)"이다. "귀를 덮은 상태"는 이어폰을 착용하고 검사할 때의 최대 검사실 소음 수준을 의미한다. 즉 두 귀 모두를 덮었을 때 사용되는 기준 수치이다. 이에 비해 이어폰으로 양쪽 귀를 덮지 않을 때의 최대

---

4) 실제 이러한 허용 가능한 소음 수준은 역치 0dB HL에서 2dB 이상 되면 안 된다. 그러나 임상적으로는 큰 의미가 없다.

표 4.8 최대 옥타브 대역(OBLs)은 귀를 덮었을 때와 덮지 않았을 때 250~8000Hz를 검사한다.[a, b] 귀를 덮지 않는 경우는 반드시 골전도검사나 음장검사에서 사용된다.

옥타브 대역 중심 주파수	귀를 덮었을 때		귀를 덮지 않았을 때
	귀걸이식 이어폰	삽입형 이어폰	
125Hz	39	67	35
250Hz	25	53	21
500Hz	21	50	16
1000Hz	26	47	13
2000Hz	34	49	14
4000Hz	37	50	11
8000Hz	37	56	14

[a] 125Hz도 검사하는데 125Hz의 허용 가능한 최대 OBL은 귀를 덮지 않고 29dB 이하가 되도록 한다. 귀걸이식 이어폰은 35dB, 삽입형 이어폰은 59dB 이하여야 한다.

[b] 만약 가장 낮은 주파수가 500Hz이면 귀를 덮지 않았을 때 최대 허용 가능 OBL은 125Hz에서 44dB, 250Hz에서 30dB로 상승한다. 귀걸이식 이어폰은 125Hz에서 49dB, 250Hz에서 35dB로 상승하며 삽입형 이어폰은 125Hz에서 78dB, 250Hz에서 64dB로 상승한다.

출처 : ANSI S3.6-2004 *American National Standard Specifications for Audiometers*.

소음 수준은 더욱 낮다. "귀를 연 상태"의 기준은 골전도검사나 음장검사를 할 때 적용된다. 이어폰을 착용할 때는 높은 소음 수준이 허용되는데 고막에 도달하는 소음의 양을 귀 덮개가 감소시키는 역할을 하기 때문이다. 예를 들어 1000Hz의 최대 소음 수준은 귀를 덮지 않았을 때 13dB, 귀걸이식 이어폰으로 덮었을 때는 26dB이다. 귀를 막았을 때는 검사실의 허용 가능한 소음 수준이 13dB 이상 더 크다. 그 이유는 이어폰이나 쿠션이 귀에 입력되는 소음을 13dB 감소시켜 실제 귀로 입력되는 소음 수준은 13dB이 되기 때문이다. 귀걸이식 이어폰과 삽입형 이어폰에 대해 허용 가능한 최대 소음 수준을 따로 제시하는 것은 소음을 차단하는 양이 서로 다르기 때문이다.

귀를 막지 않았을 때의 배경소음 기준은 골전도검사나 음장검사를 실시하는 모든 검사실에 반드시 적용해야 한다. 상대적으로 엄격하지 않은 기준은 선별검사나 특정한 산업용 검사 세팅에서도 기전도 측정에는 제한적으로 적용된다. 표 4.8과 4.9에 있는 각주를 잘 살펴보면 높은 소음 수준은 저주파수에 적용되는데 검사 주파수 범위는 (a) 125~8000Hz, (b) 250~8000Hz, (c) 500~8000Hz 등으로 바뀐다. 일반적으로 250~8000Hz 범위의 최대 소음 수준을 사용하면 큰 문제가 없다(대개 이것이 바람직하다). 왜냐하면 (1) 대부분의 임상 청력검사는 250~8000Hz를 측정하며, (2) 125Hz의 검사가 필요한 피검자는 대개 난청이 매우 심해서 배경소음 자체는 큰 문제가 되지 않는 경우가 대부분이다. 한편 500Hz 이상은 선별검사에 적절하며, 일부 산업 청력 보존 프로그램에 사용하는 것도 적절하다. 하지만 임상적인 목적으로는 부적절하다.

표 4.8과 4.9에 있는 최대 허용 소음 수준은 0dB HL과 같은 낮은 역치를 측정하는 데 반드시 사용된다. 소음 수준이 높으면 검사실에서 실시할 수 있는 검사의 종류가 제한된다. 예를 들어 실제 검사실의 소음은 15dB까지만 초과되는 것이 허용된다. 그러면 이 검사실에서 측정 가능한 가장 낮은 역치는 15dB HL이 될 것이다. 만약 소음 수준이 30dB이라면 가장 낮은 역치는 30dB HL이 될 것이다. 또한 귀를 막을 때의 소음 기준치는 귀를 막지 않을 때와 다르며 이것은 기전도역치와 골전도역치를 왜곡할 수 있다. 이는 임상청각학 분야에서 진단을 할 때 가장 우선적으로 고려해야 할 사항이다(5장 참조). 따라서 실내 배경소음

표 4.9 최대 1/3 옥타브 대역은 귀를 덮었을 때와 덮지 않았을 때 250~8000Hz를 검사한다.[a, b] 귀를 덮지 않는 경우는 반드시 골전도검사나 음장검사에서 사용된다.

1/3 옥타브 대역 중심 주파수	귀를 덮었을 때		귀를 덮지 않았을 때
	귀걸이식 이어폰	삽입형 이어폰	
125Hz	34	62	30
250Hz	20	48	16
500Hz	16	45	11
800Hz	19	44	10
1000Hz	21	42	8
1600Hz	25	43	9
2000Hz	29	44	9
3150Hz	33	46	8
4000Hz	32	45	6
6300Hz	32	48	8
8000Hz	32	51	9

[a] 125Hz도 검사하는데 125Hz의 허용 가능한 최대 1/3 옥타브 대역 레벨은 귀를 덮지 않고 24dB 이하가 되도록 한다. 귀걸이식 이어폰은 30dB, 삽입형 이어폰은 54dB 이하여야 한다.

[b] 만약 가장 낮은 주파수가 500Hz이면 귀를 덮지 않았을 때 최대 허용 가능한 1/3 옥타브 대역 레벨은 125Hz에서 39dB, 250Hz에서 25dB로 상승한다. 귀걸이식 이어폰은 125Hz에서 44dB, 250Hz에서 30dB로 상승하며 삽입형 이어폰은 125Hz에서 73dB, 250Hz에서 59dB로 상승한다.

출처 : ANSI S3.6-2004 *American National Standard Specifications for Audiometers*.

은 단지 이론적인 기준이 아니라 실제 임상검사에서도 우선적으로 고려해야 할 제한 요소이다.

불행하게도 실내소음 기준에 대한 규제는 실제로 매우 빈약하다. Frank와 Williams(1993)는 다양한 형태의 청각 시설의 136개 검사실에 대한 소음 수준을 조사하였다. 연구 대상 검사실 가운데 단지 14%만이 125~8000Hz 또는 250~8000Hz 범위에서 귀를 막지 않을 때의 기준을 지키고 있었으며 37%만이 500~8000Hz에서 기준을 지키고 있었다. 이에 비해 상대적으로 귀를 막을 때의 검사실 소음 기준에 대해서는 비교적 양호한 것으로 나타났으나 전체적으로 볼 때 매우 실망스러운 결과라고 할 수 있다. 125~8000Hz, 250~8000Hz에서는 50%, 500~8000Hz에서는 82%만이 기준을 지키는 것으로 나타났다.

소리가 차단된 환경보다 학교나 기타 건물의 경우 조용한 방에서 청력선별검사를 실시할 수도 있다. 선별검사의 목적은 진단 평가가 필요한 사람과 정상일 수도 있는 사람을 구별해 내는 것이다. 일반적인 선별 접근은 피검자가 여러 개 순음의 일정한 수준(25dB HL)의 검사음에 대해 통과(pass)와 실패(fail)를 기준으로 들을 수 있는지 결정하는 것이다. 선별 수준은 가능한 한 난청과 정상을 적절하게 분리해야 할 뿐만 아니라 검사가 실시될 검사실도 적절해야 한다. 예를 들어 선별 수준이 25dB HL이라면 배경소음은 표 4.8, 4.9와 같이 25dB 이상이 되어서는 안 된다(검사는 0dB HL을 적용한다). 달리 말하면 검사실의 배경소음 수준은 임상 진단검사만큼 선별검사에서도 중요한 제한 요인 중 하나라는 것이다. 이 점은 언어병리학 분야나 기타 평가 분야처럼 치료실에서 선별검사를 실시할 때도 동일한 기준으로 적용해야 한다.

학습 문제

1. 청력검사기의 조절 기능에 대해 기술하라. (a) 감쇠기, (b) 주파수 조절기, (c) 단속 스위치, (d) 출력선택기

2. 귀걸이식 이어폰, 삽입형 이어폰, 골도진동자의 차이점을 서술하라.

3. 청력 수준(dB HL)과 음압 데시벨(dB SPL)의 차이점을 설명하라.

4. 왜 청력검사기를 교정해야 하는지 설명하고, 전기음향 교정과 생물적 교정의 차이점은 무엇인지 설명하라.

5. 청력 측정용 이어폰의 교정에 사용되는 도구는 무엇인가? 중요한 교정 단계를 제시하고 설명하라.

6. 골전도 교정과 기전도 교정의 유사점과 차이점은 무엇인가?

7. 어음 신호에 대한 교정 방법과 순음 신호에 대한 교정 방법의 차이점을 기술하라.

8. 음장 교정은 이어폰 교정과 어떻게 다른가?

9. 청력검사실에 최대 허용 소음 수준이 있어야 하는 이유는 무엇인가? 이러한 표준을 준수하지 않는 검사실을 사용한다는 것은 어떤 의미라고 생각하는가?

10. 청력검사실을 설계하고 선택하는 데 고려할 점과 검사실의 중요한 특징을 기술하라.

참고문헌

American National Standards Institute (ANSI). (2003). *Maximum Permissible Ambient Noise Levels for Audiometric Test Rooms*. ANSI S3.1–1999 (R2003). New York: ANSI.

American National Standards Institute (ANSI). (2004). *American National Standard Specification for Octave-Band and Fractional-Band Analog and Digital Filters*. ANSI S1.11–2004. New York: ANSI.

American National Standards Institute (ANSI). (2004). *American National Standard Specifications for Audiometers*. ANSI S3.6–2004. New York: ANSI.

Frank, T., & Williams, D. L. (1993). Ambient noise levels in audiometric rooms for clinical audiometry. *Ear and Hearing, 14*, 414–422.

Gelfand, S. A. (1981). *Hearing: An Introduction to Psychological and Physiological Acoustics*. New York: Marcel Dekker.

International Organization for Standardization (ISO). (1994a). *Acoustics—Reference Zero for Calibration of Audiometric Equipment—Part 2: Reference Equivalent Threshold Sound Pressure Levels for Pure Tone and Insert Earphones*. ISO 389-2. Geneva: ISO.

International Organization for Standardization (ISO). (1994b). *Acoustics—Reference Zero for Calibration of Audiometric Equipment–Part 3: Reference Equivalent Threshold Force Levels for Pure Tones and Bone Vibrators*. ISO 389-3. Geneva: ISO.

International Organization for Standardization (ISO). (1994c). *Acoustics—Reference Zero for Calibration of Audiometric Equipment—Part 4: Reference Levels for Narrow-Band Masking Noise*. ISO 389-4. Geneva: ISO.

International Organization for Standardization (ISO). (1998a). *Acoustics–Reference Zero for Calibration of Audiometric Equipment—Part 1: Reference Equivalent Threshold Sound Pressure Levels for Pure Tone and Supra-aural Earphones*. ISO 389-1. Geneva: ISO.

International Organization for Standardization (ISO). (1998b). *Acoustics—Reference Zero for Calibration of Audiometric Equipment—Part 5: Reference Equivalent Threshold Sound Pressure Levels for Pure Tones in the Frequency Range 8 kHz to 16 kHz*. ISO 389-5. Geneva: ISO.

International Organization for Standardization (ISO). (2005). *Acoustics—Reference Zero for Calibration of Audiometric Equipment—Part 7: Reference Threshold of Hearing under Free-Field and Diffuse-Field Listening Conditions*. ISO 389-7. Geneva: ISO.

Jerger, J. F., Carhart, R., Tillman, T. W., & Peterson, J. L. (1959). Some relations between normal hearing for pure tones and for speech. *Journal of Speech and Hearing Research, 2*, 126–140.

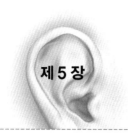

제 5 장

순음청력검사

청력역치

우리는 타인에게 말을 할 때 일상적인 크기보다 더 큰 소리로 말을 해야 한다. 우리는 흔히 그 사람이 난청이 있다고 판단하며 타인의 난청 정도를 직접 경험할 수 없기 때문에 얼마나 큰 소리로 말을 해야 하는지에 따라 난청의 정도를 평가한다. 이는 청각장애(hearing impairment)를 기술할 뿐만 아니라 피검자가 반응할 수 있는 소리 자극의 크기라는 관점에서 난청 정도를 수량화할 수 있어야 한다는 것을 강조하는 이야기이다. 인간이 소리의 유무를 탐지할 수 있는 가장 작은 소리의 강도를 한 개인의 **역치**(threshold)라고 한다. 임상적으로 역치란 소리 자극에 대해 최소한 50% 수준에서 피검자가 반응할 수 있는 가장 작은 소리의 강도라고 정의한다.

인간의 청각을 검사하는 데 사용되는 소리는 반드시 분명하게 정의되어야 한다. 그래야만 한 개인의 역치가 정확하고 재현성이 있다. 일반적으로 난청 정도를 결정하는 데 사용되는 검사음은 다양한 주파수의 순음이다. 3장에서 각 주파수에서의 정상 역치 값은 0dB **청취 강도**(hearing level, HL)라고 설명했다. 그리고 실제 물리적 크기(dB SPL)에 대해서도 설명했다. 실제 필요한 0dB HL은 청력검사기에 대한 ANSI 기준(ANSI S3.6-2004)에도 잘 나타나 있으며 국제 표준(ISO)과도 일치한다(4장 참조). 따라서 청력역치는 **청취 강도에 대해 데시벨로 나타내거나 dB HL로 나타낸다.**

어떤 사람이 기준에 가까운 역치를 가지면 "정상 청력(normal hearing)"이라고 할 수 있으며 사람이 듣기에 큰 강도로 소리가 제시되면 "난청(hearing loss)"이라고 할 수 있다. 다시 말하면 청력 손실의 양은 0dB 이상에서 역치에 도달하는 데 얼마나 많은 데시벨이 필요한지로 표현될 수 있다. 예를 들어 환자가 55dB HL의 청력 손실을 가졌다면 환자가 가진 귀의 문제가 역치를 0dB보다 훨씬 높은 55dB까지 상승시켰다는 의미가 된다.

검사음은 **기전도**(air-conduction)와 **골전도**(bone-conduction) 혹은 **음장**(soundfield)으로 제시할 수 있다. 역치는 기전도와 골전도 모두 측정할 수 있으며 기전도역치와 골전도역치를 비교하여 난청의 유형을 판별할 수 있다. 음장검사는 스피커를 통해 음을 제시하여 측정하는 것을 말하며 이에 대해서는 이 장의 뒷부분에서 논의한다.

기전도검사

기전도검사는 대개 그림 5.1과 같은 표준 청력검사용(supraaural) 이어폰을 사용하여 검사음을 제시한다. 삽입형 이어폰 또한 기전도검사에 사용되기도 한다. 4장에서 살펴보았듯이 삽입형 이어폰은 귀를 덮지 않고 외이도에 삽입하는 것이다. 삽입형 이어폰은 다양한 상황에서 유용하게 사용되지만 일반적 상황

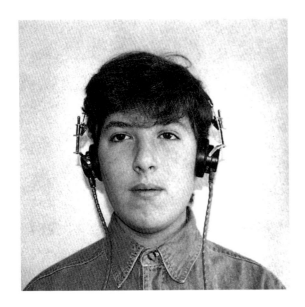

그림 5.1 기전도검사용 이어폰 착용 모습

에서는 표준 이어폰을 사용하는 것이 편리하다.

이어폰을 편안하고 바르게 착용하려면 반드시 귀걸이나 안경(콘택트렌즈는 무관)은 양쪽 모두 제거해야 한다. 헤드셋을 바른 위치에 장착시키기 위해서는 머리띠나 머리 장식 등도 제거해야 한다. 보청기도 벗어서 전원을 끈 다음 보관해 둔다. 껌이나 사탕 등도 먹지 않는다. 청각사는 이어폰이 외이도를 막지는 않는지 외이도에 대한 이어폰의 압력을 반드시 점검해야 한다. 이어폰에 의한 압력은 외이도 변형(collapse of the ear canal)을 야기할 수도 있으며 전음성 난청에 대해 잘못된 인상을 주기도 한다. 이 장의 마지막 부분에서 외이도 변형에 대해 다시 살펴볼 것이다. 결과적으로 검사자는 피검자에게 부드럽게 헤드셋을 착용시켜야 하며 이어폰의 수화기가 외이도 입구에 위치하도록 주의하여 착용시켜야 한다. 피검자가 이어폰을 만지면 제대로 착용되지 않을 수 있으므로 피검자가 이어폰을 만지는 것은 바람직하지 못하다. 검사자는 이어폰을 착용시킬 경우 바르게 착용되었는지 반드시 확인해야 한다.

골전도검사

골전도는 두개골에 진동 자극(vibratory stimulus)을 제시하여 측정한다. 진동 자극은 와우로 직접 전달되어 소리로 인지된다. 골전도검사를 위해서는 **골도진동자**(bone-conduction vibrator)를 유양돌기나 이마에 착용해야 한다. 착용할 때는 용수철 헤드대역을 사용한다. 골도진동자의 착용 위치에 대해서는 이견이 있으나 이 절에서는 가장 일반적으로 사용되고 있는 유양돌기에 착용하는 것을 권장한다. 그림 5.2는 유양돌기에 골도진동자를 바르게 장착한 사진이다.

골도진동자는 4장의 그림 4.3c와 같은 작은 플라스틱 셀에 내장되어 있다. 지름 $1.75cm^2$ 평평한 부분의 표면을 피부에 밀착시킨다. 대부분의 미국산 청력검사기는 그림과 같은 Radioear B-71 골도진동자를 사용한다. Radioear의 모델 B-72 또한 유용하게 사용되지만 일반적이지 않다. B-71과 B-72 진동자는 디스크형 접촉면(disk-shaped contact area)이 없는 B-70 모델 대용으로 만들어진 것이다.

골도진동자를 피검자에게 착용시키기 전에 우선 착

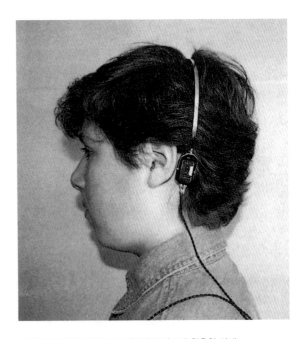

그림 5.2 유양돌기에 골도진동자를 바르게 착용한 상태

용에 영향을 미칠 수 있는 구조적 문제를 반드시 확인해야 한다. 흔히 발생하는 문제로는 골도진동자 밑에 머리카락이 끼이거나 피부가 번들거리는 것, 진동자가 쉽게 미끄러지는 특이한 형태이거나 좁은 유양돌기의 모양 등을 들 수 있다. 병리적 문제나 외과 수술로 인해 변형된 구조는 일반적인 경우는 아니지만 매우 중요한 문제이니 조심해야 한다. 귀걸이, 안경, 보청기 등과 마찬가지로 껌이나 사탕 등도 기전도검사 전에 제거해야 한다. 진동자를 한쪽 편의 유양돌기에 부드럽게 착용시키고, 반대쪽 역시 용수철 대역의 끝을 부드럽게 위치에 맞추어 착용시켜야 한다(대개 약간 앞쪽에 착용시킨다). 진동자는 반드시 유양돌기의 피부에 평평하게 디스크를 맞추어 장착해야 한다. 진동자의 착용이 신뢰도를 갖기 위해서는 적어도 400g 정도의 힘이 머리에 주어져야 하며, ANSI S3.6-2004의 기준에 맞추기 위해서는 5.4N의 힘이 주어져야 한다.

유양돌기에서 진동자의 위치에 따라 역치가 크게 달라질 수 있다. 따라서 많은 청각사는 유양돌기에서 진동자의 위치가 바뀌었다고 판단되면 피검자가 들을 수 있는 500Hz의 골전도음을 제시해 확인하여 진동자의 위치를 바르게 유지하기도 한다. 진동자의 위치가 바뀌는 것을 줄이기 위해서는 일단 진동자를 착용시킨 다음에는 검사하는 동안 피검자가 머리를 만지거나 말을 하지 않도록 지시한다. 또한 어떠한 이유에서건 진동자가 움직이면 반드시 검사자에게 말을 하도록 지시해야 한다. 와이어를 지나치게 팽팽하게 하면 진동자의 위치가 바뀌기 쉬우므로 좀 느슨하게 하는 것도 좋다. 피검자의 셔츠 깃에 와이어를 감아 두거나 작은 클립을 사용하는 것도 효과적이다.

폐쇄 효과

골전도검사를 하는 동안 이어폰으로 귀를 덮지 않게 될 거라고 오랫동안 생각해 왔다. 이것은 가장 전형적인 방법으로서 이렇게 얻은 결과를 **비폐쇄**(unoccluded) 골전도역치라고 불렀다. 반대로 **폐쇄**(occluded) 골전도역치는 한쪽 혹은 양쪽 귀를 이어폰으로 덮고 측정한 것이다. 비폐쇄 골전도역치와 비교하면 폐쇄했을 때 골전도역치 검사음이 더욱 강한 신호가 되어 와우에 도달한다. 이러한 현상을 **폐쇄 효과**(occlusion effect)라고 한다. 결과적으로 폐쇄 골전도역치는 비폐쇄의 경우보다 역치가 낮아진다(좋아진다). 귀를 열었을 때보다 귀를 막았을 때 제시된 골전도 신호음이 더욱 커진다. 외이도의 연골부를 막으면 폐쇄 효과가 발생한다. 그러나 골부를 막으면 발생하지 않는다. 전음부의 장애가 있을 때도 폐쇄 효과가 발생하지 않는다. 임상적으로 폐쇄 효과는 Bing 검사(이 장의 후반부에서 서술)에서 전음성 청각장애의 유무를 결정하는 데 도움을 준다. 또한 골전도검사(9장)를 할 때 차폐의 양을 결정하는 데도 도움을 준다. 폐쇄 효과는 2장과 9장에서 다룰 것이다.

폐쇄 효과의 크기는 폐쇄했을 때와 폐쇄하지 않았을 때의 골전도역치를 비교하면 쉽게 결정할 수 있다. 그림 5.3은 다양한 연구에서 제시한 주파수별 평균 폐쇄 효과이다. 그림을 보면 폐쇄 효과는 1000Hz까지 발생하며 저주파수에서 더욱 크다는 것을 알 수 있다. 폐쇄 효과의 양은 연구자에 따라서도 상당한 차이가

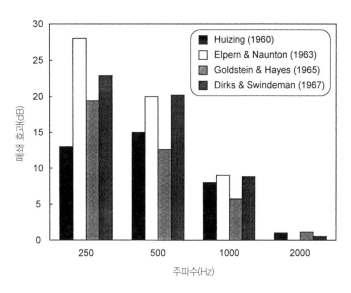

그림 5.3 연구에 따른 주파수별 평균 폐쇄 효과

있다는 것 또한 알 수 있다.

유양돌기 대 이마 골전도검사의 비교

가장 적절한 진동자의 위치가 이마인지 유양돌기인
지에 대해서는 오랫동안 논쟁거리였으며 아직도 결
정나지 않았다. 이마는 검사-재검사 신뢰도가 매우
높고, 피검자 간 차이가 작다는 장점이 있다. 그러나
이러한 효과는 임상적으로 볼 때 그다지 큰 의미가 있
다고 할 수는 없다(Studebaker, 1962; Dirks,
1964). 유양돌기에 진동자를 착용하면 위치가 쉽게
바뀌는데 비해, 이마는 위치 변화가 작다는 것도 장점
이다. 이마는 매우 안정적이며 진동자를 바른 위치에
고정시키기 쉽다.

이마 측정의 또 다른 이점은 이소골 연쇄의 관성지
연이 제공하는 중이 구조물의 골전도와 관련이 있다
(2장). 머리를 따라 좌우 방향으로 움직이는 이소골의
상대적 운동을 생각해 보면 된다. 저주파수 음에 대한
중이 이소골의 좌우 운동(side-to-side motion)은
유양돌기의 골도진동자가 제공하는 좌우 방향의 진동
때문에 발생한다. 그러나 이마의 골도진동자가 발생
시키는 전후의 진동으로는 발생하지 않는다. 따라서
중이 구조물은 위치상 이마보다 유양돌기에서 정상
골전도역치(0dB HL)에 더욱 큰 역할을 한다. 이소골
지연체계의 간섭(방해) 때문에 일부 전도성 장애는 골
전도역치가 약간 상승할 수도 있다. 그러므로 전도기
관의 병리는 이마보다 유양돌기에서 골전도역치의 상
승에 더욱 큰 영향을 미친다(Link & Zwislocki,
1951; Studebaker, 1962; Dirks & Malmquist,
1969). 골전도역치는 직접 와우의 상태를 측정하는 것
이기 때문에 이러한 현상은 바람직하지 못하다.

이마 위치가 가진 다양한 이점에도 불구하고 임상
적으로 유양돌기가 가장 널리 사용되고 있다. 진동자
의 위치가 이마일 때보다 유양돌기일 경우 역치에 도
달할 때까지 필요한 진동의 강도가 더 작다. 이는 4장
의 표 4.5에 잘 나타나 있다. 이를 보면 이마에서 측정
할 때보다 유양돌기에서 측정할 때 힘의 수준이 더 작
다는 것을 알 수 있다. 그 이유는 유양돌기에서 더 작

은 진동 에너지로 역치에 도달하기 때문이다. 또한 골
도진동자가 발생시키는 최대의 청취 강도는 이마일
때보다 유양돌기에서 더 크다. 예를 들어 일부 주파수
에서 검사 가능한 가장 높은 골전도역치가 유양돌기
에서 70dB HL이라면 이마에서는 50dB HL밖에 되
지 않는다. 따라서 넓은 범위의 골전도역치를 측정할
때는 유양돌기에서 검사한다. 때문에 우리는 골전도
검사 시 이마보다 유양돌기의 **역동 범위**(dynamic
range)가 더욱 넓다고 말한다.

골전도는 이간 감쇠(interaural attenuation, IA)
가 없어서 양쪽 와우에 동일한 신호가 도달하는 것과
관련이 있지만 반드시 그렇지는 않다. 이마는 골전도
의 IA가 없으나 사실 유양돌기에서는 2000Hz와
4000Hz에서 약 15dB의 양이 감쇠가 있기 때문이다
(9장 참조). 어떤 피검자의 4000Hz 기전도역치가 오
른쪽은 50dB HL, 왼쪽은 65dB HL이라고 가정해 보
자. 이 피검자의 이마 골전도 역치는 50dB HL로 측
정되는데 이는 좋은 쪽인 오른쪽 귀의 와우 민감도가
반영된 것이다. 그러나 왼쪽 귀는 여전히 15dB의 기
골전도역치 차이(air-bone-gap, ABG)의 가능성이
존재한다. 이러한 경우는 차폐를 사용하여 재검사를
해야 하며 이에 대해서는 9장에서 자세히 살펴볼 것이
다. 달리 말하면 유양돌기에서는 오른쪽 골전도역치
가 50dB HL, 왼쪽은 65dB HL로 측정될 가능성이 상
당히 크다. 유양돌기 골전도에 IA가 존재한다는 것은
유양돌기 위치가 갖는 장점이다. 왜냐하면 불필요한
차폐를 피할 수 있기 때문이다.

청각사에 따라 피검자가 기전도 헤드셋을 착용하고
있는 동안 이마 골전도검사를 실시하는 경우도 있다.
이러한 방법을 "폐쇄 이마 골전도(forehead-
occluded bone-conduction)"라고 한다. 이러한 검
사법에 대해서는 약간의 논쟁이 있는데, 귀를 이어폰
으로 폐쇄하면 폐쇄 효과로 인해 골전도에서 신호가
증폭됨으로써 역동 범위의 문제가 해결될 수 있다는
것이다. 그러나 이러한 문제에 대해 폐쇄 효과는 아주
미약한 변인에 불과하다. 이 방법은 검사를 시작할 때
전체 검사에 대한 세팅을 하므로 측정이 가능한 반면

짧은 시간이라도 피검자가 아주 불편할 수 있다.

청력역치 사전검사의 문제와 고려점

검사 전 대화

검사자는 검사를 위해 피검자와의 라포 형성을 원하는데 검사 전에 피검자와 이야기를 나누는 이유가 오로지 라포 형성만을 위한 것은 아니다. 검사자는 대화를 통해 피검자의 과거 병력을 반드시 수집해야 한다. 사전에 사례사 양식을 사용해서 정보가 모두 기입되어 있다면 내용을 구체화하기 위해 사례사 정보를 검토해야 한다. 전 회기에 비해 피검자의 상태에 약간의 변화라도 있으면 반드시 의문을 가져야 한다. 또한 대화 시간은 임상가가 피검자를 관찰하여 청능 수준, 의사소통 전략 및 관련 행동에 대한 임상적 윤곽을 그리는 시간이기도 하다. 예를 들어 피검자가 편측 귀만 사용하는지, 화자의 얼굴이나 입술을 보는지, 화자를 향하는지, 반복을 요청하거나 잘못 들은 질문에 대해 반응하는지, 비정상적인 말소리나 음성 특징을 갖고 있는지, 명확하게 하기 위해 아내를 쳐다보는지 등을 관찰해야 한다. 이러한 것들은 임상가가 사전 인터뷰를 할 때 주의를 기울여야 할 내용의 일부이다. 인터뷰에서 수집된 정보는 피검자에 대한 임상 혹은 청능 평가를 위해 공식 검사의 결과와 통합할 것이며 피검자의 청능 재활을 계획하는 데도 중요하게 사용된다. 뿐만 아니라 수집된 내용은 피검자에게 검사에 대한 지시를 내리거나 기타 필요한 검사를 결정하는 데도 유용하게 사용된다.

접촉하기 전에 먼저 눈으로 보라

임상가는 머리의 분명한 구조적 이상이나 비대칭이 있는지 관찰해야 하며(특히 귀를 잘 관찰해야 하며) 검사 실시 전에 반드시 이경검사를 해야 한다. 예를 들어 귀 질환의 흔적, 고막 천공, 폐쇄(atresia), 외골증(exostoses), 외이 기형, 이구전색(6장 참조) 등이 있는지 관찰해야 한다. 이러한 정보는 필요 기관에 적절한 의뢰를 가능하게 할 뿐만 아니라 검사 방법이나 해석에도 영향을 미친다. 외이도 변형이 있거나 유양돌기가 골도진동자를 적절하게 지지하지 못하면 검사 절차를 수정해야 한다.

피검자에 대한 오리엔테이션

피검자를 편안한 의자에 앉힌다. 피검자가 반응(손을 들거나 손가락을 펴는 등)을 편안하게 하려면 팔걸이가 있는 의자가 좋다. 회전의자나 등받이가 있는 의자는 움직일 때 소음이 나거나 주의집중에 방해가 될 수 있으며 일부 피검자에게는 안전상 문제가 될 수 있으므로 피한다.

피검자의 위치(검사자와 마주 보고 앉는 것과 떨어져 앉는 것)에 대해서는 오랫동안 논쟁이 있었다. 많은 청각사는 검사 신호가 주어질 때 환자에게 불필요한 단서를 제공하지 않기 위해 피검자와 검사자가 서로 등을 돌리고 앉는 것을 선호한다. 검사자가 제공하는 의도치 않은 단서는 (1) 검사자의 행동(검사음을 제시할 때 검사자의 표정이나 머리 위치의 변화 등), (2) 검사자가 신호음 제시 버튼을 눌렀을 때 청력검사기의 지시 램프 등이 비치는 것 등을 말한다.

또 다른 견해는 환자가 반드시 검사자를 마주 봐야 한다는 것이다. (1) 검사의 결과에 영향을 미칠 수 있는 피검자의 미묘한 행동을 관찰할 수 있다. 예를 들어 검사자는 환자가 분명하게 반응을 한 레벨보다 5dB 작게 검사음을 제시할 때 환자의 눈동자가 불완전하게 움직이거나 손가락 행동이 시작되는 것을 볼 수도 있다. 피검자의 이러한 행동은 피검자가 매우 엄격한 기준으로 반응한다는 의미이므로 지시를 다시 내려야 할 필요가 있는 경우도 있다. (2) 검사 동안 격려나 재훈련이 필요한 피검자가 매우 많다. 검사자가 피검자를 보고 올바른 반응 행동에 대해 강화하거나 재훈련을 실시하면 더욱 효율적이고 즐겁게 검사할 수 있다. (3) 대부분의 어음검사(8장)는 피검자의 구어 반응이 필요하다. 이것은 검사자의 청각 정확도가 검사의 결과에 영향을 미칠 수 있다는 의미이다. 피검자의 입술이나 얼굴을 볼 수 있으면 검사자의 실수를 줄이고 피검자의 청력을 더욱 정확하게 알 수 있다. 그러나 의도치 않은 단서에 대해서는 어떻게 할 것인가? 이에 대한 대답은 지시등은 간단하게 덮을 수 있으며 (육성검사에서 입을 가리는 것과 같이) 검사자는 반드시 사람의 행동을 통제(조절)하는 기술을 갖고 있어야 한다는 것이다. 또한 사람의 얼굴 표정이 제공하는 분명한 단서를 조절하는 능력은 기능적 난청(functional hearing loss)을 다룰 때 중요한 임상 기술이 될 수 있다. 기능적 혹은 비기질적(nonorganic) 난청에 대해서는 14장에서 다룰 것이다.

하나의 절충안으로서 얼굴 전체와 옆얼굴 사이에 피검자를 앉히는 것도 가능하다. 이렇게 하면 검사자가 피검자를 볼 수 있으면서 피검자가 검사자의 측면을 보도록 제한할 수 있다.

피검자의 반응

피검자는 청력검사기에 있는 반응 램프에 불이 들어오도록 반응 버튼을 누르거나 손(손가락)을 들거나 구어(예 : 소리를 들으면 "예"라고 말하기)로 소리를 들었다고 표현할 수 있다. 반응에는 자극음이 시작될 때 들린다고 하는 반응(on response, 예 : 손 들기)과 자극음이 멈추면 들리지 않는다고 하는 반응(off response, 예 : 손 내리기)의 두 가지 요소가 있다. 검사음은 피검자의 역치보다 낮은 음에서 시작하여 상승법으로 제시되기 때문에 (희미한) 소리에 대한 피검자의 첫 반응에는 약간의 주저함이 있거나 반응이 있기까지 시간이 걸리는 경우가 있다. 그러나 강한 음에 대한 반응에는 거의 주저함이 없다. 손(손가락)을 들거나 스위치를 누르는 등의 말을 하지 않는 반응(silent response)은 두 가지의 이유로 효과적인 방법이다. ⑴ 이러한 반응은 피검자가 소리를 들었을 때 나타낼 수 있는 분명한 반응 행동이다. ⑵ 조용하기 때문에 피검자가 검사음을 듣는 것을 방해하지 않는다. 그러나 어린 아동이나 검사가 어려운 다양한 피검자에게는 반응 방법을 수정해야 하거나 특별한 형식의 반응 방법이 필요할 수도 있다.

ASHA(2005)의 지침은 구어 반응(verbal response, 예 : "예"라고 말하기)을 허용하고 있으나 가

능하면 피하라는 것이 일반적인 권고이다. 구어 반응을 피해야 하는 분명한 이유는 자극음이 제시되는 동안 반응을 하면 검사음이 피검자 자신의 목소리로 차폐될 수도 있다는 것이다. 두 번째 이유는 일부 피검자의 경우 스스로 "예"라고 말하는 것이 어려울 수 있다는 것이다. 때로 일부 피검자는 약간이라도 소리가 들리지 않으면 금방 "아니요"라고 말하기도 한다. 심지어 어떤 피검자는 "확실하지 않아", "들은 것 같은데"라는 말을 검사음이 제시되고 있는 중간에 하는 경우도 있다. 이러한 피검자의 말 때문에 피검자가 소리에 대해 스스로 반응을 결정하는 것이 아니라 검사자가 결정하게 되는 경우도 발생한다.

일부 검사자는 피검자에게 검사음이 들리는 귀를 가르쳐 줄 것을 지시하고, 또 다른 검사자는 이러한 접근법이 바람직하지 않다고 생각하는 경우도 있다. 그러나 여전히 많은 임상가들은 피검자의 상태에 맞추어 필요할 때 소리가 들리는 귀에 대해 질문한다. 이와 같은 질문을 하는 이유는 피검자에게 지시를 내릴 때 편측성의 문제를 피하고, 피검자가 요청할 때 피검자에게 유리한 쪽의 귀에 지시를 해 주기 위함이다. 피검자에게 적절한 방법으로 소리가 들리는 쪽의 귀에 지시하는 것은 특별한 사례나 아동에게 유용하게 사용될 수 있다.

검사에 대한 지시

피검자는 검사 동안 자신이 해야 할 것을 반드시 정확하게 알아야 한다. 따라서 검사에 대한 지시는 반드시 분명하고 명확해야 한다. 한편으로 검사에 대한 지시는 피검자에게 적절해야하며 환자에 따라 검사에 대한 지시 방법이 다를 수 있다. 해야 할 것과 기대하는 것, 발생하는 것에 대해 이해할 때 환자는 더욱 침착하고 협조적이라는 사실을 항상 기억해야 한다. 순음기도청력검사에 대한 가장 전형적인 지시는 다음과 같다.

이 검사는 당신이 들을 수 있는 가장 작은 소리를 찾아내는 것입니다. 당신은 이어폰을 통해 소리를 듣게 될 것입니다. 한 번에 한 개씩 다양한 소리가 들릴

것입니다. 큰 소리도 들리지만 대부분은 매우 희미한 소리로, 당신이 듣기에 매우 작을 수도 있습니다. 당신이 해야 할 일은 희미한 소리라도 들리면 소리가 들릴 때마다 손을 들고, 소리가 들리지 않으면 손을 내리는 것입니다. 편측 귀를 검사하고 나서 다른 쪽 귀를 검사할 것입니다. 희미하게 들리더라도 소리가 들릴 때마다 손을 들어야 한다는 것을 기억해 주십시오. 궁금하신 것이 있습니까?

순음청력역치 결정

청각사들이 많이 사용하는 순음역치를 결정하는 방법이 있다. Hughson과 Westlake(1944)의 방법을 수정한 Carhart와 Jerger(1959)의 방법, ANSI(2004)와 ASHA(2005)의 검사 방법 등이 그것이다. 훌륭하게 순음역치를 측정하고 유일하게 "올바른" 방법은 없다는 점을 인식할 필요가 있다. 그러나 모든 방법의 중요한 점에 대해서는 일관되게 동의하며 방법 간의 유사점에 대해 청각학 분야의 모든 전문가들도 동의하고 있다.

임상적으로 어떤 소리에 대한 역치란 대개 상승법을 사용하여 주어진 소리 가운데 적어도 50%를 들을 수 있는 가장 낮은 청취 강도라고 정의하고 있다. 이밖에 Carhart와 Jerger(1959)의 방법은 적어도 세 번의 반응을 요구하는 반면에 ANSI(2004)와 ASHA(2005)는 두 번을 요구하고 있다. 두 번 혹은 세 번의 반응 규칙은 반드시 같은 결과를 가져올 것이다(Harris, 1979; Tyler & Wood, 1980). 일반적으로 검사 신호는 1~2초간 지속되는 연속음을 사용한다. 그러나 단속음이 사용되기도 한다(ASHA, 2005). 특히 이명(tinnitus)이 있는 환자에게는 단속음이 검사하기 쉬우며 결과도 일관되게 나타난다(Hochberg & Waltzman, 1972; Mineau & Schlauch, 1997; Burk & Wiley, 2004).

친숙화 과정 및 근접역치 측정

검사는 1000Hz의 검사음을 사용해 피검자와 친해지는 것으로 시작한다. 먼저 대략 역치로 추정되는 부근에서 측정을 한다. 전통적인 Carhart와 Jerger(1959)의 방법은 만약 피검자가 정상이면 30dB HL보다 작은 소리로, 청각장애가 의심되면 70dB HL에서 맨 처음 1~2초간 연속음을 제시하도록 한다. 만약 피검자가 첫 음에 반응이 없으면 검사음의 수준을 반응이 있을 때까지 15dB 간격으로 올린다.

현재 사용되고 있는 가이드라인(ANSI, 2004; ASHA, 2005)에서는 두 방법 모두 사용할 것을 권고한다. 하나는 30dB HL에서 1~2초간 검사음을 제시하고 여기에 반응이 없으면 50dB HL을 제시한다. 만약 피검자가 50dB HL에도 반응이 없으면 반응이 나타날 때까지 10dB 간격으로 상승시킨다. 이에 대한 대안적 방법에서는 감쇠기의 가장 낮은 수준에서 시작하여 반응이 나타날 때까지 서서히 검사음의 강도를 증가시켜 측정한다.

역치 탐색

근접 측정이 끝나면 역치 탐색 과정을 시작하는데 역치 탐색 과정은 다음과 같다.

1. 각 검사음을 1~2초간 제시한다.
2. 일반적으로 상승법(approached from below)을 사용한 역치를 기준으로 하기 때문에 검사는 피검자의 역치보다 낮은 수준에서 시작한다. 대개 친숙화 과정에서 피검자가 반응한 검사음 레벨의 10dB 아래에서 시작하는 것이 일반적이다.
3. 검사음의 수준은 피검자가 반응할 때까지 5dB 간격으로 상승시킨다.
4. 검사음을 10dB(혹은 15dB) 낮추어서 다시 제시하고 반응이 없는 것을 확인하면 다시 한 번 절차를 반복한다. [경우에 따라 피검자가 낮은 레벨에서 반응하기도 한다. 만약 낮은 레벨에서 반응이 나타나면 반응이 없을 때까지 검사음을 다시 10dB(혹은 15dB) 낮추어 제시한다.]
5. 검사음의 레벨은 환자의 반응이 나타날 때까지 5dB 간격으로 올린다.

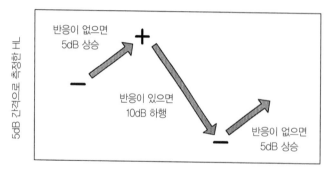

그림 5.4 표준 순음청력검사에 사용되는 "5dB 상승, 10dB 하행" 기법

단계 3과 4는 역치가 결정될 때까지 반복한다. 즉 검사자는 "예" 반응이 있으면 다음 검사음의 제시 수준을 10dB씩 낮추고 "아니요" 반응이 있으면 5dB 간격으로 검사음을 높여서 제시한다. 검사음은 반드시 규칙적으로 제시해서는 안 되며 검사음 제시 타이밍이 불규칙적이 되도록 한다.

다시 요약하면 순음청력검사의 절차는 크게 두 부분으로 구별할 수 있다. 첫째, 역치 근접 지점을 재빨리 찾기 위해 검사음의 강도 간격을 넓게 하여 올리거나 내린다. 일단 대략적인 역치의 위치를 파악했으면 5dB 간격으로 내려서 역치에 접근하여 보다 체계적인 역치 결정 절차로 전환한다. 여기에는 두 가지 전략이 포함되는데 이에 대해서는 그림 5.4에 제시하였다. (1) 피검자가 검사음을 듣지 못하는 경우(−반응) 다음 검사음을 제시할 때는 5dB 증가시킨다("아니요" 반응 후

"5dB 상승"). (2) 피검자가 검사음을 듣는 경우(+반응) 다음 검사음을 10dB 낮추어서 제시한다("예" 반응 후 "10dB 하행"). 이것을 **5dB 상승, 10dB 하행** 기법이라고 한다.

단계별 측정의 예

이러한 역치 탐색 절차는 사례를 통해 쉽게 알 수 있다. 사례는 역치 결정 절차가 어떻게 되는지 보여 주며 이유도 알려 준다. 우리는 특정 주파수에 대해서 "역치 측정"의 예를 설명하지만 학생들은 반드시 양쪽 귀의 기전도 및 골전도검사 모두 모든 주파수에 대해 같은 절차를 수행해야 한다는 것을 명심해야 한다. 역치 탐색 절차는 피검자에 대해 여러 번 반복하여 시행한다. 실례는 그림 5.5에 묘사되어 있다. 가로축의 숫자는 검사음의 제시(시청) 횟수이고 세로축은 피검자에게 제시한 검사음의 강도이다. 필요한 모든 사전 절차가 끝나고 실제 검사를 실시할 준비가 되었다는 것을 알 수 있다.

먼저 30dB HL 검사음을 제시하는 것으로 검사를 시작한다. 환자는 반응이 없다. 이는 환자가 30dB의 소리를 듣지 못한다는 것을 의미한다. 30dB HL의 시도를 −라고 표시한다. 피검자가 30dB HL의 시작음을 들을 수 없기 때문에 다음 검사음을 50dB HL로 증가시켰다. 이번에는 피검자가 반응한다. 두 번째 시도인 50dB HL에 +로 표시하였다. 이제 피검자의 역치

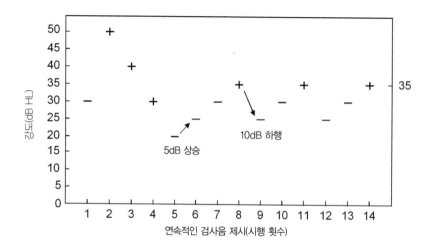

그림 5.5 35dB HL의 역치를 가진 피검자에 대한 가설적 역치. +는 피검자가 제시음을 들었다는 것을, −는 듣지 못했다는 것을 가리킨다. − 다음 시도는 5dB 상승("5dB 상승" 규칙), + 다음 시도는 10dB 하행("10dB 하행" 규칙)이라는 점을 주목하면 검사자가 상승법에 따라 반응을 찾는다는 것을 알 수 있다.

는 30dB HL과 50dB HL 사이에 있다고 추정할 수 있다. 만약 피검자가 50dB HL에 반응이 없었다면 환자의 반응이 나타날 때까지 10dB 간격으로 검사음을 올려서 제시했을 것이다. 달리 말해 만약 피검자가 첫 시도인 30dB HL에서 소리를 듣고 반응했다면 소리에 대한 반응이 나타나지 않을 때까지 10dB 간격으로 소리를 낮추어 갔을 것이다. 모든 경우에 불필요한 노력을 하지 않고 추정역치의 범위를 재빠르게 찾아야 한다.

두 번째 시도인 50dB HL에서 피검자가 검사음을 들었다고 반응했기 때문에 다음 검사음인 세 번째 시도에서는 10dB을 낮추어 40dB HL을 제시했다("예" 반응 후 "10dB 하행"). 피검자는 세 번째 시도인 40dB HL에서 검사음을 들었기(+) 때문에 네 번째 시도에서 10dB을 낮추어 30dB HL을 제시했다.

피검자가 네 번째 시도인 30dB HL에서 소리를 들었다고 반응(+)했으므로 다섯 번째 시도에서는 다시 10dB을 낮추어 20dB HL 소리를 제시했다. 그러나 피검자는 20dB HL 소리는 듣지 못했다(−). 이제 규칙은 검사음을 5dB 올려서 25dB HL을 여섯 번째 시도로 제시하라고 알려 주고 있다("아니요" 반응 후 "5dB 상승").

여섯 번째 시도인 25dB HL에서 피검자는 소리를 듣지 못했다(−). 따라서 일곱 번째 시도에서는 5dB 높여서 제시하였다. 일곱 번째 시도인 30dB HL에서도 피검자는 반응이 없다. 그래서 여덟 번째 시도에서는 "5dB 상승" 전략을 적용하여 35dB HL 음을 제시하였고 피검자가 들었다는 반응(+)을 했다. 다섯 번째 시도부터 여덟 번째 시도까지는 "상승법(ascending run)"으로 구성되어 마지막 여덟 번째 시도에서는 "예" 반응(+)으로 끝났다. 즉 낮은 강도 수준에서부터 접근해 나간 것이다.

여덟 번째 시도인 35dB HL에서 +반응이 있다는 것은 아홉 번째 시도에서는 반드시 10dB 낮추어서 검사음을 제시해야 한다는 의미이다("예" 반응 후 "10dB 하행"). 피검자는 아홉 번째 시도인 25dB HL에서 듣지 못했고(−) 열 번째 시도인 30dB HL에서

도 반응이 없었지만(−) 열한 번째 시도인 35dB HL에서는 검사음을 들었다고 반응하였다(+). 따라서 5dB 간격으로 두 번째 상승 접근(아홉 번째 시도에서 열한 번째 시도)을 반복하여 35dB HL에서 +반응을 확인하였다. 네 번의 시도 중 두 번의 반응은 이론적인 기준으로 볼 때 소리에 대한 역치 측정이 완성되었다고 할 수 있다. 그리고 35dB HL을 역치로 결정할 수 있다. 다시 말하면 제시음에 대해 적어도 50%의 반응이 나타난(보통 네 번의 시도 중 두 번의 반응이 나타난) 가장 낮은 소리의 강도가 되므로 35dB HL을 피검자의 역치로 결정할 수 있는 것이다.

3회의 반응을 기준으로 하면 상승법을 사용하여 한 번 더 검사할 필요가 있다. 이에 대해서는 시도 12번에서부터 14번까지에 나타나 있다. 열한 번째 시도에서 35dB HL에 반응이 있었기 때문에 "10dB 하행"의 규칙을 적용하여 열두 번째 시도에서는 25dB HL의 검사음을 제시하였지만 들었다는 반응이 나타나지 않았다(−). 열세 번째 시도에서는 "5dB 상승"의 규칙을 적용하여 30dB HL의 검사음을 제시하였는데 여전히 들었다는 반응이 나타나지 않았다. 다시 5dB을 올려서 열네 번째 시도에서 35dB HL의 검사음을 제시했을 때 피검자가 들었다는 반응(+)을 하였고 이로서 세 번째 상승법의 측정이 완료되었다.

정리하면 35dB HL은 이론적으로 볼 때 여섯 번의 시도 중 적어도 50%의 반응이 나타나는 가장 작은 강도의 소리이다.

검사 주파수 및 검사 순서

임상적으로 순음역치는 보통 250~8000Hz의 주파수 범위를 측정한다. 저주파수의 난청이 의심될 때는 125Hz의 역치를 측정한다. 고주파수 청력검사에서는 8000Hz 이상의 주파수를 검사하기도 한다. 이와 같은 측정은 이독성의 가능성이 있는 환자를 모니터하는 등의 특별한 목적이 있을 때만 실시한다.

순음역치는 각 귀에 대해 분리하여 측정하며 기전도가 끝나면 계속하여 골전도 측정을 실시한다. 기전도 측정은 특별하게 양쪽 귀의 청력 차이가 없는 경우

오른쪽 귀를 먼저 측정한다. 양쪽 귀의 청력 차이가 존재할 때는 명백하게 좋은 쪽 귀의 측정을 먼저 실시한다. 물론 특별한 경우에 측정 방법의 유연성이 요구되기도 한다. 유아를 대상으로 한 측정이나 검사 자체가 어려운 환자 혹은 신뢰도가 매우 부족한 환자 등의 경우에 이러한 측정 방법의 유연성이 필요하다.

기전도검사는 전통적으로 250~8000Hz를 옥타브 간격의 주파수별로 측정해 왔다. 이러한 경우 순음역치는 다음과 같은 순서로 측정한다.

$$1000 \rightarrow 2000 \rightarrow 4000 \rightarrow 8000 \rightarrow$$
$$1000 \text{ 재검사} \rightarrow 500 \rightarrow 250 \text{Hz}$$

1000Hz 재검은 신뢰도 점검을 위한 것으로 두 번의 측정역치 차이가 ±5dB 이내여야 하며 양 측정치 가운데 좋은 역치를 역치로 결정한다. 인접 주파수의 역치 차이가 20dB 이상일 때 중간 주파수(750, 1500, 3000, 6000Hz) 측정을 실시한다(즉 2000Hz와 4000Hz의 역치 차이가 20dB 이상이면 3000Hz를 측정한다).

한편 현재 ASHA(2005)의 가이드라인에는 3000Hz와 6000Hz가 측정 주파수로 포함되어 있기 때문에 이를 기준으로 주파수 순서를 제시하면 아래와 같다.

$$1000 \rightarrow 2000 \rightarrow 3000 \rightarrow 4000 \rightarrow 6000 \rightarrow$$
$$8000 \rightarrow 1000 \text{ 재검사} \rightarrow 500 \rightarrow 250 \text{Hz}$$

이러한 경우 750Hz는 500Hz와 1000Hz의 역치 차이가 20dB 이상이면 측정하고, 1500Hz는 1000Hz와 2000Hz의 역치 차이가 20dB 이상이면 측정한다.

어느 것을 일상적으로 사용할 것인가? 원칙적으로 필자는 ASHA(2005)의 안을 지지한다. 그러나 이를 측정하는 데 드는 노력에 비해 중간 주파수의 결과가 주는 정보의 가치가 과연 타당하고 합리적인가에 대해서는 생각할 필요가 있다. 순음검사 이후에 기타 다른 검사를 실시해야 하므로 환자의 피로감과 검사자

의 시간적 경제성도 반드시 고려해야 한다. 또한 순음역치는 때로 차폐를 사용하여 재실시해야 할 수도 있다. ANSI(2004)의 방법은 특별한 측정 이유를 고려하여 중간 주파수의 측정을 결정할 것을 권하고 있다. 따라서 특별한 이유가 있을 때 3000Hz와 6000Hz의 측정은 신중해야 한다. 예를 들어 (뒤에서 논의하겠지만) 법의학적인 이유로 3000Hz를 측정해야 하는 경우도 있다. 그러나 인접 주파수 사이의 역치 차이가 20dB 이상일 때는 중간 주파수 역치 측정이 필수적이다.

골전도는 일반적으로 250~4000Hz를 측정한다. 전통적으로 측정 순서는 다음과 같다.

$$1000 \rightarrow 2000 \rightarrow 4000 \rightarrow 1000 \rightarrow$$
$$500 \rightarrow 250 \text{Hz}$$

그러나 ASHA(2005)의 가이드라인은 3000Hz를 추가하여 검사할 것을 권하고 있으므로 이에 준한 측정 순서는 다음과 같다.

$$1000 \rightarrow 2000 \rightarrow 3000 \rightarrow 4000 \rightarrow 1000 \text{ 재검사} \rightarrow$$
$$500 \rightarrow 250 \text{Hz}$$

많은 청각사는 1000Hz의 신뢰도 재검을 하지 않거나 특별한 이유가 없는 한 골전도에서 중간 주파수를 측정하지 않는다. 그러나 기전도에서 3000Hz를 측정했다면 골전도역치도 측정하는 것이 바람직하다.

오반응

거짓 양성 반응(false-positive response, FP 반응)이란 환자가 반응을 해서는 안 될 때 반응을 하는 것을 의미한다. 반대로 **거짓 음성 반응**(false-negative response, FN반응)은 반응을 해야 할 때 반응에 실패하는 것을 의미한다. FN 반응은 다양한 이유로 발생한다. 장비에 문제가 있거나 검사자의 실수로 신호가 피검자에게 도달하는 것을 차단할 수 있다. 혹은 의도

치 않은 상태에서 발생하기도 한다. 일부 피검자는 이명 때문에 검사음과 이명음에 대해 혼란을 겪을 수도 있다. 피검자가 검사에 대한 지시를 충분하게 이해하지 못할 수도 있으며 적절한 반응 방법을 학습하지 못할 수도 있다. 예를 들어 노인 피검자는 반응을 하기 전에 검사음의 존재에 대한 기준을 극단적으로 엄격하게 적용하는 경우도 있다(즉 노인들은 검사음의 존재를 분명하게 확신하고 싶어 한다). 14장에서 검토할 내용이지만 의도적 혹은 무의도적 이유로 실제 청력보다 나쁘게 측정되기를 원하는 피검자도 있다. 또한 FN 반응은 외이도 변형 및 정상화와 같은 기술적인 문제로도 발생한다.

FP 반응도 역치 산출을 어렵게 만들며 확인을 위해 다시 검사해야 하므로 신뢰성이 떨어진다. 어떤 FP 반응은 촉각 자극이나 음향 방사(acoustical radiation)로 발생하기도 한다. 어떤 사람들은 이명과 검사음을 혼동하여 오반응을 하기도 한다. 대부분의 많은 FP 반응은 행동적이며 간혹 지시를 잘못 이해하거나 잘못 학습하여 발생하기도 하고 매우 느슨한 반응 기준 때문이기도 하다. 행동적 오반응은 검사음에 대한 친숙화 과정을 통해 감소시킬 수 있으며 반응 방법이나 시점을 다시 알려 주면 해결되기도 한다.

장비 문제 및 검사자 오류 방지

장비의 문제나 검사자의 오류를 최소화하기 위해 다양한 전략을 사용할 수 있다. 일상적 장비 점검은 이러한 문제의 방지를 위한 가장 기초적인 방법이다. 부적절한 장비 세팅 때문에 발생하는 오류는 항상 동일한 상태의 시작 지점(start-up position)을 설정함으로써 줄일 수 있다(예 : 1000Hz 주파수에서 HL 다이얼은 0dB, 입력음 선택은 "tone", 출력 세팅은 오른쪽 이어폰 등). 환자의 측정이 종료되고 청력검사기를 항상 시작 지점으로 세팅해 두면 검사기의 잘못된 위치 세팅으로 인해 발생하는 오류를 피할 수 있다. 검사기를 리셋해 두는 것의 또 다른 장점은 절대 잘못된 위치로 조절될 수 없다는 것이다. 모든 것을 시작 지

점으로 해 두고 항상 동일한 상태에서 측정을 시작하는 것이 오류를 찾는 것보다 더 쉽고 효율적이다. 이러한 전략의 최종 버전은 스위치를 누르면 원위치로 자동 세팅되는 디지털 청력검사기의 출현이다. 어떤 검사기는 리셋 스위치를 누를 필요도 없이 파워를 끄고 잠시 있다 다시 켜면 자동으로 리셋된다. 그러나 이것도 프로그램 오류나 디자인상의 결함 때문에 디지털 청력검사기가 "잠금(locks up)"이 될 때만 유일한 해결책이 된다.

청력도 기록

청력 검사지

주파수별 환자의 역치는 **청력도**(audiogram)에 기록하는데 대개 그래프에 표시된다. 많은 청각사는 같은 청력 검사지에 양쪽 귀의 정보를 기록하지만 양쪽 귀의 결과에 대해 서로 다른 청력도를 사용하는 사람도 있다. ASHA(1990)가 추천하는 청력 검사지나 기호는 그림 5.6에 제시되어 있다. 가로축은 주파수로 왼쪽 125Hz에서 시작해서 오른쪽에는 8000Hz의 주파수가 나타나 있다. 보통 주파수 축이라 부른다. 옥타브 간격이 동일한 것에 주목해야 한다. 다시 말해 주파수가 배수가 되는 간격이 항상 동일하다(즉 125∼250Hz, 1000∼2000Hz, 1500∼3000Hz, 4000∼8000Hz). 이것은 청력 검사지상의 주파수 척도가 대수법을 사용한다는 의미이다. 청취 강도는 y축을 따라 dB HL로 나타낸다. 강도는 맨 위쪽의 −10dB HL에서 시작하여 아래로 갈수록 커지며 가장 아래쪽에서 최고 강도에 도달한다(대개 120dB HL이다).

청력 검사지의 크기는 큰 문제가 없으나 **상대적 면적**(relative dimension)의 크기는 항상 지켜야 한다. 특히 옥타브 간 거리는 20dB 사이의 거리와 반드시 동일해야 한다. 높이는 항상 20dB, 폭은 옥타브로 이루어진 사각형을 구성해야 한다. 상대적 면적은 매우 중요한데 피검자의 청력도 모양이 항상 같은 형식이어야 하기 때문이다. 만약 상대적 면적이 일정하지 않다면 같은 난청이어도 어떤 사람의 청력도 형태는 매

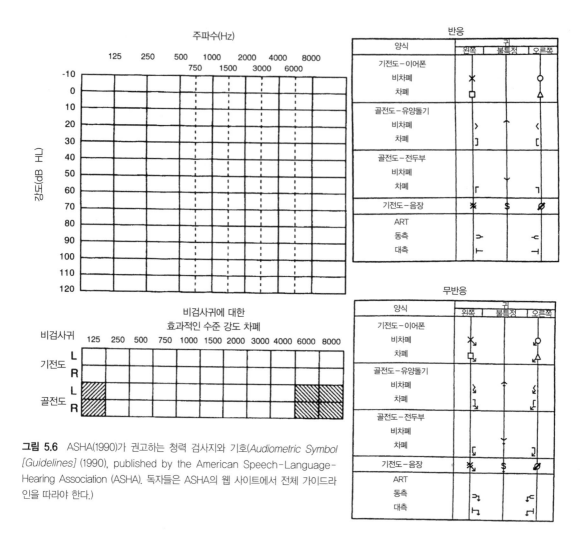

그림 5.6 ASHA(1990)가 권고하는 청력 검사지와 기호(*Audiometric Symbol [Guidelines]* (1990), published by the American Speech-Language-Hearing Association (ASHA). 독자들은 ASHA의 웹 사이트에서 전체 가이드라인을 따라야 한다.)

우 급한 경사를 이루고 또 다른 피검자의 청력도는 완만하게 경사진 형태를 띨 수도 있다.

차폐잡음 강도

그림 5.6의 청력도 아랫부분에 있는 표는 차폐잡음의 강도를 기록하는 데 사용된다. 필요하면 9장을 참조하라. 그림에서 "AC"는 기전도검사에서 사용된 차폐를, "BC"는 골전도검사에서 사용된 차폐를 의미한다. 표에서 말하는 귀는 검사 귀의 반대쪽, 즉 차폐를 실시하는 귀(비검사 귀)를 가리킨다는 것을 주의해야 한다.

청력도 기호

모든 청력 검사지는 반드시 청력도상에 정보를 나타

내기 위해 사용된 기호에 대해 명확히 설명되어 있어야 한다. 그림 5.6은 ASHA(1990)가 권고하는 기호를 사용하고 있다. 많은 기호가 친숙하지 않은 개념을 나타낸다는 점에 대해 실망할 필요는 없다. 중요한 핵심 개념이나 일반적으로 널리 사용되고 있는 기호는 숙지해야 한다. "**비차폐**(unmasked)"는 이 장에서 이미 서술한 방법을 통해 얻은 역치를 의미한다. "**차폐** (masked)"는 반대쪽 귀에 차폐잡음을 제시하고 구한 역치를 의미한다. 비차폐 상태의 기전도검사는 오른쪽 귀는 ○, 왼쪽 귀는 × 기호를 사용하며 차폐를 한 기전도검사는 각각 삼각형과 사각형을 사용한다.

골전도검사 기호는 골도진동자의 위치를 나타내는 데 오른쪽 혹은 왼쪽 귀의 유양돌기인지, 이마인지를 나타낸다. 오른쪽 비차폐 혹은 차폐 시의 유양돌기 위치의 골전도역치를 표시하는 기호는 < 혹은 [이며, 왼쪽 귀의 골전도역치는 > 혹은]로 표시한다. 학생들은 골도진동자의 위치에 상관없이 골전도 신호는 좋은 쪽 귀의 와우가 감지한다는 것을 쉽게 알 수 있을 것이다. 따라서 비차폐 "오른쪽" 혹은 "왼쪽" 유양돌기 골전도 기호(< 혹은 >)는 진동자의 위치를 나타내는 것으로 반드시 신호를 들은 귀를 나타내는 것은 아니다. 이러한 내용을 알고 있는 일부 청각사는 차폐를 하지 않는 경우 "불특정(unspecified)" 골전도 기호를 사용하기도 한다. 기전도검사의 기호를 청력도의 교차점(grid)에 표시하는 것과는 달리 골전도검사의 기호는 주파수 교차점 가까운 곳에 표시한다. 이것은 청력도를 읽기 쉽게 하기 위함이다.

음장검사역치(soundfield threshold)는 S로 나타낸다. 그리고 신호를 편측 귀 혹은 양쪽 귀로 들을 수 있기 때문에 "불특정(unspecified)"으로 표시한다.

만약 청력검사기가 제시하는 최대 강도 레벨에서도 신호에 대한 반응이 없으면 아래쪽을 향하는 화살표(↙, ↘)를 사용한다. 무반응 기호는 측정을 실시한 가장 높은 강도의 청력에 위치해야만 한다. 만약 골전도검사 최대 검사음 강도인 70dB HL에서 무반응이면 70dB HL의 위치에 무반응 기호를 표시하면 된다.

같은 청력도에서 오른쪽과 왼쪽 귀의 기호를 쉽게 구별하기 위해 전통적으로 오른쪽은 적색, 왼쪽은 청색이나 검정색으로 표시해 왔다. 그러나 사진 복사나 팩스, 카본지, 단색 NCR 종이 등으로 정보를 공유해야만 할 때 색으로 구분하는 것은 그다지 의미가 없다. 인쇄한 자료는 흰색과 검정색으로만 나오고 특정 청색이나 적색은 사진 복사에도 잘 나오지 않는 경우가 있다. 따라서 청색과 적색을 사용하는 것은 매우 편리하고 바람직하지만 현재는 더 이상 엄격하게 요구하지 않는다.

숫자로 나타내는 청력도

그래프에 기호를 표시하는 대신 많은 청각사들은 표 양식에 결과를 수치로 기록하는 것도 선호한다. 숫자로 나타내는 청력도의 단점은 청력 패턴을 시각적으로 나타내기 어렵다는 점이다. 그러나 숫자로 나타내는 청력도는 빠른 시간에 결과를 기록할 수 있고 차폐에 대한 계산을 쉽게 할 수 있다는 장점이 있다(9장). 또한 청력을 표로 나타내면 시간의 경과에 따라 청력도를 비교할 때 유용하다. 사례별로 연속적인 청력도를 분리하여 표에 기록하거나 이전 기록 아랫부분에 이후의 청력을 기록할 수도 있다. 또한 기록 보관을 위해 컴퓨터에 저장할 수도 있다. "무반응"은 검사한 최대 강도 레벨에 맞추어 숫자로 나타내는 청력도에 반드시 기록해야 한다. 예를 들어 골전도 70dB HL에서 무반응일 경우 "NR70", "70NR" "70+", "70↓" 등으로 기록한다. 그러나 최고 레벨이 무엇인지 알 수 없기 때문에 그냥 "NR"로 기록하는 것은 잘못된 표기이다.

필자를 포함하여 일부 청각사는 평가 과정 동안에는 숫자로 표시된 청력도 사용을 더 선호하며 최종 역치가 나오면 그래프로 된 청력도에 기입한다. 이러한 방법은 숫자를 쓰면 계산하기 쉽다는 이점이 있기 때문이다. 또한 불필요한 수많은 기호가 표시되지 않고 최종 결과(bottom line)만이 표시되기 때문에 매우 산뜻한 그래프가 될 수 있다.

자동 청력검사

컴퓨터를 사용한 청력검사

순음청력검사기는 항상 손으로만 작동하는 것은 아니다. **초소형연산처리장치**(microprocessor) 혹은 **컴퓨터를 사용한 청력검사기**(computerized audiometer)로 자동적으로 작동할 수도 있다. 이러한 장비는 수동청력검사와 동일한 방법(스위치를 눌러 반응하는)으로 환자를 검사하도록 프로그래밍되어 있다. 또한 차폐도 프로그래밍되어 있다. 초소형연산처리장치 청력검사기는 대상자가 검사 지시를 알고 따를 수 있는 선별검사나 산업 청각 보전 프로그램과 같이 대규모의 검사를 실시할 때 효과적이다. 그러나 환자의 다양성이나 검사자의 유연성이 필요한 임상에 사용하는 데는 적합하지 않다.

또 다른 형태의 자동 청력검사에는 자기 기록(self-recording) 혹은 추적 방법(tracking method) 등도 있다. 이에 대해서는 다음 절에서 논의할 것이다.

Bekesy 청력검사

Bekesy(1947)는 피검자 스스로 반응 스위치를 누르거나 떼어서 자신의 역치를 기록할 수 있는 간편한 검사 방법에 대해 기술하였다. 청력검사는 감쇠기 세팅을 일정한 비율(속도)로 연속하여 변화시킬 수 있는 모터를 가지고 있으므로 청취 강도는 일정하게 항상 변화한다(대개 2.5dB/초). 환자의 반응 스위치는 감쇠기가 움직이는 방향을 조절한다. 버튼을 누르지 않으면 검사음의 강도 레벨이 증가하고 버튼을 누르면 레벨이 감소한다. 피검자는 검사음이 들리면 버튼을 누르고, 들리지 않으면 버튼에서 손을 뗀다. 버튼을 누르거나 떼면 검사음의 강도가 올라가거나 내려간다. 또한 모터는 기록기를 조절하는데 기록기 펜은 검사음 레벨이 올라가고 내려가는 것에 맞추어 특별한 청력 검사지의 위 아래를 오르내리면서 자동적으로 기록한다.

그림 5.7은 자기 기록 청력도가 작동하는 방법을 보여 준다. y축은 검사음의 강도(dB HL)를 나타낸다. 일반적 청력도와 마찬가지로 밑으로 갈수록 강도가 증가한다. x축은 역치를 탐색하는 시간의 경과를 나타낸다. 점선으로 표시된 수평선은 피검자의 역치를 나타낸다. 지그재그는 기록기 펜이 추적한 패턴을 나타내는데 종이 위에 검사음의 수준을 표시하는 것이다. 그림에서 검사음은 낮은 레벨에서 시작한다(그래프의 "시작"). 피검자는 검사음이 들리지 않으므로 버튼을 누르지 않는다. 따라서 검사음의 레벨은 피검자가 들린다고 반응할 때까지 연속으로 올라간다. a 지점에서 피검자가 반응한다. 모터는 방향을 바꾸게 하고 강도가 감소하기 시작한다. 펜은 청력도에서 위쪽으로 움직인다(화살표 1).

그러면 검사음은 피검자의 역치 아래로 떨어지고 피검자는 b 지점에서 소리가 들리지 않으므로 버튼에서 손을 뗀다. 버튼에서 손이 떨어지면 모터가 방향을 바꾸게 하며 강도가 다시 상승하고 청력도에는 아래쪽으로 선이 나타나게 된다(화살표 2). 피검자는 c 지점에서 검사음이 다시 들리므로 버튼을 누른다. 이 과정은 검사가 중지될 때까지 계속된다. 이 과정은 검사음의 강도가 역치 부근에서 올라가고 떨어지게 만듦으로써 지그재그로 표시된 패턴의 중앙부가 피검자의 역치가 된다. [주의 깊은 학생은 역전(반전) 지점이 점선으로 표시된 역치로부터 벗어나 있다는 것을 알 수 있을 것이다. 이것이 의미하는 바는 (1) "역치" 값이 얼마나 많이 벗어나 있는가 하는 것으로 "역치" 값 강도는 피검자가 음이 존재(소멸)한다고 결정하기 전에 나타난다. (2) 피검자의 반응 시간으로 피검자가 버튼을 누르는 데 얼마나 걸리는가를 나타낸다.]

보기에서 검사음의 주파수는 절차가 진행되는 동안 동일하다. 그래서 Bekesy 청력도는 하나의 주파수에 대해서만 측정한다. 이러한 검사를 **고정 주파수**(fixed frequency, 또는 분리된 주파수) Bekesy 청력검사라고 한다. **연속 주파수**(sweep frequency) Bekesy 청력검사에서는 주파수가 천천히 바뀌기 때문에 피검자의 역치를 주파수 범위 전체에 걸쳐 탐색할 수 있다. Bekesy 청력검사는 10장에서 더욱 자세

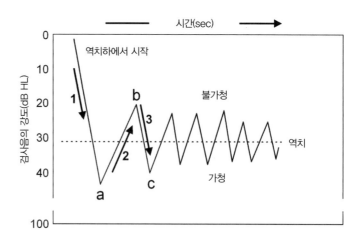

그림 5.7 Bekesy 청력검사

하게 기술할 것이다.

기전도역치와 골전도역치의 비교

외이와 중이는 전음성의 메커니즘을 구성하고 있으며 와우와 신경은 감각신경성 메커니즘을 이루고 있다는 점을 떠올려 보라(2장). 기전도역치와 골전도역치를 비교하는 것은 난청이 전음성 메커니즘의 문제로 인한 것인지, 감각신경성 메커니즘의 문제로 인한 것인지, 혹은 이 둘의 결합 때문인지를 알 수 있게 해 준다. 그림 5.8은 말초 청각 시스템 전체를 나타낸 것이다. 말초 청각 시스템은 크게 두 부분으로 나누어지는데 하나는 전음성 메커니즘(외이 및 중이), 나머지 하나는 감각신경성 메커니즘(와우 및 청신경)이다. 전체 귀는 기전도로 검사되는데 이어폰을 통한 신호가 외이, 중이, 내이 및 청신경을 통해 가기 때문이다. 이러한 개념은 그림의 화살표에 "기전도검사"라고 표시되어 있다. 이 부분 전체는 기전도역치가 정상이기 때문에 적절하게 작용해야 한다. 그리고 이 부분에 하나 이상의 문제가 발생하면 기전도의 이상으로 인한 청력 손실이 발생한다. 따라서 기전도역치는 전체적인 청력 손실의 양을 보여 준다. 그러나 기전도역치는 귀의 특정 부분에서 야기되는 문제와 나머지 부분에서 야기되는 문제

의 차이를 구분해 주지 못한다. 반대로 골전도 신호는 외이와 중이를 거치지 않고 직접 와우를 자극한다.[1] 따라서 골전도는 감각신경성 메커니즘을 검사하는 데 이용된다. 이러한 생각은 그림에서 "골전도검사"라고 표시되어 있다.

우리는 다음의 원리에 따라 문제의 위치를 추적할 수 있다. (1) 기전도검사는 전체 귀, (2) 골전도검사는 감각신경 부분이므로 기전도역치와 골전도역치의 차이는 전음 시스템에 문제가 있다는 것을 의미한다. 동일한 주파수에서 기전도역치(AC)와 골전도역치(BC)의 차이를 **기골전도역치 차이**(air-bone-gap, ABG)라고 한다. 즉 **AC-BC=ABG**이다. 표 5.1에서 세 개의 측정에 대한 시사뿐만 아니라 기골전도역치 사이의 관계에 대해 요약하였다.

그림 5.9a는 기전도역치가 55dB HL, 골전도역치가 55dB HL인 귀를 나타낸다. 기전도역치와 골전도역치는 모두 같은 주파수에서 측정된 것으로 가정한다. 골전도역치 55dB HL은 귀의 감각신경성 메커니즘에서 온 손실이며 기전도역치는 전체의 손실이 55dB HL이라는 것을 의미한다. 결과적으로 감각신경 부분의 손실(55dB HL)은 전체 손실의 양(55dB HL)을 설명하는 것이다. 여기에서 ABG는 55-55=0dB이다. 이로써 우리는 전체 손실이 감각신경성 메커니즘 때문이라고 쉽게 생각할 수 있다. 또한 전음성 메커니즘이 정상이라는 것도 알 수 있다. 이러한 유형의 장애를 **감각신경성 난청**(sensorineural hearing loss)이라고 한다. 기전도역치와 골치역치가 동일하거나

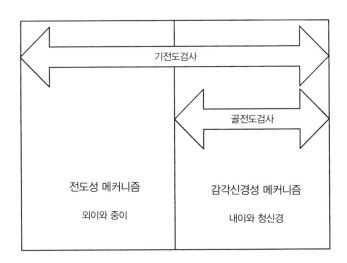

그림 5.8 기전도검사의 전체 시스템. 골전도는 전음성 메커니즘을 거치지 않으므로 내이를 측정하게 된다(또는 청신경).

---

1) 비록 완전한 개념은 아니지만 이러한 방식을 받아들이는 것이 바람직하다. 골전도에는 외이·중이의 요소가 포함될 수도 있고, 골전도역치는 전음계의 문제에 영향을 받을 수도 있다. 이러한 개념은 전음 메커니즘을 건너뛰는 경우에 해당되는 것이다. 그러나 원칙적으로 골전도역치는 달팽이관의 청각인 강도를 나타내는 것으로 이렇게 생각하는 것이 가장 타당하며 임상적으로 의미를 갖는다.

표 5.1 기골전도역치와 기골전도역치 차이(ABG), 난청

청력 측정		의미
	기전도역치	전반적 난청
−	골전도역치	난청에서 감각신경성 부분
동일	기골도역치 차이	난청에서 전음성 부분

적어도 거의 유사하다. 감각신경성 손실은 와우나 청신경의 장애 혹은 둘 모두의 장애로 인해 발생한다. 감각신경성이라는 복합적인 용어는 청력도로는 와우의 장애인지 8번 신경의 장애인지 구별하기 어렵기 때문에 사용되는 용어이다.

그림 5.9b는 기전도역치가 55dB HL인 또 다른 사례를 나타낸다. 그러나 이 사례는 골전도역치가 0dB HL로 정상이다. 이는 감각신경성 메커니즘의 문제로 인한 난청이 아니라는 것을 의미하므로 전음 메커니즘의 문제만이 남게 된다. 이 사례에서 ABG의 크기는 55−0=55dB 이다. 그러므로 55dB HL의 난청은 전음성 메커니즘의 장애로 인한 난청으로서 외이 및 중이의 장애로 인해 손실이다. 이러한 난청을 **전음성 난청**(conductive hearing loss)이라고 한다. 난청이 본질적으로 골전도 때문이 아니라 기전도의 문제로 인한 것임을 알 수 있다.

감각신경성 문제와 전음성 문제를 함께 지니고 있는 난청도 있을 가능성이 있다. 이것을 **혼합성 난청**(mixed hearing loss)이라고 한다. 혼합성 난청의 개념을 그림 5.9c에 제시하였다. 55dB HL의 기전도역치는 모든 원인으로 인해 발생하는 청력 손실의 총량을 나타낸다. 그리고 골전도역치 30dB HL은 감각신경성 메커니즘의 문제로 인한 청력 손실을 나타낸다. 만약 50dB HL 가운데 30dB HL이 감각신경계의 문제로 인한 것이라면, 나머지 55−30=25dB(ABG)은 전음성 시스템의 문제로 인한 것임이 분명하다. 다시 말하면 혼합성 난청의 감각신경성 부분은 골전도역치로 나타나고 전음성 부분의 문제는 ABG로 나타난다.

전음성 메커니즘에 문제가 없다면 원칙적으로 ABG는 0dB이 되어야 한다. 그러나 모든 사례에서 항상 그렇지는 않다. ABG가 의미 있으려면 적어도 10dB 이상이어야 한다. 왜 그런지 살펴보자. 한 가지 이유는 검사−재검사 신뢰도와 관련이 있다. 임상에서 역치 측정은 일반적으로 ±5dB 이내를 신뢰성 있는 것으로 생각한다. 동일 주파수의 기전도 및 골전도 측정 모두에 대해 ±5dB을 기준으로 적용하면 ABG의 범위는 10dB이 될 수 있다. 다른 하나의 이유는 기전도역치와 골전도역치 간의 통계적 상관관계와 관련이 있다. 평균 기전도역치는 평균 골전도역치와 동일하다. 즉 정상 귀의 기전도역치와 골전도역치는 평균적으로 동일하다. 결과적으로 ABG의 양이 아주 적거나 골전도보다 기전도가 나쁘면 정상 귀이다. 이와 같은 대부분의 기전도역치와 골전도역치는 통계적인 분산치가 ±10dB 이내이다(Studebaker, 1967; Frank, Klobuka, & Sotir, 1983). 이러한 점은 만약

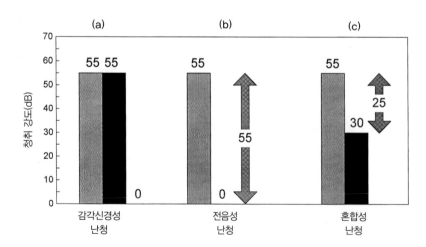

그림 5.9 기전도역치와 골전도역치. (a) 감각신경성 난청, (b) 전음성 난청, (c) 혼합성 난청. 기전도역치와 골전도역치의 차이는 기골전도역치 차이 (ABG)라고 하며, 전음성 메커니즘의 손실을 가리킨다.

모든 측정 과정이 정확하게 이루어졌다면 동일한 주파수에서 기전도역치보다 골전도역치가 아주 조금 나쁜 것도 가능하고 모두 수용할 수 있는 이유로 설명될 수 있을 것이다(이것을 "역전된 ABG" 혹은 "골전도기전도 차이"라고 한다). 임상가는 골전도역치가 기전도역치보다 높다고 골전도역치를 낮추어서는 안 된다. 또한 임상가는 실수 때문에 기전도보다 골전도가 나쁠 수 있다는 사실을 경계해야 한다. 골도진동자가 미끄러지거나 위치가 부적절하면 이런 문제가 흔히 발생할 수 있다.

청력도의 기본적인 해석

일반적인 정상 청력의 청력도는 그림 5.10에 나타나 있다. 모든 기전도 역치는 양쪽 귀 모두 0dB HL 전후이다. 또한 기전도역치와 골전도역치는 모든 주파수에서 매우 비슷한 결과를 나타내고 있다. 따라서 ABG는 나타나지 않는다. 이와 같은 사례에서 골전도역치를 측정할 때 주의를 기울여야 하는 부분은 없는가? 사례는 완벽한 정상이라고 말할 수 있는가? 골전도역치를 측정하는 이유는 기전도가 정상이라도 정상 귀

의 **평균**이 0dB HL이기 때문이다. 많은 사람들, 특히 어린 아동의 경우는 0dB HL보다 더욱 낮은 역치를 가질 수 있다(Eagles, Wishik, & Doerfler, 1967). −15dB HL의 역치를 갖고 있는 정상 귀의 중이 문제는 역치를 0dB HL 혹은 5dB HL로 상승시킬 수 있다. 청각 민감도는 정상 범위이지만 전음성 청각장애를 갖고 있는 것이다. 이와 같은 사례에 대해 골전도검사를 실시하면 15dB 내지 20dB의 ABG가 나타나므로 문제가 있는 것으로 판명된다. 그러나 골전도검사를 생략하면 전음성 청각장애를 놓치게 될 수도 있는 것이다.

순음역치 평균(pure-tone average, PTA)은 대개 각각의 귀에 대해 따로 계산한다. PTA는 500, 1000, 2000Hz의 기전도역치 평균을 의미하며 난청의 정도를 요약하기 위한 것이다. 표 5.2는 난청 정도의 다양한 범위에 대해 나타내고 있다. PTA 15dB HL까지를 정상이라고 한다. 그림 5.10의 피검자는 오른쪽 0dB HL, 왼쪽 2dB HL로 지극히 정상 범위 이내에 있다.

PTA는 본래 500, 1000, 2000Hz의 역치를 기초로 하는데 이 주파수는 어음을 듣는 능력과 밀접한 관련이 있기 때문이다(Fletcher, 1929). 일반적으로 PTA 결과는 **어음청취역치**[speech recognition (recep-

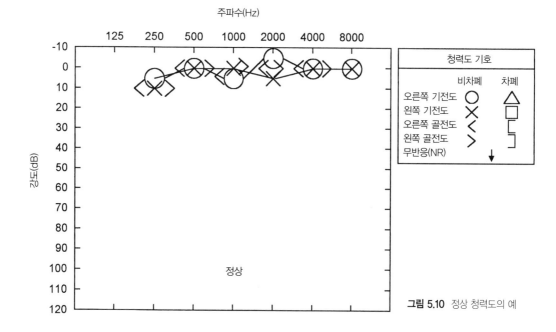

그림 5.10 정상 청력도의 예

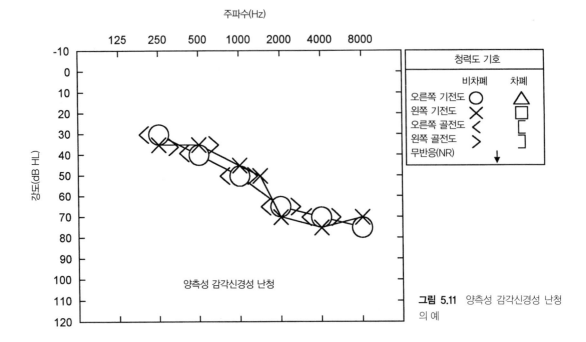

그림 5.11 양측성 감각신경성 난청의 예

tion) threshould, SRT][2]라는 어음 청각 측정치와 비교 검토한다. 그리고 PTA와 SRT 사이에 큰 차이가 있는 것은 임상적으로 매우 중요하다(8장과 14장).

이러한 이유로 500, 1000, 2000Hz는 "어음 주파수(speech frequency)"라고 부른다. 그러나 이는 엄밀하게 말하면 부적절하다. 왜냐하면 정확한 어음 인지력은 실제로 더욱 넓은 주파수 범위에 의존하기 때문이다. 더욱이 이 세 주파수의 PTA는 흔히 SRT와 일치하지 않으며 특히 순음 청력도가 급경사인 경우는 더욱 그렇다. 이러한 경우에는 세 주파수 중에 역치가 좋은 **두 개의 주파수**(대개 500, 1000Hz) **PTA**를 대신 사용한다(Fletcher, 1950). 때로 순음과 어음 검사 결과의 일치도로 보기 위해 SRT를 가장 좋은 주파수(흔히 500Hz이지만 250Hz인 경우도 있음)의 역치와 비교하기도 한다(Gelfand & Silman, 1985, 1993).

그림 5.11의 기전도역치는 피검자가 양쪽 귀에 난청

이 있다는 것을 나타낸다. 양쪽 귀에 손실이 있는 경우를 **양측성**(bilateral)이라고 한다. 왼쪽 귀는 1000Hz와 2000Hz의 역치 차이가 20dB 이상이기 때문에 1500Hz도 검사를 실시했다. 세 주파수 PTA는 오른쪽 귀 52dB HL, 왼쪽 귀 50dB HL이다. 그래서 난청의 정도는 표 5.2에 따라서 중등도(moderate)라고 생각된다. 이 청력도는 약간 경사형이기 때문에 500Hz와 1000Hz의 2개 주파수 PTA를 계산하였다. 오른쪽 귀는 45dB HL, 왼쪽 귀는 40dB HL이다. 기전도와 골전도의 역치가 각 주파수에서 모두 같기 때문에 난청

표 5.2 순음 역치 평균을 기초로 한 난청 정도의 범위

순음 평균(dB HL)	난청 정도
<15	정상
16~25	미도 난청
26~40	경도 난청
41~55	중등도 난청
56~70	중등고도 난청
71~90	고도 난청
≥90	심도 난청

---

2) SRT는 피검사가 제시된 강강격 단어의 50%를 정확하게 반복할 수 있는 가장 낮은 레벨(dB HL)이다. 강강격 단어는 2음절 낱말로서 양 음절에 똑같은 강세가 있다. 8장을 참조하라.

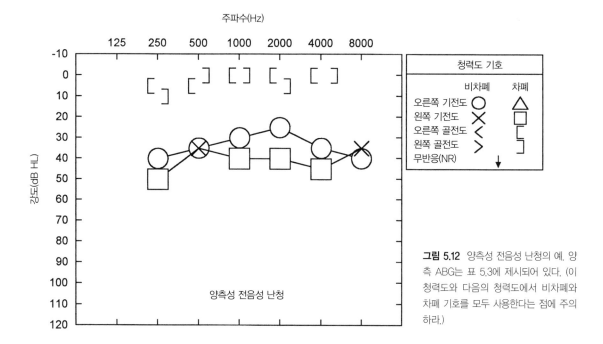

그림 5.12 양측성 전음성 난청의 예. 양측 ABG는 표 5.3에 제시되어 있다. (이 청력도와 다음의 청력도에서 비차폐와 차폐 기호를 모두 사용한다는 점에 주의하라.)

의 형태는 감각신경성이다. 즉 ABG가 없다. 이는 장애가 와우 혹은 8번 신경에 위치한다는 것을 시사한다. 마지막으로 청력도의 형태는 고주파수로 갈수록 경사형을 이룬다. 따라서 "양측성 중등도의 경사형 감각신경성 난청"이 된다.

그림 5.12는 양측성 전음성 난청의 예로 양쪽 귀에 중이염을 앓고 있는 아동의 청력도이다. 기전도역치

는 25~45dB HL에 있다. 그러나 골전도역치는 0dB HL 전후에 나타나고 있다. 표 5.2의 기준에 따르면 오른쪽 PTA는 30dB HL, 왼쪽은 38dB HL이기 때문에 경도(mild)의 난청에 해당된다. 표 5.3은 이러한 청력도에서 ABG를 계산하는 방법을 보여 준다. 전체적으로 볼 때 ABG는 양쪽 귀의 전체 난청을 나타낸다. 넓은 의미에서 이러한 손실의 형태를 수평형(flat)

표 5.3 그림 5.12의 청력도에서 주파수별 기골전도역치 차이(ABG) 산출 방법

주파수(Hz)	귀	기전도역치(dBHL)	−	골전도역치(dBHL)	=	기골도역치 차이(dB)
250	오른쪽	40	−	5	=	35
	왼쪽	45	−	10	=	35
500	오른쪽	35	−	5	=	30
	왼쪽	35	−	0	=	35
1000	오른쪽	30	−	0	=	30
	왼쪽	40	−	0	=	40
2000	오른쪽	25	−	0	=	25
	왼쪽	40	−	5	=	35
4000	오른쪽	35	−	0	=	35
	왼쪽	45	−	0	=	45

이라고 한다. 그러나 오른쪽 귀는 약간 산형을 이루고 있다는 점에도 주목해야 한다.

그림 5.13의 피검자는 **편측**(unilateral) 난청을 갖고 있다. 왼쪽은 PTA가 2dB로 정상이다. 장애가 있는 오른쪽 귀는 경도의 수평형 난청을 갖고 있으며 PTA는 32dB HL이다. 오른쪽 귀의 난청은 양쪽 귀의 골전도가 0dB HL로 정상이므로 전음성 난청이다. 500Hz의 기전도역치는 35dB HL, 골전도역치는 5dB HL이므로 ABG는 30dB이다. 4000Hz의 ABG는 25-0=25dB이다.

그림 5.14는 오른쪽 정상 청력과 왼쪽 귀에 감각신경성 난청을 가진 피검자의 청력도이다. 기전도역치와 골전도역치가 근본적으로 동일하기 때문에 감각신경성 난청이라고 할 수 있다. 왼쪽 귀의 1000Hz와 2000Hz의 역치가 크게 차이 나기 때문에 1500Hz의 역치도 측정하였다. 그러나 양쪽 2000Hz와 4000Hz의 경우 골전도 최대 검사음인 70dB HL에서 무반응이라는 것에 주의해야 한다. 2000Hz는 기전도역치가 75dB HL로 측정되었기 때문에 큰 문제는 아니지만 4000Hz는 기전도역치가 90dB HL이기 때문에 ABG가 존재하는지 확신하기 어렵다. 이러한 논쟁에 대해 우리는 다른 연구 결과가 이와 같은 손실을 완벽한 감

각신경성 난청이라고 확인해 주는 사실을 수용한다.

정상인 오른쪽 귀의 PTA는 0dB HL이다. 장애가 있는 왼쪽 귀의 세 주파수 PTA는 38dB HL, 두 주파수 PTA는 20dB HL이다. 이러한 평균치 중 하나가 SRT와 일치한다고 해도 둘 모두 고주파수의 청력 손실을 분명하게 설명하기에는 부족하다. 이는 PTA만으로 피검자의 난청을 설명하는 것이 잘못된 결과를 가져올 수 있다는 것을 알려 준다. 이러한 점은 청력도의 형태를 간과해서는 안 되는 이유이기도 하다. 그래서 이러한 청력도는 "오른쪽 귀는 정상의 청각 민감도를 가진 왼쪽 귀 편측성 고도 고주파수성 난청"이라고 해석한다. 여기에서 "고도(severe)"는 표 5.2에 따른 것이다. 그러나 이는 기술적으로 볼 때 잘못된 것이다. 표에 제시된 손실 정도는 PTA만을 적용한 것으로서 단지 난청이 전체적인 어음 민감도(감수성)에 얼마나 영향을 미치는가를 설명하기 위한 것이다. 여전히 많이 사용되고 있는 내용이다. 필자는 모든 저주파수의 역치가 0dB HL임에도 불구하고 이 사례의 왼쪽 귀에 대해 "고주파수 감각신경성 난청을 수반한 저주파수 정상 청력"이라고 말하는 것은 바람직하지 않다고 생각한다. 일부 주파수에서 **정상**이 아닌 귀에 대한 역치를 설명하기 위해 **정상**이라는 용어를 사용하는 것

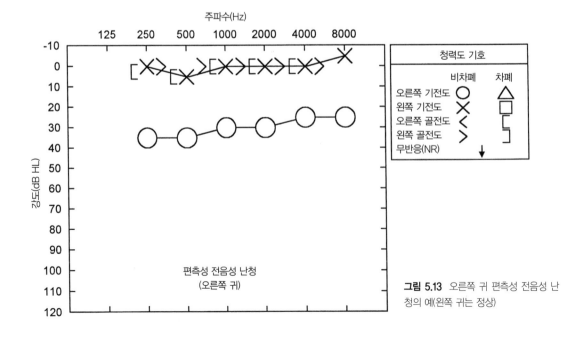

그림 5.13 오른쪽 귀 편측성 전음성 난청의 예(왼쪽 귀는 정상)

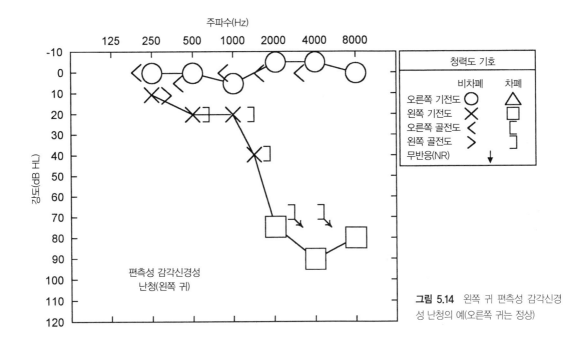

그림 5.14 왼쪽 귀 편측성 감각신경성 난청의 예(오른쪽 귀는 정상)

이 혼동을 줄 수 있기 때문에 반대한다.

혼합성 난청은 감각신경성과 전음성이 같은 귀에 혼재할 때 발생한다. 이러한 경우는 골전도역치가 감각신경성의 부분을 나타내고 ABG가 전음성 부분을 설명한다. 전체 난청의 양은 기전도역치가 설명해 준다. 그림 5.15는 양측성 혼합성 난청의 예로서 PTA는 오른쪽 67dB HL, 왼쪽 75dB HL이다. 골전도역치는 감각신경성 부분을 보여 주는데 양쪽 귀가 거의 비슷하다. 250Hz에서 10∼15dB HL, 4000Hz에서는 55∼60dB HL로 하행하고 있다. ABG는 양쪽 귀가 비슷하다. 그러나 항상 이와 같은 사례만 있는 것은 아니라는 점을 알아야 한다.

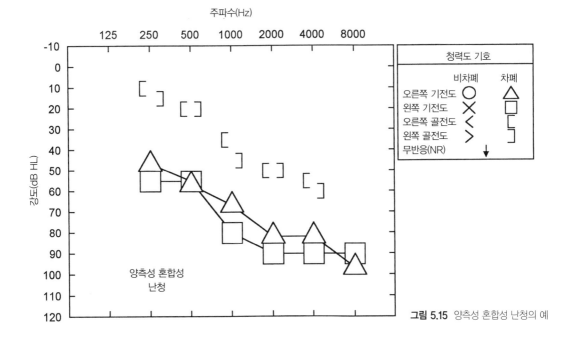

그림 5.15 양측성 혼합성 난청의 예

감각 레벨

음압은 물리적 기준(2×10^{-5}N/m^2)으로 소리의 크기를 dB로 설명하는 것이다. 반면에 **청취 강도**는 정상 청력인의 평균 역치를 비교한 소리의 크기이다. 따라서 0dB HL은 각 주파수마다 서로 다른 dB SPL을 갖는다는 것을 4장의 표 4.1에서 제시하였다. 예를 들어 500Hz의 0dB HL은 13.5dB SPL과 상응한다. 마찬가지로 1000Hz의 0dB HL은 7.5dB과 같으며 4000Hz의 0dB HL은 10.5dB SPL의 음압과 동일하다. 그러나 간혹 한 개인의 역치와 비교해 소리의 강도를 알고싶은 경우도 있다. 이것을 **감각 레벨**(sensation level, SL)이라고 한다. 예를 들면 25dB SL은 그 사람의 역치보다 25dB 위에 있는 소리라는 의미이다.

1000Hz의 역치가 30dB HL인 피검자가 있다고 가정해 보자. 피검자는 0dB HL이상의 30dB에서 소리를 지각하기 시작한다. 달리 말하면 30dB HL이 **피검자의 역치**이다. 그러므로 이 피검자의 30dB HL은 0dB SL이 되는 것이다. 감각 레벨은 피검자 자신의 역치가 기준치가 된다. 그러면 1000Hz의 65dB HL은 어떻게 되는지 생각해 보자. 피검자의 역치보다 35dB 위에 있으므로 **감각 레벨**은 35dB SL이 된다.

연습 삼아 지금까지 기술한 청력도를 사용하여 감각 레벨을 계산해 보자. 그림 5.10의 청력도에서 500Hz의 70dB HL은 (a) 70dB SL이 된다. 그림 5.11의 경우 오른쪽 귀는 30dB SL, 왼쪽 귀는 35dB SL이 되고, 그림 5.15의 경우는 양쪽 귀 모두 15dB SL이 된다. 90dB HL의 다른 주파수를 생각해 보면 그림 5.14에서 왼쪽 귀는 500Hz에서 70dB SL, 1500Hz에서 50dB SL, 2000Hz에서 15dB SL, 4000Hz에서 0dB SL이 된다. 그림 5.15의 오른쪽 귀의 경우 90dB HL의 감각 레벨은 250Hz에서 45dB SL, 1000Hz에서 25dB SL, 2000Hz에서 10dB SL이다.

순음검사 결과에 영향을 미치는 요소

청력도의 타당도와 신뢰도에 영향을 미칠 수 있는 요인은 많다. 교정, 정기적 기기 점검, 4장에서 기술했던 적절한 검사실 환경 등이 있다. 또한 피검자의 착석, 지시, 오반응 등도 중요한 변인이며 이에 대해서는 앞에서 기술했다. 이 절에서는 청력도의 결과에 오류를 야기할 수 있는 매우 실제적인 현상 몇 가지에 대해 기술하고자 한다. 또한 오류를 범할 가능성이 있는 두 가지 청력형에 대해서도 살펴볼 것이다. 청력도, 난청에 대한 기초적인 이해가 필요하므로 기본적인 청력도의 해석에 대해 살펴보고 다시 이 점에 대해 소개할 것이다. 피검자를 검사하는 동안 청각사는 이러한 점에 대해 반드시 유의해야 한다.

정상파

고막과 이어폰 막 사이의 거리는 8000Hz의 파장 길이와 매우 유사하다(4.25cm 또는 1.68인치 이하). 이 둘을 매치하면 정상파는 외이도 내에서 발생할 수 있다. 이러한 상태에서 외이도 내의 음과 음의 반사는 180°의 위상이 되어 소리가 사라진다. 이는 피검자의 8000Hz의 역치를 실제 값보다 더욱 높게 만들어 준다. 일반적으로 정상파의 부산물이 의심되면 8000Hz의 역치는 4000Hz의 역치보다 상당히 낮게 측정된다. 이어폰의 밀착 상태나 방향을 바꾸면 8000Hz의 역치가 좋아지며 측정된 역치가 정확하다고 판단할 수 있는 가능성도 높아진다. 이러한 경우에는 삽입형 이어폰을 사용하는 것이 좋다. 정상파 문제는 6000Hz에서도 나타나기 때문에 6000Hz 역치 측정 시 주의를 기울여야 한다.

촉각 반응

제시되는 소리를 듣지 못하는 매우 심한 난청을 가진 피검자는 골도진동자나 이어폰에서 발생되는 진동을 듣고 반응하는 경우도 있다(Nober, 1970). 이와 같은 **촉각 반응**(tactile response)은 피부가 진동 자극에 매우 민감할 때 대부분 저주파수에서 발생한다(특히 125Hz, 250Hz).

촉각 반응은 두 가지 문제를 야기한다. 첫째, 피검자의 역치가 실제보다 좋거나 소리가 없는 순간에 소리를 듣고 있다는 잘못된 인상을 줄 수 있다. 예를 들어 실제 역치는 90dB HL인데 250Hz에서의 촉각 역치가 75dB HL이 될 수도 있는 것이다. 둘째, 촉각 반응으로 인한 잘못된 골전도역치는 가상의 ABG를 만들어 낼 수도 있기 때문에 감각신경성 난청을 혼합성으로 오인할 수도 있다. 예를 들어 85dB HL의 감각신경성 난청 피검자를 가정해 보면, 골전도검사에서 촉각 반응으로 역치가 45dB HL이 나오면 피검자는 ABG 40dB의 85dB HL을 가진 혼합성 난청으로 잘못 판단될 수도 있는 것이다.

촉각 반응이 있는지 확인하기 위해 간단하게 환자에게 물어보는 것도 좋다. 그러나 어린 아동이나 특히 소리에 대한 경험이 거의 없는 매우 심한 난청을 가진 피검자에게는 곤란하다.

음향 방사

골도진동자는 소리를 공기 속으로 반사할 수도 있다. 그리고 반사된 소리는 외이도로 들어가고 기전도를 통해 피검자가 소리를 듣게 될지도 모른다. 이러한 음향 방사는 때로 피검자의 실제 골전도역치보다 더욱 좋은 (낮은) 검사음에서 반응을 이끌어 내는 원인이 되기도 한다. 이것은 2000Hz에서 잘못된 ABG를 발생시키는데 대개 4000Hz에서 두드러지게 나타난다(Bell, Goodsell, & Thornton, 1980; Shipton, John, & Robinson, 1980; Frank & Crandell, 1986). 잘못된 고주파수 대역의 ABG는 감각신경성 난청을 혼합성으로 오인하게 한다. 실제로 골전도 55dB HL에서 발생한 청각 음향 방사는 75dB HL 감각신경성 난청 피검자의 ABG가 20dB인 것으로 된다.

음향 방사 문제는 골전도검사를 할 때 이어플러그를 귓속으로 삽입하면 쉽게 경감시킬 수 있다. 그러나 반드시 그렇게 하지 않아도 무방하다. Frank와 Crandell(1986)은 골전도검사는 반드시 2000Hz 이상에서 ABG가 10dB 이상이거나 전음성 난청에는 다른 증거가 없으면 이어플러그를 사용하여 재검사할 것을 제안했다(Frank & Crandell, 1986).

외이도 변형

이어폰의 압력은 기전도검사를 하는 동안 외이도 연골부를 변형시킬 수 있다(Ventry, Chaiklin, & Boyle, 1961). 외이도 변형은 이어폰의 압력이 적용될 때 소리의 흐름을 방해하고 결과적으로 (1) 분명한 고주파수 전음성 난청, (2) 검사-재검사 신뢰도를 떨어뜨린다. 그림 5.16에서 볼 수 있듯이 잘못된 ABG의 양은 10~50dB HL 사이의 범위로 나타난다(Coles, 1967). 이러한 문제는 조직의 탄력성이 연령의 증가와 함께 감소되기 때문에 다른 집단에 비해 노인에게 흔히 나타난다. 그러나 발생률은 분명하지 않다. Marshall, Martinez, Schlaman(1983)은 외이도 변형이 노인 환자들에게 전혀 나타나지 않는다고 했으나 Randolf와 Schow(1983)은 36%나 된다고 보고하였다.

고주파수의 ABG가 크면 진단을 잘못할 수 있기 때문에 외이도 변형의 가능성을 의심해야 한다. 이러한 오류를 확인하고 해결하기 위한 전통적인 방법으로는 (1) 외이도가 열리도록 관을 외이도에 삽입하거나, (2) 압력을 제거하기 위해 헤드셋에서 이어폰을 떼어 귀에 느슨하게 해 주는 방법 등이 있다. 현재는 새로운 두 가지 방법이 많이 사용되는데 한 가지는 자연스럽게 외이도를 개방할 수 있으므로 삽입형 이어폰으로 재검을 하는 것이고 두 번째는 피검자가 입을 벌리고 기전도역치를 측정하는 방법이다(Reiter & Silman, 1993). 그러나 이러한 방법을 실시하기 전에 피검자에게 턱 개방 기법(jaw-opening technique)을 피해야 하는 어떤 문제가 있는지 반드시 확인해야 한다(예 : 측하악 관절 장애 등). 하악은 외이도 벽과 관련이 있어서 턱 개방과 같은 운동은 변형된 외이도를 바꾸어 열릴 수 있도록 해 주기 때문에 외이도 변형의 영향을 감소시킬 수 있다. Reiter와 Silman(1993)은 삽입형 이어폰과 턱 개방 기법을 사용하여 비슷한 역치를 얻을 수 있다는 것을 발견했다. 그들은 ABG가 있는 피검자에게 가장 큰 오류가 발생하는 4000Hz에 대해서 턱 개방 기법을 적용하여 재검하면 외이도 변형을 선별할 수 있다고 제안하기도 했다. 턱 개방 기법을 사

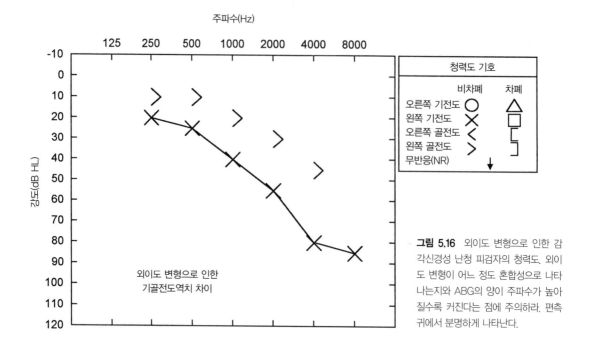

그림 5.16 외이도 변형으로 인한 감각신경성 난청 피검자의 청력도. 외이도 변형이 어느 정도 혼합성으로 나타나는지와 ABG의 양이 주파수가 높아질수록 커진다는 점에 주의하라. 편측 귀에서 분명하게 나타난다.

용했을 때 기전도역치가 15dB 이상 개선되면 외이도 변형을 의심할 수 있다.

확인해야 하는 장비의 세팅

다양한 청력검사기의 세팅 상태는 잠재적인 오류의 존재를 알려 주기도 한다. 편측성 난청이나 양측 동일한 난청은 반드시 청력검사기의 상태를 확인해야 한다. 왜냐하면 인공물(artifact), 오류, 오반응 때문일 가능성도 있기 때문이다.

　편측성 난청(unilateral hearing loss)은 장비의 문제로 야기될 수 있다. 특히 편측 귀에서 거의 반응이 없을 때 그럴 가능성이 크다. 가장 가능성이 큰 요인은 손상된 이어폰 와이어, 잘못 연결된 잭 등이다. 편측 난청으로 오인되는 가장 흔한 검사자의 실수는 출력선택기를 잘못된 트랜스듀서로 세팅하는 것이다. 이러한 상태에 대해 검사자는 반드시 (1) 양쪽 이어폰에서 나오는 소리를 직접 듣고 확인해야 하며, (2) 이어폰을 바꾸어 재검해야 한다(즉 양쪽 이어폰을 서로 바꾸어서 재측정한다). 편측성 난청의 경우에는 기능적 요인을 배제하기 위해 Stenger 테스트를 하는 것이 경우에 따라 현명하다.

　양쪽 귀의 동일한 역치는 대개 대칭적인 난청을 가리키지만 간혹 임상가가 같은 귀를 두 번 측정해서 같은 결과가 나타나기도 한다. 만약 이러한 일이 발생하면 반드시 두 번 점검하는 것이 바람직하다.

보충적인 순음검사

폐쇄 효과와 Bing 검사

폐쇄 효과는 (1) 귀를 막지 않았을 때와 비교하면 저주파수 골전도역치를 낮게(좋게) 하고, (2) 전음 메커니즘이 정상일 때 발생하며 전음성 장애가 있을 때는 발생하지 않는다. Bing 검사는 폐쇄 효과가 있는지 결정하는 데 사용되는 독창적인 음차검사이다. 청력 측정용 Bing 검사는 음차 대신 골도진동자를 사용한다. 또한 청력 측정용 Bing 검사는 폐쇄 효과의 정도를 나타내기 때문에 차폐를 사용한 골전도검사에 필요한 소음의 크기를 결정하는 데 도움을 준다. 이것이 검사의 주된 목적이다.

　청력 측정용 Bing 검사(audiometric Bing test)는 다음과 같이 실시한다. 골전도역치는 귀를 막지 않은 상태에서 일상적인 방법으로 구한다. 저주파수

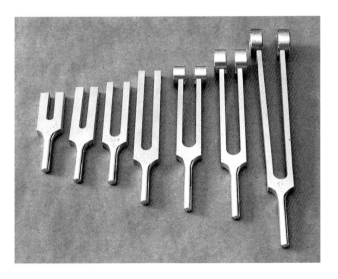

그림 5.17 청력 평가에 사용되는 음차 전체 세트

(1000Hz 이하) 역치는 이어폰으로 검사 귀를 막고 다시 측정한다. 반대쪽 이어폰은 머리의 반대쪽(대개는 귀와 눈 사이 혹은 반대편 턱의 위쪽)에 부착하지만 귀를 덮지는 않는다. 비폐쇄역치보다 폐쇄역치가 유의하게 좋으면(낮으면) 청력 측정용 Bing 검사는 양성(posi- tive)이다. 양성은 폐쇄 효과가 있으며 전음성 장애가 없다는 것을 의미한다. 이러한 현상은 대개 귀가 정상이거나 감각신경성 난청이 있을 때 발생한다. 폐쇄 효과의 정도는 주어진 주파수에서 단순히 폐쇄역치와 비폐쇄역치의 차이를 의미한다. 폐쇄역치와 비폐쇄역치가 본질적으로 동일하면 검사는 음성(negative)이 된다. 음성은 폐쇄 효과가 없다는 의미이다. 이는 전

음 메커니즘에 문제가 있다는 것을 의미하며 난청은 전음성이거나 혼합성이다.

SAL 검사

SAL(sensorineural) 검사(Jerger & Tillman, 1960)는 골전도역치를 측정하는 간접적인 기법으로 표준 골전도검사법에 의한 결과가 분명하지 않을 때 사용될 수 있다. SAL 검사는 차폐 기법에 포함되므로 9장에서 다시 자세히 논의할 것이다.

음차검사

음차검사는 청력검사기가 발달하기 오래전에 청력을 측정하는 데 사용되었다. 이를 위해 그림 5.17과 같은 한 세트의 음차가 필요했다. 음차검사 가운데 널리 알려진 것이 Schwabach, Weber, Bing, Rinne 검사이다. Schwabach 검사는 이제 거의 사용되지 않지만 흥미로운 원리를 사용하며 피검자와 검사자를 비교하는 제한된 검사를 강조하기 때문에 여전히 살펴볼 가치가 있다. Weber, Bing, Rinne 검사는 현재도 여전히 사용되고 있으며 청력 측정용으로 사용할 수 있다. 표 5.4는 이 세 가지 검사에 관련된 결과와 임상적 시사점을 요약한 것이다.

Schwabach 검사

Schwabach 검사는 피검자의 골전도 청각 민감도를

표 5.4 가장 일반적인 음차검사 결과에 따른 진단

검사	결과	진단적 시사점
Weber	소리가 중앙 혹은 양쪽 귀에서 동일하게 들림	정상(혹은 감각신경성)
	좋은 귀	감각신경성
	나쁜 귀	전음성
Bing	양성(폐쇄된 쪽이 더 큼)	정상 혹은 감각신경성
	음성(차이 없음)	전음성
Rinne	양성(기전도>골전도)	정상 혹은 감각신경성
	음성(골전도>기전도)	전음성

측정하기 위한 방법이다. 검사는 두 가지 특징을 갖는다. (1) 음차가 발생시킨 검사음이 가격한 뒤의 감쇠 효과 때문에 시간이 지나면 약해진다는 사실을 이용한다. (2) 피검자의 청력을 검사자의 청력과 비교해서 상대적인 용어로 표현한다. 피검자와 검사자의 음차를 듣는 시간을 비교한다. 기본적인 검사 절차는 다음과 같다. 검사음이 사라질 때까지 피검자의 유양돌기에 진동하는 음차의 바닥을 위치시킨다. 그리고 검사자는 자신의 유양돌기를 음차 쪽에 대고 소리가 들리는 시간을 기록한다. 검사자가 소리를 들은 시간과 비교해서 피검자가 소리를 들은 시간이 (1) 더 짧으면 피검자는 감각신경성 난청을 가진 것이다. (2) 시간이 길면 (혹은 같은 시간이면) 피검자는 전도성 난청을 가진 것이다. (3) 시간이 같으면 정상 청력이다. Schwabach 검사 결과는 혼합성 난청의 경우 문제가 된다. Schwabach 검사는 상대적 청력치를 제공하며 타당도는 검사자의 청력이 정상이라는 빈약한 가정에 거의 의존한다. 이 검사가 사용된 적이 거의 없다는 사실은 그다지 놀랍지도 않다.

Weber 검사

Weber 검사는 편측 난청이 전음성인지 감각신경성인지를 결정하는 데 도움이 되는 검사이다. 피검자에게 소리가 들리는 방향에 대해 질문하기 때문에 **편측성** (lateralization) 검사라고 할 수도 있다. 검사를 시작하기 전에 피검자에게 좋은 쪽이나 나쁜 쪽으로 소리가 들릴 수 있으며 혹은 다른 위치에서 들릴 수 있다는 점에 대해 반드시 알려야 한다. 검사 절차는 다음과 같다. 진동하는 음차를 이마의 가운데나 머리 위쪽의 두개골 중앙에 위치시킨다. 청력 측정용 Weber 검사는 음차 대신 골도진동자를 사용한다. 피검자에게 소리가 들리는 위치를 알려 달라고 한다. **좋은 귀에서 소리가 들리면 나쁜 귀에 감각신경성 난청이 있는 것이다.** 반면에 **나쁜 귀에서 소리가 들리는 것은 나쁜 귀가 전음성 난청이라는 것을 가리킨다.** 검사음이 머리의 중심에서 들리면 "검사 종료"이거나 양쪽 귀 모두 정상 청력을 가졌다는 의미이다. 감각신경성 난청이어도

중심부에서 소리가 들린다고 보고하는 피검자도 있다. 혼합성 난청은 나쁜 귀의 골전도역치가 낮으면 좋은 귀로 들린다. 이런 경우 Weber 검사는 혼합성 난청의 전도성 부분을 찾아내지 못할 것이다.

Weber 검사는 몇 가지 이유로 사용되는데 모든 이유가 음차의 골전도음이 같은 강도로 양쪽 와우에 도착한다는 생각과 관련이 있다. 감각신경성 난청의 경우 두 가지 이유 때문에 소리가 좋은 귀로 들린다. (1) 만약 나쁜 귀의 골전도역치보다 검사음의 레벨이 낮으면 소리는 좋은 귀로 들릴 것이다. (2) 두 번째 메커니즘은 **Stenger 효과**(Stenger effect) 때문이다. Stenger 효과는 양쪽 귀에 제시된 소리가 크게 들리는 귀에서만 지각할 것이란 의미이다. 음차에서 발생하는 소리의 강도에 대해서는 장애가 있는 귀보다 좋은 귀에서 더욱 높은 지각 수준을 나타낸다. 따라서 좋은 귀에서 더욱 크게 들리므로 좋은 귀에서 지각하게 된다. 골전도음이 나쁜 귀에서 더욱 크게 들리는 이유에 대해 몇 가지 설명이 있다. 이러한 메커니즘은 개론서의 범위를 넘어서는 것이므로 여기에서는 간단하게 정리해 본다. (1) 외이 방해물(예 : 이구전색)이 폐쇄 효과를 야기하기 때문이다. (2) 이물질 유출이나 이소골 연쇄의 단절 등으로 인한 중이 구조물의 질량 증가가 구조물의 공명을 작게 만들기 때문이다. (3) 위상 증가(phase advances)는 이소골 연쇄의 유착이나 방해로 인해 발생할 수 있다.

Bing 검사

Bing 검사는 피검자의 외이도 폐쇄가 폐쇄 효과를 야기하는지 결정하는 데 사용된다. 청력 측정용 Bing 검사에 대해서는 이미 앞에서 설명하였다. 전통적인 Bing 검사에서는 피검자에게 외이도를 열거나 닫는 것에 따라 음차의 소리도 커지는지 물어본다. 음차의 진동판을 피검자의 유양돌기에 고정한다. 그리고 검사자는 외이도를 폐쇄하기 위해 외이도의 입구에서 이주를 아래로 누른다. 가장 일반적인 방법은 피검자가 소리의 변화를 판단하는 데 도움을 주기 위해 교대로 외이도를 막았다 열었다 하는 것이다. 단순히 소리

가 커지고 작아지는가를 질문하는 것보다 음차의 소리가 귀를 막았을 때 커지고 귀를 열었을 때 작아지는 것을 확인하는 것이 가장 바람직하다. 청력 측정용 Bing 검사가 역치를 측정하여 폐쇄 효과의 양을 수량화하는 것과 달리 음차 Bing 검사의 결과는 완벽하게 소리가 커지거나 작아지는 것에 대한 주관적인 판단을 기준으로 한다.

만약 폐쇄 효과가 나타나면 외이도를 막은 상태에서 음차의 소리가 커지게 된다. 이것을 양성의 결과라 하는데 감각신경성 난청이 있거나 정상이라는 의미이다. 귀를 제대로 막지 못하면 음차의 소리가 크게 들리는데 이것은 음성의 결과라고 한다. 결과가 음성이라는 것은 전음성이나 혼합성 난청이 있다는 의미이다.

Rinne 검사

Rinne 검사는 골전도와 기전도를 비교하는 음차검사이다. 그러나 Rinne 검사는 순음청력검사에서 사용하는 것과는 다르다. Rinne 검사는 청각 메커니즘이 골전도보다 기전도에서 더욱 효율적이라는 생각을 기초로 한다. 때문에 음차는 골전도보다 기전도에서 소리가 더 크게 들린다. 그러나 전음성 난청이 있으면 기전도의 장점이 줄어들고 따라서 기전도보다 골전도에서 음차의 소리가 더 크게 들리게 된다.

Rinne 검사는 진동하는 음차의 소리가 유양돌기(골전도)에 대었을 때 더 크게 들리는지 외이도의 입구 이개 가까이(기전도)에 있을 때 더 크게 들리는지 피검자에게 질문한다. 음차를 두드려 소리를 발생시키고 나서 검사자는 음차를 두 위치에 교대로 제시하고 더 크게 들리는 위치를 판단하도록 요구한다. 청력 측정용 Rinne 검사에서는 음차 대신 골도진동자를 사용한다. 피검자는 진동자의 소리가 유양돌기에서 크게 들리는지 외이도의 입구에서 크게 들리는지 알려 달라고 지시한다. 검사 귀에 대해 올바른 결과를 얻기 위해서는 반대쪽 귀에 반드시 차폐잡음을 제시해야 한다.

Rinne 검사 결과는 음차 소리가 기전도에서 크게 들리면 일반적으로 "양성"으로 판정한다. 양성은 귀가 정상이거나 감각신경성 난청이 있음을 의미한다. 기전도보다 골전도에서 크게 들리면 "음성"이며 전음성 장애가 있는 것으로 해석한다. 이러한 판별 방법만으로 전음성 난청이 있다고 판단하면 혼란을 일으키기도 한다. 따라서 검사자들은 Rinne 검사 결과를 "골전도보다 기전도가 양호(AV>BC)", "기전도보다 골전도가 양호(BC>AC)" 등과 같이 기술하는 것을 보다 선호한다. AC>BC이면 정상 혹은 감각신경성 장애이고 BC>AC이면 전도성 장애이다.

때로 기전도와 골전도 신호음이 똑같다고 하는 피검자도 있다(AC=BC). 이런 애매한 결과는 대개 제한된 Rinner 검사(timed Rinne test)를 통해 해결할 수 있다(Gelfand, 1977). Rinne 검사를 더욱 정확하게 실시하기 위해서는 두 위치에서 각각 소리를 듣는 시간이 중요하다. 이러한 경우에 결과는 (1) 기전도에서 더욱 길게 들리면 양성(AC>BC), (2) 골전도에서 더욱 길게 들리면 음성(BC>AC)이다. 또 다른 검사 방법으로는 소리가 사라질 때까지 유양돌기에 음차를 고정해 두었다가 외이도로 옮기는 식으로 순서를 바꾸는 것이 있다. 이때 결과는 (1) 골전도에서 소리가 사라진 후 기전도에서도 여전히 소리가 들리면 AC>BC이고, (2) 기전도에서 소리가 사라진 후 골전도에서 여전히 소리를 들을 수 있으면 BC>AC이다. 제한된 Rinne 검사에 대해서는 비교적 잘 정립되어 있다(Johnson, 1970; Sheehy, Gardner, & Hambley, 1971). 이 검사는 소리의 강도를 비교하는 검사보다 정확하지만 검사 자체가 더 번거롭고 시간 소비가 크므로 사용되지 않는다.

음차검사에 대한 의견

음차검사는 빠르고 쉽게 실시할 수 있으며 특별한 도구가 필요 없고 전반적인 임상적 통찰력을 제공해 줄 수 있으며 특히 청력도가 유용하지 않을 경우 중요한 진단 정보를 제공해 준다. 그러나 음차검사는 피검자의 청력 상태를 평가하는 데 있어서는 지극히 단순한 청각 측정에 불과하다. 교정된 전자 장비와 체계적인 검사법을 사용해야 청력검사의 정확성을 높일 수 있기 때문이다. 더욱이 음차검사는 해석에 주관성이 깊고 실시 과정의 가변성이 매우 크다. 음차검사에 대한 몇 가지 제한점은 이미 언급하였으며 개인별 검사를 실시해야 한다. 임상가들 사이에는 검사 주파수에 대한 의견이 다양한데 특정 검사는 512Hz 만을 사용하고 기타 음차검사는 다양한 주파수를 결합하여 사용한다. 음차에서 발생하는 음의 강도는 음차를 두드리는 힘에 의해 결정되므로 일관성이 없다. 주관적인 피검자의 반응도 어려운 요인이다. 특히 나이가 어린 아동이나 음에 대한 지각이 "비논리적"(외이도를 폐쇄했을 때 나쁜 귀에서 소리가 더 크게 들린다고 할 때)일 때 더 그렇다. 또한 음차검사는 대개 소리가 차단되지 않는 검사실이나 클리닉에서 실시한다. 그래서 소음이 검사음을 차폐하거나 방해할 수 있는데 이런 일은 실제로 흔히 발생한다.

음차검사가 청력검사보다 정확도가 부족하다는 것을 보여 주는 연구가 있는데 이는 그리 놀랄 일이 아니다. Wilson과 Woods(1975)는 Bing 검사와 Rinne 검사 모두 전음성 난청과 비전음성 난청을 구별하는 데 정확도가 낮다는 것을 확인하였다. Gelfand(1977)는 Rinne 검사의 진단 정확성에 대해 연구했다. 모든 음차검사는 비검사 쪽 반대 귀에 차폐를 실시했다. Gelfand는 ABG의 크기가 작아도 25~40dB(표 5.5)이 되지 않으면 Rinne 검사는 전음성 난청을 판별하

지 못한다는 것을 발견했다. 따라서 경도 전음성 난청은 Rinne 검사와 같은 음차검사로는 쉽게 판별하기도 어렵고 실수하기 쉽다고 지적했다.

기타 음차검사의 문제는 검사 방법이나 장소가 문제를 악화시킨다는 것이다. 특히 Rinne 검사처럼 차폐가 필요한 음차검사에 대해서는 이비인후과학 문헌에 자세하게 규명되어 있다(Shambaugh, 1967; Johnson, 1970; Sheehy et al., 1971). 그러나 일부 의사들은 지금까지 서술한 방법으로 Rinne 검사를 실시하고 있다.

음장검사

음장(soundfield)이란 소리가 존재하는 환경을 말한다.[3] 소리는 검사실(음장) 내의 공기로 전달되어 다시 피검자의 귀로 이동하므로 스피커(loudspeaker)로 검사하는 것을 **음장검사**(soundfield testing)라고 한다. 피검자의 귀에 도달한 소리는 방의 음향 특성이나 피검자 자신을 포함한 실내의 물체에 영향을 받는다. 이어폰을 통한 소리와 스피커를 통한 소리의 음향 차이 때문에 이어폰과 음장 측정 시스템은 각각 개별적인 교정이 필요하다. 또한 정상파(1장)의 특징 때문에 (1) 순음과 기타 협대역 신호는 음장검사에 적절하지 않으며, (2) 스피커가 산출한 음의 레벨은 검사실 내의 위치에 따라서도 다르다. 피검자의 머리에 대한 스피커의 방향에 따라 서로 다른 기준이 사용된다고 했던 4장의 내용을 상기하라(ANSI S3.6-2004). 청각학 입문생이나 언어병리학을 공부하는 학생들은 이러한 음향 요인에 대해 알고 있어야 한다.

일단 소리가 귀에 도달하면 이어폰에서 기술한 것과 같은 기전도를 따른다. 그러나 이것도 또한 이어폰과 스피커 사이에 적어도 큰 두 가지 차이점이 존재한다. 첫 번째 차이점은 음장검사를 하는 동안은 귀를 덮지 않지만 헤드폰으로 검사를 할 때는 이어폰이나

표 5.5 Rinne 검사에서 전음성 난청 진단에 필요한 최소한의 ABG(75% 정확도)

주파수(Hz)	기골전도역치 차이(dB)
128	25~30
256	5~40
512	55~60
1024	45~50
2048	없음[a]

[a] ABG의 크기와 관계없이 2048Hz에서는 전음성 난청을 정확하게 확인할 수 없음

출처 : Gelfand, S. A. (1977). Clinical precision of the Rinne test. *Acta Oto-Laryngologica*, *83*, 480-487.

---

3) 음장 측정에 대한 정보 안내서로 ASHA(1991), Ghent(2005)를 참조하라.

쿠션으로 귀를 덮는다는 것이다. 귀를 덮으면 귀를 열어 두었을 때 고막에 도달할 수 있는 실내소음이 차단된다. 소음이 작은 소리를 차폐할 수 있으며 듣는 것을 방해할 수도 있다. 이어폰을 사용한 검사는 매우 조용한 환경에서 음장보다 더욱 낮은(좋은) 역치를 얻을 수 있다. 4장에서 검사실에 적합한 소음 수준에 대해 논의했다.

두 번째 차이점은 두 귀를 각각 별개로 검사할 수 있다는 것이다. 이어폰으로 각각의 귀를 검사할 수 있다. 그러나 스피커를 통한 소리는 두 귀를 모두 사용해서 듣기 때문에 각각 별개로 검사할 수 없다. 따라서 음장역치는 두 귀의 청력이 다를 경우에 좋은 쪽 귀의 역치이고 양쪽 귀의 청력이 동일하다면 두 귀에 대한 역치가 된다. 두 살인 Johnny는 이어폰을 착용하지 않고 음장 스피커로 검사해서 10dB HL이 나타났다. 여기에 대해 발생할 수 있는 결과는 다음과 같다.

1. 10dB HL에서의 반응은 실제 양쪽 귀로 듣는 것이며 양쪽 귀는 동일한 수준이다. 이 사례는 양쪽 귀 모두 정상이다.
2. 피검자는 오른쪽 귀로 10dB HL을 들었다. 이 경우 오른쪽 귀가 좋으며 왼쪽 귀는 오른쪽 귀보다 아주 조금 더 나쁠 수도 있고 완전 농(deaf) 수준일 수도 있다.
3. 피검자는 왼쪽 귀로 10dB HL을 들었다. 이 경우 왼쪽 귀는 정상이다. 그러나 오른쪽 귀는 왼쪽 귀보다 조금 나쁠 수도 있고 거의 농 수준일 수도 있다.

이런 여러 가지 경우가 가능하므로 무엇이 정답인지 알 수 없다. 이것이 음장역치를 기호(S)로 표시하는 이유이며 이는 "귀를 특정할 수 없음(ear unspecified)"이라는 의미이다.

음장검사에서 양쪽 귀의 차이를 구별하는 데 도움이 되는 한 가지 방법은 편측 귀를 막는 것이다. 이를 위한 방법은 다음과 같다. (1) 피검자의 머리에 이어폰 헤드셋을 착용시키면 편측 귀를 막을 수 있다. (2) 귀에 이어플러그를 삽입한다. (3) 이어폰으로 편측 귀를 막고 차폐잡음을 제시한다. 이러한 방법은 특별한 목적의 음장 검사에서 사용한다. 그러나 헤드셋을 착용하지 않는 경우에는 도움이 되지 않는다.

학습 문제

1. 골전도검사와 기전도검사의 차이점에 대해 서술하라.
2. "5dB 상승/10dB 하행"을 사용하여 순음역치 측정 방법을 기술하라.
3. 표준 청력 검사지의 주된 특성에 대해 설명하라. (예 : 각 축이 가리키는 것, 방향, 상대적 차원, 사용되는 일반 기호 등)
4. 기전도검사와 골전도검사를 해야 하는 이유를 설명하라.
5. 감각신경성 난청의 특성은 무엇인가?
6. 전음성 난청의 특성은 무엇인가?
7. 혼합성 난청의 특성은 무엇인가?
8. 다음 용어의 의미에 대해 정의하라. (a) 긍정적 오반응, (b) 폐쇄 효과, (c) 촉각 반응, (d) 외이도 변형
9. 감각 레벨(SL)은 무엇인가? 청각 강도(HL)와 어떻게 다른가?
10. (이어폰으로 측정하는 역치에 비해) 음장역치를 측정하고 해석하는 데 유의해야 할 사항은 무엇인가?

참고문헌

American National Standards Institute (ANSI). (2004). *American National Standard Specifications for Audiometers.* ANSI S3.6-2004. New York: ANSI.

American National Standards Institute (ANSI). (2004). *Methods for Manual Pure-Tone Threshold Audiometry.* ANSI S3.21-2004. New York: ANSI.

American Speech and Hearing Association (ASHA). (1990). Guidelines for audiometric symbols. *ASHA, 32*(Suppl), 25-30.

American Speech-Language-Hearing Association (ASHA) (1991). Sound field measurement tutorial. *ASHA, 33*(Suppl 3), 25-37.

American Speech-Language-Hearing Association (ASHA). (2005). *Guidelines for Manual Pure-Tone Threshold Audiometry.* Rockville, MD: ASHA.

Bekesy, G. (1947). A new audiometer. *Archives of Otolaryngology, 35,* 411-422.

Bell, I., Goodsell, S., & Thornton, A. R. (1980). A brief communication on bone conduction artifacts. *British Journal of Audiology, 14,* 73-75.

Burk, M. H., & Wiley, T. L. (2004). Continuous versus pulsed tones in audiometry. *American Journal of Audiology, 13,* 54-61.

Carhart, R., & Jerger, J. (1959). Preferred method for clinical determination of pure-tone thresholds. *Journal of Speech and Hearing Disorders, 24,* 330-345.

Coles, P. (1967). External meatus closure by audiometer earphones. *Journal of Speech and Hearing Disorders, 32,* 296-297.

Dirks, D. (1964). Factors related to bone conduction reliability. *Archives of Otolaryngology, 79,* 551-558.

Dirks, D. D., & Malmquist, G. M. (1969). Comparison of frontal and mastoid bone conduction thresholds in various conduction lesions. *Journal of Speech and Hearing Research, 12,* 725-746.

Dirks, D., & Swindeman, J. G. (1967). The variability of occluded and unoccluded bone-conduction thresholds. *Journal of Speech and Hearing Research, 10,* 232-249.

Eagles, E. L., Wishik, S. M., & Doerfler, L. G. (1967). Hearing sensitivity and ear disease in children: a prospective study. *Laryngoscope,* (Suppl), 1-274.

Elpern, B., & Naunton, R. F. (1963). The stability of the occlusion effect. *Archives of Otolaryngology, 77,* 376-384.

Fletcher, H. (1929). *Speech and Hearing in Communication.* Princeton: Van Nostrand Reinhold.

Fletcher, H. (1950). A method for calculating hearing loss for speech from an audiogram. *Journal of the Acoustical Society of America, 22,* 1-5.

Frank, T., & Crandell, C. (1986). Acoustic radiation produced by B-71, B-72, and KH-70 bone vibrators. *Ear and Hearing, 7,* 344-347.

Frank, T., Klobuka, C. S., & Sotir, P. J. (1983). Air-bone-gap distributions in normal-hearing subjects. *Journal of Auditory Research, 23,* 261-269.

Gelfand, S. A. (1977). Clinical precision of the Rinne test. *Acta Oto-Laryngologica, 83,* 480-487.

Gelfand, S. A., & Silman, S. (1985). Functional hearing loss and its relationship to resolved hearing levels. *Ear and Hearing, 6,* 151-158.

Gelfand, S. A., & Silman, S. (1993). Relationship of exaggerated and resolved hearing levels in unilateral functional hearing loss. *British Journal of Audiology, 27,* 29-34.

Ghent, R. M. (2005). A tutorial on complex sound fields for audiometric testing. *Journal of the American Academy of Audiology, 16,* 18-26.

Goldstein, D. P., & Hayes, C. S. (1965). The occlusion effect in bone-conduction. *Journal of Speech and Hearing Research, 8,* 137-148.

Harris, J. D. (1979). Optimum threshold crossings and time window validation in threshold pure-tone audiometry. *Journal of the Acoustical Society of America, 66,* 1545-1547.

Hochberg, I., & Waltzman, S. (1972). Comparison of pulsed and continuous tone thresholds in patients with tinnitus. *Audiology, 11,* 337-342.

Hughson, W., & Westlake, H. (1944). Manual for program outline for rehabilitation of aural casualties both military and civilian. *Transactions–American Academy of Ophthalmology and Otolaryngology, 48*(Suppl), 1-15.

Huizing, E. H. (1960). Bone conduction: The influence of the middle ear. *Acta Oto-Laryngologica. Supplementum, 155,* 1-99.

Jerger, J., & Tillman, T. (1960). A new method for clinical determination of sensorineural acuity level (SAL). *Archives of Otolaryngology, 71,* 948-953.

Johnson, E. W. (1970). Tuning forks to audiometers and back again. *Laryngoscope, 80,* 49-68.

Link, R., & Zwislocki, J. (1951). Audiometrische Knochenleitungsuntersuchungen. *Archiv fur Klinische und Experimentelle Ohren- Nasen- und Kehlkopfheilkunde, 160,* 347-357.

Marshall, L., Martinez, S., & Schlaman, M. (1983). Reassessment of high-frequency air-bone-gaps in older adults. *Archives of Otolaryngology, 109,* 601-606.

Mineau, S. M., & Schlauch, R. S. (1997). Threshold measurement for patients with tinnitus: Pulsed or continuous tones. *American Journal of Audiology, 6,* 52-56.

Nober, E. H. (1970). Cutile air and bone conduction thresholds in the deaf. *Exceptional Children, 36,* 571-579.

Randolf, L. J., & Schow, R. (1983). Threshold inaccuracies in an elderly clinical population: Ear canal collapse as a possible cause. *Journal of Speech and Hearing Research, 26,* 54-58.

Reiter, L. A., & Silman, S. (1993). Detecting and remediating external meatal collapse during audiologic assessment. *Journal of the American Academy of Audiology, 4,* 264-268.

Shambaugh, G. (1967). *Surgery of the Ear.* Philadelphia: WB Saunders.

Sheehy, J. L., Gardner, G., & Hambley, W. (1971). Tuning forks in modern otology. *Archives of Otolaryngology, 94,* 132-138.

Shipton, M. S., John, A. J., & Robinson, D. W. (1980). Air radiated sounds from bone vibrator transducers and its implications for bone conduction audiometry. *British Journal of Audiology, 14,* 86-99.

Studebaker, G. A. (1962). Placement of vibrator in bone conduction testing. *Journal of Speech and Hearing Research, 5,* 321-331.

Studebaker, G. A. (1967). Intertest variability and the air-bone-gap. *Journal of Speech and Hearing Disorders, 32,* 82-86.

Tyler, R. S., & Wood, E. J. (1980). A comparison of manual methods for measuring hearing thresholds. *Audiology, 19,* 316-329.

Ventry, I. M., Chaiklin, J. B., & Boyle, W. F. (1961). Collapse of the ear canal during audiometry. *Archives of Otolaryngology, 73,* 727–731.

Wilson, W. R., & Woods, L. A. (1975). Accuracy of the Bing and Rinne tuning fork tests. *Archives of Otolaryngology, 101,* 81–85.

제 6 장

청각 시스템과 관련 장애

이 장에서는 청각 시스템의 장애에 대해 개관한다. 다양한 병리에 대한 발생 위치와 시기, 주요 증상, 귀에 미치는 영향, 치료 방법에 대해 기술할 것이다. 넓은 범위의 청각질환(auditory disorder)에 대한 진단과 치료는 많은 이비인후과 교재에서 찾아볼 수 있다(Hughes, 1985; Bluestone, Stool, & Kenna, 1996; Paparella, Shumrick, Gluckman, & Meyerhoff, 1991; Tos, 1993, 1995; Hughes & Pensak, 1997; Lalwani & Grundfast, 1998; Wetmore, Muntz, & McGill, 2000; Van De Water & Staecker, 2006).[1]

청각장애(hearing impairment)는 청각 시스템의 구조나 기능의 비정상으로 인해 발생한다. 흔히 이것을 **병변**(lesion)이라고 한다. 이러한 기술적 용어를 사용하여 설명하면 난청은 귀에 발생하는 통증, 귓속 울림, 현기증 등의 증상이 명백하게 나타나는 병변의 하나라고 할 수 있다. 우리는 중증도, 원인, 위치, 시간적 경과(시작 시기 및 진행 방법) 등의 병변 본질에 대해 관심을 갖는다. 특별한 중요 원인을 밝히지 못하는 경우는 **특발성**(idiopathic)이라고 한다. 다양한 요인 간의 상호 작용 또한 중요하다. 예를 들어 "선천성"과 "유전성"을 어떻게 구별하는가도 문제일 수 있다. 병변이 출생 시에 나타나면 장애는 시기를 기준으로 해서 **선천성**(congenital)이 된다. 달리 말해 부모로부터

내재되어 있는 유전적 코드가 자녀에게 전달되면 **유전성**(hereditary) 혹은 **발생적**(genetic) 장애이다. 그렇지 않으면 **후천성**(acquired) 원인으로 인한 문제이다. 선천성 장애는 유전적 문제일 수도 있고 태아의 정상 발달이나 출생 과정 동안 일어나는 기타 요인에 의해서도 발생할 수 있다. 마찬가지로 유전적 장애는 출생 시에 나타날 수도 있고 출생 후 오랜 시간이 지난 다음 나타날 수도 있다. 또한 상당히 많은 유전자가 후천성 장애에 포함되어 있다.

우리는 청각장애 자체의 본질, 중증도, 시간에 따른 경과 등에 대해서도 관심이 크다. 난청의 본질이 병변과 가장 밀접한 관련이 있다고 해도 중증도나 시간의 흐름에 따른 경과가 항상 동일한 것은 아니다. 예를 들어 중이염은 전음성 난청을 야기하지만 난청의 정도는 감염의 중증도와 분명한 관계가 없다. 마찬가지로 소음 노출이나 노화로 인한 유모세포 손상은 환자가 스스로 문제를 깨닫기 전 이미 오래전부터 진행된다. 아동기에 발생하는 고도의 난청은 매우 중요한 문제이다. 청력 손실을 발견하거나 확인하는 시기도 관련이 있다. **언어습득 전**(prelingual) 청각장애는 말 및 언어가 발달하기 전에 발생하는 것으로 발달 과정에 매우 부정적인 영향을 미치며 심각한 의사소통장애를 초래하고 학습이나 발달을 저해한다. **언어습득 후 난청**(postlingual losses)은 말이나 언어가 형성된 이후에 발생하는 것이며 상대적으로 영향이 적다. 발생 시기가 어릴수록 그리고 청각 자극을 받지 못하는 기간

---

1) 제시된 교재를 기준으로 이 장의 내용을 썼다.

이 길어질수록 난청이 말이나 언어 발달을 더욱 심하게 손상시키게 된다. 반대로 난청을 조기에 발견할수록 적절한 중재에 의해 이러한 영향을 상대적으로 쉽게 감소시킬 수 있다.

사례사

사례사에는 환자의 청능 상태 및 관련 변인에 관한 정보 등이 포함된다. 또한 진단적 인상, 청능 중재 계획, 기타 전문가에 대한 올바른 의뢰 등도 포함된다. 따라서 임상 사례사에는 환자의 청능 및 의사소통 상태, 청능에 영향을 미치거나 관련된 요인에 대한 과거 정보, 의료기록이나 가족력에 관한 완벽한 정보를 수집해야 한다. 이러한 내용은 이 장을 읽어 나가는 동안 독자들이 명심해야 할 사항이며 사례사에 대해 필요한 내용을 기술해야 한다.

얼마나 정확한 사례사를 수집하는가는 개인적 특성이나 인터뷰 기술의 문제일 수도 있다. 피검자가 미리 작성한 공식적인 "사례사 양식"을 사용하는 것은 하나의 방법으로써 환자에 대해 생각하고 논의할 수 있도록 해 준다. 또 다른 방법은 개방식 면담을 실시하는 것으로 "당신 같은 멋진 사람이 여기서 무엇을 하고 있는가?"라고 질문할 수도 있다. 이 방법은 숙달된 임상가에게는 매우 효과적인 방법이지만 경험이 적은 사람은 개방식 면담을 통제하기 어렵거나 수집해야 할 정보를 빠뜨릴 수도 있다. 이러한 까닭으로 개방적 접근(open-ended approach)을 선호하는 임상가에게는 빈 종이로 시작하는 것보다 준비된 양식의 문항으로 면담을 진행하면서 내용을 채우는 것이 더 쉽다. 많은 청각사들은 구조적인 면담을 선호하는데 이는 피검자에게 미리 정해진 문항을 질문하는 것을 말한다. 그리고 필요한 경우 각 문항에 대해 자세한 조사를 실시한다.

특별히 이 절에서 "사례사 양식"을 제시하지 않는 것은 임상 사례사에 포함될 내용의 결정이 청능 및 관련 장애에 대한 본질, 징후 및 증상에 대한 지식과 이해를 모두 통합해야 하기 때문이다. 사례사는 임상가가 청각 기능과 청각 관련 장애의 특성에 대해 통합된 지식과 이해를 가질 때만 의미가 있다. 그렇지 않으면 단순히 제시된 양식의 빈칸을 채우는 것에 불과할 수 있다. 진지한 학생들은 이 장의 자료와 12장과 13장의 자료를 기반으로 사례사 질문지를 만들어 보는 것이 학습에 도움이 되고 효과적인 연습이라는 것을 알게 될 것이다.

청각장애의 종류

감각신경성 병변(sensorineural lesion)에는 와우 및 청신경이 포함되며, 감각수용기 세포 및 청신경이 적절하게 활성화되고 기능할 수 있게 만드는 많은 구조와 과정에 영향을 미친다. 이러한 과정에 문제가 생겨 야기되는 청각 기능의 장애를 **감각신경성 난청**(sensorineural hearing loss)이라고 부른다. 신경성 농(nerve deafness)이나 **지각성 손실**(perceptive loss)은 감각성 난청에 대해 더 이상 사용하지 않는 용어이지만 간혹 접할 수도 있다. **감각신경성**(혹은 **신경감각성**)이란 용어는 와우나 8번 신경에 대해 해부학적 혹은 생리학적 상호 의존성을 강조한 것이다. 더욱이 와우와 청신경 병변은 청력도로는 구분이 되지 않는다. 모두 기전도와 골전도의 역치가 동일하여 ABG가 없다. 또한 감각성과 신경성 병변은 동시에 존재할 수 있다. 예를 들어 와우 유모세포의 결손(absence)은 유모세포와 연결된 청신경의 변성을 가져온다. 청신경 종양은 혈액의 공급에 압력을 높임으로써 간접적으로 와우 손상을 일으킨다. 이런 점에도 불구하고 감각신경성 난청은 "와우를 기원으로 한 감각신경성 손실"이라는 것을 의미하거나 나타내는 데 사용되고 있다. 어느 쪽이든 의미는 문맥을 통해 알 수 있다. 청신경의 장애는 흔히 **후미로성 장애**(retrocochlear disorder)이라고 한다. 이것은 와우 다음을 의미한다. 감각신경성 난청의 공통된 특징을 좀 더 살펴보면 와우를 병변으로 하는 사례가 훨씬 많다. 이제 전음성 장애에 대해 살펴보려고 하는데 학생들은 이 두 가지 큰 범위 사이의 차이에 대해 평가할 수 있어야 한다. 신경성 병변과 관련된 특징은 후미로성 장애 부분에서 다시 살펴보게 될 것이다.

와우 장애에는 본질적으로 기전도와 골전도가 동일한 정도의 청각 민감도 손실이 나타난다. 와우나선에 발생하는 **병변의 위치**와 청력도의 상승된 **주파수** 역치 사이에는 체계적인 관계가 성립된다. 고주파수 난청은 와우 **기저부** 손상과 관련되고 저주파수 대역의 난청은 와우 첨단부와 관련되어 있다. 마찬가지로 와우 **첨단부**에 영향을 주는 병변은 저주파수성 감각신경성 난청을 발생시키며, 문제의 위치가 기저부 쪽으로 내려가면 점차적으로 고주파수 대역의 손상까지 그 범위가 확장된다. 일반적으로 외유모세포는 내유모세포보다 손상을 입기 쉽다. 그리고 외유모세포만 손상이 있을 때는 경도에서 중등도의 난청이 나타난다. 그러나 외유모세포와 내유모세포 모두 손상이 있을 때는 심도 이상의 손실이 발생한다. 내유모세포(혹은 청신경 섬유)가 없는 위치의 기저막은 자극에 반응할 수 없는데 이곳을 **죽은 지역**(dead region)이라고 한다 (Moore, 2004). 그러나 와우 손상의 **정도**와 난청의 정도와의 관계는 분명치 않다.

전음성 장애는 감각신경성 난청과 달리 약물이나 수술로 회복될 수 없다. 와우나 신경의 손상은 영구적이기 때문이다. 실제로 유모세포나 신경을 잃어버리면 다시는 재생되지 않는다. 그러나 조류에서는 유모세포의 재생이 이루어진다(Corwin & Cotanche, 1988; Ryals & Rubel, 1988; Cotanche, Lee, Stone, & Picard, 1994; Tsue, Oesterle, & Rubel, 1994). 이러한 연구는 미래에 대해 희망을 준다. 그러나 환자가 이를 깨닫고 받아들이도록 하는 데는 상담 기술이 필요할 수도 있다. 유모세포 재생 및 이와 관련된 이슈는 매우 중요하지만 가까운 미래에 이들이 청각 기능의 개선이라는 실질적인 이득을 줄 것이라고 기대하기는 어렵다.

감각신경성 난청은 형태와 정도가 매우 다양하다. 그러나 가장 공통적인 것은 주파수가 증가할수록 역치가 더욱 나빠진다는 것이다. 달리 말하면 감각신경성 장애는 저주파수보다 고주파수에서의 청각 민감도가 심하게 나빠진다. 그래서 대부분의 감각신경성 청각장애의 청력도는 경사형으로 나타난다. 이러한 감각신경성 난청은 청각장애인에게 매우 어려운 문제를 안겨 준다. 어음 신호의 강도는 주파수가 증가할수록 약해지고 고주파수를 포함하는 어음을 구별하는 데는 많은 음향 단서가 필요하기 때문이다.

대부분의 감각신경성 난청 환자들은 소리는 들리지만 분명하게 들리지 않아 이해가 어렵다고 불평한다. 이러한 문제는 소음이나 다른 말소리가 섞이면 더욱 심해진다. 감각신경성 난청 환자들의 이러한 불평은 여러 가지 이유 때문에 발생한다. 앞서 서술한 많은 감각신경성 손실은 많은 고주파수 어음 단서가 들리지 않거나 듣기 어렵다. 게다가 내이 병변이 역치를 상승시키기 때문에 미세 주파수의 특징이나 시간적 차이(temporal distinction)와 같은 단서가 왜곡된다. 결과적으로 어음 단서의 청각적 특징이 바르게 부호화되지 못하여 시끄럽게 들린다. 즉 와우 병변은 소리의 감쇠와 왜곡을 일으키기 때문에 어음 명료도가 손상된다.

와우 장애 환자는 흔히 복청이나 보충 현상과 같은 음의 고저(pitch)와 강도(loudness) 지각에 어려움을 경험한다. **복청**(diplacusis)은 동일한 순음(주파수가 동일한)을 여러 개의 주파수(높이, 지각)로 지각하는 것을 의미한다. 이러한 현상은 동일한 음이 같은 귀에서 서로 다른 높이의 감각을 발생시킬 때 단이 (monaural) 복청이라고 하며, 양이(binaural) 복청은 양쪽 귀에서 같은 음에 대한 높이가 서로 다르게 지각되는 것을 말한다.

누가 현상(loudness recruiment)은 역치 이상에서 소리의 강도(물리적 수준)가 상승할 때 귀에서 지각되는 소리의 강도가 비정상적으로 빠르게 커지는 것을 의미한다. 예를 들어 환자의 역치가 50dB HL의 와우성 난청을 가졌고 편측 귀는 정상(0dB HL)이라고 가정해 보자. 100dB HL 음은 정상 귀에서는 역치보다 100dB 위가 된다. 그러나 비정상 귀에서는 단지 50dB 위가 된다. 즉 100dB은 양쪽 귀에서 똑같은 강도의 소리가 된다. 달리 말하면 난청이 있는 귀의

50dB 보충 현상은 정상 귀의 100dB 소리만큼 크게 들리는 것이다. 결과적으로 많은 소리가 바르게 듣기엔 너무 작고 편안하게 듣기엔 너무 크게 들리는 것이다. 이는 청각장애 환자가 크게 말해 달라고 하는 이유이며 크게 말해 주면 금방 다시 그만 소리치라고 하는 이유이다. 작게 들리는 소리를 들을 수 있도록 해 주는 동일한 양의 증폭이 지나치게 큰 소리가 되기 때문에 보청기를 사용하는 난청인에게는 커다란 딜레마이기도 하다.

고도 이상의 감각신경성 난청인은 증폭 없이 말소리를 들을 수 없다. 감각신경성 난청인이 자신의 말소리를 모니터링하는 데 장애가 있으면 조음 오류뿐만 아니라 음성의 높이나 강도의 문제가 발생한다. 언어 습득 이전 난청이 나타내는 언어장애는 말 산출 문제가 가장 심각하지만 후천적 난청의 경우에는 나타나지 않는다.

전음성 병변(conductive lesion)은 환경으로부터 와우까지의 소리 전달을 손상시킨다. 따라서 감각신경 시스템에 도달한 음향 신호가 원래보다 약해진다. **전음성 난청**(conductive hearing loss)은 장애로 인해 감쇠된 신호의 양 때문에 기골전도역치 차이가 나타난다(5장). 예를 들어 30dB의 전음성 난청이 있다는 것은 와우에 도달한 신호가 원래보다 30dB 약해진다는 의미이다. 전음 메커니즘이 정상이었다면 30dB HL로 도달하였을 것이다. 감각신경성 메커니즘이 정상인 환자를 생각해 보자(골전도가 0dB HL). 30dB 전음성 난청 환자에게 (1) 40dB HL 신호는 40−30＝10dB HL로 도달하기 때문에 원래보다 약해진 소리가 된다. 그리고 (2) 25dB HL 신호는 와우에 도달할 때 25−30＝−5dB HL이 되기 때문에 들리지 않는다.

전음성 난청의 정도가 반드시 원인 질환(예 : 중이염증)의 정도와 직접적인 관계가 있는 것은 아니다. 오히려 병변이 와우로의 에너지 전달을 얼마나 방해하는가에(즉 중이의 전달 기능을 저해함으로써) 난청의 정도가 좌우된다. 감각신경성 난청이 일반적으로 경사형의 청력도를 나타내는 것과 대조적으로 전음성 난청에는 주파수 간의 난청량이 상대적으로 큰 의미가 없다.

중요한 것은 **상대적**이라는 말로서 감각신경성 난청의 청력도가 모두 경사형은 아닌 것처럼 전음성 난청의 청력도도 반드시 "수평형(flat)"은 아니다. 모든 경우에 예외는 많다.

전음성 장애는 와우로의 에너지 전달에 영향을 미치나 와우 내의 감각 과정에는 영향을 미치지 않으므로 환자는 강도의 소실을 경험하지만 왜곡이나 명료도의 소실을 경험하지는 않는다. 예를 들면 말이 너무 작게 들리지만 분명하게 들린다. 그러나 환자의 지각 경험을 반드시 우리의 개념으로 특징 지을 필요는 없다. 따라서 "말소리가 알아듣기 어려워."라고 말하면 우리는 "알아듣기 어렵다"란 말이 무슨 뜻인지 찾을 필요가 있다. 사람들의 말소리가 너무 **작다거나**(전형적인 전음성 손실 환자의 불평), 소리가 충분히 큰데도 말의 **명료도가 부족하다**(감각신경성 손실과 관련됨)는 의미일까?

이러한 소리는 와우로 입력되기 전에 감소되기 때문에 소리의 강도는 일반적으로 전음성 난청 환자를 힘들게 하지 않는다. 어떤 의미에서 전음성 손실은 귀마개 때문에 기골전도역치 차이의 양만큼 소리의 강도가 줄어드는 것과 같은 것이다. 예를 들어 100dB HL의 소리는 40dB의 전음성 난청 환자에게는 단지 60dB HL(100−40＝60)로 와우에 도달한다. 대조적으로 와우가 정상인 사람에게는 같은 100dB HL의 소리가 100dB HL로 도달하므로 무척 큰 소리이다. 이러한 현상은 보청기를 사용하는 데는 유리하다. 보청기는 많은 소리를 너무 크지 않게 증폭해 주기 때문이다. 그러나 전음성 난청의 이러한 이점은 기골전도역치 차이의 정도보다 더 크지는 않으며 촉각이나 고통을 야기할 만큼 매우 큰 소리로부터 귀를 보호해 주지는 못한다.

전음성 난청 환자는 조용한 곳보다 소음이 많은 곳에서 말을 더 잘 듣는다고 보고할지도 모른다. 이러한 현상은 정상적 경험과는 반대인데 이것을 **착청**(paracusis willisii)이라고 부른다. 이는 다음과 같은 이유로 발생한다. 정상인은 조용한 곳에서의 대화에 전혀 문제가 없다. 그러나 전음성 난청 환자에게 이와 같은 조용한 말은 너무 작게 들린다. 롬바드 효과 (Lombard voice reflex, 14장 참조) 때문에 사람들은 배경소음이 있는 곳에선 크게 말한다. 정상인에게도 화자의 음성을 듣는 데 방해가 될 만큼 배경소음 수준 이 충분히 높지만 반대로 전음성 난청 환자에게는 배 경소음이 낮아진다(혹은 거의 들리지 않는다). 동시에 화자는 전음성 난청 환자가 소음 속에서도 충분히 들 을 수 있도록 말의 강도를 크게 해 준다. 달리 말하면 소음은 화자가 더 크게 말하게 만들며 전음성 난청은 소음을 더욱 작게 만들어 준다. 전음성 난청 환자는 상대적으로 부드럽게 말한다(그러나 항상 그런 것은 아니다). 환자는 자신의 말을 크게 들으며 (정상) 골전 도를 통한 소리를 명확하게 듣기 때문에 이런 일이 발 생한다. 반면 동시에 자신의 음성 크기를 배경소음에 맞게 조절하는 것은 실패한다. 배경소음은 난청 때문 에 들리지 않거나 매우 작게 들리게 된다.

혼합성 난청(mixed hearing loss)은 같은 귀에 감 각신경성 손실과 전음성 손실이 혼합되어 있는 것이 다. 혼합성 난청은 같은 귀에 분리될 수 있는 두 개의 장애가 출현함으로써 발생되며(예 : 소음으로 발생한 난청＋중이염), 전음계와 감각신경계 모두에 영향을 미치는 장애만으로 발생한다(예 : 두부 손상 혹은 진 행성 이경화증).

이명과 청각과민증

이명(tinnitus)은 외부 자극 없이 발생하는 비정상적 인 소리에 대한 지각이다(Tylor, 2000, 2006; Snow, 2004; Henry, Dennis, & Schechter, 2005). 이명 은 전형적으로 넓은 범위의 감각신경성 손실, 전음성 난청과 관련되어 있다. 그러나 정상 청력일 경우에도 발생한다. 감각은 흔히 귓속에서 나는 소리, 머릿속 소음, 귀 소음 등으로 기술된다. 그리고 소리의 특징 은 소리가 나는(tonal), 울리는(ringing), 윙윙거리는 (buzzing), 와글거리는(rushing), 으르렁거리는 (roaring), 쉬쉬거리는(hissing), 찍찍거리는 (chirping), 맥이 뛰는 듯한(pulsing), 붕붕거리는

(humming) 등으로 다양하게 서술된다. 환자만이 들 을 수 있는 소리는 **주관적 이명**(subjective tinnitus) 이라고 하며 반대로 검사자도 찾을 수 있는 소리는 **객 관적 이명**(objective tinnitus, 또는 somatosound) 이라고 하는데 흔한 것은 아니다. 이명은 특별한 원인 으로 발생하기도 하지만(메니에르 증후군, 종양) 만성 적인 이명 환자의 경우 이명의 원인을 알 수 없는 경우 도 많다. 객관적 이명은 전정계, 유스타키오관, 측두 하악골 관절, 근육 활동 등으로 인한 경우가 많다. 따 라서 이명 환자에 대해서는 의학적 평가가 가장 중요 하다.

만성적 이명은 건강과 관련된 통증과 가장 관계가 깊다. 성인 인구의 6～30%가 만성 이명을 경험하고 있으며 1～2.5%는 임상적으로 일상생활에 영향을 미 치는 중증 이명으로 고생하고 있다(Davis & El Refaie, 2000; Jastreboff & Hazel, 2004; Meikle, Creedon, & Griest, 2004; Henry et al., 2005; American Tinnitus Association, 2007).

임상적으로 심각한 이명의 영향을 평가하기 위해 이명 관리가 필요한 1630명에 대해 연구한 Meikle 등 (2004)에 따르면 이명 환자 가운데 69%는 이명이 중 등도 이상의 불만족을 야기한다고 보고하고, 74%는 조용한 환경에서 불편하다고 했으며, 92%는 이명을 무시하기 어렵다고 했다. 수면 방해는 71%, 초초함이 나 신경질은 82%, 휴식을 취하기 어려움도 82%, 집 중의 어려움은 79%로 보고하였다. 중등도 이상의 사 회적 활동에 대한 방해를 경험한 비율이 62%였으며, 52%는 작업에, 72%는 전반적 즐거움에 방해를 받고 있었다. 게다가 이명 환자의 45%가 역시 청각과민증 을 경험하고 있었다(Henry et al., 2005).

이명 자체를 해결할 수 있는 방법은 없으나 청각사 가 이명에 익숙해지도록 도와주거나 이명이 생활에 미치는 영향을 감소시키는 등의 치료 접근법이 효과 를 나타내고 있다.

역시 이명 환자의 45% 정도는 청각과민증을 경험 하며(Henry et al., 2005) 청각과민증의 86%도 이명 을 경험하였고(Anari, Axelsson, Elies, &

Magnusson, 1999) 이에 대한 평가와 치료는 서로 밀접하게 관련되어 있다(16장 참조). **청각과민증**(hyperacusis)은 소리에 대해 과민한 것을 말하며 이러한 환자들은 불편을 겪는다. 이것은 다양하게 정의되는 음성혐오증이나 음성공포증과는 구별된다(Vernon, 1987, 2002; Katzenell & Segal, 2001; M. M. Jastreboff & Jastreboff, 2002; Baguley, 2003; Jastreboff & Hazel, 2004). **음성혐오증**(misophonia)과 **음성공포증**(phonophobia)은 소리에 대한 **정서적 반응**으로 음성혐오증은 소리를 싫어하는 것이며 음성공포증은 실제 두려움을 느끼는 것이다.

선천성과 유전성 장애

유전의 영향

특정한 한 사람을 만들기 위해 필요한 정보(유전 정보)는 모든 세포의 염색체에 들어 있는 DNA 분자 형태로 존재한다. 유전자는 염색체의 고정된 위치에서 발생하는 DNA의 조각으로 유전의 생리적 단위로 작동한다. 달리 말하면 유전적 특성은 유전자에 의해 발생하며 염색체를 따라 배열되어 있다. 인간은 23쌍의 염색체 46개를 갖고 있다. 한 쌍의 염색체는 여성(XX), 남성(XY)이 서로 다르다. 나머지 22쌍은 상염색체로 남녀 모두 같다. 부모는 각 쌍의 반에 영향을 미친다.

유전적 장애(genetic disorder 또는 hereditary disorder)는 비정상 유전자에서 전달되어 비정상적인 특징을 가진다. 장애는 하나 혹은 다중의 유전자가 갖는 비정상에서 발생한다. 혹은 환경적 요인과 유전적 요인의 효과가 결합된 다원적인 유전에 의해서도 발생한다. 유전성 난청은 단독으로 발생하기도 하고 다른 유전적 이상과 결합하여 나타나기도 한다. 상염색체 우성, 상염색체 열성, X 염색체와 관련된 유전이나 미토콘드리아성 돌연변이에 의해 발생할 수도 있다(Friedman, Schultz, Ben-Yosef et al., 2003; Fischel-Ghodsian, 2003; VanCamp & Smith, 2006; OMIM, nd). 또한 비증후군성 유전적 난청은 인간 게놈 내의 많은 위치와 연관되어 있다(Van

Laer, Cryns, Smith, & Van Camp, 2003).[2]

상염색체 우성 유전(autosomal dominant inheritance)은 특성을 나타내기 위해 단 하나의 비정상 유전자가 필요하다는 의미이다(따라서 우성이다). 한 부모가 상염색체 우성 유전으로 인한 청각장애이고 다른 한쪽이 정상이라고 가정해 보자. 정자와 난자는 각 염색체 쌍에 절반씩 기여하기 때문에 어느 쪽 부모가 유전자를 갖고 있는지 구별할 수 없다. 만약 엄마가 갖고 있다면 난자가 비정상 유전자를 가질 가능성은 50%가 된다. 만약 아빠가 갖고 있다면 정자의 반은 비정상 유전자를 갖고 나머지 반은 그렇지 않을 것이다. 어느 경우이건 청각장애 자녀를 임신할 확률은 50 : 50이다. 이에 대한 것을 그림 6.1a에 가계도로 나타냈다. 유전성 난청의 약 15~20%는 상염색체 우성 유전으로 인해 발생한다.

상염색체 열성 유전(autosomal recessive inheritance)은 염색체 쌍에 두 개의 유전자가 반드시 출현해야 하므로 우성 유전과는 다르다. 비정상적 열성 유전자를 가질 가능성은 다음 세 가지 가능성으로 설명할 수 있다. (1) 비정상 유전자와 모두 상관이 없다. (2) 장애를 갖게 되고 자식에게 전달한다. 이 경우 부모로부터 1개씩 모두 두 개의 비정상 유전자를 받기 때문에 동형접합체라 한다. (3) 한 개의 비정상 열성 유전을 가지고 있는 사람과 다른 한쪽은 정상인 경우이다. 이것은 쌍에 있는 두 개의 유전자가 서로 다르기(hetero) 때문에 **이형접합체**(heterozygote)라고 한다. 이 사람은 한 개의 유전자를 갖고 있어 열성 유전이기 때문에 난청이 없다. 그러나 비정상 유전자를 자식에게 전달할 수 있기 때문에 **보인자**(carrier)이다.

---

2) 이 영역의 연구는 매우 활발하게 진행되고 있으며 이미 확인된 비증후군성 혹은 증후군성 난청도 매우 많다. 최신 정보 및 문헌 자료는 다음을 보라. (1) VanCamp와 Smith의 웹 사이트 http://webh01.ua.ac.be/hhh/. (2) http://www.ncbi.nlm.nih.gov/sites/entrez?db=omim에서 McKusick의 카탈로그라고 불리는 OMIM(Online Mendelian Inheritance in Man). (3) National Human Genome Institute의 웹 사이트 http://www.nhgri.nih.gov/.

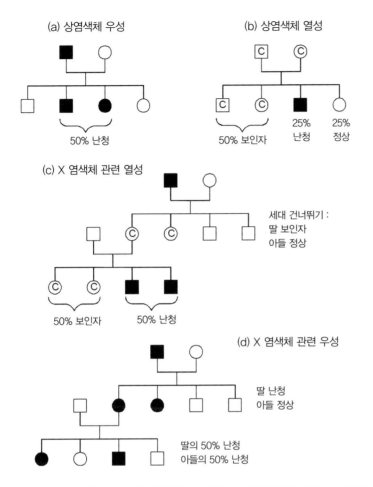

아버지의 비정상 유전자, 엄마의 비정상 유전자와 아버지의 정상 유전자)은 둘 다 비정상 유전자를 가진 보인자이지만 난청은 없을 것이다. 유전성 난청의 약 75~80%가 상염색체 열성 유전이다. 상염색체 열성 유전으로 인한 난청은 특별한 종류의 비정상 유전자가 여러 세대에 걸쳐 전달될 수 있기 때문에 추적이 무척 어렵다.

X 염색체 관련(성 연관성) 유전은 유전자가 상염색체 대신 X 염색체와 관련될 때 발생한다. 유전성 청각장애의 약 2% 정도가 이에 해당한다. **X 염색체 관련 열성** 장애(그림 6.1c)를 가졌을 때 청각장애를 가진 남자는 딸에게 비정상 유전자를 물려주어 보인자가 되지만 아들은 아무 영향을 받지 않는다. 반대로 여성 보인자는 그 아들이 청각장애가 될 가능성이 50%이고 딸은 보인자가 될 확률이 50%이다. **X 염색체 관련 우성 유전**(그림 6.1d)에서 남성은 그의 모든 딸에게 물려주고 아들은 영향을 받지 않는다. 딸은 그녀의 자식이 딸이건 아들이건 50%에게 물려준다.

미토콘드리아 장애(mitochondrial defect)는 유전성 난청의 1% 미만에 해당된다. 아미노글리코사이드계 이독성 약물 중독과 관련되어 있는 것으로 추정된다(Prezant et al., 1993; Fischel-Ghodsian, 2003). 이독성 약물 중독은 이 장 후반부에서 다룰 것이다.

그림 6.1 장애에 대한 가계도. (a) 상염색체 우성 유전, (b) 상염색체 열성 유전, (c) X 염색체 관련 열성 유전, (d) X 염색체 관련 우성 유전. ○ 여성, □ 남성, 희게 칠해진 기호는 비정상 유전자의 영향을 받지 않은 정상, 검게 칠해진 기호는 비정상 유전자, C는 비정상 유전자를 가진 보인자이다.

부모가 모두 정상 청력을 지닌 열성 유전 보인자인 경우 정상 유전자와 비정상유전자를 각각 하나씩 가진 이형접합체이다(그림 6.1b). 엄마의 비정상 유전자를 얻을 확률은 0.5이고 아버지의 비정상 유전자를 얻을 확률 또한 0.5이다. 그러므로 양쪽의 비정상 유전자를 얻을 확률은 0.5×0.5=0.25이다. 달리 표현하면 임신했을 때 아이가 양쪽의 비정상 유전자를 가져 청각장애가 될 수 있는 가능성이 25%라는 의미이다. 양쪽의 정상 유전자를 받을 가능성 또한 0.5×0.5=0.25이므로 임신했을 때 비정상 유전자를 받지 않을 확률도 25%가 된다. 그러면 나머지 50%는 무엇을 의미하는가? 남아 있는 두 개의 결합(엄마의 정상 유전자와

모체 감염

태아와 신생아는 적어도 16종류의 바이러스와 6개의 박테리아로부터 다양한 방식으로 좋지 않은 영향을 받는다. 이 중 가장 중요한 것은 톡소플라즈마증의

TORCH 복합체(TORCH complex), 매독, 홍역, 사이토메갈로바이러스(CMV), 단순 포진 등이다. 많은 연구자들이 선천성 매독의 중요성을 인식하기 위해 TORCH를 **STORCH**나 **(S)TORCH**로 바꾸어 부르기도 한다.

매독(syphilis, lues)은 성적 접촉으로 감염되는 스피로헤타 매독균에 의해 발생하는 박테리아성 감염이다. 이것은 감염된 모체로부터 태아에게 전달될 수 있다. 미국에서 선천성 매독이 보고된 사례 수는 1981년에 단지 160건이던 것에서 1990년에는 2867건으로 엄청나게 증가하였다(Shimizu, 1992). 선천성 매독은 움푹 파인 절치, 간질성 각막염(불투명한 형체를 띤 만성 각막염), 감각신경성 난청 등과 관련이 있다. 난청은 아동기나 성인기 언제나 발생할 수 있다. 심지어 60대에 발생하기도 한다. 감각신경성 난청은 대개 양측성이며 일반적으로 고도에서 심도의 난청을 갖는다. 난청이 갑자기 발생하거나 변하는 것은 드문 일이다. **어지러움**(vertigo)은 환자가 빙글빙글 도는 것과 같은 느낌을 경험하는 특별한 종류의 현기증이다. 이는 안구진탕과 관련이 있으며(11장) 흔히 메스꺼움을 수반한다. 청력형은 보통 수평형이나 상승형이지만 어떤 형태의 청력형이든 나타날 수 있다. 때로 페니실린이나 스테로이드 복용으로 매독성 난청의 진행을 조기에 예방할 수도 있다.

톡소플라즈마증(toxoplasmosis)은 원생동물 톡소포자충이 발생시키는 기생충 감염이다. 이것은 오염된 생고기나 달걀 혹은 고양이 배설물 등에 들어 있으며 태반을 거쳐 태아에게 전달된다. 간혹 아무런 증상을 느끼지 못하는 엄마로부터 전달되기도 한다. 태아에 대한 영향은 임신 초기 3개월 동안 매우 크며 후기에는 작아진다. 톡소플라즈마증의 발생률은 대개 1,000명당 1.1명의 비율이다. 선천성 톡소플라즈마증은 다양한 장애의 원인이 된다. 중추신경계 장애(소두증, 뇌수종, 두개내 경화, 정신지체 등), 맥락망막염(맥락막이나 각막의 염증), 기타 안구 장애, 중등도에서 심도의 진행성 양측성 감각신경성 난청 등을 나타낸다. 난청은 선천성 톡소플라즈마증 아동 중 14~

26%로 보고되고 있다. Stein과 Boyer(1994)는 12개월 이내에 구충제와 술폰아미드 약물을 처방받은 58명의 아동에게서는 난청이 나타나지 않았다고 보고하였다. 그러나 장기 추적 관찰을 통해 이들이 연속적인 약물을 필요로 한다고 보고하였다.

풍진(rubella, 독일 홍역)은 태반을 통해 모체에서 태아로 전달되는 바이러스성 질병이다. 1960년대 미국에서 퍼진 유행병이며 선천성 청각장애의 원인으로 가장 유명하다. 그러나 풍진 백신은 선천성 풍진의 사례를 매년 50%까지 감소시켰다(Strasnick & Jacobson, 1995). 선천성 풍진에 감염된 유아는 심장 질환, 신장장애, 정신지체, 시각 손상, 난청 등이 있다. 선천성 풍진의 위험성은 처음 3개월에 가장 높고(대략 1개월까지 50%, 2개월에 20%, 3개월에 10%) 16주 이후에도 가능성이 계속된다. 감각신경성 난청은 가장 흔한 후유증이며 3개월 이내에 풍진에 감염되었을 때 발생률이 50%, 2개월에서 3개월까지는 20%로 나타난다. 선천성 풍진은 전형적으로 양측성 감각신경성 난청을 발생시키며 고도에서 심도의 양이 모두 수평형이나 곡형, 경사형을 나타낸다.

사이토메갈로 바이러스(cytomegalovirus, CMV)는 신생아의 2~3%가 감염되며 가장 흔한 선천성 난청을 야기하는 바이러스성 질환이다. 헤르페스형의 바이러스는 성적인 접촉에 의해 감염되며 감염된 유아와 가까이 지내면 전염되기도 하는 것으로 알려져 있다. 임산부는 노출에 의해 감염될 수 있고 신체에 이미 잠복된 바이러스가 다시 활성화될 수도 있는데 대개 감염되어도 증상이 거의 없다. CMV는 주로 발달하는 태아에게 전달되며 출생 후 CMV 감염은 건강한 유아에게 큰 위험을 주지 않는다.

선천성 CMV는 사망, 소두증, 폐렴, 정신지체, 간질환, 치아 손상, 시각 결손, 감각신경성 난청 등의 심각한 결과를 초래한다(Stagno, 1990; Schildroth, 1994; Strasnick & Jacobson, 1995). CMV 감염 신생아 중 약 10%는 자색 발진, 황달, "블루베리 머핀" 피부 변색 및 다양한 감염 증상을 한 개 이상 분명하게 나타낸다. 약 90%는 무증상의 "조용한" CMV이다.

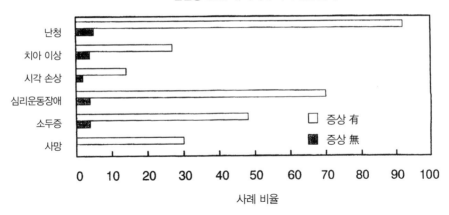

선천성 CMV 유아에게 나타나는 문제

그림 6.2 선천성 CMV 감염자 중 증상을 나타내는 97명의 피검자와 267명의 무증상 피검자에 대한 부작용의 비율. "심리운동장애"란 심리운동 발달 지연과 신경근육운동장애를 가리킨다. [Based on Stagno, S. (1990), Cytomegalovirus. In Remington J, Klein J (Eds.): Infectious Diseases of the *Fetus and Newborn Infant*, 3rd ed. Philadelphia: WB Saunders, 240–281.]

Stagno(1990)는 무증상 유아의 약 6%가 후유증을 나타내는 반면에 증상이 있는 신생아의 92%는 한 개 이상의 심각한 후유증을 갖는다(30%는 사망)고 보고하였다. 그림 6.2에는 약 10~15%가 결국 한 개 이상의 심각한 CMV 합병증을 갖는다고 나타나 있다.

CMV 바이러스는 경도에서 심도까지 매우 광범위한 감각신경성 난청을 나타낸다. 또한 양측성과 편측성도 있으며 진행성인 경우와 그렇지 않은 경우도 있다. CMV로 인한 난청 아동에 대한 최근의 보고에 의하면 적어도 50%가 수반 장애를 갖는 것으로 나타났다고 한다(Schildroth, 1994).

단순포진(herpes simplex)은 감염된 모체로부터 임신기나 출산 시에 태아에게 옮겨 가는 바이러스성 질환으로 성적 접촉으로 전달된다. 감염된 유아에게는 중증신경계 손상(수두증이나 정신운동장애), 진행성 결손, 망막형성장애 등이 나타나며 중등도에서 심도의 감각신경성 난청이 편측 귀 혹은 양이에 나타난다.

모체의 건강에 미치는 기타 영향

모체의 감염이 청각장애를 야기하는 나쁜 요인으로 유일한 것은 아니다. 약물이나 화학물질, 기타 모체 환경 내의 변인도 영향을 미친다(Strasnick & Jacobson, 1995). 예를 들어 태반을 통해 태아에 영향을 줄 수 있는 모체의 약물 복용이 선천성 난청의 원인이 될 수도 있다. 가장 두드러진 약물은 **아미노글리코사이드계 항생제**(aminoglycoside antibiotics)이다. 여기에는 간혹 중증의 감염 치료에 사용되는 항생제인 카나마이신, 젠타마이신, 스트렙토마이신 같은 것들이 포함되어 있다. 또 다른 모체 환경이 선천성 청각장애에 영향을 미칠 수 있는데 여기에는 임신중독증, 당뇨, 영향 결핍이나 정신적 문제 등이 있다. 또한 모체와 태아 간의 혈액형 불일치, 열이나 방사선 노출, 비의약용 약물 사용, 알코올과 같은 화학물질의 섭취 등도 관련된다.

출생 전·중·후에 발생하는 위험 요소에는 산소 공급(질식, 산소 결핍, 저산소증), 출산 과정의 외상, 핵황달을 야기하는 고빌리루빈혈증(황달), 감염 등이 복합적으로 관련되어 있다. Borg(1997)는 20년간의 연구를 검토한 결과 난청이 출생 전 저산소증(산소 결핍), 국소성 빈혈(혈액 공급 결핍), 질식 등과 분명한 관계가 있다고 했다. Borg(1997)는 영구적인 감각신경성 난청의 위험성은 저산소증보다 국소성 빈혈이 더 크다는 것을 발견했다. 중추신경계(CNS)는 내이보다 더 손상되기 쉬우며 미숙아는 정상 신생아보다 더 손상되기 쉽다. 재미있는 사실은 난청이 출생 시 질식만으로는 거의 발생하지 않으며 저산소증은 일시적인 난청과는 관련이 있지만 영구적인 난청을 일으키는 것은 아니라는 점이다.

모든 신생아가 황달에 걸리지는 않기 때문에 **고빌리루빈혈증**(hyperbilirubinemia)에 대한 설명은 일부만 타당하다. 적혈구 세포의 정상적인 소비를 막으면 빌리루빈이 생성되고 빌리루빈은 간을 해독하여 배설시킨다. 고빌리루빈혈증은 혈액 속에 빌리루빈을 형성하여 황달을 발생시킨다. 어느 정도의 황달은 신생아에게 일반적인 것으로 자외선(광선요법)에 유아를 노출시키면 치료가 된다. 그러나 엄마(Rh−)와 태아(Rh+) 사이의 **Rh 인자 불일치**(Rh-factor incompatibilities)는 엄마의 혈액에 항체를 만들 수 있다. 그리고 태아의 적혈세포를 공격하고 파괴할 수 있다. 이것을 **신생아 적혈모구증**(erythroblastosis fetalis) 혹은 **용혈성 질환**(hemolytic disease)이라고 한다. 대개 Rh+ 태아를 임신하고 있는 동안 발생한다. 태아의 혈액에 빌리루빈이 응축되면 혈뇌 관문(blood-brain barrier)이 높아지고 **핵황달**(kernicterus)이 발생하거나 뇌에 빌리루빈이 저장된다. 빌리루빈은 중추 조직에 독성물질이기 때문에 뇌 손상을 야기한다. 이것은 특히 기저핵에 영향을 미친다. 전형적인 후유증으로는 무정위 운동형 뇌성마비, 지적장애, 청각장애가 있다. 고빌리루빈이 높은 신생아에게 영향을 방지하거나 최소화하기 위해 수혈(혈액 교환)을 한다. 다양한 감각신경성 난청은 용혈성 질환이나 고빌리루빈혈증을 가진 유아의 4%에서 발견된다(Hyman, Keaster, Hanson et al., 1969). 그러나 핵황달로 인한 난청이 뇌간부 손상으로 인한 것인지 말초성 장애로 인한 것인지에 대해서는 논쟁이 계속되고 있다.

선천성 귀의 기형

외이 및 중이

미형성(dysplasia)은 해부학적 구조의 발달 과정에서 나타나는 이상을 의미한다. 이러한 선천적 이상은 외이, 중이, 내이에 영향을 미칠 수 있으며 단독으로 발생하기도 하고 증후군의 부분으로 나타나기도 한다. 전음계의 이상은 거의 눈에 띄지 않는 가벼운 이상부터 완전한 발달 결함(**무형성**)까지 그 정도가 매우 다양하다. 외이 및 중이의 이상은 단독 혹은 복합적으로 나타날 수도 있고 특히 고도의 난청 사례에서 내이 무형성과 함께 나타날 수도 있다.

대표적인 외이 이상은 소이증과 외이도 폐쇄(atresia)로 간혹 두 가지가 함께 나타난다. **소이증**(microtia)은 이개가 비정상적으로 작은 것을 말한다. 그러나 실제로는 이개 결손의 정도에 따라 다양하게 나타난다. type I 소이증은 이개라고 인식할 수 있는 부분을 가지며 크기가 작은 것을 제외하고 덜 혹은 과하게 형성된다. 이개는 부분적으로 형성되지만 일반적으로 굴곡지거나 직선형의 치주(ridge)를 가진 것을 type II 소이증이라고 한다. type III 소이증은 이개라고 하기 어려운 조직을 갖는다. 이개가 거의 없어 이개의 **무발생**(agenesis), **무형성**(aplasia) 혹은 **무이증**(anotia)이라고 불린다. 소이증은 대개 미용적 문제를 발생하며 난청과는 본질적으로 관련이 없다(방향 감지 과정에서 이개의 중요한 청각적 역할을 과소평가하는 것은 아니다). 이와 반대로 상당한 양의 난청은 **외이도 폐쇄증**(aural atresia)에 의해 발생할 수 있으며 외이도가 없다. 만약 외이도의 입구가 비정상적으로 좁다면 **외이도 협착**(aural stenosis)이라고 부른다.

선천성 중이 이상의 종류는 다음과 같다.

1. 중이강과 중이 공동은 심한 기형이며 틈이 갈라지거나 모두 없다.
2. 고막의 발달이 완전치 않거나 아예 없다.
3. 이소골의 비정상적 형성으로 예를 들어 추골과 침골이 가끔 하나로 합쳐서 나타난다.
4. 이소골이 없을 수 있다.
5. 이소골은 직접 혹은 뼈를 통해 비정상적으로 중이강에 부착되어 있다.
6. 안면신경 이상이 흔히 발생한다.

외이 및 중이의 이상은 전음성 난청을 일으키고 내이에는 영향을 미치지 않는다. 전음성 손실의 정도는 기형의 특징이나 정도에 달려 있으며 약 60dB 정도이다. 와우에 이상이 없다면 전음 메커니즘의 외과적 복원술이 일반적으로 가능하다. 해부학적으로 기형의 특성에 따라 전음성 난청을 30dB 정도로 감소시킬 수 있다. 소이증에 대한 외과적 복원술은 아동에게 미용 효과가 있으며 이에 대한 중요성을 저평가해서는 안 된다.

내이

내이의 선천성 이상은 경도에서 매우 심한 이상까지 다양하다. 가장 심각한 사례는 어떠한 내이 구조도 형성되지 않은 것으로서 이것을 Michel형 형성부전(Michel's aplasia)이라고 한다. 이것은 전음 메커니즘이 정상인 사례에서도 발생한다. 내이 골미로와 막미로의 불완전한 기형과 형성부전을 Mondini형 **형성부전**(Mondini's dysplasia)이라고 하는데 이는 정도가 매우 다양하다. 가장 일반적인 기형은 와우와 구형낭의 막미로 미형성으로 Scheibe형 미형성(Scheibe's aplasia)이라고 한다. 일반적으로 Michel형과 Mondini형 기형은 상염색체 우성 유전에 의한 것으로 알려져 있다. Scheibe형 기형은 상염색체 열성 유전으로 발생한다. Alexander형 미형성(Alexander's aplasia)은 와우관의 선천성 기형이 나타나며 특히 기저막(고주파수 지역)에 영향을 미친다.

귀 및 청각과 관련된 증후군

증후군(syndrome)은 동일한 원인으로 발생하는 하나의 패턴화된 비정상이나 증상이다. 이와 관련된 용어에는 **연합**(association)이 있다. 이것은 우연이라고 하기엔 지나치게 자주 동시에 발생하는 집단적인 비정상이라고 할 수 있다. 또 다른 것은 **연속**(sequence)인데 근본적인 이상 때문에 발생하는 집단적인 혹은 패턴화된 비정상이다. 청각장애는 수많

은 증후군에서 발견된다. 이에 대해서는 매우 다양한 청각학 문헌에 나타나 있다(Northern & Downs, 1991; Hall, Prentice, Smiley, & Werkhaven, 1995; Friedman et al., 2003; VanCamp & Smith, 2006; OMIM, nd.). 청각장애의 원인이 되는 가장 대표적인 증후군을 표 6.1에 제시하였다. 모든 증후군은 서로 다른 난청과 관련이 있으며 이 중 일부는 출생 시에 나타나고(선천성) 성장한 이후에 나타나는 것도 있다. 기타 증후군에 대해서는 본문에서 서술할 것이다.

후천성 장애

두부 외상

두부 외상은 손상의 특징이나 정도에 따라 전음성, 감각신경성, 혼합성 난청의 원인이 된다. 고막이나 이소골의 상해, 외이도나 중이의 혈액 및 분비물 축적, 측두골 골절 등과 같은 두부 외상은 전음성 난청을 발생시킨다. 외상성 감각신경성 난청은 내이의 뇌진탕, 내이 구조에 직접적으로 상해를 입히는 측두골의 골절 등이 전형적인 원인이다.

측두골 골절(temporal bone fractures)은 골절선이 추체로의 축을 따라서 같은 방향으로 있는지 가로 방향으로 있는지로 분류한다. 골절과 귀의 관계는 그림 6.3에 나타나 있다. **세로 방향의 골절**(longitudinal fracture)은 대개 내이를 거치지 않고 외이도와 중이를 거쳐 가기 때문에 대부분 전음성 난청을 발생시킨다. 측두골 골절의 약 80%는 세로 방향의 골절이다. 이 밖에 와우의 뇌진탕은 내이의 구조가 세로 방향의 골절에 직접 포함되지 않더라도 감각신경성 난청(일반적으로 고주파수 대역)을 야기한다. 반대로 **가로 방향 골절**(transverse fracture)은 내이를 통과하면서 부러지기 때문에 흔히 심도의 감각신경성 난청과 어지럼증을 발생시킨다. 안면신경 마비는 가로 방향 골절 환자의 약 50% 정도에서 발생한다. 혼합성 난청도 마찬가지이다.

표 6.1 청각에 영향을 미치는 증후군

증후군	유전	난청	특징
알퍼트 증후군	상염색체 우성	전음성(선천성)	귀와 관련된 두개안면 기형, 등골 유착, 미분화된 손가락 및 발가락, 이분 척추, 전음성 난청
알포트 증후군	상염색체 우성(I, V, VI) X 염색체 관련(II, III, IV)	감각신경성 (나중에 나타남, 진행성)	다양한 형태 : 신장 질환, 시각장애, 혈소판 결손, 난청
알스트롬 증후군	상염색체 우성	감각신경성 (나중에 나타남, 진행성)	색소성 망막염, 백내장, 진성당뇨병, 비만, 난청
아가미-귀-콩팥 증후군	상염색체 우성	감각신경성 전음성 혼합성 (선천성 혹은 나중에 나타남)	외이 · 중이 · 내이 기형(특징적인 귓구멍), 신장장애, 귀누공/낭, 난청
CHARGE 증후군 혹은 연합	CHD7 유전자 이상[a]	혼합성 진행성	결손("열쇠 구멍" 모양의 동공을 가진 홍채 기형, 디스크, 망막), 선천성 심장 결손, 후비공의 폐쇄, 발달 지연 및 성장, 귀의 기형 및 난청
크라우존 증후군	상염색체 우성	전음성 혼합성 (선천성)	미성숙 상태 두개골 구조의 융합, 새부리와 같은 코, 안구 돌출, 외이 · 중이 기형, 난청
다운 증후군	염색체 이상		다조직장애, 정신지체, 특징적 안면 구조, 외이 · 중이 · 내이 미형성, 근육 긴장, 원숭이 손금을 가진 짧은 손, 선천성 심장병, 심한 상기도 감염, 재발성 중이염, 난청
프리드리히 실조증	상염색체 열성	감각신경성 (나중에 나타남, 진행성)	실조증, 안구진탕, 시신경 위축, 난청
골덴하르 증후군	상염색체 열성	전음성(선천성)	안면 비대칭, 소이증, 폐쇄, 귀젖, 눈의 기형, 구강 결손, 내반족, 반척추뼈, 선천성 심장병, 세반고리관 기형, 난청

[a] From Vissers, L. E., Raavenswaaij, C. M., Admiraal, R. J., Hurst, J. A., de Vries, B. B., Janssen, I. M., et al. (2004). Mutations in a new member of the chromodomain gene family cause CHARGE syndrome. *Nature Genetics, 36*, 955-957; Jongmans, M. C., Admiraal, R. J., van der Donk, K. P., Vissers, L. E., Baas, A. F., Kapustal, L., et al. (2006). CHARGE syndrome: the phenotypic spectrum of mutations in the CHD7 gene. *Journal of Medical Genetics, 43*, 306-314.

표 6.1 청각에 영향을 미치는 증후군(계속)

증후군	유전	난청	특징
클리펠–파일 시퀀스	상염색체 우성	감각신경성 전음성 (선천성)	경추 융합, 짧은 목, 머리의 움직임 저하, 낮은 후두골 머리선, 이소골 기형, 난청
헌터 증후군 (II형 점액성 다당류증)	X 염색체 관련	감각신경성 전음성 혼합성(진행성)	두개골 기형, 왜소증, 굵은 안면선, 각막진탕, 심혈관장애, 정신지체, 조직에 점액성 다당류 축적으로 인한 진행성 문제, 난청, 남자에게만 발생
후를러 증후군 (I형 점액성 다당류증)	상염색체 열성	감각신경성 전음성 혼합성 (진행성)	헌터 증후군과 동일한 특징이지만 더욱 중증, 양성 모두에게 발생
골형성부전 (osteogenesis imperfecta)	상염색체 우성	감각신경성 전음성 혼합성(진행성)	약한 뼈, 큰 두개골, 세모형의 안면, 잦은 출혈, 등골 유착, 난청
펜드레드 증후군	상염색체 우성	감각신경성 (변동성, 선천성, 진행성)	난청, 갑상선 확대(갑상선종)
스티클러/마샬 증후군	상염색체 우성	감각신경성 전음성 혼합성	세 가지 형태, 일반적, 시각장애(망막 박리, 근시), 작고 낮은 턱, 난청
트레처콜린스 증후군 (하악 안면 골형성부전)	상염색체 우성	전음성 혼합성 (선천성)	안면 기형(눌린 광대뼈, 한쪽으로 늘어지고 찢어진 눈, 약한 턱, 물고기 모양의 큰 입, 치아 기형, 구개열), 외이·중이 기형, 난청
어셔 증후군 (전정소뇌 실조증)	염색체 열성	감각신경성 (선천성 I, II형)	I형 : 망막색소변성증, 전정 기능 부전, 심도 난청 II형 : 망막색소변성증, 경사형 난청(정도 다양) III형 : 망막색소변성증, 전정 기능 부전, 초기에는 정상 청력 혹은 경도 난청, 이후 진행성 난청
바르덴부르크 증후군	상염색체 우성	감각신경성 (선천성)	백색 모발, 명확한 콧부리, 색다른 눈의 색깔, 중앙부 1/3 눈썹이 과다, 중앙 안각이 한쪽으로 몰림, 내이 형성 이상, 난청

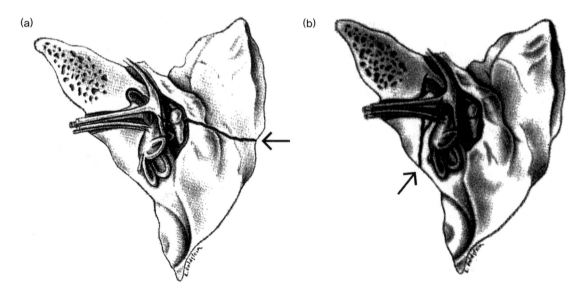

그림 6.3 (a) 세로 방향의 측두골 골절, (b) 가로 방향의 측두골 골절과 귀 구조[Swartz, J. D., Harnsberger, H. R. (Eds.) (1998). *Imaging of the Temporal Bone*, 3rd ed. New York:]

외이장애

이구전색

이구(cerumen)는 외이도에 있는 왁스와 같은 물질이다. 이것은 외이도의 윤활 작용과 청결 작용을 한다. 또한 박테리아나 균, 곤충 등으로부터 귀를 보호하는 역할도 한다. 이구는 외이도 연골부의 샘에서 만들어져 시간이 지나면 이동한다. 정상적인 귀에서는 적은 양의 이구가 외이도에 쌓이며 대부분 노란색이나 갈색의 덩어리로 보이고 외이도 막지 않는다. **이구전색** (impacted cerumen)은 외이도에 이구가 축적되는 것으로 소리가 고막으로 전달되는 것을 방해한다. 이구전색은 이구가 과도하게 만들어져 시간이 지나면서 쌓이는 것으로 많은 환자에게서 자연스럽게 발생한다. 또한 가려울 때 귀를 청소하려고 면봉을 자주 사용하면 자연스럽게 이구가 외이도의 안쪽에 쌓인다.

이구전색은 흔히 전음성 난청, 가려움, 이명, 어지럼증, 외이도염 등을 일으킨다. 이구가 쌓이면 난청은 점차 나빠지고 외이도를 완전히 막으면 난청이 45dB 까지 될 수 있다. 일부 환자는 수영장에서나 목욕할 때 "갑자기" 난청을 경험하기도 하는데 이는 물이 들어가서 갑자기 이구가 덩어리져 귀를 거의 막아 버리기 때문이다.

과도한 이구에 대한 치료는 제거이다. **이구 관리** (cerumen management) 절차는 이경검사와 완벽한 사례사를 수집하는 것으로 시작한다. 이구 제거는 왁스 유연물질을 사용해서 귓속에 물을 넣고 이구 제거용 큐렛(긁어내는 것)을 사용하여 제거하거나 흡입한다. 전통적인 의료 기능의 측면에서 고려하더라도 이구 관리는 역시 청각학 실제의 영역에 포함된다 (ASHA, 2004, 2006).

이물질

귓속에는 끊임없이 **이물질**(foreign body)이 들어갈 수 있다. 이 가운데는 귓속으로 들어가 외이도 벽이나 고막, 중이 구조물에 상처를 입히는 경우도 있으며 외이도에 심각한 손상을 입히기도 한다. 이물질은 무기물이나 살아 있는 곤충 등의 유기물일 수도 있고 이구와 마찬가지로 상처를 입힐 수도 있으며 이물의 특성에 따라서는 감염을 야기할 수도 있다. 귓속의 이물은 반드시 이비인후과 의사가 제거해야 한다.

신생물이나 종양

외이에는 양성 및 악성 종양뿐만 아니라 낭종(cyst)이 생길 수도 있다. 외이도가 막히면 청력 손실의 요인이 된다. **외골증**(exostoses)은 외이도에 생기는 가장 흔한 종양으로 청각사가 일상적으로 접할 수 있는 것이다. 외이도 벽에 생기는 피부를 덮는 양성 **뼈**는 부드럽고 둥글다. 이것은 보통 양측성으로 발생한다. 이골증은 찬물에 반복적으로 노출되면 발생하는데 수영을 즐기는 사람에게 매우 흔한 증상이다. 외이도를 완전히 막아 버리는 이골증은 드물다. 그러나 이골증은 이구나 분비물이 외이도를 막는 것을 도와준다.

감염

외이도염(external otitis, otitis externa)은 대개 슈도모나스에 의해 발생하는 외이도의 확산성 감염이다. 이것은 "수영인의 귀"라고 알려져 있기도 한데 그 이유는 오염된 수영장에서 수영하는 것과 관련이 있기 때문이다. 외이도염은 상당한 통증, 부종, 액체 분비물, 가려움을 발생시키며 외이도가 붓거나 분비물로 막히면 난청이 발생한다. 외이도염은 항생제나 크림으로 치료하며 부종을 감소시키기 위해서는 히드로코티손을 함께 바르기도 한다. 부종이 심할 때는 항생제/코티손크림에 적신 거즈를 붙이기도 하고 약물 주입기를 사용하여 부어 있는 외이도에 부드럽게 넣기도 한다.

외이도염은 당뇨병 등 기타 서셉턴스 환자의 경우 **괴사성(악성) 외이도 염증**[necrotizing(malignant external otitis]이라는 감염으로 발전하여 생명을 위협하기도 한다. 따라서 집중적인 항생제나 다른 의료적 치료가 필요하다.

종기(furuncle)는 매우 작은 국지성 외이도 감염으로 연골부 모낭에 발생하는 포도상구균 감염이다. 종기는 자연스럽게 열리고 마를 때까지 외이도에 알코올 솜을 부착하거나 경구용 항생제를 사용하여 치료한다. 또한 국소마취를 해서 종기를 절개하여 고름을 빼내기도 한다.

중이장애

고막염

고막염(bullus myringitis)은 고막이나 고막 가까운 외이도 벽에 염증, 물집, 물집처럼 보이는 낭종 등이 나타나는 통증이 매우 심한 바이러스성 염증이다. 고막염은 중이염이나 상기도염으로 인해 발생하며 고막의 운동성을 다소 저해하여 가벼운 난청이 생긴다. 고막염은 대개 저절로 치료되며 물집이 터지면 약한 액체(피가 섞인)가 흐른다. 보통 이차 감염 방지를 위해 항생제가 사용된다.

고실경화증

고실경화증(tympanosclerosis)은 반복된 중이 감염의 결과 발생하는 다양한 조직의 변화이다. 고막의 긴장부에 백악질의 칼슘 플라크와 흉터가 생긴 조직이 흔히 관찰된다. 이러한 것이 약간이라도 나타나면 청각 민감도가 영향을 받는다. 또한 고실경화증은 중이의 다른 구조물에도 영향을 미치며, 만약 이소골연쇄 체인의 가동성에 장애를 일으키는 석회화나 기타 변화가 발생하면 청각에도 영향을 미친다.

고막 천공

고막 천공(perforations)은 귀의 감염이나 다양한 외상 때문에 발생한다. 고막 천공을 야기하는 일반적 외상으로는 (1) 구멍, (2) 화학적 손상, (3) 폭발이나 따귀, 강한 소리[**음향 외상**(acoustic trauma)], 다이빙을 할 때 공중에서 물로 들어가면 발생하는 갑작스러운 압력 변화 등이 있다. 그림 6.4와 같이 고막의 위치에 따라 중심부 천공, 주변부 천공 및 상고실(attic) 천공으로 나뉜다. 상고실 천공은 이완부 천공을 말하며, 간혹 진주종과 같이 나타난다. 고막 천공은 전음성 난청을 발생시키며 (1) 고막의 진동 표면적을 줄여 고막 대 난원창의 면적비 효과를 감소시키고, (2) 이소골연쇄와 고막의 접속에 장애를 입혀서 신호의 전달을 감소시키며, (3) 소리를 정원창으로 가게 만들어 난원창과 정원창의 적절한 위상 관계를 방해한다. 일반적으

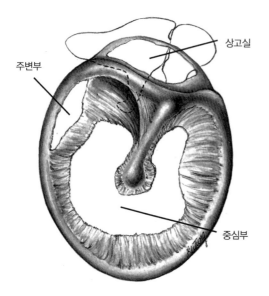

상고실

주변부

중심부

그림 6.4 중앙부, 주변부, 상고실 고막 천공의 예[Hughes, G. B. (Ed). (1985). Textbook of Otology. New York: Thieme-Stratton.]

로 전음성 난청의 양은 천공의 크기가 증가할수록 더욱 커진다.

많은 고막 천공은 자연스럽게 회복된다. 상처 조직이나 고막 섬유층의 얇은 부분이 확대된다. 이것은 때로 **단위체막**(monomeric membrane)이라고 부른다. 크기가 큰 천공이나 이와 관련된 만성 중이 감염은 저절로 치유되지 않으며 **고막성형술**(myringoplasty) 등 고막의 외과적 재건 수술을 해야 한다.

중이 관련 병리

중이의 염증을 **중이염**(otitis media)이라 하는데 이는 전음성 난청을 야기하는 가장 흔한 원인이다. 중이염은 모든 연령에 영향을 미치지만 특히 아동의 발생률이 높다. 연구에 의하면 대부분의 아이들은 3세까지 적어도 한 번은 중이염에 걸리며 관리 센터에 오는 아동의 80%, 전체 아동의 33%는 3세까지 적어도 세 번은 중이염에 걸린다고 한다(Denny, 1984; Teele et al., 1984; Prellner, Kalm, & Harsten, 1992).

아동 중이염은 의학적 범위를 넘어 전음성 난청으로 의사소통에 직접적인 방해를 초래한다. **재발성 중이염**(recurrent otitis media)을 가진 어린 아동은

결정적 학습 시기 동안 전음성 난청을 반복할 가능성이 크다. 예를 들어 Gravel과 Wallace(2000)는 15개월의 삼출성 중이염(OME)을 가진 아동이 OME가 없는 아동에 비해 청력역치가 더욱 나쁘다는 것을 발견했다. 이런 이유로 어린 아동의 재발성 중이염은 청각 처리 과정, 언어 발달 및 인지와 학습 기술의 발달에 영향을 미치는 결함이 된다(Jerger, Jerger, Alford, & Abrams, 1983; Friel-Patti & Finitzo, 1990; Menjuk, 1992; Gravel & Wallace, 1992; Brown, 1994; Downs, 1995; Schwartz, Mody, & Petinou, 1997; Mody, Schwartz, Gravel, & Ruben, 1999). 발달기의 쥐에 전음성 난청을 유도하면 1~2주 이내에 청각 피질의 시간적 특성이 변한다는 실험 결과에 주목할 필요가 있다(Xu, Kotak, & Sanes, 2007).

중이염은 질병의 진행이나 기타 요인에 따라 다양한 형태를 나타내며 박테리아성 감염의 유무, 중이강 내 액체의 성질, 다른 합병증의 유무 등에 따라서도 여러 가지 형태를 띤다. 이에 대해서는 중이염의 진행을 추적하면 쉽게 파악할 수 있다.

유스타키오관의 기능은 중이를 환기하거나 건조한 상태로 유지할 수 있도록 해 주며 고막 안팎의 기압을 일치하도록 해 준다. 2장에서 유스타키오관이 정상적으로 닫혀 있다가 씹거나 하품을 할 때 구개범장근에 의해 열린다고 했다. 이러한 정상적인 과정에 문제가 생기면 중이강 내에 액체가 축적되고 더욱 심각한 질병으로 진행될 가능성도 있다. 껌을 씹지 않는 2~6세 아동과 비교할 때 정기적으로 껌을 씹는 아동에게 중이강 내의 액체가 상당히 적다는 사실은 매우 흥미롭다(Kouwen & De-Jonckere, 2007).

유스타키오관(이관) 기능장애
유스타키오관 기능장애(eustachian tube dysfunction)는 관이 적절하게 열리지 않거나 완전히 닫히지 않는 것을 말한다. 관은 부종이나 상기도 감염, 부비동염, 염증성 아데노이드, 알레르기성 액체 등으로 막힐 수도 있다. 비대성 아데노이드에 의한 방해, 비인두 종

양 또는 신생물의 방해나 침해 등도 있다. 또한 구개범 장근에 영향을 미치는 구조적·기능적 이상 때문에 삼 키거나 하품을 할 때 적절하게 열리지 않는 일도 있다. 이러한 문제는 구개열 환자에게서 흔히 발생한다.

성인의 유스타키오관과 달리 유아의 유스타키오관 은 45° 이하로 기울어져 있으며 어린 아동은 거의 수 평에 가깝다(그림 6.5). 또한 상대적으로 길이가 짧고 넓으며 구개범장근의 효율성이 부족하다. 이러한 요 인 때문에 유아나 어린 아동은 유스타키오관 기능장 애나 중이염이 발생할 가능성이 크다. 이 같은 경향성 은 성장하면서 점차 감소하여 6~7세가 되면 거의 발 생하지 않는다(Rovers, Schilder, Zielhuis, & Rosenfeld, 2004).

유스타키오관 기능장애는 중이가 환기되는 것을 막 고 중이강 내에 공기가 정체되도록 만든다. 정체된 공 기는 중이강 내의 조직이 흡수해 버린다. 결과적으로 중이강 내부의 공기 압력이 외부에 비해 낮아진다. 이 럴 때 중이강이 **음압**(negative pressure)되었다고 한 다.[3] 고막 안팎의 압력 차이(내부는 낮고 외부는 높음) 는 고막을 안쪽으로 밀어내거나 **함입**(retract)시킨다. 또한 유스타키오관 기능장애는 공기가 중이강 내로 들어가는 것을 막아 압력이 다시 평형을 이루고 문제 를 해결할 수 있도록 중이강의 환기를 방해한다. 급격 한 압력의 변화로 이러한 문제가 발생하면 **항공성 중 이염**(aerotitis) 혹은 **기압장애**(barotrauma)라고 부 른다. 항공성 중이염은 대개 비행기 하행 시 급격하게 압력이 감소함으로써 발생하여 고막이 함입되고 유스 타키오관이 개방되는 것을 방해한다.

삼출성 중이염

삼출성 중이염(otitis media with effusion, OME)은 급성 감염이 없는데도 중이 조직에서 분비되는 삼출 액이 중이강 내에 축적됨으로써 발생한다. 삼출액은

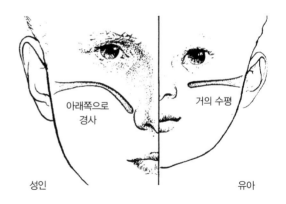

그림 6.5 성인과 유아의 유스타키오관 차이[Adapted from Pulec, J. L., & Horwitz, M. J. (1973). Diseases of the eustachian tube. In Paparella MM, Shumrick A (Eds.) : *Otolaryngology*, Vol. 2: Ear. Philadelphia: WB Saunders, 75–92.]

유스타키오관 기능장애로 인한 음압 때문에 발생하거 나 급성 감염에 대한 염증성 반응으로 발생한다 (Gates, Klein, Lim et al., 2002; AAP, 2004a).

근본적으로 중이 삼출액에는 **중증 중이염**(serous otitis media)에 포함되는 세포나 기타 물질이 없는 **묽은 액체**(serous fluid)가 포함된다. 그러나 다른 종 류의 액체도 중이에 축적될 수 있다. 질병이 계속되면 중이 점막 분비 세포로부터 **점액성 액체**(mucoid fluid)가 발생한다. 이러한 뿌연 삼출액은 묽은 액체 보다 백혈구와 기타 세포 물질을 포함해서 더욱 두껍 고 끈적거린다. 이 단계가 되면 **분비성 중이염**(secre-tory otitis media)이라고 말한다.

점액성 중이염(mucoid otitis media)이란 삼출액 이 연속으로 두꺼워진 것을 가리키는 것이다. 묽은 액 체는 시간이 지나면 중이 점막에 흡수되는데 그럼 삼 출액이 점차 두꺼워지고 점액질이 되어 결국 이소골 의 운동을 방해하는 **유착성 중이염**(adhesive otitis media) 혹은 "**끈적거리는 귀**(glue ear)"가 된다. 이러 한 중이의 혈액을 **혈고실**(hemotympanum)이라고 한다.

때로 중이에 액체가 가득 차 있지 않거나 방울이 있 으면 이경검사를 통해 액체선(fluid line)이나 **메니커 스**(meniscus)를 찾아낼 수도 있다. 그러나 중이에 심

---

3) 유스타키오관이 단지 –100daPa만 압력 상승하는 것을 설명 하는 것으로서 다른 기관도 비정상적인 중이의 음압 상태를 만드는 역할을 할 수 있다.

한 삼출액이 가득 차 있으면 이경검사로는 삼출액의 유무를 구별하기가 불가능할 수도 있다. 중이 삼출액의 진단에는 **공기이경검사**[pneumatic (Siegel) otoscope](AAP, 2004a)를 사용하기도 하는데 여기에는 검사자가 고막에 대해 공기 압력을 변화시킬 수 있는 가죽 벌브(a rubber bulb)와 관이 달려 있다. 중이 삼출액이 있으면 공기압이 변화해도 고막의 운동이 관찰되지 않는다.

급성 중이염

지금까지 중이 삼출액을 가진 환자는 박테리아의 감염이 없는 **비화농성**(nonsuppurative 혹은 nonpurulent)이라 가정하고 설명했다. 그러나 미생물이 비인강에서 유스타키오관을 통해 중이로 접근하면 감염이 쉽게 이루어진다. 박테리아가 중이 시스템에 침범하면 **화농성**(suppurative 혹은 purulent) 중이염이다. 급성 화농성 중이염을 발생시키는 가장 흔한 박테리아는 폐렴연쇄상구균(Streptococcus pneumoniae), 헤모필루스 인플루엔자(Haemophilus influenzae), 브란하멜라 카다르할리스(Branhamella catarrhalis)이다.

　급성 화농성 중이염[Acute purulent (suppurative) otitis media]은 전형적으로 상기도 감염을 앓고 있는 중이나 이후에 발생한다. 흔히 **충혈**(hyperemia)로 시작해서 고막에 발적이 생기며 **이통**(otalgia)과 더불어 열이 난다. 이틀 정도가 지나면 중이강에서 백혈구, 적혈구 세포 및 기타 물질이 가득 찬 **액체**(exudation)가 배출된다. 고막이 빨개지고 두꺼워져서 고막의 주요 이정표가 보이지 않게 되며 중이 배출액으로 인한 압력 때문에 부풀어 오른다. 따라서 통증, 열 및 전음성 난청이 증가한다. 압력이 증가하면 고막이 파열되거나 감염된 중이에서 고름이나 기타 물질이 배출된다. 이와 같은 화농성 분비물을 **이루**(otorrhea)라고 한다. 이루는 고막절제술(myringotomy)로 고막을 조금 절개해서 배출하는 것이 좋다(고막절제술에 대해서는 이 장의 후반부에서 논의할 것이다). 배출은 압력과 통증을 낮추어 주며 흔히 고막의 자연 치유를 돕는다.

진행성 혹은 반복적인 급성 중이염을 **만성 중이염**(chronic otitis media)이라 한다. 이것은 고막 천공과 관련되어 있다. 그러나 진행성 귀의 병리는 천공이 없는 경우라도 발생할 수 있다. 그러므로 급성과 만성 중이염은 질병이 얼마나 지속되었는가를 바탕으로 구분하기도 한다. 예를 들어 중이염이 3주간 지속되는 경우는 **급성**(acute)이고 12주 이상 지속되면 **만성**(chronic)이다. **아급성**(subacute)은 간헐적으로 발생한다. 똑같은 이유로 **재발성 중이염**(recurrent otitis media)이라는 용어를 사용하기도 한다. 고막에 문제가 없는 일부 만성 중이염 환자는 임상적으로 찾아낼 수 없거나 발견되지 않을 수도 있는데 이를 **무증상성 중이염**(silent otitis media)이라고 한다 (Paparella, Goycoolea, Bassiouni, & Koutropas, 1986).

중이염의 합병증과 후유증

중이염은 매우 작은 후유증과 중요한 의학적인 합병증을 가져올 수 있다. 일부 합병증은 생명을 위협할 수도 있다. 진주종은 일반적인 문제로 이 장의 후반에서 살펴볼 것이다. 감염이 나팔관을 약화하고 7번 신경에 영향을 미치면 안면마비가 발생할 수 있다. 내이로 감염이 퍼지면 미로염(labyrinthitis)이 된다. 고막은 유양동, 함기세포 시스템과 연결되어 있기 때문에 중이염이 유양돌기로 번질 수 있으며 이것을 **유양돌기염**(mastoiditis)이라고 한다. 유양돌기염은 감염이 중추신경계나 다른 부분으로 퍼질 수 있다.

　직접적으로 고려해야 할 가장 큰 문제는 전음성 난청이다. 전음성 난청은 중이염 때문에 발생하며 일반적으로 손실 정도는 차이가 있다. 중이염으로 인한 난청은 저주파수 난청을 나타내는 경우도 있으나 대개 수평형으로 비슷한 청력도의 형태를 보인다(그림 6.6). 또한 중이염은 감각신경성 난청을 야기할 수도 있는데 특히 고주파수 대역의 난청이 있다. 감각신경성 요소는 정원창을 통해 외림프로 이독성 약물이 전달됨으로써 발생한다. 그러나 전음성 병변이 골전도 역치에 영향을 미칠 수도 있는데 이러한 환자는 부분

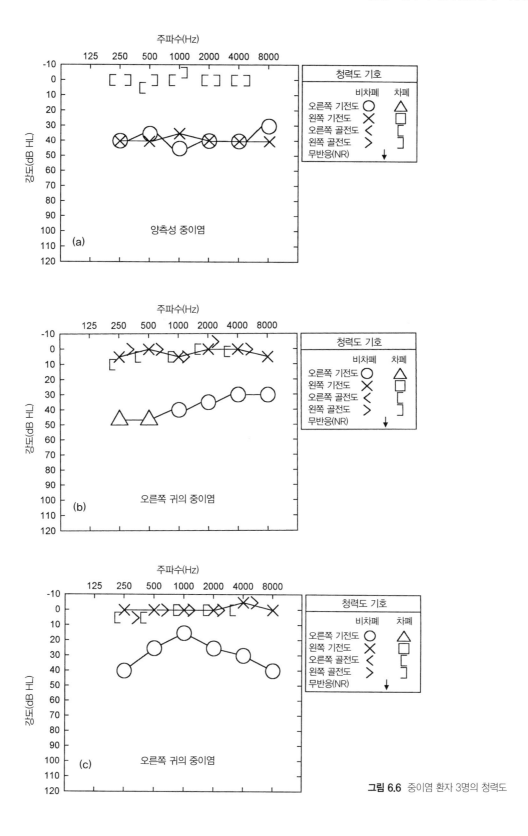

그림 6.6 중이염 환자 3명의 청력도

적으로 감각신경성 난청을 나타낼 수 있다(5장이나 이 장의 이경화증 부분을 참조하라).

중이염은 다음과 같은 상태로 인해 전음성 난청을 진행시킨다. (1) 고막의 천공, (2) 이소골의 운동성을 제한하거나 막는 유착(adhesion), 고막경화증, 끈적거리는 귀, (3) 감염 과정이 체인부를 약화시키는 이소골 연쇄의 불연속성 등이다.

진주종(cholesteatoma)은 케라틴을 생성하는 편평상피층으로 이루어진 낭종이다. 낭종에는 케라틴이나 세포 조각이 가득 축적되어 있다. 이

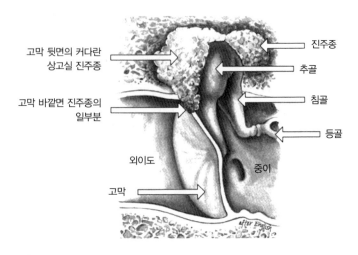

그림 6.7 대형 상고실 진주종의 예[Hughes, G. B. (Ed.) (1985). *Textbook of Otology.* New York: Thieme-Stratton.]

것은 **각병증**(keratoma) 혹은 표피낭종(epidermoid inclusion cyst)이라고 부르기도 한다. 진주종은 상당한 양의 케라틴을 포함하며 콜레스테롤이 적기 때문에, 많이 알려지지 않은 용어이지만 각병증이 실제 적절한 명칭이라 할 수 있다.

진주종은 대개 만성 중이염, 고막 천공 및 함입과 관련이 있다. 극히 일부의 환자는 저절로 발생한다. 중이, 고막 혹은 측두골 추체부에 발생하고 두개내에서도 발생하는 경우가 있다. 가장 일반적인 진주종 발생 위치는 고막 이완부와 주변부 천공(marginal perforation)이다. 가장 일반적인 형태인 상고실 진주종의 발달에 대해 살펴보자. 진주종은 고막 이완부에 함입된 작은 주머니처럼 시작되어 중이의 연속인 음압에 의해 가속화된다. 주머니에는 케라틴이나 세포 조각이 들어 있다. 염증은 고막을 붓게 하고 팽창시킨다. 진주종은 일정 시간 동안 잠복해 있다가 천천히 혹은 빠르게 성장한다. 침입 경로는 그림 6.7과 같이 상고실 함몰로 시작된다. 바깥쪽에서 볼 때 작게 보이는 진주종은 실제는 매우 클 수도 있다는 점을 그림에서 주목해야 한다. 팽창된 진주종은 중이강 공간과 구조를 파괴하며 침입한다. 진주종이 점차 자라면 유양돌기나 미로, 두개골 등과 같은 다른 위치로 침입할 우려가 있다. 이러한 요소가 진주종을 만들고 생명

을 위협하는 병소가 되기 때문에 반드시 외과적으로 제거해야 한다.

(외상성 상해와 마찬가지로) 감염은 이소골 단절과 같은 다양한 중이 결함을 야기할 수도 있다. **이소골 단절**(ossicular discontinuities)은 이소골 연쇄를 방해하며, 집중적인 고실경화증이나 접착과 같이 효과적인 진동을 방해하는 다른 장애를 발생시킬 수 있다. 그림 6.8은 정상 전음기관과 단순 천공, 천공이 추골을 포함한 이소골 연쇄를 방해하는 것, 고막에 문제는 없으면서 이소골이 단절되어 있는 것을 나타낸다.

중이염과 관련 질환의 관리

OME(AAP, 2004a)에 대해서는 만 2개월에서 12세 사이의 아동으로 구어, 언어, 듣기, 학습 혹은 발달장애에 대한 고위험군이 아닌 경우에는 일차적으로 중재를 실시하지 않고 석 달 정도 주의관찰(watching waiting)을 하도록 한다. 주의관찰은 중이염이 자연치유되기도 하기 때문에 불필요한 치료의 부정적 영향을 피하기 위해서는 추천할 만하다. 만약 OME가 지속되면 삼출액을 해결하거나 중재할 필요성이 있을 때까지 3개월에서 6개월 간격으로 모니터링을 계속한다. 항히스타민제와 충혈완화제는 OME에 대한 효과적인 치료가 아닌 것으로 확인되었고 항생제와 코

정상 전음계

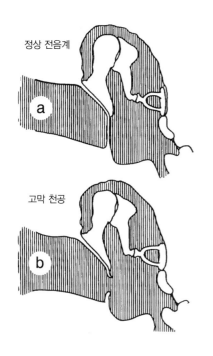

a

b

고막 천공

이소골 연쇄 파손을
수반한 고막 천공

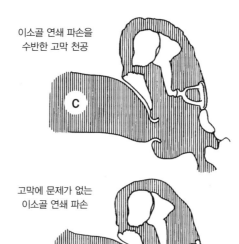

c

d

고막에 문제가 없는
이소골 연쇄 파손

그림 6.8 (a) 정상 고막 및 이소골 연쇄, (b) 이소골 연쇄 이상이 없는 고막 천공, (c) 추골 침식으로 인한 이소골 파손을 수반한 고막 천공, (d) 추골 침식으로 인한 이소골 파손과 정상 고막[Hughes, G. B., & Pensak, M. L. (Eds.) (1997). *Clinical Otology*, 2nd ed. New York.]

티코스테로이드는 장기적인 효과가 없기 때문에 OME의 일반적 치료로 권고하지 않는다. OME에 대한 치료에는 고막의 압력 평형을 위해 반드시 외과적 삽입술도 고려해야 한다. OME는 흔히 재발하기 때문에 추가적인 외과 치료가 필요한 환자에게는 고막절개술이나 아데노이드 적출술도 추천한다. 이와 같은 외과 치료에 대해서는 뒤에서 더욱 자세하게 살펴볼 것이다.

급성 중이염은 일반적으로 경구용 항생제로 치료한다. 2개월에서 12세까지의 건강한 아동에게는 48~72시간 동안 항생제를 사용하지 않고 증상(통증이나 열)을 치료하는 것도 추천한다.[4] 만약 필요하면 먼저 항생제를 투여하고 특정 증상에 대해 치료를 실시한다(AAP, 2004b). 원인이나 환자의 약물 민감도에 따라 아목시실린(amoxicillin), 암피실린(ampicillin), 에리스로마이신(erythromycin), 트리메소프림-설파 처방(trimethoprim-sulfa preparation), 세팔로스포린(cephalosporins)과 같은 일반적 항생제가 급성 중이염을 치료하는 데 사용된다. 항히스타민제나 충혈완화제는 알레르기 문제를 제외하면 크게 효과가 없다.

환자의 유스타키오관을 개방하여 중이를 환기하는 데 다양한 물리적 방법도 사용된다. 상기도 감염이 없는데 중이에 감염이 퍼져 있는 경우라면 **Valsalva 기법**(Valsalva maneuver)을 사용할 수 있다. 유스타키오관이 열리도록 입을 꼭 닫고 코를 막은 채 강하게 부는 것을 말한다. 중이는 **폴리처 통기법**(politzerization)으로 환기할 수도 있다. 이 절차는 압축할 수 있는 고무공을 가진 고무관을 사용한다. 콧구멍에 관의 한쪽 끝을 놓고 벌브를 눌러 공기를 내보낸다. 다른 공기 압축기를 사용할 수도 있다. 중이를 환기하는 효과적이지만 매우 불쾌한 방법으로는 코에 도관을 삽입하여 비인두 쪽의 유스타키오관으로 직접 공기를 불어 넣는 것도 있다.

아데노이드 적출술(adenoidectomy, 아데노이드 제거)은 비대한 아데노이드 때문에 유스타키오관이 막혀서 문제가 발생한 아동 재발성 OME의 치료이다. 중이 삼출액이 있는 아동에게 아데노이드 적출술이

---

4) 주요 조건은 급성 중이염에 대한 진단이 불확실하거나 6~24개월 사이에 심한 질병이 아닌 것이다(불확실한 진단 혹은 최소 2세가 된 아이는 심각한 질병이 아님). 조건이 분명하면 즉시 추적 평가와 치료를 실시해야 한다.

도움이 된다. 그러나 **편도선 수술**(tonsillectomy)은 전혀 도움이 되지 않는다(Mau, 1984; AAP, 2004a).

고막절제술(myringotomy)이나 **천자술**(paracentesis)은 중이의 건조를 목적으로 외과적으로 고막을 절개하는 것이다. 고막절제술은 대개 연속 혹은 재발성 중이염 아동을 대상으로 액체를 제거하기 위해 실시한다. 전음성 난청을 약화하며 중이 환기를 유지함으로써 재발 방지에 도움이 된다. 급성 중이염의 경우 고막절제술은 심하게 확대된 고막이 파열되는 것을 방지하며 심한 고통이나 고열, 독성 약물, 합병증, 항생제의 효과가 없을 때도 사용한다.

고막절제술 절차는 우선 고막을 향해 직선 방향으로 들어간다(그림 6.9). 고막의 전하부를 조금 절개하면 중이에서 액체가 나온다(흡입으로 제거). 그리고 **압력 평형**(pressure equalization, PE), **고막천공술**(tympanostomy), **환기관**(ventilation tube 또는 grommet)을 절개 부분에 삽입한다. 이러한 관은 여러 가지 물질로 만들어지며 다양한 디자인이 있다. 액체를 제거해도 유스타키오관의 문제가 해결되지 않기 때문에 PE 관은 중이의 환기, 음압의 발생 방지, 삼출액의 재발을 막기 위해 사용되며 또한 연속인 배수(배출) 통로를 제공해 준다. 환기관은 부적절한 유스타키오관의 기능을 대신한다. 환기관은 또한 대개 여러 달이 지나 고막에 의해 자연스럽게 밀려 나갈 때까지 삽입된 위치에 남아 있다.

PE 관에 대한 전반적인 효율성은 여러 연구자가 입증하였다(Valtonen, Tuomilehto, Qvarnberg, & Nuutinen, 2005a; 2005b). 그러나 일부 연구자들은 여전히 관 사용으로 인한 합병증이나 문제 발생에 유의해야 한다고 지적한다. 주된 고려 사항으로는 (1) 관의 막힘이나 조기 돌출, (2) 관을 통해 중이강으로 물이 들어가는 것, (3) 관을 제거했을 때 병의 재발을 야기하는 유스타키오관의 연속인 폐쇄, (4) 이통, 고막경화증 및 진주종 등 의학적 합병증의 발생 등이 있다.

환기관을 사용하는 환자에게는 적어도 세 가지 청각학적 서비스가 중요하다. (1) 환자가 수영이나 샤워 등을 할 때 흔히 "수영용 귀마개"라고 하는 주문 제작용 이어플러그로 PE 관을 통해 중이로 물이 들어가는 것을 방지해야 한다. (2) PE 관이 원래 위치에서 벗어났는지 확인하기 위한 정기적인 모니터링을 위해 중이검사(7장)를 실시한다. (3) 난청이 남아 있거나 시간에 따라 청력이 변화하면 이를 확인하고 평가하기 위

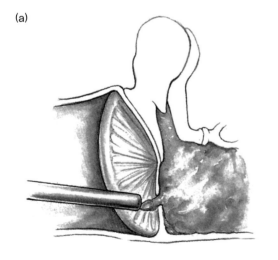

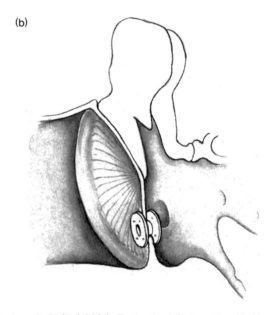

그림 6.9 (a) 중이액 흡입을 위한 고막절제술, (b) 고막에 관 삽입[Hughes, G. B. (Ed.) (1985). *Textbook of Otology*. New York: Thieme-Stratton.]

해 청력검사를 실시한다. 앞의 두 가지 의학적인 서비스는 PE 관의 상태를 기술하기 위한 것이며 세 번째는 환자의 청각 상태에 대한 서비스이다.

과거에 비해 오늘날 항생제 효과가 없는 심한 중이염이나 유양돌기염에 대해 수술하는 예는 드물어졌다. 그러나 항생제 효과가 거의 없거나 감염이 심각해져 골 조직까지 침범한 만성적인 상태에 대해서는 수술을 실시한다. 환자가 수술에 대해 일반적인 의학적/수술적 금기 사유가 없다면 진주종은 반드시 제거해야 한다. **유양돌기 적출술**(mastoidectomy)은 수술을 통해 질병을 제거하는 것을 가리키는 일반적 용어이다. **고막성형술**(tympanoplasty)은 고막이나 중이 구조물을 수술로 재건하는 것을 말한다. 이 두 가지 수술은 하나의 통합된 절차로 이루어지기도 하고 질병의 상태가 좋아지면 나중에 재건술을 따로 실시하기도 한다. **유양돌기 근치술**(radical mastoidectomy)은 질병이 많이 퍼지고 심해지거나 진행이 빠르면 중이 전체 구조물에 대해 유양돌기 가운데 상당 부분이나 전체를 제거하는 것이다. 제거라는 말에서 알 수 있듯이 유양돌기 근치술은 환자에게 유양돌기 적출강(mastoidectomy cavity)이라는 구조적인 결함과 중증의 난청을 남긴다. 따라서 난청이 남게 되지만 생명 보존을 위해 수술해야 한다는 사실을 환자에게 이해시키는 것이 중요하다.

변형 유양돌기 근치술(modified radical mastoidectomy)은 고막이나 이소골을 희생하지 않고 병의 진행을 완화하거나 병든 조직을 수술로 제거하는 것을 말한다. 결과적으로 수술을 받는다고 반드시 난청이 더 나빠지는 것은 아니다. 소리의 전달을 방해하는 병소를 제거하여 일정 수준의 청력을 회복시키며 고막성형술과 함께 실시되기도 한다. 수정 유양돌기 근치술은 흔히 상고실이나 유양동에 진주종이 발생할 때 실시된다. **단순 유양돌기 적출술**(simple mastoidectomy)은 뒤쪽 관 벽을 뚫지 않고 유양돌기에서 문제가 적은 조직을 제거한다. 소리 전달 시스템을 재건하고 청력을 회복시키기 위한 이러한 수술에 대해서는 다시 설명하기로 한다.

이경화증

이경화증(otosclerosis)은 정상적인 해면질 뼈에 흡수되고 굳어져 경화된 측두골 질환이다. 이경화증의 스펀지와 같은 성질 때문에 많은 연구자들은 **이해면화증**(otospongiosis)이라 부르기를 좋아한다. 이경화증은 독립된 위치에서 발달하며 대개 난원창과 등골족판[**등골 이경화증**(stapedial otosclerosis)]에 영향을 미친다. 이경화증은 대개 양측성이며 간혹 양쪽 귀에서 각각 다른 속도로 발달하기도 한다. **임상적 이경화증**(clinical otosclerosis)이라는 장애가 있는데 이는 환자가 이경화증 때문에 청각 문제를 느끼기 시작하는 것을 말한다. 임상적 이경화증은 이경화 물질이 난원창에서 등골족판의 움직임을 방해하기 때문에 나타나며, 결과적으로 완전한 **관절유착증**(ankylosis)이나 **고정**(fixation)이 발생하게 된다(그림 6.10). 신호를 효과적으로 와우로 전달하는 이소골 연쇄 기능에 대한 진행성 장애는 진행성 전음성 난청을 야기한다. **와우 경화증**(cochlear otosclerosis)은 더욱 진행된 사례에서 발생하는데 이러한 사례에서는 질환이 내이까지 잠식하여 감각신경성 난청도 발생시킨다. 등골 유착(stapedial fixation)은 뼈가 깨지거나 쉽게 골절되며(osteogenesis imperfecta tarda) 눈동자의 흰자위에 푸른빛이 돈다(blue sclerate). 이를 **판데르 후베 증후군**(van der Hoeve's syndrome)이라고 하는데 이경화증과 관련이 있다.

이경화증 환자는 대개 서서히 진행되는 난청을 나타내며 이명이 수반되고 전음성 난청의 전형적인 특징을 보인다. 이경화증은 특별한 혹은 관련된 통증을 나타내지 않으며 이과적으로 볼 때 정상이다. 그러나 고막을 통해 보면 때로 와우 갑각이 빨간색이나 분홍색으로 보이기도 한다. 이를 **슈바르체 증후**(Schwartze' sign)라고 하는데 진행 중인 이경화증과 관련된 혈관화 때문이다. 다음과 같은 이경화증의 일반적인 내용은 사례사를 평가할 때 도움이 된다. (1) 이경화증은 가족력과 관련 있는 경향이 있다. (2) 임상적으로 볼 때 20대에서 40대 사이에 시작된다. (3) 남성보다 여

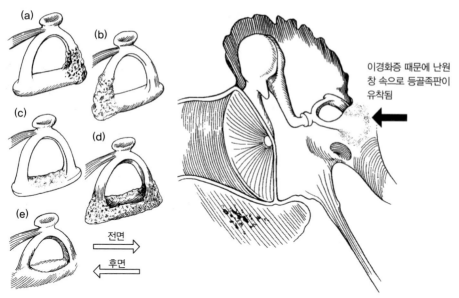

그림 6.10 (a)〜(d) 등골 족판의 다양한 부분에 나타나는 이경화증, (e) 난원창 완전 폐색. 오른쪽 난원창에 등골이 유착된 이경화증[Hughes, G. B. (Ed.) (1985). *Textbook of Otology*. New York.]

이경화증 때문에 난원창 속으로 등골족판이 유착됨

성에게서 2배 이상 흔하게 나타난다. (4) 병의 진행은 임신과 폐경기 같은 호르몬이 왕성한 시기와 관련된다. 이러한 특징은 이경화증이 비유전성뿐만 아니라 유전성 요인도 있음을 시사하는 것이다. 관련된 유전 요소가 여러 개 있다는 것은 주목할 만하다(Tomek, Brown, Mani et al., 1998; Van Den Bogaert, Leenheer, Chen et al., 2004; Brownstein, Goldfarb, Levi et al., 2006).

이경화증은 전음성 난청을 나타낸다. 난청의 정도는 검사 시점에 질병의 진행 정도와 관련되는데, 65~70dB HL 정도의 경도에서 고도 난청을 보인다. 손실은 저주파수에서 다소 심한 경향이 있다. 병이 시작되는 시기에는 저주파수가 높게 나타나며(그림 6.11a) 진행됨에 따라 수평형의 난청을 보인다. 더불어 2000Hz의 골전도역치가 흔히 상승하는데 이것을 **카하르트 노치**(Carhart's notch)(Carhart, 1950)라고 한다. 그러나 이러한 V자형 절흔이 완전한 감각신경성 난청을 의미하는 것은 아니다. 대신 카하르트의 노치는 이소골 연쇄가 갖는 2000Hz의 공명 때문에 생기는 물리적 이득이 관절의 유착으로 인해 변화되었기 때문에 발생한다. 또한 정상적인 이소골 진동을 회복시키는 수술로 완화될 수도 있다. 5장을 생각해보면 전음성 난청이 골전도역치에 영향을 미친다는 사

실은 크게 특별한 것이 아니다. 와우 이경화증이 심하게 진행된 사례는 등골 이경화증으로 인한 전음성 난청에 감각신경성 요소가 첨가되어 결국 혼합성 난청이 된다(그림 6.11b). 이경화증의 전형적인 음향 이미턴스 특징은 고막운동검사 시 정상적인 정점 반응이 나타나는데 정적 음향 어드미턴스가 비정상적으로 낮고 음향 반사가 나타나지 않는다는 것이다.

임상적으로 심각한 청각장애를 발생시키는 이경화증은 흔히 선택적으로 수술을 실시한다. 왜냐하면 전음성 난청을 완화하는 유일하고 유용한 수단이기 때문이다. 보청기도 가능한 대안이지만 수술이 어렵거나 난청을 회복시킬 수 없고 진행을 막을 수 없을 때 사용한다. Shambaugh와 Causse(1974)는 4000명의 환자 가운데 80%에서 불소나트륨(sodium fluoride)을 사용한 의학적 치료가 이경화증의 진행을 막는 데 성공적이었으며 단지 3%만이 이경화증이 진행되었다고 보고했다. 의학적으로 적합한 환자만이 이경화증 수술을 할 수 있다. 수술은 위험을 수반하는데 전음성 난청으로서 정상 혹은 정상에 가까운 골전도역치를 갖고 있어야 하며 수술을 받을 귀의 어음 인지 점수가 상대적으로 좋아야 한다. 마지막 두 가지 기준은 훌륭한 **"와우 보존**(cochlear reserve)**"**으로 간주된다.

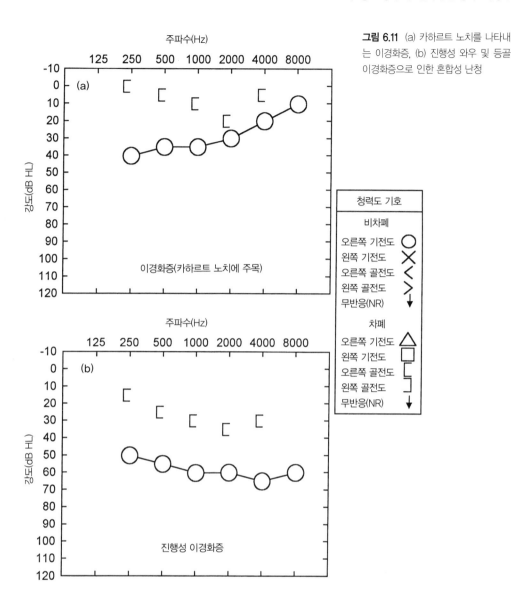

그림 6.11 (a) 카하르트 노치를 나타내는 이경화증, (b) 진행성 와우 및 등골 이경화증으로 인한 혼합성 난청

중이장애로 인한 청력 회복 혹은 개선을 위한 수술

이경화증 수술

이경화증 사례에서 청력을 개선하기 위해 사용되는 수술은 크게 나누어 내이개창술(Lempert, 1938), 등골가동술(Rosen, 1953), 등골절제술(Shea, 1958) 등 세 가지 형태가 있다. **내이개창술**(fenestration)은 완전하게 유착된 등골을 우회하는 것으로 가장 오래 된 수술이다. 침골과 대부분의 등골을 절제하며 난원창 대신 새로운 창문(fenestra, 천공)을 사용한다. 천공은 측반규관을 뚫고 들어가 고막에서 추출한 부드러운 조직의 플랩으로 덮는다. 청각 및 평형 기능을 담당하는 외림프 시스템을 공유함으로써 새로운 천공은 와우로 소리를 전달한다. 그러나 정원창은 여전히 문제가 될 수 있다. 천공술이 성공하면 대부분의 전음성 난청은 25~30dB 정도로 회복되지만 중이의 전달 메커니즘이 완전히 회복되지 않았으므로 기골전도역치 차이가 완전히 사라지지 않는다.

등골가동술(stapes mobilization)은 침골, 침등골연쇄 관절, 혹은 등골을 촉진하여 직접적으로 유착된 등골을 다시 움직이게 하는 것이다. 이경화증으로 인해 유착된 등골 부분에서 등골족판을 분리하여 다시 움직이게 한다. 내이개창술과 비교할 때 등골의 가동성을 촉진하는 수술로서 비침습적이고 후유증이 적다. 이소골 연쇄의 정상적인 생리적 활동이 효과적으로 재정립된다. 그러나 시간이 지나면서 등골의 경화가 다시 발생하는 경우도 있어 난청이 다시 나타나기도 한다.

등골가동술이나 내이개창술은 대부분 **등골절제술**(stapedectomy)로 대치되고 있다. 등골절제술은 고착된 등골과 족판을 제거하여 난원창을 결합조직이나 정맥편 혹은 기타 적합한 물질로 덮는다. 그리고 등골은 침골과 난원창 사이를 연결하는 보철로 대치한다. 그러면 정상 경로를 이용하여 이소골 연쇄에서 와우로 신호를 전달하는 능력이 회복된다. 보철은 와이어, 지주, 피스톤으로 구성되며 대개 금속이나 연골 혹은 합성물질로 만든다. 그림 6.12a와 6.12b에서 보철에 대해 제시하였다. **부분 등골절제술**(partial stapedec-

tomy)은 등골 전면만이 유착된 경우에 실시한다. 족판 전면등골각을 제거하는 경우도 있다. **등골절개술**(stapedotomy)(Fisch, 1980; Lesinski, 1989)은 등골절제술의 변형된 형태로서 고착된 등골족판을 난원창에 그대로 남기는 수술이다. 드릴이나 레이저를 사용하여 등골족판을 통해 개창한다. 보철 피스톤의 한쪽을 창문에 삽입하고 다른 쪽은 침골에 연결하여 이소골 연쇄와 난원창 사이를 연결한다(그림 6.12c와 6.12d). 와우가 정상이면 등골절제술은 80~90%가 정상 혹은 거의 정상 청력 수준으로 회복되며 1~3%는 농이 될 위험성도 있다. 등골절개술과 등골절제술의 결과는 거의 비슷한 수준이다(McGee, 1981; Levy, Shvero, & Hadar, 1990). 등골절개술은 등골절제술에 비해 성공 비율이 낮고 합병증의 비율은 높다. 이경화증의 진행으로 인해 수술을 다시 해야 하거나 합병증이 발생할 가능성이 높다. 양쪽 귀를 모두

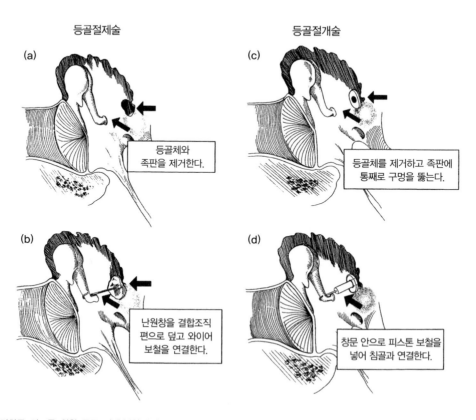

등골절제술

(a)

등골체와 족판을 제거한다.

(b)

난원창을 결합조직 편으로 덮고 와이어 보철을 연결한다.

등골절개술

(c)

등골체를 제거하고 족판에 통째로 구멍을 뚫는다.

(d)

창문 안으로 피스톤 보철을 넣어 침골과 연결한다.

그림 6.12 이경화증 치료를 위한 등골 절제술(왼쪽)과 등골절개술(오른쪽)[Hughes, G. B. (Ed.) (1985). *Textbook of Otology*. New York: Thieme-Stratton.]

수술해야 할 경우 나쁜 쪽 귀를 먼저 수술하고 적어도 수개월 뒤에 첫 번째 수술 결과가 성공적이거나 합병증이 발생하지 않으면 나머지 귀를 수술하는 것이 바람직하다.

고실성형술

전음계의 구조적 이상은 선천성 기형, 상해 혹은 질병의 결과일 수도 있다. 수술이나 고막 또는 중이의 재건을 **고실성형술**(tympanoplasty)이라고 하며 구조적 결함으로 인한 전도성 난청을 회복시키거나 최소화하기 위해 실시한다. 고실성형술은 귀의 질환을 근절하기 위한 수술(예 : 유양돌기 적출술)과 함께 실시하기도 하고 의학적이나 수술적으로 적합한 것을 나중에 별도로 실시하기도 한다.

전통적인 고실성형술은 I형에서 V형으로 분류한다. 여기서는 전통적 분류에 따라 설명하지만 다른 분류 체계가 많다는 것을 알고 있어야 한다(Farrior, 1968; Bellucci, 1973; Kley, 1982; Wullstein & Wullstein, 1990; Tos, 1993). 분류 접근법에 의하면 단순한 고막 천공은 I형 고실성형술 혹은 **고막성형술**을 실시하면 회복되며 일반적으로 정상 혹은 정상에 가까운 청력을 회복한다. 근육막, 연골막 혹은 동종이식(이식 재료) 등과 같은 여러 가지 물질로 만들어진 편(graft)을 고막의 결손 부분에 붙이는 것도 여기에 포함된다. II~IV형은 이소골 연쇄가 파괴되었을 때 사용된다. 수술을 통해 남아 있는 이소골 연쇄의 조각이 난원창을 움직이게 해서 진동을 와우로 전달한다. 소실된 것에 따라 고막편을 침골에 붙이기도 하고(II형), 등골 머리 부분에 붙이기도 하며(III형), 등골족판에 붙이기도 한다(IV형). V형 고실성형술은 등골족판이 움직이지 않을 때 사용된다. 전통적인 방법(Va형)에서는 고착된 등골을 무시하고 새로운 창을 수평 반고리관에 뚫어 고막편을 연결한다. 중이 전달 메커니즘이 완전하게 회복되지 않기 때문에 이 방법은 상당한 양의 기골전도역치 차이가 발생할 수 있다(특히 IV형과 V형의 경우). 전통적인 접근법은 이소골 재건술로 많이 대치되고 있다. 뼈나 연골편으로 이소골 연쇄의 틈을 연결하거나 동종이식 또는 보철을 사용해서 결손이 생긴 부분을 대치하기도 한다. 전통적인 Va 고실성형술은 Vb형 고실성형술로 대치되고 있다. 이경화증에 등골적출술을 실시하는 것처럼 결손된 이소골을 연결하는 보철을 사용하여 신호를 난원창으로 전달한다.

중이 종양

중이 종양은 상대적으로 드물지만 고막을 비롯하여 측두골 어떤 부분에서도 양성 혹은 악성 종양이 발생할 수 있다. **사구종양**(glomus tumors)[부신경절종 혹은 케모덱토마(chemodectomas)]은 청각학적으로 특히 깊은 관련이 있다(Woods, Strasnick, & Jackson, 1993; Baguley, Irving, Hardy et al., 1994). 사구종양은 설인신경과 미주신경(9번 및 10번 신경)의 가지와 관련된 사구체(화학적 수용체의 역할을 함)에 발생하는 혈관 종양이다. 이것을 **사구고실융기종**(glomus tympanicum tumors)이라고 하며 중이강 내에 발생한다. **사구경정맥 종양**(glomus jugulare tumors)은 중이 바닥에 있는 경정맥구의 관에서 발달한다. 사구종양은 중이와 측두골의 다른 부분을 침범하여 두개(頭蓋)내로 확대된다. 사구종양은 대개 편측성으로 남자보다 여자에게서 3배 이상 흔하게 나타난다. 사구종양의 가장 일반적인 특징은 맥박질 이명이 발생하며 편측성의 전도성 혹은 혼합성 난청이 발생한다는 것이다. 일부 사례에서 귀에 출혈이 발생하거나 압력을 경험하며 기타 다양한 증상을 보이기도 한다. 사구종양은 대개 고막에서 붉은빛의 덩어리가 보이는데 "일출(떠오르는 태양)"과 같은 형태를 하고 있다. 규칙적으로 진동하는 것처럼 보이기도 하고 고막이 튀어나오는 것처럼 보이기도 한다. 사구종양에는 수술 치료를 실시한다.

와우 장애

소음성 난청

높은 강도의 음은 과도한 자극이나 물리적 외상을 일

으켜 일시적 혹은 영구적인 난청을 발생시킬 수 있다 (Miller, 1974; Schmiedt, 1984; Henderson & Hamernik, 1986; Saunders, Dear, & Schneider, 1985; Boettcher, Henderson, Gratton et al., 1987; Clark, 1991; Hamernik, Hsueh, 1991; Hamernick, Ahroon, & Hsueh, 1991; Melnick, 1991; Saunders, Cohen, & Szymko, 1991; Ward, 1991). 감각신경성 난청은 높은 강도의 음으로 인한 과도한 자극이 주는 손상 때문에 발생한다. 대개 오랜 시간에 걸쳐 일어나며 이를 **소음성 난청**(noise-induced hearing loss)이라고 부른다. 반대로 **음향 외상**(acoustic trauma)이란 대개 폭발이나 총소리와 같은 극히 강한 소리로 인하여 발생하는 난청을 의미한다. 이러한 자극은 구조적으로 고막, 중이 및 와우 구조물을 손상시킨다.

대부분의 사람들은 시끄러운 음악, 건축 소음, 잔디 깎는 기계, 지하철 등과 같은 소리 중 한 가지 이상의 높은 소음 수준에 노출되면 일시적인 청각 장애(대개 이명을 수반)를 경험한다. 일시적인 청각 민감도의 감소는 본질상 감각신경성이며 **일시적인 역치 변화**(temporary threshold shift, TTS)라 한다. 일반적으로 TTS는 80dB SPL 이상의 소리로 인해 발생한다. 불쾌함을 주는 소리의 강도나 시간이 증가하면 TTS의 정도가 더욱 증가하며 회복되는 데 오랜 시간이 소요된다. **영구적 역치 변화**(permanent threshold shift, PTS)는 완전하게 회복되지 않는 상태, 즉 청각 민감도가 정상으로 회복되지 않는 상태를 말한다. PTS는 영구적인 난청을 말하는 것이기 때문에 일반적으로 정확하게 **소음성 영구적 역치 변화**(noise-induced permanent threshold shift, NIPTS)라고 한다. NIPTS의 특성과 정도는 소리 자극의 강도, 스펙트럼, 지속 시간 및 시간의 경과, 연간 노출된 전체 지속 시간 등에 의해 결정된다. 게다가 진동이 지속되거나 이독성 약물이 사용된다면 소음에 대한 환자의 개인적 민감도 또한 악화되며 소음 노출로 인한 난청의 정도도 악화된다.

소음 노출로 유발된 해부학, 생리학적인 장애(비정상)는 가장 예민한 유모세포의 대사 활동 파괴나 부동섬모의 경직성 상실부터 코티기관과 청신경의 퇴행까지 다양하다. TTS와 관련된 경증 대사장애나 늘어진 섬모는 회복될 수 있다. 더욱 심한 장애나 손상은 영구적 난청을 가져온다. 외유모세포와 내유모세포는 모두 소음에 의해 손상되지만 외유모세포는 더욱 크게 영향을 받는다. 유리기(free radical)의 축적과 관련이 있는 산화성 스트레스(oxidative stress)는 소음성 난청을 가져온다는 사실에 주목할 필요가 있다 (Henderson, Bielfeld, Harris, & Hu, 2006).[5]

소음성 장애는 V자형 절흔이 3000Hz나 6000Hz에서도 발생하지만 대개 4000Hz(그림 6.13)의 청력이 가장 나쁘다. 4000Hz 주파수 대역에서 노치가 발생하는 이유는 아직 분명하지 않다. 한 가지 이유는 이 주파수 대역이 와우의 생리적 혹은 구조적 이유 때문에 가장 손상되기 쉽다는 것이다. 또 다른 이유는 주로 노출되는 소음이 외이와 중이의 공명 특성 때문에 2000~4000Hz에서 증폭되는 광대역 스펙트럼을 갖고 있기 때문이다. 소음성 난청은 대개 양측성이며 대칭성은 일부 존재한다. 그러나 편측 귀가 다른 쪽 귀보다 소음에 많이 노출되었다면 예외가 더 많을 수도 있다.

"소음으로 인한" 난청의 청력도가 모두 그림 6.13과 같은 이상적인 형태를 띠는 것은 아니다. 소음성 난청의 진행을 분석한 연구에 의하면 일반적인 소음성 난청의 패턴은 소음 노출이 수년에 걸쳐 진행된 경우에 나타난다고 지적한다(Passchier-Vermeer, 1974; Rösler, 1994). 4000Hz에서 노치가 나타나기 시작하는 것이 가장 전형적이며 소음 노출이 지속되면 노치가 발생하는 주파수 범위가 확장된다. 그러나 4000Hz에서의 난청이 가장 심하게 진행되어 10~15년 이상 소음 노출이 계속되면 4000Hz의 난청은 진행 속도가 느려지고 상대적으로 2000Hz 등의 다른 주파수에서 분명하게 나타난다.

---

5) 방사선 노출 또한 이독성이 될 수 있다.

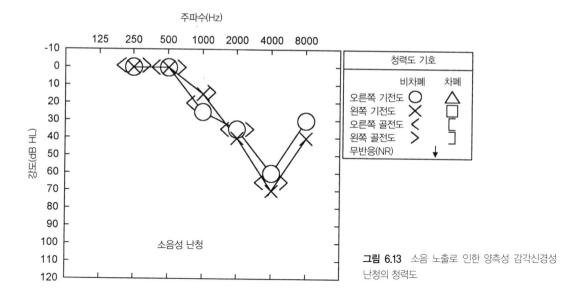

그림 6.13 소음 노출로 인한 양측성 감각신경성 난청의 청력도

메니에르병

메니에르병(Meniere's disease) 혹은 **메니에르 증후군 (내림프 수종)**[Meniere's syndrome (endolymphatic hydrops)]은 막미로 내부의 과도한 내림프압으로 인한 내이의 질병이다. 이것은 라이스너막이 팽창되면서 발생한다. 많은 원인이 거론되어 왔으나 내림프 생성 조절 장애나 내림프관 또는 내림프의 막힘 등이 가장 일반적인 원인으로 생각된다. 그러나 아직은 분명하지 않다(Gates, 2006; Ghossaini & Wazen, 2006). 메니에르병에는 음식 알레르기, 갑상선 기능 저하증, 신장이나 뇌하수체 장애, 자가면역 장애, 혈관질환, 내이도 협착, 외상, 매독, 바이러스 감염 및 유전 등의 다양한 원인이 있다. 그러나 분명한 원인을 확정하기 어렵기 때문에 특발성 장애이다.

임상적으로 메니에르병은 (1) 어지럼, (2) 난청, (3) 이명, (4) 이충만감이 갑작스럽게 발생하는 것이 특징이다. 증상은 적어도 20분 이상 진행되며 간혹 1시간 이상 지속되기도 한다. 대개 이명은 낮은 소음으로 으르렁거리는 소리라고 알려져 있으나 실제로는 다양하게 나타난다. 어지럼은 매우 심하게 나타났다가 약해지며 대부분의 환자에게 기본적으로 나타나는 특징이다. 내림프액 수종은 저주파수(상승) 감각신경성 난청을 공통적으로 유발한다(그림 6.14). 그러나 난청은

고주파수로 확대되어 병이 진행되면 수평형의 청력도를 나타내며 결국 난청 정도 역시 심도로 진행된다. 난청과 이명은 증상이 나타나는 사이사이에 호전되는 경우도 있고 초기에 증상이 회복되는 경우도 있어 증상 자체의 변동이 심하게 나타난다. 그러나 장기적으로 보면 난청이나 이명은 증상이 나타나는 동안 심해지는 경향이 있다. 메니에르병의 가장 고전적인 변종 형태는 **와우성 메니에르병**(cochlear Meniere's disease)으로 어지럼증이 나타나지 않는다. **전정 메니에르병**(vestibular Meniere's disease)은 난청이 나타나지 않는다. 메니에르병은 대략 70~85% 정도가 편측성으로 나타난다. 그러나 병이 진행되는 동안 양측성 사례가 증가하여 15년 이상이 되면 40%까지 증가한다(Morrison, 1976).

현재 알려진 메니에르병에 대한 효과적인 치료는 몇 가지가 있다(Gates, 2006; Ghossaini & Wazen, 2006; Hamill, 2006). 의학적 치료로는 일반적으로 저염 식이요법이나 이뇨제, 어지럼증을 조절하기 위해 사용하는 전정 억제제와 진정제 등이 있다(중이에 코티코스테로이드를 주사하기도 한다). 의료적 처치는 70%의 환자에게서 어지럼증을 조절하는 데 효과적이다. 그러나 30%는 더욱 비침습적 접근이 필요하다. 의료적 처치에는 비침습적 방법과 침습적 방법 모

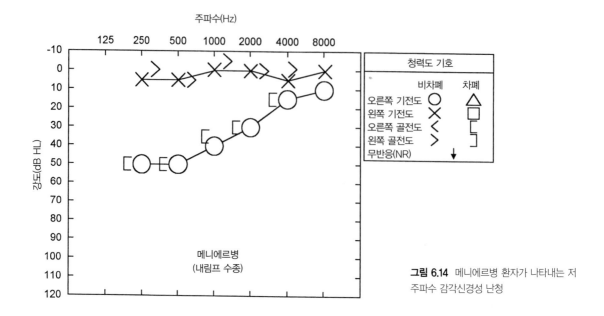

그림 6.14 메니에르병 환자가 나타내는 저주파수 감각신경성 난청

두 실시된다.

비침습적 접근은 청력에 문제가 없으면 어지럼증을 조절하기 위해 사용된다. 비침습적 접근 가운데 가장 적극적인 방법은 메니에트 요법(Meniett device)을 사용하는 것으로 이것은 고막 천공 관을 통해 중이에 직접 일정한 압력을 준다. 내림프낭 수술은 청력에 문제가 없을 때 약화되고 있는 어지럼증을 조절하는 데 사용된다. 이러한 수술은 내림프낭의 압력을 완화하기 위해 뼈를 제거하거나 낭의 압력을 줄여 수종을 줄이는 데 이용된다(내림프낭 감압). 그리고 지주막하 공간이나 유양돌기 안으로 배출하기 위해 내림프 통로를 만들어 준다(내림프 지주막하 공간 우회).

침습적 접근 또한 고치기 어려운 어지럼증을 조절하는 데 사용될 수 있다. 그러나 난청이 심해서 청력을 고려하지 않아도 되는 사례는 주로 침습적 방법이 사용된다. 문제가 되는 미로 제거(미로절제술)나 전정신경 절개(전정신경절제술) 등의 두 가지 수술이 사용된다. 중이에 젠타마이신(gentamicin)을 주사하는 것(주로 고막을 통해 주사)은 어지럼증을 통제하는 데 사용되는 가장 비침습적인 방법이다. 젠타마이신은 독성 약물로 와우보다 전정 말단기관에 영향을 미친다. 따라서 젠타마이신 주사는 "화학적 미로 적출술"

이 된다. 사실 젠타마이신 주사는 잔존 청력이 없는 귀에 사용되는 치료이지만 잔존 청력이 있는 귀에 사용되는 경우도 있다. 이러한 사례 중 약 30%에서 난청이 발생하기도 한다.

이독성 난청

이독성(ototoxicity)이란 화학적 물질 특히 이독성 약물 때문에 귀에 손상이 발생하는 것을 의미한다. 대부분의 이독성 약물은 **아미노글리코사이드**(aminoglycosides)라는 계통의 항생물질에 속한다. 여기에는 아미카신(amikacin), 디하이드로스트렙터마이신(dihydrostreptomycin, 현재 사용되지 않음), 젠타마이신, 카나마이신(kanamycin), 네오마이신(neomycin), 네틸마이신(netilmicin), 스트렙토마이신(streptomycin), 토브라마이신(tobramycin) 등이 있다. 아미노글리코사이드는 일반적으로 생명의 위협을 매우 심하게 받는 감염 환자에게 사용되고 염증 패혈증의 신생아에게도 사용된다. 또 다른 항생제의 종류로는 카프레오마이신(capreomycin), 바노마이신(vanomycin), 에리스로마이신(erythromycin) 등이 있다. 그러나 마이신이라는 접사가 반드시 이독을 의미하는 것은 아니다. 예를 들어 클린다마이신

(clindamycin), 테라마이신(Terramycin), 비브라마이신(Vibramycin)은 부작용이 있으나 이독 약물은 아니다. 또 다른 종류의 이독 약물로는 시스플라틴(cisplatinum), 항종양제(antineoplastic), 말라리아 치료에 사용된 퀴니네(quinine) 등이 있다. 살리실산(아스피린)은 가장 많이 사용되는 이독 약물이지만 이로 인한 난청은 대개 회복된다.

부메타나이드[bumetanide(Bumex)], 에타크린산[ethacrynic acid(Edecrin)], 푸로세마이드[furose-mide(Lasix)] 등의 루프이뇨제(loop diuretics)도 청력은 회복되지만 역시 이독 약물이다. 이뇨제는 울혈성 심장질환이나 기타 부종성 장애의 치료에 공통적으로 사용된다. 또한 일부 환자에서 발생하는 돌발성 난청에는 발기부전용 비아그라(실데나필), 시알리스(타다필), 리비트라(바테나필)를 사용하거나 폐동맥성 고혈압 치료용 레바티오(실데나필)를 사용한다(FDA, 2007).

가장 일반적인 이독 화학물질에는 중금속, 시염화탄소, 유황(황화합물), 유기인제, 솔벤트 및 일산화탄소 등이 있다. 가정이나 직장에서 작업하면서 이러한 물질 한 가지 이상에 노출될 가능성도 있다(Fuente & McPherson, 2006 참조).

대부분의 이독 약물은 내이의 와우와 전정 모두에 영향을 미친다. 그러나 일부 약물은 상대적으로 와우에 큰 영향을 미치기도 하고(예 : 네오마이신) 전정에 더욱 큰 영향을 미치기도 한다(예 : 스트렙토마이신). 이독 약물은 와우 유모세포나 혈관조에 영향을 미쳐 난청을 일으킨다. 내유모세포보다 외유모세포가 먼저 영향을 받으며 손상은 대개 기저부에서 시작된다. 결과적으로 볼 때 난청은 고주파수 대역에서 먼저 시작되어 저주파수 대역으로 확장된다. 난청은 대부분 양측성이지만 편측성으로 나타날 수도 있다. 대개 이명을 수반하며 난청보다 먼저 나타나지만 항상 그런 것은 아니다. 전정 이독성은 어지럼증, 전체적인 불안정이나 평형장애 및 실조 등의 증상이 나타날 수 있다. 대부분의 이독성 증상은 약물을 투여하는 동안 혹은 투여 후에 즉시 나타난다. 한편 아미노글리코사이드

계통으로 인한 난청은 약물에 따라 다르지만 치료가 끝난 다음에도 수개월 동안 지속된다.

복용 방법, 치료 기간, 환자의 신장 기능에 따라 이독 약물의 영향이 다르게 나타나며 기타 다른 잠재적 요인이 작용할 수도 있다. 아미노글리코사이드계의 이독 효과는 환자가 이뇨제 처방을 받은 경우에 더욱 심하게 나타난다. 또한 이독 약물은 소음과 상호 작용 효과가 있어 소음의 노출이 있는 경우 난청이 더욱 심하게 나타난다(Boettcher et al., 1987). 많은 이독 약물은 신장에 독성 효과를 나타내기도 한다.

난청의 위험성을 줄이기 위해서는 이독 약물 치료를 받는 동안 신장 기능, 혈관 내 약물의 양, 청력 상태 등을 주의 깊게 모니터하는 것이 중요하다. 환자가 사전 청력 측정이 어려운 상태라고 할지라도 가능한 한 빨리 청력 평가를 해서 기저선을 측정해야 한다. 환자가 가진 병의 특성이나 심한 정도에 따라 이독 약물을 사용할지 결정해야 한다는 점을 반드시 명심해야 한다. 난청이 심해지더라도 약물을 계속 사용해야 할 때도 있다. 난청이 시작되거나 발달할 가능성이 있기 때문에 치료가 끝나면 정기적인 청각 평가를 실시하여 일정 기간 동안 모니터링을 지속해야 한다.

외림프 누공

외림프 누공은 난원창 및 정원창의 파열로 인해 림프가 새는 것으로 돌발성 난청의 주된 원인이다. 누공 자체는 매우 작고 미세하다. 정원창과 난원창의 누공은 파열이나 압력 장애로 인해 발생하며 압박이나 신체 운동, 재채기, 기침, Valsalva 기법 혹은 다른 유발 요인 때문에 뇌압이 상승한다. 또한 누공은 진주종이나 감염으로 인한 뼈의 부식이나 잘못된 등골 수술의 결과일 수도 있다.

누공검사(fistula test)는 대개 외림프 누공이 의심되는 환자에게 실시된다. 시겔(압축식) 이경의 벌브를 누르거나 음향 이미턴스 장치의 압력 펌프(7장)를 사용하여 이관 안으로 공기를 넣는다. 환자에게 외림프 누공이 있다면 양압은 상당한 어지럼증이나 안구진탕을 유발한다. 공기의 압력이 고막의 위치를 안쪽으로

바꾸어서 등골족판으로 전달되어 림프를 압박한다. 누공이 개방 밸브와 같은 작용을 하기 때문에 비정상적으로 많은 양의 액체가 잘못된 위치로 이동할 수 있다. 과도한 액체가 위치를 바꾸면 세반고리관 내의 수용기를 과도하게 자극한다. 따라서 어지럼증이나 안구진탕이 발생하는 것이다. 양성 결과는 누공이 있다는 것을 강하게 의미하는 것이지만 약 반 정도의 환자에서는 거짓 음성(false-negative) 결과가 발생하기도 한다(Goodhill, 1981). 따라서 음성검사 결과는 누공을 배제하지 못한다.

일단 외림프 누공이라고 진단되면 이비인후과 의사는 보통 치료를 하거나 누공을 찾아서 교정하기 위한 중이 수술(고실절개술)을 실시한다. 전통적인 접근법에는 장기적인 안정을 취하고 압박을 피하게 하는 것도 포함된다. 누공 교정 수술은 연골막이나 정맥 이식 혹은 지방과 같은 물질을 누공에 붙인다. 수술이 성공하면 난청의 진행을 막을 수 있으며 약간의 청력이 개선될 수도 있다.

후미로성 장애

후미로성 장애는 와우 안쪽의 구조물을 말한다. 넓은 의미에서 여기에는 전정와우 신경이나 중추 청각신경 시스템도 포함된다. 그러나 실제로 후미로(retro-cochlear)는 대개 청신경이나 소뇌교각(cerebello-pontine angle, CPA)의 장애를 말한다. 장애가 중추 신경계에 있을 때 대개는 **중추성**(central)으로 분류한다. 특히 뇌간부 장애에 대해서는 뇌간의 외부에 병소가 있을 때(즉 CPA 종양이 뇌간부를 압박) **축외**(extraaxial)라는 용어를 주로 사용하며 뇌간 자체의 내부에 병소가 있다면 **축내**(intraaxial)라는 용어를 사용한다.

8번 뇌신경 및 소뇌교각 종양

청신경 종양은 100만 명당 13명 정도의 비율로 발생하고 거의 대부분 편측성이다(Tos, Stangerup, Cayé-Thomasen et al., 2004). 약 5%만이 양측성이며 **2유형 신경섬유종증**(neurofibromatosis type 2)이라는 유전적 증후군과 관련된다. 8번 뇌신경 종양은 **청신경종**(acoustic neuromas, acoustic neurilemmomas, acoustic neurinomas, acoustic tumors)으로 불린다. 청신경종은 실제 슈반세포(Schwann cell)로 구성되어 있고 와우가지보다 전정 쪽 가지에 영향을 미치기 때문에 이러한 이름은 다소 잘못된 부분이 있다. 기술적으로 볼 때 **청신경초종**(vestibular schwannoma)이라고 하는 것이 더욱 적당하다(NIH, 1991). 잘못된 이름이 일반적으로 사용되고 있기 때문에 NIH는 종양의 본질을 강조하기 위해 "청신경 종양(Acoustic Tumor)"이라고 하는 **청신경초종**이라는 용어를 사용한다. 그러나 대부분의 사람들은 편한 대로 섞어서 용어를 사용하더라도 일차적인 종양의 위치가 전정가지라는 것을 기억해야 한다. 또한 슈반종(schwannomas) 이외에도 또 다른 종류의 병소 위치를 가진 CPA로는 신경초종(neurilemomas), 수막종(meningiomas), 진주종(cholesteatomas)과 같은 것이 있다. CPA에 위치한 종양은 소뇌교각이나 후부와 종양(posterior fossa tumors)이라고도 부른다.

전정신경초종(vestibular schwannomas)은 8번 뇌신경을 따라 어느 위치에서도 발생할 수 있는데 내이도나 소뇌교각의 신경 안쪽에서도 발생할 수 있다. 내이도 내의 종양은 자라면서 관의 골벽을 손상시키며 저항이 통과하는 경로이기 때문에 CPA 안쪽으로 확장되기도 한다. 종양이 자라서 청신경을 압박하거나 형태나 위치가 바뀌기도 한다. 종양의 압박은 와우로의 혈액 공급을 방해할 수도 있으며 때문에 많은 "후미로성 환자들"이 누가 현상과 같은 미로성 특징을 갖게 된다. 종양의 크기가 커지면 압박은 안면신경이나 3차 신경과 같은 다른 뇌신경에도 영향을 미치며 뇌간의 위치를 바꾸기도 한다. 요약하면 종양은 대개 양성으로 천천히 자라지만 전정신경초종은 넓게 분포하며 생명을 위협하는 경우도 있다.

청신경 종양 환자가 나타내는 특징은 병소의 크기나 위치에 따라 매우 다양하다. 종양이 크게 자라면 다양한 많은 증상이 발생하지만 대개 종양이 커지기

전에 후미로성 병변이 확인된다. 가장 공통적인 현상은 편측 귀에 난청이 나타나는 것이다. 종양은 대개 천천히 진행되지만 급속히 자랄 수도 있다. 또 다른 증상으로는 이명, 현기증, 평형장애, 안면 무감각, 보행 장애 및 두통 등이 있다. 청신경 종양이 전정가지에서 비롯되었는데 청각의 곤란이 가장 큰 증상이라는 것이 특이한 점이다. 이것은 중추의 보상 작용으로 전정의 문제가 천천히 시작되기 때문이다.

대다수의 환자는 적어도 일정한 정도 이상의 고주파수 대역의 난청을 갖는다. 그러나 청력형은 정상 역치에서 심도의 감각신경성 난청까지 다양하다. 청력 검사에 나타나는 후미로성 장애의 특징에 대해서는 8장, 10장, 11장에서 다루게 될 것이다. 그러나 청성뇌간유반응검사(ABR)이나 청반사검사(AR)와 난청 같은 생리적인 검사도 매우 중요하다. 청신경 종양과 관련 병변의 진단에는 방사선 기술도 사용된다. MRI는 주로 "확진" 검사에 사용된다.

청신경 종양에 대한 가장 전통적인 치료는 수술이다. 종양은 그림 6.15의 화살표와 같이 세 가지 경로를 통해 수술한다. 후두엽 하부 경로를 통한 개두술(craniotomy)은 크고 작은 병변 모두에 사용될 수 있으며 청신경 종양에 대해 가장 신경외과적인 수술 접근법이다. 중앙와 접근법(middle fossa approach)은 작은 종양에 사용된다. 이 두 가지 접근법은 내이 구조물을 절개하지 않기 때문에 청각을 보전하는 것이 가능하다. 미로를 통과하는 경로는 청신경 종양에 대한 이과적 접근법으로 측두골을 통해 절개한다. 측두골을 통해 측면으로 종양에 접근함으로써 뇌조직을 건드리지 않으며 의사가 안면신경에 문제가 없다는 것을 확인하고 보호할 수 있도록 해 준다. 종양을 제거하기 위해 미로에 구멍을 뚫기 때문에 수술한 쪽의 귀는 농이 된다.

입체고정 방사선 수술(stereotactic radiosurgery)로 알려진 방사선 기술(감마 나이프를 사용한 선형 가속 기법)은 전통적인 외과 수술이 불가능한 환자에게 유용하게 사용되는 치료 방법이다. 이에 대해서는 논쟁이 있지만 청신경 종양에 대한 치료로서 방사선 외

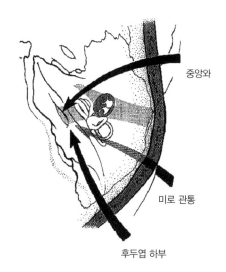

그림 6.15 세 개의 화살표는 청신경 종양 수술에 사용되는 주요 접근법을 나타낸다.

과 기술 사용에 대한 연구가 상당수 축적되고 있다(Perks, St. George, El Hamri et al., 2003; Hasegawa, Kida, Kobayashi et al., 2005; Likhterov, Allbright, & Selesnick, 2007; Mathieu, Kondziolka, Flickinger et al., 2007).

청신경 종양의 치료 방법은 환자의 잔존 청력, 종양의 위치와 크기, 일반적인 의학적 혹은 수술적 문제의 여부 등을 확인하고 선택한다. 환자의 반대쪽 귀에 이미 심한 청각장애가 있다면 청력을 보존하는 기술을 사용해야 한다.

신경섬유종

양측성 청신경 종양은 신경섬유종증이라고 알려진 유전적 질환이다. 그러나 실제 신경섬유종증은 서로 다른 특징과 유전적 기원을 가진 두 개의 장애를 함께 이르는 말이다(NIH, 1991; Pikus, 1995). **NF1**(neurofibromatosis type 1) 혹은 **폰레클링하우젠병**(von Recklinghausen's disease)은 17번 염색체와 관련된 상염색체 우성 증후군이다. NF1 환자는 피부 신경섬유종, CNS 종양, 대두증을 포함한 골격 기형, 시각 시스템의 장애, 심한 카페오레 반점(커피우유 색의 종기) 등을 나타낸다. 이러한 증상은 아동기 초기나 나이가 들면서 나타난다.

표 6.2 1형 신경섬유종증(NF1)과 2형 신경섬유종증(NF2)의 진단 기준

NF1은 다음의 증상 가운데 두 개 이상이 나타난다.

- 여섯 개 이상의 카페오레 반점
  - 사춘기 전에 직경 6mm 이상
  - 사춘기 이후에 직경 15mm 이상
- 두 개 이상의 신경섬유종, 한 개의 그물 모양 섬유종
- 겨드랑이와 서혜부의 주근깨
- 시신경교종
- 2개의 리시결절(홍채 색소과오종)
- NF1을 가진 부모/형제/자녀가 있음(위의 기준에 준함)

NF2는 다음의 증상 가운데 한 개라고 나타난다.

- 양측성 8번 뇌신경 종양
- NF2를 가진 부모/형제/자녀가 있고, 편측성 8번 뇌신경 종양이나 다음의 증상이 나타남
  - 신경섬유종
  - 뇌수막종
  - 신경교종
  - 신경초종
  - 조기의 후부 캡슐형 백내장 혹은 불투명

출처 : Based on National Institutes of Health(NIH). (1991). *Consensus Statement on Acoustic Neuroma*. 9, 1-24.

NF2(neurofibromatosis type 2)는 22번 염색체와 관련된 상염색체 우성 증후군이다. 이것은 양측성 8번 뇌신경 종양의 특징으로 뇌나 척수에 또 다른 종양이 있을 가능성이 있으나 NF1처럼 외부로 드러나는 특이한 증상이 없다. 따라서 양측성 청신경 종양은 본질적으로 NF2일 가능성이 있으나 NF1에서는 드물다. 전통적인 문헌에서는 폰레클링하우젠 병을 단일 증후군이자 유일한 증후군이라고 서술하여 이러한 차이를 놓치고 있다. NF1과 NF2의 진단 기준(NIH, 1991)은 표 6.2에 자세히 정리하였다.

기타 후미로성 장애

후미로성 병리에 대한 이슈는 대개 청신경과 소뇌 교각의 종양이 초점이지만 기타 장애도 많다. 예를 들어 유모세포의 파손(와우 병변)은 청신경 섬유의 역행성 퇴화(후미로성 병변)를 야기하는데 와우장애가 중도 혹은 심도일 때 매우 광범위하게 발생한다. 신경성 노인성 난청은 나이와 관련된 청각장애로 청신경 뉴런의 소실이 특징이다. 변형성 골염(페지병)이나 측두골 종양과 같은 뼈의 병리도 청신경을 손상시킬 수 있다. 청신경은 또한 전하부 소뇌 동맥의 혈관 루프를 압박할 수도 있다. 청신경 전정가지의 중추성 퇴화나 바이러스 감염은 급성 혹은 만성 어지럼, 구역질, 구토 등을 유발하는데 이것을 전정신경세포염이라고 한다. 청신경은 또한 다발성 경화증과 매독 같은 확산성 질병으로도 손상된다.

청신경병증/청각 동시성 부전

청신경병증 혹은 **청각 동시성 부족**(auditory neuropathy/auditory dyssynchrony, AN/AD)은 청각장애를 의미한다. 청신경이나 뇌간부 말단 기능에 민감한 생리적 검사에서 비정상으로 나타나며, 외유모세포의 기능에 민감한 생리적 측정에는 정상으로 나

타난다. 방사선 검사에는 종양이나 다발성 경화증과 같은 후미로성 병변이 나타나지 않는다. 외유모세포는 정상적으로 기능하지만 외유모세포 모두가 정상이 아닐 수도 있다. 따라서 AN/AD는 신경 구조 자체의 문제뿐만 아니라 내유모세포나 내유모세포와 청신경 섬유 연접부의 장애로 발생할 수 있다. 신경이 흥분할 때 동시적으로 적절하게 흥분하지 못하면 신경계 내에서 소리의 패턴이 올바르게 나타나지 않는다. 이것이 청신경병증을 청각이라고 부르는 이유이며 후미로성 장애와 분명하게 분리될 수 있는 이유이다.

청신경병증/청각 동시성 부족에 대해서는 많은 연구가 이루어지고 있다(Sininger et al., 1995; Starr et al., 1996; Stein et al., 1996; Berlin et al., 1998, 2001, 2005; Maden et al., 2002; Shivashankar et al., 2003; Rance, 2005; Rance et al., 2004, 2007). 청신경병증 환자는 경도에서 심도까지의 다양한 감각신경성 난청을 보인다. 이음향 방사나 와우 전기 반응에서 정상으로 나타나는 데 비해 ABR은 비정상이거나 나타나지 않는 것이 청신경병증의 특징이다. 이 밖에 청반사역치가 상승하거나 나타나지 않으며 이음향 방사의 하행성 억제가 어렵다. 청신경병증 환자의 어음인지력은 소음 상황에서는 장애가 발생하지만 조용한 곳에서는 문제가 없거나 심하지 않다. 시간분해검사의 성취도는 문제가 있는 것으로 나타난다.

청신경병증의 전체 발생률은 불분명하지만 영구적 청각장애를 가진 아동의 약 7% 정도에서 발생한다(Rance, 2007). 유전적 요인, 미숙, 고빌리루빈혈증, 저산소증 등이 원인이며 신생아 집중 치료실에 있는 유아의 40%에서 청신경병증이 확인되기도 한다. 또한 청신경병증은 상염색체 우성(Kim, Isaacson, Sivakumaran et al., 2004) 및 열성(Varga, Avenarius, Kelley et al., 2006)의 비증후군성 유전적 원인도 있다. 뿐만 아니라 말초신경병리와 같은 증후군과도 관련되어 있다(Kovach, Campbell, Herman et al., 2002; Postelmans & Stokroos, 2006).

효율적인 관리 접근법이 AN/AD 환자에게도 시도되고 있다. 청신경병증 환자에게 일반적인 증폭은 큰 효과가 없으나 보청기로 효과를 보는 환자도 있기 때문에 시도해 볼 필요는 있다(Rance et al., 2002). 인공와우를 사용한 전기적 자극은 청신경병증 환자의 동시적 청신경 흥분을 개선해 줄 수 있으며 실제 많은 청신경병증 환자가 인공와우의 효과를 보고 있다(Fabry, 2000; Sininger & Trautwein, 2002; Trautwein, Sininger, & Nelson, 2000; Shallop et al., 2001; Madden et al., 2002; Peterson et al., 2003; Postelmans & Stokroos, 2006; Zeng & Liu, 2006).

청각중추정보처리장애

청각중추신경계와 지각 기능의 장애를 전통적으로 **청각중추처리장애**(central auditory processing disorder)라고 한다. 현재는 **청각정보처리장애**(auditory processing disorders, APDs)(Jerger & Musiek, 2000)와 **청각(중추)처리장애**[(central) auditory processing disorders, CAPDs] (ASHA, 2005)라는 용어가 널리 사용된다. CAPD는 매우 다양한 요인으로 인해 발생한다. 노화로 인한 쇠퇴, 선천성 혹은 유전적 장애, 퇴행성 질환, 발달장애, 화학물질이나 약물로 인한 문제, 두부 외상, 감염(뇌염이나 뇌수막염), 종양, 핵황달, 대사성 장애, 혈관장애, 수술로 발생한 병변(뇌량의 분리) 등이 CAPD를 발생시킨다. 그러나 CAPD는 본질적으로 병변도 없고 진행성 질병도 아니며 확실한 기원이 없다. 게다가 APD는 만성 중이 삼출액이나 청각 자극의 비노출과도 관련되며 언어장애나 주의력 결핍/과잉행동 장애(ADHD) 같은 문제와 함께 나타난다.

청각중추신경계의 장애는 좌우 청각 경로에서 매우 다양하게 나타나기 때문에 난청이 없다. 대신 청각정보처리장애 환자는 청각 정보에 대해 하나 이상의 지각 처리 문제를 갖는다(Jerger & Musiek, 2000; ASHA, 2005). 소음, 반향 혹은 방해 자극이 있거나 신호가 나쁠 때 간혹 어음지각장애를 경험하기도 한다. 청각 변별, 패턴 지각, 방향성 청각(방향성 및 측성), 양이 청취(dichotic listening), 공간 정위, 차폐 수준의 차이, 양 귀로 제시되는 신호를 통합하는 능력(양이 융합 혹은 재합성이라고도 함)과 같은 다양한 양이처리장애일 수도 있다. 시간 통합, 시간 분해 혹은 변별, 시간적 차폐, 시간 배열 등 시간 영역의 청각 기능도 문제일 수 있다.

CAPD의 진단은 환자들이 나타내는 문제가 너무 다양해서 매우 어려운 일이다. 환자들이 나타내는 문제로는 학습장애, 난독증, 자폐스펙트럼장애, 언어장애, ADHD, 인지장애 등이 있다. 게다가 결함을 청각 영역(특별한 양식)에만 제한해야 하는지에 대해서도 논쟁이 계속되고 있다(Cacace & McFarland, 2005a, b; Katz & Tillery, 2005; Musiek, Bellis, & Chermak, 2005; Rosen, 2005). 신경과학이나 관련 분야의 연구 결과를 바탕으로 청각 양식이 실행 가능한 조건이 아니라는 의견에 동의하고 있다. 따라서 환자가 일차적으로 청각 자극의 처리에 문제를 나타내면 CAPD라고 진단하는 것이 적절하다(ASHA, 2005).

불명의 청각 기능 부전(obscure auditory dysfunction, OAD)은 청각의 곤란을 나타내는 데 사용되는 용어이다. 특히 정상 역치이면서 문제를 설명할 수 있는 특별한 장애가 없는데도 불구하고 소음이나 기타 듣기 어려운 상황에서 듣는 것이 곤란할 때 사용된다(Saunders & Haggard, 1989, 1992a,b; Baran & Musiek, 1994; Higson, Haggard, & Field, 1994). 이러한 증상은 말초 청각 및 중추 청각계, 인지 곤란, 심리사회적 요인, 청각 환경의 변화, 의사소통의 요구, 언어적 요인 및 노화 등의 장애가 한 개 이상 결합되어 있다는 것을 나타낸다.[6] 중증의 청각 증상은 심각한 병리적 상태가 있는지 확인하기 위해 그리고 적절한 의뢰와 상담을 제공하기 위해 평가해야 한다. Saunders와 Haggard(1989, 1992a, b)의 OAD

에 대한 종합 검사를 사용해서 연구한 Higson 등(1994)은 OAD 환자의 81%에서 성취도의 결함이 나타나며 73%의 환자를 청각, 지각, 인성적 요인으로 범위화할 수 있다는 것을 발견했다.

실어증(aphasia)은 뇌의 언어 중추에 영향을 미치는 손상으로 발생하는 중추성 말언어장애의 다양성을 서술하는 데 사용되는 보편적인 용어이다. **청각실인증**(auditory agnosia)은 귀로 입력되는 소리를 인지하지 못하는 것을 말하며, **구어실인증**(verbal agnosia)은 언어음을 인지하지 못하는 것으로 흔히 **어농**(word deafness)이라고 부르기도 한다. 그러나 실어증을 수반하지 않는 순수한 어농은 극히 드물다. 중추성 농은 양측성 측두엽 손상으로 발생하며 간혹 보고되고 있다(Landau, Goldstein, & Kleffner, 1960; Jerger, Weikers, Sharbrough, & Jerger, 1969; Trumo, Bharucha, & Musiek, 1990). Hood, Berlin, Allen(1994)은 20년간 종단 사례 연구를 통해 중추성 농에 대해 집중적으로 연구하였다.

돌발성 난청

돌발성 난청은 갑작스럽게 시작되는 난청을 의미하는 것으로 어느 날 갑자기 혹은 하룻밤이나 며칠 사이에 갑작스럽게 발생한다. 돌발성 난청은 대개 편측성이지만 양측성으로 나타나기도 하며 난청의 정도도 매우 다양하다. 거의 대부분 난청이 발생한 귀에 이명을 수반하며 이충만감은 매우 흔한 증상이고 어지럼증이 있는 사람도 있다.

돌발성 난청의 원인은 매우 다양하다고 추측되는데 바이러스 감염, 자가면역체계장애, 외림프 누공, 혈관 장애나 색전증, 혈관 경련 등으로 인한 와우 혈액 공급 장애, 외림프 과다긴장, 라이스너막 파열, 메니에르병, 다발성 경화증, 음향 외상 및 기타 종양 등이 있다. 최근에 발생한 두부 손상, 귀 수술, 음향 외상, 이독성 약물(실데나필이나 이와 유사한 약물)의 복용 등도 간과해서는 안 된다. 그리고 급성 이관 폐쇄와 마찬가지로 이구전색 등으로도 돌발성 난청이 발생할

---

6) Sounders와 Haggard(1989)는 55세 미만의 환자에게 OAD 라는 용어를 적용했다.

수 있다는 사실을 잊어서는 안 된다. 원인을 정확하게 알 수는 없으나 돌발성 난청 증상은 의학적 응급 상황으로 간주하고 접근해야 한다.

돌발성 난청의 예상 경로는 증상의 기본 원인에 따라 달라지기 때문에 파악하기가 어렵다. 돌발성 난청 중 일부는 자연 회복된다. 의학적 혹은 수술로 회복되는 경우도 있는데 발병 후 빠른 시기에 치료해야 한다. 일부 돌발성 난청은 회복되지 않으며 계속 진행된다. 돌발성 난청은 대개 의학적으로 치료하며 진단 결과에 맞추어 코티코스테로이드, 베이조다일레이터, 항응고제, 95% 산소와 5% 이산화탄소 재호흡, 이뇨제, 저염식 식이 요법 등이 사용된다. 전반적인 효과가 좋은 경우부터 거의 효과가 없는 경우까지 매우 다양하다. 그러나 돌발성 난청에 대한 의학적 치료의 효과에 대해서 일부 연구가 이루어지고 있음에도 아직 확신할 수 없다(Kitajiri, Tabuchi, Hiraumi, & Hirose, 2002; Conlin, Lorne, & Parnes, 2007; Conlin & Parnes, 2007).

노인성 난청

노화는 청각계 모든 수준에서 일정 정도의 퇴화를 일으킨다. 노화와 관련된 청각장애는 **노인성 난청**(presbycusis)으로 알려져 있다(Marshall, 1981; Roush, 1985; CHABA, 1988). 노인성 난청은 정상적인 노화 과정으로 인한 신체 각 부분의 생리적 쇠퇴[이론적으로는 "순수 노인성 난청(pure presby-cusis)"]에 소음 노출, 이독성 약물의 섭취, 의학적 장애와 치료의 유무, 유전적 요인 등의 영향이 부가적으로 작용하여 발생한다(CHABA, 1988; Gates, Couropmitree, & Myers, 1999; Johnson, Zheng, & Erway, 2000; Fischel-Ghodsian, 2003; Garringer, Pankratz, Nichols, & Reed,

2006).

노인성 난청은 연령의 증가에 따라 청력역치의 변화 정도를 기준으로 설명한다(Corso, 1963; Spoor, 1967; Robinson & Sutton, 1979; Kryter, 1983; Moscicki, Elkins, Baum, & McNamara, 1985; Robinson, 1988; Gates, Cooper, Kannel, & Miller, 1990; Brant & Fozard, 1990; Weinstein, 2000). 선별된 인구 집단, 사회적 혹은 직업적 소음

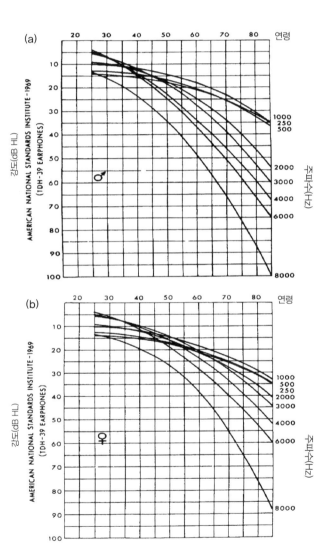

그림 6.16 나이에 따른 청력 수준(노인성 난청). (a) 남자, (b) 여자[Data from Spoor, A. (1967). Presbycusis Values in relation to noise induced hearing loss. *International Journal of Audiology, 6*, 48–57. Adapted from Lebo, C. P., & Reddell, R. C. (1972). The presbycusis component in occupational hearing loss. *Laryngoscope, 82*, 1399–1409.]

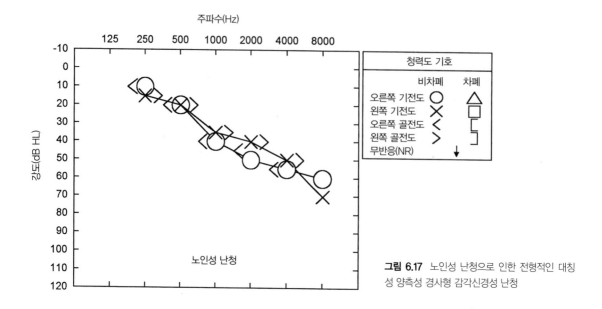

그림 6.17 노인성 난청으로 인한 전형적인 대칭성 양측성 경사형 감각신경성 난청

노출의 정도와 이과적 장애 사이의 차이 등에 따라 노인성 난청의 청력도 곡선이 달리 나타난다. 대표적인 노인성 난청의 역치 곡선을 그림 6.16에 제시하였다. (1) 나이에 따른 역치 변화는 고주파수 대역에서 빠르고 크게 나타난다. 이것은 와우 기저부의 손상이 크다는 것을 의미한다. (2) 여성보다 남성이 노화로 인한 역치의 변화가 더욱 크게 나타난다. 이것은 직업이나

여가 생활로 인한 소음 노출 때문으로 해석된다. 그림 6.17은 노인성 난청의 전형적인 청력도를 나타낸 것이다. 고주파수 대역으로 갈수록 점진적으로 하행하는 감각신경성 난청의 청력도를 나타내며 양측 귀에서 대칭적으로 나타난다.

어음 인지 문제는 노인성 난청의 가장 큰 증상이다. 조용한 장소에서의 어음 인지 점수는 일반적으로 노

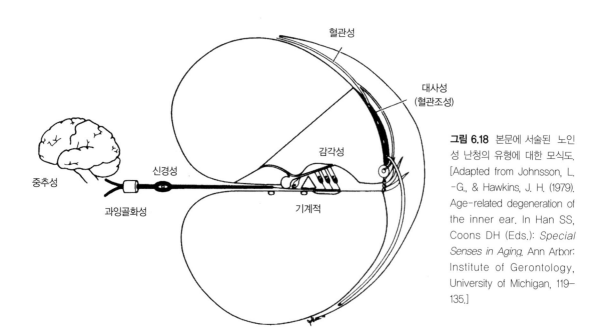

그림 6.18 본문에 서술된 노인성 난청의 유형에 대한 모식도. [Adapted from Johnsson, L.-G., & Hawkins, J. H. (1979). Age-related degeneration of the inner ear. In Han SS, Coons DH (Eds.): *Special Senses in Aging*. Ann Arbor: Institute of Gerontology, University of Michigan, 119–135.]

화가 진행됨에 따라 낮아지는 경향이 있으나 사람에 따라 편차가 크다. 쾌적 강도 수준에서 노인의 어음 인지는 나이가 어린 사람과 유사한 경향이 있다 (Marshall, 1981). Gates 등(1990)은 1026명의 노인 중에 단 3명만(0.3%)이 청력도에 비해 어음 인지 점수가 낮다고 보고했다. 이와는 반대로 듣기 어려운 상황(소음, 시간 압축, 반향, 간섭, 경쟁 등)에서의 어음 명료도가 나이에 비례하여 나빠지는 것은 분명한 사실이다. 어음 명료도에 대한 노화의 효과는 약 40~49세부터 시작된다(Bergman, 1980).

그림 6.18과 같이 노인성 난청의 유형은 다양하다. 그러나 학생들은 많은 환자들이 한 개 이상 노화의 유형을 함께 나타낸다는 것을 명심해야 한다. 어떤 연구자도 지금까지 특정한 노인성 난청의 유형을 나타내는 환자를 본 적이 없었다. Schuknecht (1955, 1964, 1974)는 임상적 특성과 사례사 정보를 바탕으로 노인성 난청의 유형을 네 가지로 구별하였다. **감각성 노인성 난청**(sensory presbycusis)은 주로 와우 기저부의 감각 유모세포와 지지세포의 쇠퇴로 인한 것이다. 또한 2차적인 영향으로 관련된 뉴런의 위축도 원인이다. 점경형(흔히 급추형) 고주파수성 감각신경성 난청이 나타나며 청력도에 상응하는 어음 인지 점수이다. **신경성 노인성 난청**(neural presbycusis)은 청신경의 쇠퇴가 1차적인 원인이다. 뉴런의 수가 감소하여 청력도로 예상되는 어음 인지 점수보다 낮은 점수를 나타내는 것이 특징이다. 노인성 난청에서 어음 인지력이 특별하게 나쁜 것을 간혹 음운회귀(phonemic regression)라고 한다(Gaeth, 1948). 그러나 이러한 현상이 흔하게 나타나는 것은 아니다(Gates et al., 1990).

대사성 혹은 혈관조성 노인성 난청(metabolic or strial presbycusis)은 혈관조의 위축으로 인한 것으로 청력도와 일치하는 어음 인지 점수를 나타내는 수평형 감각신경성 난청이다. **기계적 혹은 와우전도성 노인성 난청**(mechanical or cochlear conductive presbycusis)은 기저막의 구조적 변화로 인한 것으로 기저막의 질량과 경직도의 변화로 와우의 에너지 전달에 영향을 주어 점경형 감각신경성 난청을 야기한다. 대사성 노인성 난청은 가설적인 개념일 수 있다.

여기에 두 가지 추가적인 노인성 난청의 유형이 있다. **혈관성 노인성 난청**(vascular presbycusis)은 와우관 측벽과 나선판의 혈액 공급 약화가 원인이며 혈관조와 나선인대의 쇠퇴도 일부 관련되어 있다(Johnsson & Hawkins, 1972; Johnsson, 1973). **과잉골화성 노인성 난청**(hyperos- totic presbycusis)은 와우축이나 내이도에서 골조직이 비정상적으로 커져 청신경을 압박하며 발생하는 것이다(Krmpotić- Nemanić, 1969; Krmpotić-Nemanić, Nemanić, & Kostović, 1972; Hawkins & Johnsson, 1985).

중추성 노인성 난청(Central presbycusis)은 해부학적 증거들이 불충분하지만 청각 피질을 포함하는 상행성 청각 시스템 여러 기관의 노쇠로 인해 발생한다(CHABA, 1988). 노인성 난청에 있어 중추의 요소에 대해서는 일반적으로 중추 CAPD와 관련된 청력검사의 성취도 결함으로 확인할 수 있다(10장). 중추성 노인성 난청은 기본적으로 인지적 결함이 나타나지 않으며(Jerger et al., 1989; Jerger, Mahurin, & Pirozzolo, 1990) 나이가 많을수록 출현율이 증가한다(Stach, Spretnjak, & Jerger, 1990).

기타 질환 및 영향

더 많은 학생들의 이해를 돕기 위해 이 절에서는 난청의 원인이나 증상이 될 수 있는 일반적 장애와 영향에 대해 좀 더 살펴보고자 한다. 특히 감염, 당뇨병, 변형성 골염, 그리고 일반적 수술이나 마취가 청각에 미치는 영향에 대해 알아보자.

감염

이성 대상포진(herpes zoster oticus, 일명 람세이 헌트 증후군)은 이개, 외이도, 경우에 따라서는 얼굴이나 목 부분에까지 매우 고통스러운 수두나 발진과 같은 포진이 관찰된다. 일반적으로 성인에서는 바이러스 감염으로 발생하며 감각신경성 난청, 어지럼증 및 안면마비 등이 발생할 수 있다.

매독(syphilis)은 선천성 감염의 부분에서 이미 서술했던 감염의 하나이다. 후천성 매독 또한 감각신경성 청각장애를 유발할 수 있으며 메니에르병과 유사하다고 알려져 있다.

본질적으로 귀의 질병이 아님에도 불구하고 공통적으로 난청을 야기하는 감염도 있다. 이러한 질병은 대개 유아기나 아동기에 발생하지만 반드시 어릴 때만 발생하는 것은 아니다. 아동기 바이러스성 질병인 인플루엔자를 비롯해 홍역, 수두 유행성 이하선염 등은 감각신경성 난청을 발생시킬 수 있다. 홍역이나 유행성 이하선염은 특히 주목해야 한다. **홍역**(measles)은 돌발성 양측성 감각신경성 난청을 발생시키는 것으로 알려져 왔다. 홍역 환자의 약 5%에서 고도 이상의 점경형 난청이 나타난다. **유행성이하선염**(mumps)은 아동기에 획득성 편측성 감각신경성 난청을 유발하는 가장 흔한 감염이다. 유행성 이하선염은 경도에서 농 수준까지 다양한 정도의 고주파수 대역 감각신경성 난청을 발생시키며 대부분 심도의 난청이 나타난다. 대개 난청이 돌발적으로 발생하며 이하선에 부기가 없는데도 발생한다. 이러한 증상에 대해 백신을 사용하면 아동기 후천성 감각신경성 난청의 발생률이 감소된다.

박테리아성 수막염(bacterial meningitis)은 질병으로부터 목숨을 건진 환자 가운데 뇌 손상과 난청이 발생하는 급성 중추신경계 감염이다. 사례를 볼 때 70%는 b형 헤모필루스 인플루엔자(Hib) 박테리아에 의해 발생하며 나머지는 수막염균, 폐렴구균, 연쇄상구균 등의 감염으로 발생한다. 그러나 1980년대 말부터 실시한 항 Hib 백신 접종으로 인해 현재 Hib 감염 발생률이 감소하고 있다.

박테리아성 수막염의 가장 흔한 영구적 후유증은 고도에서 심도의 감각신경성 난청이다. 일시적 전도성 난청도 보고되고 있다. 박테리아성 수막염으로 인한 감각신경성 난청의 발생률은 병원균이나 치료 유형에 따라 다양하다. Hib 수막염으로 인한 난청의 발생률은 3~16%이며, 수막염균은 10.5%, 폐렴구균으로 인한 발생률은 약 31~50%이다(Dodge, Davis, Feigin et al., 1984; Stein & Boyer, 1994). 새로운 세팔로스포린 항생제나 코티코스테로이드로 치료를 받은 감염 환자 가운데 난청이 발생하는 비율은 감소하고 있다.

당뇨병

인체에서 세포의 에너지원은 포도당이고 포도당이 세포로 들어갈 수 있도록 해 주는 호르몬이 인슐린이다. **진성당뇨병**(diabetes mellitus) 환자는 췌장에서 인슐린을 충분히 혹은 전혀 만들지 못한다. 세포조직이 만들어진 인슐린을 사용하지 못하기도 한다(인슐린 저항). **1형 당뇨병**은 자가면역질환으로 췌장의 인슐린을 생성하는 β세포를 파괴한다. 환자는 영구적으로 인슐린 치료를 받아야 한다. 대개 성인기 초기에 발생한다. 그러나 95%의 당뇨병 환자는 **2형 당뇨병**으로 췌장에서의 인슐린 생성이 감소되거나 인슐린 저항이 발생한다. 혈관 내에 포도당이 축적되는 것(hyperglycemia)은 감각신경성 난청을 비롯해 매우 많은 심각한 결과와 합병증을 야기한다.

수천의 의학 기록을 검토한 연구 결과에 의하면 나이가 동일한 비당뇨병 환자에 비해 당뇨병 환자에서 감각신경성 난청이 더욱 흔하게 발생하며 당뇨병이 악화하면 난청도 증가하는 것으로 나타났다(Kakarlapudi, Sawyer, & Staecker, 2003). Lisowska, Namyslowski, Morawski, Strojek(2001)는 젊은 1형 당뇨병 환자를 연령이 동일한 비당뇨병 환자와 비교할 때 당뇨병 환자의 정상 청력역치에도 불구하고 와우에서 뇌간부에 대한 생리적 검사 결과가 비정상으로 나타난다고 하였다. Frisina, Mapes, Kim 등(2006)은 59~92세의 2형 당뇨병 노인을 대상으로 한 연구에서 당뇨병 노인들의 검사 결과가 나쁘며 특히 이음향 방사와 저주파수 대역의 순음 청력역치 등 와우장애에 민감한 검사 결과가 더욱 나쁘다고 보고하였다. 뿐만 아니라 오른쪽 귀가 왼쪽 귀에 비해 영향을 더 크게 받는다고 하였다. 1형 당뇨병 젊은 성인과 44~65세의 2형 당뇨병 노인 환자를

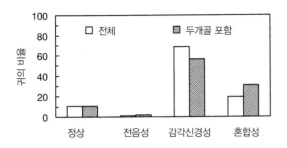

그림 6.19 페지병 환자 집단 및 두개골의 페지병 집단이 나타내는 정상, 전음성, 감각신경성 및 혼합성 청력손실의 비율

대상으로 한 측두골 연구에서는 혈관조와 외유모세포의 쇠퇴가 발견되었다(Fukushima, Cureoglu, Schachern et al., 2005, 2006).

페지병

페지병(Paget's disease, 변형성 골염)은 만성 진행성 골질환으로 정상적인 뼈가 영양이 부족한 골조직에 흡수되거나 대치되어 버리는 병이다. 더욱 심해지면 간혹 뼈가 골절되거나 기타 합병증을 유발하기도 한다. 주로 발생하는 위치는 골반, 척추, 다리 및 두개골이다. 페지병은 일반적으로 50세 이전에는 진단되지 않으며 우연히 발견되는 경우가 많다. 측두골에 발생하면 귀의 모든 부분이 영향을 받는다.

페지병은 전음성 장애라고 생각하기 쉬우나 대개 혼합성이나 감각신경성 난청을 야기하며 상당 부분 노인성 난청의 요소도 포함되어 있다. Harner, Rose, Facer(1978)는 많은 페지병 환자의 청력도를 검토하였다. 연구 대상 중 약 4%는 이경화증도 수반하고 있었다. 그림 6.19를 보면 대부분이 혼합성 혹은 감각신경성 난청이며, 질병이 두개골에도 영향을 미치는 집단에서도 순수 전음성 난청은 2% 미만으로 나타났다. 그러나 혼합성 난청의 비율은 두개골에 질병이 발생할 때 더욱 크게 나타나고 있다.

페지병으로 인한 난청 치료에는 칼시토닌(calci-tonin)이 사용된다. 그러나 효과는 그다지 좋지 않다. Solomon, Evanson, Canty, Gill(1977)은 칼시토닌 치료를 받은 실험집단은 청력이 개선되었으나 치료를 받지 않은 집단은 나빠졌다고 보고하였다. 그러나 3년 뒤(1979)에 다시 측정해 본 결과 두 집단 사이에 차이가 없는 것으로 나타났다.

일반적 수술과 마취

일반적 수술이나 마취와 관련된 난청은 상당한 주목을 받고 있다(Sprung, Bourke, & Contreras et al., 2003). 이산화질소를 사용하는 일반 마취제는 전음성 혹은 감각신경성 난청의 원인이다. 이것은 중이나 미로의 압력 변화 때문으로 알려져 있다. 그러나 일반 마취를 받은 이후에 발생하는 난청은 수술이나 이독성 약물과 더 큰 관련성이 있다(예 : 색전). 심장 수술과 관련된 난청의 발생률은 약 0.2% 미만이다. 대개 영구적인 편측성 감각신경성 난청을 야기하며 색전이 내이에 영향을 미치기 때문으로 추측된다. 다시 정리하면 일반적 수술로 인한 난청은 매우 드물다.

일반 마취와는 대조적으로 척수 마취를 받은 환자의 10~50%는 저주파수 감각신경성 난청의 원인이 대개 뇌척수압의 하행으로 알려져 있다. 그러나 다행스럽게도 증상이 나타나지 않고 대부분 완전히 회복되는 경향이 있다.

비기질적 난청

구조적 이상이 없거나 난청과 관련된 기질적 문제가 없음에도 불구하고 난청이 나타나는 환자가 있다. 이러한 청각의 문제를 비기질적, 기능적, 심리적, 거짓의 혹은 과장된 난청이라고 부른다. 또는 꾀병이나 위난청(pseudohypoacusis)이라고도 한다. 비기질적 난청에 대해서는 14장에서 다시 설명할 것이다.

학습 문제

1. 유전성 난청과 관련된 상염색체 우성 및 열성, X 염색체 관련 미토콘드리아성 유전에 대한 정의를 내려 보라.

2. 이관장애, 중이염, 진주종, 이경화증에 대해 정의하고 주요 특성을 설명하라.

3. 이명을 정의하고 증상을 서술하라.

4. 소음성 난청을 정의하고 특성을 설명하라.

5. 이독성 약물로 인한 청각장애를 정의하고 이독성 약물의 예를 들어 보라.

6. 메니에르병을 정의하고 특성을 설명하라.

7. 귀의 종양을 정의하고 특성을 설명하라.

8. 노인성 난청을 정의하고 특성을 설명하라.

9. 청신경병증을 정의하고 특성을 설명하라.

10. CAPD라는 용어의 의미를 설명하라.

참고문헌

American Academy of Pediatrics (AAP) (2004a). Clinical practice guideline: Otitis media with effusion. *Pediatrics, 113*, 1412–1429.

American Academy of Pediatrics (AAP) (2004b). Clinical practice guideline: Diagnosis and management of acute otitis media. *Pediatrics, 113*, 1451–1465.

American Speech-Language-Hearing Association (ASHA). (2004). *Scope of Practice in Audiology*. Rockville Pike, MD: ASHA.

American Speech-Language-Hearing Association (ASHA). (2005). *(Central) Auditory Processing Disorders*. Rockville Pike, MD: ASHA.

American Speech-Language-Hearing Association (ASHA). (2006). *Preferred Practice Patterns for the Profession of Audiology*. Rockville Pike, MD: ASHA.

American Tinnitus Association. (2007) Available at http://www.ata.org. Accessed Sept. 9, 2007.

Anari, M., Axelsson, A., Elies, W., & Magnusson, L. (1999). Hypersensitivity to sound – Questionnaire data, audiometry and classification. *Scandinavian Audiology, 28*, 219–230.

Baguley, D. M. (2003). Hyperacusis. *Journal of the Royal Society of Medicine, 96*, 582–585.

Baguley, D. M., Irving, R. M., Hardy, D. G., Harada, T., & Moffat, A. (1994). Audiological findings in glomus tumours. *British Journal of Audiology, 28*, 291–297.

Ballachanda, B. B., & Peers, C. J. (1992). Cerumen management. *ASHA, 34*, 43–46.

Baran, D. J., & Musiek, F. E. (1994). Evaluation of the adults with hearing complaints and normal audiograms. *Hearing Today, 6*, 9–11.

Becker, W., Naumann, H. H., Pfaltz, C. R.& Buckingham, R. A. (Eds.). (1994). *Ear, Nose and Throat Diseases: A Pocket Reference*. New York: Thieme.

Bellucci, R. (1973). Dual classification of tympanoplasty. *Laryngoscope, 83*, 1754–1758.

Bergman, M. (1980). *Aging and the Perception of Speech*. Baltimore: University Park Press.

Berlin, C. I., Bordelon, J., St John, P., Wilensky, D., Hurley, A., Kluka, E., et al. (1998). Reversing click polarity may uncover auditory neuropathy in infants. *Ear and Hearing, 19*, 37–47.

Berlin, C. I., Hood, L. J., Morlet, T., Wilensky, D., St John, P., Montgomery, E., et al. (2005). Absent or elevated middle ear muscle reflexes in the presence of normal otoacoustic emissions: a universal finding in 136 cases of auditory neuropathy/dys-synchrony. *Journal of the American Academy of Audiology, 16*, 546–553.

Berlin, C. I., Hood, L., & Rose, K. (2001). On renaming auditory neuropathy as auditory dys-synchrony. *Audiology Today, 13*(6), 15–17.

Bluestone, C. D., Stool, S. E., & Kenna, M. A. (eds.) (1996). *Pediatric Otolaryngology*, 3rd ed. Philadelphia: WB Saunders.

Boettcher, F. A., Henderson, D., Gratton, M. A., Danielson, R. W., & Byrne, C. D. (1987). Synergistic interactions of noise and other ototraumatic agents. *Ear and Hearing, 8*, 192–212.

Borg, E. (1997). Prenatal asphyxia, hypoxia, ischemia and hearing loss: An overview. *Scandinavian Audiology, 26*, 77–91.

Brant, L. J., & Fozard, J. L. (1990). Age changes in pure-tone hearing thresholds in a longitudinal study of normal human aging. *Journal of the Acoustical Society of America, 88*, 813–820.

Brown, D. P. (1994). Speech recognition in recurrent otitis media: Results in a set of identical twins. *Journal of the American Academy of Audiology, 5*, 1–6.

Brownstein, Z., Goldfarb, A., Levi, H., Frydman, M., & Avraham, K. B. (2006). Chromosomal mapping and phenotypic characterization of hereditary otosclerosis linked to the OTSC4 locus. *Archives of Otolaryngology—Head & Neck Surgery, 132*, 416–424.

Cacace, A. T., & McFarland, D. J. (2005a). The importance of modality specificity in diagnosing central auditory processing disorder. *American Journal of Audiology, 14*, 112–123.

Cacace, A. T., & McFarland, D. J. (2005b). Response to Katz and Tillery (2005), Musiek, Bellis, and Chermak (2005), and Rosen (2005). *American Journal of Audiology, 14*, 143–150.

Cantekin, E. I., Doyle, W. J., Phillips, D. C., & Bluestone, C. D. (1980). Gas absorption in the middle ear. *Annals of Otology, Rhinology & Laryngology. Supplement, 89*(3 Pt 2), 71–75.

Carhart, R. (1950). Clinical application of bone conduction. *Archives of Otolaryngology, 51*, 798–807.

Clark, W. W. (1991). Recent studies of temporary threshold shift (TTS) and permanent threshold shift (PTS) in animals. *Journal of the Acoustical Society of America, 90*,

155–163.

Committee on Hearing, Bioacoustics and Biomechanics Working Group on Speech Understanding & Aging, National Research Council (CHABA). (1988). Speech understanding and aging. *Journal of the Acoustical Society of America, 83,* 859–895.

Conlin, A. E., Lorne, S., & Parnes, L. S. (2007). Treatment of sudden sensorineural hearing loss, II: A meta-analysis. *Archives of Otolaryngology—Head & Neck Surgery, 133,* 582–586.

Conlin, A. E., & Parnes, L. S. (2007). Treatment of sudden sensorineural hearing loss, I: A systematic review. *Archives of Otolaryngology—Head & Neck Surgery, 133,* 573–581.

Corso, J. F. (1963). Age and sex differences in pure-tone thresholds. *Archives of Otolaryngology, 77,* 385–405.

Corwin, J. T., & Cotanche, D. A. (1988). Regeneration of sensory hair cells after acoustic trauma. *Science, 240,* 1772–1774.

Cotanche, D. A., Lee, K. H., Stone, J. S., & Picard, D. A. (1994). Hair cell regeneration in the bird cochlea following noise damage or ototoxic drug damage. *Anatomy and Embryology, 189,* 1–18.

Davis, A., & El Refaie, A. (2000). Epidemiology of tinnitus. In Tyler RS (Ed.), *Tinnitus Handbook.* San Diego: Singular, 1–21.

Denny, F. (1984). Otitis media. *Pediatric News, 18,* 38.

Dodge, P. R., Davis, H., Feigin, R. D., et al. (1984). Prospective evaluation of hearing impairment as a sequela of acute bacterial meningitis. *The New England Journal of Medicine, 311,* 869–874.

Downs, M. P. (1995). Contribution of mild hearing loss to auditory language learning problems. In Roeser R (Ed.): *Auditory Disorders in School Children,* 3rd ed. New York: Thieme, 188–200.

Fabry, L. (2000). Identification and management of auditory neuropathy: A case study. In RC Seewald (Ed.), *A Sound Foundation through Early Amplification: Proceedings of an International Conference.* Switzerland: Phonak, 237–246.

Farrior, B. (1968). *Tympanoplasty in 3-D.* Tampa: American Academy of Ophthalmology and Otolaryngology.

Fisch, U. (1980). *Tympanoplasty and Stapedotomy: A Manual of Techniques.* New York: Thieme-Stratton.

Fischel-Ghodsian, N. (2003). Mitochondrial deafness. *Ear and Hearing, 24,* 303–313.

Food and Drug Administration (FDA). (2007). Information for Healthcare Professionals: Sildenafil (marketed as Viagra and Revatio) Vardenafil (marketed as Levitra) Tadalafil (marketed as Cialis). Available at http://www.fda.gov/cder/drug/InfoSheets/HCP/ED_HCP.htm.

Friedman, T. B., Schultz, J. M., Ben-Yosef, T., Pryor, S. P., Lagziel, A., Fisher, R. A., et al. (2003). Recent advances in the understanding of syndromic forms of syndromic hearing loss. *Ear and Hearing, 24,* 289–302.

Friel-Patti, S., & Finitzo, T. (1990). Language learning in a prospective study of otitis media with effusion in the first two years of life. *Journal of Speech and Hearing Research, 33,* 188–194.

Frisina, S. T., Mapes, F., Kim, S., Frisina, D. R., & Frisina, R. D. (2006). Characterization of hearing loss in aged type II diabetics. *Hearing Research, 211,* 103–113.

Fuente, A., & McPherson, B. (2006). Organic solvents and hearing loss: The challenge for audiology. *International Journal of Audiology, 45,* 367–381.

Fukushima, H., Cureoglu, S., Schachern, P. A., Kusunoki, T., Oktay, M. F., Fukushima, N., et al. (2005). Cochlear changes in patients with type 1 diabetes mellitus. *Otolaryngology–Head and Neck Surgery, 133,* 100–106.

Fukushima, H., Cureoglu, S., Schachern, P. A., Paparella, M. M., Harada, T., & Oktay, M. F. (2006). Effects of type 2 diabetes mellitus on cochlear structure in humans. *Archives of Otolaryngology–Head & Neck Surgery, 132,* 934–938.

Gaeth, J. H. (1948). *Study of phonemic regression in relation to hearing loss.* Unpublished dissertation. Evanston: Northwestern University.

Garringer, H. J., Pankratz, N. D., Nichols, W. C., & Reed, T. (2006). Hearing impairment susceptibility in elderly men and the DFNA18 locus. *Archives of Otolaryngology–Head & Neck Surgery, 132,* 506–510.

Gates, G. A. (2006). Meniere's disease review 2005. *Journal of the American Academy of Audiology, 17,* 16–26.

Gates, G. A., Cooper, J. C., Kannel, W. B., & Miller, N. J. (1990). Hearing in the elderly: The Framingham cohort, I: Basic audiometric test results. *Ear and Hearing, 11,* 247–256.

Gates, G. A., Couropmitree, N. N., & Myers, R. H. (1999). Genetic associations in age-related hearing thresholds. *Archives of Otolaryngology–Head & Neck Surgery, 125,* 654–659.

Gates, G. A., Klein, J. O., Lim, D. J., Mogi, G., Ogra, P. L., Pararella, M. M., et al. (2002). Recent advances in otitis media, I: Definitions, terminology, and classification of otitis media. *Annals of Otology, Rhinology & Laryngology. Supplement, 188,* 8–18.

Ghossaini, S. N., & Wazen, J. J. (2006). An update on the surgical treatment of Meniere's disease. *Journal of the American Academy of Audiology, 17,* 38–44.

Goodhill, V. (1981). Leaking labyrinthine lesions, deafness, tinnitus and dizziness. *Annals of Otology, Rhinology, and Laryngology, 90*(2 Pt 1), 96–106.

Gravel, J. S., & Wallace, I. F. (1992). Listening and language at 4 years of age: Effects of early otitis media. *Journal of Speech and Hearing Research, 35,* 588–595.

Gravel, J. S., & Wallace, I. F. (2000). Effects of otitis media with effusion on hearing in the first three years of life. *Journal of Speech, Language, and Hearing Research: JSLHR, 43,* 631–644.

Hall, J. W., Prentice, C. H., Smiley, G., & Werkhaven, J. (1995). Auditory dysfunction in selected syndromes and patterns of malformations. *Journal of the American Academy of Audiology, 6,* 80–92.

Hamernik, R. P., Ahroon, W. A., & Hsueh, K. D. (1991). The energy spectrum of an impulse: Its relation to hearing loss. *Journal of the Acoustical Society of America, 90,* 197–208.

Hamernik, R. P., & Hsueh, K. D. (1991). Impulse noise: Some definitions, physical acoustics and other considerations. *Journal of the Acoustical Society of America, 90,* 189–196.

Hamill, T. A. (2006). Evaluating treatments for Meniere's disease: Controversies surrounding placebo control. *Journal of the American Academy of Audiology, 17,* 27–37.

Harner, S. G., Rose, D. E., & Facer, G. W. (1978). Paget's disease and hearing loss. *Otolaryngology, 86,* ORL-869–ORL-874.

Hasegawa, T., Kida, Y., Kobayashi, T., Yoshimoto, M., Mori, Y., & Yoshida, J. (2005). Long-term outcomes in patients with vestibular schwannomas treated using gamma knife surgery: 10-year follow up. *Journal of Neurosurgery, 102,* 10–16.

Hawkins, J. E., & Johnsson, L.-G. (1985). Otopathological changes associated with presbycusis. *Seminars in Hear-

ing, 6, 115–133.

Henderson, D., Bielfeld, E. C., Harris, K. C., & Hu, B. H. (2006). The role of oxidative stress in noise-induced hearing loss. *Ear and Hearing, 27*, 1–19.

Henderson, D., & Hamernik, R. P. (1986). Impulse noise: Critical review. *The Journal of the Acoustical Society of America, 80*, 569–584.

Henry, J. A., Dennis, K. C., & Schechter, M. A. (2005). General review of tinnitus: Prevalence, mechanisms, effects, and management. *Journal of Speech, Language, and Hearing Research: JSLHR, 48*, 1204–1235.

Higson, J. M., Haggard, M. P., & Field, D. L. (1994). Validation of parameters for obscure auditory dysfunction (OAD)–robustness of determinants of OAD status across samples and test methods. *British Journal of Audiology, 28*, 27–39.

Hood, L. J., Berlin, C. I., & Allen, P. (1994). Cortical deafness: A longitudinal study. *Journal of the American Academy of Audiology, 5*, 330–342.

Hughes, G. B. (Ed.) (1985). *Textbook of Otology.* New York: Thieme-Stratton.

Hughes, G. B., & Pensak, M. L. (Eds.) (1997). *Clinical Otology,* 2nd ed. New York: Thieme.

Hyman, C. B., Keaster, V., Hanson, V., Harris, I., Sedgwick, R., Wursten, H., et al. (1969). CNS abnormalities after hymolyte disease or hyperbilirubinemia. *American Journal of Diseases of Children, 117*, 395–405.

Jastreboff, M. M., & Jastreboff, P. J. (2002). Decreased tolerance and tinnitus retraining therapy (TRT). *Australian and New Zealand Journal of Audiology, 24*, 74–81.

Jastreboff, P. J., & Hazel, J. W. P. (2004). *Tinnitus Retraining Therapy: Implementing the Tinnitus Retraining Model.* New York: Cambridge University Press.

Jerger, J., Jerger, S., Oliver, T., & Pirozzolo, F. (1989). Speech understanding in the elderly. *Ear and Hearing, 10*, 79–89.

Jerger, J., Mahurin, R., & Pirozzolo, F. (1990). The separability of central auditory and cognitive deficits: Implications for the elderly. *Journal of the American Academy of Audiology, 1*, 116–119.

Jerger, J., & Musiek, F. (2000). Report of the consensus conference on the diagnosis of auditory processing disorders in school-aged children. *Journal of the American Academy of Audiology, 11*, 467–474.

Jerger, J., Weikers, N., Sharbrough, F., & Jerger, S. (1969). Bilateral lesions of the temporal lobe. *Acta Oto-Laryngologica. Supplementum, 258*, 1–51.

Jerger, S., Jerger, J., Alford, B. R., & Abrams, S. (1983). Development of speech intelligibility in children with recurrent otitis media. *Ear and Hearing, 4*, 138–145.

Jiang, H., Talaska, A. E., Schacht, J., & Sha, S. H. (2007). Oxidative imbalance in the aging inner ear. *Neurobiology of Aging, 28*, 1605–1612.

Johnson, K. R., Zheng, Q. Y., & Erway, L. C. (2000). A major gene affecting age-related hearing loss is common to at least ten inbred strains of mice. *Genomics, 70*, 171–180.

Johnsson, L.-G. (1973). Vascular changes in the human inner ear. *Advances in Oto-Rhino-Laryngology, 20*, 197–220.

Johnsson, L.-G., & Hawkins, J. E. (1972). Vascular changes in the human inner ear associated with aging. *The Annals of Otology, Rhinology, and Laryngology, 81*, 364–376.

Johnsson, L.-G., & Hawkins, J. H. (1979). Age-related degeneration of the inner ear. In Han SS, Coons DH (Eds.): *Special Senses in Aging.* Ann Arbor: Institute of Gerontology, University of Michigan, 119–135.

Jongmans, M. C., Admiraal, R. J., van der Donk, K. P., Vissers, L. E., Baas, A. F., Kapusta, L., et al. (2006). CHARGE syndrome: the phenotypic spectrum of mutations in the CHD7 gene. *Journal of Medical Genetics, 43*, 306–314.

Kakarlapudi, V., Sawyer, R., & Staecker, H. (2003). The effect of diabetes on sensorineural hearing loss. *Otology & Neurotology, 24*, 382–386.

Katz, J., & Tillery, K. L. (2005). Can central auditory processing tests resist supramodal influences? *American Journal of Audiology, 14*, 124–127.

Katzenell, U., & Segal, S. (2001). Hyperacusis: Reviews and clinical guidelines. *Otology & Neurotology, 22*, 321–326.

Kim, T. B., Isaacson, B., Sivakumaran, T. A., Starr, A., Keats, B. J., & Lesperance, M. M. (2004). A gene responsible for autosomal dominant auditory neuropathy (AUNA1) maps to 13q14–21. *Journal of Medical Genetics, 41*, 872–876.

Kitajiri, S., Tabuchi, K., Hiraumi, H., & Hirose, T. (2002). Is corticosteroid therapy effective for sudden-onset sensorineural hearing loss at lower frequencies? *Archives of Otolaryngology–Head & Neck Surgery, 128*, 365–367.

Kley, W. (1982). Surgical treatment of chronic otitis media. In Naumann, HH (Ed.): *Head and Neck Surgery,* Vol. 3: *Ear.* Stuttgart: Thieme.

Kouwen, H. B., & DeJonckere, P. H. (2007). Prevalence of OME is reduced in young children using chewing gum. *Ear and Hearing, 28*, 451–455.

Kovach, M. J., Campbell, K. C., Herman, K., Waggoner, B., Gelber, D., Hughes, L. F., et al. (2002). Anticipation in a unique family with Charcot-Marie-Tooth syndrome and deafness: Delineation of the clinical features and review of the literature. *American Journal of Medical Genetics, 108*, 295–303.

Krmpotić-Nemanić, J. (1969). Presbycusis and retrocochlear structures. *International Journal of Audiology, 8*, 210–220.

Krmpotić-Nemanić, J., Nemanić, D., & Kostović, I. (1972). Macroscopical and microscopical changes in the bottom of the internal auditory meatus. *Acta Oto-Laryngologica, 73*, 254–258.

Kryter, K. D. (1983). Presbycusis, sociocusis and nosocusis. *The Journal of the Acoustical Society of America, 73*, 1897–1917 [and addendum/erratum, *J Acoust Soc Am, 74*, 1907–1909].

Lalwani, A. K., & Grundfast, K. M. (1998). *Pediatric Otology and Neurotology.* Philadelphia: Lippincott Raven.

Landau, W., Goldstein, R., & Kleffner, F. (1960). Congenital aphasia: A clinicopathologic study. *Neurology, 10*, 915–921.

Lebo, C. P., & Reddell, R. C. (1972). The presbycusis component in occupational hearing loss. *Laryngoscope, 82*, 1399–1409.

Lempert, J. (1938). Improvement of hearing in cases of otosclerosis. *Archives of Otolaryngology, 28*, 42–97.

Lesinski, S. G. (1989). CO_2 laser stapedotomy. *Laryngoscope, 99*(Suppl 46), 20–24.

Levy, R., Shvero, J., & Hadar, T. (1990). Stapedotomy technique results: Ten years' experience and comparative study with stapedotomy. *Laryngoscope, 100*, 1097–1099.

Likhterov, I., Allbright, R. M., & Selesnick, S. H. (2007). LINAC radiosurgery and radiotherapy treatment of acoustic neuromas. *Otolaryngologic Clinics of North America, 40*, 541–570.

Lisowska, G., Namyslowski, G., Morawski, K., & Strojek,

K. (2001). Early identification of hearing impairment in patients with type 1 diabetes mellitus: Sensorineural hearing loss. *Otology & Neurotology, 22*, 316–320.

Madden, C., Rutter, M., Hilbert, L., Greinwald, J. H., Jr, & Choo, D. I. (2002). Clinical and audiological features in auditory neuropathy. *Archives of Otolaryngology—Head & Neck Surgery, 128*, 1026–1030.

Marshall, L. (1981). Auditory processing in aging listeners. *Journal of Speech and Hearing Disorders, 46*, 226–240.

Mathieu, D., Kondziolka, D., Flickinger, J. C., Niranjan, A., Williamson, R., Martin, J. J., et al. (2007). Stereotactic radiosurgery for vestibular schwannomas in patients with neurofibromatosis type 2: An analysis of tumor control, complications, and hearing preservation rates. *Neurosurgery, 60*, 460–468.

Mau, A. (1984). Chronic otitis media with effusion and adenotonsilectomy: A prospective randomized controlled study. In Lim DJ, et al (Eds.): *Recent Advances in Otitis Media with Effusion*. Philadelphia: Decker, 299–302.

McGee, T. M. (1981). Comparison of small fenestra and total stapedectomy. *Annals of Otology, Rhinology, and Laryngology, 90*, 633–636.

Meikle, M. B., Creedon, T. A., & Griest, S. E. (2004). Tinnitus Archive, 2nd Ed. Available at http://www.tinnitusArchive.org. Accessed Sept. 29, 2007.

Melnick, W. (1991). Human temporary threshold shift (TTS) and damage risk. *Journal of the Acoustical Society of America, 90*, 147–154.

Menjuk, P. 1992. Relationship of otitis media to speech and language development. In Katz J, Stecker N, Henderson D (Eds.): *Central Auditory Processing: A Transdisciplinary Approach*. St. Louis: Mosby, 187–197.

Miller, J. D. (1974). Effects of noise on people. *Journal of the Acoustical Society of America, 56*, 729–764.

Mody, M., Schwartz, R. G., Gravel, J. S., & Ruben, R. J. (1999). Speech perception and verbal memory in children with and without histories of otitis media. *Journal of Speech, Language, and Hearing Research: JSLHR, 42*, 1069–1079.

Moore, B. C. J. (2004). Dead regions in the cochlea: Conceptual foundations, diagnosis and clinical applications. *Ear and Hearing, 25*, 98–116.

Morrison, A. W. (1976). The surgery of vertigo: Saccus drainage for idiopathic endolymphatic hydrops. *Journal of Laryngology and Otology, 90*, 87–93.

Moscicki, E. K., Elkins, E. F., Baum, H. M., & McNamara, P. M. (1985). Hearing loss in the elderly: An epidemiological study of the Framingham heart study cohort. *Ear and Hearing, 6*, 184–190.

Musiek, F. E., Bellis, T. J., & Chermak, G. D. (2005). Nonmodularity of the central auditory nervous system: Implications for (central) auditory processing disorder. *American Journal of Audiology, 14*, 128–138.

National Institutes of Health (NIH). (1991). *Consensus Statement on Acoustic Neuroma. 9*, 1–24.

Northern, J. L., & Downs, M. P. (1991). *Hearing in Children*, 4th ed. Baltimore: Williams & Wilkins.

OMIM. *Online Mendelian Inheritance in Man* (nd.). Available at http://www.ncbi.nlm.nih.gov/sites/entrez?db=omim

Paparella, M. M., Goycoolea, M., Bassiouni, M., & Koutroupas, S. (1986). Silent otitis media: Clinical applications. *Laryngoscope, 96*, 978–985.

Paparella, M. M., Shumrick, D. A., Gluckman, J. L., & Meyerhoff, W. L. (Eds.) 1991. *Otolaryngology*. Philadelphia: WB Saunders.

Passchier-Vermeer, W. (1974). Hearing loss due to continuous exposure to steady-state broad-band noise. *Journal of the Acoustical Society of America, 56*, 1585–1593.

Perks, J. R., St. George, E. J., El Hamri, K., Blackburn, P., & Plowman, P. N. (2003). Stereotactic radiosurgery XVI: Isodosimetric comparison of photon stereotactic radiosurgery techniques (gamma knife vs. micromultileaf collimator linear accelerator) for acoustic neuroma—and potential clinical importance. *International Journal of Radiation Oncology, Biology, Physics, 57*, 1450–1459.

Peterson, A., Shallop, J., Driscoll, C., Breneman, A., Babb, J., Stoeckel, R., et al. (2003). Outcomes of cochlear implantation in children with auditory neuropathy. *Journal of the American Academy of Audiology, 14*, 188–201.

Pikus, A. T. (1995). Pediatric audiologic profile in type I and type II neurofibromatosis. *Journal of the American Academy of Audiology, 6*, 54–62.

Postelmans, J. T., & Stokroos, R. J. (2006). Cochlear implantation in a patient with deafness induced by Charcot-Marie-Tooth disease (hereditary motor and sensory neuropathies). *Journal of Laryngology and Otology, 120*, 508–510.

Prellner, K., Kalm, O., & Harsten, G. (1992). Middle ear problems in childhood. *Acta Oto-Laryngologica. Supplementum, 493*, 93–98.

Prezant, T. R., Agapian, J. V., Bohlman, M. C., et al. (1993). Mitochondrial ribosome RNA mutation associated with both antibiotic and non-syndromic deafness. *Nature Genetics, 4*, 289–294.

Priuska, E. M., & Schacht, J. (1995). Formation of free radicals by gentamicin and iron and evidence for an iron/gentamicin complex. *Biochemical Pharmacology, 50*, 1749–1752.

Pulec, J. L., & Horwitz, M. J. (1973). Diseases of the eustachian tube. In Paparella MM, Shumrick A (Eds.): *Otolaryngology*, Vol. 2: *Ear*. Philadelphia: WB Saunders, 75–92.

Rance, G. (2005). Auditory neuropathy/dys-synchrony and its perceptual consequences. *Trends in Amplification, 9*(1), 1–43.

Rance, G., Barker, E., Mok, M., Dowell, R., Rincon, A., & Garratt, R. (2007). Speech perception in noise for children with auditory neuropathy/dys-synchrony type hearing loss. *Ear and Hearing, 28*, 351–360.

Rance, G., Cone-Wesson, B., Wunderlich, J., & Dowell, R. (2002). Speech perception and cortical event related potentials in children with auditory neuropathy. *Ear and Hearing, 23*, 239–253.

Rance, G., McKay, C., & Grayden, D. (2004). Perceptual characterization of children with auditory neuropathy. *Ear and Hearing, 25*, 34–46.

Robinson, D. W. (1988). Threshold of hearing as a function of age and sex for the typical unscreened population. *British Journal of Audiology, 22*, 5–20.

Robinson, D. W., & Sutton, G. J. (1979). Age effect in hearing—a comparative analysis of published threshold data. *Audiology, 18*, 320–334.

Roeser, R. J., & Wilson, P. L. (2000). Cerumen management. In Hosford-Dunn H, Roeser RJ, Valente M (Eds.): *Audiology Practice Management*. New York: Thieme, 273–290.

Roland, P. S., Smith, T. L., Schwartz, S. R., Rosenfeld, R. M., Ballachanda, B., Earll, J. M., et al. (2008). Clinical practice guideline: Cerumen impaction. *Otolaryngology - Head and Neck Surgery, 139*, S1–S21.

Rosen, S. (1953). Mobilization of the stapes to restore hearing in otosclerosis. *New York State Journal of Medi-*

cine, 53, 2650–2653.

Rosen, S. (2005). "A riddle wrapped in a mystery inside and enigma": Defining central auditory processing disorder. *American Journal of Audiology, 14,* 139–142.

Rösler, G. (1994). Progression of hearing loss caused by occupational noise. *Scandinavian Audiology, 23,* 13–37.

Roush, J. (Ed.) (1985). Aging and hearing impairment. *Seminars in Hearing, 6,* 99–219.

Rovers, M. M., Schilder, A. G. M., Zielhuis, G. A., & Rosenfeld, R. M. (2004). Otitis media. *Lancet, 363,* 465–473.

Ryals, B. M., & Rubel, E. W. (1988). Hair cell regeneration after acoustic trauma in adult *Coturnix* quail. *Science, 240,* 1774–1776.

Rybak, L. P., Whitworth, C. A., Mukherjea, D., & Ramkumar, V. (2007). Mechanisms of cisplatinum-induced ototoxicity and prevention. *Hearing Research, 226,* 157–167.

Saunders, G. H., & Haggard, M. P. (1989). The clinical assessment of obscure auditory dysfunction, I: Auditory and psychological factors. *Ear and Hearing, 10,* 200–208.

Saunders, G. H., & Haggard, M. P. (1992a). A clinical test battery for obscure auditory dysfunction (OAD): Development, selection and use of tests. *British Journal of Audiology, 26,* 33–42.

Saunders, G. H., & Haggard, M. P. (1992b). The clinical assessment of "obscure auditory dysfunction" (OAD) 2: Case controls analysis of determining factors. *Ear and Hearing, 13,* 241–254.

Saunders, J. C., Cohen, Y. E., & Szymko, Y. M. (1991). The structural and functional consequences of acoustic injury in the cochlea and peripheral auditory system: A five year update. *Journal of the Acoustical Society of America, 90,* 136–146.

Saunders, J. C., Dear, S. P., & Schneider, M. E. (1985). The anatomical consequences of acoustic injury: A review and tutorial. *Journal of the Acoustical Society of America, 78,* 833–860.

Schildroth, A. N. (1994). Congenital cytomegalovirus and deafness. *American Journal of Audiology, 2*(3), 27–38.

Schmiedt, R. A. (1984). Acoustic injury and the physiology of hearing. *Journal of the Acoustical Society of America, 76,* 1293–1317.

Schuknecht, H. F. (1955). Presbycusis. *Laryngoscope, 65,* 402–419.

Schuknecht, H. F. (1964). Further observations on the pathology of presbycusis. *Archives of Otolaryngology, 80,* 369–382.

Schuknecht, H. F. (1974). *Pathology of the Ear.* Cambridge: Harvard University Press.

Schwartz, R. G., Mody, M., & Petinou, K. (1997). Phonological acquisition and otitis media: Speech perception and speech production. In Roberts J, Wallace I, Henderson F (Eds.): *Otitis Media in Young Children: Medical, Developmental and Educational Considerations.* Baltimore: Brookes.

Shallop, J. K., Peterson, A., Facer, G. W., Fabry, L. B., & Driscoll, C. L. W. (2001). Cochlear implants in five cases of auditory neuropathy: postoperative findings and progress. *Laryngoscope, 111,* 555–562.

Shambaugh, G. E., Jr, & Causse, J. (1974). Ten years experience with fluoride in otosclerotic (otospongiotic) patients. *Annals of Otology, Rhinology, and Laryngology, 83,* 635–642.

Shea, J. J. (1958). Fenestration of the oval window. *Annals of Otology, Rhinology, and Laryngology, 67,* 932–951.

Shimizu, H. (1992). Childhood hearing impairment. *AAS Bulletin, 17,* 15–37.

Shivashankar, N., Satishchandra, P., Shashikala, H. R., & Gore, M. (2003). Primary auditory neuropathy: An enigma. *Acta Neurologica Scandinavica, 108,* 130–135.

Sininger, Y. S., Hood, L. J., Starr, A., Berlin, C. I., & Picton, T. W. (1995). Hearing loss due to auditory neuropathy. *Audiology Today, 7,* 10–13.

Sininger, Y. S., & Trautwein, P. (2002). Electrical stimulation of the auditory nerve via cochlear implants in patients with auditory neuropathy. *Annals of Otology, Rhinology & Laryngology. Supplement, 189,* 29–31.

Snow, J. (Ed.) (2004). *Tinnitus: Theory and Management.* Hamilton, Canada: BC Decker.

Solomon, L. R., Evanson, J., Canty, D., & Gill, N. (1977). Effect of calcitonin treatment on deafness due to Paget's disease of bone. *British Medical Journal, 2,* 485–487.

Spoor, A. (1967). Presbycusis values in relation to noise induced hearing loss. *International Journal of Audiology, 6,* 48–57.

Sprung, J., Bourke, D. L., Contreras, M. G., Warner, M. E., & Findlay, J. (2003). Perioperative hearing impairment. *Anesthesiology, 98,* 241–257.

Stach, B. A., Spretnjak, M. L., & Jerger, J. (1990). The prevalence of central presbycusis in a clinical population. *Journal of the American Academy of Audiology, 1,* 109–115.

Stagno, S. (1990). Cytomegalovirus. In Remington J, Klein J (Eds.): *Infectious Diseases of the Fetus and Newborn Infant,* 3rd ed. Philadelphia: WB Saunders, 240–281.

Starr, A., Picton, T. W., Sininger, Y. S., Hood, L. J., & Berlin, C. I. (1996). Auditory neuropathy. *Brain, 119,* 741–753.

Stein, L., Tremblay, K., Pasternak, J., Banerjee, S., Lindemann, K., & Kraus, N. (1996). Brainstem abnormalities in neonates with normal otoacoustic emissions. *Seminars in Hearing, 17,* 197–213.

Stein, L. K., & Boyer, K. M. (1994). Progress in the prevention of hearing loss in infants. *Ear and Hearing, 15,* 116–125.

Strasnick, B., & Jacobson, J. T. (1995). Teratogenic hearing loss. *Journal of the American Academy of Audiology, 6,* 28–38.

Swartz, J. D., & Harnsberger, H. R. (Eds.) (1998). *Imaging of the Temporal Bone,* 3rd ed. New York: Thieme.

Teele, D. W., Klein, J. L., & Rosner, B. A., The Greater Boston Otitis Media Study Group (1984). Otitis media with effusion during the first three years of life and development of speech and language. *Pediatrics, 74,* 282–287.

Tomek, M. S., Brown, M. R., Mani, S. R., Ramesh, A., Srisailapathy, C. R., Coucke, P., et al. (1998). Localization of a gene for otosclerosis to chromosome 15q25-q26. *Human Molecular Genetics, 7,* 285–290.

Tos, M. (1993). *Manual of Middle Ear Surgery: Vol. 1: Approaches, Myringoplasty, Ossiculoplasty, and Tympanoplasty.* Stuttgart: Thieme.

Tos, M. (1995). *Manual of Middle Ear Surgery: Vol. 2: Mastoid Surgery and Reconstructive Procedures.* Stuttgart: Thieme.

Tos, M., Stangerup, S.-E., Cayé-Thomasen, P., Tos, T., & Jens Thomsen, J. (2004). What is the real incidence of vestibular schwannoma? *Archives of Otolaryngology–Head & Neck Surgery, 130,* 216–220.

Trautwein, P. G., Sininger, Y. S., & Nelson, R. (2000). Cochlear implantation of auditory neuropathy. *Journal of the American Academy of Audiology, 11,* 309–315.

Trumo, M., Bharucha, J., & Musiek, F. E. (1990). Music perception and cognition following bilateral lesions of the auditory cortex. *Journal of Cognitive Neuroscience, 2*, 195–212.

Tsue, T. T., Oesterle, E. C., & Rubel, E. W. (1994). Hair cell regeneration in the inner ear. *Otolaryngology - Head and Neck Surgery, 111*, 281–301.

Tylor, R. S. (Ed.) (2000). *Handbook of Tinnitus*. San Diego: Singular.

Tylor, R. S. (Ed.) (2006). *Tinnitus Treatments: Clinical Protocols*. New York: Thieme.

Valtonen, H., Tuomilehto, H., Qvarnberg, Y., & Nuutinen, J. (2005a). A 14-year prospective follow-up study of children treated early in life with tympanostomy tubes, I: Clinical outcomes. *Archives of Otolaryngology–Head & Neck Surgery, 131*, 293–298.

Valtonen, H., Tuomilehto, H., Qvarnberg, Y., & Nuutinen, J. (2005b). A 14-year prospective follow-up study of children treated early in life with tympanostomy tubes, II: Hearing outcomes. *Archives of Otolaryngology–Head & Neck Surgery, 131*, 299–303.

VanCamp, G., & Smith, R. (2006). *Hereditary Hearing Loss Homepage* (updated July 16, 2006). Available at http://webh01.ua.ac.be/hhh/.

Van De Water, T. R., & Staecker, H. (Eds.) (2006). *Otolaryngology: Basic Science and Clinical Review*. New York: Thieme.

Van Den Bogaert, K., Leenheer, E. M., Chen, W., Lee, Y., Nurnberg, P., Pennings, R. J., et al. (2004). A fifth locus for otosclerosis, OTSC5, maps to chromosome 3q22–24. *Journal of Medical Genetics, 41*, 450–453.

Van Laer, L., Cryns, K., Smith, R. J. H., & Van Camp, G. (2003). Nonsyndromic hearing loss. *Ear and Hearing, 24*, 275–288.

Varga, R., Avenarius, M. R., Kelley, P. M., Keats, B. J., Berlin, C. I., Hood, L. J., et al. (2006). OTOF mutations revealed by genetic analysis of hearing loss families including a potential temperature sensitive auditory neuropathy allele. *Journal of Medical Genetics, 43*, 576–581.

Vernon, J. A. (1987). Pathophysiology of tinnitus: A special case—hyperacusis and a proposed treatment. *American Journal of Otology, 8*, 201–202.

Vernon, J. A. (2002). Hyperacusis: Testing, treatments and a possible mechanism. *Australian and New Zealand Journal of Audiology, 24*, 68–73.

Vissers, L. E., Raavenswaaij, C. M., Admiraal, R. J., Hurst, J. A., de Vries, B. B., Janssen, I. M., et al. (2004). Mutations in a new member of the chromodomain gene family cause CHARGE syndrome. *Nature Genetics, 36*, 955–957.

Walker, G. S., Evanson, J., Canty, D., & Gill, N. (1979). Effect of calcitonin on deafness due to Paget's disease. *British Medical Journal, 2*, 364–365.

Ward, W. D. (1991). The role of intermittence in PTS. *Journal of the Acoustical Society of America, 90*, 164–169.

Weinstein, B. (2000). *Geriatric Audiology*. New York: Thieme.

Wetmore, R. F., Muntz, H. R., & McGill, T. J. (Eds.) (2000). *Pediatric Otolaryngology: Principles and Practice Pathways*. New York: Thieme.

Woods, C. I., Strasnick, B., & Jackson, C. G. (1993). Surgery for glomus tumours: The otology group experience. *Laryngoscope, 103*(11 Pt 2 Suppl 60), 93–99.

Wullstein, H. L., & Wullstein, S. (1990). *Tympanoplasty: Osteoplastic Epitympanoplasty*. Stuttgart: Thieme.

Xu, H., Kotak, V. C., & Sanes, D. H. (2007). Conductive hearing loss disrupts synaptic and spike adaptation in developing auditory cortex. *Journal of Neuroscience, 27*, 9417–9426.

Yee, A. L., & Cantekin, E. I. (1986). Effect of changes in systemic oxygen tension on middle ear gap exchange. *Annals of Otology, Rhinology, and Laryngology, 95*, 369–372.

Zeng, F. G., & Liu, S. (2006). Speech perception in individuals with auditory neuropathy. *Journal of Speech, Language, and Hearing Research: JSLHR, 49*, 367–380.

제 7 장

음향 이미턴스 검사

이미턴스 기기

음향 임피던스(impedance)와 어드미턴스(admit-tance)를 설명하는 일반 용어인 **음향 이미턴스**(acoustic immittance)를 이 장에서 배워보자. 주요 용어를 간략하게 정리해 보면 **음향 임피던스**(acoustic impedance, Z_a)는 소리 에너지 흐름의 저항 정도를 말하며 측정 단위는 옴(ohm)이다. 음향 임피던스는 음의 이동(sound flow)이나 속도(volume velocity, U)에 대한 음압 비율이며 그 관계식은 $Z_a = P/U$이다. 음향 임피던스의 역수는 **음향 어드미턴스**(acoustic admittance, Y_a)이며 측정 단위는 모(mmho)이다. 음향 어드미턴스는 소리 흐름을 용이하게 하는 것으로 그 관계식은 $Y_a = U/P$이다. 음향 임피던스는 (1) **음향 저항**(acoustic resistance, R_a)인 마찰적 요소, (2) **부적 음향 리액턴스**[negative (stiffness) acoustic reactance, $-X_a$]인 강직 요소, (3) **정적 음향 리액턴스**[positive (mass) acoustic reactance, $+X_a$]인 질량 요소로 구성되어 있다. 이러한 요소들의 역수는 음향 어드미턴스의 각 구성요소, 즉 (1) **음향 전음력**(acoustic conductance, G_a), (2) **정적 (유연성 혹은 강직성) 음향 서셉턴스**[positive (compliant or stiffness) acoustic susceptance, $+B_a$], (3) **부적 (질량) 음향 서셉턴스**[negative (mass) acoustic susceptance, $-B_a$]이다.

귀의 이미턴스는 기계적이고 음향인 탄성, 부피, 저항의 다양한 요소에서 유도된다(Van Camp, Margolis, Wilson, Creten, & Shanks, 1986). (1) 강직성(탄성)은 외이와 중이 공간의 공기 정도, 고막 및 이소골의 건(tendon)과 인대의 영향을 받는다. (2) 그 질량은 이소골, 고막의 이완부(pars flaccida) 및 외림프(perilymph)의 영향을 받는다. (3) 저항(마찰)은 외림프, 중이 공간의 점막 내층, 중이와 유돌봉소 사이의 좁은 통로, 고막과 많은 중이 건, 인대에 의해 발생된다. 중이 근육의 수축은 강직성을 증가시켜 귀의 이미턴스를 변화시킨다. 다양한 병리적인 상태는 귀의 어드미턴스를 변화시켜 병리의 유무 및 진단에 도움을 줄 수 있다. 이러한 이유로 임상에서는 이미턴스 검사를 실시한다. 어드미턴스 측정은 임상적으로 임피던스보다 사용이 간단하다. 음향 어드미턴스는 그림 7.1에 제시된 장치 방식으로 측정할 수 있다.

귀의 음향 이미턴스는 외이도에 **프로브 팁**(probe tip) 장치를 삽입하여 측정한다. 이 프로브는 외이도와 프로브 사이를 밀폐하기 위해 유연한 플라스틱으로 밀봉되어 있다. 프로브는 네 개의 관으로 구성되어 있는데 한 관은 외이도에 **프로브 음**(probe tone)을 전달하는 **수신기**(receiver), 두 번째 관은 외이도의 프로브음을 모니터링하는 데 사용되는 **마이크로폰**(microphone), 세 번째 관은 **공기압 펌프**(pressure pump)나 **기압계**(manometer, pressure meter), 네 번째 관은 청반사 검사를 위한 자극 제시용 수신기와 연결되어 있다. 음향 어드미턴스는 측정기나 비디오

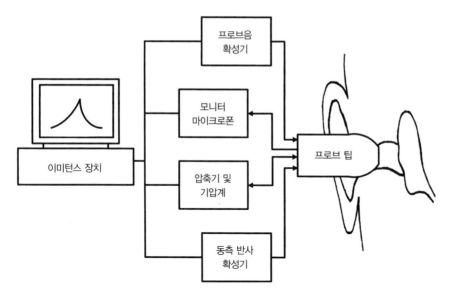

그림 7.1 음향 이미턴스 장치의 도식도

와 연결된 장치를 이용하여 측정하고 일반적으로 종이에 결과를 프린트할 수 있다. 그림 7.2는 전형적인 임상 이미턴스 검사기이다.

기본적인 검사 방법은 귀의 어드미턴스 정도에 의해 영향을 받는 외이도에 85dB SPL의 프로브음을 보내 준다.

일반적인 이미턴스 검사는 226Hz(혹은 220Hz) 음을 프로브음으로 사용한다. 정상 귀는 강직성 리액턴스의 변화에 민감하기 때문에 낮은 주파수음을 선택

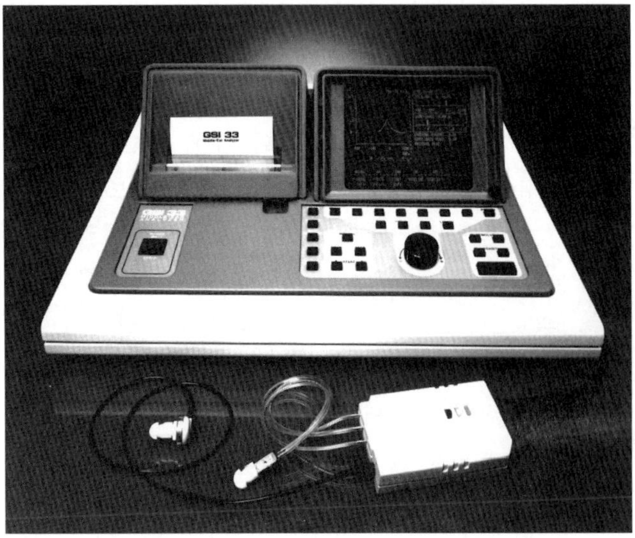

그림 7.2 임상용 음향 이미턴스 장치(Grason-Stadler Inc. 제공)

한다. 이 외 귀의 어드미턴스는 공기 어드미턴스의 양과 **등량**(equivalent volume)으로 계산한다. 다시 말해 이 장치에서 귀의 어드미턴스가 226Hz에서 1.8mmho를 보일 때 귀의 공기압은 1.8mL로 나타난다. 왜 이럴까? 0.2~2.5mL를 담을 수 있는 다양한 스테인리스 용기를 몇 개 갖고 있다고 가정하자. 이 용기에 담겨 있는 공기가 음향 스프링이 되고 그 용기 어드미턴스는 본질적으로 유연성 서셉턴스(임피던스는 강직성 리액턴스)이다. 각 용기에 프로브 팁을 삽입하면 그 용기의 용량에 따라 커지는 것처럼 어드미턴스가 증가(임피던스는 감소)하는 것을 알 수 있다. 동일한 용기에 각기 다른 프로브음 주파수를 가지고 이 실험을 반복하면 각 주파수마다 이미턴스량이 다르게 나타날 것이다. 이는 어드미턴스가 주파수에 좌우된다는 사실을 의미한다. 또한 자극음이 226Hz일 때 이미턴스는 용량(mL)과 같다. 예를 들어 226Hz에서 용기 2.0mL의 음향 어드미턴스(Y_a)는 2.0mmho가 되고, 1.2mL는 1.2mmho, 0.3mL는 0.3mmho가 된다. 이것은 프로브음의 주파수도 저주파수인 226Hz를 사용하는 이유이다. 그러나 고주파수 프로브음이 주는 정보와는 다

른 정보를 주기 때문에 종종 사용된다.

고막에서의 이미턴스

중이 이미턴스는 주로 진단 목적으로 활용된다. (1) 중
이의 병리, (2) 청반사로 인한 중이 근수축에 대한 정
보를 알 수 있기 때문이다. 그러나 프로브 팁은 귀의
외이도 안에 삽입한 위치에서 귀의 이미턴스 정도를
모니터링한다. 그러므로 외이와 중이 이미턴스가 전체
이미턴스를 측정하게 된다. 이것은 외이도 용적이 임
상적으로 적절한 것인지의 문제이다. 즉 프로브 팁에
서의 전체 이미턴스 값이 중이 이미턴스 값으로만 해

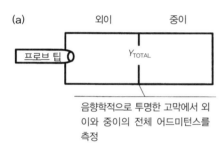

음향학적으로 투명한 고막에서 외
이와 중이의 전체 어드미턴스를
측정

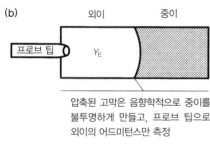

압축된 고막은 음향학적으로 중이를
불투명하게 만들고, 프로브 팁으로
외이의 어드미턴스만 측정

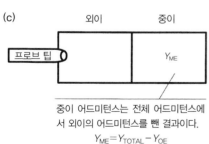

중이 어드미턴스는 전체 어드미턴스에
서 외이의 어드미턴스를 뺀 결과이다.

$$Y_{ME} = Y_{TOTAL} - Y_{OE}$$

그림 7.3 (a) 전체 어드미턴스(Y_{TOTAL})는 외이와 중이의 어드미턴스
를 합한다. (b) 공기압을 이용 고막을 긴장시켜 어드미턴스를 측정. 여
기서 프로브 팁은 외이의 어드미턴스만 해당된다(Y_{OE}). (c) 중이(고막)
의 어드미턴스(Y_{ME})는 Y_{TOTAL}에서 Y_{OE}를 뺀 것이다.

석하기 어렵다는 점이다. 예를 들어 비정상적으로 낮
은 중이 어드미턴스를 가진 전음성 장애 환자는 외이
도의 넓은 용적 때문에 정상 어드미턴스 값을 보인다.
중이가 정상인 또 다른 사람은 용적이 매우 작아 낮은
어드미턴스 값을 보이기도 한다. 세 번째 환자는 첫
검사 시 중이염으로 인해 낮은 어드미턴스 값을 보인
다. 중이 문제는 재검진을 위해 다시 방문할 때 대부
분 해결된다(즉 중이 이미턴스가 정상으로 돌아온다).
그러나 전체 Y_a는 여전히 비정상적으로 낮게 나타나
는데 이는 삽입된 프로브 팁이 너무 깊게 들어가 외이
도 용적을 작게 만들기 때문이다. 이는 프로브 팁을
어느 정도 깊게 삽입하느냐에 따라 달라지는 것을 알
수 있다.

우리는 중이 어드미턴스의 정확한 값을 알기 위해
서는 전체 어드미턴스 값에서 외이도 부분을 제거해
야만 한다. 다시 말하면 프로브 팁의 끝을 고막의 면까
지 측정하여야 한다는 것이다. 전체 어드미턴스
(Y_{TOTAL})는 외이(Y_{OE})와 중이(Y_{ME}) 어드미턴스의 합
인 것을 알 수 있다.[1]

$$Y_{TOTAL} = Y_{OE} + Y_{ME}$$

따라서 전체 어드미턴스로부터 외이의 어드미턴스
를 제외하면 중이의 어드미턴스가 남게 된다. 이것이
중이검사 결과의 수치이다.

$$Y_{ME} = Y_{TOTAL} - Y_{OE}$$

위의 간단한 공식이 우리가 임피턴스보다 어드미턴
스를 바탕으로 측정하는 주된 이유이다.[2]

---

1) Y_{ME}는 고막의 평면에 어드미턴스가 유지되는 Y_{TM}이라고도
한다.
2) 등가 임피턴스 공식은 보다 복잡하다.
방정식 7.1

$$Z_{ME} \quad \frac{(Z_{OE} \times Z_{TOTAL})}{(Z_{OE} - Z_{TOTAL})}$$

여기서 Z_{TOTAL}은 전체 임피턴스이고, Z_{OE}는 외이 임피턴스,
Z_{ME}는 중이 임피턴스이다.

중이 (고막에서) 어드미턴스를 측정하는 과정은 간단하다. 먼저 귀의 전체 어드미턴스를 측정한다(그림 7.3a). 두 번째 단계는 고막의 압력이 가해지는 동안에 귀의 어드미턴스를 다시 측정하는 것이다. 이 측정에는 외이(혹은 외이도)의 어드미턴스만 반영되었고 이는 그림 7.3b에 제시되었다. 이 압력의 변화는 프로브 팁의 관 중 하나와 연결된 압력펌프를 이용해 측정한다. 이 전략의 이론적인 근거(rationale)는 압력펌프로 고막을 긴장시켜 경직되게 함으로서 소리 에너지가 중이를 통과하지 못하도록 하면 프로브팁은 단지 외이 어드미턴스가 측정하게 된다는 것이다. 이 경우 중이는 측정에서 제외된다. 그러므로 어드미턴스는 외이에서만 측정된 상태이다.

먼저 측정한 전체 어드미턴스(외이와 중이 모두가 포함됨)와 두 번째 측정한 외이 어드미턴스를 알아내고 세 번째 단계(그림 7.3c)에서는 우리가 알지 못하는 전체 어드미턴스(Y_{TOTAL})에서 외이 어드미턴스(Y_{OE})를 빼면 중이 어드미턴스(Y_{ME})를 계산해낼 수 있다.

고막운동성검사

고막운동성검사는 외이도에서 다양한 공기압에 따른 귀의 음향 어드미턴스를 측정하는 것이다. 프로브 팁은 외이도를 밀폐시키고 프로브 팁의 관 중 하나가 공기압 펌프나 기압계와 연결되어 있기 때문에 외이도 공기압의 양을 조절할 수 있다. 공기압의 양은 **daPa**(dekapascals)나 물의 압력인 mmH$_2$O[3]로 나타낸다. 이는 검사하는 검사실 안의 공기 중 압력과도 연관된다. 그러므로 0daPa는 외이도의 압력이 공기압의 압력과 같음을 의미하고 **정적 양압**(예 : +100daPa)은 외이도가 공기 중 압력보다 높다는 것을 말한다. 그리고 **음압**(예 : −100daPa)은 대기 압력보다 낮은 것을 의미한다. 이런 정보는 그래프로 표시할 수 있는데 이를 **고실도**(tympanogram)(그림 7.4a)라 한다. 여기서 y축은 어드미턴스이고 x축은 압력이다.

대부분의 검사기는 자동적으로 고실도를 측정하기

때문에 우리는 어떤 일이 일어났는지와 그 이유에만 집중할 수 있다. 고막운동성검사에서 첫 번째 단계로 외이도에 프로브를 삽입하여 밀폐된 공간을 만든다. 프로브는 외이도 벽이 아닌 고막에 마주하게 꽂아놓고 고막에 이르는 관이 막히지 않도록 해야 한다. 귀지는 프로브에 붙거나 고막에 이르는 관이 완벽하게 막히는 원인이 된다. 그러나 약간의 귀지는 크게 문제되지 않는다. 다음 단계에서는 측정하는 프로브 주파수와 어드미턴스 요소를 선택해야 한다. 일반적으로 전체 음향 어드미턴스(Y)는 226Hz 프로브음으로 측정한다.

226Hz 프로브음이 켜지면 외이도에 압력이 +200daPa까지 올라간다. 이 양압은 보통 고막을 긴장시켜 중이 어드미턴스를 배제하기에 충분한 양이다(그림 7.3b). 그러므로 어드미턴스는 외이의 상태를 나타내는 +200daPa에서 검사한다. 그림 7.4a를 보면 +200daPa에서 어드미턴스는 1.0mmho(1번)이다. 이것은 외이의 음향 어드미턴스가 1.0mmho, 외이도의 용량이 1.0mL임을 의미한다. 226Hz의 용량은 mmho와 같기 때문이다. +200daPa 아래로 압력이 내려가면서 고실도가 천천히 상승하는 것을 알 수 있다. 전체 어드미턴스는 압력이 +100daPa일 때 −0.1mmho에서 1.1mmho까지 상승한다(2번). 이후에서 1.75mmho가 된다.

이런 현상은 왜 일어나며 의미하는 바가 무엇일까? 외이도에서 압력이 꾸준히 감소하면 고막에서의 긴장감 역시 줄어든다. 중이는 프로브 팁으로 더 이상 완벽하게 막히지 않는다. 대신에 프로브 팁으로 점점 더 증가하는 중이의 어드미턴스를 검사할 수 있다. 낮은 압력은 고막의 낮은 긴장과 중이의 높은 긴장을 의미한다. 고막이 완벽하게 "불투명"에서 "반투명"으로 바뀌어 간다. 1.0mmho는 외이도에서 나오기 때문에 중이에서 나오는 추가적인 어드미턴스양(1.0mmho 이

---

3) 압력의 두 단위는 매우 밀접하다(1daPa=1.02mmH$_2$O이고 1mmH$_2$O는 0.98daPa이다). 이것은 사용 목적에 따라 서로 바꿔 가며 사용할 수 있다.

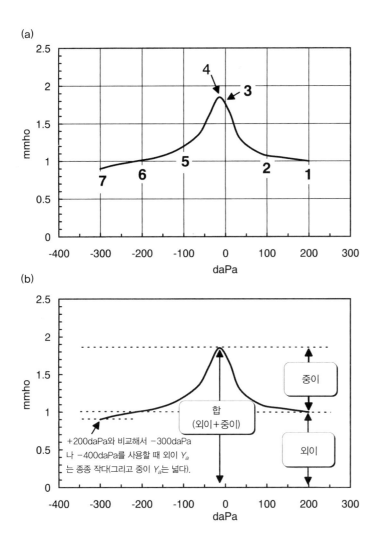

(peak)이라고 부른다. 시각 유추를 이용해 더 이상 고막에 부가되는 어떤 긴장도 없으므로 "투명하게" 되고 중이 어드미턴스는 프로브 팁을 통해 파악할 수 있다. 최고(정점) 전체 어드미턴스는 1.85mmho이고 외이 어드미턴스는 1.0mmho이기 때문에 중이 어드미턴스가 0.85mmho라고 추측할 수 있다.

압력이 0daPa 아래로 감소함으로써 확실히 음압이 증가하게 된다. 이것은 어드미턴스를 −100daPa에서 1.2mmho까지(5번) 혹은 −200daPa에서는 1.0mmho까지(6번) 떨어뜨리는 원인이 된다. −300daPa에서 떨어진 어드미턴스 양은 고막이 긴장하면서 더 불투명하게 되어 음압이 지속적으로 증가하면 0.9mmho로 떨어진다. 그러므로 −300daPa에서 어드미턴스는 +200 daPa에서보다 실제로 작다.

많은 청각사가 +200daPa를 사용해 외이의 역치를 측정할지라도 고실도의 가장 낮은 지점은 종종 −300 ∼ −400daPa에서 나타난다. +200daPa와 비교해 볼 때 −400daPa 이상에서 효과적으로 중이 어드미턴스를 측정할 수 있고 외이 어드미턴스 양을 보다 정확하게 측정할 수 있다(Shanks & Lilly, 1981). 이것은 다음과 같은 의미를 제시한다. (1) 고실도는 압력 범위가 +200daPa에서 −400daPa(혹은 최소한 −300daPa)이다. (2) 중이 어드미턴스는 (a) 전체 어드미턴스와 같은 고실도 정점과 (b) 외이의 어드미턴스 양으로 가장 낮은 두 개의 "꼬리"를 근거로 해석된다.

고실도의 정점 역시 중이의 압력 상태를 추측할 수 있는데 예를 들면 −15daPa으로 표현된다. 이제 독자는 고막에 가해지는 공기압을 이용해 중이를 파악할

그림 7.4 (a) 226Hz(혹은 220Hz)에서 고실도 어드미턴스(Y)의 측정 사례이다. 그림의 번호는 본문을 참고하기 바란다. (b) 226Hz에서 고실도 어드미턴스는 전체 음향 어드미턴스, 외이 음향 어드미턴스, 중이(정점) 음향 어드미턴스로 분류된다.

상)을 추측할 수 있다. 그러므로 전체 0daPa에서 1.75mmho이면 외이도에서 1.0mmho, 중이에서 0.75mmho가 존재하는 것이다.

고막검사 과정이 다시 되돌아가면서 그 압력이 0daPa 아래로 감소하게 된다. 공기를 외이도 안이 아닌 밖으로 압출하여 압력이 부적으로 증가하게 된다. 어드미턴스가 최고점인 1.85mmho에 도달하기 위해 외이도 압력은 −15daPa만큼 올라가야 한다(4번). 그러고 나서 전체 어드미턴스는 음압이 증가하면서 다시 떨어지기 시작한다. 최고점은 고실도의 **정점**

수 있다는 것을 기억할 것이다. 다른 부위보다 고막의 반대측에 보다 높은 압력(즉 중이보다 외이에 높은 압력)이 있기 때문이다. 고막이 압력 차로 인한 어떤 스트레스도 받지 않을 때 가장 높은 어드미턴스(정점)가 나타난다. 그러므로 정점 압력을 얻기 위해 사용된 음압은 고막 반대측 즉, 중이에 존재하는 압력과 동일해야 한다. 고막의 양쪽이 동일 압력이 되면 고막의 긴장을 최소화시켜 최고의 어드미턴스 값을 갖게 한다. 그래서 고실도 정점은 중이 내의 압력 추정치를 제공해 준다.

226Hz(저주파수) 고실도 해석

226Hz(혹은 220Hz) 고실도 결과를 해석할 때 정적 음향 어드미턴스, 고실도의 경사 혹은 너비, 외이 용적, 고실도에서 정점이 나타나는 압력, 고실도의 모양을 고려해야 한다. 또한 고실도는 임상적으로 결과 형태(type)에 따라 몇 가지로 분류된다. 일부 시스템은 220Hz(226Hz) 고실도의 분류를 제안하였다(Liden, 1969; Jerger, 1970; Liden, Peterson, & Bjorkman, 1970; Jerger, Anthony, Jerger, & Mauldin, 1974; Liden, Harford, & Hallen, 1974; Feldman, 1975; Paradise, Smith, & Bluestone, 1976; Silman & Silverman, 1991). 대다수가 Jerger(1970)가 제안한 고실도 분류를 활용한다. 그림 7.5는 고실도 분류의 형태이다. 이 형태는 이미턴스에 따라 나타나고 이 그림으로 제시된다. 이런 고실도는 mmho에서 순수한 어드미턴스 대신에 임의의 유연성(compliance)으로 표현된다(신호음 음향 어드미턴스와 외이도 용적은 나누어 평가된다).

고실도의 **A형**은 대기압 근처에 뚜렷한 정점이 나타나며 보통의 환자나 이경화증 환자들에게서 나타나는 전형적인 모습이다. 만약 A형의 정점이 낮다면 A_S형으로 분류하고 이는 일반적으로 이경화증과 관련 있지만 중이염이 있을 때도 나

타난다. 반대로 A형 정점이 너무 높을 경우 A_D형에 속하며 이는 상처 나거나 약한 고막을 가진 정상 귀의 경우 혹은 이소골 문제가 있을 경우에 나타난다. A_DD형은 너무 높아 정점이 나타나지 않는 것으로서 이소골이 단절된 귀에서 나타난다.

B형은 근본적으로 전 범위의 압력에 평편하게 나타난다. 이것은 중이가 액체로 차거나 진주종을 가진 환자의 특징적인 고실도이다. 또한 B형은 고막천공이나 외이도의 귀지(혹은 다른 폐쇄물)로 인해 나타날 수 있다.

C형은 −100daPa(mmH_2O) 이하에서 음압 정점이 존재하고 이는 중이가 음압 상태에 있음을 의미한다. 이것은 이관 장애와 중이강에 물이 차 있을때 나타난다.

그림에는 없지만 정점이 보이지 않는 고실도에서 정점 위치에 V자 모양이 좁으면 **D형**이라 하고 넓으면 **E형**이라 한다. 이것은 226Hz(220Hz) 프로브를 이용할 때 드물게 나타난다. D형은 고막이 과운동성이거나 상처 난 것(이외엔 정상)과 관련 있는 반면 E형은 이소골 붕괴 시 나타난다.

정적 음향 이미턴스

정적 음향 이미턴스(static acoustic immittance)는

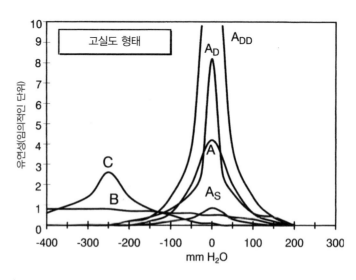

그림 7.5 Jerger(1970)의 220Hz(226Hz) 고실도 분류

표 7.1 성인, 아동 및 유아의 정점 정적 음향 어드미턴스 (mmho) 90% 정상 범위

집단	90% 정상 범위
성인[a]	0.37~1.66
아동[b]	0.35~1.25
영유아(전체)[c]	0.26~0.92
발달적인 영유아[d]	
4~10주	0.14~0.73
11~19주	0.13~0.57
20~26주	0.15~0.54
6~12개월	0.16~0.60
2년	0.21~1.03

[a] Wiley, T. L. (1989). Static acoustic-admittance measures in normal ears: A combined analysis for ears with and without notched tympanograms. *Journal of Speech and Hearing Research, 32*, 688.

[b] Sillman, S., Silverman, C. A., & Arick, D. S. (1992). Acoustic-immittance screening for detection of middle-ear effusion. *Journal of the American Academy of Audiology, 3*, 262-268.

[c] Margolis, R. H., & Popelka, G. R. (1975). Static and dynamic acoustic impedance measurements in infants ears. Journal of Speech and Hearing Research, 18, 435-443.

[d] Calandruccio, L., Fitzgerald, T. S., & Prieve, B. A. (2006). Normative multifrequency tympanometry in infants and toddlers. *Journal of the American Academy of Audiology, 17*, 470-480.

표 7.2 두 연구로부터 나온 나이 든 성인들의 정점 정적 음향 어드미턴스를 위한 90% 범위

연령 집단(세)	Wiley 등(2005)[a]	Golding 등(2007)
48(49)[b]~59	0.2~1.5	0.3~2.2
60~69	0.2~1.6	0.3~2.1
70~79	0.0~1.8	0.2~2.2
≥80	0.0~2.0	0.2~2.5

[a] 조사 자료를 바탕으로 한 양이(왼쪽과 오른쪽 귀)의 합

[b] Wiley, T. L., Nondahl, D. M., Cruickshanks, K. J., & Tweed, T. S. (2005). Five-years changes in middle ear function for older adults. *Journal of the American Academy of Audiology, 16*, 129-139. Golding, M., Doyle, K., Sindhusake, D., Mitchell, P., Newall, P., & Hartley, D.(2007). Tympanometric and acoustic stapedius reflex measures in older adults: The Blue Mountains Hearing Study. *Journal of the American Academy of Audiology, 18*, 301-403.

중이의 "전형적인" 공기압에 대한 이미턴스이다. 근본적으로 중이 이미턴스 혹은 어드미턴스가 대기압 조건에서 측정되는 것을 고려해야 한다(Zwislocki & Feldman, 1970; Feldman, 1975, 1976). 이 점에서 중이의 어드미턴스를 계산하기 위해 귀에 압력을 가하는 것이 혼란스럽게 보일 것이다. 그러나 전체 어드미턴스는 0daPa 대기압에서 어떠한 압력 없이 측정할 수 있음을 기억하라. 그림 7.4a(3번)를 보면 Y_{ME}는 0daPa에서 0.75mmho이다. 우리는 이 측정치를 "대기압 정지"라 칭할 것이다. 다른 접근은 고실도의 정점과 일치한 압력 수준에서 정적 어드미턴스를 측정하는 것이다(Brooks, 1969; Jerger, 1970; Jerger, Jerger, & Mauldin, 1972; Jerger, Anthony et al., 1974; Margolis & Popelka, 1975). 우리는 이 값을

"정점 정지"라 한다(더 정확하게 말하자면 정점 보상 정적 어드미턴스이다). 그림 7.4a의 −15daPa에서 Y_{ME}는 0.85mmho이다(4번). 정점 정지 측정 방법은 중이 어드미턴스에 관한 보다 확실한 모습을 보여주기 때문에 선호된다(Wiley, Oviatt, & Block, 1987).

환자로부터 얻어지는 정적 음향 어드미턴스 측정치는 정상적인 어드미턴스 값과 비교 분석된다. 기준은 주로 정상 범위 90%에 속한다. 이것은 정상 중이를 가진 집단의 95%와 5% 사이에 속하는 어드미턴스 값을 포함한다. 표 7.1에 성인, 아동 및 유아의 정적 음향 어드미턴스 정상 범위가 제시되어 있다.

표 7.2에는 나이 든 성인을 대상으로 한 정상 범위 90% 정적 음향 어드미턴스 값을 제시하였다(Wiley, Nondahl, Cruickshanks, & Tweed, 2005; Golding, Doyle, Sindhusake, Mitchell, Newall, & Hartley, 2007). 나이 든 성인들은 연령이 증가할수록 이런 범위가 넓어지고 두 결과 사이에 유의미한 차이가 생긴다.

두 가지 절차적 변수는 이례적인 언급을 정당화시킨다. 그중 한 가지는 이미 앞서 언급하였던 외이도 값으로 사용된 "꼬리"의 효과이다. 다른 중요한 절차적 변수는 압력을 가하는 펌프속도이다. 표 7.3에서처럼

표 7.3 주입 속도에 따른 정적 음향 어드미턴스 정점 90% 정상 범위의 차이[a]

주입 속도	성인[b]	아동(3~5세)[c]
느림(≤50daPa/sec)	0.50~1.75	0.35~0.90
빠름(200daPa/sec)	0.57~2.0	0.40~1.03

[a] Van Camp, K. J., Margolis, R. H., Wilson, R. H., Creten, W. L., Shanks, J. E. (1986). *Principles of Tympanometry*. ASHA monographs no. 24를 수정함.
[b] Wilson, R. H., Shanks, J. E., & Kaplan, S. K. (1984a). Tympanometric changes at 226Hz and 678Hz across ten trials and for two directions of ear-canal pressure change. *Journal of Speech and Hearing Research, 27*, 257-266.
[c] Koebsell, K. A., & Margolis, R. H. (1986). Tympanometric gradient measured from nomal preschool children. *Audiology, 25*, 149-157.

주입 속도의 차이는 다른 정상 범위의 차이를 초래한다. 선별검사의 경우 고실도 분석 시, 특히 빠른 펌프 속도를 이용할 때 고려되어야 하는 중요한 변수이다.

주어진 정적 어드미턴스 측정 결과가 (1) 정상 범위 안에 속한다면 정상 한계에 있는지, (2) 정상 범위의 하위한계 아래로 떨어진다면 비정상적으로 낮은 건지, (3) 정상 범위의 상위한계 위에 있다면 비정상적으로 높은 건지를 고려해야 한다. 그림 7.6에서 일곱 개 고실도의 가장 높은 정점의 정적 어드미턴스는 2.6mmho부터 가장 낮은 어드미턴스는 0.1mmho이다. 표 7.1의 성인 정상 범위와 비교해 보자. 가장 높은 고실도는 정적 어드미턴스(2.6mmho)가 1.66mmho인 상위한계를 충분히 넘었기 때문에 비정상적으로 높다. 두 번째 고실도의 정적 값은 1.7mmho로 (1/10) 거의 상위한계에 있다. 만약 기골도 역치 차이가 없다면 정상 범위에 있다고 보아야 할 것이다(표 7.3을 보면 최고한계가 1.75mmho 안에 있다). 세 번째와 네 번째 곡선은 1.3에서 0.9mmho로 명확히 정상 범위 안에 있다. 다음 고실도(아래에서 세 번째)는 0.4mmho로 0.37 이상에 있다. (0.4mmho는 표 7.3에서 최저한계 0.5mmho 아래에 있으며 대부분의 임상가

는 표 7.1에 제시된 최저한계를 이용하고 일부 사람들은 다른 연구로부터 더 낮은 기준치를 사용한다.)

그림 7.6 아래에서 두 번째 고실도는 0.2mmho로 나타났고 가장 낮은 정적 어드미턴스는 0.1mmho이다. 표 7.1의 정상 범위와 비교했을 때 비정상적으로 낮다.

비정상적으로 낮은 정적 음향 어드미턴스는 비정상적으로 높은 임피던스와 관련 있고 일반적으로 외이도염, 진주종, 이경화증과 같은 장애와 연관된다. 반면에 비정상적으로 높은 정적 어드미턴스(즉 비정상적으로 낮은 이미턴스)는 종종 이소골의 단절과 같은 문제와 연관된다. 불행히도 여러 형태의 장애에서 발견되는 정적 어드미턴스 범위는 정상 범위와 겹쳐져 있다(Jerger, 1970; Jerger, Anthony et al., 1974; Feldman, 1976; Shahnaz & Polka, 1997). 이경화증과 이소골 단절이 있는 귀에서 얻어진 정적 어드미턴스 범위 사이에는 어느 정도 중첩되어 있다(Silman & Silverman, 1991).

만약 고전적인 고실도 형태를 그림 7.6에 적용한다면 A형은 정상 범위의 정적 어드미턴스를 가진 것으로 분류할 수 있다. A_D형이나 A_{DD}형은 비정상적으로 높은 어드미턴스를 지닌 고실도로, A_S형은 비정상적으로 낮은 어드미턴스를 가진 두 가지 고실도로 분류

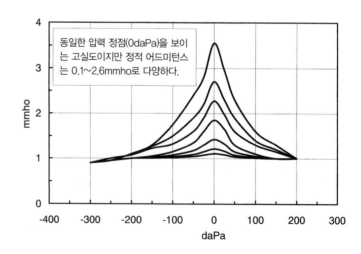

그림 7.6 고실도의 정적 어드미턴스 역치 범위(최하에서 최고점) : 2.6, 1.7, 1.3, 0.9, 0.4, 0.2, 0.1mmho. 이 역치는 +200daPa에서 정점의 최고점과 외이도 값 1.0mmho 사이의 거리이다.

된다. **B형**은 가장 낮고 "평평한" 것으로 분류된다. 이 그룹은 모두 0daPa에서 고실도의 정점이 나타남으로 A형으로 분류된다. 고실도의 정점이 -165daPa에서 나타난다면 C형에 속하고 정적 어드미턴스의 차이는 분명하지 않다(가장 낮은 것은 B형으로 분류된다). 이것은 고실도 유형만으로 분석 시 세부사항을 놓칠 수 있다는 점을 강조한 것이다.

고실도의 경사도와 너비

정적 어드미턴스가 낮아질수록 고실도 정점은 더 작아진다(그림 7.6). 어드미턴스가 너무 낮으면 정점을 확인할 수 없고 고실도가 편평하다고 한다. 중이염과 진주종을 앓고 있는 귀에서 정적 어드미턴스는 일반적으로 0.06 이하로 나타난다(Jerger, Anthony et al., 1974). 고실도의 편평함(정점대배)은 그 높이와 너비의 **경사도**(gradient)를 측정할 수 있다(그림 7.7a). 방법은 다음과 같다. (1) 고실도의 너비가 100mmH_2O(daPa)인 곳의 세로축을 그린다. (2) 이 선 위의 가장 높은 정점(hp)뿐만 아니라 정점에서 기초점까지 고실도의 전체 높이(ht)를 측정한다. 그림에서 hp는 3.6 컴플리언스 단위이고 ht는 8단위이다. (3) 경사도는 hp/ht로 측정한다. 이를테면 3.6/8=0.45가 된다. 같은 과정으로 mmho나 mL의 단위로 높이를 측정하여 고실도의 경사도를 계산할 수 있다.

0.2 이하인 고실 측정 경사는 비정상적으로 낮아진다(Nozza, Bluestone, Kardatzke, & Bachman, 1992). 그리고 중이에 액체가 존재하는 것과 연관된다(Brooks, 1969; Paradise, Smith, & Bluestone, 1976; Fiellau-Nikolajsen, 1983; Nozza et al., 1992).

고실도의 편평한 정도를 측정하는 다른 방법은 **고실도 너비**를 측정하는 것이고 (Koebsell & Margolis, 1986; ASHA,

1997) daPa에서 고실도의 너비를 단순화하여 정적 음향 어드미턴스 값의 50%에서 측정한다(그림 7.7b). 정적 어드미턴스 값은 0.85mmho이다. 그림에서 정점은 0.425mmho 아래에서 측정되는데 이 거리는 정적 역치의 반이기 때문이고 고실도의 양 측면에 교차하는 수평선으로 그려졌다. 다음은 x축에 수직선을 긋는다. 고실도 너비는 이 두 선 사이의 거리이다. 예를 들어 고실도 너비는 -40~+40daPa에서 x축 가로선을 그어서 측정하면 80daPa가 된다.

너무 넓은 고실도 너비는 삼출성 중이염과 관련되고 표준 자료는 이 경우에 해당하는지 결정하는 데 활용된다(Koebsell & Margolis, 1986; Margolis & Heller, 1987; Nozza, Bluestone, Kardatzke, &

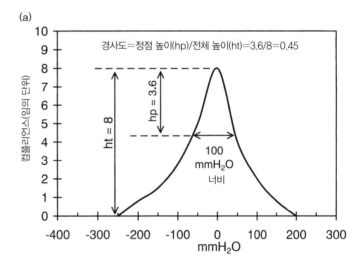

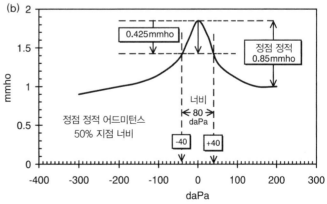

그림 7.7 측정하는 방법. (a) 고실 측정 경사도(이미턴스로 측정할 수 있는 임의 컴플리언스에 의해 나타남), (b) 고실 측정 너비

Bachman, 1992, 1994; Silman, Silverman, & Arick, 1992; Roush, Bryant, Mundy, Zeisel, & Roberts, 1995; AAA, 1997; ASHA, 1997; Shahnaz & Polka, 1997; De Chicchis, Todd, & Nozza, 2000). 고실도 너비에서 대표적인 상위컷 지점이 유아의 경우 235daPa이고 한 살에서 학령기 아동은 200daPa이다(ASHA, 1997). 성인의 경우 전형적인 90% 정상 범위는 51~114daPa(Margolis & Heller, 1987)이거나 48~134daPa(Shahnaz & Polka, 1997)이다.

귀 용적

고실도 정점이 작거나 없는 것은 근본적으로 편평하게 나타난다. 이것은 주로 매우 낮은 중이 어드미턴스로 나타나고 전형적으로 중이염과 진주종 같은 중이 병리와 관련 있다. +200daPa(혹은 −300daPa나 −400 daPa)에서 측정한 용적이 외이도에 기인한다면 우리는 이런 결론을 내릴 수 있다. 만약 용적이 너무 크다면 편평한 고실도는 다음과 같은 원인 때문이다. (1) 고막의 천공, (2) (만약 있다면) 고막절개관, 혹은 (3) 용적이 아동에서 2.0mL(mmho), 성인에서 2.5mL(mmho)를 초과하였을 땐 밀폐의 결여이다(Van Camp et al., 1986; Silman & Silverman, 1991). 반면에 원인과 용적이 너무 작은 것은 다음과 관련된

다. (1) 프로브 팁의 막힘, (2) 외이도 벽과 마주하는 프로브 팁, (3) 귀지나 외이도를 막는 다른 물질, (4) 막힌 고막절개관 등이다. 이런 경우는 주로 용적이 0mL(mmhos)에 가깝게 나타난다. 그림 7.8은 외이도 용적에 근거하여 고막 천공, 중이염, 그리고 막힌 프로브 팁과 관련된 편평한 고실도가 차이가 있는지 보여 준다. 귀의 용적을 계산할 수 없기 때문에 고실도를 유형별로 분류할 때 이 문제를 명심해야 한다. 예를 들어 귀의 밀도를 알지 않는 한 그림 7.5의 B형을 삼출성 중이염이라 보기 어렵다.

고실도 정점 압력

고막을 중심으로 양쪽 압력이 같을 때 고실도 정점이 나타난다는 것을 배웠다. 따라서 고실도의 정점과 관계 있는 외이도 압력으로 중이 안의 압력을 짐작할 수 있다. 그림 7.9는 고실도 정점 압력이 0, −50, −150, −250daPa인 고실도이다. "고실도 정점 압력"과 **중이 압력**(middle ear pressure)"은 종종 바꿔 사용되지만 두 용어가 항상 같지 않기 때문에 구별한다. 특히 약한 고막을 가진 환경의 경우에는 더욱 그렇다(Elner, Ingelstedt, & Ivarsson, 1971; Renvall & Liden, 1978; Margolis & Shanks, 1985).

비정상적인 부적 고실도 정점 압력은 이관의 문제와 관련 있다. 실질적으로 고실도 정점 압력에서 하위 컷오프 값으로 −100daPa이 타당하다고 여겨진다. 보다 낮은 압력은 이관기능 이상의 가능성을 시사한다. 그러나 불행히도 삼출성 중이염의 유무를 명확히 구별할 수 있는 독특한 고실도 정점 압력 컷오프 값으로는 볼 수 없다.

어떤 사람의 경우 고실도 정점 압력이 점진적으로 덜 부적으로 진행될 때 중이염이 회복되는 것으로도 볼 수 있다(Feldman, 1976). 이 과정은 며칠에 걸쳐 −250daPa에서 0daPa로 연속적으로 나타난 그림 7.9의 고실도 그림으로 이해할 수 있다.

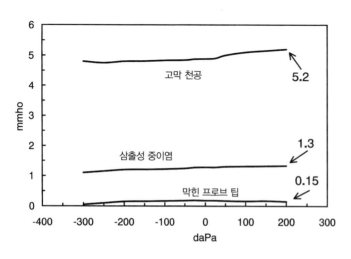

그림 7.8 고막 천공으로 인한 편평한 고실도(위), 삼출성 중이염(가운데), 이물질로 인한 막힘(아래). +200daPa에서 외이도는 개별적으로 표시하였다.

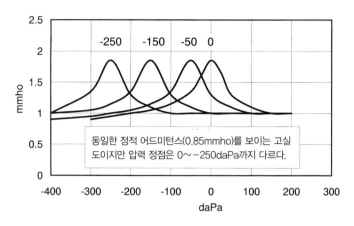

그림 7.9 정점 압력이 0, -50, -150, -250daPa인 고실도

부적 중이 압력의 상태와 달리 비정상적으로 높은 정적 압력(예 : >50daPa)의 중요성 역시 명확하지 않다. 광범위한 고실계와 중이의 병리에도 불구하고 일부 논문에서는 중이염을 가진 경우에 정적 압력이 나타난다고 보고하였다(Paradise, Smith, & Bluestone, 1976; Feldman, 1976; Ostergard & Carter, 1981). 게다가 정적 정점 압력은 고속 엘리베이터 탑승, 울음, 코풀기와 같은 비병리적인 원인과도 관련이 있다(Harford, 1980).

고실도 모양

226Hz 같은 저주파수 프로브음은 강직성(혹은 컴플리언스)의 변화에 매우 민감하다. 대부분 226Hz(220Hz)의 고실도 모양에서는 정점이 하나이거나 편평하게 나타나기 때문에 많은 정보를 제공하지 못한다. 드물게 고실도 정점에서 V자 모양이 나타난다. V자 고실도는 질량이 귀의 이미턴스에 중요한 요소가 될 때 발생된다. 이런 이유로 V자 형태는 고주파수 프로브음(예 : 660Hz 혹은 678Hz)에서도 나타난다(Vanhuyse, Creten, & Van Camp, 1975; Van Camp, Creten, Van de Heyning, Decraemer, & Vanpeperstraete, 1983; Van Camp et al., 1986; Wiley, Oviatt, & Block, 1987). 226Hz 고실도의 V자형은 귀에서 질량이 정상적인 역할 이상을 한다는 점에서 비정상이다. 이런 변화는 이소골 단절과 같은

비정상뿐만 아니라 상처가 났거나 탄력이 없는 고막에 의해 나타난다. 이는 고실도 D와 E와 관련됨을 기억하라.

678Hz(660Hz) 고실도

"고주파수" 고실도는 전형적인 "저주파수" 226Hz(혹은 220Hz) 프로브음보다 더 높은 프로브음으로 측정할 수 있다. 고주파수 프로브음은 주로 678Hz(혹은 660Hz)이다. 226Hz와 678Hz 고실도의 결합은 때때로 **멀티주파수고실도**[multiple frequency or multifrequency) tympanometry]라고 한다. 그러나 이 용어는 귀와 다른 검사의 공명 주파수에 도달하기 위해 많은 주파수로 검사하는 다양한 고실 측정 방법을 기술하는 데 사용된다. 비정상적으로 높은 공명 주파수가 이경화증과 같은 경직과 관련있는 반면에, 비정상적으로 낮은 공명 주파수는 이소골 단절과 같은 시스템의 질량 부분이 커지는 장애와 관련이 있다. 여기에 대한 자세한 설명과 다른 접근법들을 이 책에 삽입하지는 않았지만 관심 있는 학생들은 많은 자료에서 쉽게 관련 자료를 찾을 수 있을 것이다(Shanks, Lilly, Margolis, Wiley, & Wilson, 1988; Shanks & Sheldon, 1991; Hunter & Margolis, 1992; Margolis & Goycoolea, 1993; Shahnaz & Polka, 1997).

단일 어드미턴스(Y) 고실도 대신에 678Hz(660Hz)에서 검사할 때 각각의 고실도에는 서셉턴스(B)와 컨덕턴스(G)가 측정된다. 이것은 검사기를 사용하는 데 달려 있는데 B와 G 고실도는 동시에(이것을 선호함) 혹은 한 가지 고실도를 먼저 측정한 후에 다른 것을 측정하는 형식이다. 어느 경우든 동일한 고실도에 기록돼 쉽게 해석을 할 수 있다.

정상 678Hz(660Hz) 고실도

226Hz 고실도와 달리 678Hz(660Hz) B-G 고실도는 그래프의 모양이나 형태로 해석한다. 정상적인 678Hz(660Hz) B-G 고실도는 네 가지 형태로 나뉜

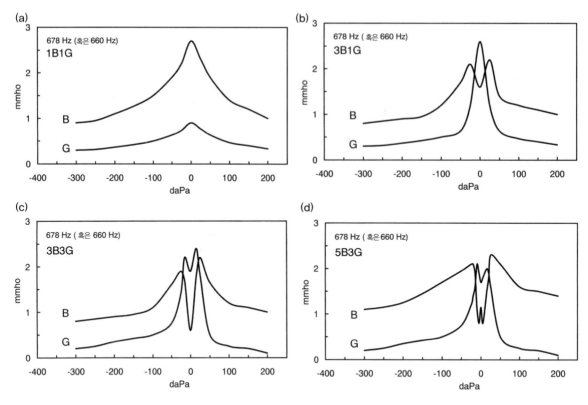

그림 7.10 678Hz(혹은 660Hz)에서 정상적인 B-G 고실도. (a) 1B1G, (b) 3B1G, (c) 3B3G, (d) 5B3G

다(Vanhuyse, Creten, & Van Camp, 1975; Van Camp et al., 1983, 1986; Wiley et al., 1987). 이는 정적 혹은 부적 정점의 개수에 따라 이름을 붙이고 또한 고실도 너비의 기준에 충족되어야 한다.

먼저 678Hz 고실도의 정상을 1B1G라고 한다. 이것은 B 고실도와 G 고실도에서 각각 하나의 정점을 가지고 있기 때문이다(그림 7.10a). 두 번째 정상 고실도는 B 고실도에서 V자 모양이고 G 고실도에서 세 개의 정점을 가진다. B 고실도에서는 한 개의 부적 정점과 두 개의 정적 정점을 볼 수 있다. 이런 규칙은 "정점들" 혹은 "최고치"를 헤아리기 위함이다. 그러므로 이

정상은 B 고실도에서 세 개, G 고실도에서도 세 개가 있기 때문에 3B3G라 한다(그림 7.10b). 세 번째 정상 형태는 세 개의 정점을 가진 B와 한 개 정점을 가진 G 때문에 3B1G라 한다(그림 7.10b). 마지막 정상 형태는 5B3G로 다섯 개의 정점인 B 고실도와 세 개의 정점을 가진 G 고실도 때문에 이렇게 불린다(그림 7.10d). 최대 다섯 개 정점인 B와 세 개 정점인 G 이외에 678Hz B-G 고실도에서 최외측 정점들 사이의 거리가 (1) 3B3G 고실도에서는 ≤75daPa, 5B3G에서는 ≤100daPa이다. (2) B 고실도보다 G 고실도가 더 좁아야 한다. 표 7.4에는 678Hz B-G 고실도 형태에 대해

표 7.4 정상 678Hz(혹은 660Hz) B-G 고실도 백분율

	1B1G	3B1G	3B3G	5B3G
Van Camp 등(1983)	56.8	28.1	6.0	9.1
Wiley, Oviatt, Block(1987)	75.8	17.4	5.5	1.2
가중평균	69.4	21.0	5.7	3.9

표 7.5 정상 신생아의 단일 정점(1B1G), 다량 정점(3B1G, 3B3G, 5B3G), 편평한 고실도 백분율

	단일 정점	다수 정점	편평한(무정점)
220Hz	17	83	0
660Hz	99	0	1

출처 : Sprague, B. H., Wiley, T. L., & Goldstein, R. (1985). Tympanometric and acoustic-reflex studies in neonates. *Journal of Speech and Hearing Research, 28*, 265-272.

정상 성인들의 백분율을 제시하였다.

일반적인 규칙에 따르면 정상 고실도는 220Hz나 226Hz에서 정점이 하나이고 660Hz나 678Hz에서는 여러 개의 정점을 가진다. 그러나 Sprague 등(1985)은 생후 1주가 안 된 신생아들을 대상으로 한 연구에서 예외가 있음을 지적하였다. 표 7.5의 신생아들은 660Hz에서 한 개의 정점 고실도를 가지고 있고 220Hz에서는 다수의 정점 고실도를 가지고 있다.

비정상 678Hz(660Hz) 고실도

678Hz(660Hz) B-G 고실도는 위에 제시된 기준을 충족시키지 못하면 비정상으로 간주해야 한다. 즉, (1) 너무 많은 정점이 있거나 (2) 너무 넓을 때이다. 비정상적인 678Hz(600Hz) B-G 고실도는 근본적으로 이소골의 단절과 연관되지만 고막 기형으로도 나타날 수 있다. 이소골 단절의 경우 난청 정도에 영향을 미치고 청반사도 변화시키지만 고막 기형의 경우는 그렇지 않기 때문에 우리는 이 둘 사이를 구분할 수 있다. 게다가 고막 기형인 경우는 이경으로 관찰할 수 있다.

678Hz(660Hz) B-G 고실도는 심지어 226Hz(220Hz)에서 구분되지 않을 때 종종 이소골의 단절과 다른 장애를 구별하도록 도움을 준다. 그림 7.11은 이소골의 단절로 인한 사례의 660Hz B-G 고실도이다. 매우 비정상적인 이런 사례는 정점의 수가 많고 굉장히 넓다. 또한 매우 비정상적인 이런 고실도는 678Hz(660Hz) 고실도로 그 수치가 현저히 드러난다. 이는 양

이의 대측 이경화증으로 인해 등골절제술을 받은 환자에게서 나타난다. 그 환자는 진행되는 시간을 확실하게 말할 수는 없어도 양이의 청력이 수술 후 몇 년 동안 꾸준히 나빠졌다고 불만스러워했다. 그의 불만은 새로운 청력도의 기골도 간 큰 차에 의해 확인되었다. 이 경우는 수술 후 대측으로 진행되는 이경화증 사례로 보인다. 220Hz에서는 어떠한 증상도 나타나지 않았다. 이경화증으로 이소골 연쇄를 치료받은 그의 왼쪽 귀에서는 660Hz 고실도가 거의 변화되지 않는다. 그러나 그림에서 보이는 660Hz B-G 고실도는 수술로 설치된 인공물(6장)이 제거될 때 일어나는 이소골의 단절로 나타난 오른쪽 귀의 결과이다.

이관기능검사

이관의 기능장애는 고실도의 정점 압력으로부터 추론된다. 환자의 이관기능이 적합한지 결정하는 게 중요하다면 그 이상의 검사를 해야 할 때도 있다. 예를 들어 적절한 이관기능검사는 종종 고막에 관을 삽입하거나 혹은 제거할 때, 고막 천공을 치료할 때의 아데노이드 제거술, 구개파열 수술 등의 문제를 다룰 때 하나의 요인이 된다(Holmquist, 1968; Bluestone, Paradise, Berry, & Wittel, 1972; Hughes, 1985; Hughes & Pensak, 1997).

고막에 천공이 있거나 고막절개술 후 관이 있을 때

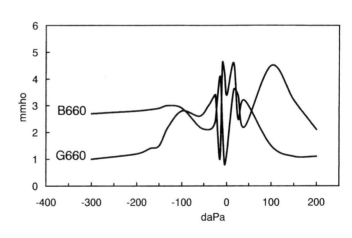

그림 7.11 이소골 단절 환자의 비정상 660Hz B-G 고실도

팽창검사로 이관기능을 평가한다(Bluestone, 1975, 1980). 이 방법은 기압을 증가시켜 모니터링하는 동안 프로브를 통해 귀에 공기를 주입하는 이미턴스 기기를 이용한다. 올바르게 기능하는 이관은 공기압을 증가시킴으로써 강제로 열리게 된다. 열린 이관은 증가된 압력을 낮추고 기압계의 압력을 0daPa로 내린다. 두 번째 단계는 증가된 공기압으로 이관이 열리지 않을 때 필요하다. 이 경우 환자에게 이관을 열기 위해 여러 번 삼키도록 지시하며 이관이 열리면 기압계가 0daPa로 돌아가게 된다. 이관의 기능장애는 삼킬 때 압력이 완벽하게 배출되지 않는 경우이다.

고막이 온전할 때 시행되는 몇몇 이관기능검사에는 Valsalva, Toynbee, 팽창/수축 검사가 포함된다(Bluestone, 1975, 1980; Seifert, Seidemann & Givens, 1979; Riedel, Wiley, Block, 1987). 방법들은 (1) 중이의 압력이 주어진 활동에 의해 변화될 수 있는지, (2) 중이의 원래 상태로 돌아가기 위한 삼킴을 통해 성공적으로 압력을 환기시킬 수 있는지를 결정한다.

Valsalva 검사

환자가 Valsalva 기법을 훈련하는데 (콧구멍을 집게로 집어서) 입과 코를 닫고 볼에 공기를 가득 불어 넣으며 귀에 공기를 강제로 넣는다. Valsalva 검사의 첫 번째 단계는 고막검사 전에 시행되고 이는 정점 압력의 기저선 값을 제공한다. 그리고 나서 환자는 Valsalva 기법을 훈련한다. 삼키지 않는다면 두 번째 고실도가 나타날 것이다. 성공적인 연습은 중이 압력을 높이면서 정점 압력이 기저선 값과 비교할 때 정적 방향으로 증가할 것으로 예측된다. 그다음 환자에게 여러 번 삼키라고 말한다. 이는 환자가 물을 마시거나 (젖은) 물 없이 공기를 삼키면서(마른) 시행한다. 이런 삼킴은 이관을 열게 되어 중이를 환기하고 압력을 정상(검사전 기저선 값)으로 되돌려 준다. 삼킴 작용의 결과로 정점 압력이 기저선을 되돌아가는지 결정하기 위해 세 번째 고실도가 그려진다.

Toynbee 검사

환자는 Toynbee 검사 연습을 위해 (건조하게 집게로) 코를 잡고 있는 동안 삼키는 연습을 한다. Toynbee 검사는 전형적으로 중이 압력을 보다 부적으로 만들지만 실제로 중이 압력을 정적 또는 부적으로 변화시킨다(Riedel et al., 1987). Toynbee 검사는 Toynbee 연습을 제외하면 Valsalva 검사 과정과 같다(청력검사 기술은 아니지만 고무구나 다른 공기압력기를 활용해 콧구멍에 공기를 주입함으로써 이 훈련을 보충하는 Politzer 검사를 상기하라).

팽창 및 수축 검사

팽창 및 수축 검사는 외이에 주어지는 많은 양의 압력이 중이 압력을 변화시키는 원인이라는 이론에 근거한다. 검사 과정은 다음과 같다. 팽창 검사에서 첫 단계는 고막운동성검사 이전에 정점 압력 기저선을 측정하는 것이다. 그리고 나서 +400daPa의 정적 압력을 외이도에 가한다. 이로써 고막을 밀어넣어 중이 용적을 작게 만들 것이다. 환자로 하여금 정적 압력이 가해질 때 여러 번 삼키도록(젖은) 지시한다. 이것은 중이의 압력을 약간 부적으로 만든다. 두 번째 고실도는 정점 압력이 기저선보다 더 부적으로 이동한 것을 볼 수 있다. 그다음 압력은 0daPa로 되돌아가고 환자로 하여금 중이를 개방하기 위해 여러 번 삼키도록(젖거나 건조하게) 요구한다. 세 번째 고실도는 정점 압력이 기저선으로 되돌아왔음을 보여 준다. 팽창 방법은 가장 작은 압력 변화로 검사하기 때문에 적어도 최소한의 유용성이 있다.

수축검사는 −400daPa를 사용하지 않는다면 절차상으로 팽창검사와 동일하다. 외이의 부적 압력은 고막을 뒤로 당기며 중이 용적이 약간 커질 것이다. 이로써 두 번째 고실도가 나타나는 동안 정점 압력이 약간 증가하고 세 번째 고실도에서 기저선으로 돌아온다.

이관검사는 제공된 일반적인 정보에 대한 특정한 요구가 있을 때 시행되어야 한다. 이런 검사들의 경우 정상과 비정상에 대한 기준이 부족하기 때문에 자주 사용되어서는 안 된다. 아동에 대한 정상 기준은 없

다. 일부 성인들의 압력 크기에 대한 정상 기준이 각
방법에 의해 제시되었지만(Riedel et al., 1987) 정상
환자와 비정상 환자를 어떻게 구별할 수 있을지에 대
해서는 잘 모른다. 이런 이유로 이관기능검사는 조심
스럽게 활용해야 하고 해석되어야 한다.

청반사

두 귀에 매우 큰 소리가 들린다면 양쪽 등골근의 수축
이 나타날 것인데 이것을 **청반사**(acoustic 혹은
stapedius reflex)라고 한다. 이 반사적인 근수축은
등골 건을 통해 전도기관을 경직시켜 귀의 이미턴스에
영향을 준다. 프로브 팁을 통해 이미턴스 변화가 탐지
되고 측정기에 표시되기 때문에 쉽게 측정할 수 있다.

청반사궁

청반사궁(arc)은 Borg(1973)에 의해 알려졌는데 그림
7.12에 기본 과정이 설명되어 있다. 우측 귀가 자극받
아 진행되는 과정이다(그림에서 회색 화살표로 표시
되어 있다). 궁의 구심성(감각성) 부분은 우측 청신경
(8번 뇌신경)을 포함하고 동측 복측 와우핵으로 연결
되어 뇌간의 대측 상올리브복합으로 이어진다. 좌우

상올리브핵에서 자극 신호를 각자의 안면신경핵(7번
뇌신경)으로 보낸다. 끝으로 청반사궁의 원심성(운동)
부분은 좌우 안면신경원으로 연결되어 양쪽 등골근이
수축하도록 한다. 청반사는 등골근에 의해 나타난다
는 것을 기억하라. 비음향 자극(예 : 눈에 공기 불기)
또한 등골근의 수축을 유발한다. 이런 반사들은 상급
진단 방법에도 활용될 수 있다(Wiley & Block,
1984).

청반사 검사

기본 청반사 검사 과정은 반사를 일으키기 위해 매우
강한 음 또는 잡음을 제시하고 그로 인해 이미턴스 변
화를 관찰하는 것이 포함되어 있다. 등골근의 수축으
로 인해 나타나는 이미턴스 변화는 귀 안에 들어간 프
로브 팁으로 측정하며 이것을 **프로브 귀**(probe ear)라
한다. 반사 반응을 일으키는 자극을 받는 귀는 **자극 귀**
(stimulus ear)라 한다. **동측**(ipsilateral) 혹은 **비교차**
(uncrossed) 청반사는 프로브 귀에 자극을 제시하여
측정하는데 같은 귀의 이미턴스 변화를 탐지한다. 반
대로 **대측**(contralateral) 혹은 **교차된**(crossed) 청반
사는 프로브 팁을 한 쪽에, 귀의 자극은 반대측 귀에
제시하여 측정한다.

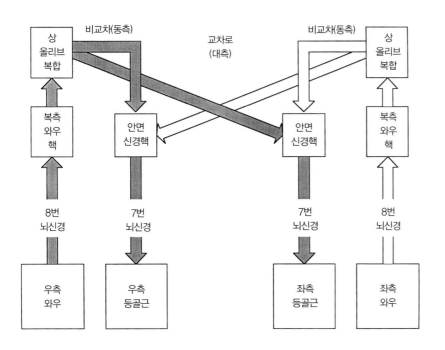

그림 7.12 청반사궁의 도식. 회색 화살표는 우측 와우의 동측(비교차됨)과 대측(교차된) 반사궁이다.

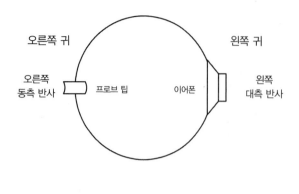

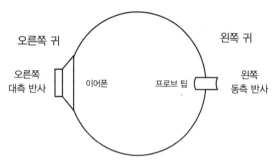

그림 7.13 자극과 프로브는 교차 청반사 반대측 귀에, 동측 청반사는 동측 귀에 실시한다. 자극되는 귀에 반사되는 반응을 측정하는데, 오른쪽 귀에 프로브를 착용할 경우 오른쪽 동측 청반사와 왼쪽 교차 청반사를 측정하고(a), 왼쪽 귀에 프로브를 착용할 경우 왼쪽 동측 청반사와 오른쪽 교차 반사를 측정하는 것을 의미한다(b).

여 측정한다. 그림 7.13은 이런 검사 과정을 도식화한 것이다. 반사 검사 순서는 오른쪽 귀에 프로브를 착용한다면 왼쪽 교차 반사와 오른쪽 동측 반사를 측정하는 것이다(그림 7.13a). 학생들이 검사 귀를 정확하게 측정하도록 하기 위해 그림 7.14에 다양한 반사 검사 과정으로 (a) 자극과 프로브, (b) 왼쪽 귀와 오른쪽 귀 모두를 정리하였다.

많은 청반사 검사는 정규 임상적 평가로 활용된다. 두 가지 기본 측정치를 알아보자. 먼저 **청반사역치** (acoustic reflex threshold, ART)는 반사 반응이 나타나는 가장 낮은 자극 수치이다. 그리고 **청반사소멸** (acoustic reflex decay)은 자극이 일정 기간 지속된다면 반응은 얼마나 지속되는지를 측정하는 것이다. 이 외 다른 측정으로는 (1) **청반사 크기와 증가 기능** (acoustic reflex magnitude and growth function, 반응 크기가 어느 정도인지 자극 수준에 달려 있다), (2) **청반사 잠복기**(acoustic refelx latency, 자극과 반사 반응 간에 걸리는 시간), (3) **비음향 반사** (nonacoustic reflex, 중이근은 소리 대신 촉각 자극, 전기적 자극, 공기 불기와 같은 자극에 의해서도 반사

동측 반사는 왼쪽 귀이든 오른쪽 귀이든 동일한 (프로브) 귀에서 반사가 나타나고 모니터링하는 것이라 쉽게 확인이 된다. 그러나 대측 반사의 경우 자극 귀와 프로브 귀가 서로 다르기 때문에 검사하는 귀가 어느 쪽 귀인지 혼동할 수 있다. 사실 두 귀(그리고 두 귀 사이의 반사도)는 실제로 대측 반사로 검사되고 있다. 종래의 방식은 자극된 귀에 따라 대측 청반사를 확인하는 것이다. 그러므로 "오른쪽 교차 청반사"는 자극이 오른쪽 귀에 들어가고(왼쪽 귀에 프로브를 착용) "왼쪽 교차 청반사"는 자극이 왼쪽 귀에 들어감을 의미한다(오른쪽 귀에 프로브를 착용). 이런 혼동을 피하는 다른 방법은 검사 결과로 설명하는 것이다. 예를 들어 "자극 오른쪽" 혹은 "프로브 왼쪽"과 같이 작성하

자극과 프로브 배열		
검사 조건	자극	프로브
오른쪽 대측(교차)	오른쪽 귀	왼쪽 귀
왼쪽 대측(교차)	왼쪽 귀	오른쪽 귀
오른쪽 동측(비교차)	오른쪽 귀	오른쪽 귀
왼쪽 동측(비교차)	왼쪽 귀	왼쪽 귀

오른쪽 귀와 왼쪽 귀 배열		
검사 조건	오른쪽 귀	왼쪽 귀
오른쪽 대측(교차)	자극	프로브
왼쪽 대측(교차)	프로브	자극
오른쪽 동측(비교차)	자극+프로브	
왼쪽 동측(비교차)		자극+프로브

그림 7.14 청반사검사 배열과 용어 (a) 자극과 프로브, (b) 좌우 귀

반응이 나타난다)가 있다. 관심 있는 학생들은 이와 관련된 주제의 많은 자료를 찾아볼 수 있다(Silman & Gelfand, 1982; Bosatra, Russolo, & Silverman, 1984; Silman, 1984; Wiley & Block, 1984; Silman & Silverman, 1991; Wilson & Margolis, 1991; Northern & Gabbard, 1994; Gelfand, 2000).

청반사역치

청반사역치 검사는 측정되는 음향 이미턴스 변화로 나타나는 자극의 가장 낮은 수준을 찾아내는 것이다. 그림 7.15는 실험실 조건에서 ART를 측정하는 것으로 반사 반응의 여러 특성을 보여주고 있다. 반사에 기인한 이미턴스 변화는 자극이 지속되는 시간과 연관되고 반사 반응의 크기는 ART 이상으로 자극 수준이 상승하면 증가한다는 것을 알아 두어야 한다. 그러므로 ART는 자극 시간과 연관되어 식별할 수 있는 가장 작은 이미턴스 변화이며 높은 자극 수준에서 반드시 반응(일반적으로 높게 나타남)이 나타나야 한다는 것을 기억해 두자. 임상현장에서 ART는 500, 1000, 2000Hz의 순음을 이용해 얻어진다. 일부 임상가는 심지어 4000Hz도 사용하지만 젊은 건청인들은 빨리 적응하고 4000Hz에서는 ART가 상승되기 때문에 권하지 않는다(Gelfand, 1984). 임상적으로 순음 ART는 자극에 따른 어드미턴스의 변화를 지켜보면서 자극 강도에 5dB 단계로 변화를 주어 측정한다. ART는 검사기 주변의 소음과 구별할 수 있는 편향을 일으키는 가장 낮은 강도를 찾아야 한다. 이런 접근을 "5dB

단계 시각 모니터링(visual monitoring with 5-dB steps)"이라 한다. 때때로 **광대역 잡음**(broad-band noise, BBN)을 이용해 반사역치를 검사하는 게 필요하다. 5dB 단계로 시각적 모니터를 통해 측정하는 순음 ART 검사와 달리 1dB 또는 2dB 단계와 녹음된 반응이 필요하다. 이는 광대역 소음을 이용할 때 ART 바로 위에서 반사 반응의 크기가 매우 작기 때문이다(Silman, Popelka, & Gelfand, 1978; Gelfand, 1984; Silman, 1984; Silman, Gelfand, Piper, Siverman, & VanFrank, 1984). 이 작은 반사 반응은 종종 시각적 모니터에서 놓칠 수 있고 가장 낮은 역치도 5dB 단계에서 모호하게 나타날 수 있다. 결과적으로 5dB 시각적 모니터링은 BBN ART가 실제 역치보다 높게(낮게) 나타난다. 또한 정상 20dB 소음 차이의 크기가 줄어든다(Gelfand & Piper, 1981; Gelfand, 1984).

정상 ART는 순음은 85dB SPL과 100dB SPL 사이에서 나타나고 광대역 잡음은 그보다 20dB 낮은 자극에서 나타난다(Gelfand, 1984). 대부분의 임상검사는 순음 ART이다. 표 7.6은 정상 청력을 가진 개개인의 대측 혹은 동측 ART 수치이다. 덧붙여 순음과 광역대 소음 사이의 ART 차이는 ART로 난청을 확인하거나 예측하는 데 사용되는 여러 방법의 근거가 된다(Silman, Gelfand, Piper, Silverman, & VanFrank, 1984; Silman, Gelfand, & Emmer, 1987). 이에 대해서는 다음에 논의하였다.

청반사 검사에서는 주로 220Hz 혹은 226Hz 프로

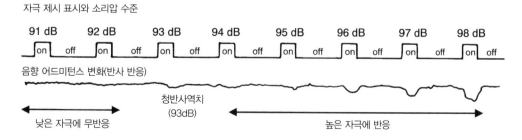

자극 제시 표시와 소리압 수준

91 dB   92 dB   93 dB   94 dB   95 dB   96 dB   97 dB   98 dB

on off on off on off on off on off on off on off on off

음향 어드미턴스 변화(반사 반응)

청반사역치
(93dB)

낮은 자극에 무반응   높은 자극에 반응

그림 7.15 청반사역치는 자극 제시에 시간 고정된(time-locked) 관찰 가능의 이미턴스 변화에서 가장 낮은 자극 수준이다. 이 자료는 실험실 조건하에서 1dB 자극 단계를 사용, 연속적인 자극 제시와 반사 반응을 동시기록.

표 7.6 건청인의 청반사역치(dB HL)

	순음(Hz)				광대역 소음
	500	1000	2000	4000	
대측 ART					
평균	84.6	85.9	84.4	89.8	66.3
표준편차	6.3	5.2	5.7	8.9	8.8
동측 ART					
평균	79.9	82.0	86.2	87.5	64.6
표준편차	5.0	5.2	5.9	3.5	6.9

ART(청반사역치)

출처 : Wiley, T.L., Oviatt, D. L., & Block, M. G. (1987). Acoustic-immittance measures in normal ears. *Journal of Speech and Hearing Research, 30*, 161-170.

브음을 사용한다. 그러나 226Hz 프로브음으로 신생아들을 검사할 때 그들의 청반사가 상승되거나 안 나타나기도 하지만 고주파수 프로브음을 사용하면 성인에게서 발견되는 것과 유사한 ART가 나타난다(Bennett & Weatherby, 1982; Gelfand, 1984; Sprague, Wiley, & Goldstein, 1985). 표 7.7에서는 정상 신생아들에게 나타나는 반사와 ART의 퍼센트에서 220Hz와 660Hz 프로브음의 효과를 비교하였다. 이 자료는 특히 광대역 잡음 자극을 동측으로 제시하

표 7.7 220Hz와 660Hz 프로브음을 이용한 정상 신생아의 순음(1000Hz)과 광대역 잡음 청반사

프로브 주파수(Hz)	반사출현율(%)		평균 ART(dB HL)	
	220	660	220	660
1000Hz				
동측	43	81	82.6	81.7
대측	34	60	92.2	89.1
광대역 잡음				
동측	51	74	60.9	54.6
대측	49	83	70.0	70.1

ART(청반사역치)

출처 : Sprague, B. H., Wiley, T.L., & Goldstein, R. (1985). Tympanometric and acoustic-reflex studies in neonates. *Journal of Speech and Hearing Research, 28*, 265-272.

였을 때 660Hz 프로브음에서 측정 가능한 반사와 더 나은 ART를 보여 준다.

청반사소멸

ART와 더불어 청반사소멸(혹은 적응) 검사를 일반적으로 시행한다. 이것은 연속적인 자극이 제공되는 동안 반사 수축이 지속되는지 혹은 사라지는지를 측정하는 검사이다(Anderson, Barr, & Wedenberg, 1970; Jerger, Harford, Clemis, & Alford, 1974; Wilson, Shanks, & Lilly, 1984b). 반응소멸 검사는 500Hz와 1000Hz에서 시행된다. 1000Hz 이상의 높은 주파수에서는 정상인도 반사가 급속도로 소멸되기 때문에 검사가 안 된다. 그 검사는 반사역치의 10dB 위의 수준에서 10초간 연속하여 자극을 제시해야 한다. 반사 반응의 크기는 그림 7.16에서 볼 수 있듯이 자극이 10초 정도 진행되는 동안 유지되거나 감소된다. 핵심은 원래 반응이 크기의 반까지 소멸되는가이다. 만약 반사 반응의 크기가 검사 10초 동안 본래 크기의 50%로 감소하지 않는다면(그림 7.16a와 b) 결과는 부적 반응으로 판단된다. 검사는 반사 반응의 크기가 10초 이내에 50% 이상 소멸될 때 정적 반응으로 해석된다(그림 7.16c).

전도성 난청

전도성 난청은 청반사가 "상승되거나" 혹은 "사라진

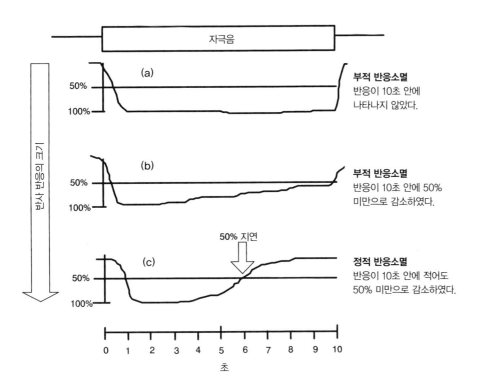

그림 7.16 청반사 소멸은 부적 : (a) 반사 반응이 감소되지 않을 때 (b) 원래 크기의 50% 미만 감소, 정적 : (c) 50% 이상 양이 감소

다.” ART가 정상보다 높을 때 우리는 "올라간다" 말하며 이것은 전도성 난청이 없을 때 나타나는 반사역치보다 더 높은 강도를 보인다. "사라진다"는 것은 할 수 있는 가장 큰 자극(가장 최근 이미턴스 검사는 주로 125dB HL이다)에서조차도 반사 반응이 나타나지 않는 것을 의미한다. 전도성 난청을 다음과 같은 두 가지 기본 원칙으로 요약할 수 있다.

1. **프로브 귀 원칙**(probe-ear rule) : 프로브 귀에 전도성 병리가 존재한다면 청반사가 나타나지 않게 된다. 등골근이 실제로 수축하더라도 병리가 존재한다면 프로브 팁을 통해 어떠한 변화도 기록할 수 없다. 사실 Jerger, Anthony, Jerger, Mauldin(1974)은 프로브 귀(평균된 교차 주파수)에 기골도역치 차이가 단지 5dB라면 측정할 만한 청반사 확률은 50%까지 떨어진다는 것을 보고 하였다.

2. **자극 귀 원칙**(stimulus-ear rule) : 자극 귀의 전도성 장애만큼 ART가 올라가게 된다. 이것은 실제로 와우에 도달하는 자극의 양이 기골도역치

차이의 양만큼 감소되기 때문이다. 예를 들어 기골도역치 차이가 25dB인 중이염 환자를 가정해 보자. 기골도역치 차이 25dB는 이어폰에서 제공된 수치보다 25dB 약하게 와우에 도달한다. 정상적인 ART가 85dB HL(전도성 손실 없이)라면 자극을 와우에 도달시키기 위해 85dB HL에서 25dB 상승시켜 110dB까지 올려야 한다. 고로 ART가 110dB HL까지 올라가게 된다. 더욱이 기골도역치 차이가 충분히 크면 ART는 반사가 없는 만큼 올라가게 될 것이다. 할 수 있는 가장 높은 자극은 기골도 차의 크기를 압도할 수 없고 여전히 와우에 충분히 큰 신호를 전달할 수 없기 때문이다. Jerger, Anthony 등(1974)에 의하면 자극 귀에 (평균 교차 주파수) 27dB인 전도성 손실일 때 청반사 부재가 50%이다. 85dB HL ART 평균 역치에 기골도역치 차인 27dB를 더하면 110dB HL이 넘게 된다. 한 번에 줄 수 있는 가장 높은 자극 수준이 된다. 최신 이미턴스 기기는 125dBHL까지 올려서 측정할 수 있고 반사 부재인 50% 지점은 자극 귀의 기골도 차이가

42dB가 되어서야 도달한다(Gelfand, 1984).

다음 청반사 구성은 이미 기술한 두 가지 원리에 따른 것이다. 동측 전도성 난청인 경우 대측 청반사는 (1) 병리적 귀에 프로브를 착용하였을 때 반사가 나타나지 않으며, (2) 프로브를 정상 귀에 착용하였을 때 청반사가 상승되거나 아예 없다. 대측 청반사는 양이 모두 전도성 난청이 있을 때 반응이 나타나지 않는다. 동측 청반사는 이 두 가지 원리의 영향을 동시에 받는다. 즉 기골도 차이는 실제로 와우에 도달하는 자극의 효과적인 수준을 감소시키고 전도성 병리는 반사가 나타난다 하더라도 이미턴스 변화를 방해한다. 결과적으로 반대측 귀의 상태와는 관계 없이 동측 청반사는 전도성 장애를 가진 귀를 검사할 때 나타나지 않는다. 이 결과는 동측 전도성 난청의 경우 그림 7.17에, 대측 전도성 난청의 경우는 그림 7.18에 제시되어 있다.

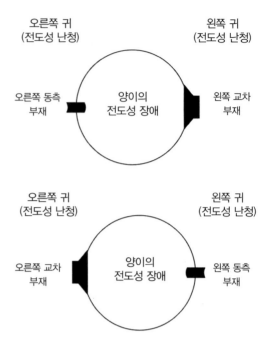

그림 7.18 대측 전도성 장애가 있을 때 대측과 동측 반사 모두 부재

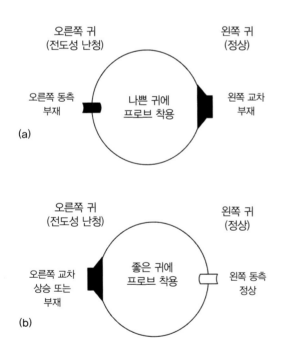

그림 7.17 동측 전도성 청각장애인의 대측과 동측 청반사 검사. 이 예에서 전도성 난청은 오른쪽 귀에 영향을 준다. 대측 반사는 비정상적인 귀(프로브 귀, a)에서 부재, 니쁜 쪽 귀 자극, 좋은 쪽 귀 프로브 시 상승 또는 부재(자극 귀칙, b). 동측 반사는 (a) 비정상적인 오른쪽 귀에 프로브일 때 부재, (b) 정상 귀에 프로브일 때 정상이다.

감각신경성 난청

청반사역치는 다소 특이한 방식으로 청력 민감도에 의존한다(Popelka, 1981; Silman & Gelfand, 1981; Gelfand, Piper, & Silman, 1983; Gelfand, 1984; Gelfand & Piper, 1984; Gelfand, Schwander, & Silman, 1990). 여기서 "청력 민감도"는 정상 청력에서부터 와우 장애로 인한 감각신경성 난청의 다양한 정도에 이르는 연속체로 표현된다. 그림 7.19, 7.20, 7.21은 정상 청력 또는 와우 장애와 관련된 감각신경성 난청 환자의 경우 500, 1000, 2000Hz에서 ART의 10, 50, 90% ile을 보여 준다. 예를 들어 그림 7.19에는 500Hz에서 5dB HL의 역치를 가진 환자에 대한 다음과 같은 정보를 제시하였다. 즉 75dB HL 이상의 ART를 가진 사람은 10%, 85dB HL 이상의 ART를 가진 사람은 50%, 95dB HL 이상은 90%이다. 그림 7.20에서는 1000Hz에서 60dB HL의 역치를 가진 환자들의 경우 85dB HL 이상은 10%, 95dB HL 이상은 50%, 110dB HL 이상은 90%인 것을 알 수 있다. 규준으로 중앙치(50%ile) 곡선을 이용해 볼 때 순음청반사역치는 (1) 대충 50dB HL까지 와우기관의 감

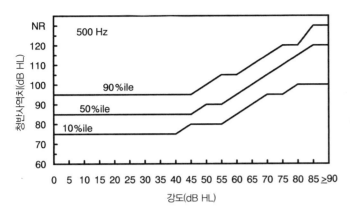

그림 7.19 건청인과 감각신경성 난청인의 청반사역치 %ile (Gelfand, S. A., Schwander, T., & Silman, S. (1990). Acoustic reflex thresholds in normal and cochlear impaired ears: Effects of no-response rates on 90th percentiles in a large sample. *Journal of Speech and Hearing Disorders*, *55*, 198–205, American Speech-Language-Hearing Association.)

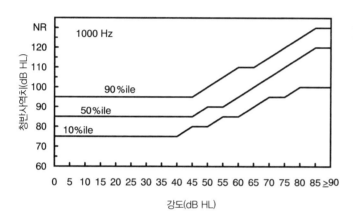

그림 7.20 건청인과 감각신경성 난청인의 청반사역치 %ile (Gelfand, S. A., Schwander, T., & Silman, S. (1990). Acoustic reflex thresholds in normal and cochlear impaired ears: Effects of no-response rates on 90th percentiles in a large sample. *Journal of Speech and Hearing Disorders*, *55*, 198–205, With permission of American Speech-Language-Hearing Association.)

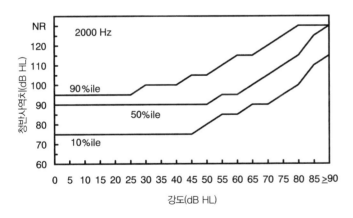

그림 7.21 건청인과 감각신경성 난청인의 청반사역치 %ile (Gelfand, S. A., Schwander, T., & Silman, S. (1990). Acoustic reflex thresholds in normal and cochlear impaired ears: Effects of no-response rates on 90th percentiles in a large sample. *Journal of Speech and Hearing Disorders*, *55*, 198–205, With permission of American Speech-Language-Hearing Association.)

각신경성 손실과 정상 청력을 가진 사람이 같고, (2) 와우 청력 손실의 정도가 약 50dB HL 이상 증가하면서 점진적으로 높아지게 된다.

후미로성 병리를 가진 환자들은 종종 반사가 사라질 정도까지 청반사가 상승된다(Gelfand, 1984). 어쨌든 ART가 언제 상승되었는지에 대한 결정은 ART가 후미로성이 아닌 환자의 난청 크기에 달려 있다는 사실을 설명해야 한다. 90%ile은 우리에게 이러한 요구를 충족시키는 상위 구분값을 제공한다. 사실 청반사의 진단적 유용성에 대한 이전의 많은 불일치점들이 난청의 정도를 설명하는 90%ile의 도입으로 해결되었다(Silman & Gelfand, 1981; Gelfand, 1984).

표 7.8 500, 1000, 2000Hz의 90% 청반사역치

청각 역치 (dB HL)	90 백분위수 청반사역치					
	Silman과 Gelfand(1981)			Gelfand, Schwander, Silman(1990)		
	500Hz	1000Hz	2000Hz	500Hz	1000Hz	2000Hz
0	95	100	95	95	95	95
5	95	100	95	95	95	95
10	95	100	100	95	95	95
15	95	100	100	95	95	95
20	95	100	100	95	95	95
25	95	100	100	95	95	95
30	100	100	105	95	95	100
35	100	100	105	95	95	100
40	100	105	105	95	95	100
45	100	105	105	95	95	105
50	105	105	110	100	100	105
55	105	105	110	105	105	110
60	105	110	115	105	110	115
65	105	110	115	110	110	115
70	115	115	125	115	115	120
75	115	115	125	120	120	125
80	125	125	125	120	125	NR[a]
85	125	125	125	NR	NR	NR
≥90	125	125	125	NR	NR	NR

[a] 125dB HL에서 무반응

　이 두 결과는 와우와 후미로성 장애를 구분하는 데 사용된 두 연구 결과의 90%ile 값을 표 7.8에 제시하였다(Silman & Gelfand, 1981; Gelfand, Schwander, & Silman, 1990).

　실제로 환자들의 ART는 검사 주파수에서 역치 적용되는 각자의 90%ile와 비교된다. 만약 ART가 그에 해당된 90%ile 값 이하로 떨어진다면 근본적으로 정상 혹은 와우 손상을 가진 것으로 본다. ART가 비정상적으로 상승하거나 청반사결여가 전도성 장애로 인한 것이 아니라면 자극을 받는 귀의 청신경 문제로 의심할 수 있다. 반대로 많은 기능 손상 환자들(14장)은 10%ile 미만의 ART를 보인다(Gelfand, 1994).

　비정상적인 반사 소멸은 후미로성 장애와 관련 있다(Anderson, Barr, & Wedenberg, 1970; Jerger, Harford, Clemis, & Alford, 1974; Wilson, Shanks, & Lilly, 1984b). 자극된 귀의 경우 500Hz나 1000Hz에서 10초 안에 50%와 그 이상 반사 소멸이 된다면 후미로성 병리를 신중히 의심해 봐야 한다(그림 7.16c).

청반사 형태

청신경은 청반사궁의 감각 요소이기 때문에 청신경 병리(예 : 청신경종)는 자극 귀의 반사 이상과 관련 있다. 대표적인 예가 그림 7.22에 묘사되어 있다. 오른쪽 귀의 동측(비교차)과 대측(교차) 반사 모두 병리적 청신경으로 인해 비정상이다. 반면에 왼쪽 귀의 두 가지 반사 반응은 정상 청신경을 갖고 있기 때문에 영향을 받지 않는다.

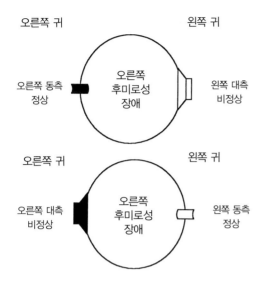

그림 7.22 청신경(축외·후미로) 장애로 인한 청반사 검사의 전형적인 형태

청신경에 영향을 주는 후미로 손상 외에도 뇌간 병리와 안면신경장애뿐만 아니라 탈수초(다발성 경화증), 신경근 질병(즉 근무력증)과 관련이 있다 (Bosatra et al., 1984; Gelfand, 1984; Mangham, 1984; Wiley & Block, 1984; Wilson, Shanks, & Lilly, 1984). 청반사는 전형적으로 청신경종이 있는 환자들에게서 나타나지 않는다(Starr, Picton, Sininger, Hood & Berlin, 1996). 청각피질장애 환

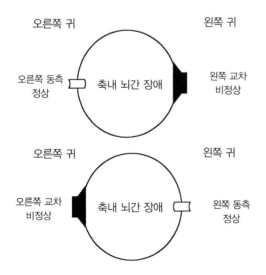

그림 7.23 내부 뇌간 장애로 인한 청반사 결과의 전형적인 형태

자는 서로 비슷한 청각 민감도를 가진 정상인과 와우 손상 환자들처럼 동일한 ART를 나타내 보인다 (Gelfand & Silman, 1982). 청반사 형태를 보면 적어도 교차 반사로 영향을 주는 뇌간 병리나 안면신경 장애와 같은 장애 범주들을 구분할 수 있다.

뇌간 내부에 발생되는 병리를 종종 **축내**(intraaxial)라 한다. 뇌간 실질 외부(**축외**, extraaxial)에 위치한 청신경 종양과 구별할 수 있어야 한다. 축내 뇌간 병리는 동측 경로에 영향을 주지 않는 반면에 종종 한쪽에서 다른 쪽으로 가는 반사 경로에 영향을 준다 (Jerger & Jerger, 1977, 1983). 이것은 그림 7.23에 나타냈다. 대측(교차된) 반사는 축내 병리에 영향을 받기 때문에 비정상이고 동측(비교차된) 반사는 정상으로 나타난다.

비정상인 쪽에 자극을 받을 때 청반사 이상과 관련된 청신경과는 달리 안면신경(7번 신경, 예 : 벨 마비)은 병리가 있는 쪽에 프로브 팁이 있을 때 비정상 반사와 관련이 있다(Alford, Jerger, Coats, Peterson, &

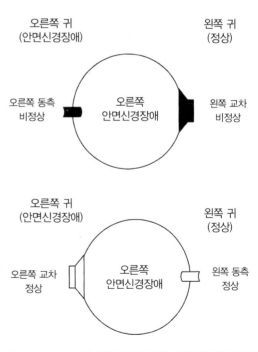

그림 7.24 프로브 팁이 안면신경장애가 있는 쪽에 위치할 때 나타나는 비정상적인 청반사 결과. 오른쪽 안면신경장애는 오른쪽 동측과 왼쪽 교차 청반사에 영향을 준다.

Weber, 1973; Citron & Adour, 1978; Wiley & Block, 1984). 이것은 안면신경이 등골근을 신경 지배하는 청반사궁의 운동 요소이기 때문이다. 그러므로 비정상은 근수축이 모니터링되는 프로브 귀에서 나타난다(그림 7.24). 안면신경장애는 일반적으로 등골근 반사 이외에 다른 신경학적 징후 및 안면과 관련된 이상 신호에서 발견된다. 그러므로 청반사의 유용성 중 하나는 그 회복을 통해 벨 마비의 경과 과정을 지켜보는 것이다. 그러나 7번 뇌신경인 안면신경장애는 안면마비 증후가 없을 때 청반사소멸(비정상적인 쪽의 프로브 팁)일지라도 동측과 대측이 나타난다 (Silman, Silverman, Gelfand, Lutolf, & Lynn, 1988). 따라서 청반사를 해석할 때마다 7번 신경의 개입 가능성을 기억해 두어야 한다.

학습 문제

1. 고실도 측정 방법을 설명하라.
2. (a) 전체 음향 어드미턴스, (b) 정점 보상 정적 음향 어드미턴스, (c) 고실도 정점 압력에 대해 정의하라.
3. 고실도 A, B, C형에 대해 논하고 비교 설명하라.
4. 678Hz(660Hz) B-G 고실도는 무엇인가? 전도성 장애의 원인들을 어떻게 구별하는지 알아보라.
5. 청반사는 무엇이며 그것의 주요 특징들은 무엇인가?
6. 전음성 장애가 (a) 프로브 귀나 (b) 자극 귀에서 대측 청반사에 어떻게 영향을 미치는지 기술하라.
7. 청반사역치는 와우 청력 손실로 인해 어떤 영향을 받는가?
8. 대측 청반사가 (a) 프로브 귀 (b) 자극 귀에서 후미로성 장애에 의해 어떻게 영향을 받는지 기술하라.
9. 청반사소멸는 무엇이며 어떨 때 비정상인가?
10. 축내 뇌간 병리가 대측 청반사는 비정상을 초래하지만 동측 청반사는 정상을 유도하는 그 이유를 설명하라.

참고문헌

Alford, B.R., Jerger, J., Coats, A., Peterson, C., & Weber, S. (1973). Neurophysiology of facial nerve testing. *Archives of Otolaryngology, 97,* 214–219.

American Academy of Audiology Position Statement (AAA) (1997). Identification of hearing loss and middle-ear dysfunction in preschool and school-age children. *Audiology Today, 9,* 21–23.

American National Standards Institute (ANSI). (1996). *American National Standard Specifications for Instruments to Measure Aural Acoustic Impedance and Admittance (Aural Acoustic Immittance).* ANSI S3.39-1987 (R 1996). New York: ANSI.

American Speech-Language-Hearing Association (ASHA). (1997). *Guidelines for Audiologic Screening.* Rockville Pike, MD: ASHA.

Anderson, H., Barr, B., & Wedenberg, E. (1970). The early detection of acoustic tumors by the stapedial reflex test. In Wolstenholme GEW, Knight J (Eds.): *Sensorineural Hearing Loss.* London: Churchill, 275–289.

Arriaga, M. A., & Luxford, W. M. (1993). Impedance audiometry and iatrogenic hearing loss. *Otolaryngology—Head and Neck Surgery, 108,* 70–72.

Baker, S., & Lilly, D. J.. (1976). Prediction of hearing level from acoustic reflex data. Paper presented at Convention of American Speech-Language-Hearing Association, Houston.

Bennett, M. J., & Weatherby, L. A. (1982). Newborn acoustic reflexes to noise and pure-tone signals. *Journal of Speech and Hearing Research, 25,* 383–387.

Bluestone, C. D. (1975). Assessment of eustachian tube function. In Jerger J (Ed.): *Handbook of Impedance Audiometry.* Acton, MA: American Electromedics, 127–148.

Bluestone, C. D. (1980). Assessment of eustachian tube function. In Jerger J, Northern J (Eds.): *Clinical Impedance Audiometry.* Acton, MA: American Electromedics, 83–108.

Bluestone, C. D., Paradise, J., Berry, Q., & Wittel, R. (1972). Certain effects of cleft palate repair on eustachian tube function. *Cleft Palate Journal, 9,* 183–193.

Borg, E. (1973). On the neuronal organization of the acoustic middle ear reflex: A physiological and anatomical study. *Brain Research, 49,* 101–123.

Bosatra, A., Russolo, M., & Silverman, C. A. (1984). Acoustic-reflex latency: State of the art. In Silman S (Ed.): *The*

Acoustic Reflex: Basic Principles and Clinical Applications. Orlando; Academic Press, 301–328.

Brooks, D. N. (1969). The use of the electro-acoustic impedance bridge in the assessment of middle ear function. *International Audiology, 8,* 563–569.

Calandruccio, L., Fitzgerald, T. S., & Prieve, B. A. (2006). Normative multifrequency tympanometry in infants and toddlers. *Journal of the American Academy of Audiology, 17,* 470–480.

Citron, D., & Adour, K. (1978). Acoustic reflex and loudness discomfort in acute facial paralysis. *Archives of Otolaryngology, 104,* 303–308.

Davies, J. E., John, D. G., Jones, A. H., & Stephens, S. D. G. (1988). Tympanometry as a screening test for treatable hearing loss in the elderly. *British Journal of Audiology, 22,* 119–121.

De Chicchis, A. R., Todd, N. W., & Nozza, R. J. (2000). Developmental changes in aural acoustic admittance measurements. *Journal of the American Academy of Audiology, 11,* 97–102.

Elner, A., Ingelstedt, S., & Ivarsson, A. (1971). The elastic properties of the tympanic membrane. *Acta Oto-Laryngologica, 72,* 397–403.

Emmer, M. B., & Silman, S. (2003). The prediction of hearing loss in persons with cerebral palsy using contralateral acoustic reflex threshold for broad-band noise. *American Journal of Audiology, 12,* 91–95.

Feldman, A. S. (1975). Acoustic impedance-admittance measurements. In Bradford LJ (Ed.): *Physiological Measures of the Audio-Vestibular System.* New York: Academic Press, 87–145.

Feldman, A. S. (1976). Tympanometry: Procedures, interpretation and variables. In Feldman AS & Wilber LA (Eds.): *Acoustic Impedance and Admittance: The Measurement of Middle Ear Function.* Baltimore: Williams & Wilkins, 103–155.

Fiellau-Nikolajsen, M. (1983). Tympanometry and secretory otitis media. *Acta Oto-Laryngologica. Supplementum, 394,* 1–73.

Gelfand, S. A. (1984). The contralateral acoustic reflex threshold. In Silman S (Ed.): *The Acoustic Reflex: Basic Principles and Clinical Applications.* Orlando, FL: Academic Press, 137–186.

Gelfand, S. A. (1994). Acoustic reflex threshold tenth percentiles and functional hearing impairment. *Journal of the American Academy of Audiology, 5,* 10–16.

Gelfand, S. A. (2000). The acoustic reflex. In Katz J (Ed.): *Handbook of Clinical Audiology,* 5th ed. Baltimore: Lippincott Williams & Wilkins.

Gelfand, S. A. (2004). *Hearing: An Introduction to Psychological and Physiological Acoustics,* 4th Ed. New York: Marcel Dekker.

Gelfand, S. A., & Piper, N. (1981). Acoustic reflex thresholds in young and elderly subjects with normal hearing. *Journal of the Acoustical Society of America, 69,* 295–297.

Gelfand, S. A., & Piper, N. (1984). Acoustic reflex thresholds: Variability and distribution effects. *Ear and Hearing, 5,* 228–234.

Gelfand, S. A., Piper, N., & Silman, S. (1983). Effects of hearing levels at the activator and other frequencies upon the expected levels of the acoustic reflex threshold. *Journal of Speech and Hearing Disorders, 48,* 11–17.

Gelfand, S. A., Schwander, T., & Silman, S. (1990). Acoustic reflex thresholds in normal and cochlear-impaired ears: Effects of no-response rates on 90th percentiles in a large sample. *Journal of Speech and Hearing Disorders, 55,* 198–205.

Gelfand, S. A., & Silman, S. (1982). Acoustic reflex thresholds in brain damaged patients. *Ear and Hearing, 3,* 93–95.

Givens, G. D., & Seidemann, M. F. (1984). Acoustic immittance testing of the eustachian tube. *Ear and Hearing, 5,* 297–299.

Golding, M., Doyle, K., Sindhusake, D., Mitchell, P., Newall, P., & Hartley, D. (2007). Tympanometric and acoustic stapedius reflex measures in older adults: The Blue Mountains Hearing Study. *Journal of the American Academy of Audiology, 18,* 391–403.

Hall, J. W., & Koval, C. B. (1982). Accuracy of hearing prediction by the acoustic reflex. *Laryngoscope, 92,* 140–149.

Harford, E. R. (1980). Assessment of eustachian tube function. In Jerger J, Northern J (Eds.): *Clinical Impedance Audiometry.* Acton, MA: American Electromedics, 40–64.

Hirsch, A., & Anderson, H. (1980). Audiologic test results in 96 patients with tumors affecting the eighth nerve. *Acta Oto-Laryngologica. Supplementum, 369,* 1–26.

Holmquist, J. (1968). The role of the eustachian tube in myringoplasty. *Acta Oto-Laryngologica, 66,* 289–295.

Holmquist, J., & Miller, J.(1972). Eustachian tube evaluation using the impedance bridge. In Rose D, Keating LW (Eds.): *Mayo Foundation Impedance Symposium.* Rochester, MN: Mayo Foundation, 297–307.

Hughes, G. B. (Ed.). (1985). *Textbook of Clinical Otology.* New York: Thieme-Stratton.

Hughes, G. B., & Pensak, M. L. (Eds.). (1997). *Clinical Otology,* 2nd ed. New York: Thieme.

Hunter, L. L., & Margolis, R. H. (1992). Multifrequency tympanometry: Current clinical application. *American Journal of Audiology, 1,* 33–43.

Hunter, L. L., Ries, D. T., Schlauch, R. S., Levine, S. C., & Ward, W. D. (1999). Safety and clinical performance of acoustic reflex tests. *Ear and Hearing, 20,* 506–514.

Jerger, J. (1970). Clinical experience with impedance audiometry. *Archives of Otolaryngology, 92,* 311–324.

Jerger, J., Anthony, L., Jerger, S., & Mauldin, L. (1974). Studies in impedance audiometry, III: Middle ear disorders. *Archives of Otolaryngology, 99,* 165–171.

Jerger, J., Burney, P., Mauldin, L., & Crump, B. (1974). Predicting hearing loss from the acoustic reflex. *Journal of Speech and Hearing Disorders, 39,* 11–22.

Jerger, J., Harford, E., Clemis, J., & Alford, B. (1974). The acoustic reflex in eighth nerve disorders. *Archives of Otolaryngology, 99,* 409–413.

Jerger, J., Hayes, D., Anthony, L., & Mauldin, L. (1978). Factors influencing prediction of hearing level from the acoustic reflex. *Maico Monographs of Contemporary Audiology, 1,* 1–20.

Jerger, J., Jerger, S., & Mauldin, L. (1972). Studies in impedance audiometry, I: Normal and sensorineural ears. *Archives of Otolaryngology, 96,* 513–523.

Jerger, S., & Jerger, J. (1977). Diagnostic value of crossed vs. uncrossed acoustic reflexes: Eighth nerve and brain stem disorders. *Archives of Otolaryngology, 103,* 445–453.

Jerger, S., & Jerger, J. (1983). Neuroaudiologic findings in patients with central auditory disorders. *Seminars in Hearing, 4,* 133–159.

Jerger, S., Jerger, J., Mauldin, L., & Segal, P. (1974). Studies in impedance audiometry, II: Children less than six years old. *Archives of Otolaryngology, 99,* 1–9.

Keith, R. W. (1977). An evaluation of predicting hearing loss from the acoustic reflex. *Archives of Otolaryngology, 103,* 419–424.

Koebsell, K. A., & Margolis, R. H. (1986). Tympanometric gradient measured from normal preschool children. *Audiology, 25*, 149–157.

Lenarz, T., & Gulzow, J. (1983). Acoustic inner ear trauma by impedance measurement: Acute acoustic trauma? *Laryngologie, Rhinologie, Otologie, 62*, 58–61.

Liden, G., Harford, E., & Hallen, O. (1974). Tympanometry for the diagnosis of ossicular disruption. *Archives of Otolaryngology, 99*, 23–29.

Liden, G., Peterson, J. L., & Bjorkman, G. (1970). Tympanometry. *Archives of Otolaryngology, 92*, 248–257.

Liden, G. (1969). The scope and application of current audiometric tests. *Journal of Laryngology and Otology, 83*, 507–520.

Mangham, C. A. (1984). The effect of drugs and systemic disease on the acoustic reflex. In Silman S (Ed.): *The Acoustic Reflex: Basic Principles and Clinical Applications*. Orlando, FL: Academic Press, 441–468.

Margolis, R. H., & Goycoolea, H. G. (1993). Multifrequency tympanometry in normal adults. *Ear and Hearing, 14*, 408–413.

Margolis, R. H., & Heller, J. (1987). Screening tympanometry: Criteria for medial referral. *Audiology, 26*, 197–288.

Margolis, R. H., & Popelka, G. R. (1975). Static and dynamic acoustic impedance measurements in infant ears. *Journal of Speech and Hearing Research, 18*, 435–443.

Margolis, R. H., & Shanks, J. E. (1985). Tympanometry. In Katz J (Ed.): *Handbook of Clinical Audiology*, 3rd ed. Baltimore: Williams & Wilkins, 438–475.

Miller, M. H., Hoffman, R. A., & Smallberg, G. (1984). Stapedial reflex testing and partially reversible acoustic trauma. *Hearing Instruments, 35*, 15–49.

Niemeyer, W., & Sesterhenn, G. (1974). Calculating the hearing threshold from the stapedius reflex threshold for different sound stimuli. *Audiology, 13*, 421–427.

Northern, J. L., & Gabbard, S. A. (1994). The acoustic reflex. In Katz J (Ed.): *Handbook of Clinical Audiology*, 4th ed. Baltimore: Williams & Wilkins, 300–316.

Nozza, R. J., Bluestone, C. D., Kardatzke, D., & Bachman, R. (1992). Towards the validation of aural acoustic immittance measures for diagnosis of middle ear effusion in children. *Ear and Hearing, 13*, 442–453.

Nozza, R. J., Bluestone, C. D., Kardatzke, D., & Bachman, R. (1994). Identification of middle ear effusion by aural acoustic admittance and otoscopy. *Ear and Hearing, 15*, 310–323.

Olsen, W. O., Bauch, C. A., & Harner, S. G. (1983). Application of the Silman and Gelfand (1981) 90th percentile levels for acoustic reflex thresholds. *Journal of Speech and Hearing Disorders, 48*, 330–332.

Olsen, W. O., Stach, B. A., & Kurdziel, S. A. (1981). Acoustic reflex decay in 10 seconds and in 5 seconds for Meniere's disease patients and for VIIIth nerve tumor patients. *Ear and Hearing, 2*, 180–181.

Ostergard, C. A., & Carter, D. R. (1981). Positive middle ear pressure shown by tympanometry. *Archives of Otolaryngology, 107*, 353–356.

Paradise, J. L., Smith, C. G., & Bluestone, C. D. (1976). Tympanometric detection of middle ear effusion in infants and young children. *Pediatrics, 58*, 198–210.

Popelka, G. R. (1981). The acoustic reflex in normal and pathological ears. In Popelka GR (Ed.): *Hearing Assessment with the Acoustic Reflex*. New York: Grune & Stratton, 5–21.

Popelka, G. R., & Trumph, A. (1976). Stapedial reflex thresholds for tonal and noise activating signals in relation to magnitude of hearing loss in multiple-handicapped

children. Paper presented at Convention of American Speech-Language-Hearing Association, Houston.

Porter, T. (1972). Normal otoadmittance values for three populations. *Journal of Auditory Research, 12*, 53–58.

Portmann, M. (1980). Impedance audiometry is not always without risk. *Revue de Laryngologie - Otologie - Rhinologie, 101*, 181–182.

Renvall, U., & Liden, G. (1978). Clinical significance of reduced middle ear pressure in school children. In Harford ER, Bess FH, Bluestone CD, Klein JO (Eds.): *Impedance Screening for Middle Ear Disease in Children*. New York: Grune & Stratton, 189–196.

Riedel, C. L., Wiley, T. L., & Block, M. G. (1987). Tympanometric measures of eustachian tube function. *Journal of Speech and Hearing Research, 30*, 207–214.

Rizzo, S., Jr, & Greenberg, H. J. (1979). Predicting hearing loss from the acoustic reflex data. Paper presented at Convention of American Speech-Language-Hearing Association, Boston.

Roush, J., Bryant, K., Mundy, M., Zeisel, S., & Roberts, J. (1995). Developmental changes in static admittance and tympanometric width in infants and toddlers. *Journal of the American Academy of Audiology, 6*, 334–338.

Sanders, J. W. (1984). Evaluation of the 90th percentile levels for acoustic reflex thresholds. Paper presented at Convention of American Speech-Language-Hearing Association, San Francisco.

Seifert, M. W., Seidemann, M. F., & Givens, G. D. (1979). An examination of the variables involved in tympanometric assessment of eustachian tube functioning adults. *Journal of Speech and Hearing Disorders, 44*, 388–396.

Shahnaz, N., & Polka, L. (1997). Standard and multifrequency tympanometry in normal and otosclerotic ears. *Ear and Hearing, 18*, 326–341.

Shanks, J. E., & Lilly, D. J. (1981). An evaluation of tympanometric estimates of ear canal volume. *Journal of Speech and Hearing Research, 24*, 557–566.

Shanks, J., Lilly, D. J., Margolis, R. H., Wiley, T. L., & Wilson, R. H. (1988). Tympanometry. *Journal of Speech and Hearing Disorders, 53*, 354–377.

Shanks, J., & Sheldon, C. (1991). Basic principles and clinical applications of tympanometry. *Otolaryngologic Clinics of North America, 24*, 299–328.

Silman, S. (1984). Magnitude and growth of the acoustic-reflex. In Silman S (Ed.): *The Acoustic Reflex: Basic Principles and Clinical Applications*. Orlando, FL: Academic Press, 225–274.

Silman, S., & Gelfand, S. A. (1979). Prediction of hearing levels from acoustic reflex thresholds in persons with high-frequency hearing losses. *Journal of Speech and Hearing Research, 22*, 697–707.

Silman, S., & Gelfand, S. A. (1981). The relationship between magnitude of hearing loss and acoustic reflex threshold levels. *Journal of Speech and Hearing Disorders, 46*, 312–316.

Silman, S., & Gelfand, S. A. (1982). The acoustic reflex in diagnostic audiology, II. *Audiology: J Cont. Educ., 7*, 125–138.

Silman, S., Gelfand, S. A., & Emmer, M. (1987). Acoustic reflex in hearing loss identification and prediction. *Seminars in Hearing, 8*, 379–390.

Silman, S., Gelfand, S. A., Piper, N., Silverman, C. A., & Van-Frank, L. (1984). Prediction of hearing loss from the acoustic-reflex threshold. In Silman S (Ed.): *The Acoustic Reflex: Basic Principles and Clinical Applications*. Orlando, FL: Academic Press, 187–223.

Silman, S., Popelka, G. R., & Gelfand, S. A. (1978). The eftect of sensorineural hearing loss on acoustic stapedius reflex growth functions. *Journal of the Acoustical Society of America, 64*, 1406–1411.

Silman, S., & Silverman, C. A. (1991). *Auditory Diagnosis: Principles and Applications*. San Diego: Academic Press.

Silman, S., Silverman, C. A., & Arick, D. S. (1992). Acoustic-immittance screening for detection of middle-ear effusion. *Journal of the American Academy of Audiology, 3*, 262–268.

Silman, S., Silverman, C. A., Gelfand, S. A., Lutolf, J., & Lynn, D. J. (1988). Ipsilateral acoustic-reflex adaptation testing for detection of facial-nerve pathology: Three case studies. *Journal of Speech and Hearing Disorders, 53*, 378–382.

Silman, S., Silverman, C. A., Showers, T., & Gelfand, S. A. (1984). The effect of age on prediction of hearing loss with the bivariate plotting procedure. *Journal of Speech and Hearing Research, 27*, 12–19.

Silverman, C. A., Silman, S., & Miller, M. H. (1983). The acoustic reflex threshold in aging ears. *Journal of the Acoustical Society of America, 73*, 248–255.

Sprague, B. H., Wiley, T. L., & Goldstein, R. (1985). Tympanometric and acoustic-reflex studies in neonates. *Journal of Speech and Hearing Research, 28*, 265–272.

Stach, B. A., & Jerger, J. F. (1991). Immittance measures in auditory disorders. In Jacobson JT, Northern JL (Eds.): *Diagnostic Audiology*. Austin: Pro-Ed, 113–139.

Starr, A., Picton, T. W., Sininger, Y. S., Hood, L. J., & Berlin, C. I. (1996). Auditory neuropathy. *Brain, 119*, 741–753.

Tanka, K., Ohhashi, K., & Tsuda, M. (1981). A case of unilateral acute sensorineural deafness after impedance audiometry. *Clinical Otology of Japan, 8*, 204–205.

Turner, R. G., Frazer, G. J., & Shepard, N. T. (1984). Formulating and evaluating audiological test protocols. *Ear and Hearing, 5*, 321–330.

Turner, R. G., Shepard, N. T., & Frazer, G. J. (1984). Clinical performance of audiological and related diagnostic tests. *Ear and Hearing, 5*, 187–194.

Van Camp, K. J., Creten, W. L., Van de Heyning, P. H., Decraemer, W. F., & Vanpeperstraete, P. M. (1983). A search for the most suitable immittance components and probe-tone frequency in tympanometry. *Scandinavian Audiology, 12*, 27–34.

Van Camp KJ, Margolis RH, Wilson RH, Creten WL, Shanks JE. (1986). Principles of Tympanometry. *ASHA monographs no. 24*.

Vanhuyse, V. J., Creten, W. L., & Van Camp, K. J. (1975). On the W-notching of tympanograms. *Scandinavian Audiology, 4*, 45–50.

Wallin, A., Mendez-Kurtz, L., & Silman, S. (1986). Prediction of hearing loss from acoustic-reflex thresholds in the older adults population. *Ear and Hearing, 7*, 400–404.

Wiley, T. L. (1989). Static acoustic-admittance measures in normal ears: A combined analysis for ears with and without notched tympanograms. *Journal of Speech and Hearing Research, 32*, 688.

Wiley, T. L., & Block, M. G. (1984). Acoustic and nonacoustic reflex patterns in audiologic diagnosis. In Silman S (Ed.): *The Acoustic Reflex: Basic Principles and Clinical Applications*. New York: Academic Press, 387–411.

Wiley, T. L., Nondahl, D. M., Cruickshanks, K.J., & Tweed, T. S. (2005). Five-year changes in middle ear function for older adults. *Journal of the American Academy of Audiology, 16*, 129–139.

Wiley, T. L., Oviatt, D. L., & Block, M. G. (1987). Acoustic-immittance measures in normal ears. *Journal of Speech and Hearing Research, 30*, 161–170.

Wilson, R. H., & Margolis, R. H. (1991). Acoustic-reflex measurements. In Rintelmann WF (Ed.): *Hearing Assessment*, 2nd ed. Austin: Pro-Ed, 247–319.

Wilson, R. H., & Margolis, R. H. (1999). Acoustic reflex measurements. In Musiek FE & Rintlemann WF (Eds.): *Contemporary Perspectives in Hearing Assessment*. Boston: Allyn & Bacon, 131–165.

Wilson, R. H., Shanks, J. E., & Kaplan, S. K. (1984a). Tympanometric changes at 226 Hz and 678 Hz across ten trials and for two directions of ear-canal pressure change. *Journal of Speech and Hearing Research, 27*, 257–266.

Wilson, R. H., Shanks, J. E., & Lilly, D. J. (1984b). Acoustic-reflex adaptation. In Silman S (Ed.): *The Acoustic Reflex: Basic Principles and Clinical Applications*. Orlando, FL: Academic Press, 329–386.

Zwislocki, J., Feldman, A. S. (1970). Acoustic Impedance of Pathological Ears. *ASHA monographs, no. 15*.

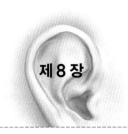

제 8 장

어음청력검사

인간의 의사소통과 상호 작용의 주된 수단인 말
소리는 우리가 듣는 가장 중요한 신호임이 분
명하다. 따라서 순음 청력도는 환자의 청력 상태에 대
한 일부 그림만을 제공하는데, 이는 환자가 말소리를
듣고 이해하는 능력에 대해 정확한 정보를 제공하지
못하기 때문이다. 환자가 어떻게 말소리를 듣는지 알
아내기 위해서는 말소리 자극을 가지고 검사해야 하
는데 이 과정을 **어음청력검사**(speech audiometry)라
고 한다.

어음청력검사기

어음청력검사에 사용되는 기기는 **어음청력검사기**
(speech audiometer)이다. 과거에는 어음청력검사
만을 위해 특별히 만든 기기가 사용되었으나 지금은
이 기능이 다목적 임상청력검사기에 포함되어 있다.
어음청력검사에 사용되는 청력검사기의 성능은 미국
표준협회 청력검사기 항목(ANSI S3.6-2004)에 나
와 있으며 4장에서 설명하였다. 임상청력검사기의 **어
음 방식**(또는 **어음 특성**)은 다음과 같은 요소를 포함한
다. (1) 테이프 플레이어와 CD 플레이어, 컴퓨터와 같
은 다양한 어음 녹음 자료, (2) 육성(live voice) 검사
를 위한 마이크, (3) 어음 자료(speech material) 중
원하는 자료를 선택하기 위한 입력선택기, (4) 어음 신
호가 적절히 교정될 수 있을 정도인지 확인하기 위한
VU미터와 함께 사용되는 감쇠기(입력 레벨 조절기),

(5) 원하는 출력변환기로 어음 자극을 명령하기 위한
출력선택기, (6) 출력변환기(이어폰, 스피커, 골도진
동자). 이 요소들은 그림 8.1에 나와 있다. 또한 청각
사가 환자에게 들려주는 말소리 신호를 들을 수 있도
록 모니터 이어폰과 스피커(그리고 레벨 조절기)가 있
다. 어음청력검사는 대개 두 개의 방에서 검사가 이루
어지기 때문에 청각사가 환자의 반응을 들을 수 있도
록 제어실의 이어폰이나 스피커로 연결된 환자용 (반
응) 마이크가 있다.

한 귀에 신호를 주고 다른 귀에 차폐 잡음을 줘야
할 때나 특정 검사에서 서로 다른 신호를 두 귀에 줘야
할 때가 있으므로 임상청력 기기에는 두 개의 채널이
있다는 것을 기억하라. 그래서 분리된 말소리 모드가
청력검사기의 양쪽 채널에 제공된다. 따라서 말소리
신호(같은 신호일 필요는 없음)가 두 귀에 전해질 수
있다. 마찬가지로 어음 검사를 하기 위해 한 귀에 하
나의 채널을 사용하고 다른 귀에 차폐 잡음을 주기 위
해 다른 채널을 사용할 수도 있다. 임상차폐는 9장에
서 논의하고 이 장에서는 차폐의 적절한 사용법을 살
펴볼 것이다.

검사 신호 교정

어음청력검사에서 검사 자료의 교정은 필수적인 기술
적 단계이다. 녹음된 자료는 보통 1000Hz 음인 교정
신호가 항상 있다. 첫 번째 단계는 적절한 입력 장비
(예 : 테이프 플레이어)의 선택과 단속기 스위치를 "켜

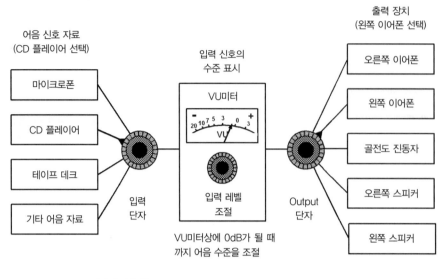

어음 신호 자료
(CD 플레이어 선택)

마이크로폰

CD 플레이어

테이프 데크

기타 어음 자료

입력
단자

검사에 사용하는
어음을 선택한다.

입력 신호의
수준 표시

VU미터

VU

입력 레벨
조절

VU미터상에 0dB가 될 때
까지 어음 수준을 조절

Output
단자

환자에게 신호를 들려 주는
출력변환기를 선택한다.

출력 장치
(왼쪽 이어폰 선택)

오른쪽 이어폰

왼쪽 이어폰

골전도 진동자

오른쪽 스피커

왼쪽 스피커

그림 8.1 임상청력
검사기의 어음 형태
(채널) 블록 다이어그
램. 이 용례에서 청각
사는 CD 장치로 녹
음된 어음을 사용하
여 왼쪽 이어폰을 통
해 신호를 보내 준다.

짐"으로 맞추는 것이다. 다음으로 녹음된 교정음을 재생하고 VU미터에 레벨이 표시되는 것을 본다. 그러면 입력 레벨 눈금판에서 교정음이 VU미터에서 0dB 수준이 될 때까지 위아래로 움직이게 된다. 이것이 전부이다. 이 입력 레벨 조절기는 녹음한 것을 사용하는 한 이 수준(0dB)으로 유지될 것이다. 이제 교정 녹음을 멈추고 이어서 녹음된 검사 자료를 관리해 보자. 녹음한 것을 바꾸거나 입력 레벨 눈금을 움직일 때마다 재교정이 필요할 것이다. 실제로 검사 자료를 사용하기 전에 교정하는 것이 바람직하다. 이 장에서는 어떠한 검사를 사용하든지 간단한 교정을 했다고 가정할 것이다. 육성 검사는 임상가가 마이크에 대고 말하고 VU미터에 자신의 말소리가 계속해서 0dB로 유지되도록 입력 레벨 조절기를 맞추며 말소리를 계속해서 비슷하게 내야 하므로 조금 더 까다롭다.

어음역치

톤과 같은 비음성 신호의 역치는 소리의 존재 유무를 알 수 있는 수준으로 명확한 의미를 지닌다. 그러나 어음역치는 어음이 그저 들리거나 이해할 수 있는 정

도의 가장 낮은 레벨(소리)일 수도 있다. 말소리 신호가 있을 때 50%가량 들을 수 있는 가장 낮은 레벨을 **어음탐지역치**(speech detection threshold, SDT) 또는 **어음인식역치**(speech awareness threshold, SAT)라고 한다. 반면 말소리 신호를 50% 정도 기억할 수 있을 만큼 또는 구별할 수 있을 만큼 알아들을 수 있는 가장 낮은 레벨은 **어음인지역치**(speech recognition threshold) 또는 **어음청취역치**(speech reception threshold, SRT)라고 한다. 어음청취역치는 환자에게 "baseball" 또는 "railroad"와 같이 강세가 같은 이음절의 단어인 강강격 단어를 따라 하도록 하여 얻는다. 강강격 단어는 매우 작은 강도의 증가가 강강격의 인식을 0%에서 100%로 급격하게 향상하는 데 영향을 주므로 어음청취역치를 확인할 때 유용하다. 어음청취역치는 강강격 단어로 검사할 때 **강강격역치**(spondee threshold, ST)라고도 한다. 이미 현장에서는 이 모든 명칭이 이해되지만 어음탐지역치와 어음인지역치의 사용이 추천된다(ASHA, 1988).

어음탐지역치는 가청도만으로 결정되는 반면 어음인지역치는 듣고 구별할 자극음이 요구되기 때문에 어음탐지역치와 어음인지역치는 달라야 한다. 이 예

상은 어음탐지역치 평균이 어음인지역치 평균에 비해 대략 7~9dB 정도 낮다는 연구 결과에서 증명되었다 (Thurlow, Silverman, Davis, Walsh, 1948; Chaiklin, 1959; Beattie, Edgerton, & Svihovec, 1975; Beattie, Svihovec, & Edgerton, 1975; Cambron, Wilson, & Shanks, 1991). Cambron, Wilson, Shanks(1991)는 어음탐지역치와 어음인지역치 평균 간의 차이가 남성 화자는 8.0dB, 여성 화자는 8.2dB임을 알아냈다.

어음인지역치는 다음과 같은 임상적 기능이 있다. (1) 순음역치를 확증하는 기준으로서의 역할, (2) 초역치 말소리 인지 검사를 하기 위한 적정 수준을 결정하는 기준점 역할, (3) 보청기 요구와 성능을 결정, (4) 청각적 재활 요구 확인, (5) 유아와 검사하기 어려운 이들의 청력 민감도 확인 등이다. 어음탐지역치는 SRT를 얻을 수 없을 때 일반적으로 사용된다.

순음 청력도와의 관계

500~2000Hz 범위 내 순음역치(pure-tone thresh-old)가 SRT와 관련되어 있음은 5장을 상기해 보라. 14장에서는 SRT와 순음역치 사이에 적당한 일관성이 없는 것이 기능적 난청과 관련된다는 것을 볼 것이다. 사실 이미 언급한 바와 같이 SRT의 주된 응용 중 하나는 순음 결과를 확증하기 위함이라는 것이 일반적으로 수용된다.

SRT는 처음에는 500, 1000, 2000Hz의 순음 평균(PTA)과 비교되었으나(Fletcher, 1929; Carhart, 1946a) 곧 이 PTA 세 주파수가 SRT에 가까운 순음역치의 조합이라고는 할 수 없다는 것이 명백해졌다. 이것은 특히 순음역치가 주파수마다 상당히 다를 수 있는 가파른 청력도(sloping audiogram)에 들어맞는다. SRT와 PTA 사이의 일치는 이러한 조건하에 다른 조합을 사용함으로써 향상된다. Fletcher(1950)는 이 세 주파수 중 가장 좋은 두 개의 평균, 보통 500Hz와 1000Hz를 사용할 것을 권장했다. Carhart(1971)는 500Hz와 1000Hz 역치의 평균에서 2dB을 빼는 간단한 공식에 의해 PTA-SAT 일치가 극대화된다는 것을 제언했다. 단일 주파수와 SRT 비교 또한 가끔 적절하다. Carhart와 Porter(1971)는 급경사형 난청 (sharply sloping hearing loss)이 없는 한 SRT와 가장 상관 있는 단일 주파수는 1000Hz라는 것을 발견했다. 청력도가 급격하게 떨어지는 경우 가장 좋은 역치를 가진 단일 주파수 500Hz 또는 250Hz(특별한 경우)는 SRT와 비교하기에 유용하다(Gelfand & Silman, 1985, 1993; Silman & Silverman, 1991).

어음인지역치 검사 자료

앞에서 이미 봤듯이 대부분의 SRT는 강강격 낱말을 사용하여 얻으며 우리는 이 방법에 집중할 것이다. 녹음된 42개 단어의 강강격검사는 하버드 심리음향학 연구실(PAL)에서 Hudgins, Hawkins, Karlin, Stevens(1947)에 의해 처음 개발되었다. 그들은 영어 소리를 적절하게 대표하고 가청도에 있어서 최대한 동질적인 친숙한 어휘 중에 음성학적으로 다른 단어를 사용하려고 했다. PAL 목록은 두 개의 녹음된 형식으로 제공되었는데 모든 강강격 단어는 PAL 검사 No.14에서 똑같은 레벨로 녹음된 반면 PAL 검사 No.9에 매 여섯 번째 단어 다음 고정된 4dB의 고정된 양은 감쇠되었다. 나중에 CID(Central Institute for the Deaf)의 Hirsh, Davis, Silverman, Reynolds, Eldert, Benson(1952)은 가장 친숙한 강강격 단어 36개로 목록을 줄이고 단어가 동일한 난이도가 되도록 녹음하여 기존의 강강격 자료를 향상하였다. 이것은 녹음 레벨을 가장 쉬운 강강격 단어는 -2dB로 조정하고 가장 어려운 단어는 +2dB로 조정하여 이루어졌다. 무작위 목록 여섯 개는 **CID W-1 검사**에 있는 동일한 레벨의 강강격 단어로 녹음하였고 **CID W-2 검사**에 있는 매 세 번째 단어마다 3dB씩 감쇠해서 녹음하였다. 또한 각 검사 단어 앞에는 "···를 말하세요."라는 유도구문이 있으며 검사 단어보다 10dB 높은 레벨로 녹음되었다. 디지털 테크놀로지를 사용하는 현대의 연구는 녹음된 강강격 단어의 정신물리측정 등가(psychometric equivalence) 측면에서 동질성 검사 자료를 얻는 것에 대해 언급한다(Bilger,

Matthies, Meyer, & Griffiths, 1998; Wilson & Strouse, 1999).

기존의 목록과 검사가 1950년대에 배포된 이래로 CID 강강격 자료의 수많은 수정본과 변형본이 나왔다. 목록과 검사에는 차이가 있는데 예를 들어 CID W-1 검사는 방금 설명한 특정 레코딩을 말한다. 똑같은 단어 목록을 육성 또는 다른 녹음물로 제시하는 것은 화자와 녹음 차이로서 다른 검사로 여겨진다. ASHA(1988)에서 권장하는 강강격 단어 목록은 CID W-1/W-2 목록의 수정본으로 단어와 동일한 가청도 간의 차이 기준을 강조한다. 카세트테이프나 CD에 녹음된 강강격 검사 버전은 (이 장에서 설명된 다른 검사 또한) Auditec of St. Louis, Virtual Corporation과 Department of Veterans Affairs (VA)에서 제작한다. 예를 들어 Wilson과 Strouse (1999)가 여성 화자를 사용하여 만든 정신물리측정상 동등한(psychometrically equivalent) 강강격 단어 검사는 Department of Veterans Affairs(1998)에서 제작한 CD에 포함되어 있다. 또한 ASHA(1988)는 Young, Dudley, Gunter(1982)의 연구에 기초한 15개의 매우 동질한 강강격 단어의 간결한 목록과 Frank(1980)의 연구에 기반하여 그림으로 제시하고 유아를 검사하기에 적합한 20개의 강강격 단어 목록을 권장했다. 이처럼 줄인 목록은 임상에서 흔히 사용되나 학생들은 단어 목록을 줄이면 SRT가 낮아진다는 점을 알고 있어야 한다(Punch & Howard, 1985; Meyer & Bilger, 1997). 일반적으로 사용되는 강강격 단어 목록의 몇 가지 예가 부록 B~E에 나와 있다.

강강격 단어가 대부분의 정기 SRT 임상평가에서 사용되지만 이러한 목적으로 사용될 수 있는 유일한 자료는 아니다. SRT를 얻기 위해 주로 소음 또는 다화자 잡음(speech babble, 동시에 여러 화자가 말하는 것을 합성) 배경 속에서 문장도 사용한다. **문장인지역치**(sentence reception threshold)의 사용에 대해서는 이 장의 뒤에서 살펴볼 것이다.

어음인지역치 검사 측정

지침과 친숙화

SRT 검사 과정의 첫 부분은 환자에게 과제를 지시하고 검사 단어에 익숙해지도록 하는 것을 포함한다. ASHA(1988)에서 권고하는 것처럼 지침은 과제의 성격을 진술하고 어음 자료가 있으며 환자가 어떻게 반응해야 하는지, 단어가 희미하게 들려도 계속 반응해야 하는지 추측하는 것을 권장한다는 내용을 알려 줘야 한다. 사용할 수 있는 지침의 예는 다음과 같다.

다음 검사는 당신이 듣고 따라 말할 수 있는 가장 약한 말소리(softest speech)를 찾기 위한 것입니다. 제가[또는 녹음된 목소리가] "baseball"이나 "railroad"와 같은 이음절 단어를 말하면 각각의 단어를 따라 말해 주세요. 당신이 단어에 익숙해질 수 있도록 큰 소리로 먼저 시작될 것입니다. 그리고 나서 점점 소리가 약해질 거예요. 소리가 아주 희미해지고 낱말을 추측해야 할 정도가 되어도 낱말을 따라 말하세요. 질문 있으세요?

[위 질문들을 필요에 따라 말하라.]

이 지침이 실제 검사 이전에 이루어지는 친숙화 과정에서도 관련이 있다는 것을 주목하라. 친숙화의 목적은 환자가 검사 어휘를 알고 각각의 단어를 청각적으로 인지하며 임상가가 환자의 반응을 정확하게 해석할 수 있도록 하는 데 있다(ASHA, 1988). 친숙화 과정의 중요성은 잘 입증되어 있다(Pollack, Rubenstein, & Decker, 1959; Tillman & Jerger, 1959; Conn, Dancer, & Ventry, 1975). 예를 들어 Tilman과 Jerger(1959)는 친숙화를 하면 SRT의 평균이 친숙화를 하지 않았을 때보다 4~5dB 낮아진다는 것을 알아냈다.

녹음 대 모니터링한 육성 검사

환자에게 강강격 단어(이음절 단어)를 제시할 때 이미 녹음된 자료를 사용하거나 청각사가 직접 청력검사기의 VU미터에 나타나는 목소리 레벨을 모니터링하면서 마이크로 말하는 **모니터링한 육성**(monitored live-voice)을 제시할 수 있다. SRT 검사에서는 녹음 자료가 선호되지만 모니터링한 육성으로 자극을 주는 것도 가능하다(ASHA, 1988). 녹음된 자료는 모니터링한 육성과 비교해 볼 때 환자에게 제시하는 어음 신호의 수준과 질을 더 잘 통제할 수 있고 표준화될 수 있다는 명백한 이점이 있다. 반면 모니터링된 육성은 융통성이 있어 흔히 검사 절차에 수정이 필요한 환자를 검사할 때 바람직하거나 필수적이다. 노인 환자의 경우 반응할 때 녹음된 자료에서의 간격(시간)보다 더 긴 시간이 필요할 수도 있으며 제한된 어휘만 아는 아동 환자의 경우 등도 (수정이 필요한) 전형적인 예이다. 유연성의 필요성은 특별한 요구가 있는 환자에게만 한정된 것이 아니다. 예를 들어 젊은 성인을 검사할 때 녹음된 것보다 더 빠른 속도로 검사해야 하는 경우에도 필요하다. 게다가 SRT는 육성 검사의 한계를 극복할 수 있을 만큼 견고하고 이러한 상황에서 신뢰할 만한 것으로 확인되었다(Carhart, 1946b; Creston, Gillespie, & Krahn, 1966; Beattie, Forrester, & Ruby, 1976). 사실 수정된 육성은 SRT를 위한 강강격(이음절)을 제시하는 가장 일반적인 방법이다. 그러나 이러한 경우에는 청력검사 결과에 SRT를 모니터링된 육성으로 얻었다는 것을 명시해야 한다.

어음인지역치 검사를 위한 유도구문의 사용

검사 단어가 유도구문(예 : …라는 단어를 말하세요.)으로 제시되더라도 SRT 결과에 실질적인 영향은 전혀 주지 않는 것으로 보인다(Silman & Silverman, 1991). 사실 유도구문은 원래의 Technisonics Studios 음반 W-1과 W-2에도 포함되었으나 최근에 일반적으로 사용하는 St. Louis & Virtual Corporation의 Auditec과 같은 강강격 녹음물에서는 생략되었다.

초기 (대략적) 어음인지역치 추정치

실제 SRT보다 높거나 낮은 레벨의 여러 검사 단어를 제시하는 것은 쓸데없이 환자를 피로하게 하고 시간과 노력을 낭비하는 일이다. 이러한 이유로 SRT 검사

는 보통 SRT가 위치한 곳을 빠르게 대략적으로 측정할 수 있도록 강강격 단어의 레벨을 비교적 큰 간격으로 바꾸어 시작한다. 이 대략적 측정은 첫 제시 강도에서 실제 역치를 찾기 위해 효율적으로 위치한 시작 레벨을 제공한다. 대부분의 SRT 프로토콜은 듣기 시작 레벨과 이 대략적 측정을 하기 위한 방법을 상세히 기술하며 이 검사 시작 단계는 아래에 설명된 네 가지 SRT 방법 각각에 대해 언급한다. 그러나 많은 청각사들이 환자의 태도 또는 순음역치에 따라 첫 단어를 제시할 레벨을 선택한다는 점을 알고 있어야 한다.

검사 기술

환자가 강강격 단어의 50%를 따라 할 수 있는 가장 낮은 레벨이 SRT 역치라는 것은 일반적으로 인정되지만 이 지점을 찾는 방법은 다양하며 보편적으로 받아들여지는 단일한 방법은 없다. 대부분의 SRT 검사 방법은 특정 특징이 크게 다를 수는 있어도 몇 가지 공통 특징을 공유한다. 가장 공통된 특징은 동일한 듣기 레벨에서 몇 개의 강강격 단어를 한 번에 하나씩 환자에게 제시한다는 것이다. **하행법**(descending method)은 검사 단어 **뭉치**(block)를 환자가 처음에 단어를 따라 할 수 있도록 측정된 SRT의 제시로서 시작하여 점점 더 낮은 듣기 레벨에 있는 강강격 단어 뭉치를 제시하는 것이다. 이 과정은 환자가 일정한 수의 단어를 놓칠 때까지 반복되며 이때 하행 실행이 끝난다. 반면 **상승법**(ascending method)는 환자가 단어를 따라 하지 못하는 측정된 역치에서 시작되며 점점 더 높은 듣기 레벨에 있는 검사 단어를 제시한다. 이 절차는 환자가 일정 수의 단어를 정확하게 따라 할 때까지 반복되며 이때 상승 실행이 종료된다. 단어 몇 개가 들어 있는지, 상승 또는 하행 실행을 시작하고 멈추기 위한 기준이 무엇인지, 50% 정반응 레벨을 어떻게 정의하는지와 같은 것이 방법 간의 차이를 구별 짓는 특징이다.

일반적인 SRT 검사는 제시된 단어의 반(또는 최소 반) 이상에 대해 정반응을 보이는 지점을 찾는다. 그림 8.2에 세 가지 예가 나와 있다. Chaiklin과 Ventry (1964) 방법은 강강격 단어를 들을 수 있고 쉽게 따라

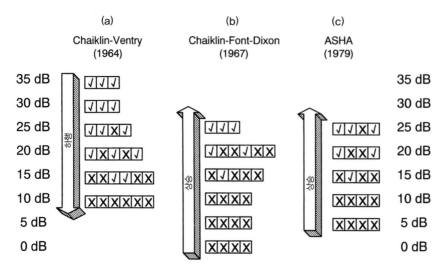

그림 8.2 어음청취역치(SRT) 측정의 예시. (a) Chaiklin과 Ventry 하행법 (1964), (b) Chaiklin, Font 및 Dixon 상승법 (1967), (c) ASHA 상승법(1979). 이 ASHA(1979)법은 제시하지 않은 첫 SRT보다 10dB 낮게 시작하여 상승해 가는 두 번째의 상승을 포함한다. 이 SRT는 (a) 와 (b) 상황에서 여섯 개의 강강격 단어를 정확하게 반복했을 경우의 최저 청취역치, 또한 (c)의 상황에서 세 개의 강강격 단어를 정확하게 반복한 경우 최저 레벨 이라고 정의된다.

할 수 있을 만큼 충분히 높은 레벨에서 제시하는 것으로 시작하고 나서 점점 더 낮은 듣기 레벨에서 단어를 제시하여 SRT를 찾기 때문에 하행법이다. 이 방법은 강강격 단어를 레벨당 여섯 개 단어까지 뭉치로 한 번에 하나씩 제시한다. 강도를 5dB 단계씩 줄여 세 개의 단어를 정확하게 따라 할 수 있는 가장 낮은 레벨을 찾는다. 2dB 단계 또한 사용할 수 있으나 Chaiklin과 Ventry(1964)는 2dB와 5dB 단계 크기가 유사한 결과를 낸다는 것을 발견했다. 검사 시작 단계는 환자의 두 주파수 순음 평균보다 25dB 높게 시작하고 단어를 틀릴 때까지 5dB 단계씩 낮추면서 각 레벨당 단어를 하나씩 제시한다. 주 SRT를 찾는 시작점은 이 레벨보다 10dB 높은 곳에서 시작된다.

Chaiklin-Ventry 기법은 그림 8.2a에 나와 있다. 검사 시작 단계에서 첫 번째 단어를 25dB HL에서 놓쳤다고 가정하면 SRT를 구하기 위한 개시 레벨은 10dB 더 높은 35dB HL이 된다. 35dB 출발 단계에서 세 단어 모두 맞혔기 때문에 세 개 이상의 단어를 제시할 필요는 없다. 그 이유는 가능한 여섯 개의 단어 중 맞은 단어 세 개는 결과가 이미 최소한 50%라는 것을 나타내기 때문에 이 레벨에서 다른 단어를 더 제시해도 얻는 것이 없기 때문이다. 따라서 방법이 이론적으로는 한 레벨당 여섯 개 단어를 기준으로 하지만 그림에서 대부분의 뭉치는 여섯 개보다 적은 것이다. 환자

가 35dB HL에서 세 개의 단어를 따라 했기 때문에 어떤 경우에도 우리는 이제 SRT가 35dB HL이거나 더 낮음을 안다. 레벨이 25dB HL로 낮아지면 첫 두 단어는 맞지만 세 번째 단어는 틀린다. 이제 정반응 퍼센트가 50%보다 낮아질 우려가 있기 때문에 다른 단어를 제시해야 한다. 네 번째 단어를 맞혀서 이 레벨에서 세 개는 맞고 한 개는 틀리는 점수가 나왔다. 여기에서도 여섯 개 단어를 제시했다면 점수는 최소한 50%일 것이기 때문에 이 레벨에서 다른 단어를 더 제시하는 것은 아무런 의미가 없다. SRT는 이제 25dB HL이거나 더 낮다. 20dB HL에서는 다섯 개 단어가 필요하다. 왜 그런지 보자. 첫 세 단어는 오류를 범했기 때문에 네 번째 단어가 필요하다. 네 번째 단어로 두 개는 맞고 두 개는 틀린 것으로 점수가 나왔다. 가능한 여섯 단어를 기준으로 점수는 여전히 33%(여섯 개 중 둘), 50%(여섯 개 중 셋), 또는 67%(여섯 개 중 넷)까지 될 수 있다. 따라서 다섯 번째 단어가 제시되어야 하는데 이를 맞혔다. 이것은 가능한 여섯 개 단어 중 세 개를 맞혀서 다시 기준을 충족시켰다. 이제 SRT는 20dB HL이거나 더 낮다. 강도를 15dB HL까지 줄이자 다음 결과가 나타났다. 세 개 중 하나가 맞고, 네 개 중 두 개가 맞고, 다섯 개 중 두 개가 맞았다. 여기서 점수가 50%(여섯 개 중 셋)인지 33%(여섯 개 중 둘)인지 확인하기 위해서 여섯 번째 단어가 필요하

다. 여섯 번째 단어는 틀렸고 이는 15dB이 SRT에 미치지 못함을 나타낸다. 이 경우에는 20dB HL이 강강격 단어의 절반(여섯 개의 가능한 단어 중)을 정확하게 따라 말할 수 있는 가장 낮은 레벨이기 때문에 SRT는 20dB HL이다. 그림을 보면 10dB HL도 검사했다는 것을 알 수 있는데 이는 Chaiklin-Ventry 기법이 뭉치의 여섯 단어가 모두 틀릴 때까지 계속하는 것을 요구하기 때문이며 여기서는 다음의 낮은 레벨에서 나타난다.

　Chaiklin, Font, Dixon(1967)은 상승 SRT 기법을 설명하였으며 이 기법은 상승 기법이라는 점 외에 Chaiklin-Ventry 기법과 한 레벨당 똑같은 수의 단어를 사용한다는 점과 단계 크기와 SRT 정의 면에서 매우 유사하다(그림 8.2b). 이 방법은 상승법이기 때문에 시작 레벨이 예상 SRT 아래에 있다. 이 방법의 검사 시작 단계는 −10dB HL에서 시작하고 단어 하나를 정확하게 따라 할 때까지 10dB 단계씩 상승하며 각 레벨당 단어를 하나씩 제시한다. SRT의 주 역치 찾기를 해당 레벨 20dB 아래에서 시작한다. 예를 들어 첫 번째 단어를 시작 단계 20dB HL에서 정확하게 따라 한다면 주 검사를 위한 시작 레벨은 그림에 나와 있듯이 20dB 낮거나 0dB HL이 될 것이다. 상승법에서는 환자가 각 레벨당 이론적으로 여섯 단어 중 세 단어를 끝까지 정확히 따라 할 때까지 상승시킨다. 레벨당 단어 몇 개를 사용해야 하는지에 대한 이유는 방향을 염두에 두어야 한다는 점을 제외하고는 Chaiklin-Ventry 기법과 유사하다. 검사 레벨을 올리기 전에 적어도 네 단어를 제시하고 틀려야 하는데 이 수가 여전히 SRT 아래 있다는 것을 알려 주는 최소 실패의 개수이기 때문이다. 다시 말해서 환자가 여섯 단어 중 세 단어를 따라 하지 못한다는 것을 우리가 확실히 알기 전에 환자는 가능한 여섯 단어 중 네 개를 놓쳐야 한다. 이것은 왜 시작 레벨 0dB HL부터 20dB까지 각 상승 레벨에 네 개의 오류가 나타나는지를 설명한다. 환자가 네 단어를 모두 놓칠 경우 네 단어가 필요하지만(예 : 0, 5, 10dB HL에서), 하나를 맞히면 다섯 단어를 사용해야 하고(예 : 15dB HL에서), 두 개가 맞으면

여섯 단어가 필요하다(예 : 20dB HL에서). 이 예에서 25dB HL이 세 단어를 정확하게 따라 한 첫 레벨이므로 SRT가 된다. 이 레벨 이상 올라갈 필요가 없는데 SRT는 환자는 가능한 여섯 개 강강격 단어 중 세 단어를 따라 할 수 있는 가장 낮은 레벨로 정의되기 때문이다. 그런데 이 예에서 환자가 세 단어 모두 연속적으로 맞혔다고 해서 항상 그렇다는 것을 의미하지는 않는다. 동일한 듣기 레벨에서 최대 여섯 개 단어 뭉치의 어떤 조합이든 정반응 강강격 단어 세 개면 된다(예 : "x√x√√" 또는 "x√ x√x√" 또는 "xxx√√√").

　ASHA(1979)에서 권장하는 SRT 상승법이 그림 8.2c에 제시되어 있다. 이 방법의 시작 검사 단계는 Chaiklin, Font, Dixon(1967) 방법과 주 검사의 시작 레벨이 첫 번째 단어를 정확하게 따라 한 레벨보다 15dB 낮다는 점을 제외하고는 유사하다. 이는 그림에서 두 방법의 시작 레벨이 다른 이유이다. ASHA(1979) 방법은 다음과 같은 특징이 있다. 네 개의 강강격 단어가 각 듣기 레벨에서 제시된다. 같은 레벨(그림에서는 25dB HL)에서 최소 세 개 단어를 정확하게 따라 할 수 있을 때까지 듣기 레벨이 5dB씩 증가된다. 그리고 나서 강도를 10dB 줄이고 똑같은 기법을 사용하여 두 번째 일련의 상승하는 단어를 제시한다(그림에는 나와 있지 않다). SRT는 최소 세 단어를 적어도 두 개의 상승 실행에 따라 정확하게 따라 하는 가장 낮은 레벨로 정의된다. SRT가 몇 가지 기준을 충족시키는 단어 뭉치의 듣기 레벨이라는 점에서 방금 설명한 방법은 유사하다(여섯 개 단어 중 세 개 또는 네 개 중 세 개가 맞는 경우처럼). SRT 방법의 또 다른 일반적 그룹은 50%의 정반응 레벨을 여러 뭉치의 단어에서 얻은 반응을 사용하여 추가하는 것을 포함하며 이는 잘 확립된 통계 원리를 기반으로 한다(Spearman, 1908). 이 방법은 ASHA(1988) SRT 검사 지침에 포함되어 있다.

　ASHA(1988) 방법의 시작 단계는 대략적 측정치이다. 30dB 또는 40dB HL에서 강강격 단어 하나를 제시하는 것으로 시작한다. 환자가 처음 단어를 따라 하기에 원래 강도가 너무 낮으면 20dB 단계(단계당 하

나의 단어를 주고)씩 증가시켜 환자가 단어를 따라 말할 수 있는 지점을 빠르게 찾는다. 처음 단어를 30dB HL이나 70dB HL에서 따라 한 여부와 상관없이 10dB 단계씩 내리면서 환자가 단어를 놓칠 때까지 각 레벨당 하나의 단어를 제시하고 놓치면 두 번째 단어를 제시한다. 이 하행법은 환자가 동일한 레벨에서 단어 두 개를 연속하여 놓칠 때까지 진행된다. 주 SRT 결정을 위한 **시작 레벨**은 두 단어를 놓친 레벨보다 10dB 더 높을 것이다. 따라서 만일 환자가 40dB HL에서 두 단어를 연속해서 놓치면 시작 레벨은 50dB HL이 된다.

시작 레벨까지 했으니 이제 ASHA(1988) 절차를 이용하여 SRT를 찾을 준비가 되었다. 검사 자체는 다섯 단어를 모든 레벨에서 제시한다는 점과 각 단어가 맞았는지 틀렸는지 여부를 (그림 8.3에 나와 있듯이) 점수 기록지에 기록한다는 점을 제외하고는 다른 방법들과 유사하다. 우선 강강격 단어 다섯 개를 환자가 보통 다 따라 할 수 있는 시작 단계에서 한 번에 하나씩 제시한다. 그리고 나서 듣기 레벨을 5dB씩 내려 다른 다섯 단어를 제시하면서 각 단어의 결과를 기록한다. 이 **하행법**은 환자가 같은 레벨에서의 모든 다섯 단어를 놓칠 때까지 진행된다. 예에서 "정지 레벨"은 35dB HL이다. 환자의 수행(수준) 시작 레벨이 100%

정반응에서 정지 레벨 0%가 되는 것을 주목하라. SRT가 이 범위에서 실제로 정확하게 따라 한 단어에 1dB 점수를 줌으로써 교정된다. 다음 단계에 따라 계산된다.

1. 시작 레벨을 기록하라(예에서는 50dB).
2. 시작 레벨을 포함하여 맞은 단어를 모두 세어라 (예에서는 10개 단어).
3. 시작 레벨에서 맞은 단어 개수를 빼라(50−10＝ 40).
4. 3단계에서 발견된 차이에 2dB 교정 계수를 더하라(40＋2＝42).

네 번째 단계의 결과가 SRT이며 dB HL로 표현된다(SRT＝42dB HL). ASHA(1988) 방법은 또한 2dB 단계로도 할 수 있다. 여기서는 각 레벨당 두 단어를 제시하고 환자가 여섯 단어 중 다섯 개를 틀리면 검사를 멈춘다. 계산법은 교정 계수가 1dB라는 점을 제외하고는 똑같다.

일반적으로 다양한 검사 방법으로 얻은 SRT 사이의 차이점은 통계적으로 유의하지 않거나 임상과의 관계가 크다고 말하기에는 너무 작은 경향이 있다. 예를 들어 ASHA(1979) 절차와 비교하여 ASHA(1988) 방법을 사용했을 때 SRT는 2.7dB에서 3.7dB이 더 좋지만(더 낮음) ASHA(1979) 방법은 SRT와 순음 평균 사이에 일치되기에는 매우 작은 차이가 있다(Huff & Nerbonne, 1982; Wall, Davis, & Myers, 1984; Jahner, Schlauch, & Doyle, 1994). 두 연구에서 1988년 방법은 1979년 방법에 비해 (검사) 시행 시간이 덜 걸렸으나 Jahner, Schlauch, Doyle(1994)는 시간이 4초 더 오래 걸리고 SRT를 계산하는 데 11초 더 걸렸다는 것을 알아냈다. ASHA(1988) 방법은 개념적 기반에서 가장 매력적인 것처럼 보이지만 그것이 분명 "최상의" 방법인지 입증하

어음 강도 (dB HL)	단어 수				
	1	2	3	4	5
50	√	√	√	√	√
45	√	√	X	√	√
40	X	√	X	X	X
35	X	X	X	X	X

시작 레벨

정지 : 동일 강도에서 다섯 개 실패하면 그친다.

시작 레벨부터 정지 수준까지 올바른 단어를 계산한다.

SRT(dB HL)의 계산법 :

시작 강도	50
맞은 어음 개수 빼기	- 10
소계	40
2dB 교정 계수 더하기	+ 2
어음청취역치＝	42

그림 8.3 어음청취역치(SRT)의 기록 용기와 계산은 ASHA(1988) 방법에 따라서 5dB씩 진행한다.

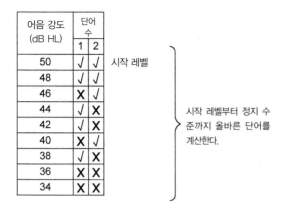

어음 강도 (dB HL)	단어 수	
	1	2
50	√	√
48	√	√
46	X	√
44	√	X
42	√	X
40	X	√
38	√	X
36	X	X
34	X	X

시작 레벨

시작 레벨부터 정지 수준까지 올바른 단어를 계산한다.

SRT(dB HL)의 계산법 :

시작 강도	50
맞은 어음 개수 빼기	- 9
소계	41
1dB 보정 계수 더하기	+ 1
어음청취역치=	42

그림 8.4 어음청취역치(SRT)의 기록 용지와 계산은 ASHA(1988) 방법에 따라서 2dB씩 진행한다.

기는 쉽지 않다.

골전도 검사

골전도 어음 청력도는 주로 SRT를 얻는 것을 포함한다. 이 접근법은 (1) 신뢰할 만한 순음 결과가 부족할 때 아동이나 다른 환자들에게 전음성 손실이 존재하는지(기전도 SRT와의 비교를 통해)를 보여 주는 데 도움이 되기 위해, (2) 중이 수술 이전에 와우 상태를 살필 수 있는 정보를 제공하기 위해, (3) 골전도 순음 역치를 확증하기 위해 사용되어 왔다(Bess, 1983; Olsen & Matkin, 1991). 비록 어음 자극을 제시하기 위한 기준값이 규정되어 있지만 골전도에 의한 말소리 제시의 경험적(실증적) 근거에 기반하여 교정하는 것이 현명한 선택이다.

어음의 최적음량역치와 불쾌음량역치

어음의 최적음량역치(most comfortable loudness level, MCL)는 어음 자료가 가장 편안하게 들리는 수준으로 환자가 말소리 자료를 듣기에 가장 선호하는 청력 수준(hearing level)을 말한다. 그에 반해 **불쾌 수준** 또는 **불쾌음량역치**(uncomfortable loudness level, UCL)은 환자가 말소리 자료가 불편할 만큼 크다고 여기는 청력 수준이다. MCL과 UCL을 얻기 위해 일반적으로 사용하는 어음 자료에는 연속 담화(continuous discourse), 강강격 단어 및 문장이 있다. 연속 담화[또는 "썰렁한 발화(cold running speech)"]는 대개 산문체 자료를 선정하여 녹음한 것이다. 환자가 자료의 내용에 방해받지 않고 소리의 크기에 집중할 수 있도록 상대적으로 재미없는 자료를 사용한다.

MCL과 UCL 둘 다 비록 일반적으로 인정되고 측정을 위한 표준화된 방법이 부족하지만 사용하는 검사 방법과 환자에게 주는 지침의 영향을 받는다(Punch, Joseph, & Rakerd, 2004a). 기본 접근법은 MCL의 경우 환자가 가장 편안하게 들린다고 하고 UCL의 경우 불쾌하다고 표현할 때까지 어음 수준을 위아래로 조정하는 것이다. 또 다른 접근법은 **윤곽 검사**(Contour Test)와 같은 범주평정척도(category rating method)를 사용한다(Cox, Alexander, Taylor, & Gray, 1997). 처음에 윤곽 자극을 사용하도록 설계된 윤곽 검사는 Punch, Rakerd, Joseph(2004b)에 의해 강강격 단어의 MCL과 UCL을 측정하는 데 성공적으로 사용되었다. 이 검사에서 환자는 다른 레벨에서 하나씩 제시되는 강강격 단어를 듣고 7점 척도에 범위 1은 "매우 약한", 2는 "약한", 3은 "편안하지만 약간 약한", 4는 "편안한", 5는 "편안하지만 조금 큰", 6은 "크지만 괜찮은", 7은 "불쾌하게 큰" 중의 선택에 근거하여 각 소리의 세기를 평정한다.

환자가 MCL을 찾으려고 하는 동안에 다른 임상가는 많은 환자가 편안한 소리 세기를 다양한 청력 수준에서 보고하는 것을 신속하게 파악한다. 이러한 경험은 MCL이 실제로 하나의 레벨이라기보다 여러 레벨의 범위라는 것을 보여 준다(Dirks & Morgan, 1983; Punch et al., 2004a). 상승법 검사는 낮은 추정치를 내고 하행법은 높은 추정치를 내기 때문에 이 두 측정법을 MCL 범위의 하단과 상단 끝을 찾는 데 사용하는 것이 제안되었으며, 이 경우 단일 값을 원할 때 두 측정법 사이의 중간점을 사용할 수 있다(Dirks &

kamm, 1976; Punch et al., 2004b).

왜 하행법 MCL이 상승법 MCL보다 높을까? 하행법 검사에서는 자극이 높은 레벨(하행하기 시작하는 지점)에서 시작하는 반면 상승법 검사에서는 낮은 레벨(상승하기 시작하는 지점)에서 시작한다. 그러므로 환자의 MCL 판단은 앞 소리에 의해 제공되는 판단 기준에 영향을 받는데 하행법은 검사 시 앞 소리가 훨씬 크고 상승법은 검사 시 앞 소리가 훨씬 약하다(Punch et al., 2004a). 이와 일치하게 Punch 등(2004b)은 MCL이 UCL 전 또는 후에 검사했는지에 따라 영향을 받는다는 것을 보여 주었다. 특히 MCL은 UCL 측정 후에 하면 유의미하게 상승했다(그러나 UCL은 검사 순서에 눈에 띄게 영향 받지 않았다). 임상적 의의는 다음과 같다. (a) 상승법 MCL과 하행법 MCL 모두 MCL 범위를 결정하는 데 사용되는 경우 상승법 MCL 추정은 하행법 MCL 추정을 하기 전에 해야 한다. (b) MCL 검사는 UCL 검사를 실시하기 전에 완료되어야 한다(Punch et al., 2004b).

UCL을 검사할 때 환자가 듣기에 편안치 않게 할 정도의 크기인 경우 꼭 표시해 주어야 함을 이해하는 것이 중요하다(Dirks & Morgan, 1983). 예컨대 윤곽 검사 때 환자에게 "소리가 어떤 기분이 드는지, 평소 라디오로 듣던 소리보다 편안치 않을 정도로 큰 소리인지 잘 생각해 보세요."하고 말한다(Cox et al., 1997, p.390). 이 말은 환자가 참고 견딜 수 있는 한계보다 불쾌할 정도로 큰 소리인지 관심을 기울여야 하기 때문에 중요한 점이다. 즉 우리는 촉각 감각(간지럼, 촉감, 진통 등)의 생산이 아니라 불쾌한 청각적 느낌이 들기 시작하는 음향 레벨(SL)에 관심을 두는 것이다. 이와 같은 이유로 "불쾌한 소리의 크기 레벨"이란 표현이 "편안치 않은 허용 한계, 불쾌 수준 크기, 허용 한계 레벨, 혹은 불쾌역치(threshold of discomfort)"와 같은 단어보다 더 잘 쓰이게 될 것이다.

환자의 SRT와 UCL 사이의 데시벨 범위를 **역동 범위**(dynamic range)라고 일컫는다. 이것은 즉 환자의 사용 가능한 청취 범위인 것이다. 예를 들어 어떤 환자의 SRT가 15dB HL, UCL이 100 dB HL이라면 그

의 역동 범위는 100−15=85dB 범위이다. 이 말은 환자의 청력 85dB 폭만큼 음향의 세기 범위를 맞출 수 있음을 뜻한다. 감각신경계 청력 손상을 입은 많은 환자들이 직면하는 주된 문제 중 하나가 그들의 불쾌역치가 근본적으로 불변하는 것이 아니라 높아지며 결과적으로 증폭 범위를 좁히게 된다는 것이다. 예컨대 어떤 환자의 SRT가 65dB HL만큼 상승되었을 수도 있지만 UCL은 여전히 100dB HL에 머물러 증폭 범위는 100−65=35dB가 된다. 이 상황과 앞 상황의 차이점에 주목하라. 실제로 사용 가능한(역동적인) 청취 범위가 85dB만큼 넓다는 것은 음량 "적합"에 있어서 문제될 것이 없다는 의미일 수 있다. 반면 두 번째 사례 환자의 경우에는 단 35dB밖에 안 되어 실제 세상의 소리에 알맞게 적용하기에는 조정 가능한 음량 강도의 범위가 너무 좁다. 보청기 사용을 위하여 제한적인 역동 범위가 어떠한 영향을 줄 것인지 상상해 보라. 만일 보청기가 잘 들을 수 있도록 적당히 음향 증폭을 한다면 그 환자에게는 많은 소리가 바람직하지 않은 불쾌역치(UCL)를 웃도는 결과를 초래할 것이다. 그렇다면 당연히 우리는 소리를 증폭시키는 일에 덧붙여서 환자의 좁은 증폭 범위 안에다 실제 세상의 광대한 범위의 음향을 "억지로 밀어붙일" 수밖에 없게 된다.

어음인지의 평가

어음을 위한 역치와 들리는 말을 이해하는 능력 간의 명확한 구분을 손쉽게 할 길이 있다. 여러 가지 다양한 청각장애 환자들이 호소하는 다음과 같은 불평을 생각해 보자. "나는 말소리는 들리지만 그 말을 이해할 수 없어." "단어가 분명치 않아." "말소리가 먹먹해[혹은 왜곡되었어]." "난 단어를 착각/오해하게 돼." 여기서 말하는 주제는 공통적으로 명료도에 결핍이 있다는 점이다. 이러한 문제는 전언을 부정확하게 받아들였는가 혹은 명료도가 감소했는가 하는 관점에서 경험된 것들이다. 어음인지의 측정에는 청각학의 모든 국면마다 (1) 어떻게 말 이해에 도움이 될 것인지의

관점에서 청각 손상의 정도와 범위를 서술하도록, ⑵ 청각장애인의 개별적인 감별진단이 되도록, ⑶ 증폭의 요구와 청각학적 재활의 또 다른 형태를 결정하기 위하여, ⑷ 다양한 보청기와 증폭 방식 간에 비교를 통하여, ⑸ 보청기 착용으로 인한 이득과 또 다른 형태의 청각학적 재활에 대한 검증을 위하여, ⑹ 진단적 목적과 재활적 목적에 장시간 동안 환자의 성과를 위한 노력을 기울여 왔다.

어음 명료도는 임상적으로 분명한 방식으로 검사되어야 한다. 가장 흔한 접근은 검사 단어의 목록을 환자에게 제시하는 방식이다. 환자가 검사 단어를 듣고 정확하게 따라서 말한 단어의 백분율을 **어음인지점수**, **단어인지점수** 혹은 **어음변별점수**라고 부른다. 어음인지점수는 환자의 반응에 대하여 과제를 기술하였기 때문에 더 선호되는 용어인데 여기에는 검사 문항을 재인(recognition)하거나 식별하는 것이 포함된다. 간혹 "역치상 어음인지점수"라고 일컬어지는데 그 이유는 이 검사가 일반적으로 어음 역치 이상의 역치에서 수행되기 때문이다. 단어인지점수란 당연히 그렇듯이 검사 항목이 단어를 제공하는 것이기 때문에 쉽게 받아들일 만한 용어이다. 그러나 **어음변별점수**는 아주 일반적인 용어이기는 해도 다른 검사에서도 언급되기 때문에 별로 바람직하지 않은 용어라고 하겠다. 특별히 **어음변별검사**란 둘 혹은 그 이상의 문항과 그것들이 같으냐 다르냐를 판별하여 비교하는 것과 관련 지을 수 있기 때문이다. 어음인지점수란 때때로 단지 "PB" 자료를 사용했을 때만 기술적으로 옳은 용어임에도 불구하고 명료해지는 이유 때문에 "PB 목록"이라고 불린다. 어떤 이는 때때로 "조음 검사(articulation testing)"와 "조음 점수(articu- lation scores)"라고 표현하는 경우가 있는데 특히 오래된 문헌에서 그렇다. 이 용어는 현재 드물게 사용되고 있지만 자극과 반응 사이의 상호 교환 정도를 넌지시 언급하는 것으로 매우 적절한 용어라고 본다.

아마도 어음인지점수가 마치 어음인지역치와 같이 많이 보이고 들리는 것에 대해 마음이 쓰였을 것이다. 이 용어들의 혼용을 가능하게 하는 것은 더 좋은 전문 용어로 더 잘 묘사되고 정교화되면 좋겠지만 많은 청각학자들이 어음인지역치와 어음변별점수라는 용어를 지속적으로 사용하여 왔다는 것이 한 이유이다.

전통적 검사 자료

어음인지검사는 원래 전화기와 라디오 통신 시스템의 효과를 평가하기 위해 고안되었고 다양한 종류의 말소리 자료가 이러한 용도로 사용되었다. 어음인지 임상검사에서 가장 흔히 사용하는 자료는 단음절 단어로서 개방형으로 제시된다. **개방형**(open-set format)이란 환자가 가능한 선택이 무엇일지에 대한 사전지식 없이 반응하는 것을 말하고, **폐쇄형**(closed-set format)이란 환자에게 몇몇 가능한 반응 대안의 선택을 제공하는 것을 뜻한다. 다시 말하자면 개방형 항목은 단답형 질문과 비슷하고 폐쇄형 항목은 선다형 질문과 같다.

이 절에서는 일반 임상에서 어음인지검사에 널리 사용되는 W-22와 NU-6 목록의 개발을 설명한다. 그다음에 다른 검사들의 세부적인 사항에 압도되지 않고 어음인지검사의 본질적인 측면과 의의를 논의할 수 있다. 다른 어음인지 자료는 다른 장에서 논의할 것이다.

50개 단어 목록은 유도구문(예 : ···라는 단어를 말하세요.)이 앞에 함께 나오는 상당히 친숙한 단음절어와 각 목록 내 음성적 또는 음운적 평형을 맞춘 단어로 구성된다. 몇몇 검사의 녹음 버전이 시중에 나와 있다. CID W-22와 NU-6 검사 목록은 부록 F와 G에 실었다.

다양한 임상적 활용을 즐길 수 있는 첫 단음절 자료는 하버드 **PAL PB-50 검사**였다(Egan, 1948). PB-50 검사는 일상적 어음인지검사를 대체하였고 W-22와 NU-6 자료의 효시이다. 20개의 PB-50 목록은 각각 음성학적으로 평형을 맞춘 50개의 단어를 포함했다(그래서 이름이 "PB-50"이다). **음성학적 평형**(phonetic balance)이란 검사 목록에 있는 음소의 상대 주파수가 Dewey(1923)가 신문에 있는 10만 단어를 분석한 것에 차례차례 근거한, 영어에서 사용되는 어음 분포에 가능한 한 가까이 근접한 것을 말한다. 단어 친숙도와 음성학적 평형을 향상시키기 위해 Hirsh 등(1952)은 PB-50 단어 1000개 중 120개를 **CID W-22 검사** 목록에 포함하였다. W-22 검사는 200단어로 구성된 네 개의 50단어 목록(1-4)을 포함하며 각 목록은 여섯 개의 무작위 추출을 사용하여 녹음되었다. W-22 목록에 있는 음성적 평형은 French, Carter, Koenig(1930)에 의해 분석된 구어체 영어(비즈니스 전화 대화)와 W-22 목록에 있는 단어의 95%가 Thorndike(1932)가 찾은 가장 일반적인 단어 4000개 중에 있는 Dewey의 언어 분석에 기초한다.

Northwestern University Auditory Test No.6 또는 **NU-6 검사**는 음소론적으로 평형을 맞춘 50개의 CNC 단어로 이루어진 네 개의 목록으로 구성되었다(Tillman & Carhart, 1966). W-22 검사가 PB-50 자료에서 나왔듯이 NU-6 목록은 Lehiste와 Peterson(1959; Peterson & Lehiste, 1962)의 초기 연구에 기초하고 있다. Lehiste와 Peterson(1959)은 어음인지가 음을 기초로 하기보다는 음소적 토대로 음성적에서 이루어진다는 것을 알게 되어 평형 개념을 **음소 평형**(phonemic balance)으로 수정하였다. 이것은 뚜렷한 차이가 있는데 **음소**(phoneme)는 실제로 그 언어의 모국어 화자에 의해 같다고 분류되는 말소리의 그룹[각각이 **음성학적 요소**(phonetic element)]이기 때문이다. 따라서 모든 음성학적 차이가 음소론적으로 유의미한 것은 아니다. 예를 들어 음소적으로 다른 음소 변이 /p/[/p/의 **이음**(allophone)]은 조음과 음향(예 : 음성적) 특징이 다른 어음 맥락과 발음마다 다르므로 /p/로 인식된다(예 : /pat/의 /p/ 대 /pit/의 /p/, 또는 /pɛp/에서의 초성 /p/ 대 종성 /p/). 적정한 정도의 음소적 평형을 얻기 위해 Lehiste와 Peterson(1959)은 1263개의 단음절어로부터 검사 목록을 개발해 냈다. 단어는 모두 Thorndike와 Lorge(1944)의 언어 분석에서 가져온 자음-모음핵-자음(CNC)이었다. 원 CNC 목록은 CNC 목록의 최종 버전에 있는 21개의 단어가 주파수 ≥5/million을 갖도록 했으나 이후에 친숙하지 않은 단어를 대체하기 위해 수정되었다. Tillman, Carhart, Wilber(1963)는 NU-6 검사 개발의 중간 단계로 여겨지고 NU-4 검사로 알려진 50단어 목록 두 개를 구성하기 위해서 Lehiste와 Peterson의 CNC 단어 95개와 5개의 다른 단어를 사용하였다. NU-4 목록에 있는 100개의 CNC 단어는 NU-6 검사를 구성하는 4개의 50단어 목록을 개발함으로써 모두 200단어로 늘어났다(Tillman & Carhart, 1966).

어음인지검사

어음인지검사 과정은 매우 간단하다. 우리는 녹음된 W-22나 NU-6 자료를 가지고 검사를 한다고 가정할 것인데 둘 중에 어떤 검사를 사용하든지 기본 사항은 똑같다. 환자는 녹음된 검사를 듣고 각각의 검사 단어를 따라 하며 필요하다면 추측을 해도 된다는 지시를 받는다. 그리고 난 뒤 감쇠기를 알맞은 제시 수준으로 맞추고 말소리 자료가 환자에게 적절한 출력변환기(예 : 이어폰)를 통해 제시된다. 임상가는 정반응과 오반응을 누적 기록하고 정반응 점수의 퍼센트를 기록한다. 50단어 검사에서 각각의 단어는 2%의 비중을 차지한다. 예를 들어 단어 네 개를 놓치거나 잘못 따라 하면 어음인지점수가 92%가 되고 단어 일곱 개를 틀리면 86%가 된다. 외국어 화자와 구어로 반응할 수 없는 사람들은 선다형 단어나 그림에서 선택하여 손으로 가리키도록 하면 효율적으로 검사할 수 있다(Spitzer, 1980; Wilson & Antablin, 1980; Comstock & Martin, 1984; McCullough, Cunningham, & Wilson, 1992; McCullough, Wilson, Birck, & Anderson, 1994; Aleksandrovsky, McCullough, & Wilson, 1998).

어음인지점수는 정상 청력인의 경우 일반적으로 90%에서 100% 사이를 예상한다. 전음성 장애(예 : 중이염, 이경화증)인 경우 어음인지점수의 범위가 보통 80~100% 사이에 있으나 사구 종양의 경우는 60%만큼 낮게 나오고 감각신경성 장애는 그 범위가 병의 원인과 난청 정도에 따라 0~100% 사이 어디에나 있다(Bess, 1983). 일반적으로 "비정상적으로 낮은" 어음

인지점수는 후미로 병변과 관련이 있다. 그러나 이것을 결정하는 명확한 절단값은 없다(Johnson, 1977; Olsen, Noffsinger, & Kurdziel, 1975; Bess, 1983). 다음 절에서 살펴보겠지만 검사 수준이 충분히 높지 않으면 예상된 어음인지점수보다 낮게 나올 수 있다. 따라서 비정상적으로 낮은 어음인지점수는 주로 임상가가 더 높은 청력 수준에서 재검사해야 한다는 것을 의미한다.

　환자의 청력도 면에서 어떤 때 어음인지점수가 매우 낮은가? 어음인지점수는 감각신경 난청이 심할수록 낮아지는 대략적인 관계가 있지만 청력도에서 "더 좋은"과 "더 나쁜"의 개념은 난청의 양과 형태를 모두 고려해야 하기 때문에 예측하기 어렵고 복잡하다. 몇몇 지침이 다양한 양의 와우 난청이 있는 56세 미만의 환자와 관련된 PB-50 검사 점수의 98% 이하 절단값으로 제시되었다(Yellin, Jerger, & Fifer, 1989). 그러나 PB-50 검사 점수에 기초한 절단값은 CID W-22와 같이 더 널리 사용되는 검사에서 얻는 점수에는 적용되지 못하는 것으로 보인다(Gates, Cooper, Kannel, & Miller, 1990). Dubno, Lee, Klein 등(1995)은 NU-6 검사의 95% 이하 절단값을 환자의 PTA 세 주파수의 기능으로 보고하였다. 이 낮은 절단값은 표 8.1의 50단어와 25단어 목록에 나와 있다.

수행-강도 함수

환자가 단어를 정확하게 따라 하는 단어 백분율은 환자의 어음인지능력 이상의 다른 요인에 의해 결정된다. 단어 제시 강도와 같은 검사 조건에도 달려 있다. 그림 8.5의 그래프는 환자의 어음인지 수행(y축의 정반응률)이 어떻게 검사 자료의 강도(x축에 따라)에 좌우되는지를 보여 주기 때문에 PI(performance-intensity) 함수라고 한다.[1] 음성적 또는 음소적 평형이라는 단어가 사용될 때는 **PI-PB 함수**(PI-PB function)라고도 한다. 이 PI 함수는 정상 청력인의

---

[1] 보다 정확한 용어는 별로 사용되지 않지만 수행 수준 함수(performance-level function)라 할 수 있을 것이다.

표 8.1 Dubno, Lee, Klein, Matthews, & Lam(1995)이 권장한 NU-6 검사(Auditec)와 함께 PBmax의 신뢰도 한계 95% 이하

500, 1000, 2000Hz 순음청력검사 (dB HL)	신뢰도 한계 95% 이하의 백분율	
	25단어 목록	50단어 목록
3.3	100	98
0.0	100	98
1.7	100	96
3.3	96	96
5.0	96	96
6.7	96	94
8.3	96	94
10.0	96	92
11.7	92	92
13.3	92	90
15.0	92	90
16.7	88	88
18.3	88	86
20.0	88	86
21.7	84	84
23.3	84	82
25.0	80	80
26.7	80	78
28.3	76	76
30.0	76	74
31.7	72	72
33.3	72	70
35.0	68	68
36.7	68	66
38.3	64	64
40.0	64	62
41.7	60	60
43.3	56	58
45.0	56	56
46.7	52	52
48.3	52	50
50.0	48	48
51.7	48	46
53.3	44	44
55.0	44	42
56.7	40	40
58.3	40	38
60.0	36	38
61.7	36	36
63.3	32	34
65.0	32	32
66.7	32	30
68.3	28	30
70.0	28	28
71.7	24	26

출처 : Dubno, J. R., Lee, F.-S., Klein, A. J., Matthews, L. J., & Lam, C. F. (1995). Confidence limits for maximum word-recognition scores, *Journal of Speech and Hearing Research*, *38*, 490-502.

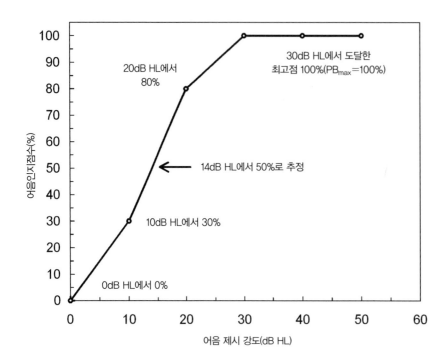

그림 8.5 최대 어음청취역치 (PB$_{max}$)가 100%인 정상 청력자의 수행-강도 함수

것이다. 이 사람의 어음인지점수가 단어가 아주 약한 수준에서 제시되었을 때 얼마나 낮은지 그리고 강도가 증가됨에 따라 점수가 향상되는지에 주목하라. 이 경우 최대 점수 100%는 강도가 30dB HL 수준에 다다랐을 때 비로소 달성된다. PI-PB 함수의 최대 점수는 전통적으로 **PB$_{max}$**라고 한다. 강도가 PB$_{max}$가 되는 곳 이상으로 상승했을 때 PI 함수가 평평해지는(점근적이 됨) 것을 보라. 이 고원(현상)은 강도가 계속해서 상승해도 점수가 더 이상 향상되지 않는다는 것을 보여 주므로 PB$_{max}$에 다다랐다는 사실을 증명해 준다 (이것이 100%에 도달했을 때 논란의 여지가 되지만 PB$_{max}$가 100%보다 낮다면 진짜 문제가 된다). 이 최대 점수는 환자의 어음인지 수행을 나타내기 위해 사용된다. 다른 표시를 하지 않는 한 환자의 "어음인지점수"는 PB$_{max}$를 말하는 것으로 간주한다. 따라서 우리는 PB$_{max}$를 얻었다고(또는 최소한 근사치를 얻었다고) 확신해야 한다.

그림 8.6은 PI 함수의 대표적인 예를 보여 준다. 정상 PI 함수는 그림 8.5에서 다른 곡선과의 비교를 위해 (a) 곡선으로 나타냈다. (b) 곡선은 건청인이 전음성 난청이 생기면 어떻게 되는지를 보여 준다. PI 함

수가 (a) 곡선과 다 같은데 전음성 손실로 30dB HL 옆으로 옮겨진 것에 주목하라. 다시 말해 기골도 차이 (air-bone gap)의 영향을 극복할 만큼 단어의 강도를 충분히 증가시키는 이상 모든 어음인지점수는 같아질 것이다. PI 함수 (c)는 태생적으로 와우기관의 감각신경성 손실이 있는 환자의 전형적인 곡선이다. 이 환자의 최대 어음인지점수는 80%이고 PI 함수는 (a) 곡선, (b) 곡선에서처럼 PB$_{max}$를 처음 얻은 수준 이상에서 기본적으로 점근적(asymtotic)이다. (d) 곡선은 PB$_{max}$가 76%인 와우 손상이 있는 다른 환자의 것이다. PB$_{max}$를 얻은 수준 이상으로 강도를 높이는 경우 어음인지점수는 PB$_{max}$보다 조금 낮게 나온다.

(e) 곡선에 나타난 PI 함수는 후미로에 병리가 있는 환자의 것이다. 여기서 최대 어음인지점수는 그의 청력도에 비해 비정상적으로 낮다고 추정할 정도인 64%밖에 되지 않는다. 비정상적으로 낮은 어음인지점수는 후미로성 병리에 있어 위험 요인으로 여겨진다. 게다가 강도가 PB$_{max}$를 얻은 수준보다 올라갔을 때 어음인지점수가 많이 떨어진다는 것을 주목하라. 이것은 PI 함수가 최대 어음인지점수뿐만 아니라 비정상적인 PI 말림 현상(rollover)의 존재를 밝혀 어떻

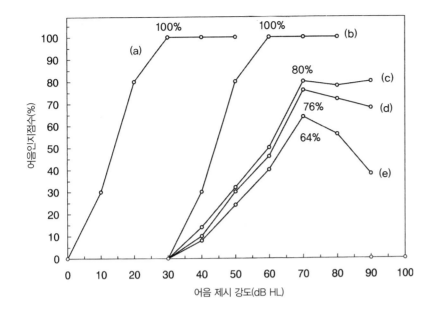

그림 8.6 다양한 수행-강도(PI) 기능의 몇 가지 대표적인 사례. ⒜ 위 그림의 정상 기능인 PI, ⒝ 약 30dB HL인 오른쪽의 전음계 손상에서 기인한 난청의 정상 PI, ⒞ 70dB HL에서 PB_{max} 80%인 근본적으로 더 높은 강도에서 같은 음을 유지하는 감각신경계 환자의 PI, ⒟ 70dB HL에서 PB_{max} 76%이고 더 높은 강도에 말림 현상이 나타나는 감각신경계 손상 환자의 PI, ⒠ PB_{max} 64%인 후미로성 병변을 지닌 환자의 병리학적 말림(rollover) 현상의 PI 기능

게 진단 정보를 제공하는지를 보여 주는 예이다. **PI 함수의 말림 현상**(또는 PI 급추, rollover of thek PI function)은 PB_{max}를 얻은 수준 이상의 강도에서 나타나는 어음인지점수의 감소로 정의된다. ⒟ 곡선에서 묘사된 완만한 말림 현상(mild rollover)은 비정상으로 여겨지지는 않지만 ⒠ 곡선에서처럼 상당한 급추형은 병리적이며 후미로성 장애와 연관된다(Jerger & Jerger, 1971; Dirks, Kamm, Bower, &

Betsworth, 1977).

말림 현상이 임상적으로 유의미한지 어떻게 결정할 수 있는지 보여 주기 위해 그림 8.6의 ⒠ 곡선을 그림 8.7에 다시 그렸다. 이제 PB_{max} 외에 PI 함수에서 PB_{min}이라고 하는 두 번째 요소를 강조하려고 한다. PB_{min}은 PB_{max}를 얻은 강도 수준보다 더 높은 지점에서 얻은 가장 낮은 어음인지점수이다. 이 두 점수는 다음과 같이 **말림지수**(RI, rollover index)를 계산하

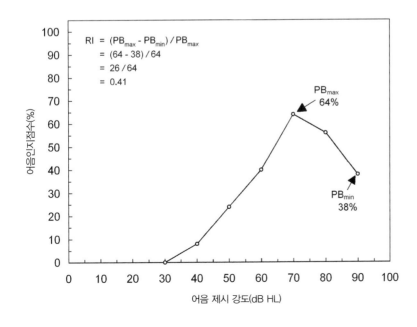

그림 8.7 이 그림은 앞의 그림에서 비정상적 추락을 보이는 것과 같은 PI, PB_{max}, PB_{min} 및 추락 지표를 계산하는 방법이다.

는 데 사용된다(Jerger & Jerger, 1971).

$$RI = \frac{(PB_{max} - PB_{max})}{PB_{max}}$$

PAL PB-50 자료를 사용할 때 RI가 0.45 이상이 되면 후미로성 병리를 암시한다(Jerger & Jerger, 1971; Dirks et al., 1977). NU-6 검사를 사용할 때는 절단값이 0.25가 되는 것으로 보고되었다. 비정상적 급추는 그림 8.7과 같은 사례에 존재하는데 RI가 NU-6 자료에서 유의미한 값 0.41이 되기 때문이다. 비정상적 급추는 몇몇 나이가 많은 환자에게서도 나타난다(Gang, 1976; Dirks et al., 1977; Shirinian & Arnst, 1980). 이러한 현상은 노인 신경성 난청과 연관되며 원인론(예 : 청신경 종양)보다는 청력검사가 장애 부위를 반영한다(예 : 후미로성 난청)는 개념의 좋은 예가 된다(Jerger & Jerger, 1976).

어음인지검사 시 고려 사항

어음인지검사를 선택하고 시행하는 데 있어 언급해야 할 몇 가지 고려 사항이 있다. 어음인지평가를 하기 위해 사용할 검사를 결정하는 데는 즉시 사용할 수 있도록 사용 목적에 가장 효율적인 검사를 선택하는 것이 요구된다. 대부분의 일상적 청각학적 평가에서 CID W-22와 NU-6 검사 같은 개방형 검사는 널리 수용될 것이다. 사용되는 다른 검사와 특수 목적 검사는 이 장 후반부와 이 책의 곳곳에 특정 평가 주제에 관하여 설명되어 있다. 차폐를 언제 그리고 어떻게 사용하는지에 대해서는 9장에서 다룬다. 여기에서 우리는 어음인지검사 자체에 존재하는 어휘 고려 사항, 검사 방식과 방식의 등가성, 음성/음소 평형, 유도구문, 초기 검사 수준 선택, 전체 단어 대 음소론적 점수, 외국어 고려 사항, 녹음 대 모니터링한 육성 검사, 검사 크기와 같은 몇몇 주제에 관해 언급할 것이다. 마지막 두 주제는 논란이 있다. 청각사의 82%는 **녹음된** 어음인지검사 대신에 **모니터링한 육성 검사**를 사용하고 56%가 **전체 목록**

대신에 **단축한 검사 목록**(절반 목록, 25개 단어)을 사용하거나 30%는 25개 단어 이후에 환자가 오류를 보이지 않는 이상 검사를 종료한다(Martin, Champlin, & Cambers, 1998).[2] 이러한 관행은 검사의 편리성을 극대화하고 검사 시간을 단축할 수 있지만 검사의 정확도를 위해서는 녹음 자료를 사용하고 단어 개수를 되도록 많이 하는 것이 좋다. Wiley, Stoppenbach, Feldhake, Moss, Thordardottir (1995)는 이와 같은 주제를 다룬, 신입 청각학 학생도 읽어야 할 통찰력 있는 논의를 제시하였다.

어휘 고려 사항

어음인지 수행은 말소리가 얼마나 정확하게 들리느냐 이상의 영향을 받는다. 대부분의 임상 어음인지검사에서처럼 검사 자료가 단어일 경우 **어휘 고려**(lexical consideration)가 중요해진다. **단어 친숙도**(word familiarity)는 어음인지 수행에 상당한 영향을 미치며(Owens, 1961) 전통적 어음인지검사가 어떻게 개발되었는지에 대한 앞의 논의에서 다루었다. 단어 친숙도는 어떤 검사를 사용할 것인지를 결정할 때, 특히 아동을 검사할 때 고려해야 한다.

단어 인지에 있어서 단어 친숙도만이 어휘 고려 사항은 아니다. 저주파수와 비교했을 때 고주파수 단어 인지를 선호하는 성향이 있다는 **단어 사용빈도**(word frequency)의 효과가 잘 확증되어 있다(Luce & Pisoni, 1998). 검사 단어를 정확하게 따라 할 수 있는 능력은 단어에 대체 유사소리가 많으냐 적으냐에 따라 영향을 받는다. 즉 검사 단어의 음소 하나를 잘못 들으면 혼동할 수 있는 다른 가능한 단어에 영향을 받는다. 이 대체 유사소리는 검사 단어의 **어휘 근접어**(lexical neighborhood)를 구성한다. 대체 유사소리가 많은 검사 단어[조밀한 어휘 근접어(dense lexical neighbor-

---

2) 청각사 중 단 4%만이 샘플의 사이즈와 측정 오차 간의 상관관계에 주의를 기울인다는 언급에 대하여, 이 연구자들은 임상가 중 4%만이 표준 50단어 목록을 사용하고 있음을 암시한다.

hood)]는 대체 유사소리가 적은 검사 단어[희소 어휘 근접어(sparse lexical neighborhood)]보다 어렵다. 이러한 영향이 어음인지와 관련된 방식은 **근접 어휘 활성 모형**(neighborhood activation model)[3]에 기술되어 있다(Luce, 1990; Luce & Pisoni, 1998).

검사 양식과 동질성

임상가는 자신이 사용하는 각각의 검사를 대체하여 사용할 수 있는 **검사 양식**(test form)에 대해 알아야 한다. 한 번 이상의 시행이 거의 언제나 필요하기 때문에 동일한 검사에 하나 이상의 양식이 제공된다. 예를 들어 우리는 정기적으로 양쪽 귀를 따로 어음인지 검사 하는데 종종 하나 이상의 듣기 레벨에서 해야 한다. 각각 (검사) 시행에 다른 검사 양식을 사용하는 것이 바람직하다. 청각사는 또한 동일한 검사의 다양한 대체 양식이 얼마나 일치하는지와 관련된 **검사 양식 동질성**(test form equivalency)을 잘 알고 있어야 한다. 특정한 검사의 다양한 양식은 비슷한 결과를 내는 경향이 있으나 어떠한 양식은 다른 특정 검사보다 더 쉽거나 더 어렵기 때문에 청각사는 사용할 검사들의 차이점을 알고 있어야 한다.

모든 어음인지검사가 대체 검사 양식의 고정된 세트를 사용하는 것은 아니다. 예를 들어 아래에 설명된 CASRA 검사(Gelfand, 1993, 1998)는 각 검사 목록에 똑같은 수의 높은-중간-낮은 난이도의 단어를 할당하여 난이도에서 평형을 맞춘 일회용 시험 양식을 만든다. 이러한 "난이도 등급"은 실제로 풀(pool, 공급원)에 포함된 단어에 대한 인지에 영향을 주며 모든 요

---

3) 구두언어인지(spoken language recognition)의 근접 어휘 활성 모형이란 이 책의 범위를 벗어난다. 지나치게 단순화한 용어로 자극 단어의 음향 패턴을 청자들의 기억 속에 있는 음향 음성학적 표출 특징과 비교하였다. 개연성의 토대 위에서 이러한 표현이 그 자극과 얼마나 유사한가, 유사성이 얼마나 큰가, 활성화 정도가 얼마나 더 큰가에 따라서 활성화된다. 단어 빈도를 기준으로 편향된 자극에 대한 잠재적인 일치를 가져오는 기억 안에서 모든 단어들 사이의 어휘 선택을 따르게 된다. 논의의 포괄적 이해를 위해 Luce & Pisoni(1998)를, 정보 요약을 위해서 Kirk et al.(1995, 1999)를 보라.

인을 설명하는, 실험적으로 얻은 오류 비율을 근거로 만들어졌다. 독특한 시험 단어는 만들어진 순서와 동일한 순서로 사용되어 환자는 단어 풀에 있는 450개 단어에 대해 어떠한 검사 단어든지 따라 하기 전에 들어야 한다.

음성/음소 평형   많은 어음인지검사의 개발에서 음성/음소 평형의 개념은 중요한 역할을 하였다. 그러나 **음성/음소 평형**(phonetic/phonemic balance)이 어음인지검사 결과에 실질적인 영향이 적다는 것이 밝혀졌고 그 임상적 관련성은 의문이다(Tobias, 1964; Carhart, 1970; Aspinall, 1973; Bess, 1983; Martin, Champlin, & Perez, 2000). 사실 많은 어음인지검사 개발에서 상당 기간 음성/음소 평형을 얻으려는 시도가 중단되었다.

유도구문   어음인지검사를 하는 데 있어서 **유도구문**(carrier phrase) 또한 작은 이슈처럼 보인다. 몇몇 연구에서 유도구문을 사용하였을 때 얻은 어음인지점수가 통계상으로 유의미한 이득이 있음을 발견했으나(Gladstone & Siegenthaler, 1971; Gelfand, 1975) 다른 연구에서는 두드러진 차이를 찾지 못했다(Martin, Hawkins, & Bailey, 1962; McLennan & Knox, 1975). 어떤 환자들은 유도구문이 있을 때 더 수행을 잘하는데 아마도 유도구문이 알림 신호 역할을 해 주기 때문일 것이다. 반면 다른 환자들은 유도구문에 의해 짜증이 나거나 주의가 산만해지기도 한다. 따라서 유도구문을 규칙적으로 사용하든 안 하든 청각사는 환자의 반응에 주의하여 조건이 허락되는 대로 유도구문을 더하거나 바꾸거나 제거할 수 있게 준비되어 있어야 한다.

검사 시작 레벨

일상적인 어음인지검사는 하나의 듣기 레벨에서 각각의 귀에 한다. 어떤 청각사들은 급추 가능성을 선별하기 위해 높은 레벨에서 두 번째 측정을 하며, 하나 이상의 레벨에서 어음인지검사를 하는 것이 강력하게 권

장된다. 어떤 경우든 검사하는 귀의 어음인지점수가 가장 높게 나올 수 있는 레벨을 선택할 필요가 있다. 이 목표를 달성하기 위해서 일상적인 어음인지검사를 본래 청력의 경우 30~40dB SL(SRT와 연관해서)에서 해야 하며 난청 환자는 40dB SL에서 해야 한다. 이에 대한 증거는 여러 문헌에 많이 나와 있는데 Maroonroge와 Diefendorf(1984)의 연구는 그림 8.8에서 볼 수 있듯이 세 종류의 어음인지검사를 적용했기 때문에 좋은 예이다. 그림에서 어음인지점수가 정상 청력의 경우 30dB SL에서 평평해지는 반면 난청 환자의 경우 40dB SL까지 계속해서 올라가는 것을 보라. 명백하게 40dB SL 이하의 단일 검사를 했다면 난청 환자의 점수는 실제보다 낮게 나왔을 것이다. 많은 청각사가 일반적인 어음인지검사를 MCL에서 실시하는데, MCL은 레벨이라기보다 범위이기 때문에 바람직하지 않고 가장 높은 어음인지점수는 대개 MCL보다 유의미하게 높은 레벨에서 얻어진다.

전체 단어 대 음소적 평가

단어를 사용하는 어음인지검사는 전체 단어(whole-word) 기준으로 채점된다. 전체 단어 점수(whole-word scoring)는 환자가 목표 단어를 정확하게 인지하는지를 반영하기도 하지만 환자가 말의 청각적 단서를 얼마나 잘 사용할 수 있는지에 대한 정보를 잘못 해석하기도 한다. 예를 들어 "cat"과 같은 CNC 단어는 환자가 "cat"이라고 따라 할 때만 맞다. 그러나 단어 평가는 음소 중 하나, 두 개든 세 개 모두든 틀리게 따라 하거나 단어의 어느 한 부분이라도 따라 하지 못하면 모두 다 틀린 것이라고 간주한다(예 : "pat", "pot", "pack", "tack", "seed").

대안적 접근법은 단어인지점수를 음소 하나하나를 기준으로 채점하는 것으로 상당 기간 동안 성공적으로 수행되었다(Groen & Helleman, 1960; Boothroyd, 1968a, b, 1970, 1984; Markides, 1978; Duffy, 1983; Boothroyd & Nittrouer, 1988; Geland, 1993, 1998; Olsen, Van Tasell & Speaks, 1997). 단어 평가를 비교해 봤을 때 음소적 평가(phonemic scoring)를 사용하는 것은 (1) 어음 내 청각적 단서의 정확한 수용 여부에 대하여 좀 더 정확하고 타당한 평가를 제공하고, (2) 평가 항목의 수를 최대화함으로써 신뢰도를 향상시키고, (3) 단어 점수가 0점이 나온 환자가 의미 있는 점수를 획득하는 것이 가능하게 하며, (4) 어떤 말소리를 잘못 인지하는지를 알게 해 주고, (5) 단어 친숙도, 단어 레벨 예측도, 문맥, 단어 목록 사이의 차이 등과 같은 비음향학적 요인의 영향을 최소화한다. 게다가 단어 점수와 음소 점수를 비교하는 것은 어휘 정보를 이용함으로써 얻는 어음인지 이득을 추정할 수 있도록 해 준다(Boothroyd & Nittrouer, 1988;

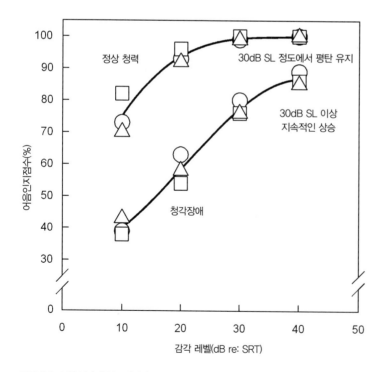

그림 8.8 어음인지점수는 감각신경계 손상 환자들에게 30dB SL로부터 40dB SL까지 높여주는 경향이 있다. 자료의 표시는 각각 NU-6는 ○, Pascoe 고주파수는 △, Maroonroge 및 Diefendorf(1984)에 기초하여 제작한 캘리포니아 자음 검사는 □이다. 가장 적합한 곡선이 일반적인 상관 관계를 강조하기 위해 제시되었다.

Nittrouer & Boothroyd, 1990; Olsen, Van Tasell, & Speaks, 1997).

음소 평가의 이득은 환자에게 들은 것을 무엇이든 따라 하라고 지시함으로써 단어의 어떤 부분이든, 어떤 각각의 소리든 맞을 경우 단어 자체는 알아들을 수 없더라도 부분 점수를 줄 수 있기 때문에 최대화할 수 있다(Markides, 1978). 또한 검사자가 환자의 얼굴을 볼 수 있어서 환자가 의도한 반응에 대한 오해 가능성을 최소화하기 위해 모호한 반응의 설명을 물어봐야 한다. "환자가 말한(mix-heard)" 단어에서 맞은 부분에 대한 부분 점수 때문에 검사에서의 음소 점수는 똑같은 검사에서의 단어 점수보다 높을 것이다(예외가 생기기도 하는데 점수가 0% 또는 100%인 경우나 틀린 단어에서 모든 음소가 그렇다). 이러한 이유로 검사자는 음소 평가를 사용했다고 명시해야 한다.

녹음 대 모니터링한 육성 검사

검사 단어의 목록과 녹음된 검사 간의 구별은 어음인지검사를 할 때 같은 단어의 명료도가 화자 사이의 말소리 차이에 영향을 받고 아무리 같은 사람이라도 주어진 단어를 말할 때마다 똑같이 말하지는 않기 때문에 특히 관련이 있다. 사실상 똑같은 단어 목록을 다른 두 화자가 말하면 두 개의 다른 검사를 한 것으로 간주한다고 말할 수 있다(Kreul, Bell, & Nixon, 1969).[4] 동일한 검사 자료를 사용해도 서로 다른 사람이 말한 경우(Penrod, 1979; Gengel & Kupperman, 1980; Hood & Poole, 1980; Bess, 1983)와 동일한 사람이 일정 기간에 걸쳐 만든 녹음물을 사용하는 경우(Brandy, 1966)에도 어음인지 결과가 상당히 다르게 나온다. 임상가들은 대화 방식을 사용하기도 하고 알아듣기 쉽게 말하려고 하기도 하는데 어떻게 검사 단어를 말하느냐에 따라 달라진다. 사실 임상가가 환자의 반응 특성에 따라 무심코 자신의 말소리 산출을 조

정할 수도 있다. 명료도는 대화하는 말소리냐, 알아듣기 쉬운 말소리냐에 따라 영향을 받기 때문에 중요한 요인이 될 수 있다(Picheny, Durlach, & Braida, 1985). 이러한 점은 가능하면 녹음된 어음인지 자료를 사용할 것에 대한 설득력 있는 증거를 제공한다. 물론 모니터링한 육성 검사는 종종 환자의 유연한 접근이 요구되는 특별한 경우와 어음인지에 사용되는 녹음 버전을 이용할 수 없을 때 적절하다.

검사 규모

표준 어음인지검사의 대부분은 50개의 단음절 단어를 포함하지만 검사량을 25개 단어나 더 적은 단어 수로 줄이려는 시도를 많이 했다(리뷰 참조, Bess, 1983). W-22 목록에 있는 단어의 난이도를 알아낸 뒤 Runge와 Hosford-Dunn(1985)은 가장 어려운 단어를 먼저 제시하는 어음인지검사 전략을 제안했다. 그들은 가장 어려운 10개 단어를 먼저 제시하고 이 단어들을 다 맞힐 경우 중단할 것을 권고했다. 처음 10개 단어 중 어느 하나라도 틀리면 다음 15개 단어를 제시하여 총 25개 단어를 제시한다. 처음 25개 단어에서 4개 이하의 오류만 있으면 검사를 종료한다. 그렇지 않으면 50개 단어 목록 전체를 사용하게 된다. 청각사 중 30%는 환자가 오류를 보이지 않으면 25개 단어 이후에 검사를 멈추는데(Martin, Champlin, & Chambers, 1998), 이는 많은 청각사가 이러한 전략의 일부를 사용하고 있는 것을 시사한다.

검사 규모량을 줄이는 데 있어서의 문제점은 신뢰도가 검사량에 달려 있다는 것이다. 검사량을 줄이는 것은 신뢰도를 떨어뜨린다. 왜 그런지 살펴보자. 어음인지 점수의 변동성은 이항 분포에 의해 정해진다(Boothroyd, 1968a; Hagerman, 1976; Thornton & Raffin, 1978; Raffin & Schafer, 1980; Raffin & Thornton, 1980; Gelfand, 1993, 1998, 2003). 특히 검사 점수의 가변성은 정반응 퍼센트와 점수를 받을 수 있는 항목(scorable item)의 수에 의해 결정되는 검사에서 그것의 표준편차로 설명될 수 있다. 수학적으로 사고하는 사람들을 위해 이 관계는 다음과 같은

---

4) 이 상황에서 다양한 어음인지검사(Heckendorf, Wiley, & Wilson, 1997; Wilson & Oyler, 1997; Stoppenbach, Craig, Wiley, & Wilson, 1999)와 동시에 녹음되어 출판된 규준 역시 익히 알고 있다.

식으로 쓸 수 있다.

$$SD = 100\sqrt{[(p)(1-p)/n]}$$

SD가 표준편차(%)이고 p는 검사 점수(0.0부터 1.0의 비율)를 나타내며 n은 점수를 받을 수 있는 항목의 수이다.

이 관계는 그림 8.9에 그래프로 제시하였다. y축에는 검사 점수의 표준편차를 %로 나타냈다. 표준편차가 클수록 점수 변동이 더 심하고 신뢰도가 떨어진다. x축은 검사 점수의 정반응 %를 나타낸다. 여러 곡선은 검사가 10개 항목일 때 25개, 50개, 기타 450개 항목일 때까지 어떻게 되는지를 보여 준다. 이 그림은 몇 가지 원칙을 보여 준다. (1) 신뢰도는 검사 항목 수가 증가함에 따라 높아지고 검사 항목 수가 작아질수록 낮아진다. Egan(1948)은 PAL PB-50 검사의 기존 설명에서 이 점을 주장했다. (2) 어음인지검사 점수는 어느 극단(100% 또는 0%)에서 50% 정반응 쪽으로 갈수록 변동이 심해진다(신뢰도는 낮아진다). (3) 수렴 곡선에서 보듯이 더 많은 검사 항목 추가로 생기는 신뢰도 개선은 검사 항목이 적을 때 가장 커지며 검사 크기가 커질수록 점점 작아진다. 위에서 세 번째 곡선은 표준 50항목 검사 목록에 해당하며 위에서 두 번째 곡선은 25단어 절반 목록에 해당한다. 검사가 50단어 목록에서 25단어 절반 목록으로 이동하면 변동이 얼마나 심해지는지(신뢰도는 낮아짐) 주목하라.

임상적으로 이것이 의미하는 바는 무엇인가? 다음을 고려해 보라. 모든 검사는 어느 정도의 가변성을 가지고 있다. 동일한 현상에 대한 두 개의 다른 검사가 있다고 가정해 보자. 만일 그 현상이 몸무게라면 두 개의 다른 검사는 두 개의 다른 체중계일 것이다. A 체중계의 변동성은 ±2파운드이고 B 체중계의 변

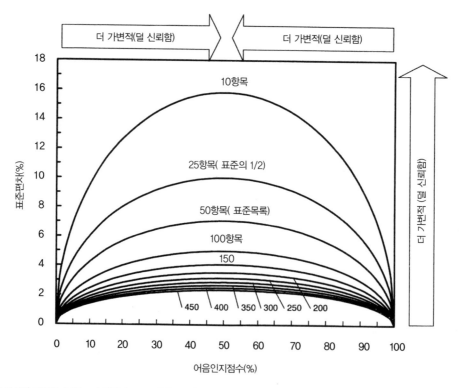

그림 8.9 (1) 검사된 항목의 수효는 더 작아지고, (2) 정답 백분율이 50%에 접근했을 때 검사 점수는 더 가변적이다(덜 신뢰할 만하다). 이 검사의 크기를 어떻게 감소시킬지를 주목하라. 상대적으로 적을(50항목부터 25 혹은 10항목까지) 때와 비교적 클(450항목부터 400 혹은 350항목까지) 때를 비교하였을 때보다 많은 쪽이 큰 효과를 거두었음을 주목하라. [Gelfand, S. A.(1933)의 신뢰도와 효율을 최대화하기 위한 임상 어음인지 방식. 미국청각학회(AAA)에서 인용. Phoenix.]

표 8.2 백분율 점수 95%의 결정적 차이의 하위와 상위 한계(Carney & Schlauch, 2007)

% 점수	n=50	n=25	n=10	% 점수	n=100	% 점수	n=100
0	0-6	0-12	0-20	50	37-63	50	37-63
2	0-10			49	36-62	51	38-64
4	0-14	0-20		48	35-61	52	39-65
6	0-18			47	34-60	53	40-66
8	2-20	0-28		46	33-59	54	41-67
10	2-24		0-40	45	32-58	55	42-68
12	4-26	0-32		44	31-57	56	43-69
14	4-28			43	30-56	57	44-70
16	6-32	4-40		42	29-55	58	45-71
18	6-34			41	28-54	59	46-72
20	8-36	4-44	0-50	40	28-53	60	47-72
22	10-38			39	27-52	61	48-73
24	10-42	8-48		38	26-51	62	49-74
26	12-44			37	25-50	63	50-75
28	14-46	8-52		36	24-49	64	51-76
30	16-48		10-70	35	23-48	65	52-77
32	16-50	12-56		34	22-47	66	53-78
34	18-52			33	23-46	67	54-79
36	20-54	16-60		32	20-45	68	55-80
38	22-56			31	20-44	69	56-80
40	24-58	16-64	10-70	30	19-43	70	57-81
42	24-60			29	18-42	71	58-82
44	26-62	20-68		28	17-41	72	59-83
46	28-64			27	16-39	73	61-84
48	30-66	24-72		26	15-38	74	62-85
50	32-68		20-80	25	15-37	75	63-85
52	34-70	28-76		24	14-36	76	64-86
54	36-72			23	13-35	77	65-87
56	38-74	32-80		22	12-34	78	66-88
58	40-76			21	11-31	79	69-89
60	42-76	36-84	30-90	20	11-32	80	68-89
62	44-78			19	10-30	81	70-90
64	46-80	40-84		18	9-29	82	71-91
66	48-82			17	8-28	83	72-92
68	50-84	44-88		16	8-27	84	73-92
70	52-84		30-90	15	7-26	85	74-93
72	54-86	48-92		14	6-24	86	76-94
74	56-88			13	6-23	87	77-94
76	58-90	52-92		12	5-22	88	78-95
78	62-90			11	4-21	89	79-96
80	64-92	56-96	50-100	10	4-19	90	81-96
82	66-94			9	3-18	91	82-97
84	68-94	60-96		8	3-17	92	83-97
86	72-96			7	2-15	93	85-98
88	74-96	68-100		6	1-14	94	86-99
90	76-98		60-100	5	1-12	95	88-99
92	80-98	72-100		4	1-11	96	89-99
94	82-100			3	0-9	97	91-100
96	86-100	80-100		2	0-7	98	93-100
98	90-100			1	0-6	99	94-100
100	94-100	88-100	80-100	0	0-3	100	97-100

제시된 이 범위 내의 값은 세로열의 백분율 점수에서 제시된 값과 유의미한 차가 없다(p＞0.05).

출처 : Reprinted with permission from Critical difference table for word recognition testing derived using computer simulation by E. Carney and R. S. Schlauch *Journal of Speech-Language-Hearing Research*, *50*, 1203-1209. Copyright 2007 by American Speech-Language-Hearing Association. All rights reserved.

표 8.3 백분율 점수 95%의 결정적 차이의 고전적인 하위와 상위 한계(Thornton & Raffin, 1978)

% 점수	n=50	n=25	n=10	% 점수	n=100[a]
0	0–4	0–8	0–20	50	37–63
2	0–10			51	38–64
4	0–14	–20			9–65
6	2–18			53	40–66
8	2–22	0–28		54	41–67
10	2–24		0–50	55	42–68
12	4–26	4–32		56	43–69
14	4–30			57	44–70
16	6–32	4–40		58	45–71
18	6–34			59	46–72
20	8–36	4–44	0–60	60	47–73
22	8–40			61	48–74
24	10–42	8–48		62	49–74
26	12–44			63	50–75
28	14–46	8–52		64	51–76
30	14–48		10–70	65	52–77
32	16–50	12–56		66	53–78
34	18–52			67	54–79
36	20–54	16–60		68	55–80
38	22–56			69	56–81
40	22–58	16–64	10–80	70	57–81
42	24–60			71	58–82
44	26–62	20–68		72	59–83
46	28–64			73	60–84
48	30–66	24–72		74	61–85
50	32–68		10–90	75	63–86
52	34–70	28–76		76	64–86
54	36–72			77	65–87
56	38–74	32–80		78	66–88
58	40–76			79	67–89
60	42–78	36–84	20–90	80	68–89
62	44–78			81	69–90
64	46–80	40–84		82	71–91
66	48–82			83	72–92
68	50–84	44–88		84	73–92
70	52–86		30–90	85	74–93
72	54–86	48–92		86	75–94
74	56–88			87	77–94
76	58–90	52–92		88	78–95
78	60–92			89	79–96
80	64–92	56–96	40–100	90	81–96
82	66–94			91	82–97
84	68–94	60–96		92	83–98
86	70–96			93	85–98
88	74–96	68–96		94	86–99
90	76–98		50–100	95	88–99
92	78–98	72–100		96	89–99
94	82–98			97	91–100
96	86–100	80–100		98	92–100
98	90–100			99	94–100
100	96–100	92–100	80–100	100	97–100

범위 내의 값 % 점수 열에서 보여준 값과 유의미한 차이가 없다(p>0.05).

[a] 점수가 50% 이하이면 % 점수(=100−관찰된 점수)를 찾고 100에서 각 결정적 차이 한계를 뺀다.

출처 : Thornton, A. R., & Raffin, M. J. M. (1978). Speech discrimination scores modeled as a binomial variable. *Journal of Speech and Hearing Research, 21*, 507-518, American Speech-Language-Hearing Association.

동성은 ±4파운드이다. A 체중계는 어느 쪽이든(+2이든 −2이든) 2파운드 변동될 수 있으므로 130파운드는 실제로 130±2파운드를 의미한다. 반면 B 체중계에서 130파운드는 실제로 130±4파운드를 의미한다. 만약 2주 전에 130파운드가 나가는 사람이 다이어트를 꾸준히 하여 127파운드가 되었다면 정말 그 사람의 몸무게가 빠졌다고 할 수 있을까? A 체중계를 사용하면 대답은 "그렇다"일 것이다. 왜냐하면 130과 127의 3파운드 차이는 체중계(예 : 검사)의 변동성 때문에 줄어들 수 있는 것보다 크기 때문이다. 그러나 변동이 더 심한 B 체중계를 사용했다면 대답은 "아니다"(적어도 확신 있게 "그렇다"라고 할 수 없다)가 될 것이다. 3파운드 변화는 체중계에 의한 (몸무게 값을) 읽기의 무작위 가변성 때문일 수도 있다(검사의 가변성).

이제 이 논리 과정을 어음인지검사로 확대해 보자. 어음인지검사의 가변성은 그 검사로 얻은 우연한 점수의 가변성을 의미한다. 두 점수가 다르다고 하려면 두 점수는 우연히 발생할 수 있는 것보다 더 크게 차이가 나야 한다. 우리가 자신 있게 두 어음인지점수가 서로 다르다고 하기 전에 그 차이는 검사 자체와 관련된 가변성의 크기보다 더 커야 한다. 결국 이 변동성의 크기는 검사 크기에 달려 있다. 주어진 어떤 점수든 변동성은 검사 항목이 적을수록 넓어지고 검사 항목이 많은 검사는 좁아진다. 두 어음인지점수가 유의미하게 서로 다른지 확인하기 위해 사용 가능한 절단값은 **95% 신뢰도 한계**(95% confidence limit)의 형태를 띤다(Thornton & Raffin, 1978; Raffin & Schafer, 1980; Raffin & Thornton, 1980). 표 8.2는 Carney와 Schlauch(2007)가 컴퓨터 시뮬레이션 방법을 사용하여 얻은 절단값으로 사용하기를 권장한다. 그러나 Thornton과 Raffin(1978)의 독창적 연구에서의 약간 다른 값이 과학적으로 근거한 임상 기록과 1978년에서 2007년 사이의 보고에서 찾을 수 있는 어음인지점수에 대한 결정을 위한 기준점이었다. 이러한 기록 대부분이 꽤 오랫동안 활발하게 지속될 것이기 때문에 Thornton-Raffin의 고전적 값을 표 8.3에 참고 목적으로 제시하였다.

진정한 차이가 있는 것으로 간주되려면 두 어음인지점수 간의 분산이 표 8.2에 나온 적용 가능한 신뢰한계보다 넓어야 한다. 만일 두 검사 점수 사이의 차이가 적용 가능한 신뢰도 한계 범위 안에 있으면 우연히 (단지 검사에 내재된 가변성 때문에) 그와 동일한 차이가 생겼을 수도 있기 때문에 실제 수행 차이를 반영하는 것이라 여길 수 없다. 예를 들어 80% 점수와 유의미하게 차이가 나는 것으로 여겨지려면 두 번째 점수는 (a) 100항목 검사에서 68~89% 범위, (b) 표준 50단어 검사에서 64~92% 범위, (c) 25단어(절반 목록) 검사에서 56~96% 범위, (d) 만일 10단어만 사용한다면 50~100% 범위 밖에 있어야 한다. 검사 크기가 커질수록 어떻게 두 검사 간의 결과 사이에 미세한 구분이 가능해지는지를 주목하라.

외국어의 영향 및 함의

종종 모국어가 영어가 아니거나 영어를 전혀 사용하지 못하는 환자를 검사해야 하는 경우가 있다. 어음청력도는 본질적으로 자연언어 자료를 사용하므로 언어 간의 결과가 음운론이나 형태론적 규칙의 차이와 같은 요인의 영향을 받고 단어 친숙도 효과에 의해서 악화되기 때문에 이러한 경우는 임상적 쟁점이 될 수 있다. 따라서 일반적으로 모국어 화자가 아닌 사람들의 경우 영어 모국어 화자에 비해 영어 어음인지검사에서 낮은 점수를 받게 되며(Gat & Keith, 1978), 스페인어 화자는 영어 음소를 사용하는 무의미 음절 검사에서 영어 또는 이중언어 화자에 비해 낮은 점수가 나온다(Danhauer, Crawford, & Edgerton, 1984). 어디든 현지 언어만 바뀔 뿐 청각사는 이러한 똑같은 문제에 직면한다.

이중언어 환자는 영어로 검사를 받을 수 있지만 결과가 예상한 것보다 특히 낮을 경우 결과를 해석할 때 언어의 영향을 고려해야 한다. 그러나 영어를 사용하지 않은 환자의 경우는 어떠한가? 가장 좋은 해결책은 모든 화자가 자신의 모국어를 사용하거나 적어도 그 언어에 유창한 청각사에게 자신의 모국어로 검사를 받는 것이다. 이것은 가능하지만 종종 규범과는 거리가 있다. 반대의 접근은 외국인 환자를 단순히 영어로 검사하는 것인데 이는 가장 많은 수의 언어학적 문제를 뒤죽박죽으로 만드는 최악의 대안이다. 가장 상식적인 해결책은 영어를 사용하는 청각사가 모국어로 된 환자의 검사 자료를 사용하는 것이다. 미국에서 가장 흔하게 검사하는 영어 단음절 단어 목록은 유사한 결과를 얻는 스페인어 이음절 단어 목록을 포함하고 있다(Weisleder & Hodgson, 1989). 스페인어 목록 몇 개가 개발되었고 그중 몇 개는 부록 N에 나와 있다. 녹음 자료 사용은 스페인어의 음운체계가 검사 단어에 실제로 포함되도록 사용해야 한다.

영어를 모국어로 하는 청각사가 외국어 구어 반응을 채점할 때 임상가 쪽의 언어적 제한이 우려된다. 그러나 Cokely와 Yager(1993)는 영어를 모국어로 하는 청각사가 스페인 구어 반응 채점을 충분히 할 수 있다는 것을 발견했다. 그들의 연구 결과를 다른 언어에 일반화하기는 어렵다. 그러나 Cakiroglu와 Danhauer(1992)는 검사에 영어 단어를 사용할 때는 다른 언어 배경이 결과에 크게 영향을 미치지 않는다는 것을 발견했다. 그들은 터키, 인도, 미국 태생의 화자에게 W-22 단어 목록을 녹음하게 했고 이 검사를 이 세 배경 출신의 청자 그룹에게 해 보았다. 인도 화자가 녹음한 것을 들은 터키 대상자에게만 화자 배경이 유의미한 영향을 나타냈다. 대체로 화자와 청자의 언어 배경은 임상적 평가 목적으로 문제가 되지 않았다.

언어 간 어음청력검사를 수행하는 가장 편향되지 않은 접근은 폐쇄형 검사를 사용하는 것이다. 이렇게 하면 녹음된 검사 항목이 환자의 언어로 제시될 수 있고, 임상가의 지각에 영향을 받지 않고 환자의 반응이 점수를 얻을 수 있다. 환자가 스페인어 또는 러시아어와 같은 외국어로 제시된 검사 단어에 해당하는 것을 그림에서 가리키는 방식의 검사가 몇 가지 개발되었다. 그림은 종이(Spitzer, 1980; Comstock & Martin, 1984)나 컴퓨터 스크린에 제시된다(Mc-Cullough et al., 1994; Aleksandrovsky, Mc-Cullough, & Wilson, 1998).

어음청력검사의 종류

이 장의 나머지 부분에서는 앞에서 설명한 전통적인 검사 이외에 어음청력검사의 종류를 제시한다. 이것은 절대로 완전한 리스트가 아님을 명심하라. 주로 아동을 위한 검사의 예는 12장에서 논의할 것이다.

다양한 방식으로 분류될 수 있는 다양한 여러 종류의 어음청력검사가 있다. 여기서 우리는 실제 단어를 사용하는 검사와 무의미 음절을 사용하는 검사를 구별할 것이고 개방형과 폐쇄형 방식을 구별할 것이다.

개방형 검사

개방형 단음절 단어 검사는 임상적으로 어음인지를 측정하기 위한 가장 인기 있는 방법이며 활동하고 있는 대다수의 임상가들은 일상 검사에서 NU-6와 W-22 검사를 사용한다. 다른 검사들은 개방형 단어인지 검사에 다른 접근을 요구하며 일부 검사는 이 절에서 설명된다.

고주파수 단어 목록(high-frequency word list)은 감각신경성 난청 환자가 자주 놓치는 고주파수 자음 단어 다수를 포함하며 원래는 보청기 간의 수행 차이를 찾는 데 도움을 주기 위해 만들어졌다. Pascoe(1975)의 목록은 50개의 단음절 단어를 포함하고 자음의 63%가 무성음이다. Gardner(1971, 1987)는 처음에는 자음 /p, t, k, s, f, θ, h/와 모음 /I/를 포함하는 25단어 목록 두 개를 제안하였고 다양한 모음을 가진 200개 단음절 단어의 알파벳 순서 목록으로 확장했다. 이 접근의 흥미로운 변형은 **저-중-고 단어 목록**이다(Koike, Brown, Hobbs, & Asp, 1989; Koike, 1993). 이 30단어 목록에는 비교적 똑같은 수의 저주파수("move"), 중간 주파수("tag"), 고주파수("teeth")의 말소리를 강조하는 단어가 있다.

AB 동음소(isophonemic) **단어 목록**은 Boothroyd에 의해 개발되었다(1968a, 1984; Boothroyd & Nittrouer, 1988). 동음소적 단어 목록은 30개 자음 풀에서 추출된 CNC 단어를 포함한다. 각 목록은 개방형 형식으로 제시된 10개의 단어를 포함하며 음소적으로 점수를 주어 어음청력검사 점수가 30항목에 기초한 결과로 나오도록 한다. 오리지널 영국 버전 테스트 (Boothroyd, 1968a)는 15개 목록을 포함하며 미국 Clark 농학교에서 사용하기 위해 수정되었다 (Boothroyd, 1984). 이 동음소적 단어 목록 버전은 부록 H에 포함되어 있다. 동음소적 자료의 사용을 가능하게 하는 20개의 영어 목록과 20개의 스페인어 목록을 포함하는 컴퓨터 프로그램이 있다.

컴퓨터 보조 어음인지평가검사[computer-assisted speech recognition assessment (CASRA) test](Gelfand, 1993, 1998)는 (1) 득점 항목의 수를 최대화하여 검사 변동성을 최소화하기 위해, (2) 음소 점수를 사용하여 잘못 인지하는 어음에 대한 민감도를 향상하기 위해, (3) 전통적 단어인지검사의 주요 특성을 유지하기 위해 개발되었다. 전통적 검사의 특성은 단음절 단어, 개방형 형식, 구어 반응, 정답/오답 점수, 50개 이하 검사 제시의 사용을 포함한다. 추가 검사 항목의 장점이 그림 8.9에 수렴 곡선에 나타나 있듯이 450으로 점수 획득 가능한 항목이 수확 체감에 도달하기 때문에 450의 검사량을 선정하였다. 이러한 검사 특성 겉보기의 역설적인 조합은 쌍방향 컴퓨터 프로그램을 사용함으로써 유도구문이 없는 50개씩 세 단어 프레젠테이션에서 150개의 디지털화된 CNC 단어를 관리하는 것이 가능해졌다. 환자가 단어를 따라 말하면 청각사는 음소 하나하나를 기반으로 채점한다. 결과는 450개의 획득 가능한 점수 항목의 검사 크기이다(50개 프레젠테이션×3개 단어×3개 음소). 컴퓨터는 단어를 선택하고 제시하며 부기(簿記) 세부 사항을 기록하는 데 사용된다. 검사 양식 생성 프로그램은 450단어 풀을 단어 난이도에서 평형을 맞춘 150개 단어 목록 3개로 나눈다. 이 프로그램은 또한 각각의 세 단어 그룹 내 의미론적, 통사론적 단서를 최소화한다. 녹음기 대신 디지털화된 단어와 컴퓨터를 사용하는 것의 추가 장점은 단어 프레젠테이션 사이의 간격이 환자가 반응하는 데 얼마나 오래 걸리느냐에 따라 자동적으로 조절된다는 것이다.

CASRA 검사의 항목 추가에 따른 장점은 검사 크기가 450이 되면 무시해도 될 정도가 되기 때문에

신뢰도를 최적화한다는 것이다. 그러나 최적화된 신뢰도가 임상적으로 항상 필요한 것은 아니다. 검사의 변동성을 제공하는 것은 청각사가 그것으로 무엇을 하려는지와 일관된다. 따라서 CASRA 검사의 크기는 임상가가 성취하고자 하는 목적에 허용 가능하다고 생각하는 만큼으로 줄일 수 있다(Gelfand, 2003). 예를 들어 CASRA를 25개 프레젠테이션 세트로 줄이는 것은 25개 세트×3개 단어×3개 음소=225개 검사 항목에 기초한 점수를 제공하고, 20개 프레젠테이션은 20×3×3=180개 항목을, 10개 프레젠테이션은 10×3×3=90개 항목을 제공한다. Gelfand(2003)는 CASRA의 20세트와 25세트 버전 성적이 풀(50세트) 테스트 분산(variance)의 97%를 보고하는 것을 발견했다. 따라서 20세트 버전이 눈에 띄게 신뢰도를 잃지 않으면서 검사를 줄일 때 최고의 절충안일 것이다. 그러나 10세트 버전은 풀 테스트 분산의 88%로 보고되었으며 90개의 점수 획득 가능 항목은 75개 단어를 사용하는 전통적 검사에 비해 더 신뢰롭다. 따라서 CASRA 방법의 10세트 버전은 많은 임상 언어인지평가에 사용되는 매우 실제적인 접근을 대표한다.

폐쇄형 검사

폐쇄형 어음인지검사는 개방형 접근보다 여러 이점이 있다. 폐쇄형 검사는 (1) 언어의 단어 빈도 효과, (2) 환자의 검사 단어 친숙도와 대안 선택의 효과, (3) 학습 효과를 줄인다. 폐쇄형 검사의 추가 장점은 각각의 자극에 대한 선택을 신중하게 배열하여 환자의 몇 가지 사항에 있어서의 오류와 혼란을 분석할 수 있어 어음인지의 임상가가 특정 면에 집중할 수 있다는 것이다. 아마도 가장 잘 알려진 폐쇄형 단어인지검사는 **MRT**(Modified Rhyme Test)와 캘리포니아 자음 검사일 것이다. 이 두 검사에 기본적인 특징이 나타나 있긴 해도 다른 많은 폐쇄형 단어 검사도 있다. MRT는 환자에게 각각의 자극 단어에 여섯 가지 선택을 제시한다. 50개 검사 단어 중 25개는 초성 자음이 서로 다른 것 중에 선택한다.

bent went sent tent dent rent

나머지 25개 검사 항목은 종성 자음이 다르다.

mass mad mat map man math

MRT의 대안으로 리듬최소대비검사(Rhyming Minimal Contrasts Test; Griffiths, 1967)와 **특이모양변별검사**(Distinctive Feature Discrimination Test; McPherson & Pang-Ching, 1979)와 같은 몇 가지 사용 가능한 도구가 있다. **CCT**(California Consonant Test)는 100개 항목의 검사 양식이 있다. 네 개의 폐쇄형 선택 사항이 36개의 초성 자음 검사 항목 각각에 제시된다.

pin kin tin thin

그리고 64개의 종성 자음 항목 각각에도 제시된다.

path patch pack pat

학생들은 초성 자음과 종성 자음 하위 검사에 중간 모음 하위 검사를 추가하고 각 검사 항목의 여러 복제를 사용하는 **UOCRST**(University of Oklahoma Closed Response Speech Test)(Pederson & Studebaker, 1972)도 알고 있어야 한다. 이 두 가지 특징은 매우 유용하며 다른 대부분의 실제 단어 검사는 비전형적인 형태이다.

SPAC(Speech Pattern Contrast) **검사**(Boothroyd, 1984, 1988)는 말의 의미에 영향을 주며 음운론적으로 관련 있는 차이를 인지하는 환자의 능력에 대해 정보를 제공한다. 이러한 정보는 청각 재활과 다양한 감각 보장구(보청기, CI, 촉각 기기)의 요구, 진전을 평가할 때 사용되는 등 용도가 다양하다. SPAC 검사는 폐쇄형 형식을 사용하며 환자에게 검사 단어(또는 구)를 주고 종이나 컴퓨터 스크린에 나온 선택 사항에서 찾게 한다. 선택 대안은 어음의 특정 특성 면에 있어서 대조된다. 다음과 같은 여덟 가지 분절적 대조와 두 가지 초분절적 대조가 SPAC 여덟 검사에서 검사된다. 모음 높이("fall"-"fool"), 모음 위치("feel"-"fool"), 초성 자음 유성·무성("tip"-"dip"), 초성 자음 연속("tip"-"sip"), 종성 자음 유성·무성("do"-

"too"), 종성 자음 연속("fate"-"face"), 초성 자음 위치("big"-"dig"), 종성 자음 위치("bid"-"big"), 강세("THESE new clocks"-"these NEW clocks"), 음의 높이 상승·하행("That's yours."-"That's yours?"). 별도의 하위 검사는 각각의 항목에 네 개의 선택 대안을 줌으로써 두 개의 분절적 대조 검사를 한 번씩 하게 한다. 예를 들어 "tip"에 대한 선택 보기는 다음과 같다.

zip sip dip tip

만일 "sip"이라 반응했다면 /t/와 /s/의 성질이 다르므로 연속 오류로 간주된다. 그러나 발성은 맞은 것으로 여긴다. 초분절 대조 하위 검사는 /t/와 /s/ 모두 무성음이기 때문에 각 항목에 두 개의 선택 보기를 준다. 음운론적으로 유의미한 대조를 포함하지 않는 두 개의 하위 검사 또한 가능하다. 이 검사들은 남자 목소리와 여자 목소리를 구분하는 능력(화자 성별), 자연스러운 자연 발화와 단조로운 발화를 구분하는 능력(음의 높낮이 범위)을 평가한다.

무의미음절검사

무의미음절검사는 환자가 어음을 정확하게 인지할 수 있는 능력을 평가하기 위해서 진짜 단어 대신에 의미가 없는 음절을 사용한다. 이 검사는 환자의 어음인지 어려움의 세부 사항을 검사하는 데 가장 예민한 접근법이지만 가장 추상적이며 정기 임상검사에서 진짜 단어 검사만큼 일반적으로 수용되지는 않는다. **CUNY 무의미음절검사**(City University of New York Nonsense Syllable Test, CUNY-NST)(Resnick, Dubno, Hoffnung, & Levitt, 1975; Levitt, & Resnick, 1978)와 **무의미음절검사**(Nonsense Syllable Test, NST)(Edgerton & Danhauer, 1979)는 이러한 유형의 검사로 신중하게 개발되었고 가장 널리 알려진 검사이다. CUNY 무의미음절검사는 폐쇄형 검사로서 표 8.4에 나온 바와 같이 7~9개의 자음-모음(CV) 또는 모음-자음(VC) 무의미 음절을 포함하는 일곱 개의 하위 검사로 구성

표 8.4 CUNY 무의미음절검사

하위검사	자극과 반응 대안들							
1	αf	$\alpha \int$	αt	αk	αs	αp	$\alpha \theta$	
2	$u\theta$	up	us	uk	ut	uf	$u\int$	
3	$i\int$	if	it	ik	is	$i\theta$	ip	
4	αb	$\alpha \eth$	αd	αm	αz	αg	αn	$\alpha \eta$ αv
5	$f\alpha$	$t\alpha$	$p\alpha$	$h\alpha$	$\theta \alpha$	$t\int \alpha$	$s\alpha$	$\int \alpha$ $k\alpha$
6	$l\alpha$	$b\alpha$	$d\alpha$	$g\alpha$	$r\alpha$	$j\alpha$	$d_3\alpha$	$w\alpha$
7	$n\alpha$	$v\alpha$	$m\alpha$	$z\alpha$	$g\alpha$	$b\alpha$	$\eth \alpha$	$d\alpha$

출처 : Modified from Levitt, H., & Resnick, S. B. (1978). Speech reception by the hearing impaired. *Scandinavian Audiology. Supplementum, 6*, 107-130, Scandinavian Audiology.

되어 있다. 하위 검사에 제시된 음절은 서로의 선택 보기로 제공된다. CUNY-NST의 각 하위 검사는 청각장애 환자들이 가장 헷갈려할 만한 자음으로 구성되었다. **CUNY 무의미음절검사 수정본**(MNST) (Gelfand, Schwander, Levitt, Weiss, & Silman, 1992)은 16개 CV 음절과 21개 VC 음절 간에 일어날 모든 혼동을 검사할 필요가 있는 상황에서 사용될 수 있다. CUNY-NST와 달리 **Edgerton-Danhauer NST**는 개방형 검사로 환자는 25개의 무의미 이음절, 즉 /ʃeθɑ/ 또는 /sɛfɛ/ 의미 없는 자음-모음-자음-모음(CVCV) 항목을 구분해야 한다.

문장 검사

어음인지검사는 검사 자료를 문장 형태로 제시할 수 있으며 이 방법은 환자의 어음인지능력을 다양한 방법으로 살펴보는 것을 가능하게 한다. 가장 간단한 접근법은 문장에서 정확하게 인지한 **키워드**(key word)의 %를 알아내는 것이다. 키워드는 문장의 전체 의미를 이해하기 위해 들어야 하는 것이다. **CID Everyday Sentences**(Silverman & Hirsh, 1955; Davis & Silverman, 1978)는 총 10개의 검사 목록을 포함하며 각각의 목록은 2개 단어에서 12개 단어까지 길이가 서로 다른 10개의 문장으로 이루어졌다. 각 목록에

총 50개의 키워드가 포함되어 있고 환자의 어음인지 점수는 정확하게 따라 한 키워드 %이다. CID 문장은 정기 어음청력검사에 거의 사용되지 않는데 이는 대부분의 환자에게 너무 쉽기 때문이다. 그러나 최고도의 감각신경성 난청이 있는 환자를 평가할 때는 이 검사를 포함한다. **CST**(Connected Speech Test)(Cox, Alexander, & Gilmore, 1987; Cox, Alexander, Gilmore, & Pusakulich, 1988, 1989)는 이런 종류의 검사로 신중하게 구성되고 표준화된 현대의 접근법이며 오디오 및 시청각 양식 두 가지 모두 사용 가능하다. CST는 다양하고 친숙한 주제를 다루는 48개의 지문을 포함한다. 각 지문은 10개의 검사 문장으로 되어 있고 25개의 키워드를 포함한다.

검사 항목은 **SPIN**(Speech Perception in Noise) **검사**(Kalikow, Stevens, & Elliott, 1977; Bilger, 1984; Bilger, Nuetzel, Rabinowitz, & Rzeczkowski, 1984)에 나온 문장의 마지막 단어들이다. SPIN 검사는 두 종류의 문장을 사용한다. **고개연성**(probability-hight, PH-SPIN) 문장의 끝에 오는 검사 단어는 문장의 중심에서 제공된 정보를 통해 어느 정도 예측 가능하다. 예를 들면 다음과 같다.

We shipped the furniture by TRUCK.

반면 **저개연성**(probability-low, PL-SPIN) 문장의 끝에 오는 검사 단어는 문장에서 추측할 수가 없다. 예를 들면 다음과 같다.

Mary could not discuss the TACK.

PI-SPIN과 PH-SPIN에서 환자의 과제 수행 비교를 통해 환자가 상황 맥락 단서를 사용하는 능력을 평가할 수 있다. 수정된 SPIN 검사(Bilger, 1984)는 각각 50개 문장으로 된 8개의 목록을 포함한다. 각 목록은 25개의 PL-SPIN 문장과 25개의 PH-SPIN 문장으로 구성되어 있다. 검사명이 암시하는 바와 같이 SPIN은 조용하거나 검사의 두 번째 채널에 제공되는 배경 소음(화자 12명의 잡음)을 배경으로 제시할 수 있다.

SSI(Synthetic Sentence Identification) **검사**(Speaks & Jerger, 1965; Jerger, Speaks, & Trammell, 1968)는 문장 사용 어음인지평가에 다른 접근법을 사용하며 광범위한 임상응용 프로그램이 있다. SSI는 영어에 무작위로 선택한 단어로 구성되지만 마지막 3단어 순서는 통사론적으로 정확한 3차 근사인 문장을 사용한다. 이것은 일반적인 SSI 검사 문장 *Women view men with green paper should*에서의 각 3단어 순서를 분석해 보면 이해할 수 있다.

Women view men
　　view men with
　　　　men with green
　　　　　　with green paper
　　　　　　　　green paper should.

문장의 뜻은 비논리적이지만 어떻게 문법적으로 옳은지 주목하라.

SSI는 폐쇄형으로 시행된다. 검사를 시작하기 전에 환자에게 번호가 매겨진 10개의 SSI 문장이 기록된 목록을 제공한다. 각 문장을 제시하면 환자는 목록의 번호를 가리켜 반응한다. SSI 녹음은 녹음 채널 하나에 녹음 검사 문장을 제공하면서 다른 채널에서는 동일한 화자가 읽는 이야기를 제공한다. 이야기는 경쟁 메시지로 사용된다. 실제 사용에서 SSI 문장은 경쟁 문장이 동시다발적으로 반대편 귀(SSI 대측성 경쟁 메시지, **SSI-CCM**)나 동일 귀(SSI 동측성 경쟁 메시지, **SSI-ICM**)로 들어가는 동안 제공된다.

신호 대 소음비로서의 어음인지수행검사

지금까지는 어음인지수행을 정답률 점수 측면에서 언급해 왔다. 다른 접근법은 어음 검사를 소음 또는 어음 잡음 배경 속에서 제시하여 환자가 50% 명료도를 획득해야 하는 신호 대 소음비(signal-to-noise ratio, SNR) 또는 신호 대 잡음비(signal-to-babble ratio, SBR)를 찾는 것이다. 이것은 주로 문장에 대한 SRT 또는 소음 속 **문장청취역치**(sentence reception threshold)를 획득하여 얻는다(Plomp & Mimpin, 1979; Hagerman, 1982; Gelfand, Ross, & Miller, 1988; Smoorenburg, 1992; Kiliion & Villchur, 1993; Nilsson, Soli, & Sullivan, 1994; Gelfand, Ross, & Miller, 1988; Versfeld, Daalder, Festen, & Houtgast, 2000; Cox, Gray, & Alexander, 2001; Nilsson, Soli, & Sullivan, 1994; Killion, Niquette, Gudmundsen, & Banerjee, 2004; Wilson, McArdle, & Smith, 2007). 예를 들어 60dB HL로 고정된 소음을 제시하고 환자가 항목의 50%를 정확하게 반복하는 어음 레벨을 찾을 때까지 문장의 레벨을 높였다 낮췄다 한다. 만일 소음 속에서 SRT가 66dB HL이면 SNR은 +6dB이다. 아니면 어음을 고정된 레벨로 유지하고 소음 레벨을 변화시켜 이번에도 SNR 50% 명료도 결과를 얻는다.

낮은 SNR은 소음 속 더 나은 어음인지를, 높은 SNR은 소음 속 낮은 어음인지를 뜻한다. +6dB SNR은 환자가 항목의 50%를 맞히려면 어음이 소음보다 6dB 더 강하다는 것을 의미하고, +14dB SNR은 어음이 소음보다 14dB 더 커야 한다는 것을 의미하기 때문에 그렇다. 따라서 SNR 접근은 소음 속 환자의 어음인지능력을 평가하기에 손쉬운 방법을 제공해 준다. 사실 환자의 **SNR 손상**(signal-to-ratio loss)은 환자의 SNR과 건청인이 획득한 평균값 간의 차이라고 표현할 수 있다. 이러한 유형의 검사로 가장 널리 사용되는 검사로는 10개 문장의 25개 항목으로 구성된 **Hearing In Noise Test**(HINT)(Nilsson et al., 1994)와 임상 용도로 매우 효율적인 검사 도구인 **Quick Speech-In-Noise**(QuickSIN) **검사**(Killion et al., 2004)가 있다. QuickSIN에서는 검사 문장 하나가 25~0dB 6개 SNR의 어음 잡음 배경에서 제시된다. 환자의 과제는 문장을 따라 하는 것이며 각 문장은 5개의 scoreable 키워드를 포함한다.

Words in Noise(WIN) **검사**(Wilson, 2003; Wilson, Abrams, & Pillion, 2003; Wilson et al., 2007)로 단음절 단어를 사용하여 이와 비슷한 측정값을 얻을 수 있다. 이 검사에서 환자는 10개의 CNC 단어를 7개 SNR(24~0dB) 어음 잡음 배경 속에서 듣고 반복한다. SBR당 10개의 검사 단어를 사용하는 WIN 검사가 가능하면 선호되지만 신속한 검사를 위해 한 레벨당 5개 단어를 사용하는 짧은 버전도 있다(Wilson & Burks, 2005).

고심도 청각장애 대상 어음인지검사

표준화된 어음인지검사에서 일반적으로 매우 낮은 점수를 얻는 고심도 청각장애인에게 사용할 수 있는 다양한 종류의 도구를 찾기 위해 **MAC**(Minimal Auditory Capabilities) 검사지와 다른 몇 가지 선택된 검사(12장 참조)를 간단하게 살펴볼 것이다. 다른 검사지와 검사도 있으며 특정 임상 상황에서 이 가운데 선택하여 최적의 혼합을 만들어 내도 된다. 수정된 MAC 검사지(Owens et al., 1985)에 있는 상대적 난이도 순서에 따른(가장 쉬운 것에서 어려운 것) 13개의 청력 검사 및 독화와 관련된 시각 향상 검사를 이어서 살펴볼 것이다. 이 중 몇 가지는 다른 곳에서 이미 논의되었음을 주목하라.

1. **강강격 동일/비동일 검사**(spondee same/ different test)에서 환자는 20쌍의 강강격 단어를 듣고 각 쌍에서 두 단어가 같은지 다른지를 표현해야 한다.

2. 환자는 사지선다형 강강격 검사의 선택 가능한 것에서 강강격 검사 단어를 찾아야 한다. 20개의 항목을 포함한다. 이전의 변별 과제와는 달리 폐쇄형 인지검사이다.

3. **소음/음성 검사**(noise/voice test)는 네 가지 소음, 서로 다른 스펙트럼, 시간적 강도 포곽선(envelope)(즉 강도가 시간이 지남에 따라 어떻게 달라지는지), 다른 남성 화자와 여성 화자가 말하는 5개 문장과 함께 이루어진 40개 항목을 포함한다. 화자의 과제는 각 항목이 소음인지 사람 목소리인지를 구분하는 것이다.

4. **종성 자음 검사**(final consonants test)는 52개 항목의 폐쇄형 단어인지검사이다. 각 항목은 환자에게 단음절을 제시하여 종성 자음이 다른 네 개의 선택 가능한 것에서 찾도록 한다(예 : "rid/rip/rib/ridge").

5. **강세 검사**(accent test)는 운율 인지를 다룬다. 각각의 20개 항목에는 단어 네 개로 된 구가 제시되고 단어 하나에 강세가 있거나 강조된다(예 : "can you FIX it?"). 환자는 네 개의 선택 가능한 것에서 강세가 있는 단어를 선택해야 한다.

6. **일상 생활음 검사**(everyday sounds test)는 개방형 과제로 환자는 15개의 친숙한 소리를 찾아야 한다(벨 소리, 사람들 대화 소리 등).

7. **초성 자음 검사**(Initial consonants test)는 52개 항목의 폐쇄형 검사로 사지선다의 각 단어가 다른 초성 자음이라는 것을 제외하고는 종성 자음 검사와 유사하다(예 : "din/bin/ fin/gin").

8. **의문문/평서문 검사**(question/statement test)는 운율 인지 과제로 환자는 의문문(상승조) 또는 평서문(하행조) 형태 각각의 20개 구를 찾아야 한다.

9. **모음 검사**(vowels test)는 60개 항목의 폐쇄형 검사로 사지선다의 각 단어가 다른 중간 모음 또는 이중모음이라는 것을 제외하고는 자음 검사와 유사하다(예 : "fool/full/fall/foul").

10. **CID 일상 문장 검사**(CID everyday sentences 검사)는 네 개의 CID 문장을 200개 득점 가능한 키워드가 있는 40개의 문장 개방형 검사처럼 제시한다.

11. **강강격 인지검사**(spondee recognition test)는 개방형 검사로 환자는 25개의 강강격 이음절(단어)을 각각 따라 말한다. 두 음절 중 한 음절이 맞으면 반점을 준다.

12. **문맥 단어 검사**(words in context text)는 50개의 PH-SPIN 문장을 사용한다. 결과는 원래 표준 방식으로 점수를 주었다(즉 마지막 단어에 따라). 그러나 모든 키워드를 정확하게 따라 말했을 때는 맞은 문장으로, 키워드를 틀리면 틀린 것으로 간주할 수 있도록 채점 방법을 바꿨

다(키워드는 어근을 정확히 찾았다면 맞힌 것으로 여긴다). "Hold the baby on your lap"과 "The cushion was filled with foam"이 예이고 키워드에 밑줄이 그어져 있다.

13. **단음절 단어 검사**(monosyllabic words test)는 NU-6 자료를 사용하는 표준 단음절 단어 인지 과제이다.

14. **시각 촉진 검사**(visual enhancement test)는 MAC 검사지의 독화 요소이다. 시각적으로만 제시(보조 없는 독화)되는 20개의 CID 일상 문장(키워드 100개)과 증폭된 소리와 함께 제시되는 나머지 20개 문장(보조된 독화)을 포함한다. 보조되거나 보조 없는 독화는 환자의 독화 수행이 청력 단서에 의해 향상되는지 아닌지를 확인

자극

| | | 단음절 단어 | | | 강약격 단어 | | | 강강격 단어 | | | |
	bed	cat	duck	pig	button	chicken	doctor	turtle	baseball	birdhouse	popcorn	toothpaste
bed					7							
cat		1										
duck	4											
pig												
button						5						
chicken											8	
doctor							2					
turtle												
baseball												
birdhouse									6			
popcorn						9						
toothpaste												3

그림 8.10 단음절–강약격–강강격(monosyllable-trochee-spondee, MTS) 검사는 단음절, 강약격 및 강강격 단어 사이에 혼동되는 현상을 분석하는 데 이용된다. 반응 1, 2, 3은 정확한 동일시, 4, 5, 6은 부정확한 단어 인지를 나타내지만 현실적인 유형(예 : 단음절 대 단음절, 강약격 대 강약격, 강강격 대 강강격)의 정확한 판별, 7, 8, 9는 일시적인 패턴의 오류도 포함하여 단어 인지 오류의 예시이다. 7에 있어서 두 음절은 단지 하나처럼 식별되었고, 8에 있어서 균일하게 강세를 둔 음절들은 균등하지 않은 것으로 식별되었으며, 9에 있어서 차별적으로 강세를 둔 음절들은 거의 비슷한 강세로 식별되었다. [Erber, N. P., & Alencewicz, C. M. (1976). Audiologic evaluation of deaf children. *Journal of Speech and Hearing Disorder*, 41, 256–267 American Speech Language-Hearing Association.]

하기 위해 검사한다.

단음절-강약격-강강격(monosyllable-trochee-spondee, MTS) **검사**(Erber & Alencewicz, 1976, 그림 8.10 참조)는 어음 개수 그리고 강세 패턴에 따라 구분되는 세 범위의 단어들이 포함된다. (1) **단음절 단어**(예 : "bed"), (2) 똑같은 강세의 두 음절로 된 **강강격 단어**(예 : "baseball"), (3) 첫 음절에 강세가 있는 두 음절로 된 **강약격 단어**(예 : "button")가 제시된다. 이 검사에서 검사 단어가 제시되면 환자는 검사 단어를 단어 선택 보기에서 고르는 것으로 반응한다.

그림 8.10과 같이 자극과 반응을 매트릭스에 기록할 수 있다. 자극 단어와 반응 간의 관계를 알아봄으로써 환자가 난이도가 다른 레벨의 단어를 정확하게 식별하는지 또 어음에서의 시간적 또는 강세 패턴을 이용할 수 있는지 확인할 수 있다. MTS 검사에서의 반응 몇 가지를 생각해 보자. 단음절(기존의 어음인지 자극)을 식별하지 못하는 환자가 이음절 단어와 같이 별로 어렵지 않은 자료는 정확하게 구별할 수 있다는 것을 볼 수 있다. "basball" 대신에 "popcorn"을 가리키는 것과 같은 오류는 환자가 단어를 정확하게 듣지 못하더라도 강세 패턴은 정확하게 구별해 냈다는 것을 보여 준다. 반면 "turtle"(강약격) 대신에 "duck"(단음절) 또는 "birdhouse"[강강격(이음절)]를 가리키

는 것은 환자가 시간 또는 강세 패턴을 구별해 내기 어려워하는 것을 보여 준다. MTS 검사의 기본 접근법은 각 카테고리의 단어 개수를 늘리고(Geers & Moog, 1992) 삼음절 단어를 추가하는 등(Erber, 1982) 여러 방법으로 수정 및 확장되었다.

LNT(Lexical Neighborhood Test)와 **MLNT**(Multisyllabic Lexical Neighborhood Test)는 인공 와우를 이식한 최고도 난청 아동의 평가를 용이하게 하기 위해 개발되었다(Kirk, Pisoni, & Osberger, 1995; Kirk, 1999; Kirk et al., 1999). 왜냐하면 이들 중 많은 아동들이 제한된 어휘를 가지고 있고 이 검사의 단어는 Logan(1992)의 **CHILDS**(Child Language Data Exchange System) 데이터베이스를 분석한 것에 기초하여 3~5세 아동들이 잘 아는 단어에서 선택했기 때문이다. LNT는 어휘적으로 어려운 단음절 단어 25개와 어휘적으로 쉬운 단음절 단어 25개를 포함한다(고빈도 출현 단어와 대체 가능하며 비슷한 소리가 적은 단어가 어휘적으로 쉽고, 저빈도 단어와 대체 가능한 것이 많은 단어가 어휘적으로 어렵다는 것을 기억하라). MLNT는 단음절 단어를 사용하는 대신에 24개의 이음절과 삼음절 단어를 제시한다. LNT와 마찬가지로 MLNT에 있는 단어의 절반이 어휘적으로 어렵고 나머지는 어휘적으로 쉽다. 부록 I와 J에 LNT와 NLNT 목록이 있다.

학습 문제

1. 어음인지역치(SRT)란 무엇이며 주로 어떻게 평가하는가?
2. SRT와 순음 청력도와의 관계를 설명하라.
3. 어음인지점수란 무엇이며 주로 어떻게 평가되는가?
4. 전체 단어 채점과 음소 채점의 차이점을 설명하라.
5. MCL과 UCL을 정의하고 어떻게 평가하는지 설명하라.
6. 단음절 단어 인지를 위한 PI(performance-intensity) 기능을 정의하고 특징을 설명하라.

7. 짧은 단어 목록으로 평가된 어음인지점수가 긴 단어 목록을 사용했을 때의 점수보다 신뢰도가 떨어지는 이유를 설명하라.
8. 두 개의 어음인지점수 간의 차이가 특정 환자에게 의미가 있는지 없는지를 어떻게 결정할 수 있는지 설명하라.
9. 신호 대 소음(SNR) 손실을 정의하라.
10. 기존의 어음청력검사에서는 제공되지 않지만 단음절-강약격-강강격(MTS) 검사에서 제공하는 정보에는 어떤 종류가 있는가?

참고문헌

Aleksandrovsky, I. V., McCullough, J. A., & Wilson, R. H. (1998). Development of suprathreshold word recognition test for Russian-speaking patients. *Journal of the American Academy of Audiology, 9,* 417–425.

American National Standards Institute (ANSI). (2004). *American National Standard Specifications for Audiometers.* ANSI S3.6–2004. New York: ANSI.

American Speech-Language-Hearing Association (ASHA). (1979). Guidelines for determining the threshold level for speech. *ASHA, 20,* 297–301.

American Speech-Language-Hearing Association (ASHA) (1988). Guidelines for determining threshold level for speech. *ASHA, 30,* 85–89.

Aspinall, K. B. (1973). The effect of phonetic balance on discrimination for speech in subjects with sensorineural hearing loss. Unpublished doctoral dissertation. Boulder, CO: University of Colorado.

Beattie, R. C., Edgerton, B. J., & Svihovec, D. V. (1975). An investigation of Auditec of St. Louis recordings of Central Institute for the Deaf spondees. *Journal of the American Audiology Society, 1,* 97–101.

Beattie, R. C., Forrester, P. W., & Ruby, B. K. (1976). Reliability of the Tillman-Olsen procedure for determination of spondee threshold using recorded and live voice presentations. *Journal of the American Audiology Society, 2,* 159–162.

Beattie, R. C., Svihovec, D. V., & Edgerton, B. J. (1975). Relative intelligibility of the CID spondees as presented via monitored live voice. *Journal of Speech and Hearing Disorders, 40,* 84–91.

Beiter, A. L., & Brimacombe, J. A. (1993). Cochlear implants. In Alpiner JG, & McCarthy PA (Eds.): *Rehabilitative Audiology in Children and Adults,* 2nd ed. Baltimore: Williams & Wilkins, 417–440.

Bess, F. H. (1983). Clinical assessment of speech recognition. In Konkle DF, Rintelmann WF (Eds.): *Principles of Speech Audiometry.* Baltimore: University Park Press, 127–201.

Bess, F. H., Josey, A. F., & Humes, L. E. (1979). Performance intensity functions in cochlear and eighth nerve disorders. *The American Journal of Otology, 1*(1), 27–31.

Bilger, R. C. 1984. Speech recognition test development. In Elkins E (Ed.): Speech Recognition by the Hearing Impaired. *ASHA Reports* 14, 2–15.

Bilger, R. C., Matthies, M. L., Meyer, T. A., & Griffiths, S. K. (1998). Psychometric equivalence of recorded spondee words as test items. *Journal of Speech, Language, and Hearing Research: JSLHR, 41,* 516–526.

Bilger, R. C., Nuetzel, J. M., Rabinowitz, W. M., & Rzeczkowski, C. (1984). Standardization of a test of speech perception in noise. *Journal of Speech and Hearing Research, 27,* 32–48.

Boothroyd, A. (1968a). Developments in speech audiometry. *Sound, 2,* 3–10.

Boothroyd, A. (1968b). Statistical theory of the speech discrimination score. *Journal of the Acoustical Society of America, 43,* 362–367.

Boothroyd, A. (1970). Developmental factors in speech recognition. *International Audiology, 9,* 30–38.

Boothroyd, A. (1984). Auditory perception of speech contrasts by subjects with sensorineural hearing loss. *Journal of Speech and Hearing Research, 27,* 134–144.

Boothroyd, A. (1988). Perception of speech pattern contrasts from auditory presentation of voice fundamental frequency. *Ear and Hearing, 9,* 313–321.

Boothroyd, A. (2006). *Computer-Assisted Speech Perception Assessment (CASPA 4.1).* San Diego: Arthur Boothroyd. Available at http://www.slhs.sdsu.edu/aboothro/Infant_and_Toddler_Speech_Perception_tests/CASPA41_manual.pdf.

Boothroyd, A., & Nittrouer, S. (1988). Mathematical treatment of context effects in phoneme and word recognition. *Journal of the Acoustical Society of America, 84,* 101–114.

Brandy, W. T. (1966). Reliability of voice tests in speech discrimination. *Journal of Speech and Hearing Research, 9,* 461–465.

Cakiroglu, S., & Danhauer, J. L. (1992). Effects of listeners' and talkers' linguistic backgrounds on W-22 performance. *Journal of the American Academy of Audiology, 3,* 186–192.

Cambron, N. K., Wilson, R. H., & Shanks, J. E. (1991). Spondaic word detection and recognition functions for female and male speakers. *Ear and Hearing, 12,* 64–70.

Carhart, R. (1946a). Speech reception in relation to pattern of pure tone loss. *Journal of Speech and Hearing Disorders, 11,* 97–108.

Carhart, R. (1946b). Monitored live voice as a test of auditory acuity. *Journal of the Acoustical Society of America, 17,* 339–349.

Carhart, R. (1970). Discussion, questions, answers, comments. In Rojskjer C (Ed.): *Speech Audiometry.* Denmark: Second Danavox Symposium, 229.

Carhart, R. (1971). Observations on relations between thresholds for pure tones and for speech. *Journal of Speech and Hearing Disorders, 36,* 476–483.

Carhart, R., & Porter, L. S. (1971). Audiometric configuration and prediction of threshold for spondees. *Journal of Speech and Hearing Research, 14,* 486–495.

Carney, E., & Schlauch, R. S. (2007). Critical difference table for word recognition testing derived using computer simulation. *Journal of Speech, Language, and Hearing Research: JSLHR, 50,* 1203–1209.

Chaiklin, J. B. (1959). The relation among three selected auditory speech thresholds. *Journal of Speech and Hearing Research, 2,* 237–243.

Chaiklin, J. B., Font, J., & Dixon, R. F. (1967). Spondaic thresholds measured in ascending 5 dB steps. *Journal of Speech and Hearing Research, 10,* 141–145.

Chaiklin, J. B., & Ventry, I. M. (1964). Spondee threshold measurement: A comparison of 2- and 5-dB steps. *Journal of Speech and Hearing Disorders, 29,* 47–59.

Clemis, J. D., & Carver, W. (1967). Discrimination scores for speech in Meniere's disease. *Archives of Otolaryngology, 86,* 614–618.

Cokely, J. A., & Yager, C. R. (1993). Scoring Spanish word-recognition measures. *Ear and Hearing, 14,* 395–400.

Comstock, C. L., & Martin, F. N. (1984). A children's Spanish word discrimination test for non-Spanish-speaking clinicians. *Ear and Hearing, 5,* 166–170.

Conn, M., Dancer, J., & Ventry, I. M. (1975). A spondee list for determining speech reception threshold without prior familiarization. *Journal of Speech and Hearing Disorders, 40,* 388–396.

Cox, R. M., Alexander, G. C., Gilmore, C., & Pusakulich, K. M. (1988). Use of the Connected Speech Test (CST) with hearing-impaired listeners. *Ear and Hearing, 9,*

198–207.

Cox, R. M., Alexander, G. C., Gilmore, C., & Pusakulich, K. M. (1989). The Connected Speech Test version 3: Audiovisual administration. *Ear and Hearing, 10,* 29–32.

Cox, R. M., Alexander, G. C., & Gilmore, C. (1987). Development of the Connected Speech Test (CST). *Ear and Hearing, 8*(Suppl), 119S–126S.

Cox, R. M., Alexander, G. C., Taylor, I. M., & Gray, G. A. (1997). The Contour Test of loudness perception. *Ear and Hearing, 18,* 388–400.

Cox, R. M., Gray, G. A., & Alexander, G. C. (2001). Evaluation of a revised speech in noise (RSIN) test. *Journal of the American Academy of Audiology, 12,* 423–432.

Creston, J. E., Gillespie, M., & Krahn, C. (1966). Speech audiometry: Taped vs. live voice. *Archives of Otolaryngology, 83,* 14–17.

Danhauer, J. L., Crawford, S., & Edgerton, B. J. (1984). English, Spanish and bilingual speakers' performance on a nonsense syllable test (NST) of speech sound discrimination. *Journal of Speech and Hearing Disorders, 49,* 164–168.

Davis, H., & Silverman, S. R. (1978). *Hearing and Deafness,* 4th ed. New York: Holt, Rinehart & Winston.

Department of Veterans Affairs. (1998). *Speech Recognition and Identification Materials (disc 2.0).* Mountain Home, TN: VA Medical Center.

Dewey, G. (1923). *Relative Frequency of English Speech Sounds.* Cambridge, MA: Harvard University Press.

Dirks, D. D., & Kamm, C. (1976). Psychometric functions for loudness discomfort and most comfortable loudness levels. *Journal of Speech and Hearing Research, 19,* 613–627.

Dirks, D. D., Kamm, C., Bower, D., & Betsworth, A. (1977). Use of performance-intensity functions for diagnosis. *The Journal of Speech and Hearing Disorders, 42,* 408–415.

Dirks, D. D., & Morgan, D. E. (1983). Measures of discomfort and most comfortable loudness. In Konkle DF & Rintelmann WF (Eds.): *Principles of Speech Audiometry.* Baltimore: University Park Press, 203–229.

Dubno, J. R., Lee, F.-S., Klein, A. J., Matthews, L. J., & Lam, C. F. (1995). Confidence limits for maximum word-recognition scores. *Journal of Speech and Hearing Research, 38,* 490–502.

Duffy, J. K. (1983). The role of phoneme-recognition audiometry in aural rehabilitation. *Hearing Journal, 37,* 24–28.

Edgerton, B. J., & Danhauer, J. L. (1979). *Clinical Implications of Speech Discrimination Testing Using Nonsense Stimuli.* Baltimore: University Park Press.

Egan, J. (1948). Articulation testing methods. *Laryngoscope, 58,* 955–991.

Erber, N. P. (1982). *Auditory Training.* Washington, DC: AG Bell Association for the Deaf.

Erber, N. P., & Alencewicz, C. M. (1976). Audiologic evaluation of deaf children. *Journal of Speech and Hearing Disorders, 41,* 256–267.

Fletcher, H. (1929). *Speech and Hearing in Communication.* Princeton: Van Nostrand Reinhold.

Fletcher, H. (1950). A method for calculating hearing loss for speech from an audiogram. *Journal of the Acoustical Society of America, 22,* 1–5.

Frank, T. (1980). Clinical significance of the relative intelligibility of pictorally represented spondee words. *Ear and Hearing, 1,* 46–49.

French, N. R., Carter, C. W., Jr, & Koenig, W., Jr (1930). The words and sounds of telephone conversations. *Bell System Technical Journal, 9,* 290–324.

Gang, R. P. (1976). The effects of age on the diagnostic utility of the rollover phenomenon. *Journal of Speech and Hearing Disorders, 41,* 63–69.

Gardner, H. J. (1971). Application of a high-frequency consonant discrimination word list in hearing-aid evaluation. *Journal of Speech and Hearing Disorders, 36,* 354–355.

Gardner, H. J. (1987). High frequency consonant word lists. *Hearing Journal, 38,* 28–29.

Gat, I. B., & Keith, R. W. (1978). An effect of linguistic experience: Auditory discrimination by native and non-native speakers of English. *Audiology, 17,* 339–345.

Gates, G. A., Cooper, J. C., Kannel, W. B., & Miller, N. J. (1990). Hearing in the elderly: The Framingham cohort, 1983–1985: Part I. Basic audiometric results. *Ear and Hearing, 11,* 247–256.

Geers, A. E., & Moog, J. S. (1992). Speech perception and production skills of students with impaired hearing from oral and total communication education settings. *Journal of Speech and Hearing Research, 35,* 1382–1393.

Gelfand, S. A. (1975). Use of the carrier phrase in live voice speech discrimination testing. *Journal of Auditory Research, 15,* 107–110.

Gelfand, S. A. (1993). A clinical speech recognition method to optimize reliability and efficiency. Paper presented at Convention of American Academy of Audiology, Phoenix.

Gelfand, S. A. (1998). Optimizing the reliability of speech recognition scores. *Journal of Speech, Language, and Hearing Research: JSLHR, 41,* 1088–1102.

Gelfand, S. A. (2003). Tri-word presentations with phonemic scoring for practical high-reliability speech recognition assessment. *Journal of Speech, Language, and Hearing Research: JSLHR, 46,* 405–412.

Gelfand, S. A., Ross, L., & Miller, S. (1988). Sentence reception in noise from one versus two sources: Effects of aging and hearing loss. *Journal of the Acoustical Society of America, 83,* 248–256.

Gelfand, S. A., Schwander, T., Levitt, H., Weiss, M., & Silman, S. (1992). Speech recognition performance on a modified nonsense syllable test. *Journal of Rehabilitation Research and Development, 29,* 53–60.

Gelfand, S. A., & Silman, S. (1985). Functional hearing loss and its relationship to resolved hearing levels. *Ear and Hearing, 6,* 151–158.

Gelfand, S. A., & Silman, S. (1993). Relationship of exaggerated and resolved hearing levels in unilateral functional hearing loss. *British Journal of Audiology, 27,* 29–34.

Gengel, R. W., & Kupperman, G. L. (1980). Word discrimination in noise: Effect of different speakers. *Ear and Hearing, 1,* 156–160.

Gladstone, V. S., & Siegenthaler, B. M. (1971). Carrier phrase and speech intelligibility score. *Journal of Auditory Research, 11,* 101–103.

Griffiths, J. D. (1967). Rhyming minimal contrasts: A simplified diagnostic articulation test. *Journal of the Acoustical Society of America, 42,* 236–241.

Groen, J. J., & Helleman, A. C. (1960). Binaural speech audiometry. *Acta Oto-Laryngologica, 52,* 397–414.

Hagerman, B. (1976). Reliability in the determination of speech discrimination. *Scandinavian Audiology, 5,* 219–228.

Hagerman, B. (1982). Sentences for testing speech intelligibility in noise. *Scandinavian Audiology, 11,* 79–87.

Haro, N. (2005). Spanish Word Lists for Speech Audiometry (unpublished report). San Diego: San Diego State

University. [Cited by Boothroyd (2006)].

Heckendorf, A. L., Wiley, T. L., & Wilson, R. H. (1997). Performance norms for the VA compact disc versions of CID W-22 (Hirsh) and PB-50 (Rush Hughes) word lists. *Journal of the American Academy of Audiology, 8,* 163–172.

Hirsh, I. J., Davis, H., Silverman, S. R., Reynolds, E. G., Eldert, E., & Benson, R. W. (1952). Development of materials for speech audiometry. *Journal of Speech and Hearing Disorders, 17,* 321–337.

Hood, J. D., & Poole, J. P. (1980). Influence of the speaker and other factors affecting speech intelligibility. *Audiology, 19,* 434–455.

House, A. S., Williams, C. E., Hecker, M. H. L., & Kryter, K. D. (1955). Articulation-testing methods: Consonantal differentiation with a closed-response set. *Journal of the Acoustical Society of America, 37,* 158–166.

Hudgins, C. V., Hawkins, J. E., Jr, Karlin, J. E., & Stevens, S. S. (1947). The development of recorded auditory tests for measuring hearing loss for speech. *Laryngoscope, 57,* 57–89.

Huff, S. J., & Nerbonne, M. A. (1982). Comparison of the American Speech-Language-Hearing Association and the revised Tillman-Olsen methods for speech threshold measurement. *Ear and Hearing, 3,* 335–339.

Jahner, J. A., Schlauch, R. A., & Doyle, T. (1994). A comparison of American Speech-Language-Hearing Association guidelines for obtaining speech-recognition thresholds. *Ear and Hearing, 15,* 324–329.

Jerger, J., & Jerger, S. (1971). Diagnostic significance of PB word functions. *Archives of Otolaryngology, 93,* 573–580.

Jerger, J., & Jerger, S. (1976). Comments on "The effects of age on the diagnostic utility of the rollover phenomenon.". *Journal of Speech and Hearing Disorders, 41,* 556–557.

Jerger, J., Speaks, C., & Trammell, J. (1968). A new approach to speech audiometry. *Journal of Speech and Hearing Disorders, 33,* 318–328.

Johnson, E. W. (1977). Auditory test results in 500 cases of acoustic neuroma. *Archives of Otolaryngology, 103,* 152–158.

Kalikow, D. N., Stevens, K. N., & Elliott, L. L. (1977). Development of a test of speech intelligibility in noise using sentence materials with controlled word predictability. *Journal of the Acoustical Society of America, 61,* 1337–1351.

Killion, M. C., Niquette, P. A., Gudmundsen, G. I., & Banerjee, S. (2004). Development of a quick speech-in-noise test for measuring signal-to-noise ratio in normal-hearing and hearing-impaired listeners. *Journal of the Acoustical Society of America, 116,* 2395–2405.

Killion, M. C., & Villchur, E. (1993). Kessler Was Right—Partly: But SIN test shows some aids improve hearing in noise. *Hearing Journal, 46*(9), 31–45.

Kirk, K. I., Eisenberg, L. S., Martinez, A. S., & Hay-McCutcheon, M. (1999). Lexical Neighborhood Test: Test–retest reliability and interlist equivalency. *Journal of the American Academy of Audiology, 10,* 113–123.

Kirk, K. I. (1999). Assessing speech perception in listeners with cochlear implants: The development of the Lexical Neighborhood Test. *Volta Review, 100,* 63–85.

Kirk, K. I., Pisoni, D. B., & Osberger, M. J. (1995). Lexical effects on spoken word recognition by pediatric cochlear implant users. *Ear and Hearing, 16,* 470–481.

Koike, K. J. M. (1993). Verifying speech amplification with low-mid-high frequency words. *Hearing Instruments, 44,* 11–13.

Koike, K. J. M., Brown, B., Hobbs, H., & Asp, C. (1989). New

generation speech discrimination test: Tennessee Tonality Test. *Proc 6th Conf Rehab Eng* 11, 324–326.

Kreul, E. J., Bell, D. W., & Nixon, J. C. (1969). Factors affecting speech discrimination test difficulty. *Journal of Speech and Hearing Research, 12,* 281–287.

Kreul, E. J., Nixon, J. C., Kryter, K. D., Bell, D. W., Lang, J. S., & Schubert, E. D. (1968). A proposed clinical test of speech discrimination. *Journal of Speech and Hearing Research, 11,* 536–552.

Lehiste, I., & Peterson, G. E. (1959). Linguistic considerations in the study of speech intelligibility. *Journal of the Acoustical Society of America, 31,* 280–286.

Levitt, H., & Resnick, S. B. (1978). Speech reception by the hearing impaired. *Scandinavian Audiology. Supplementum, 6,* 107–130.

Logan, J. S. (1992). *A Computational Analysis of Children's Lexicons.* (Research on Speech Perception Technical Report 8). Bloomington, IN: Indiana University.

Luce, P. A. (1990). *Neighborhoods of Words in the Mental Lexicon.* (Research on Speech Perception Technical Report 6). Bloomington, IN: Indiana University.

Luce, P. A., & Pisoni, D. B. (1998). Recognizing spoken words: The neighborhood activation model. *Ear and Hearing, 19,* 1–36.

MacWhinney, B., & Snow, C. (1985). The child language data exchange system. *Journal of Child Language, 12,* 271–296.

Markides, A. (1978). Whole-word scoring versus phoneme scoring in speech audiometry. *British Journal of Audiology, 12,* 40–46.

Maroonroge, S., & Diefendorf, A. O. (1984). Comparing normal hearing and hearing-impaired subjects' performance on the Northwestern Auditory Test Number 6, California Consonant Test, and Pascoe's High-Frequency Word Test. *Ear and Hearing, 5,* 356–360.

Martin, F. N., Champlin, C. A., & Chambers, J. A. (1998). Seventh survey of audiological practices in the United States. *Journal of the American Academy of Audiology, 9,* 95–104.

Martin, F. N., Champlin, C. A., & Perez, D. D. (2000). The question of phonetic balance in word recognition testing. *Journal of the American Academy of Audiology, 11,* 489–493.

Martin, F. N., Hawkins, R. R., & Bailey, H. A. (1962). The non-essentiality of the carrier phrase in phonetically balanced (PB) word testing. *Journal of Auditory Research, 2,* 319–322.

McCullough, J. A., Cunningham, L. A., & Wilson, R. H. (1992). Auditory-visual word identification test materials: Computer application with children. *Journal of the American Academy of Audiology, 3,* 208–214.

McCullough, J. A., Wilson, R. H., Birck, J. D., & Anderson, L. G. (1994). A multimedia approach for estimating speech recognition of multilingual clients. *American Journal of Audiology, 3,* 19–22.

McLennan, R. O., & Knox, A. W. (1975). Patient-controlled delivery of monosyllabic words in a test of auditory discrimination. *Journal of Speech and Hearing Disorders, 40,* 538–543.

McPherson, D. F., & Pang-Ching, G. K. (1979). Development of a distinctive feature discrimination test. *Journal of Auditory Research, 19,* 235–246.

Meyer, D. H., & Mishler, E. T. (1985). Rollover measurements with Auditec NU-6 word lists. *Journal of Speech and Hearing Disorders, 50,* 356–360.

Meyer, T. A., & Bilger, R. C. (1997). Effect of set size and method on speech reception thresholds in noise. *Ear and Hearing, 18,* 202–209.

Nilsson, M., Soli, S. D., & Sullivan, J. A. (1994). Development of the Hearing In Noise Test for the measurement of speech reception thresholds in quiet and in noise. *Journal of the Acoustical Society of America, 95,* 1085–1099.

Nittrouer, S., & Boothroyd, A. (1990). Context effects in phoneme and word recognition of children and older adults. *Journal of the Acoustical Society of America, 87,* 2705–2715.

Olsen, W. O., & Matkin, N. D. (1991). Speech audiometry. In Rintelmann WF (Ed.): *Hearing Assessment,* 2nd ed. Austin: Pro-Ed, 39–140.

Olsen, W. O., Noffsinger, D., & Kurdziel, S. (1975). Speech discrimination in quiet and in white noise by patients with peripheral and central lesions. *Acta Oto-Laryngologica, 80,* 375–382.

Olsen, W. O., Van Tasell, D. J., & Speaks, C. E. (1997). Phoneme and word recognition for words in isolation and in sentences. *Ear and Hearing, 18,* 175–188.

Osberger, M. J., Miyamoto, R. T., Zimmerman-Phillips, S., Kemink, J. L., Stroer, B. S., Firszt, J. B., et al. (1991). Independent evaluation of the speech perception abilities of children with the Nucleus 22-channel cochlear implant system. *Ear and Hearing, 12,* 66S–80S.

Owens, E. (1961). Intelligibility of words varying in familiarity. *Journal of Speech and Hearing Research, 4,* 113–129.

Owens, E., Kessler, D. K., Raggio, M. W., & Schubert, E. D. (1985). Analysis and revision of the minimal auditory capabilities (MAC) battery. *Ear and Hearing, 6,* 280–290.

Owens, E., Kessler, D. K., Telleen, C. C., & Schubert, E. D. (1981). The minimum auditory capabilities (MAC) battery. *Hearing Aid Journal, 34,* 9–34.

Owens, E., & Schubert, E. D. (1977). Development of the California Consonant Test. *Journal of Speech and Hearing Research, 20,* 463–474.

Pascoe, D. P. (1975). Frequency responses of hearing aids and their effect on the speech perception of hearing impaired subjects. *Annals of Otology, Rhinology, and Laryngology, 84*(5 pt 2 Suppl 23), 1–40.

Pederson, O. T., & Studebaker, G. A. (1972). A new minimal-contrasts closed-response-set speech test. *Journal of Auditory Research, 12,* 187–195.

Penrod, J. P. (1979). Talker effects on word discrimination scores of adults with sensorineural hearing impairment. *Journal of Speech and Hearing Disorders, 44,* 340–349.

Peterson, G. E., & Lehiste, I. (1962). Revised CNC lists for auditory tests. *Journal of Speech and Hearing Disorders, 27,* 62–70.

Picheny, M. A., Durlach, N., & Braida, L. (1985). Speaking clearly for the hard of hearing: I. Intelligibility differences between clear and conversational speech. *Journal of Speech and Hearing Research, 28,* 96–103.

Plomp, R., & Mimpin, A. M. (1979). Improving the reliability of testing the speech reception threshold for sentences. *Audiology, 18,* 43–52.

Pollack, I., Rubenstein, H., & Decker, L. (1959). Intelligibility of known and unknown message sets. *Journal of the Acoustical Society of America, 31,* 273–279.

Posner, J., & Ventry, I. J. (1977). Relationships between comfortable loudness levels for speech and speech discrimination in sensorineural hearing loss. *Journal of Speech and Hearing Disorders, 42,* 370–375.

Punch, J., & Howard, M. T. (1985). Spondee recognition as a function of set size. *Journal of Speech and Hearing Disorders, 50,* 120–125.

Punch, J., Joseph, A., & Rakerd, B. (2004a). Most comfortable and uncomfortable loudness levels: Six decades of research. *American Journal of Audiology, 13,* 144–157.

Punch, J., Rakerd, B., & Joseph, A. (2004b). Effect of test order on most comfortable and uncomfortable loudness levels for speech. *American Journal of Audiology, 13,* 158–163.

Raffin, M. J. M., & Schafer, D. (1980). Application of a probability model based on the binomial distribution to speech discrimination scores. *Journal of Speech and Hearing Research, 23,* 570–575.

Raffin, M. J. M., & Thornton, A. (1980). Confidence levels for differences between speech discrimination scores. *Journal of Speech and Hearing Research, 23,* 5–18.

Resnick, S. B., Dubno, J. R., Hoffnung, S., & Levitt, H. (1975). Phoneme errors on a nonsense syllable test. *Journal of the Acoustical Society of America, 58*(suppl 1), 114.

Runge, C. A., & Hosford-Dunn, H. (1985). Word-recognition performance with modified CID W-22 word lists. *Journal of Speech and Hearing Research, 28,* 355–362.

Shirinian, M. J., & Arnst, D. J. (1980). PI-PB rollover in a group of aged listeners. *Ear and Hearing, 1,* 50–53.

Silman, S., & Silverman, C. A. (1991). *Auditory Diagnosis: Principles and Applications.* San Diego: Academic Press.

Silverman, S. R., & Hirsh, I. J. (1955). Problems related to the use of speech in clinical audiometry. *Annals of Otology, Rhinology, and Laryngology, 64,* 1234–1244.

Smoorenburg, G. F. (1992). Speech reception in quiet and in noisy conditions by individuals with noise-induced hearing loss in relation to their tone audiogram. *Journal of the Acoustical Society of America, 91,* 421–437.

Speaks, C., & Jerger, J. (1965). Method for measurement of speech identification. *Journal of the Acoustical Society of America, 37,* 1205.

Spearman, C. (1908). The method of "right and wrong cases" ("constant stimuli") without Guass's formulae. *British Journal of Psychology, 2,* 227–242.

Spitzer, J. B. (1980). The development of a picture speech recognition threshold test in Spanish for use with urban U.S. residents of Hispanic background. *Journal of Communication Disorders, 13,* 147–151.

Stoppenbach, D. T., Craig, J. M., Wiley, T. L., & Wilson, R. H. (1999). Word recognition performance for Northwestern University Auditory Test No. 6 word lists in quiet and in competing message. *Journal of the American Academy of Audiology, 10,* 429–435.

Thorndike, D. L. (1932). *A Teacher's Word Book of Twenty Thousand Words Found Most Frequently and Widely in General Reading for Children and Young People.* NY: Columbia University Press.

Thorndike, D. L., & Lorge, I. (1944). *The Teacher's Word Book of 30,000 Words.* New York: Columbia University Press.

Thornton, A. R., & Raffin, M. J. M. (1978). Speech discrimination scores modeled as a binomial variable. *Journal of Speech and Hearing Research, 21,* 507–518.

Thurlow, W. R., Silverman, S. R., Davis, H., & Walsh, T. E. (1948). A statistical study of auditory tests in relation to the fenestration operation. *Laryngoscope, 58,* 43–66.

Tillman, T. W., & Carhart, R. (1966). *An Expanded Test for Speech Discrimination Utilizing CNC Monosyllabic Words.* Northwestern University Auditory Test No. 6. Tech Report SAM-TR-66-55. Brooks AFB, TX: USAF School of Aerospace Medicine.

Tillman, T. W., Carhart, R., & Wilber, L. (1963). A test for speech discrimination composed of CNC monosyllabic words. Northwestern Univ. Auditory Test No. 4. Brooks

AFB, TX: USAF School of Aerospace Med. Tech. Report SAM-TDR-62-135.

Tillman, T. W., & Jerger, J. F. (1959). Some factors affecting the spondee threshold in normal-hearing subjects. *Journal of Speech and Hearing Research, 2*, 141-146.

Tillman, T. W., & Olsen, W. O. (1973). Speech audiometry. In Jerger J (Ed.): *Modern Developments in Audiology*, 2nd ed. New York: Academic Press, 37-74.

Tobias, J. V. (1964). On phonemic analysis of speech discrimination tests. *Journal of Speech and Hearing Research, 128*, 98-100.

Tyler, R. S., Preece, J. P., & Lowder, M. W. (1983). *The Iowa Cochlear-Implant Test Battery*. Iowa City: Department of Otolaryngology-Head and Neck Surgery, University of Iowa.

Ullrich, K., & Grimm, D. (1976). Most comfortable listening level presentation versus maximum discrimination for word discrimination material. *Audiology, 15*, 338-347.

Versfeld, N. J., Daalder, L., Festen, J. M., & Houtgast, T. (2000). Method for the selection of sentence materials for efficient measurement of the speech reception threshold. *Journal of the Acoustical Society of America, 107*, 1671-1684.

Wall, L. G., Davis, L. A., & Myers, D. K. (1984). Four spondee threshold procedures: A comparison. *Ear and Hearing, 5*, 171-174.

Weisleder, P., & Hodgson, W. R. (1989). Evaluation of four Spanish word-recognition-ability lists. *Ear and Hearing, 10*, 387-392.

Wiley, T. L., Stoppenbach, D. T., Feldhake, L. J., Moss, K. A., & Thordardottir, E. T. (1995). Audiologic practices: What is popular versus what is supported by evidence. *American Journal of Audiology, 4*, 26-34.

Wilson, R. H. (2003). Development of a speech-in-multiple-babble paradigm to assess word-recognition performance. *Journal of the American Academy of Audiology, 14*, 453-470.

Wilson, R. H., Abrams, H. B., & Pillion, A. L. (2003). A word-recognition task in multitalker babble using a descending presentation mode from 24 dB to 0 dB signal to babble. *Journal of Rehabilitation Research and Development, 40*, 321-327.

Wilson, R. H., & Antablin, J. (1980). A picture identification task as an estimate of the word-recognition performance of non-verbal adults. *Journal of Speech and Hearing Disorders, 45*, 223-237.

Wilson, R. H., & Burks, C. A. (2005). Use of 35 words for evaluation of hearing loss in signal-to-babble ratio: A clinic protocol. *Journal of Rehabilitation Research and Development, 42*, 839-852.

Wilson, R. H., McArdle, R. A., & Smith, S. L. (2007). An evaluation of the BKB-SIN, HINT, QuickSIN, and WIN materials on listeners with normal hearing and listeners with hearing loss. *Journal of Speech, Language, and Hearing Research: JSLHR, 50*, 844-856.

Wilson, R. H., Morgan, D. E., & Dirks, D. D. (1973). A proposed SRT procedure and its statistical precedent. *Journal of Speech and Hearing Disorders, 38*, 184-191.

Wilson, R. H., & Oyler, A. L. (1997). Psychometric functions for the CID W-22 and NU Auditory Test No. 6 materials spoken by the same speaker. *Ear and Hearing, 18*, 430-433.

Wilson, R. H., & Strouse, A. (1999). Psychometrically equivalent spondaic words spoken by a female speaker. *Journal of Speech, Language, and Hearing Research: JSLHR, 42*, 1336-1346.

Yellin, M. W., Jerger, J., & Fifer, R. C. (1989). Norms for disproportionate loss in speech intelligibility. *Ear and Hearing, 10*, 231-234.

Young, L. L., Dudley, B., & Gunter, M. B. (1982). Thresholds and psychometric functions of individual spondaic words. *Journal of Speech and Hearing Research, 25*, 586-593.

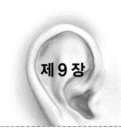

임상적 차폐

오른쪽 귀에 제시된 음은 오른쪽 귀에 들리고, 왼쪽 귀에 제시된 음은 왼쪽 귀에 들린다는 가정은 타당해 보인다. 그러나 이것이 반드시 사실은 아니다. 편측 귀에 음이 제시될 때 실제로 반대쪽 귀에 의해 소리가 들린다는 것을 알 수 있다. 이러한 현상을 **교차청취**(cross-hearing) 또는 **음영청취**(shadow hearing)라 한다. 혼동을 막기 위해 현재 검사 중인 귀를 **검사 귀**(test ear, TE), 검사 중이지 않은 반대쪽의 귀를 **비검사 귀**(nontest eat, NTE)라 칭한다. 교차청취는 환자 청력의 거짓된 상황을 가져온다. 심지어 검사 귀에 제시된 소리가 실제로는 비검사 귀에 의해 들린다는 가능성은 그 검사 결과를 의심하게 한다. 이 장에서는 왜 이러한 상황이 발생하고 어떻게 인식할 수 있는지와 비검사 귀를 검사에서 제외하는 방식에 대해 설명한다.

교차청취와 이간감쇠

기본적으로 환자의 오른쪽 귀가 정상이며, 왼쪽 귀는 농이라는 사실을 알고 있다고 가정하자 우리는 그림 9.1a 청력도에서와 같이 오른쪽 귀는 대략 0~10dB HL의 기골도 역치가 나타날 것이라 기대하고 왼쪽 귀는 최대 검사 가능한 수준에서 기전도와 골전도가 "무반응" 기호로 나타날 것을 기대한다. 그러나 이러한 상황은 발생하지 않는다. 대신 실질적인 청력도는 그림 9.1b에서 보는 것과 같다. 여기서 오른쪽 귀의 역치

는 예상했던 것과 동일하다. 반면 왼쪽 기전도 역치는 55~60dB HL 범위에 속하고 골전도 역치는 오른쪽과 동일하다. 왼쪽 귀가 농인 상태에서 어떻게 이것이 가능한가?

기전도에서의 교차청취

우선 이 문제의 기전도 신호에 대해 생각해 보자. 이 환자는 왼쪽 귀로는 아무것도 들을 수 없기 때문에 귀에 제시되는 기전도 검사음 강도는 점점 더 올라 갈 것이다. 결국 들을 수 없는 귀에 제시된 음은 아주 높게 올라가 실제로는 반대쪽 귀에 들릴 수 있고 마침내 환자가 반응을 하게 될 것이다. 이 환자의 안 들리는 귀(검사 귀)에 나타난 신호 반응은 다른 귀(비검사 귀)에 들리는 신호 반응이다. 따라서 그림 9.1b의 왼쪽 귀 역치 곡선은 교차청취의 결과이며 이는 종종 **음영 곡선**(shadow curve)이라 한다.

비검사 귀에 음이 들리게 하기 위해서 편측 귀에 제시되는 신호가 머리를 통해 다른 쪽 귀로 전달될 수 있는 가능성이 있어야 한다. 이러한 현상을 **신호 교차**(signal crossover)라 부른다. 비검사 귀에 도달하는 음의 강도는 검사 귀에 실제적으로 제시된 것보다 낮은데 이는 머리를 통해 신호를 전달하는 데 일정 에너지의 양이 필요하기 때문이다. 신호가 교차되는 단계에서 "소멸"된 dB의 양을 **이간감쇠**(interaural attenu- ation, IA)라 한다(Chaiklin, 1967).

그림 9.1b에서 1000Hz일 때 환자의 오른쪽 기전도

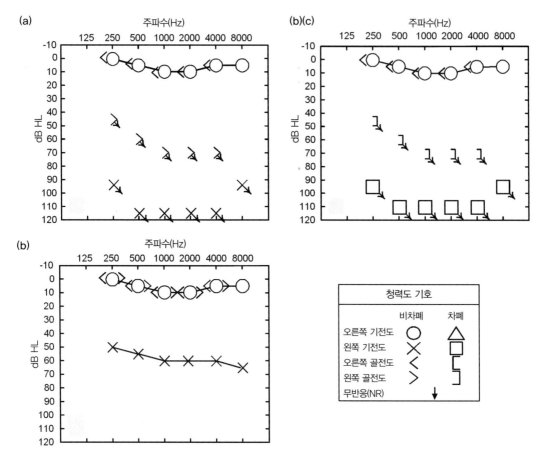

그림 9.1 (a) 기전도 또는 골전도 신호에 "무반응"을 보이고 왼쪽 귀가 들리지 않는 환자의 교차 청취 없는 상상의(잘못된) 청력도, (b) 왼쪽에 제시된 신호가 교차청취에 의해 오른쪽에서 들리는 것을 반영한 환자의 실제 청력도, (c) 오른쪽 귀에 차폐 잡음을 두고 왼쪽 귀의 역치를 재검사하여 얻은 청력도

역치는 10dB HL이다. 비록 왼쪽 귀는 확실히 들리지 않지만 그는 60dB HL로 왼쪽 이어폰에 제시된 1000Hz 음에도 반응을 하였다. 이것은 왼쪽 귀에 제시된 60dB HL 음이 오른쪽 귀에 10dB HL 강도로 반드시 도달하는 것을 의미한다. 결과적으로 이 경우 1000Hz의 이간감쇠는 50dB이다(60dB-10dB=50dB). 비슷하게 4000Hz의 이간감쇠량은 55dB이다(60dB-5dB=55dB).

교차는 신호가 반대쪽 귀에 물리적으로 제시될 때 발생하는 반면 교차청취는 그것을 들을 때만 발생한다. 이 구분은 가상의 환자로 다음 예제를 사용하여 명확히 알 수 있다. 이 사람의 오른쪽 귀(비검사 귀)에 도달하는 1000Hz 음의 강도는 이간감쇠로 인해 항상 왼쪽 이어폰에 제시된 양보다 50dB 낮게 나타난다. 세 가지 경우를 고려해 보자.

이 세 가지 예는 그림 9.2에 나타냈다. (a) 음이 오른쪽 귀에 10dB HL로 도달하고 들리는데 이것이 오른쪽의 역치이기 때문이다. (b) 30dB HL로 음이 오른쪽 귀에 도달하고 들리는데 이것은 강도가 오른쪽 귀의 역치보다 20dB 위(20dB SL)에 있기 때문이다. 두

왼쪽 이어폰의 dB HL	−이간감쇠	=오른쪽 와우에 도달된 dB HL
(a) 60dB	−50dB	=10dB(역치)
(b) 80dB	−50dB	=30dB(20dB SL)
(c) 55dB	−50dB	=5dB(역치보다 5dB 낮음)

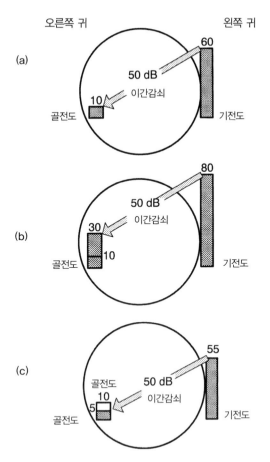

그림 9.2 세 가지 교차청취의 상태(본문 참조)

경우의 신호 교차는 교차청취의 결과이다. (c) 그러나 5dB HL로 음이 오른쪽 귀에 도착하면 이것은 역치보다 5dB 아래에 있으므로 들리지 않는다. 여기에 교차가 있는데 신호가 비검사 귀에 제시되지만 역치 아래에 위치하여 교차청취가 없기 때문이다.

골전도 역치가 10dB HL에 존재한다고 가정했을 때 만약 이간감쇠가 50dB이 아닌 40dB나 60dB의 다른 값으로 변한다면 어떻게 교차청취에 영향을 주게 되는가? 종이와 연필을 가지고 잠시 동안 생각한다면 교차청취 상황이 대폭 변한다는 것을 알 수 있다.

골전도의 교차청취

오른쪽과 왼쪽의 골전도 역치값은 비록 오른쪽 귀가 정상이고 왼쪽 귀는 들리지 않더라도 그림 9.1b에 나타난 것과 동일하다. 이는 머리 왼쪽에 제시된 골전도

신호가 오른쪽 귀에 의해 청취된다는 것을 암시한다. 이것은 5장에서 골도진동자가 와우 양쪽을 동일하게 자극한다는 것을 알았으므로 놀랄 일이 아니다. 교차청취 관점에서 골전도의 이간감쇠가 없다고 말할 수 있다(IA=0dB). 따라서 오른쪽과 왼쪽 골전도 신호는 모두 같은 (오른쪽) 귀를 자극하므로 그것들의 결과는 동일한 역치를 갖는다.

차폐 잡음의 교차청취 극복

앞의 예제는 비검사 귀가 검사 귀에 의도된 신호에 반응한다는 것을 보여 준다. 그렇다면 우리는 어떻게 검사 귀에 제시된 음을 비검사 귀가 듣지 못하게 할 수 있는가? 우선 시력검사로 유추해 보자. 두 개의 눈으로 시력 검사표를 보는 것은 교차청취 문제와 유사하다. 일반적인 경험으로 우리는 시력검사 시 한 번에 한쪽 눈을 검사하고 검안사가 눈가리개로 비검사 눈을 가리는 것을 안다. 바꾸어 말하면 한쪽 눈이 **차폐**(masked)된 동안 다른 쪽 눈을 검사한다. 실제로 청각학에서도 이와 동일하게 사용되는데 "눈가리개"가 비검사 귀에 직접적으로 전달되는 소음이라는 점만 다르다. 비검사 귀의 소음은 검사 귀에 제시된 소리가 들리는 것을 막는다. 꼭 비검사 눈을 눈가리개로 가리는 것과 같이 소음으로 비검사 귀를 차폐하는 것이다.

예시로 돌아가면 그림 9.1c는 왼쪽(검사) 귀의 기전도 역치에서 얻은 결과가 오른쪽(비검사) 귀를 소음으로 차폐하고 다시 검사했다는 것을 보여 준다. 여기서 역치는 프레임 (a)와 (b)의 것들과는 다른 기호를 보이는데 이는 차폐된 결과로 구별한다. 이 예에서 왼쪽 귀는 완전히 들리지 않기 때문에 차폐된 역치는 청력검사기의 최대 한계값에서도 반응이 없는 아래쪽 화살표로 표시된다. (c) 프레임의 **차폐된 결과값**(masked result)은 (a) 프레임 값과 동일한 청력역치임을 알 수 있다. 중요한 차이는 프레임 (a)의 **비차폐된 역치**(unmasked threshold)가 교차청취 때문에 실제로는 발생하지 않을 것이란 점이다. 프레임 (b)의 비차폐 결과 사이의 차이는 프레임 (c)에서 차폐된 역치에 의해 드러난 실제 환자의 역치이다.

우리는 교차청취가 발생하면 차폐 잡음을 비검사 귀에 제시하면서 동시에 검사 귀를 재검사할 필요가 있다는 것을 알 수 있다. 차폐 잡음의 목적은 비검사 귀가 검사 귀에 제시된 음의 청취를 방지하는 것이다. 따라서 교차청취가 발생할 수 있다는 쟁점은 차폐(비검사 귀의)가 필요한가라는 질문과 마찬가지이다.

신호 교차의 주요 메카니즘

골전도 신호의 신호 교차(따라서 교차청취)는 그림 9.3a에 묘사된 것처럼 명백히 골전도 경로를 따라 발생한다. 이것은 골전도 신호가 와우 양쪽에 전달되기 때문이다.

기전도 교차는 이어폰에 의해 생성될 수 있는 합리적이며 상당한 신호가 필요한데(이전 예제의 양이 감쇠는 50dB였음을 상기하자) 기전도 신호가 기전도 경로를 따라 반대편 귀에 도달한다는 것을 시사한다. 이것은 검사하는 쪽의 이어폰 쿠션을 통해 새어 나온 소리가 머리 주변으로 이동하여 비검사 귀의 이어폰 쿠션을 관통하여 발생할 수 있다. 그렇지 않으면 검사하는 쪽 이어폰 진동이 헤드셋을 통해 비검사 귀 쪽 이어폰으로 전달되었을 수 있다. 이러한 두 가지 시나리오에서 비검사 귀의 외이도로 들어가는 검사 신호를 기전도 신호라 한다. 이러한 설명은 설득력 있어 보이나 정확하지는 않다. 그림 9.3b에 묘사된 것과 같이 기전도 신호의 실제 교차 경로는 주로 **골전도**에 의해 반대편 귀 와우에 발생한다는 것을 반복적으로 보여 준

(Sparrevohn, 1946; Zwislocki, 1953; Studebaker, 1962).

기전도의 이간감쇠

검사 신호의 교차청취는 검사를 무효로 만든다. 따라서 우리는 교차청취가 발생할 때마다 확인해야 하고 그럴 때마다 비검사 귀를 차폐해야 한다. 실패에 따른 손실이 상당하므로 교차청취 가능성이 있을 때마다 차폐를 이용해야 한다. 비차폐 청력도는 다음의 질문을 남긴다. 검사 귀에 제시되는 기전도 신호는 머리를 지나 비검사 귀의 골전도 역치에 이르기에 충분한가? 다시 말해서 이것들의 차이는 이간감쇠 값보다 더 큰가? 필연적 문제는 이간감쇠 값을 결정하는 것이다.

귀걸이식(supraaural) 이어폰을 사용한 기전도의 이간감쇠는 다양한 접근을 통해 연구되었다(Littler, Knight, & Strange, 1952; Zwislocki, 1953; Liden, 1954; Liden, Nilsson, & Anderson, 1959a; Chaiklin, 1967; Coles & Priede, 1970; Snyder, 1973; Smith & Markides, 1981; Sklare & Denenberg, 1987). 그림 9.4는 이러한 네 가지 연구에서 얻은 이간감쇠 평균값과 네 가지 연구에서 모두 얻어진 최대·최소 이간감쇠 값을 보여 준다. 평균 이간감쇠 값은 50~65dB이고 주파수와 함께 이간감쇠가 더 커지는 일반적인 경향이 있다. 이간감쇠 값의 범위는 매우 넓고 평균값은 최소 이간 값보다 상당히 크다. 결과적으로 이것은 환자들의 교차청취가 이간감쇠

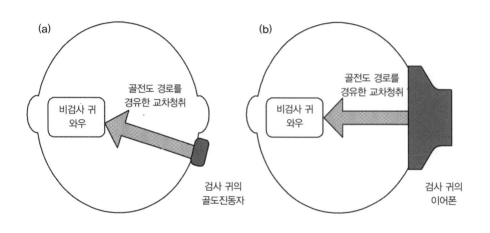

그림 9.3 (a) 골전도와 (b) 기전도에 화살표로 표시된 것처럼 골전도 경로를 따른 반대편 와우의 교차청취 및 교차청력

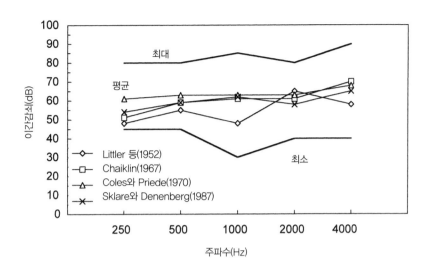

그림 9.4 네 개의 대표적 연구에서 얻은 귀걸이식 이어폰의 이간감쇠 값. 기호가 표기된 선은 각 연구의 평균이다. "최소"와 "최대" 선은 네 연구의 최소 및 최대 이간감쇠 값이다.

범위의 낮은 쪽에서 손실될 수 있기 때문이다. 평균 이간감쇠 값을 임상에서 사용하는 것은 위험성이 있다. 이러한 이유로 차폐의 필요 여부를 결정하는 교차청취 가능성을 식별하기 위해 **최소** 이간감쇠 값을 사용하는 것은 일반적인 방법이다. 그림에서 예상할 수 있듯이 임상 목적의 교차를 배제하기 위해 일반적으로 제안된 최소 이간감쇠 값은 **40dB**이다(Studebaker, 1967; Martin, 1974, 1980).

삽입형 이어폰의 이간감쇠

앞서 설명된 이간감쇠 값은 Telephonics TDH-49와 관련 리시버 같은 전형적인 귀걸이식 청력 이어폰을 사용하여 얻어진 값이다. 반면 Etymotic ER-3A나 EARtone 3A 리시버 같은 삽입형 이어폰은 훨씬 큰 이간감쇠 값을 제공한다(Killion, Wilber, & Gudmundsen, 1985; Sklare & Denenberg, 1987). 이는 이간감쇠 값은 이어폰과 머리 사이의 접촉 영역과 반비례(Zwislocki, 1953)하고, 삽입형 이어폰이 귀걸이식 이어폰보다 머리와 이어폰 간 접촉 영역이 더 적기 때문이다. 그림 9.5는 Sklare와 Denenberg(1987)가 동일한 피검자로 TDH-49(귀걸이식)와 ER-3A(삽입형) 이어폰에서 생산되는 이간감쇠 값을 비교한 결과를 보여 준다. 그들은 삽입형 이어폰에 대해 평균 이간감쇠 값이 1000Hz까지 81~94dB, 더 높은 주

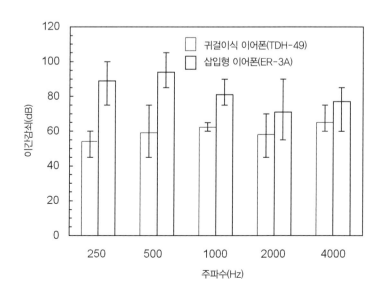

그림 9.5 TDH-49(귀걸이식) 대 ER-3A(삽입형) 이어폰의 이간감쇠. 막대는 평균을, 오차선은 범위를 나타낸다. 실제 일부 값은 보이는 것보다 높다(이것은 일부 개인의 이간감쇠 값이 장비의 한계보다 높을 때 발생한다). [Sklare, D. A., & Denenberg, L. J. (1987) 자료에 근거함. 기술 정보 : Interaural attenuation for Tubephone insert earphones. *Ear and Hearing, 8,* 298-300.]

파수에서는 71~77dB로 나타나는 것을 발견했다.

앞서 설명한 바와 같이 우리는 대부분 최소 이간감쇠 값에 관심을 가지는데 이것은 그래프에서 오차선 바닥 값을 의미한다. Sklare와 Denenberg는 주파수가 1000Hz까지일 때 최소 이간감쇠 값이 75~85dB, 1000Hz 이상일 때 50~65dB임을 발견했다. 이것은 이간감쇠 범위가 45~60 dB인 TDH-49의 최소 이간감쇠 값보다 상당히 크다.

설명된 이간감쇠 값은 적절한 깊이로 외이도에 삽입된 이어폰을 사용하여 얻은 것임을 주목해야 한다. 삽입형 이어폰은 외이도에 삽입이 깊을 때보다 얕을 때 더 적은 이간감쇠를 보인다(Killion et al., 1985).

골전도의 이간감쇠

일반적으로 골전도 신호의 이간감쇠는 0dB인데 이 개념은 조건이 필요하다. 근본적으로 **전두부**에 배치된 골도진동자를 사용할 경우 골전도 신호에 대한 이간감쇠는 발생하지 않는다(Studebaker, 1967). 그러나 일반적으로 자주 사용하는 **유양돌기** 위치의 골도진동자는 검사하는 주파수에 따라 다르고 또한 환자에 따라 다양하다(Studebaker, 1964, 1967). 유양돌기에 나타나는 골전도 신호에 따른 이간감쇠 값은 250Hz일 때 0dB이고 4000Hz일 때 15dB까지 상승한다(Studebaker, 1967). 저자의 경험은 나타나는 골전도의 이간감쇠 값이 2000~4000Hz일 때 대략 0~15dB로 환자들에 따라 다르게 나타난다는 타인들의 임상 관찰과 일치한다.

임상적 차폐

동일한 귀에 순음처럼 소음을 제시하기 때문에 차폐는 그 자체로 음(또는 다른 신호)을 들리지 않게 한다는 점을 상기하라. 그래서 오른쪽 귀를 차폐하는 것은 오른쪽 귀에 소음을 주는 것을 의미하며 음이 오른쪽 귀에서 들리지 않게 된다. **임상적 차폐**는 교차청취 증가에 사용하는 차폐 현상 적용법이다. 임상적 차폐에서 비검사 귀에 소음을 제시하는데 이는 검사 귀의 청

력을 평가하기 위함이다. 다시 말해서 차폐 잡음은 비검사 귀에 들리게 되고 검사 신호는 검사 귀에 들리게 된다. 또한 검사 귀가 기전도나 골전도로 검사되는 것과 상관없이 소음은 기전도로 비검사 귀에 전달된다. 이러한 규칙은 모든 상황에 적용되지만 대부분 특이한 환경이다. 다양한 검사음에 사용되는 차폐 잡음(차폐음) 종류는 뒷부분에서 다룬다. 그동안 적절한 차폐음이 항상 사용된다는 것을 가정하자.

그 의미는 청각사가 "왼쪽 골전도 역치를 오른쪽 귀의 차폐음과 함께 다시 검사하자."라고 할 때 명확하다. 그러나 차폐 용어는 대부분 좀 더 간결하다. 이처럼 초보자들은 모호성을 겪거나 혼동할 수 있다. 따라서 일반적인 차폐 문구를 숙지하고 정확한 의미를 알아야 한다. 비차폐 기전도는 어떠한 차폐음 없이 얻은 기전도의 역치를 나타낸다. 유사하게 비차폐 골전도는 어떠한 차폐음 없이 얻은 골전도 역치를 의미한다. 예를 들어 **비차폐 오른쪽 뼈**의 의미는 어떠한 차폐음 없이 오른쪽 귀에서 얻은 골전도 역치이다.

차폐 기전도는 반대편 귀의 차폐음으로 얻은 기전도 역치(검사 귀)를 나타낸다. **차폐** 골전도는 비검사 귀의 차폐음으로 얻은 골전도 역치를 나타낸다. 따라서 **차폐된 오른쪽 공기**는 차폐검사음이 왼쪽(비검사) 귀에 제시될 때 얻은 오른쪽 귀의 기전도 역치를 말한다. 같은 이유로 **차폐 왼쪽 골전도**는 차폐음이 있는 오른쪽 귀에 제시될 때 얻은 왼쪽 귀의 골전도 역치를 의미한다.

기전도 차폐 과정은 검사 귀를 기전도로 검사하는 동안 비검사 귀에 차폐음을 주는 것을 의미한다. 비슷하게 **골전도 차폐**는 검사 귀를 골전도로 검사하는 동안 비검사 귀에 차폐음을 주는 것을 의미한다.

차폐검사를 위한 환자 설명

임상 차폐의 첫 번째 단계는 환자에게 무엇이 일어날 것이고 환자가 무엇을 해야 하는지 설명하는 것이다. "귀에 소음"을 제시하는 이러한 발상은 일부 환자에게 특히 처음 경험할 경우 혼란스러울 수 있다. 검사하지 않는 반대쪽 귀에 차폐음을 제시하는 것은 검안사가 시력 측정 시 한쪽 눈을 가리는 것과 같이 대부분

의 환자들이 기꺼이 받아들인다고 저자는 생각한다.

임상 차폐에 사용되는 소음

어떤 종류의 소음을 비검사 귀 차폐에 사용하면 좋은가? 이 질문에 대한 답은 차폐에 사용되는 신호에 따라 다르다. 만약 차폐되는 신호가 어음이나 클릭음과 같은 넓은 스펙트럼을 가진다면 차폐음 또한 넓은 스펙트럼을 가져야 한다(해당 물리적 개념을 검토하기 위해 1장을 다시 참조할 수 있다). 예를 들면 어음 검사의 차폐는 일반적으로 백색소음(white noise, 실제로는 광대역 잡음), 핑크소음(pink noise), 어음 형태의 소음, 또는 다화자 소음을 사용한다. 어음 형태의 소음은 스펙트럼을 가지는데 그것은 어음의 장기 스펙트럼과 비슷하다. 다화자 소음은 동시에 말하는 많은 사람들의 목소리, 즉 이해할 수 없는 이야기를 녹음하는 것으로 만든다.

많은 배음으로 구성된 낮은 기본 주파수의 복합 소음(예 : 톱니 잡음)은 과거에 사용되었다. 이러한 소음은 빈약하고 신뢰하기 어려운 차폐음인데 역사적 관점에서만 알고 있으면 된다.

순음은 광대역 소음에 의해 차폐될 수 있으나 이것은 바람직하지 않다. 3장을 상기해 보면 주어진 순음을 차폐하려 할 때 오히려 사실상 광대역 소음의 제한된 주파수 대역만 그 음을 차폐한다. 이것이 임계 대역(critical band)이다. 광대역 소음이 임계 대역보다 높거나 낮을 때 그것은 음을 차폐하지 못하나 소음을 더 크게 만들 수 있다. 따라서 광대역 소음은 순음을 차폐하기에는 좋지 못한 선택인데 이는 비효율적이며 불필요하게 시끄럽기 때문이다.

따라서 순음을 위한 최적의 차폐 잡음은 임계 대역이라 할 수 있다. 그러나 실제로 청력검사기는 사실상 임계 대역보다 넓은 차폐 잡음 대역폭을 제공한다. 이러한 종류의 차폐 잡음을 **협대역 소음**(narrow-band noise, NBN)이라 한다. 청력검사기 협대역 소음에는 대략 1/3 옥타브, 반 옥타브, 다른 폭의 대역폭이 있을 수 있으며 통과 대역 바깥으로 얼마나 급격히 강도가 떨어지는지에 따라 매우 다양하다(즉 거부율 또는 필터스커트의 경사도). 만약 협대역 소음이 1000Hz 주변 중심에 있으면 1000Hz 협대역 소음, 2000Hz 주변 중심에 있으면 이를 2000Hz 협대역 소음이라 한다. 표 9.1은 ANSI S3.6-2004(ASNI, 2004a) 표준에 의해 특성화된 협대역 차폐음의 대역폭을 요약한 것이다.

골전도 차폐 시기

기전도 차폐에 앞서 골전도 차폐 규칙에 대해 논하는 것이 이상해 보일 수 있는데 비차폐 역치를 얻기 전에 시행되는 순서이기 때문이다. 차폐 역치는 기전도 이

표 9.1 협대역 차폐음에서 허용된 하한 및 상한 차단 주파수와 임계 대역폭

	주파수(Hz)										
	125	250	500	750	1000	1500	2000	3000	4000	6000	8000
하한 차단 주파수(Hz)											
최소	105	210	420	631	841	1260	1680	2520	3360	5050	6730
최대	111	223	445	668	891	1340	1780	2670	3560	5350	7130
상한 차단 주파수(Hz)											
최소	140	281	561	842	1120	1680	2240	3370	4490	6730	8980
최대	149	297	595	892	1190	1780	2380	3570	4760	7140	9510
임계 대역폭(Hz)	100	105	115	135	160	225	300	480	685	1150	1700

출처 : ANSI S3.6-2004 *American National Standard Specifications for Audiometers*, with permission of the Acoustical Society of America.

전에 골전도로 먼저 검사한다. 이것은 기전도 차폐의 필요 여부를 결정하는 원칙이 정확한 골전도 역치를 알고 있느냐에 달려 있기 때문이다. 이는 만약 골전도 차폐가 필요할 경우 반드시 우선적으로 수행되어야 한다는 것을 말한다.

골전도 검사는 항상 어떤 귀가 실제로 신호에 반응하는지 알아야 한다는 특유의 문제에 직면한다. 이는 골전도의 이간감쇠가 거의 없어서 골도진동자의 위치와 상관없이 신호에 대한 반응이 어떤 와우의 반응인지 거의 알 수 없기 때문이다(특별히 유양돌기라고 명시되지 않는 한 이 책에서 가정하는 것은 두 개의 이어폰과 이마 부위에 착용하는 골도진동자의 사용이다).

이러한 상황은 골전도 검사가 있을 때마다 항상 차폐가 필요하다는 것을 시사하는 것처럼 보이지만[1] 이것을 권장하지는 않는다. 이 접근법은 불필요하고 무의미한 노력이 들며 여러 가지 심각한 문제도 있다(Studebaker, 1964, 1967). 골전도 역치 검사 시 항상 차폐 검사할 때 그 반대쪽 귀는 항상 이어폰으로 막게 된다(이마에 위치할 때 양쪽 귀를 막게 될 수 있다). 따라서 이것은 언제 어디에서 폐쇄 효과(occlusion effect)가 나타날지 그리고 얼마나 클지 알 수 없다. 그러나 골전도 차폐에 얼마의 소음이 필요한지 계산하기 위해 우선 폐쇄 효과의 정도를 알아야 한다. 게다가 항상 헤드셋을 준비하는 것은 청각사가 골도진동자 배치 오류를 대조·검토하는 능력을 부정하게 되어 잘못된 골전도 역치 상승을 가져올 수 있다. 또한 배치 문제는 폐쇄 효과 및 무의식적으로 높은 차폐 역치를 가져올 수 있다. 헤드셋 그 자체는 진동자 배치 문제를 악화시킨다.

의문이 되는 또 다른 기법은 어떤 귀가 골전도 신호를 듣는지 결정하기 위한 베버 검사(Weber test)에 의존하기도 한다. 하지만 베버 검사의 결과는 이러한 목적을 위해 충분히 정확하거나 신뢰할 수는 없다. 베버

검사 지지자들까지도 베버 검사 결과를 제외하는 것이 최선이라고 인정한다(Studebaker, 1967).

얻어진 비차폐 골전도 역치는 둘 중 하나의 귀에서 비롯되기 때문에 언제 골전도 차폐를 사용할지에 대한 실용적 접근은 어느 쪽 와우가 청력도 해석에 어떻게 영향을 미치는지 실제로 알고 있는가를 기준으로 한다. 골전도 역치가 한쪽 와우 아니면 다른 쪽 와우에서 얻어진 건지에 대해 언제 그 차이가 발생하는가?

일반적으로 용인된 골전도의 차폐 규칙은 검사 귀에서 10dB 이상의 기골도역치 차이(ABG)가 발생할 때 골전도 역치는 비검사 귀를 차폐하여 재검사해야 한다는 것이다(Studebaker, 1964; ASHA, 2005).[2]

$$기골도역치\ 차이(ABG) \geq 10dB$$

이 원리는 그림 9.6a에 나타나 있다.

이것을 염두에 두고 다음 예제의 비차폐 역치를 생각해 보자.

오른쪽 기전도	50dB HL
왼쪽 기전도	70dB HL
골전도	45dB HL

우리는 어떤 귀가 실제로 45dB의 골전도 역치에 반응하는지 알지 못한다. 먼저 오른쪽 귀의 관점에서 상황을 살펴보자. 만약 비차폐 골전도 역치가 오른쪽 와우에서 들린다고 가정하면 이것은 5dB 기골도차(50 − 45 = 5)일 것이다. 따라서 우리는 규칙에서 기골도역치 차이 ≥10dB일 때 차폐를 해야 한다고 말하기 때문에 왼쪽 귀에 차폐음을 제시하고 오른쪽 귀의 골

---

[1] 이러한 접근은 반대쪽 귀에 차폐를 통해 얻은 데이터를 기초로 한 골전도 교정값을 기본으로 ANSI(2004)에 의해 권유된 것이다.

[2] 변형된 법칙은 2판에서 제안되었고 언급했다. 이는 검사 귀에 10dB 이상(ABG>10dB)의 기골도 차이가 있을 때 차폐를 하여 골전도 역치를 재검사해야 한다. 기본 개념은 다음과 같다. 임상적인 역치의 다양성은 대개 ±5dB이다. 원리를 동일한 주파수에서 기전도와 골전도 역치에 적용할 때 10dB 정도로 그 차이가 너무 작아 임상적으로 타당하지 않음을 의미한다. 그러나 우리는 추천한 보수적인 접근(ABG ≥ 10dB)을 채택할 것이다.

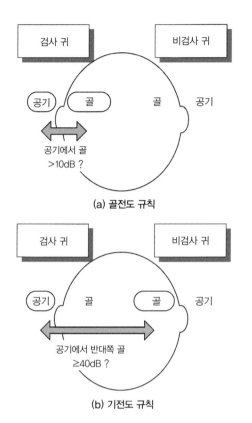

검사 귀　　　비검사 귀

공기　골　　골　공기

공기에서 골
>10dB ?

(a) 골전도 규칙

검사 귀　　　비검사 귀

공기　골　　골　공기

공기에서 반대쪽 골
≥40dB ?

(b) 기전도 규칙

그림 9.6　기전도 및 골전도에 대한 차폐의 재검사 시기. (a) 골전도 차폐 규칙은 검사 귀의 기골도차가 10dB 이상인지 질문한다. (b) 기전도 차폐 규칙은 검사하는 쪽의 기전도 역치와 비검사 측의 골전도 역치 차이가 40dB 이상인지 질문한다.

전도를 재검사할 필요가 없다. 그러나 골전도 역치가 실제로 오른쪽 귀의 역치인지에 대해 여전히 모른다고 말할 수 있는데 이것을 어떻게 생각할 수 있는가? 다음 두 가지 옵션이 있다.

1. 만약 **오른쪽** 와우에 음이 들린다면 기골도 차이는 단지 5dB이다. 이 차이는 너무 작아 임상적으로 의미가 없어서 오른쪽 귀의 50dB 손실은 근본적으로 감각신경성으로 해석될 수 있다.

2. 45dB의 골전도 역치가 실제로 **왼쪽** 귀의 역치라면 어떻게 되는가? 이 옵션은 왼쪽 와우가 반드시 오른쪽 와우보다 더 예민하다는 것을 의미할 수 있다. 이는 오른쪽 귀의 실제 골전도 역치가 50dB임을 의미한다. 만약 그렇다면 오른쪽 귀는 여전히 감각신경성이다(기전도 역치가 50dB

HL이기 때문이다). 따라서 이 경우 반대쪽(왼쪽) 귀를 차폐할 이유가 없으며 어떤 와우에서 음이 들리든지 오른쪽 귀의 임상 결과는 동일하다.

70dB의 기전도 역치를 갖는 **왼쪽** 귀의 상황은 다르다. 만약 왼쪽 귀의 골전도 역치를 45dB이라 가정하면 기골도역치 차이 값은 70−45=25dB이 된다. 이 경우 반대쪽(오른쪽) 귀를 차폐하고 왼쪽 귀의 골전도 역치를 재검사할 필요가 있는데 25dB의 기골도 차이 값은 10dB보다 큰 차폐 기준을 충족시키기 때문이다. 몇 가지 대안을 살펴보자. 적절한 차폐를 반대쪽(오른쪽) 귀에 두고 왼쪽 귀의 골전도 역치가 실제로 45dB인지 찾는다고 가정하자. 이것은 정말 왼쪽 귀에 25dB 기골도 차이가 있음을 의미하고 역치 요소의 존재를 나타낸다. 사실 오른쪽 귀의 차폐는 실제 왼쪽 귀의 골전도 역치가 45~70dB 사이에 있다는 것을 확인할 수 있다. 이것은 왼쪽 기골도 차이가 25dB(혼합성 난청)~0dB(감각신경성 난청) 어디든 존재할 수 있음을 의미한다. 여기서 우리는 어떤 와우가 실제 골전도 신호를 듣는지 알 필요가 있다.

기전도 차폐 시기

교차청취가 발생할 수 있는 경우에 반드시 차폐를 사용해야 한다는 사실을 상기하라. 기전도 신호의 교차청취는 세 가지 매개 변수에 따라 골전도 경로를 통해 발생한다. (1) 검사 귀에 제시되는 음의 수준은 dB HL이다. (2) 이간감쇠량은 dB로 나타내는데 이것은 얼마나 많은 신호가 교차되는지 밝힌다. (3) 비검사 귀의 **참 골전도 역치**는 dB HL로 나타내는데 이것은 이 신호가 비검사 귀에 들리는지 여부에 따라 결정된다.

결론적으로 검사자는 검사 귀에 제시한 소리(dB HL)가 비검사 귀의 골전도 역치(dB HL)와 비슷해질 가능성이 있을 때마다 기전도 역치를 구하기 위해 차폐를 해야 한다. 우리는 비검사 귀의 참 골전도 역치를 알아야 하기 때문에 반드시 기전도 차폐 전에 골전도 차폐를 해야 한다. 이것은 또한 모든 차폐가 수행되기 전 비차폐된 기전도와 골전도 역치를 얻어야 함을 의미한다.

언제 기전도 차폐를 해야 하는지에 대한 원칙은 그림 9.6b에 나타나 있으며 이는 여러 가지 방법으로 명시할 수 있다. 우리의 기준으로 40dB의 최소 이간감쇠 값을 사용하는 것은 검사 귀의 기전도 역치(AC_T)와 비검사 귀의 골전도 역치(BC_N)가 40dB 이상 차이가 날 때 필요하다. 일부 청각사들은 AC_T와 BC_N 간 범위를 **기전도 반대 골도차**(air-opposite-bone-gap, AOBG) 또는 **기전도 대측 골도차**(air-contralateral-bone-gap, ACBG)라 부른다. 이 용어가 사용될 때 다음과 같은 관계가 적용되면 차폐가 필요하다.

$$AOBG \geq 40dB$$

수학적 관점에서 차폐를 통한 기전도 역치 차폐는 다음과 같은 경우일 때 필요하다.

$$(AC_T - BC_N) \geq 40dB$$

물론 이 비교는 각 검사 주파수(일반적으로 250~4000Hz)에 대해 개별적으로 수행되고 같은 주파수에서 두 개의 귀를 비교한다. [하나 기억할 점은 여기와 다른 곳에서 사용되는 40dB 수치는 표준 귀걸이식 청력 이어폰을 사용한 것임을 가정한다. 삽입형 이어폰을 사용하여 검사할 때 적절한 최소 이간감쇠 값(그림 9.5)을 대신할 수 있다.]

이러한 규칙은 보이는 것보다 훨씬 더 간단하다. 오른쪽 기전도 역치가 50dB HL이고 왼쪽 골전도 역치가 5dB HL이라 가정하자(물론 동일한 주파수). 이는 적어도 40dB 차이가 있는가? 답은 "그렇다"이다 (50-5=45, 45dB은 분명 40dB보다 크다). 따라서 오른쪽 기전도 역치는 왼쪽 귀에 차폐음을 제시하여 반드시 재검사해야 한다. 두 번째 예에서 오른쪽 기전도 역치는 50dB HL이고 왼쪽 골전도 역치는 15dB HL이다. 이는 적어도 40dB 차이가 있는가? 답은 "아니다"이다(50-15=35, 35dB은 기준인 40dB보다 작다). 따라서 오른쪽 귀의 기전도 역치는 왼쪽 귀에 차폐음을 제시한 것을 가지고 다시 검사할 필요가 없다. 다시 말하면 오른쪽 귀 50dB HL의 원래 기전도 역치

가 참 역치라고 간주된다. 하나의 예를 더 살펴보면 오른쪽 귀의 기전도 역치는 75dB HL이고 왼쪽 귀의 골전도 역치는 35dB이다. 기전도 반대 골도차가 40dB이므로 오른쪽 귀는 차폐와 함께 재검사할 필요가 있는데 이는 ≥40dB 기준을 충족하기 때문이다. 기전도 차폐를 결정할 때 항상 검사 귀의 기전도와 비검사 귀의 골전도를 비교해야 한다. 왜냐하면 이것은 교차 경로 때문이다. 양쪽 귀의 기전도 역치를 비교하는 것은 유효하지 않다. 예를 들어 기전도 역치가 10dB HL이고 골전도 역치가 20dB HL일 때와 같이 동일한 주파수에서 비검사 귀의 기전도 역치가 골전도 역치값보다 더 좋을 때 타당한 예외가 발행한다. 여기에서 더 좋은 기전도 역치를 사용한다(이 예제에서 10dB HL이다).

중추 차폐

과학적 현상처럼 차폐는 소음과 신호가 동일한 귀에 제시될 때 신호에 대한 역치의 변화를 의미한다. 매우 기술적으로 이것은 "직접적 동측 차폐"라고 하며 소음과 신호가 동일한 와우 내에 제시된다. 임상 차폐에서는 반드시 검사 귀에서만 실제적 검사 신호음이 들릴 수 있도록 비검사 귀의 직접적인 동측 차폐를 일으키고자 노력한다.

중추 차폐(central masking)는 신호와 소음이 다른 귀에 제시될 때 발생할 수 있다. 오른쪽 귀에 음이 들리고 왼쪽 귀에 소음이 들린다고 가정하자. 또한 신호 혹은 소음이 교차가 일어나지 않는다는 사실을 안다고 가정하자(음과 소음이 이간감쇠보다 훨씬 낮은 지점에서 사용되기 때문에 이것을 안다). 분명하게 직접적 동측 차폐가 일어날 수 없는데 이는 신호가 한쪽 와우에 있고 소음이 다른 쪽 와우에 있기 때문이다. 소음이 왼쪽 귀에 있을 때 오른쪽 귀의 역치는 연속으로 움직인다(말하자면 5dB HL에서 10dB HL까지)는 것을 알 수 있다. 편측 귀의 소음이 반대쪽 귀에 역치 변화(차폐)를 일으키는 이유는 다음과 같다. 비록 말초 귀는 물리적으로 떨어져 있다 하더라도 두 와우에서 나오는 신경 신호는 청각중추신경계(central auditory nervous system, CANS)에서 결합된다.

중추 차폐가 실제 현상이더라도 임상 차폐에서는 관심사가 아니다. 사실 중추 차폐는 임상 차폐 문제를 복잡하게 만든다. 이러한 이유로 발생되는 중추 차폐량은 임상 차폐를 수행할 때 다소 중요하게 작용한다. 청각사들은 일반적으로 중추 차폐의 영향을 5dB 이상으로 여기는데 역치는 15dB 정도 이동하는 것으로 보고되었다(Liden, Nilsson, & Anderson, 1959b). 그리고 그 효과는 차폐 잡음의 크기와 함께 증가한다(Studebaker, 1962; Dirks, 1964; Dirks & Malmquist, 1964). 중추 차폐의 본질과 매개 변수에 대한 더 많은 정보는 Gelfand(2004)에서 찾을 수 있다. 우리는 임상 차폐 과정에서 5dB의 중추 차폐를 허용하는 보수적인 관행을 따른다.

효과적인 차폐 교정

청력검사기가 1000Hz의 순음을 내도록 설정되어 있는 경우 강도 조절기의 50 지시 눈금값은 1000Hz 음이 50dB HL로 환자에게 제시된다는 것을 의미한다. 만약 환자가 이것을 들을 수 있다면 우리는 1000Hz 음의 역치가 50dB HL 혹은 그 이하인 것을 알 수 있다. 청력검사기의 "순음"에서 "협대역 소음"으로 변경하는 경우 50dB HL에서 1000Hz 협대역 소음을 생산하게 된다. 이것은 협대역 소음이 약 1000Hz에서 중심에 있고 전반적 강도가 1000Hz 음의 50dB HL 크기를 가지게 됨을 의미한다. 환자가 이것을 들을 수 있다면 1000Hz 협대역 소음 역치는 50dB HL 혹은 그 이하이다.

그러나 만약 소음을 사용하여 50dB HL 1000Hz 음을 차폐하려면 어떻게 해야 하는가? 이러한 목적을 달성하기 위해 협대역 소음 강도가 증가되어야 한다. ANSI 청력검사기 표준(ANSI S3.6-2004; ANSI, 2004a)은 청력검사기 차폐 채널에 정확한 차폐량이 내장되도록 하는데 차폐 레벨 다이얼이 **효과적인 차폐 데시벨**(decibels of effective masking, dB EM)로 교정한다. 이러한 교정은 표 9.2에 나타냈다. 그러나 실제로 장비에 효과적인 차폐를 제공하는 다이얼 수치 확인은 청각사에게 달렸으며 적절한 차폐 잡음 설정을 결정해야 한다. 구체적으로 말하면 청각사는 주어진 음의 강도와 음을 차폐하는 소음 강도 간 데시벨의 차이를 반드시 확인해야 한다. 이러한 차이를 보통 **효과적인 차폐 수준**(effective masking level, EML)이라 한다. 이것이 **최소 효과 차폐 교정**(minimum effective masking correction, MEMC)이라 불리면 좀 더 이해하기 쉬울 것인데 이러한 교정은 효과적으로 음을 차폐하기 위해 반드시 최소 소음 강도의 음 수준에 도달하도록 추가되어야 하기 때문이다. 예를 들어 50dB HL 음을 차폐하기 위해 55dB HL 협대역 소음이 필요하다고 가정하자. 이것은 음을 차폐하기 위해 소음이 음보다 5dB 높아야 한다는 것을 의미하고 이 경우 최소 효과 차폐 교정(MEMC)은 55dB-50dB=5dB이다.

청각사는 정상 청각 피검자를 대상으로 한 간단한 생물학적(심리음향학적) 교정 연구를 수행하여 각 청력검사기의 최소 효과 차폐 교정(MEMC) 위치에 놓는다. 다양한 접근법이 있지만 여기서 서술하는 방법이 아마도 가장 간단할 것이다. 청력검사기는 반드시 두 개의 채널을 가져야 한다. 한쪽 채널은 음을 생산

표 9.2 데시벨(dB) 양은 1/3 옥타브 대역과 반 옥타브 대역 차폐 잡음의 효과적인 차폐 달성(dB EM)을 위해 참고 기준 등가역치 음압 수준(RET-SPL)에 추가될 수 있다.

	주파수(Hz)										
	125	250	500	750	1000	1500	2000	3000	4000	6000	8000
1/3 옥타브 대역 소음	4	4	4	5	6	6	6	6	5	5	5
반 옥타브 대역 소음	4	4	6	7	7	8	8	7	7	7	6

출처 : ANSI S3.6-2004 *American National Standard Specifications for Audiometers*, Acoustical Society of America.

하고 두 번째 채널은 차폐음을 생산한다. 두 개의 채널이 동일한 이어폰으로 향하도록 출력선택기를 설정한다. 음을 차폐하는 데 얼마나 많은 양의 소음이 필요한지 알아내야 하므로 동일한 귀에 음과 소음을 모두 전달한다. 대부분의 청력검사기는 자동으로 음과 협대역 소음을 동일한 주파수대에 설정한다. 청력검사기의 두 채널이 각자 별도로 주파수 조정이 된다면 두 채널 모두 동일한 주파수로 설정되어야 한다(결국 우리는 1000Hz 음을 차폐하는 데 4000Hz 협대역 소음을 사용하지 않는다).

우리는 1000Hz의 기본 순서를 살펴본다. 소음 강도 조절기는 40dB HL과 같은 편안한 수준으로 설정되고 소음은 연속으로 스위치를 켠 상태에 있도록 설정된다. 이제 우리는 40dB HL에서 1000Hz의 연속 협대역 소음을 제시한다. 다음 연속인 배경 소음에서 순음역치를 확인한다. 많은 청각사들은 단속음(pulsingtone)을 다소 더 쉽게 듣기 때문에 이러한 목적으로 사용한다. 음의 역치를 찾는 것은 (그것이 소음 너머로 간신히 들릴 때) 음이 정확히 들리지 않을 때까지 5dB 단위로 감소시키는 것이다. 이것이 소음에 의해 음이 차폐되는 지점이다. 이 시점에서 35dB HL의 음의 강도를 찾았다고 가정해 보자. 우리는 40dB의 1000Hz 협대역 잡음이 35dB 1000Hz를 차폐하거나 35dB 음이 1000Hz의 40dB 소음에 의해 차폐된다고 말할 수 있다. 이 예시에서 소음은 음보다 5dB 높은 강도로 차폐한다. 이 과정은 1000Hz에서 피험자의 최소 효과 차폐 교정(MEMC)을 나타내는 평균값에 도달하기 위해 여러 번 반복된다. 이 절차는 나머지 주파수에서도 반복한다.

적어도 10명의 피검자를 검사한 후 청각사는 각 주파수의 평균 최소 효과 차폐 교정(MEMC)을 계산한다. 예를 들어 500Hz의 평균 교정은 8.5dB이고 10dB의 최소 효과 차폐 교정(MEMC)으로 반올림되며 1000Hz의 평균 최소 효과 차폐 교정(MEMC) 4.6dB은 5dB로 반올림한다. 이러한 최소 효과 차폐 교정(MEMC) 값은 임상 차폐 동안 사용된다. 이해를 돕기 위해 항상 최소 효과 차폐 교정(MEMC)이 5dB

라고 가정하자.

이러한 절차의 유형은 개별 환자 기준으로 최소한의 효과적인 차폐 수준에 도달할 수 있게 한다(Veniar, 1965). Veniar의 방법은 일정 강도에서 음을 제시하고 환자가 더 이상 음을 들을 수 없을 때까지 소음(같은 이어폰)을 증가시키는 것과 관련이 있다. 대부분의 청각사들은 아마도 최적의 심리음향학적 접근법을 제공하지만 학생들은 전기음향 측정 또는 계산에 따라 물리적 차폐 잡음 교정 방법도 존재한다는 것을 알고 있어야 한다(Sanders, 1972; Townsend & Schwartz, 1976).

휴대용 검사 기기와 선별 검사를 주목적으로 하는 일부 청력검사기는 음과 소음을 하나의 동일한 채널에 제시할 수 없다. 이 경우 단순 혼합 회로가 소음과 음을 결합하여 동일한 이어폰에 들어가도록 구축되어야 한다(Studebaker, 1967, p. 362 참조). 다행히 이러한 것들은 오늘날의 임상에서 거의 필요하지 않다.

초기 차폐 수준

일단 비검사 귀를 차폐하면서 검사 귀를 재검사하고자 결정하면 반드시 차폐 잡음량을 얼마나 사용할지 결정해야 한다. 권장된 방법은 Martin(1967, 1974, 1980)에 의해 제안된 초기 차폐 수준 방법이다. 다른 방식 또한 제안된다(Liden, Nilsson, & Anderson, 1959b; Studebaker, 1964). 그러나 이것들은 다소 복잡하고 차폐 수준이 권장된 방법과 비슷하다(Martin, 1974). 분명히 우리는 검사음이 비검사 귀에 들리지 않도록 충분한 소음을 주는 데서 출발해야 한다. 이 시점에서 이미 비차폐 역치를 가지고 있다는 것을 기억하는 것이 중요하다. 우리는 단지 어떤 귀가 그것을 듣는지 확신하지 못할 뿐이다. 만약 역치가 실제로 비검사 귀 때문이라면 역치에서 비검사 귀를 차폐하기에 충분한 소음으로 시작해야 한다.

기전도의 초기 차폐 수준

우리는 청력검사기의 평균 최소 효과 차폐 교정이 모든 주파수에서 검사음의 청력 강도보다 5dB 높다는 것을 앞서 결정했다고 가정한다. 즉 차폐음은 음 강도 보다 반드시 5dB 높아야 한다. 예를 들면 10dB HL를 차폐하기 위해 15dB HL의 소음 강도가 설정되고 55dB HL 음 차폐를 위해 60dB HL 소음 강도가 설정 된다. 최소 효과 차폐 교정(MEMC)은 평균이므로 10dB의 **안전 계수**(safety factor)가 추가되어야 한다. 10dB 안전 계수를 추가하는 것은 시작 차폐 수준이 비검사 귀의 비차폐 역치보다 15dB 높은 강도 조절기 (dB HL)로 나타나는 값을 의미한다. 예를 들어 만약 비검사 귀의 기전도 역치가 20dB이라고 할 때 초기 차폐 수준은 다음과 같다.

20dB HL	(차폐하고자 하는 음의 기전도 역치)
+ 5dB	(최소 효과 차폐 교정)
= 25dB HL	(20dB HL 음에서의 평균 최소 효과 차폐)
+ 10dB	(안전 계수)
= 35dB HL	(초기 차폐 수준)

즉 비검사 귀의 기전도 역치를 20dB HL이라고 한 다면 35dB HL의 차폐음을 초기 차폐 수준으로 사용 한다. 이러한 값이 **초기 차폐 수준**(initial masking level, IML)이다. 수학적으로 나타내면 비검사 귀에 제시되는 초기 차폐 수준(dB HL)은 다음의 공식으로 축소될 수 있다.

$$IML = HL_N + MEMC + SF$$

HL_N은 비검사 귀의 기전도 역치, MEMC는 최소 효 과 차폐 교정, SF는 안전 계수이다.

골전도의 초기 차폐 수준과 폐쇄 효과

골전도 검사의 초기 차폐 수준은 기전도에 사용되는 것과 유사하지만 **폐쇄 효과**(occlusion effect, OE)를 중요한 요소로 다루어야 한다. 비검사 귀를 덮고 있 는 이어폰이 폐쇄 효과를 가져올 수 있는데 이는 외 이도 폐쇄에 따른 골전도 신호 강도에 증가가 있기 때문이다.

간단한 예시는 어떻게 폐쇄 효과가 차폐된 골전도

역치에 영향을 미치는지 보여 준다. 비차폐 골전도 역 치가 35dB HL이라 가정하고 검사 귀는 차폐를 동반 한 재검사가 필요하다고 하자(간단히 하기 위해 비검 사 귀가 35dB HL의 감각신경성 난청을 갖는다고 하 자). 35dB HL 골전도 역치는 외이도를 이어폰으로 덮지 않고 구하는데 따라서 이것은 비폐쇄 골전도 역 치이다. 여기서 비검사 귀는 35dB HL(와우에서)의 음을 수신한다. 이 골전도를 차폐와 함께 다시 검사할 때 비검사 귀는 차폐음을 전달하던 이어폰으로 가려 진다. 이렇게 함으로써 골전도 검사가 **비폐쇄**에서 **폐쇄** 로 바뀌고 이로 인해 폐쇄 효과가 발생하게 된다. 폐 쇄 효과가 15dB이라고 가정하자. 이것은 청력검사기 로 제시된 35dB 골전도 신호가 비검사 귀의 와우에서 15dB에서 50dB HL로 증가될 것임을 의미한다. 초기 차폐 수준의 관점에서 이것이 무엇을 의미하는지 생 각해 보자. 만약 위의 초기 차폐 수준 공식을 기전도 검사 의도로 사용한다면 35dB HL의 음만 차폐할 수 있는 소음이 50dB HL 신호를 차폐하는 데 실패하게 될 것이다. 즉 비검사 귀 폐쇄가 음을 15dB까지 효과 적으로 올려 우리는 또한 폐쇄 효과를 고려하여 15dB 만큼 차폐음량을 증가시킬 필요가 있다.

35dB HL	(차폐하고자 하는 음의 기전도 역치)
+ 5dB	(최소 효과 차폐 교정)
= 40dB HL	(35dB HL 음에서의 평균 최소 효과 차폐 수준)
+ 10dB	(안전 계수)
= 50dB HL	(초기 차폐 수준, 비폐쇄)
+ 15dB	(폐쇄 효과 교정)
= 65dB HL	(폐쇄 효과를 포함한 초기 차폐 수준)

폐쇄 효과를 포함한 골전도 초기 차폐 수준 공식은 다음과 같다.

$$IML = HL_N + MEMC + SF + OE$$

폐쇄 효과 결정 초기 차폐 수준을 결정하기 위해 우리 는 폐쇄 효과 크기를 알아야 한다. 차폐 강도를 계산하 는 데 고정된 폐쇄 효과값이 사용되었다 하더라도

(Studebaker, 1979; Goldstein & Newman, 1985) 청각사들은 개별 환자에 기반하여 폐쇄 효과의 존재와 크기를 결정해야 한다. 폐쇄 효과 때문에 어떤 일정한 값을 가정할 수 없는 이유는 (1) 주파수에 따라 다르고, (2) 사람들에 따라 다르며, (3) 전음성 병리가 있을 때 부재하기 때문이다. 결과적으로 우리는 골전도의 초기 차폐 수준을 결정하기 전 폐쇄 효과의 존재와 크기를 결정하기 위해 중요한 검사를 수행해야 한다.

종종 **청력 빙 검사**(audiometric Bing test)가 권장 되는데 이는 다음과 같다(Martin, Butler, & Burns, 1974). 이미 비차폐 골전도 역치를 얻었다 가정하고 비검사 귀에 이어폰을 착용시켜 어떠한 소음 없이 골 전도를 재검사한다. 만약 폐쇄된 역치가 비폐쇄된 것 보다 좋다고(더 아래쪽) 하면 폐쇄 효과가 존재하는 것 으로 간주한다. 폐쇄 효과의 크기는 단순히 그들 사이 의 차이이다. 앞서 예시된 사례를 보면 비폐쇄 골전도 역치가 35dB이고 폐쇄 골전도 역치가 20dB HL일 때 폐쇄 효과는 35 − 20=15dB로 드러난다. 폐쇄 효과 결 과값은 초기 차폐 수준을 계산하는 데 사용된다. 폐쇄 효과가 0일 때 골전도 초기 차폐 수준 공식은 기전도 공식과 동일하다. 이것은 폐쇄 효과가 발생할 것으로 예상되는 1000Hz 이하의 각 주파수에서 시행된다.

이 절차는 폐쇄 효과가 와우에 도달하는 신호 강도 를 증가시키기 때문에 작동하는데 이때 역치값은 폐 쇄 효과만큼 낮아진다(예시에서 15dB이다).

빙 검사는 적어도 두 가지 추가 이득이 있다. 첫째 로 지지할 수 있는 진단 정보를 제공하는데 이것은 폐 쇄 효과가 정상 또는 감각신경성 난청을 가진 귀에 존 재하는 경향이 있고 전음성 또는 혼합성 난청이 있는 귀에는 부재하는 경향이 있기 때문이다. 둘째로 청각 사는 폐쇄 역치에 의해 의도하지 않은 골전도 진동의 이동을 경계할 수 있는데 이는 비폐쇄 역치보다 더 나 쁘다(더 높음).

초기 차폐 수준 사용

일단 차폐의 필요가 결정되면 첫 번째 순서는 초기 차 폐 수준에서 비검사 귀에 차폐 잡음을 제시하는 동안

문제의 역치를 재검사하는 것이다.

환자에게 정보를 알려 주고 차폐 검사에 필요한 장 비를 설정한 후(아래 참조) 차폐 잡음을 제시한다. 비 검사 귀의 초기 차폐 수준과 함께 검사 귀의 역치를 재검사한다. 앞서 언급한 것처럼 임상 차폐 절차가 진 행되는 동안 중추 차폐의 5dB을 허용한다. 환자가 차 폐 없이 이전에 얻은 것과 동일한 수준인 5dB 내에서 반응을 한다면 원래 역치가 검사 귀에서 나온 것으로 확인되었다고 본다. 이것은 비검사 귀가 차폐되었음 에도 환자가 여전히 음을 들을 수 있기 때문이며 만약 비검사 귀에 음이 들리지 않는다면 검사 귀에서 들려 야 한다. 오른쪽 귀의 비차폐 역치가 40dB HL라는 가정을 예로 살펴보자. 이 역치는 초기 차폐 수준이 왼쪽(비검사) 귀에서 40dB HL(또는 45dB HL로 5dB만 이동할 때)에 머무를 때 사실로 간주된다. 40dB HL을 차폐 역치라 하고 이 음에 대한 차폐 과 정은 끝난다.

선택적인 초기 차폐 수준이 원래의 비차폐 값에서 5dB 이상 역치를 움직이게 한다. 예를 들어 오른쪽 귀 의 40dB 비차폐 역치는 왼쪽 귀의 초기 차폐 수준과 함께 50dB HL로 이동하게 된다. 이 경우 음이 오른쪽 귀 안에 직접적으로 제시된다 하더라도 원래의(비차 폐) 역치는 반드시 왼쪽(비검사) 귀에서 나와야 한다. 왜 그럴까? 만약 음이 정말로 오른쪽 귀에서 들린다면 왼쪽 귀에 들리는 소음은 아무것도 바꾸지 않은 것이 고 이는 여전히 오른쪽 귀에서 들리기 때문이다. 만약 왼쪽 귀의 적절한 차폐 잡음이 제시되어 환자가 오른 쪽 이어폰에서 오는 음을 못 듣게 된다면 원래 역치가 교차청취를 통해 본래 왼쪽 귀에서 포착된 것임이 틀 림없다. 이러한 상황하에서 차폐 절차의 다음 단계로 이동해야 하는데 이것은 **역치 변동**(threshold shift) 또는 **수평법**(plateau method)을 사용하여 실제 검사 귀의 역치를 찾는 것을 포함한다.

우리는 초기 차폐 수준의 사용을 다음과 같이 요약 할 수 있다. (1) 원래의 역치는 초기 차폐 수준에서 동 일하게 (5dB 이내) 유지되면 확인된다. (2) 초기 차폐 수준이 비차폐 역치를 5dB 이상 이동시킬 경우 비차

제9장 ⋯ 임상적 차폐   283

폐 역치는 필시 비검사 귀에서 든다.

수평법

수평법은 Hood(1960)에 의해 기술된 검사 귀의 참된 차폐 역치를 찾기 위해 널리 사용되는 전략이다(좀 더 효율적인 방법은·비차폐 기전도 역치가 두 귀 사이에 25dB 이상 차이가 발생할 때 사용할 수 있는데 이것은 이 장의 뒷부분에서 설명한다). 종종 역치 변동 방법인 수평법 전략의 타당성은 그림 9.7의 관점에서 이해할 수 있는데 이것은 가설적인 검사 결과를 나타낸다. 세로축은 음이 검사 귀에 단독으로(비차폐) 제시되고 다양한 수준의 차폐음이 비검사 귀에 제시될 때의 역치를 나타낸다. 가로축은 비검사 귀의 차폐 잡음뿐 아니라 비차폐(unm) 상황의 수준을 보여준다. 이 예에서 검사음의 외견상 역치는 50dB HL인데 이것은 비차폐 상황의 상징으로 표시하였다. 이는 검사 귀의 실제 역치는 아닌데 사용된 가장 낮은 차폐 수준(20dB)이 그것을 60dB HL로 이동시키기 때문이다. 그래프의 나머지는 세 가지 영역으로 나눠지는데 과소차폐(undermasking), 수평(plateau), 과잉차폐(overmasking)로 분류된 것에 주목하자.

과소차폐

음이 교차청취를 통하여 실제로 비검사 귀에 들리게 될 때 차폐 잡음의 상승된 강도는 차폐 역치 상승을 가져온다. 이것은 소음과 음이 동일한 (비검사) 귀에 발생하기 때문이다. 예를 들면 그림 9.7은 차폐 잡음이 20dB HL에서 35dB HL로 상승했을 때 음의 역치가 60dB HL에서 75dB HL로 상승하는 것을 보여 준다. 3장에서 배운 대로 차폐는 차폐음의 강도가 선형적으로 증가하기 때문에 일대일 증가가 발생한다. 이러한 차폐 잡음 수준으로 인한 눈에 보이는 역치의 선형 증가는 여전히 비검사 귀에서 음을 듣고 있다는 것을 나타낸다. 이를 **과소차폐**라

하는데 소음의 양이 검사에서 비검사 귀를 제외할 만큼 충분하지 않기 때문이다. 따라서 과소차폐는 충분하지 않은 차폐 잡음이 있을 때 발생하며 그림 9.8a와 같이 비검사 귀에서 음을 듣는다.

수평법

수평법은 비검사 귀가 소음에 의해 효과적으로 차폐되어 검사 귀에서 음이 들리게 될 때 발생한다. 여기서 음은 검사 귀에서만 포착되고 소음은 비검사 귀에서만 포착된다. 음이 실제로 검사 귀에 들릴 때 차폐 잡음 수준의 상승은 역치의 변화를 일으키지 않는다. 이것은 그림 9.7 중간과 개념상으로 그림 9.8b에서 볼 수 있는데 차폐 잡음이 35dB에서 65dB로 상승하더라도 음에 대한 역치는 75dB HL의 동일한 지점에 머무른다. 수평법은 검사 귀의 실제 차폐된 음의 역치를 드러낸다. 수평의 폭은 때때로 **효과적 차폐**(effective masking) 범위라고 한다.

소음이 효과적으로 비검사 귀를 차폐하므로 수평이 발생하는데 그래서 검사 귀는 음을 들을 수 있다. 비검사 귀에 소음을 증가시키는 것은 연속으로 음을 효과적으로 차폐하게 하고 따라서 검사 귀는 자신의 역치 음에 대한 반응이 자유롭다. 시각적 비유는 이것을 더욱 명확하게 한다. 당신이 시력 검사표의 20-20 시력 라인을 두 눈으로 읽을 수 있다고 하자. 그러나 만약 오른쪽 눈을 작은 종이로 가리면(차폐) 단지 20-

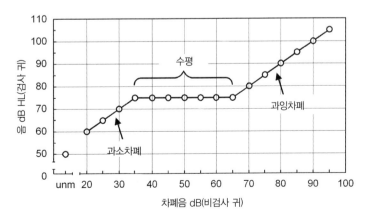

그림 9.7 차폐 수평법(본문 참조). 이 예시에서 검사음의 비차폐 역치(unm)는 50dB HL이고 차폐 역치는 75dB HL이다.

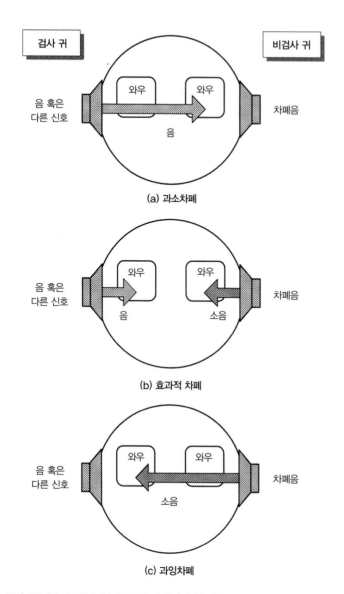

검사 귀   비검사 귀

음 혹은
다른 신호

와우   와우

음

차폐음

(a) 과소차폐

음 혹은
다른 신호

와우   와우

음   소음

차폐음

(b) 효과적 차폐

음 혹은
다른 신호

와우   와우

소음

차폐음

(c) 과잉차폐

그림 9.8 (a) 과소차폐, (b) 수평의 효과적 차폐, (c) 과잉차폐 동안 무엇이 발생하는지의 개념적 표현. (a)에는 소음에 대한 화살표가 나타나지 않았는데 이것은 비검사 귀가 음을 들을 수 있기 때문이다(동일한 그림은 비차폐의 교차청력을 설명한다). 음에 대한 화살표가 (c)에 나타나지 않았는데 이것은 소음이 검사귀가 음을 듣는 것을 방해하기 때문이다.

30 라인 아래밖에 읽지 못한다. 오른쪽 눈이 가려졌으므로 왼쪽 눈은 20-30 시력임에 틀림없다. 만약 여기서 오른쪽 눈을 더 큰 종이로, 그리고 더 큰 종이로, 좀더 큰 종이로 가린다면 어떤 일이 발생할까? 종이조각이 단지 오른쪽 눈을 가리기에 충분하다면 그 크기는 다른 결과를 가져오지 않는다는 사실을 알 수 있다.

비검사 눈을 차폐하는 데 사용되는 종이의 크기는 비검사 귀를 차폐하는 데 사용되는 소음의 강도와 유사하다. 일단 소음이 비검사 귀를 효과적으로 차폐하면 당신은 역치에 영향을 주지 않고 더 많은 소음을 추가할 수 있는데, 비검사 귀를 "덮는(covering)" 소음의 양이 적어도 어느 한도 내에서는 검사 귀와 아무런 상관이 없기 때문이다.

과잉차폐

과잉차폐는 너무 많은 소음이 비검사 귀에 제시될 때 발생하는데 이것은 교차하여 검사 귀를 차폐한다. 시력의 예로 돌아가 보자. 만약 당신이 오른쪽 눈을 가리는 종이 크기를 점점 증가시킨다면 이것은 마침내 왼쪽 눈을 가리기에 충분해질 것이고 이것의 결과는 명백하다. 이것은 우리가 차폐 잡음의 강도를 계속 증가시키는 경우 발생하게 될 상황과 유사하다. 결국 소음은 충분히 강해져 검사 귀로 교차하게 될 것이다. 이러한 상황이 발생하면 음의 역치는 차폐 수준이 증가함에 따라 다시 상승하기 시작할 것이다. 수평 그래프에서 이 범위를 적절한 **과잉차폐**라고 하며 그림 9.7의 오른쪽 대각선과 그림 9.8c에 설명되어 있다. 과잉차폐는 다음 절에서 좀 더 자세하게 살펴본다.

수평 폭

수평법은 비검사(차폐) 귀에 전음성 난청이 있을 때 그 폭이 좁아지는데 기골도역치 차이가 클수록 수평의 폭이 작아진다. 이러한 상황은 양쪽 귀 모두 기골도역치 차이가 있을 때 더욱 악화된다.

수평 폭은 적어도 두 가지 이유로 중요하다. 첫째, 수평이 넓을수록 차폐 역치의 유효성에 대한 신뢰도가 올라간다. 청각사들은 일반적으로 차폐 역치의 유효성을 받아들이기 전에 적어도 15~ 20dB 너비의 수평이 필요하다. 둘째, 폭이 좁은 수평법은 검사 중 모두 놓칠 수 있는데 이 경우 차폐된 역치는 얻을 수 없다. 실제로 종종 과소차폐와 과잉차폐 범위 사이 수평이 발생하지 않기도 하는데 이때 사용할 만한 차폐 역치가 얻어지지 않는다. 청각사는 차폐 역치를 얻기 위한 시도 시 "수평 없음" 또는 "차폐할 수 없음"과 같은 문구를 표시해야만 된다.

　과잉차폐를 증가시키는 요인들은 결과적으로 차폐 수평폭을 좁히게 된다. 다른 모든 것들이 동일할 때 수평들은 다음과 같이 더 좁아지게 되는데 (1) 이간감쇠 값이 작아지고, (2) 검사 귀의 골전도 역치가 낮아지며, (3) 차폐된 귀의 기전도 역치가 높아지고, (4) 폐쇄 효과는 더 커진다(골전도 차폐의 경우). 처음 두 가지 요소는 검사 귀의 와우에 차폐를 일으키는 차폐 잡음량에 도달하고 차폐를 일으키게 되는 가능성을 높인다. 그다음 요소들은 보다 높은 차폐 잡음 강도의 사용을 필요로 한다.

과잉차폐와 최대 차폐 수준[3]

과잉차폐는 너무 많은 소음이 비검사 귀에 제시될 때 발생하고 소음은 머리를 지나 검사 귀의 음을 실질적으로 차폐하게 한다. 이것은 큰 화살표로 그림 9.9에 나타냈다. 다시 말해 비검사 귀의 교차청취를 막기 위한 소음은 검사 귀가 신호를 듣는 것을 막는다. 환자가 더 이상 음을 들을 수 없을 때부터 환자가 소음 너머로 들을 수 있을 때까지 청각사는 음의 강도를 증가시킨다. 이러한 역치 변동의 결과(그림 9.9에 작은 화살표로 표기)는 역치 추정에 오류를 범한다. 따라서 과잉차폐를 일으키는 가장 낮은 소음 강도의 시작과 제시할 수 있는 더 높은 소음 강도를 알 수 없다. 분명히 청각사는 차폐가 사용될 때마다 과잉차폐 가능성

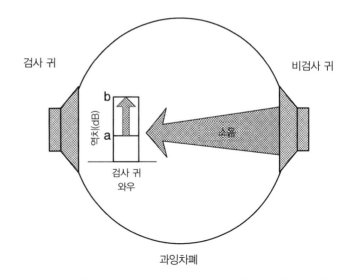

그림 9.9　차폐 잡음(큰 화살표)이 교차하고 검사 귀가 차폐될 때 과잉차폐가 발생한다. 이것은 검사 귀의 역치 변동을 일으키고(작은 화살표) 역치의 잘못된 상승의 원인이 된다(a에서 b).

을 연속으로 경계해야 한다.

　과잉차폐는 음이 비검사 귀에 수신될 때 발생하는 동일한 교차청취 효과에 달려 있다. 교차는 골전도 경로를 통하여 발생하기 때문에 비검사 귀에 전달되는 소음 중 얼마나 많은 양의 소리가 검사 귀의 와우에 도달하는지 반드시 생각해 보아야 한다. 이것은 비검사 귀에 제시되는 소음 강도가 검사 귀의 골전도 역치만큼 이간감쇠를 초과한다는 것을 의미한다. 이러한 이유로 과잉차폐는 비검사 귀(MN_N)의 차폐소음 강도가 이간감쇠와 같거나 이간감쇠와 검사 귀의 골전도 역치(BC_T)를 합한 것보다 많을 때 발생한다고 제안하였다(Martin, 1991).

$$MN_N \geq (IA + BC_T)$$

　예를 들어 2000Hz에서 검사 귀가 30dB HL 골전도 역치를 가지고 이 주파수의 이간감쇠는 50dB인 환자의 비검사 귀에 차폐 잡음을 제시한다고 가정하자. 언제 과잉차폐가 발생하는가? 이 중요한 임상적 질문에 대한 답을 구하기 위해 수식에 간단히 값을 넣어 보자.

$$MN_N \geq (IA + BC_T)$$

---

3) 이 부분은 나중에 더 자세히 다룰 것이다.

$$MN_N \geq (50dB + 30dB\ HL)$$
$$MN_N \geq 80dB\ HL$$

즉 이 경우의 과잉차폐는 차폐 잡음이 80dB HL 혹은 그 이상일 때 발생한다.

일반적으로 채택된 이 규칙은 차폐 잡음이 단지 IA $+ BC_T$일 때 매우 엄격하다. 이 수준에서 실제로 발생하는 것은 검사 귀에 대한 소음의 교차청취이다. 소음은 검사 귀에선 역치(겨우 들을 정도)이지만 이것이 검사 귀의 차폐를 일으킨다는 것을 의미하지는 않는다. 예제에서 비검사 귀에 제시된 80dB 소음은 검사 귀의 와우에 30dB HL로 도달하는데 이것이 골전도 역치이다. 그러므로 소음은 검사 귀에서 30dB HL로 들을 수 있다. 그러나 이 30dB 소음이 그 귀의 30dB 음을 차폐할 수 있다는 것을 의미하지는 않는다. 이는 놀랍지 않다. 정상 청취 그룹에서 차폐 잡음의 최소 효과 차폐 수준(MEML)을 교정했고 차폐 잡음의 강도가 차폐할 수 있는 음보다 평균 5dB 높다는 사실을 상기하자(즉 평균 40dB HL 음 차폐를 위해 45dB HL의 소음이 필요하다). 이러한 이유로 검사 귀의 역치에 도달하는 30dB HL 소음을 듣게 되지만 실제로 검사 귀를 차폐하기 위해서는 최소 효과 차폐 교정(MEMC)이 5dB를 더하게 될 것이다. 이러한 이유로 과잉차폐는 다음의 경우에 발생한다.

$$MN_N \geq (IA + BC_T + MEMC)$$

따라서 예시에서 과잉차폐는 실제로 비검사 귀에 85dB HL 소음이 제시될 때 발생한다.

$$MN_N \geq (IA + BC_T + MEMC)$$
$$MN_N \geq (50dB + 30dB\ HL + 5dB)$$
$$MN_N \geq 85dB\ HL$$

과잉차폐는 초기 차폐 수준을 결정할 때처럼 차폐 과정의 초기에 문제가 된다. 한 번 초기 차폐 수준이 결정되면 청각사는 반드시 과잉차폐가 이미 이 시작 단계에서 발생하는지를 자문해 보아야 한다. 이 문제는 비검사 귀의 기전도 역치가 검사 귀보다 좋지 못한 경우 특히 두드러진다. 다음 예에서 역치(일부 주파

수)는 어디일까?

오른쪽 기전도	50dB HL (차폐)
오른쪽 골전도	50dB HL (차폐)
왼쪽 기전도	25dB HL (비차폐, 차폐 불필요)
왼쪽 골전도	10dB HL (비차폐, 차폐 필요)

오른쪽 기전도 역치, 골전도 역치는 왼쪽 귀를 차폐하여 얻는다.[4] 왼쪽 골전도 역치는 차폐를 하여 재검사할 필요가 있다. 이것은 오른쪽 귀에 적절한 초기 차폐 수준을 두는 것을 포함하고 이는 다음과 같다.

50 dB HL	(우리가 차폐를 원하는 음의 역치)
+5 dB	(우리의 최소 효과 차폐 교정)
=55 dB HL	(50dB HL의 최소 효과 차폐 수준)
+10 dB	(안전 계수)
=65 dB HL	(초기 차폐 수준)

이간감쇠가 40dB이라 가정하고 오른쪽 귀에 제시된 65dB의 시작 소음 수준이 왼쪽 와우에 65dB HL − 40dB = 25dB HL로 도달한다. 논리적으로 과잉차폐는 왼쪽 와우의 25dB HL 소음이 10dB 골전도 역치를 차폐하기에 충분한 것 이상이므로 발생한다. 이것은 과잉차폐 공식에서 확인되는데 65dB 초기 차폐 수준은 55dB를 초과하고 이 경우 이 지점에서 과잉차폐가 시작된다.

$$MN_N \geq (IA + BC_T + MEMC)$$
$$65dB \geq (40 + 10 + 5)$$
$$65dB \geq 55dB$$

골전도가 차폐와 함께 검사될 때 과잉차폐 가능성은 더욱 커진다. 비검사 귀를 이어폰으로 차폐하는 것은 폐쇄 효과의 결과가 될 수 있으므로 비검사 귀의 골전도 신호 강도를 상승시킨다. 오른쪽 귀가 차폐 잡음을 전달하기 위해 사용된 이어폰으로 장착되었을 때

---

4) 이미 앞에서 제안했던 것과 다소 다른 검사 순서를 함축한다 할지라도 기전도와 골전도가 간단하게 정리되는 것은 당연할 것이다.

15dB의 폐쇄 효과가 발생한다고 가정하자. 만약 이것이 일어난다면 초기 차폐 수준은 비검사 와우에 증가된 골전도 신호를 뛰어 넘기 위해 65+15=80dB HL로 증가되어야 한다. 이러한 상황에서 이간감쇄가 65dB만큼이라 하더라도 과잉차폐가 발생한다. 이는 85dB ≥ (65+10+5)이기 때문이다.

최대 차폐 수준은 가장 높은 차폐 잡음 수준이며 이것은 과잉차폐를 발생시키지 않고 사용될 수 있다. 청각적인 신호의 일반적인 증가가 5dB임을 기억하자. 따라서 최고 차폐 수준이 단지 과잉차폐를 일으키는 가장 낮은 소음 수준보다 5dB 아래이다. 만약 과잉차폐의 가장 낮은 수준을 80dB HL이라 결정하면 최대 차폐 수준은 간단히 $80-5=75$dB HL이다.

수학적 관점에서 과잉차폐는 다음의 상황일 때 언제든지 발생한다.

$$MN_N \geq (IA+BC_T+MEMC)$$

따라서 과잉차폐를 일으키는 가장 낮은 수준은 다음과 같다.

$$MN_N=(IA+BC_T+MEMC)$$

최대 차폐는 최소 과잉차폐 값의 한 단계 아래 강도 조절기 단계(5dB)에서 발생하거나 아니면 다음의 경우에 발생한다.

$$MN_N=(IA+BC_T+MEMC)-5$$

항상 과잉차폐에 대한 경계가 있어야 하고 적어도 차폐된 역치를 얻으려는 노력 없이 너무 빨리 "차폐 불가능" 또는 "차폐 딜레마"라고 청력도에 적지 않도록 주의하는 것이 중요하다. 만약 이전의 비차폐 역치가 초기 차폐 수준과 함께 이동되지 않았다면 이것은 차폐된 역치로 확인된다. 만약 비차폐 역치가 초기 차폐 수준을 따라 이동된다면 낮은 차폐 수준 시작과 함께 수평을 얻기 위해 노력해야 한다(이것은 실제로 Hood의 원본에 있는 수평에 대한 서술이다). 적어도 종종 용인되는 수평(따라서 차폐된 역치)이 얻어진다. 물론 수평이 얻어지지 않았다면 과잉차폐에 대한 의

심이 확인될 것이다. 그 경우 청력도에 "수평 없음"이라고 명시해야 하고 이러한 지적은 경험을 기반으로 한다는 것을 알아야 한다.

차폐 딜레마

초기 차폐 단계에서 과잉차폐가 발생하는 특별한 경우는 **차폐 딜레마**(masking dilemma)라 불린다(Naunton, 1960). 이 문제는 비차폐 청력도에서 양쪽 귀의 기골도역치 차이가 클 때 발생한다. 그림 9.10은 기골도역치 차이가 55dB일 때 대표적인 차폐 딜레마의 예를 보여 준다. 이러한 경우는 초기 차폐 수준에서 과잉차폐가 발생하더라도 우리가 양쪽 귀를 차폐하여 재검사하기 때문에 딜레마이다. 예를 들면 1000Hz에서 오른쪽 귀를 차폐하기 위해 필요한 소음의 초기 차폐 수준은 55+5+10=70dB HL이나 비차폐 골전도 역치는 0dB HL이다. 과잉차폐는 오른쪽 귀에 제시된 초기 차폐 수준이 왼쪽 와우의 차폐를 일으킬 때 발생하는데 이것은 왼쪽 귀의 기전도 역치와 골전도 역치를 이동시킨다. 이러한 경우 우리는 (1) 효과적인 차폐 또는 (2) 과잉차폐이기 때문에 왼쪽 귀의 이동된 역치를 실제로 알 수 없다.

비대칭 청력도를 위한 최적의 차폐 방법

Turner(2004a, b)에 따르면 **최적의 차폐 방법**(optimized masking method)이란 만약 비차폐 기전도 역치가 검사 주파수에서 양쪽 귀 사이에서 25dB 이상 차이가 나서 더 나쁜 귀를 검사할 때(더 나은 귀에 차폐 잡음을 제시하여) 사용하는 것이다. 이 접근은 전통적인 수평법보다 좀 더 효율적인데, 보다 적은 단계에서 검사 귀의 역치를 확인할 수 있기 때문이다(그림 9.11).

이전과 같이 분명한 (비차폐된) 기전도 역치는 50dB HL이다(그림에서 점 a). 첫 번째 단계는 비검사 귀 차폐 잡음의 일부 초기 수준과 함께 재검사하는 것이다. 전통적 기법과는 달리 최적의 방법에 사용되는 초기 차폐 수준은 검사 귀의 기전도 역치에서 10dB을 뺀 후 설정된다.

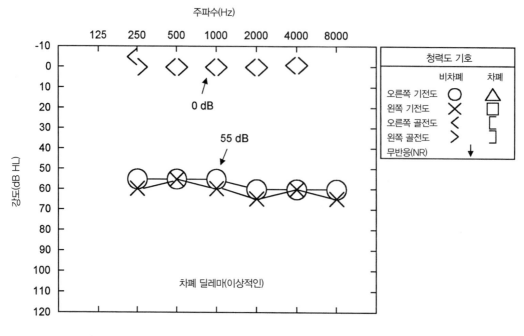

그림 9.10 차폐 딜레마의 예(본문 참조)

$$IML = HL_T - 10$$

예제에서 검사 귀의 명백한 역치가 50dB이기 때문에 비검사 귀에 제시된 초기 차폐 수준은 50−10=40dB이다. 만약 초기 차폐 수준이 검사 귀의 역치를 바꾸지 않는다면(또는 만약 중추 차폐에 기인하는 작은 양에 의해 움직인다면) 50dB의 원래 역치는 사실적인 것으로 확인된다. 그러나 우리는 초기 차폐 수준

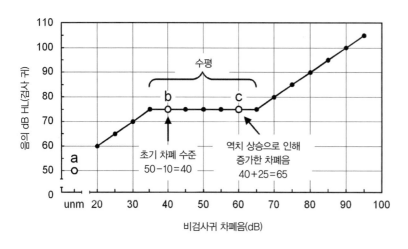

그림 9.11 최적 차폐 방법(본문 참조)으로 차폐 수평(검사 귀의 참 역치) 확인

이 검사 귀의 역치를 75dB HL로 상승시킨 것을 확인한다(그림에서 점 b). 다음 단계는 수평법과 같이 비검사 귀의 차폐 잡음을 높은 수준으로 재검사하는 것이다. 그러나 수평법과는 달리 최적의 방법은 차폐음의 강도를 초기 차폐 수준에 의해 역치 변동의 크기로 증가시킨다. 예제에서 초기 차폐 수준은 75dB HL에서 50dB HL로 25dB의 역치 변동을 가져온다. 따라서 다음 차폐 수준은 초기 차폐 수준보다 25dB 이상인 40+25=65dB이다. 그림의 점 c에서 보는 것과 같이 75dB HL 역치는 차폐 수준과 동일하게 머무르고 이것이 검사 귀의 정확한 차폐된 참 역치임을 확인한다. 최적의 방법은 전통적인 기법에 사용된 것보다 적은 수의 재검사로 차폐 수평을 확인할 수 있음을 주목하자.

만약 65dB 차폐음이 역치 변동을 다시 일으키면 마지막 단

계인 역치 변동량만큼 차폐 수준을 증가시켜 재검사를 반복할 수 있다. 만약 65dB 차폐음이 역치를 15dB만큼 90dB로 이동시킨다면 비검사 귀의 차폐 수준을 65＋15＝80dB로 하여 재검사해야 한다. 이러한 전략은 수평을 확인하거나 최고 수준에 도달할 때까지 반복된다.

최적의 방법은 초기 차폐 수준을 제외하곤 골전도 검사와 동일하다. 골전도 차폐를 할 때 초기 차폐 수준의 설정은 (a) 비차폐된 골전도 역치＋30dB(IML＝BC＋30) 또는 (b) 청각사의 차폐 방법에 사용된 수준은 어떠한 것이든 더 높게 위치한다. 이러한 초기 차폐 수준은 폐쇄 효과를 20dB만큼 크게 계산한다.

골전도 차폐를 위한 몇 가지 고려 사항

앞서 언급한 것처럼 차폐는 기전도 차폐를 결정하는 데 필요하기 때문에 먼저 골전도 역치를 확인해야 한다. 골전도 차폐는 이어폰을 착용하는 기전도에 대한 차폐와는 달리 골도진동자와 이어폰의 특별한 배열을 포함한다. 차폐된 골전도 검사를 위한 출력변환기 설정은 그림 9.12와 같다. 골도진동자는 검사 귀의 유양돌기에 배치되고 비검사 귀는 차폐음을 전달하는 데 사용되는 이어폰으로 가린다. 검사 귀는 **노출된 상태**이고 이어폰은 그림에서 보는 것과 같이 검사 귀와 눈 사이의 머리 쪽에 위치시킨다. 골도진동자와 비검사 귀 이어폰의 정확한 위치를 확인하는 것은 매우 중요하다. 이어폰이 골도진동자의 머리띠를 방해할 수 있기 때문에 이것은 중요한 단계이다. 환자에게 다음 사항을 전달하는 것 또한 중요하다. (1) 이 독특한 배치는 검사 목적을 위한 것이고, (2) 환자의 머리 위 장치의 혼잡함을 방지하기 위하여 최대한 편안한 상태로 움직이지 않아야 하고, (3) 만약 제자리에서 벗어나 미끄러져 내린다면 즉시 알아차려야 한다.

비차폐된 골전도 역치는 차폐음으로 검사가 수행되기 전 이어폰 헤드셋 위치를 다시 확인해야 한다. 이는 두 가지 목적을 위해 수행된다. 하나의 이유는 비검사 귀를 덮는 것이다. 폐쇄 효과를 발생시키는지 결정하기 위해서다. 이는 빙 검사 시행의 구성 요소이다

(Martin, Butler, & Burns, 1974). 폐쇄 효과의 크기는 이 값이 BC에 사용된 IML에 가산되어야 하기 때문에 폐쇄 효과가 발생하는 각 주파수마다 기록된다.

이어폰을 제 위치에 두고 비차폐된 골전도 역치를 재확인해야 하는 또 다른 이유는 골도진동자의 위치가 이어폰의 추가로 인해 흐트러지지 않게 하기 위해서이다. 이것은 이어폰의 헤드셋이 제자리에 있을 때 골전도 역치가 본래 역치보다 더 나빠지지 않았는지 확인함으로써 수행된다. 여기서는 되도록이면 높은 주파수의 1000Hz를 사용해야 한다. 250, 500, 1000Hz 중 1000Hz를 사용하는 이유는 폐쇄 효과가 1000Hz까지의 주파수에서 위치 문제를 탐지하는 능력을 흐리게

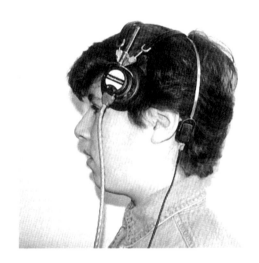

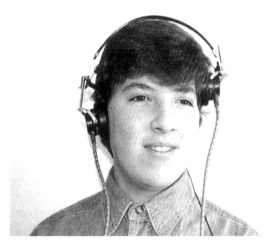

그림 9.12 골전도 차폐 시 ⓐ 하나의 진동체와 ⓑ 이어폰의 전형적인 배치

하기 때문이다. 예를 들면 500Hz에서 재검사하고 골전도가 이어폰 추가에도 변경되지 않는다는 것을 확인한다고 가정하자. 이것은 진동자의 위치가 올바르고 폐쇄 효과가 없다는 의미이나, 진동자 움직임에 의해 골전도 역치가 15dB 더 나빠진다는 것 또한 의미하며 이것은 15dB까지 폐쇄 효과로 소거된다. 말할 필요도 없이 진동자와 이어폰 헤드셋은 위치 문제가 발견된다면 조정되어야 하고 재확인해야 한다.

삽입형 이어폰

EARtone 3A나 ER-3A 리시버와 같은 삽입형 이어폰은 청각적으로 쉽게 사용할 수 있다. 이것의 사용은 차폐에 관한 한 표준 귀걸이식 청각적 이어폰 이상의 두 가지 중요한 이점을 제공한다. 이러한 장점은 삽입형 이어폰의 적절한 사용이 (1) 이간감쇠를 증가시키고 (Zwislocki, 1953) (2) 폐쇄 효과를 완화한다는 것이다.

삽입형 이어폰에 의한 이간감쇠 값은 Sklare와 Denenberg(1987)에 의해 보고되었다. 이 값은 좀 더 대중적으로 사용되는 귀걸이식 이어폰의 값과 함께 그림 9.5에 나타냈다. 이간감쇠는 차폐가 언제 필요할지 결정할 때 중심이 된다는 것을 상기하자. 사실 기전도 차폐 법칙은 이간감쇠가 대개 40dB만큼 작다는 전제 하에 AOBG가 40dB 이상일 때 시행한다. 삽입형 이어폰의 사용은 이간감쇠량을 그림에 나타난 값으로 증가시켜 차폐가 거의 필요하지 않도록 만드는데 이것은 평균적으로 70dB를 충분히 넘는다(Killion, Wilber, Gudmundsen, 1985). 게다가 차폐음 제시를 위해 삽입형 이어폰을 사용하는 것은 검사 귀에 도달하는 차폐음의 양을 감소시키고 그렇게 함으로써 과잉차폐 문제가 해소된다.

감각신경 예민성 수준(SAL) 검사

난청의 감각신경성 요소(골전도 역치)를 추정하는 간접적 접근법은 Rainville(1955)에 의해 유래되었고 좀 더 효율적 임상 사용을 위해 Jerger와 Tillman (1960)에 의해 **감각신경 예민성 수준**(Sensorineural Acuity Level, SAL) 검사로 수정되었다. SAL 검사

는 더 이상 일반적으로 사용하지는 않지만 와우 환자의 청각 서셉턴스에 대해 알아야 할 필요가 있을 때와 차폐 딜레마 같은 표준 골전도 역치가 모호할 때 도움을 줄 수 있다.

SAL 검사에서 환자의 각 기전도 역치는 두 번 검사한다. 첫 번째 역치는 항상 측정되나(조용한 상황) 두 번째 역치는 이마에 골도진동자의 최대 강도로 차폐음을 제시하는 동안 측정된다(소음 상황). 따라서 이러한 소음은 기전도 검사음 차폐가 발생하는 와우에 골전도로 인해 전달된다. 기전도 음 강도를 올리면 환자가 소음 너머로 그것을 들을 수 있을 것이다. SAL 검사는 주어진 환자의 역치 변동을 측정하고 그것을 정상인의 역치 변동과 비교하는 것이 포함되어 있다. 본래의 방법에서는 백색소음 차폐음과 귀걸이식 이어폰을 검사음 제시 시 사용하였으나 현대의 접근법은 좁은 대역 차폐음과 삽입형 이어폰을 사용한다(Hall, 2005).

환자에게 SAL 검사를 시행하기 전 우리는 사용된 소음에 따라 얼마나 많은 차폐가 일어나는지 알아야 한다. 이것은 전청인(정상)의 그룹을 검사하는 것으로 수행된다. 예를 들어 골전도 차폐음이 정상인에게 1000Hz 기전도 역치 0dB HL에서 55dB HL로의 이동을 가져온다는 것을 발견했다고 가정하자. 이 사례는 그림 9.13에서 "정상"이라고 표기하여 나타냈다. 임상적으로 만약 환자의 청력이 와우에서 정상이면 동일한 역치 변동량을 기대하고 와우의 난청이 있으면 적은(또는 전혀 없음) 역치 변동을 기대한다.

전음성 난청이 있을 때 와우가 정상이라면 골도진동자에서 발생하는 모든 차폐음은 정상 청력을 가진 사람들만큼 효과적이기 때문이다. 따라서 정상인과 마찬가지로 골전도 전음성 난청에서 동일한 양으로 (55dB 소음) 검사음의 역치를 이동시킨다. 예를 들면 50dB HL 역치는 55dB에 의해 105dB HL까지 이동되는데 이는 그림 9.13에서 "전음성"이라고 명명된 경우이다. 반면에 감각신경성 난청의 경우 차폐음은 적은 양의 역치 변동을 일으키는데 이것은 적은(또는 없음) 차폐음이 장애가 있는 와우에 들리기 때문이다.

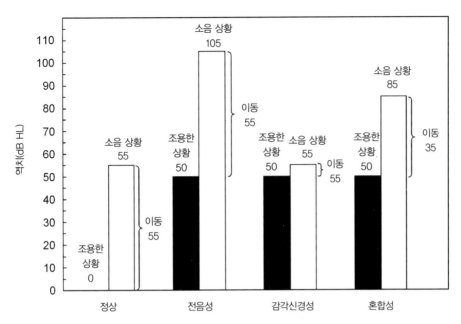

그림 9.13 정상 청력 50dB HL 전음성, 감각신경성, 혼합성 난청의 SAL 검사 결과. 각 쌍의 왼쪽 막대는 조용한 상황의 기전도 역치를 나타내고, 오른쪽 막대는 이마의 골도진동자로부터 차폐음이 제시될 때 기전도 역치를 나타낸다.

예를 들면 50dB HL 감각신경성 손실이 있는 사람에게 차폐음이 약간 들릴 수 있다. 그림 9.13의 "감각신경성"이라 표기된 경우는 본래 50dB HL 역치가 차폐음이 제시되는 동안 55dB로 단 5dB 이동한 것을 나타낸다.

그림 9.13의 마지막 경우는 50dB HL의 혼합성 난청의 경우 무엇이 일어나는지 보여 준다. 여기서 소음은 역치를 35dB 상승시켜 85dB HL까지 이동시킨다. 이러한 이동은 55dB보다 작은데 골전도 소음의 효율성은 혼합성 난청의 감각신경성 부위로 인해 약해지기 때문이다. 골전도 차폐음이 정상적인 경우보다 20dB 덜 효과적이기 때문에 이 경우의 골전도 역치는 20dB HL이다.

이러한 예에서 SAL 검사로 예상되는 변동치(여기서는 55dB)에서 차폐음에 의해 일어난 실제 이동값을 뺀 것으로 골전도 역치를 찾을 수 있다는 사실을 주목하자. 50dB HL 기전도 역치를 갖는 세 가지 경우에서 SAL 검사는 골전도 역치가 (a) 전음성 난청일 때 55(예상되는 이동)−55(실제 이동)=0dB HL, (b) 감각신경성 난청일 때 55−5=50dB HL, (c) 혼합성 난청일 때 55−35=20dB HL임을 보여 준다.

역치상 어음검사의 차폐

임상 차폐에 대한 논의는 지금까지 순음의 역치에 초점을 맞췄다. 이제 역치 이상으로 제시된 순음을 사용하여 차폐가 검사에 사용되는 것을 다루는데 청각피로검사(tone decay), 미세증가감성지수(short increment sensitivity index, SISI) 등이 그 예이다(10장 참조). 만약 차폐가 음의 역치를 얻기 위해 필요하다면 역치 이상으로 수행되는 검사에서도 필요하다는 것은 명백하다. 예를 들어 오른쪽 귀의 50dB HL 역치를 얻기 위해 왼쪽 귀는 35dB 차폐음이 필요하다는 것을 가정하자. 우리는 지금 Olsen-Noffsinger 청각피로검사를 가지고 오른쪽 귀를 평가하고자 하는데 이것은 20dB SL에서 시작한다(10장). 명백히 차폐는 검사 귀가 50dB HL의 음을 들을 때 필요하다면 동일한 음이 70dB HL로 제시될 때도 분명 필요하다. 또한 차폐음은 검사 귀에 제시되는 높은 강도의 음을 고려하여 반드시 상승되어야 한다. 즉 35dB HL 차폐음이 (비차폐 귀에) 충분했다 하더라도 50dB HL이 검사 귀에 들릴 때 검사음이 70dB HL로 상승되어 검사한다면 이것은 더 이상 충분하지 않다. 음이 20dB 높아졌으므로 차폐음도 20dB 증가되어야 한다.

마지막으로 대부분의 특수 청각 검사는 역치상 강도에서 제시되기 때문에 역치가 동일 주파수에서 얻어질 때 차폐가 필요하지 않다 하더라도 종종 비검사 귀를 차폐해야 할 것이다. 교차청취가 검사 신호의 양이 비검사 귀의 골전도 역치에 이르는 이간감쇠를 초과할 때마다 일어나기 때문이다. 예를 들어 오른쪽 귀(검사 귀)의 기전도 역치가 40dB HL이고 왼쪽 귀(비검사 귀)의 골전도 역치가 10dB HL이라고 가정하자. 오른쪽 기전도 역치는 차폐를 하여 재검사할 필요가 없는데 이것은 AOBG가 40−10=30dB이기 때문이고 이는 AOBG의 기준인 40dB보다 작다. 이제 Olsen-Noffsinger 청각피로검사와 같은 역치상 검사 시 무엇이 일어나는지 생각해 보자. 이러한 검사는 40dB HL 역치보다 20dB 위에서 시작되고 검사 귀에 60dB HL의 검사음이 제시됨을 의미한다. 만약 AOBG에서 A(공기)의 의미를 검사 귀에 제시되는 검사음의 강도(그것의 역치 대신)로 적절히 확장하면 예시에서 AOBG는 60−10=50dB이 된다. 40dB AOBG 기준을 초과하는 50dB AOBG는 교차청취의 가능성을 시사하고 따라서 차폐가 필요하다.

이와 같이 어떤 음의 역치상 검사에서 필요한 차폐를 할 때의 규칙은 단순히 앞서 언급된 친숙한 개념의 일반화인데, 이것은 A(공기)가 여기서 제시되는 검사음의 강도(dB HL)라는 점을 제외한다면 AOBG가 40dB 이상일 때 언제나 차폐를 해야 한다. 40dB 기준은 개인의 실제 이간감쇠 값을 알 수 있다면(아래 참조) 이것으로 대체될 수 있다. 이전과 같이 이러한 비교는 역치상 어음검사를 시행하는 각 검사 주파수에서 개별적으로 이루어진다.

주어진 신호에 대한 각각의 이간감쇠를 모르기 때문에 40dB 기준은 보수적인 경험 법칙으로 사용됨을 기억하자. 실제로 우리는 특히 역치가 설정된 후 종종 이 값을 안다. 다음은 그 방법이다. 1000Hz에서 환자의 역치를 가정해 보면 (1) 오른쪽 귀의 기전도, 골전도는 5dB HL이고, (2) 왼쪽 귀에서는 60dB HL이다. 이 환자의 이간감쇠는 40dB이 될 수 없는데 만약 그렇다 하더라도 환자가 왼쪽 귀에서 45dB HL을 반응한다.

환자는 왼쪽 귀의 음이 60dB HL일 때까지 반응하지 않았는데 이 주파수에서 최소 이간감쇠가 60−5=55dB이기 때문이다. 이와 같은 경우 우리는 40dB 값을 개별적으로 결정된 값으로 대체할 수 있다.

역치상 어음검사에 필요한 차폐음의 양은 계산을 필요로 하는데 이것은 몇 가지 요인을 설명해야 한다. (1) 얼마나 많은 검사 신호가 비검사 귀의 와우에 도달하는가? 이것은 (a) 검사 귀에 제시된 신호의 강도, (b) 비검사 귀의 골전도 역치, (c) 이간감쇠를 포함한다. (2) 실제로 비검사 귀에 제시된 얼마나 많은 양의 차폐음이 와우에 도달하는가? 이것은 우리가 비검사 귀의 기골도역치 차이도 설명해야 한다는 것을 의미한다. (3) 마지막으로 최소 효과 차폐 교정(MEMC)과 안전 계수를 포함한 소음의 효과적인 차폐 능력을 보여야 한다는 점을 기억해야 한다. 따라서 역치상 어음검사에서 차폐가 결정될 때 비검사 귀에 제시되는 소음의 양은 다음과 같다.

dB HL로 검사 귀에 제시된 강도(P_T)
− 이간감쇠(IA, 알 수 없는 경우 40dB)
= 비검사 귀 와우에 교차되는 강도
+ 비검사 귀의 기골도역치 차이(ABG_N)
+ 최소 효과 차폐 교정(MEMC)
+ 10dB 안전 계수(SF)
= dB HL로 비검사 귀에 차폐 잡음 수준(MNN)

이 계산은 다음의 수식으로 쓸 수 있다.

$$MNN = P_T - IA + ABG_N + MEMC + SF$$

단지 올바른 차폐 수준을 계산할 수 있다고 해서 맹목적으로 사용할 수 있다는 의미는 아니다. 이것은 먼저 앞서 설명한 것처럼 과잉차폐가 가능한지 아니면 그럴 것 같은지의 여부를 평가한다. 이는 역치 측정에 사용된 것보다 더 높은 차폐음 강도를 사용해야 하는 역치상 검사의 차폐에 특히 중요하다.

주파수가 검사 과정에서 일정하게 머물지 않고 계속 변하므로 연속 주파수 자기청력검사(sweep-frequency Bekesy audiometry)(10장 참조)에 사용되는 차폐는 독특한 문제가 발생한다. 이런 이유로 자기 청력검사를 지원하는 일부 청력검사기는 협대역 차폐음을 제공하는데 이것은 변화하는 검사 주파수에 따라 함께일 때 주파수를 변화시키고 일부 청각사들은 광대역 소음 차폐기를 사용한다. 문제는 여기서 그치지 않는다. 난청의 양이 모든 주파수에서 거의 동일하지 않기 때문에 최적의 차폐 잡음 수준도(그러나 그것들이 무엇이 되어야 하는지 결정하는 것을 진행) 청력도를 훑고 지나가는 것처럼 "대충 그때그때 봐 가며" 변경해야 한다. 사실 저자는 연속 주파수 자기청력검사에 대해 진정으로 충분한 차폐 접근을 본 적이 없다.

검사 결과에 미치는 차폐의 영향

중추 차폐가 비검사 귀 차폐음의 검사 결과에 영향을 준다는 사실에 대해 강조한 점은 이미 살펴보았다. 입문 학생조차도 일반적인 경우에 반대측 차폐음이 검사 결과에 가질 수 있는 일부 영향을 알고 있어야 한다.

비검사 귀의 차폐 존재는 소음 부재의 역치 적응 없이 피검자들 사이에서 청각피로검사의 결과를 가져올 수 있고(Shimizu, 1969; Priede & Coles, 1975) SISI의 결과에 영향을 미친다(Blegvad & Terkildsen, 1967; Blegvad, 1969; Shimizu, 1969; Swisher, Dudley, & Doehring, 1969). 이러한 연구에서 피검자들 사이의 영향은 크게 다른데 SISI에서 차폐하지 않고 얻은 점수와 비교했을 때 비검사 귀에 차폐음을 제시했을 경우 점수가 훨씬 더 높았다. 사실 차폐음이 SISI 점수를 하나의 진단 범위에서 다른 진단 범위로 변화시키는 것은 일반적이다(예 : 음의 점수가 의심되거나 또는 양의 점수로 변화).

여러 연구에서 또한 Bekesy 자기청력검사의 결과가 비검사 귀 차폐에 의해 영향을 받는다는 것을 밝혔다(Dirks & Norris, 1966; Blegvad, 1967, 1968; Grimes & Feldman, 1969). 비차폐 결과와 비교하면 비검사 귀의 차폐음 존재는 역치를 더 나빠지게 하고(단속 기록보다 연속 기록에서 더 나쁨) 이동폭을 축

소하며 단속 기록과 연속 기록 사이의 분리를 넓힌다. 이러한 특정 효과에 비춰 보면 차폐가 자기청력검사 진단 분류에서 I형을 II형 또는 IV형으로, II형에서 IV형으로 변화시키는 것은 놀라운 일이 아니다.

어음청력검사의 차폐

앞서 다룬 어음검사를 위한 차폐의 기본 개념은 몇 가지 수정을 하여 어음청력검사(8장) 차폐에 적용시킬 수 있다.

어음을 위한 효과적인 차폐 교정

최소 효과 차폐 부정(Minimum effective masking correction, MEMC)은 앞서 순음에 대해 설명한 것과 유사한 방식으로 어음에서도 결정될 수 있다. 간략히 말하자면 전 과정 내내 상당히 편안한 강도(40dB HL 또는 50dB HL)의 소음인 차폐음과 음성 자료를 같은 이어폰으로 내보낸다. 소음보다 더 높은 강도에서 시작하면서 피검자에게 미리 결정한 검사 단어의 숫자(예 : 6 또는 8)를 제시한다. 이 검사 단어는 반복된다. 이러한 절차는 모든 단어가 청취자에게 안 들릴 때까지 어음 강도를 연속으로 5dB씩 감소시킨다. 이러한 어음 강도와 차폐음 강도 간 차이는 청취자의 MEMC이다. 그 절차는 적어도 10명의 정상 청력 피검자를 대상으로 반복되고 청각사는 평균값을 산출한다. 앞서 수행한 NBN 소음 차폐처럼 이 평균값은 임상에서 안전 계수와 함께 MEMC로 사용된다.

기술 설명된 절차는 실제로 사용된 소음과 어음 재료의 종류 즉, 어음 소음과 강강격 단어에 적용한다. 추가 MEMC 값은 다른 자료 또는 차폐 잡음(단음절어, 백색소음 등)에서도 동일한 방식으로 얻어진다.

어음청력검사에서 차폐를 하는 시기

우리는 "언제 차폐를 하는가?"라는 질문이 세 가지 요소를 포함한다는 것을 이미 안다. 첫 번째 요소는 검사 귀에 제시되는 신호의 강도이다. 이것은 일반적으로 어음청력검사 중 어음인지역치(speech reception threshold, SRT)검사를 구할 때는 강강격 단어이고, 어음인지도검사(speech recognition testing)에서는 단음절 단어이다. 이간감쇠는 두 번째 요소이다. 표준 청력검사 이어폰을 사용한 어음의 각 이간감쇠 값은 여러 연구에서 볼 때 48~68dB 범위이다(Liden, 1954; Liden, Nilsson, & Anderson, 1959a; Snyder, 1973; Smith & Markides, 1981; Sklare & Denenberg, 1987). 48dB 최소값은 Konkle과 Berry(1983), Goldstein과 Newman(1985)이 제안한 것처럼 어음(5dB의 검사 단계를 가정) 차폐를 시행할 시기를 결정하는 이간감쇠의 기준으로 45dB 사용을 지지한다. 그러나 저자는 적어도 일반 조건에서는 좀 더 보수적인 40dB 값을 사용하기를 선호하며 다른 사람들도 이에 동의한다(Martin, 1991). 삽입형 이어폰의 사용은 어음의 이간감쇠 값을 68~84dB 범위로 상승시킨다(Sklare & Denenberg, 1987).

세 번째 요소는 비검사 귀의 골전도 역치이다. 그러나 골전도 역치는 어음에서 거의 얻어지지 않는다. 따라서 하나 혹은 그 이상의 비검사 귀 순음 골전도 역치를 사용해야 한다. ASHA(1988) 지침은 이러한 목적으로 가장 예민한(가장 낮거나 최적) 골전도 역치인 500~4000Hz 사이의 주파수로 고려하기를 제안한다. 그러나 저자의 경험상 역치가 고주파수보다 저주파수에서 확연히 더 좋았을 때 250Hz 또한 고려될 수 있다고 제안한다.

따라서 차폐는 어음청력검사 동안 검사 귀의 어음 강도(S_T)에서 이간감쇠를 뺀 것이 비검사 귀의 "최적" 순음 골전도 역치(BC_N) 이상이면 이를 사용해야 한다. 어음청력검사의 차폐 수식은 다음과 같다.

$$S_T - IA \geq BC_N$$

여기서 40dB이 좀 더 보수적인 안전 이득을 제공하지만 이간감쇠 값은 40dB 또는 45dB가 될 수 있다.

어음인지역치검사의 차폐

어음인지역치검사를 위한 차폐 절차는 순음역치에 사용되는 것과 유사하다. 우선 첫째로 초기 차폐 수준은 비검사 귀의 어음인지역치에 MEMC 및 안전 계수를 더한 것과 동일하고 수식은 다음과 같다.

$$IML_{SRT} = SRT_N + MEMC + SF$$

본래의 어음인지역치는 비검사 귀에 초기 차폐 수준으로 어음인지역치가 머무르거나 이것이 단 5dB 움직인다면 중추 차폐에서 기인한 것으로 생각할 수 있다(Martin, Bailey, & Pappas, 1965; Martin, 1966; Frank & Karlovich, 1975). 만일 초기 차폐 수준이(IML)이 어음인지역치를 10dB 이상 이동시킨다면 어음인지역치검사는 수평법(역치 변동)을 사용한다. 차폐 전략은 순음역치 대신 어음인지역치의 획득을 위해 적합한 검사 기술을 사용한다는 점만 제외하면 어음검사와 동일하다(8장 참조).

어음인지도검사와 다른 역치상 어음검사의 차폐

어음인지도검사와 다른 역치상 어음검사에 사용되는 정확한 차폐음의 양을 결정하는 데 계산이 필요하다. 이 산출은 어음 자료에 대한 제시 강도를 제외하면 사실 앞서 언급된 역치상 어음검사와 동일하다. 이제 학생들은 어떠한 역치상 검사를 할 때라도 과잉차폐의 가능성에 대해 조금도 방심하지 말아야 한다는 사실을 이미 알고 있다.

어음청력검사 동안 차폐 잡음의 필요한 양을 정하기 위한 재치 있는 규칙은 검사 귀에 제시되는 어음 강도보다 20dB 낮은 차폐 잡음 수준을 사용하는 것이다(Jerger & Jerger, 1971; Hannley, 1986; Yacullo, 1999). 올바르게 사용되었을 때 이 접근법은 비검사 귀의 차폐음을 검사 귀로부터 교차되는 어떤 어음 신호보다 적어도 20dB 더 크게 한다. 저자는 이러한 방법이 비대칭 감각신경성 손실이 있는 더 나쁜 귀를 검사하는 동안 더 좋은 귀의 차폐를 할 때와 대칭 감각신경성 난청에서 잘 들어맞는다는 것을 발견하였다. 그러나 얼마나 많은 양의 차폐 잡음이 이 방법에서 사용되었는지 측정하고 나서는 반드시 과소차폐 또는 과잉차폐가 발생하는지 여부를 고려해야 한다는 점을 기억하자. 문제는 비검사 귀에 전음성 손실이 있을 때 생긴다.

어음청력검사의 최대 차폐 및 과잉차폐

어음청력검사의 최대 차폐와 과잉차폐 규칙은 검사 귀의 최고 골전도 역치를 적용하는 것을 제외하면 앞서 언급된 규칙과 비슷하다.

골전도에 의한 어음검사 차폐

골전도에 의한 어음검사는 비교적 흔치 않지만 이러한 상황이 발생할 수 있으므로 차폐를 여전히 준비해야 한다. 여기서 "언제 차폐를 하는가?"에 대한 질문은 어음 수준과 최고 골전도 역치를 비교한 것은 제외하고 음에 대해 사용된 경우를 따른다. 얼마만큼의 차폐 양이 골전도 어음 자극에 사용되는지에 대한 사안은 반드시 폐쇄 효과를 고려해야 한다. 진동자가 유양돌기에 있을 때 어음의 평균 폐쇄 효과는 6dB이고(또는 자극이 이마로부터 있을 때 9dB) 개별값은 20dB만큼 커질 수 있다(Klodd & Edgerton, 1977). 이러한 다양성 때문에 어음 폐쇄 효과의 크기는 앞서 어음 신호에 대해 설명한 것과 동일한 접근법으로 개별 환자 기준으로 결정되어야 한다.

학습 문제

1. 교차청취에 대해 정의하고 청력평가에 대한 그것의 영향을 설명하라.
2. 이간감쇠를 정의하고 기전도와 골전도에서의 그 특징을 설명하라.
3. 임상 차폐는 무엇이고 왜 사용되는가?
4. (a) 기전도 검사와 (b) 골전도 검사에서 언제 차폐가 필요한지 그 결정 기준을 설명하라.
5. 초기 차폐 수준의 사용을 설명하라.
6. 중추 차폐를 정의하고 그것의 임상 차폐 적용을 서술하라.
7. 폐쇄 효과를 정의하고 임상 차폐에서의 적용을 서술하라.
8. 수평법을 서술하고 검사 귀에서 왜 수평이 실제 역치를 드러내는지 설명하라.
9. 과잉차폐는 무엇이고 왜 발생하는가?
10. 교차청취와 임상 차폐의 맥락에서 삽입형 이어폰의 이점은 무엇인가?

참고문헌

American National Standards Institute (ANSI). (2004a). *American National Standard Specifications for Audiometers*. ANSI S3.6–2004. New York: ANSI.

American National Standards Institute (ANSI). (2004b). *Methods for Manual Pure-tone Threshold Audiometry*. ANSI S3.21–2004. New York: ANSI.

American Speech-Language-Hearing Association (ASHA). (1988). Guidelines for determining threshold level for speech. *ASHA, 30*, 85–89.

American Speech-Language-Hearing Association (ASHA). (2005). *Guidelines for Manual Pure-Tone Threshold Audiometry*. Rockville, MD: ASHA.

Blegvad, B. (1967). Contralateral masking and Bekesy audiometry in normal listeners. Acta Oto-Laryngologica, 64, 157–165.

Blegvad, B. (1968). Bekesy audiometry and clinical masking. *Acta Oto-Laryngologica, 66*, 229–240.

Blegvad, B. (1969). Differential intensity sensitivity and clinical masking. *Acta Oto-Laryngologica, 67*, 428–434.

Blegvad, B., & Terkildsen, K. (1967). Contralateral masking and the SISI-test in normal listeners. *Acta Oto-Laryngologica, 63*, 557–563.

Chaiklin, J. B. (1967). Interaural attenuation and cross-hearing in air-conduction audiometry. *Journal of Auditory Research, 7*, 413–424.

Coles, R. R. A., & Priede, V. M. (1970). On the misdiagnoses resulting from incorrect use of masking. *Journal of Laryngology and Otology, 84*, 41–63.

Dirks, D. (1964). Factors relating to bone-conduction reliability. *Archives of Otolaryngology, 79*, 551–558.

Dirks, D. D., & Malmquist, C. W. (1964). Changes in bone-conduction thresholds produced by masking in the non-test ear. *Journal of Speech and Hearing Research, 50*, 271–278.

Dirks, D. D., & Norris, J. D. (1966). Shifts in auditory thresholds produced by ipsilateral and contralateral maskers at low intensity levels. *Journal of the Acoustical Society of America, 40*, 12–19.

Frank, T., & Karlovich, R. S. (1975). Effect of contralateral noise on speech detection and speech reception thresholds. *Audiology, 14*, 34–43.

Gelfand, S. A. (2004). *Hearing: An Introduction to Psychological and Physiological Acoustics*, 4th ed. New York: Marcel Dekker.

Goldstein, B. A., & Newman, C. W. (1985). Clinical masking: A decision making process. In Katz J (Ed.): *Handbook of Clinical Audiology*, 3rd ed. Baltimore: Williams & Wilkins, 170–201.

Grimes, C. T., & Feldman, A. S. (1969). Comparative Bekesy typing with broad and modulated narrow-band noise. *Journal of Speech and Hearing Research, 12*, 840–846.

Hall, J. W. (2005). The clinical challenges of bone-conduction measurement. *Hearing Journal, 58*(3), 10–15.

Hannley, M. (1986). *Basic Principles of Auditory Assessment*. Boston: College-Hill.

Hood, J. D. (1960). The principles and practice of bone-conduction audiometry. *Laryngoscope, 70*, 1211–1228.

Jerger, J., & Jerger, S. (1971). Diagnostic significance of PB word functions. *Archives of Otolaryngology, 93*, 573–580.

Jerger, J., & Tillman, T. (1960). A new method for clinical determination of sensorineural acuity level (SAL). *Archives of Otolaryngology, 71*, 948–953.

Killion, M. C., Wilber, L. A., & Gudmundsen, G. I. (1985). Insert earphones for more interaural attenuation. *Hearing Instruments, 36*, 34–36.

Klodd, D. A., & Edgerton, B. J. (1977). Occlusion effect: Bone conduction speech audiometry using forehead and mastoid placement. *Audiology, 16*, 522–529.

Konkle, D. F., & Berry, G. A. (1983). Masking in speech audiometry. In Konkle DF, Rintelmann WF (Eds.): *Principles of Speech Audiometry*. Baltimore: University Park Press, 285–319.

Liden, G. (1954). Speech audiometry: An experimental study with Swedish language material. *Acta Oto-Laryngologica. Supplementum, 114*, 1–145.

Liden, G., Nilsson, G., & Anderson, H. (1959a). Narrow-band masking with white noise. *Acta Oto-Laryngologica, 50*, 116–124.

Liden, G., Nilsson, G., & Anderson, H. (1959b). Masking in clinical audiometry. *Acta Oto-Laryngologica, 50*, 125–136.

Littler, T. S., Knight, J. J., & Strange, P. H. (1952). Hearing by bone conduction and the use of bone conduction hearing aids. *Proceedings of the Royal Society of Medicine, 45*, 783–790.

Martin, F. N., Bailey, H., & Pappas, J. (1965). The effect of central masking on thresholds for speech. *Journal of Auditory Research, 5*, 293–296.

Martin, F. N., Butler, E. C., & Burns, P. (1974). Audiometric Bing test for determination of minimum masking levels for bone-conduction tests. *Journal of Speech and Hearing Disorders, 39*, 148–152.

Martin, F. N. (1966). Speech audiometry and clinical masking. *Journal of Auditory Research, 6*, 199–203.

Martin, F. N. (1967). A simplified method for clinical masking. *Journal of Auditory Research, 7*, 59–62.

Martin, F. N. (1974). Minimum effective masking levels in threshold audiometry. *Journal of Speech and Hearing Disorders, 39*, 280–285.

Martin, F. N. (1980). The masking plateau revisited. *Ear and Hearing, 1*, 112–116.

Martin, F. N. (1991). *Introduction to Audiology*, 4th ed. Englewood Cliffs, NJ: Prentice-Hall.

Naunton, R. F. (1960). A masking dilemma in bilateral conductive deafness. *Archives of Otolaryngology, 72*, 753–757.

Priede, V. M., & Coles, R. R. A. (1975). Masking of the non-test ear in tone decay, Bekesy audiometry and SISI tests. *Journal of Laryngology and Otology, 89*, 227–236.

Rainville, M. J. (1955). Nouvelle méthode d'assourdissement pour le releve des courbe de conduction osseuse. *Journal Francais Oto-laryngologie, 72*, 752–757.

Sanders, J. W. (1972). Masking. In Katz J (Ed.): *Handbook of Clinical Audiology*, 1st ed. Baltimore: Williams & Wilkins, 111–142.

Shimizu, H. (1969). Influence of contralateral noise stimulation on tone decay and SISI tests. *Laryngoscope, 79*, 2155–2164.

Silman, S., & Silverman, C. A. (1991). *Auditory Diagnosis: Principles and Applications*. San Diego: Academic Press.

Sklare, D. A., & Denenberg, L. J. (1987). Technical note: Interaural attenuation for Tubephone insert earphones. *Ear and Hearing, 8*, 298–300.

Smith, B. L., & Markides, A. (1981). Interaural attenuation for pure tones and speech. *British Journal of Audiology, 15*, 49–54.

Snyder, J. M. (1973). Interaural attenuation characteristics in audiometry. *Laryngoscope, 83*, 1847–1855.

Sparrevohn, U. R. (1946). Some audiometric investigations of monaurally deaf persons. *Acta Oto-Laryngologica, 34*, 1–10.

Studebaker, G. A. (1962). On masking in bone-conduction testing. *Journal of Speech and Hearing Research, 5*, 215–227.

Studebaker, G. A. (1964). Clinical masking of air- and bone-conducted stimuli. *Journal of Speech and Hearing Disorders, 29*, 23–35.

Studebaker, G. A. (1967). Clinical masking of the non-test ear. *Journal of Speech and Hearing Disorders, 32*, 360–367.

Studebaker, G. A. (1979). Clinical masking. In Rintelmann WF (Ed.): *Hearing Assessment*. Baltimore: University Park Press, 51–100.

Swisher, L. P., Dudley, J. G., & Doehring, D. G. (1969). Influence of contralateral noise on auditory intensity discrimination. *Journal of the Acoustical Society of America, 45*, 1532–1536.

Townsend, T. H., & Schwartz, D. M. (1976). Calculation of effective masking using one octave and one-third octave analysis. *Audiol Hear Ed, 2*, 27–34.

Turner, R. G. (2004a). Masking redux, I: An optimized masking method. *Journal of the American Academy of Audiology, 15*, 17–28.

Turner, R. G. (2004b). Masking redux, II: A recommended masking protocol. *Journal of the American Academy of Audiology, 15*, 29–46.

Veniar, F. A. (1965). Individual masking levels in pure-tone audiometry. *Archives of Otolaryngology, 82*, 518–521.

Yacullo, W. S. (1999). Clinical masking in speech audiometry: A simplified approach. *American Journal of Audiology, 8*, 106–116.

Zwislocki, J. (1953). Acoustic attenuation between the ears. *Journal of the Acoustical Society of America, 25*, 752–759.

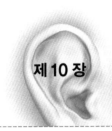

제 10 장

청각학적 진단을 위한 행동검사

이 장에서는 환자에게 문제를 발생시키는 이상 혹은 "장애"가 있는 해부학적 위치(부위)를 밝히기 위해 사용되며 전통적으로 **병변 부위 검사**(site-of-lesion test)로 불리던 행동검사를 광범위하게 다룬다. 이 시점에서 의학적 진단과 청각학적 진단을 구분하는 것이 좋겠다. 의학적 진단은 병리의 성질과 원인, 환자의 건강과 어떤 관계가 있는지 이상이 있는 위치와 원인을 판별하는 것과 관련된다. 이런 점에서 청각학적 검사는 누가 환자를 먼저 보느냐에 따라 의학적 진단에 적어도 두 가지 방법으로 기여한다. 청각학적 검사는 환자가 청각사를 먼저 만나면 이 환자를 의사에게 보내야 할지를 결정하는 과정으로서 그 정도를 확인하기 위한 선별 검사의 기능을 한다. 만일 의사가 환자를 청각사에게 의뢰하였다면 이때의 청각 검사는 의학적 진단에 도달하는 것을 돕는 정보 제공을 목적으로 한다. 반면 청각학적 진단은 전반적인 소리의 세계와 함께 특별히 의사소통을 다루는 데 있어서 환자의 청각 문제 특성과 정도, 그로 인한 영향 등을 밝혀낸다.

청력 진단 평가는 전통적으로 특별히 이러한 목적을 위한 특정 병변 부위 검사라는 관점으로 인식되었다. 그러나 실제로 진단상의 난제를 해결하는 일은 초기의 상담과 병력의 검토에서 시작된다. 결국 이때부터 우리는 환자의 불만과 문제 행동을 유발할 만한 점을 다양한 임상적 사례와 비교 검토하기 시작한다. 또한 직접적인 장애/병변 부위의 평가는 순음청력검사와 정기적인 어음청력검사로 이미 진행되고 있다고 보아야 한다. 예컨대 우리는 난청이 전음계 난청인지 감각신경계 난청인지 아니면 혼합성 난청인지 확인하기 위해 기전도역치와 골전도역치를 비교한다. 그래서 문제가 전도성 메커니즘(외이와 중이)에 있는지 감각신경성 메커니즘(와우 또는 8번 신경)에 있는지 아니면 두 병변이 혼합된 것인지를 검토해 보아야 한다. 또한 거의 모든 정기 검사 평가 과정에 속하는 음향 이미턴스(acoustic immittance) 검사는 그 자체로 강력한 청각학적 종합적 진단 검사 체제를 구성한다.

미로성 장애와 후미로성 장애를 구분하기 위한 여러 전통적 행동검사 사이의 공통점은 강도의 지각과 그것이 병리에 의해 어떻게 영향을 받는가이다. 그러나 이러한 종류의 검사는 미로성 장애와 후미로성 장애를 확실하게 구분하기가 용이하지 않아서 지난 몇 년 동안 사용이 감소되었다(Martin, Champlin, & Chambers, 1998). 그럼에도 불구하고 이 검사들을 사용해야 할 때가 있을 뿐 아니라 이 검사에 대한 지식은 예비 임상가에게 (a) 난청의 특성에 대한 이해, (b) 청각 기능을 평가하는 데 사용되는 다양한 접근법으로의 친숙, (c) 이 분야의 문헌을 이해하는 데 필요한 모든 중요한 기초를 제공하기 때문에 자세하게 살펴볼 것이다.

전통적 병변 부위 검사에 이어 와우 파손 영역(dead region)을 확인하는 데 사용되는 청각정보처리

장애를 평가하는 행동평가를 다룰 것이다.

역치청각피로검사

연속음을 계속해서 들으면 처음 듣기 시작했을 때보다 소리가 작게 들리거나 아예 사라질 수 있다. 시간이 지나면서 음량이 감소하는 것을 보통 **음량 순응**(loudness adaptation)이라 하고 음이 완전히 없어지는 상황은 **역치 순응**(threshold adaptation) 또는 **청각피로**(tone decay)라고 부른다. 순응은 시간이 지남에 따라 연속 자극에 대한 신경 반응의 감소로 인한 것으로 모든 감각기관에 공통된다(Marks, 1974). 순응 그 자체는 정상적인 현상이지만 지나친 정도의 순응은 특정 병리의 가능성을 나타낸다. 이러한 이유에서 순응검사는 임상적 병변 부위 검사로 종종 사용된다.

대부분의 임상 순응 절차는 연속음이 일정 시간, 주로 60초 내에 사라지는지 여부와 관련하여 순응을 평가하는 **역치청각피로검사**(threshold tone decay test, TDT)이다. 환자의 과제는 다음의 일반적인 지침에서 쉽게 알 수 있다. "환자분께서는 몇 초나 몇 분 정도의 일정 시간 동안 연속음을 듣게 될 겁니다. 음이 (들리기) 시작하자마자 손(이나 손가락)을 들고 음이 들리는 동안 계속해서 들고 계세요. 음이 사라지면 손을 내리세요. 음이 다시 들리기 시작하면 손을 다시 올리고 안 들릴 때까지 계속 손을 들고 계세요. 검사를 하는 동안에는 음이 들리는 것을 방해할 수 있으니 아무 말도 하지 마시고 소리도 내지 마세요. 음이 들리면 언제든지 손을 올리고 안 들리면 내리는 것을 기억해 주세요." 환자가 손이나 손가락을 오랫동안 올리고 있어야 할 수도 있으니 팔꿈치나 팔을 의자에 대도록 하는 것도 좋은 방법이다. 많은 청각사들은 환자가 손가락이나 손을 들었다 내렸다 하는 대신에 신호 반응 버튼을 눌렀다 뗐다 하게 하기도 한다.

Carhart(1957)는 청각피로검사(TDT)를 500, 1000, 2000, 4000Hz에서 각 귀에 시행할 것을 권장하였으나 대부분의 청각사들은 환자 개개인에 따라 주파수를 선택하여 검사한다. 선택한 각 주파수마다 두 귀 모두 검사해야 임상가가 비교할 수 있을 뿐만 아니라 비정상 청각피로가 양쪽에 존재하는지 여부를 확인할 수 있다. 물론 각 귀는 각기 따로 검사한다.

Carhart 청각피로검사

Carhart 청각피로검사(Carhart threshold tone decay test, 1957)에서 검사음은 역치(0dB SL)에서 60초 동안 환자에게 제시된다. 만일 환자가 음을 시작 레벨에서 60초를 꽉 채워 듣는다면 검사가 종료된다. 그러나 환자가 60초가 되기 전에 음이 사라졌다고 손가락을 내리면 청각사는 ⑴ 음을 중단하지 않고 레벨을 5dB 올리고, ⑵ 환자가 손을 올리기 시작하면 즉시 새로 60초를 재기 시작한다. 5dB SL에서 음을 60초 내내 들으면 검사가 종료된다. 그러나 만약 60초가 끝나기 전에 음이 사라지면 레벨을 다시 5dB 올리고 새로 60초를 시작한다. 환자가 음을 60초 동안 들을 수 있을 때까지 혹은 청력검사기의 최고 한계에 도달할 때까지 이 절차를 계속한다.

청각피로검사의 결과는 간단히 음을 60초 동안 들을 수 있었던 감각 레벨인 **청각피로의 양**(amount of tone decay)으로 표현된다. 예를 들어 역치에서 음을 60초 동안 들었다면 청각피로가 0dB이고 만일 5dB SL에서 음을 60초 동안 들었다면 5dB의 청각피로가 있다. 마찬가지로 만일 45dB SL 레벨로 음을 올릴 때까지 음을 60초 동안 듣지 못한다면 청각피로는 45dB일 것이다.

정상 청력과 전도성 이상이 있는 사람들은 순응역치가 작거나 없는 것으로 예상된다. 와우 손실이 있는 경우 청각피로 정도의 범위가 아마도 30dB까지 다양할 것이나 35dB나 그 이상 과도한 청각피로는 후미로성 병리와 관계가 있다(Carhart, 1957; Tillman, 1969; Morales-Garcia & Hood, 1972; Olsen & Noffsinger, 1974; Sanders, Josey, & Glasscock, 1974; Olsen & Kurdziel, 1976). 따라서 만일 청각피로검사(TDT)를 후미로성과 관련된 검사로 본다면 ≤30dB 청각피로는 "음성"으로, >30dB 청각피로는

"양성"으로 해석된다.

청각피로검사 결과는 검사한 주파수별 청각피로 dB의 수와 함께 해석(양성 또는 음성)도 각 귀 따로 기록해야 한다. 실제 결과가 없이는 "양성" 또는 "음성"을 절대로 기록해서는 안 된다. 청각피로의 양을 보면 결과가 양성인지 음성인지를 언제나 알 수 있지만 "양성"이나 "음성"이라고만 기록된 것을 보고 실제 청각피로의 양을 추측할 수 없다. 이 점은 모든 진단 절차에 적용된다.

Olsen-Noffsinger 청각피로검사

Olsen-Noffsinger 청각피로검사(Olsen-Noffsinger tone decay test, 1974)는 Carhart TDT와 검사음을 처음 역치에서가 아니라 20dB SL에서 준다는 점만 제외하고 똑같다. 20dB SL에서 시작하는 것은 몇 가지 이유 때문에 바람직하다. 20dB SL 검사음이 역치에서 주는 음보다 탐지하기에 훨씬 쉽기 때문에 환자가 검사를 받는 것이 간단해진다. 환자한테 있을 수 있는 이명과 구분하기가 더 쉽다. 또한 20dB SL에서 검사를 시작하면 검사 시간을 검사하는 매 주파수마다 4분씩 줄일 수 있다. 검사 시간을 단축함으로써 환자가 피로를 덜 느끼고 임상가의 귀중한 시간을 절약할 수 있다. Olsen-Noffsinger 수정은 Carhart TDT에서 20dB까지의 청각피로 양이 음성이라고 해석된다는 전제에 의존한다. 따라서 0~15dB SL에서 해야 했을 검사를 생략하더라도 어떠한 진단 결정을 바꾸지 않을 것이다. Carhart와 Olsen-Noffsinger 절차는 결과가 긍정적이며 부정적인 측면에서 유사한 결과를 얻는 것으로 밝혀졌다(Olsen & Noffsinger, 1974; Olsen & Kurdziel, 1976).

Olsen-Noffsinger TDT의 결과는 다음과 같이 기록한다. 만일 환자가 검사 시작음(20dB SL)을 1분 내내 들으면 결과를 "≤20dB 청각피로"라고 기록한다. Carhart TDT에서는 더 많은 양의 청각피로를 같은 방식으로 기록한다.

대부분의 환자들이 검사 시작음을 60초 내내 들을 수 있기 때문에 Olsen-Noffsinger TDT는 가끔 청각피로 "선별" 검사로 오해받기도 한다. 많은 환자들이 20dB SL 시작 레벨 이후를 검사하지 않아도 되는 이유가 그야말로 20dB 이상의 청각피로가 없기 때문이라는 것이 강조되어야 한다. Olsen-Noffsinger는 Carhart 절차와 마찬가지로 의미 있는 청각피로의 실제 양 > 20dB을 얻는 자격을 제대로 갖춘 TDT라는 것을 기억해야 한다.

청각피로검사의 다른 수정·보완본

학생들이 알아야 할 다른 몇 가지 Carhart TDT 수정본이 있다. **수정·보완본**(Yantis modification) (Yantis, 1959)은 역치 대신에 5dB SL에서 검사를 시작한다. 이 수정본은 아주 일반적으로 사용되어 대부분의 임상가들은 Carhart와 구분하지 못한다. **Sorensen의 수정·보완본**(Sorensen's modification)(Sorensen, 1960; 1962)은 환자가 검사음을 60초가 아닌 90초 동안 듣도록 하며 2000Hz에서만 검사된다. 이 절차는 거의 사용되지 않는다.

Rosenberg의 청각피로검사(Rosenberg modified tone decay test)(Rosenberg, 1958; 1969)는 Carhart 검사처럼 시작하지만 시작에서 종료까지 60초 동안만 지속된다. 만일 환자가 역치에서 60초 동안 음을 들으면 검사가 종료되고 0dB의 청각피로가 있는 것이다. 60초가 끝나기 전에 음이 사라지면 임상가는 다음과 같이 한다. Carhart TDT와 마찬가지로 음을 중단하지 않고 환자가 손을 들 때까지 5dB 단계씩 강도를 올린다. 환자가 손을 내릴 때마다 임상가는 환자가 다시 들을 때까지 음을 5dB 단계씩 올린다. 그러나 Carhart TDT와는 달리 레벨을 올릴 때마다 새롭게 60초를 재기 시작하지 않는다. 대신 음을 처음 주기 시작했을 때부터 총 60초가 경과될 때까지 시간이 계속 가도록 한다. 청각피로의 양은 60초 끝에 도달한 감각 레벨이다. 예를 들어 역치가 35dB HL이라면 음은 이 레벨에서 시작하고 60초를 재기 시작한다. 만일 강도가 60초가 끝날 때쯤 총 25dB에서 60dB HL까지 증가했다면 25dB의 청각피로가 있었다. Rosenberg 검사는 음을 어떤 레벨에서 실제로 얼마 동안 들었는지는 무시한다.

Green 수정 청각피로검사(Green's modified tone decay test)(Green, 1963)는 Rosenberg 검사를 1분 하는데 지침에서 크게 다르다. 환자에게 음이 사라지면 손을 완전히 내리고 음질이 달라지면(음을 여전히 들을 수 있더라도) 손을 조금 내리도록 한다. 수정된 지침은 후미로성 병리가 있는 몇몇 환자가 음질이 소음처럼 되어 달라지는 성질 변화를 음이 완전히 없어지기 전까지 듣는다는 것을 관찰한 것에 기반을 둔다(Pestalozza & Cioce, 1962; Sorensen, 1962; Green, 1963). 이러한 현상을 **무조성**(atonality) 또는 **음 왜곡**(tone perversion)이라고 한다(Parker & Dekker, 1971).

Owens 청각피로검사

Owens(1964a)는 Hood(1955)에 의해 만들어진 청각피로 절차의 수정본을 소개하였다. 순응량에 집중하는 Carhart 검사와 그 수정본들과는 달리 **Owens 청각피로검사**(Owens tone decay test)는 청각피로의 패턴에 초점을 둔다. 검사는 연속 검사음을 5dB SL에서 제시하는 것으로 시작한다. Carhart TDT와 마찬가지로 Owens 검사는 환자가 이 시작 레벨에서 음을 60초 동안 들으면 종료된다. 그러나 음이 60초가 되기 전에 사라지면 20초 휴식(회복)기 동안 끈다. 20초 휴식 후 음을 10dB SL(즉 5dB 더 큰)에서 다시 제시하고 새로운 60초가 시작된다. 10dB SL에서 60초 내내 음을 듣는다면 검사가 종료된다. 그러나 음이 60초가 다 되기 전에 사라지면 또 다른 20초 휴식기를 위해 음을 끄고 이후에 다시

15dB SL에서 준다. 15dB SL 음에서도 똑같은 절차가 진행된다. 만약 필요하다면 또 다른 60초 동안 20dB SL에서 음을 제시하지만 이 레벨은 음을 60초 또는 이내로 듣는지와 상관없이 마지막 검사 레벨이 된다. 청각사는 각 레벨에 제시한 음을 몇 초 동안 들었는지를 기록하고 검사는 네 개의 검사 레벨 각각에서 음을 몇 초 동안 들었는지 그 패턴에 따라 해석한다.

그림 10.1은 Owens(1964a)가 설명한 청각피로의 다양한 패턴(유형)을 보여 준다. 유형 I 패턴은 시작음(5dB SL)을 60초 내내 들을 수 있는 것과 관련되며 정상 귀, 와우 손상과 연관된다.

유형 II 패턴은 다섯 가지가 있고 II-A에서 II-E로

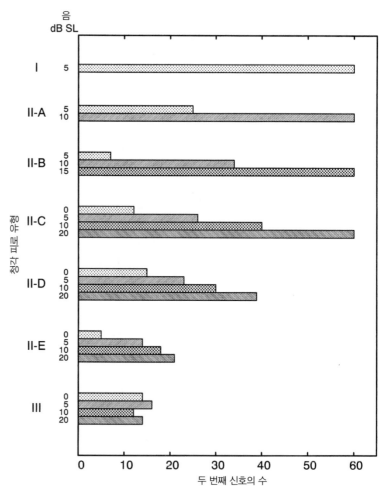

그림 10.1 Owens 청각피로검사상의 청각피로 유형[Owens, E. (1964a) Tone decay in VIII nerve and cochlear lesions. *Journal of Speech and Hearing Disorders*, 29, 14–22.]

불린다. 유형 II 패턴은 두 가지 공통점이 있다. (1) 음이 60초가 되기 전에 적어도 가장 낮은 감각 레벨에서 사라진다. (2) 점점 더 높은 감각 레벨에서 음이 점진적으로 길게 들린다. 음은 마침내 유형 II-A에서 60초 동안 10dB SL, 유형 II-B에서는 15dB, 그리고 유형 II-C에서는 20dB SL에서 들린다. 유형 II-D 패턴에서는 음이 모든 네 개의 감각 레벨에서 60초도 채 안 되어 사라지지만 감지할 수 있을 정도로 더 긴 시간 동안 각각 연속해서 더 높은 감각 레벨로 들린다. 와우 손상은 유형 II-A에서 II-D와 가장 일반적으로 관련된다.

유형 II-E 패턴에서 감각 레벨에서의 각 5dB 상승은 음이 얼마나 오래 들리는지에 아주 작은 증가를 가져온다(5dB 레벨당 평균적으로 4~7초). 이 패턴은 와우 또는 후미로성 이상에서 발견된다.

유형 III 패턴은 주로 후미로성 장애와 관련된다. 여기서 감각 레벨을 증가시키는 것은 음이 더 오랜 시간 동안 들리게 하지는 않는다.

청각피로율

Wiley와 Lilly(1980)는 (1) 음 사이의 휴식기를 10초로 줄이고, (2) 검사 레벨을 음이 60초 내내 들릴 때까지(또는 청력검사기의 최고 레벨에 도달할 때까지) 계속해서 올리는 Owens TDT의 수정본을 제안했다. 이 수정본은 편측 귀에는 미로성 장애가 있고 다른 쪽 귀에는 청신경 종양이 있는 환자의 두 귀 간 청각피로율 구분을 가능하게 하였다. 청각피로율을 봐야 하는 중요성은 Silman, Gelfand, Lutolf, & Chun(1981)이 난청이 너무 심해 청각피로 방법으로 Owens TDT만 사용할 수 있는 환자를 통해 보여 주었다.

역치청각피로검사의 전반적인 평가

청각피로는 대다수의 청각사가 여전히 정기적으로 사용하는 유일한 전통적인 병변 부위 기법인 것으로 보인다(Martin, Champlin, & Chambers, 1998). 몇몇 연구가 후미로성 병리의 지표로서 역치순응검사의 정확도를 비교했다(Parker & Dekker, 1971; Olsen &

Noffsinger, 1974; Sanders, Josey, & Glasscock, 1974). 종합적으로 Carhart 유형 TDT가 가장 민감한 절차임을 보여 주었다. 이 검사는 역치, 5dB SL(Yantis, 1959), 20dB SL(Olsen & Noffsinger, 1974) 등 어디에서 시작하든 사실인 것으로 보인다. 이러한 종류의 TDT는 선택할 수 있는 것 중 Olsen-Noffsinger 수정판과 함께 가장 효율적이다. Owens TDT는 Carhart나 그와 비슷한 절차를 사용해서는 청각피로의 양을 측정할 수 없을 만큼 난청이 심할 때 특히 가치 있다(Silman, Gelfand, Lutolf, & Chun, 1981). 반면 Rosenberg 1분 TDT는 후미로성 병변을 발견하는 데 Carhart나 Olsen-Noffsinger, 또는 Owens 절차만큼은 효과적이지 않으며(Parker & Dekker, 1971; Olsen & Noffsinger, 1974) 권장되지 않는다.

Green의 Rosenberg TDT 버전은 무조성 기준을 사용하지 않는 다른 검사와 비교되지 않았다. 무조성 그 자체로 청각피로검사의 기준으로 사용되어야 할지에 대해서는 실제로 이 문제를 언급하는 연구가 있다 해도 매우 적기 때문에 분명하지 않다. 환자가 들리지 않음에만 반응하는 것과 비교해 볼 때 무조성이나 청취 불능 어느 쪽이든 반응할 때 더 많은 청각피로를 얻게 된다. 그러나 저자와 동료들의 실험(Silman & Silverman, 1991)에 따르면 무조성 기준을 사용하는 것은 TDT 결과에 위양(false-positive) 수를 증가시키고 나이가 많은 환자를 검사할 때 특히 문제가 된다. 초기 몇몇 논문에서는 음질 손실을 설명할 것을 제안한다. 이후 10%의 청각사들만 무조성 기준을 사용한다(Martin, Woodrick Armstrong, & Champlin, 1994).

그룹으로서 역치 TDT는 후미로성 변병을 64%에서 95% 정도 정확하게 판별하고 비후미로성 장애는 77%~96% 정도 정확히 구분한다(Owens, 1964a; Gjaevenes & Sohoel, 1969; Tillman, 1969; Olsen & Noffsinger, 1974; Sanders, Josey, & Glasscock, 1974; Olsen & Kurdziel, 1976; Antonelli, Bellotto, & Grandori, 1987; Josey,

1987). 이 차이의 일부는 청각피로검사가 사용될 때 어떻게 수행되었고 해석되었는지의 차이 때문이고 또한 환자 집단의 차이 때문이다. Turner, Shepard, Frazer(1984)는 TDT 결과가 후미로성 사례의 평균 70%와 후미로성 병변이 없는 귀의 경우 87%가 맞다는 것을 연구를 통해 보여 주었다.

역치상 순응검사

Jerger와 Jerger(1975a)는 역치에서 시작하는 대신 높은 레벨에서 실시되는 **역치상 순응검사**(suprathreshold adaptation test, STAT)라 불리는 청각피로검사를 제안했다. 여기서는 총 60초 동안 지속되는 연속검사음을 110dB SPL에서 제시한다[1](이것은 1000Hz에서 검사할 때 105dB HL과 일치하며, 500Hz 또는 2000Hz에서 검사할 때 100dB과 일치한다). 역치청각피로검사에 대해서 말하자면 환자는 음을 듣는 동안에는 손을 들고 있고 음이 완전히 사라지면 손을 내리도록 지시받는다. 60초 내내 고강도음을 듣는다면 검사가 종료되고 결과는 음성이 된다. 60초가 되기 전에 음이 사라지면 확인 목적으로 환자는 단속음(pulsing)으로 재검사를 받게 된다. 만일 환자가 60초 내내 단속음에 대한 반응으로 손을 든다면 연속음에 계속 반응하지 못한 것을 비정상 순응 때문으로 여긴다. 따라서 검사는 양성으로 확인되고 후미로성 장애가 있음을 시사한다. 그러나 환자가 60초 동안 단속음에 반응하는 것에 실패하면 검사 결과는 유효하지 않은 것으로 간주되는데 청각피로는 단속음과 함께 나타나지 않기 때문이다. 미로성과 후미로성 사례에 대한 정확한 발견율은 STAT를 500Hz와 1000Hz에서 했을 때 각각 100%와 45%이고 500Hz에서 2000Hz까지 했을 때 95%와 54%, 500Hz에서 4000Hz까지 했을 때 13%와 70%가 나온다(Jerger & Jerger, 1975a; Turner, Shepard, & Frazer, 1984).

---

[1] 역치가 사용되었기 때문에 90dB SPL 광대역 차폐 잡음은 반대쪽 귀에 적용된다.

음량 누가 현상과 음평형검사

음량 누가 현상

"더 크게 말해 줘."라는 말을 난청이 있는 사람으로부터 들어 본 경험이 있을 것이다. 이러한 요구에 따라 크게 말하다 보면 "그만 소리 질러."라는 말을 들을 것이다. 이 흔한 경험은 미로성 장애의 중요한 일면을 나타낸다. 소리를 듣기 위하여 더 큰 강도(정상 HL보다 더 큰)가 필요하지만 높인 역치 이상으로 소리를 높이면 이제는 고강도의 소리가 정상 청력을 가진 사람이 듣는 것만큼이나 환자에게 크게 들린다. 똑같은 음을 듣는 데 정상 청력인 사람은 역치가 0dB HL이고 환자는 50dB HL이라고 해 보자. 음을 80dB HL까지 높이면 정상 청력인 사람의 역치보다 80dB 위가 되고 환자의 역치보다는 30dB만 높다. 그러나 환자에게 음은 (30dB SL에) 정상 청력인 사람이 듣는 만큼(80dB SL에) 크게 들릴 것이다. 이 환자의 경우 30dB 레벨 증가는 정상 청력인 사람에게는 80dB 레벨만큼 음량이 증가한 것으로 인식된다. 다시 말해 환자는 음량의 비정상적인 급격한 증가를 경험한 것이다. 이를 **음량 누가 현상**(loudness recruitment)이라고 한다.

감각신경성 난청이 있을 때 음량 누가 현상은 미로성 병변 부위와 관련 있으며 음량 누가 현상의 부재는 후미로성 병리와 관련 있다(Dix, Hallpike, & Hood, 1948; Hallpike & Hood, 1951, 1959; Jerger, 1961; Hallpike, 1965; Davis & Goodman, 1966; Hood, 1969; Priede & Coles, 1974; Coles & Priede, 1976).

양이 교대 음평형검사(ABLB)

양이 교대 음평형검사(Alternate Binaural Loudness Balance, ABLB)(Fowler, 1936)의 성격은 이름으로 설명된다. 두 귀 사이에 교대로 음을 제시한다. 편측 귀(비검사 귀)에는 음의 레벨이 일정하게 유지되지만 다른 쪽 귀(검사귀)에는 그림 10.2에 나타낸 바와 같이 음이 위아래로 변한다. 환자는 오른쪽 귀의 음이 더 클 때와 왼쪽 귀의 음이 더 클 때, 두 귀에 똑같이

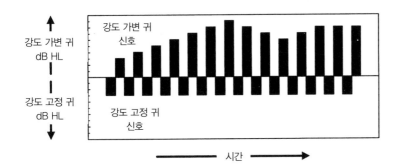

그림 10.2 두 귀 사이에서 교대로 실시하는 것을 보여 주는 양이 교대 음평형검사 (ABLB)의 도식. 그 역치는 편측 귀에서 고정되고 다른 쪽 귀에서 가변적이다.

크게 들릴 때를 보고한다. 두 귀에 음이 똑같이 크게 들릴 때 **음평형**을 얻었다고 한다. 검사자는 음평형이 일어난 두 레벨을 (dB HL로) 기록한다.

ABLB 검사를 두 귀의 역치가 같은 **정상** 청력인 사람에게 했을 때 어떻게 되는지 살펴보자. 20dB 간격으로 동일한 주파수에서 일련의 음평형 결과는 그림 10.3의 왼쪽 부분에 나와 있다. 오른쪽 귀의 0dB HL과 왼쪽 귀의 0dB HL은 둘 다 역치에 있으므로 똑같이 크다고 추정할 수 있다. 음평형 그 자체로 넘어가 보면 오른쪽 귀의 20dB HL은 왼쪽 귀의 20dB HL만큼 크게 들렸고, 오른쪽 귀의 40dB HL는 왼쪽 귀의 40dB HL만큼 크게 들렸다. ABLB 결과를 수치로 기록할 수 있지만 도표로 나타내는 것이 더 편리하다. 그림 10.3의 가운데에 있는 도표는 모양 때문에 **사다리형 그래프**(laddergram)라고 한다. 듣기 레벨은 청력도에서처럼 y축 아래로 내려가는 것으로 나타낸다. 각 음평형을 위해 우리는 오른쪽 귀의 듣기 레벨에는 ○, 왼쪽 귀의 듣기 레벨에는 x를 그리고는 (음이) 똑같이 크다는 것을 나타내기 위해 두 표시를 선으로 연결한다. 가로선(가로대)은 동일한 강도에서 두 귀에 똑같은 음량이 나타난다는 것을 보여 준다. 또한 그림의 오른쪽 부분에 있는 도표처럼 **Steinberg-Gardner 도면**(Steinberg-Gardner plot)의 결과를 나타낼 수 있다. 여기서 각 점은 두 귀에서 소리가 동일하게 크게 들리는 레벨의 좌표를 나타낸다. 이 예에서 모든 점은 대각선에서 만나는데, 이는 두 귀에 동일하게 큰 레벨 사이에 일대일의 관계가 있었기 때문이다. 점이 이 45° 선에 놓일 때마다 똑같은 강도가 똑같이 크게 들린다는 것을 의미한다.

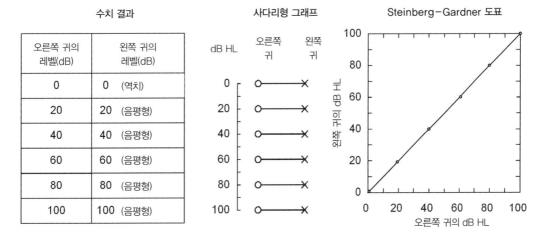

그림 10.3 정상 청력자의 수치(좌), 사다리형 그래프(중), 또한 Steinberg와 Gardner 도표(우). 평균 음향역치에서 균일한 크기를 나타낼 때 Steinberg와 Gardner 도표에서 45°로 기울어진다.

임상 사용

ABLB는 임상에서 편측 난청이 있는 환자의 비정상 귀에 음량 누가 현상이 존재하는지 여부를 판별하기 위해서 사용된다. 음평형은 환자의 비정상 귀와 정상 귀 사이에서 맞춰진다. ABLB가 두 귀 사이의 음량을 비교하기 때문에 정상 역치는 더 나은 쪽 귀에 필요하다. 결국 비정상 귀에서 정상 속도보다 음량이 빠르게 커지는지 다른 귀와 비교하여 알아내고자 한다면 우리는 다른 쪽 귀에서 음량이 정상 속도로 커지고 있다는 것을 알아야 한다. 따라서 검사하고 있는 주파수에 대해 반대쪽 귀의 역치가 정상이어야 한다. 더 나아가 비정상 귀의 역치는 검사하는 각 주파수에서 적어도 35dB HL이어야 한다.

누가 현상의 종류

환자가 오른쪽 정상 귀 역치가 0dB HL이고 우리가 검사하는 주파수에서 왼쪽 비정상 귀 역치가 45dB HL이라고 가정해 보자. 역치에서 음량이 같다고 추측하기 때문에 오른쪽 귀에서 0dB HL은 왼쪽 귀에서 45dB HL만큼 크게 들린다. 편의상 이것은 모든 예에서 출발점이 될 것이다. 왼쪽 비정상 귀는 기준 귀로, 오른쪽 정상 귀는 검사 귀로 사용될 것이며 20dB 증가로 음평형을 할 것이다. 다시 말해 우리는 오른쪽 귀의 음 레벨을 왼쪽 귀의 65dB HL 음과 음량이 평형이 될 때까지 조정하고 나서 기준 귀의 85dB HL에서, 마지막으로는 기준 귀의 105dB에서 이 절차를 반복할 것이다.

완전 누가 현상　완전 누가 현상(complete recruitment)은 음평형이 더 높은 레벨에서 두 귀에 같은 강도로 일어날 때 즉 동일한 강도가 동일하게 크게 들릴 때 발생한다. 이 현상은 앞에 나온 예에서 나타난 것으로 좋은 쪽 귀의 역치가 0dB HL이고 나쁜 쪽 귀의 역치가 50dB HL인데 80dB HL은 양쪽 귀에 동일하게 크게 들린다.

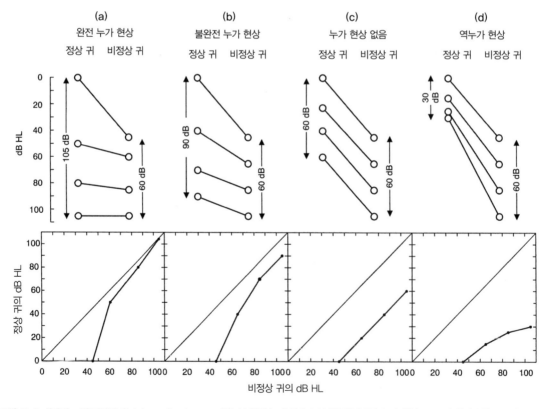

그림 10.4 사다리 그래프(상)와 Steinberg-Gardner 도표(하). (a) 완전 누가 현상, (b) 불완전(부분적) 누가 현상, (c) 누가 현상 없음, (d) 역누가 현상

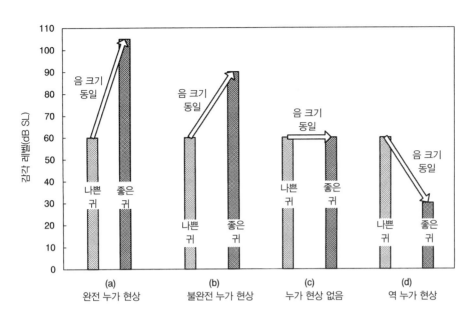

그림 10.5 음평형검사는 감각 레벨(sensation level)로 쓴다.

완전 누가 현상은 그림 10.4a에 나와 있다. 여기서 비록 역치가 0dB HL이고 45dB HL이지만 두 귀에 105dB HL이 주어지면 결국 동일한 음량을 얻게 된다. 실제로 누가 현상은 동일한 음량이 동일한 듣기 레벨(dB HL) ±10dB(Jerger, 1962)에서 발생하면 보통 완전하다고 간주한다. 사다리 그래프 가로대가 수평으로 누운 것으로 나타나 있다. 이 예에서 비정상 귀의 60dB 상승(45~105dB HL)은 정상 귀에서 105dB 상승(0~105dB HL)한 것처럼 들린다. 감각 레벨 측면에서 나쁜 귀의 60dB SL은 좋은 귀의 105dB SL만큼 크게 들린다(그림 10.5a).

완전 누가 현상은 비정상 귀의 레벨을 x축에, 좋은 쪽 귀의 동일한 큰 음량 강도를 y축에 그리는 Steinberg-Gardner 구성(그림 10.4a)에서 쉽게 볼 수 있다. 이 대각선에 놓이는 어떤 점이든 동일한 강도는 동일하게 크게 들린다는 것을 나타낸다. 검사 결과의 좌표는 비정상 귀의 역치가 45dB이고 정상 귀의 역치가 0dB이기 때문에 45dB 오른쪽(즉 x=45, y=0)에서 시작하지만 예각을 이루어 상승하고 두 귀의 105dB HL에 일치하는 지점에서 결국 45° 선과 만난다. Steinberg-Gardner 도표에서 가파르게 상승하는 선은 음량이 비정상적으로 급격하게 증가한다는 것, 즉 누가 현상이 무엇을 뜻하는지 분명하게 그림으

로 보여 준다. 이미 설명한 바와 같이 완전 누가 현상은 미로성 병변 부위를 시사해 준다.

과잉 누가 현상 메니에르병이 있는 일부 환자는 비정상 귀 쪽에서의 음량이 정상 귀를 따라잡을 뿐만 아니라 실제로 넘어서는 누가 현상의 특별한 경우를 보일 수 있다(Dix, Hallpike, & Hood, 1948; Hallpike & Hood, 1959; Hood, 1977). 이러한 결과를 **과잉 누가 현상**(hyper-recruitment or over-recruitment)이라고 부르며 그림 10.6에 나타냈다. 과잉 누가 현상은 사다리형 그래프에서 처음에는 평평하게, 그리고 나서는 역방향의 가로대에 의해 보인다. 이 예에서 비정상 귀의 85dB HL은 실제로 정상 귀에서의 100dB HL만큼 크게 들린다. 이것은 환자의 동일한 음량 판단을 나타내는 선이 대각선 위에 교차하는 경우로 Steinberg-Gardner 도표에 나와 있다. 과잉 누가 현상은 다소 논란의 여지가 있는 이슈이며 결과가 ABLB 검사를 어떻게 했느냐에 따라 영향을 받을 가능성이 있다는 것을 알아 둬야 한다(Hood, 1969, 1977; Coles & Priede, 1976).

불완전 누가 현상 불완전 누가 현상(Incomplete/partial recruitment)은 완전 누가 현상과 누가 현상

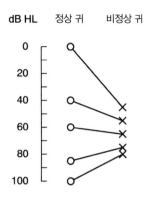

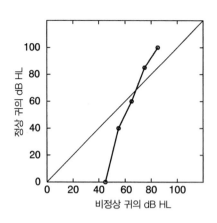

그림 10.6 과잉 누가 현상의 예

없음(아래에 설명) 사이에 결과가 있으면 발생한다. 이것은 사다리형 그래프의 부분적 병합으로 Steinberg-Gardner 구성의 대각선을 향하여 상승하지만 대각선에는 닿지 않는 선에 의해 나타난다. 그림 10.4b와 10.5b에 예가 나와 있다. 임상가들이 어떻게 완전 누가 현상을 해석하는지에 대해 일관성이 없고 진단값이 의문시되고 있다는 것은 놀라운 일이 아니다(Priede & Coles, 1974).

누가 현상 없음　　**누가 현상 없음**(no recruitment)은 양이 레벨 사이의 관계가 음평형에 있어서 역치와 마찬가지로 같을 때 발생한다. 그림 10.4c와 10.5c에 예가 나와 있다. 여기에서 오른쪽과 왼쪽 역치 사이에 있는 동일한 45dB 스프레드 범위는 각 음평형에서도 찾아볼 수 있다. 이것은 사다리형 그래프에 평행선으로 나와 있다. Seinberg-Gardner 구성에서는 이 현상이 더 뚜렷하다. 두 귀 사이의 역치가 다름에도 불구하고 마치 정상 선처럼 동일하게 큰 소리의 레벨을 나타내는 선은 45°로 상승한다. 이것은 두 귀 사이의 범위가 높은 레벨에서 유지된다는 것을 보여 준다. 이는 또한 비정상 귀에서의 20dB 증가는 마치 정상 귀에서의 20dB 증가만큼 큰 소리로 들린다는 것을 뜻한다. 즉 두 귀에서 음량은 똑같은 비율로 강도의 증가와 함께 커진다. 결과적으로 비정상 귀에서 정상 비율로 음량이 증가하는 것이다. 실용적인 지침으로 만일 동일한 음량이 동일한 감각 레벨(dB SL)±10dB에서

발생하면 누가 현상이 없다고 말할 수 있을 것이다(Jerger, 1962).

누가 현상 없음은 비정상 귀의 손실이 전음성일 때 예상되는 결과이다. 사실 Fowler(1936)는 처음에 ABLB를 이경화증(전음성 장애)과 감각신경성 난청을 구분하기 위한 검사로 생각했다. 그러나 ABLB는 실제 용도가 미로성 장애와 후미로성 장애의 구분을 돕기 위한 것이기 때문에 전음성 손실에는 사용하지 않는다. 따라서 편측 감각신경성 손실의 경우에서 누가 현상 없음을 발견하는 것은 미로성 장애를 주장하는 데 실패하는 것과 같다. 추론에 의해 이것은 후미로성 병리를 추측할 수 있게 한다.

역누가 현상　　몇 가지 사례에서 비정상 귀의 강도가 증가함에 따라 음량은 정상 비율에 비해 느리게 증가한다. 이것을 **역누가 현상**(decruitment)(Davis & Goodman, 1966) 또는 **음량역전**(loudness reversal)(Priede & Coles, 1974)이라고 하며 이는 후미로성 병리와 관련이 있다. 그림 10.4d에 나온 예를 보면 나쁜 쪽 귀에서 105dB HL은 좋은 쪽 귀에서 30dB HL 크기의 소리를 듣는 것만큼만 들린다. 다시 말해 비정상 귀에서 60dB SL은 정상 귀에서 30dB SL만큼으로만 들린다(그림 10.5d). 실제로는 강도가 증가함에 따라 음량이 증가하는 대신 파손되었다.

양이 교대 음평형검사 접근법

ABLB를 실시하기 위한 여러 가지 절차가 제안되었다. Jerger(1962)의 프로토콜에서는 비정상 귀에는 고정된 레벨, 정상 귀에는 강도 가변 신호와 함께 두 귀 사이의 음이 자동적으로(그림 10.2와 같이) 500밀리초마다 교대한다. 환자는 조절(3장 참조)을 사용하여 음이 고정된 귀에서의 음과 동일하게 들릴 때까지 검사 귀(강도 가변 귀)의 음 강도를 바꾼다. 음평형은 나쁜 쪽 귀 역치의 20dB 간격 이상에서 이루어지며

사다리형 그래프에 그린다.

두 귀에 음이 교대로 500밀리초마다 주어지기 때문에 각 귀에서 500밀리초 동안 음이 없다는 것을 알아야 한다. 무음시간(off-time, 비작동시간)은 검사음이 순응 대상이 되지 않는 것을 보증해 준다. 적어도 특정 200~250밀리초 사이에 **결정적 비작동시간**(critical off-time)이 지속된다면 이 필요 조건은 충족된다(Dallos & Tillman, 1966; Jerger & Jerger, 1966; Tillman, 1966).

Hood(1969, 1977)는 좋은 쪽 귀를 기준 레벨 귀로 사용하고 결과를 Steinberg-Gardner 도표에 그려 한계법(method of limits, 3장 참조)에 따라 수동 제어하여 음을 제시할 것을 제안했다. 다른 이들은 기준 레벨 음을 나쁜 쪽 귀에 제시하고 Hood의 방법에 따라 검사하거나(Priede & Coles, 1974; Coles & Priede, 1976) 컴퓨터 제어하에 좋은 쪽 귀와 나쁜 쪽 귀를 기준 레벨 귀로 사용하는 것을 임의로 정하는 것을 제안했다(Fritze, 1978).

실제 ABLB 기법은 대부분이 하이브리드 방법을 사용하는 임상가 사이에서 상당히 다양하다. 예를 들어 한 임상가는 나쁜 쪽 귀를 기준 레벨로 하여 자동으로 교대하는 음과 수정된 한계법, 브래케팅(bracketing) 방법을 사용하여 환자가 손 신호나 "오른쪽", "왼쪽" 또는 "같아요"로 반응하게 한다.

Miskolczy-Fodor(1964)의 흥미로운 ABLB 수정본은 검사 귀의 레벨을 기준 귀 레벨과 동일한 크기의 소리로 유지하기 위해 Bekesy 추적 방법(아래 참조)을 사용하며 결과는 종이에 자동으로 그려진다. 그림 10.7이 한 예를 보여 준다. 이 방법에서는 정확한 음평형을 위해 하나는 좋은 쪽 귀를 기준으로 사용하고 다른 하나는 나쁜 쪽 귀를 사용하는 두 세트의 결과를 합해야 한다(Carver, 1970; Gelfand, 1976). 그렇지 않으면 음평형 지점을 과대 또는 과소평가하게 된다. 다른 종류의 검사 또한 보고된 바 있다(Sung & Sung, 1976)

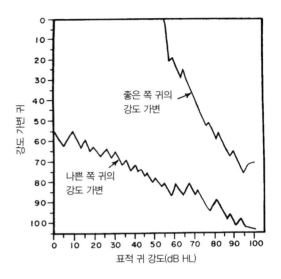

그림 10.7 Miskolczy-Fodor ABLB 수정본에서, 표적 귀(기준 귀)의 강도는 교정되지 않고 계속 상승한다. 강도 가변 귀의 강도는 Bekesy 기법을 사용한 기준 귀와 동일한 강도를 유지한다. 여기에서 음크기평형 추적(loudness balance tracing)은 좋은 귀를 기준으로 사용했을 때와 나쁜 쪽 귀를 기준으로 했을 때를 보여 준다. [Gelfand, S. A. (1976). The tracking ABLB in clinical recruitment testing. Journal of Auditory Research, 16, 34-41.]

양이 교대 음평형검사의 진단 정확도

우리는 미로성 장애(누가 현상이 있어야 하는)와 후미로성 장애(누가 현상이나 역누가 현상이 없어야 하는)를 얼마나 잘 구별하는가 하는 관점에서 ABLB를 고려해 볼 수 있다. ABLB는 정확한 병변부위로 미로성 장애는 90%, 후미로성 병리는 59%만 판별해 내는 것으로 연구를 통해 밝혀졌다(Turner, Shepard, & Frazer, 1984). 이 수치는 여러 청신경 종양 사례가 양성 누가 현상이 있다는 근거하에 미로성으로 잘못 분류된다는 것을 보여 준다. 일부 후미로성 사례는 와우 제2손상 때문에 누가 현상이 있거나 다른 미로성 장애의 특징을 보일 수도 있다(예 : 높은 SISI 점수, 아래 참조)(Dix & Hallpike, 1958; Benitez, Lopez-Rios, & Novon, 1967; De Moura, 1967; Buus, Florentine, & Redden, 1982a). 이 기본 개념은 다음의 두 단계를 포함한다. (1) 종양이 혈액 공급에 압력을 가함으로써 와우를 손상시켜 와우액의 화학적 성질을 반대로 바꾸고, (2) 이로 인한 미로성 장애는 양성 누가 현상을 일으킨다. 또한 후미로성 병리와 상관이 없는 미로성 장애가 동시에 존재할 수도 있다. 예를 들어 청신경 종양이 있는 환자는 소음 유발 미로성 장애가 있을 수 있다. 이러한 점은 다른 병변 부위 검사의 결과에도 적용된다.

동시 대 교대 음평형검사

ABLB는 검사음을 두 귀에 번갈아 가며 제시하여 이루어진다. 이것은 음을 두 귀에 동시에 제시하는 **양이 동시 음평형검사**(simultaneous binaural loudness balance test)와 구별되어야 한다. Jerger와 Harford(1960)는 교대평형검사와 동시평형검사의 결과가 두 귀에서 강도가 "똑같이 큰 소리"에 있어 일치하지 않는다는 것을 보여 주었다. 이러한 현상은 두 방법이 서로 다른 두 가지를 검사하기 때문에 생긴다. 교대평형은 두 귀에서 동일하게 크게 들리는 레벨이 생긴다. 반면 동시검사는 실제로 편측화 과제이다. 다시 말해 두 귀에 동시음을 제시하는 것은 환자가 왼쪽 귀와 오른쪽 귀 사이의 머리 어딘가에서 음을 하나의 융합된 이미지(fused image)로 듣게 한다. 동시검사는 두 소리를 동일한 크기로 듣게 하는 레벨을 보여 주기보다는 실제로 머리 중간에서 융합된 이미지가 편측화되도록 하는(정중면 위치, median-plane localization) 레벨을 보여 준다. 따라서 귀 사이의 동일한 음량을 측정하기 위해 동시평형을 사용하지 말아야 한다.

편측 교대 음평형검사

ABLB는 ⑴ 정상 귀(또는 적어도 검사하는 주파수에서 정상 청력을 가진 귀)가 필요하고, ⑵ 감각신경성 손실이 있는 대부분의 사람들은 양쪽에 장애가 있기 때문에 종종 시행되지 못했다. 이 딜레마는 **편측 교대 음평형검사**[alternate monaural loudness balance(AMLB) test]로 해결되었다(Reger, 1935). AMLB는 음평형을 같은 귀에 서로 다른 두 음으로 시행한다는 점을 제외하고는 ABLB와 비슷하다. 1000Hz 이상에서 (청력이) 급격히 떨어지는 양측 손실이 있는

환자를 생각해 보라. 두 귀 중 하나에서의 역치가 500Hz에서 0dB HL 그리고 2000Hz에서 50dB일 수 있다. 이러한 경우 500Hz와 2000Hz 음을 번갈아 가며 같은 귀에 제시한다. 레벨은 하나의 주파수에서 고정된 채 남을 것이고 다른 주파수에서의 레벨은 두 음이 동일한 크기로 들릴 때까지 위아래로 변화할 것이다. 결과는 ABLB와 동일한 일반적인 방법으로 해석되지만 주파수 간 음량 레벨 차이(3장)에 대한 설명을 위해 수정이 필요하다(Denes & Naunton, 1950). 또한 주파수 간 음평형 과제는 많은 환자에게 어려운 경향이 있다. 이러한 문제로 인해 AMLB는 거의 사용되지 않는다.

강도변별역치검사

3장에서 강도에서 감지할 수 있는 가장 작은 차이를 **강도변별역치**(intensity difference limen, DLI)라고 한 것을 기억해 보라. DLI는 음량 누가 현상이 있는 환자에게서 정상보다 작으며 따라서 지난 몇 년 동안 여러 DLI 검사가 임상 활용을 위해 안팎으로 방법을 찾아왔다. DLI 검사는 한 번에 하나의 귀를 평가하기 때문에 양측 난청이나 편측 난청 둘 중 어디에나 사용할 수 있다.

Lüscher-Zwislocki 검사(1949)에서는 환자가 AM(amplitude modulated, 진폭 변조된) 음을 40dB SL에서 들었다. AM 음은 초당 두 번 규칙적인 비율의 크기로 파동치는 음이다(그림 10.8a). 환자는 이 음을 듣고 음이 연속으로 들리는지 아니면 레벨에서 파동이 되는 것처럼 느껴지는지를 질문받는다. 이는 환자가 **진폭 변조량**(amount of amplitude modulation)이라고 하는 파동음(undulating tone)의 최고점과 최저점 사이의 강도 차이를 구별할 수 있는지가 핵심이다. 감지할 수 있는 가장 적은 양의 AM이 환자의 강도 변별역치이다. DLI는 누가 현상이 없는 환자에 비해 누가 현상이 있는 환자의 경우가 더 작았다. 이 검사는 원래 40dB SL에서 했지만 수정본은 ≥ 80dB HL(Lüscher, 1951)과 15dB SL(Jerger, 1952)

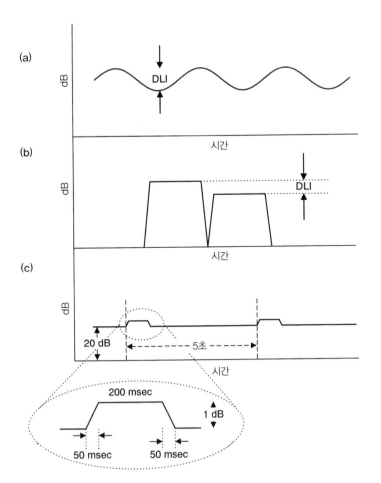

그림 10.8 전통적인 변별역치검사. 강도 변별역치(DLI)는 (a) 진폭 변조(AM)의 최정점과 바닥, 또는 (b) 두 음의 역치가 번갈아 가며 생겨난다. (c) 미세증가감성지수(SISI) 검사에서 환자는 유도음 위에 덧붙여지는 1dB 증가를 탐지해야 한다.

에서 했다.

또 다른 방법은 **Denes-Naunton 검사**(1950)에서 사용되었다. 여기서 환자는 음 한 쌍을 차례로 듣고 두 음이 똑같은지 아니면 하나가 다른 음보다 더 큰지를 판단해야 했다(그림 10.8b). 여러 쌍의 음을 환자에게 들려 주었다. DLI를 찾기 위해서 첫 번째 음은 항상 동일한 레벨로 유지되었지만 두 번째 음은 레벨이 달라졌다(아니면 반대로). 환자가 감지할 수 있는 가장 작은 레벨 차이를 검사자가 찾을 때까지 이 절차는 계속되었다. 4dB SL과 44dB Sl에서 제시하는 두 음에 했다. 검사는 이 두 SL에서 얻은 DLI의 **상대적 크기**를 비교하여 해석했다. 누가 현상이 있는 귀에서는 4dB SL에서 44dB SL로 가면서 강도 DL이 동일하

게 유지되거나 점점 커지는 것으로 나타났다. 반면 누가 현상이 없는 귀에서 DLI는 높은 SL에서 더 작았다. Jerger의 수정본(1953)은 두 레벨(10dB SL과 40dB SL)에서의 검사와 보다 용이하게 하는 진폭 변조(simpler-to-do AM) 절차를 합쳐 놓았다.

이 DLI 검사들은 Hirsh, Palva, Goodman(1954)이 누가 현상이 있거나 누가 현상이 없는, 그리고 정상 귀에서의 유사한 DLI를 보고한 이후 사용이 거의 갑작스럽게 중단되었다. 이들의 연구와 위에서 설명한 DLI 간의 차이는 부분적으로 DLI를 평가하는 방법이 달라서 서로 다른 결과가 나왔기 때문일 것이다. [관심이 있는 학생은 이에 대한 Buus, Florentine, Redden (1982a, b) 또는 Gelfand (2004)의 논의를 참조하라.] DLI와 음량 누가 현상의 차이점에 대한 뒷받침 또한 있다(Lamore & Rodenburg, 1980). 그러나 DLI 누가 현상 논란은 비정상적으로 작은 DLI가 음량 누가 현상과 유사한지 여부보다 미로성과 후미로성 병변 부위를 변별하는 것과 더 관련된 진단 문제의 초점을 전환시켰다.

미세증가감성지수 검사

DLI 논란은 작은 강도 변화를 감지하는 능력이 DLI-누가 현상과 관계가 있든지 없든지 간에 감별 진단에 유용하다고 밝힌 Jerger, Shedd, Harford(1959)에 의해 다시 재점화되었다. 그들은 또한 강도판별검사의 특성을 환자가 더 쉽게 검사를 받고 임상가가 더 쉽게 시행하고 해석할 수 있도록 수정했다. DLI의 크기를 직접 평가하는 대신 이들의 **SISI**(Short Increment

Sensitivity Index)는 환자에게 미리 정한 크기 (보통) 1dB만큼의 증가음을 제시하고 환자가 소리를 들으면 표시하도록 한다.

SISI의 기본 구조는 그림 10.8c에 나와 있다. 그림은 SISI에서 자극음에 두 가지 측면이 있다는 것을 보여 준다. 첫 번째 구성 요소는 검사가 지속되는 내내 계속 주는 연속음이다. 유도음(carrier tone)은 20dB SL로 제시한다. 두 번째 요소는 변조 신호음 위에 겹쳐지는 200밀리초 길이의 1dB 증가음이다. 20회의 1dB 단속음이 5초 간격으로 연속음에 겹쳐진다. 환자는 그저 연속음을 듣다가 짧은 단속임이 들릴 때마다 표시한다.

누구나 쉽게 감지할 수 있는 5dB 증가음은 자극음을 설명하고 환자가 적절하게 반응하는 방법을 알고 있는지 확인하기 위해 검사를 시작할 때 몇 번 사용한다. 5dB 증가음에서 시작하여 1dB 검사 증가음이 될 때까지 삐 소리 크기를 한 번에 1dB씩 줄이는 친숙화/훈련 전략을 사용할 수도 있다(Harford, 1967). 5dB 단속음에 환자가 제대로 반응하는지 확인하기 위해 1dB 증가음 사이에 드문드문 넣는다. 이것은 환자가 1dB 증가음을 많이 또는 모두 놓칠 경우 특히 중요하다. 또한 검사 과정 동안 1dB 삐 소리 사이사이에 몇 몇 "함정시험(catch trials)"이 들어 있다. 함정 시험은 1dB 증가음이 제시되어야 할 5초 간격에서 증가음을 없애는 것이다. 이것은 환자가 그저 5초마다 증가음을 예상하고 반응하는 것이 아니라 증가음에 반응하고 있는지를 확인하는 데 도움이 된다. "비단속음(nonpulses)"은 1dB 증가음에 대해 많이 또는 전부 반응할 때 특히 중요하다. 5dB와 무음 실험(empty trial)은 SISI 검사의 적절한 수행을 위해 중요한데, 이는 임상가에게 결과의 타당도에 대한 기준을 제공하고 언제 환자에게 지침을 다시 주어야 할지 또 다른 변경이 필요한지를 알려주기 때문이다. 그러나 검사 점수를 내는 데 20회의 1dB 증가음을 사용한다.

SISI 검사는 간단히 20회의 1dB 증가음 중 몇 번을 들었는지 수를 세어 백분율로 결과를 내어서 점수를 낸다. 예를 들어 SISI 점수가 100%라면 20회 증가음

을 모두 들었다는 것이고, 40%라면 20회 중 8회만 감지했다는 것을 의미한다.

SISI 검사의 기본 원리는 검사하는 귀에 미로성 장애가 있는 경우 증가음을 대부분 들어야 한다는 것이다. 반면 검사하는 귀가 후미로성 장애, 전음성 손실, 정상일 경우 더 적은 수의 증가음을 감지해야 한다. 감각신경성 난청이 있는 경우를 검사한다고 한다면 이는 결국 미로성과 후미로성 병변 부위를 구분해 준다. 점수가 ≥70%인 경우 "양성" 또는 "높은" 것으로 간주하며 미로성 장애임을 시사한다. 점수가 ≤30%인 경우 "음성" 또는 "낮은" 것이고 감각신경성 난청이 있으며 후미로성과 관련 있음을 시사한다. 이 범위를 벗어나는 결과들은 "의심스러운" 영역으로 간주된다. 그러나 학생들은 지난 몇 년 동안 다른 차단치들이 제안되었음을 알아야 한다.

Jerger 등(1959)은 메니에르병 환자 8명의 SISI 점수가 1000Hz에서 70~100%였고 4000Hz에서 95~100%였지만 3명의 후미로성 사례에서는 두 주파수에서 0%였다는 것을 발견했다. 또한 SISI 점수는 전음성 난청의 경우 0~15%밖에 안 되었다. 소음 노출로 인해 고주파수 감각신경성 난청이 있는 환자들은 역치가 정상인 1000Hz에서 낮은 점수(0~40%)를 받았고 역치가 상승한 4000Hz에서 높은 점수(95~100%)를 받았다. 이들의 경우 1000Hz에서의 낮은 점수는 정상 감성지수와 관련된 정확한 결과였고 후미로성 장애의 거짓 징후가 아니었다. 역치가 1000Hz에서 0~65dB HL, 4000Hz에서 30~75dB HL 사이인 노인성 난청 환자들은 SISI 점수가 두 주파수 모두 0~100% 어딘가에 있었다. 나이와 관련된 난청 환자의 넓은 범위 점수는 아마 광범위하게 서로 다른 역치와 노인성 난청을 유발하는 근본적인 장애 종류의 영향을 반영했을 것이다.

77~84% 정도의 미로성 장애가 높은 SISI 점수로 명확히 판별되며 60~65%의 후미로성 장애가 낮은 SISI 점수로 명확하게 밝혀진다(Buus, Florentine, & Redden, 1982a; Turner, Shepard, & Frazer, 1984). 어느 쪽 집단에서든 5%~10% 귀만 SISI 점수

가 "의심스러운" 범위에 있었다(Buus et al., 1982a).

고강도 SISI(high-level SISI)는 일반적으로 75~90dB HL의 높은 강도 레벨에서 검사를 실시함으로써 검사의 민감도를 향상시키고자 한다. 높은 강도 레벨에서 검사를 하면 정상 귀와 미로성 장애가 있을 경우 높은 SISI 점수가 예상되고 후미로성 병리의 경우 낮은 점수가 예상된다. 실제 고강도 SISI는 여러 연구에 걸쳐 평균 90%의 미로성 장애를 정확하게 판별해 내지만 후미로성 병리는 69%만 판별한다(Turner et al., 1984). 이것은 우리가 검사의 표준(20dB SL) 버전으로 실시한 것보다 크게 좋아지지는 않는다.

Bekesy 청력검사

Bekesy(1947) 청력검사는 환자가 버튼을 눌렀다 뗐다 하며 자신의 역치를 찾을 수 있게 한다고 5장에서 설명했던 것을 상기해 보라. 버튼은 모터를 제어하고 모터는 감쇠기를 제어하여 강도는 주어진 속도(보통 2.5dB/초)에서 증가하고 감소한다. 환자는 소리가 들리면 버튼을 누르고 들리지 않으면 (손을) 떼도록 지시 받는다. 음이 너무 작게 들릴 때는 버튼을 누르지 않는다. 이 경우 모터는 강도를 높여서 결국 음이 들릴 수 있는 수준이 된다. 환자는 음을 듣고 반응 버튼을 눌러서 유지한다. 이는 모터를 전환시켜 강도가 줄어들도록 한다. 그러면 음이 안 들리게 되고 환자는 버튼에서 손을 떼어 다시 강도가 높아진다. 이러한 일들의 과정은 환자의 역치 부근까지 음의 강도를 올리고 내리게 만든다. 동시에 모터는 음의 강도를 종이에 기록하는 펜을 조절하여 5장의 그림 5.6과 같이 환자의 역치 부근에 지그재그 패턴의 결과를 기록한다. 지그재그 너비를 주로 진폭너비(excursion width)라고 하며 이 진폭의 중간 지점이 환자의 역치이다.

전통적 자기청력검사

Bekesy 청력도는 하나의 주파수에서 한 번에 또는 검사 주파수가 저에서 고로 서서히 변화하는 동안에 얻는다. **연속 주파수 자기청력검사**(sweep-frequency

Bekesy audiometry)를 하면서 환자는 검사음 주파수가 1옥타브/초의 속도로 100~10000Hz까지 원활하게 증가하는 동안 자신의 역치를 찾는다. **고정 주파수 자기청력검사**(fixed-frequency Bekesy audiometry)를 할 때 환자는 자신의 역치를 한 주파수에서 3분과 같이 주어진 시간 동안 찾는다(추적한다). 각 Bekesy 청력도는 한 번은 연속음을 사용하고 또 한 번은 1초에 2.5번 불규칙한 단속음을 사용하여 두 번씩 추적하며 결과는 연속음과 단속음 선을 비교하여 해석한다.

Jerger(1960a, 1962)는 Bekesy 청력도의 원래 분류 체계의 수정이 설명되어 있음에도 네 개의 기본 유형으로 나눴다(Owens, 1964b; Johnson & House, 1964; Hopkinson, 1966; Hughes, Winegar, & Crabtree, 1967; Ehrlich, 1971). Bekesy 검사 유형은 그림 10.9에 나와 있는 바와 같이 주로 연속음 패턴으로 설명된다. Bekesy 청력도 **유형 I**에서 단속음과 연속음 트레이싱(tracing, 기록)은 환자의 청력도 패턴에 따라 밀접하게 연결된다. 이 유형은 정상 청력이나 전음성 난청과 연관된다.

유형 II는 미로성 장애와 연관된다. 여기서 단속음과 연속음의 기록은 대략 1000Hz의 주파수까지 밀접하게 연결된다. 두 가지 일이 더 높은 주파수에서 일어난다. 첫째, 연속음 선은 보통 20dB 이내의 양으로 단속음 기록 밑으로 떨어져서 단속음과 평행을 이룬다. 또한 연속음 선의 진폭이 3~5dB밖에 안 되는 폭으로 상당히 좁아진다.

Bekesy 청력도에서 연속음 선의 변화는 청각피로의 영향을 나타내는 것으로 해석된다(Harbert & Young, 1964; Owens, 1965; Parker & Dekker, 1971; Silman et al., 1981). Bekesy 청력도 유형 II에서 좁아진 진폭은 미로성 장애로 인해 어떻게 강도 지각이 영향을 받는지를 반영하지만 메커니즘은 논란의 여지가 있다(Bekesy, 1947; Denes & Naunton, 1950; Hirsh, Palva, & Goodman, 1954; Owens, 1965). 이는 아마도 역치 주변의 강도 DL과 관련된 것이다. 하지만 이 검사는 그 자체가 음량 누가 현상 검사

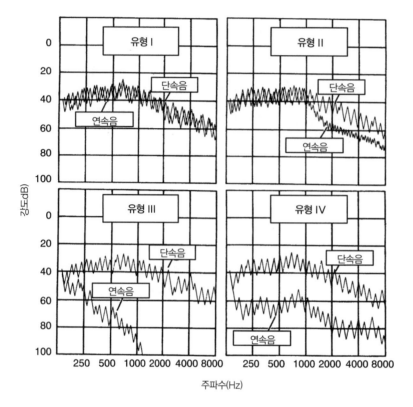

그림 10.9 Bekesy 임상 청력도 유형(Jerger, 1960a, 1962). Jerger, J.(1962)의 수정, Hearing tests in otologic diagnosis. *ASHA*, *4*, 139–145, America Speech-Language-Hearing Association.]

순행-역행 Bekesy 청력 검사

Rose(1962)는 연속 주파수 청력도(sweep-frequency audiogram)에서 연속음과 단속음 트레이싱 차이는 연속 주파수가 고에서 저로 가는 것(역)에 비해 저에서 고로 가는 일반 방향(정)에서 더 클 수 있다고 보고했다. 이러한 차이를 순행-역행 불일치(forwardbackward discrepancy)라고 한다. 큰 순행-역행은 후미로성 병리와 관련이 있다(Karja & Palva, 1969; Palva, Karja, & Palva, 1970; Jerger, Jerger, & Mauldin, 1972; Jerger & Jerger, 1974a; Rose, Kurdziel, Olsen, & Noffsinger, 1975).

그림 10.10은 표준자기청력검사에서는 발견하지 못했을 수도 있는 후미로성 장애를

가 아니다.

독특한 **유형 III** 패턴에서는 연속음 선이 매우 빠르게 단속음 선에서 전환되어 종종 청력검사기의 범위로 전환된다. 유형 III은 후미로성 병리와 관련이 있다.

유형 IV에서는 연속음 트레이싱이 단속음 청력도 아래로 20dB 이상 급격하게 떨어져 단속음과 평행을 이룬다. Bekesy 청력도 유형 IV는 미로성 또는 후미로성 장애가 있는 환자에게 나타날 수 있지만 주로 후미로성 장애 가능성을 시사하는 것으로 본다(Turner, Shepard, & Frazer, 1984).

유형 V로 불리는 다섯 번째 Bekesy 패턴은 Jerger와 Herer(1961)에 의해 설명되었다. 유형 V는 단속음 트레이싱이 연속음 아래로 떨어지기 때문에 독특하다. Bekesy 청력도 유형 V는 기능적(비기질적) 난청과 관련되며 14장에 더 자세하게 설명되어 있다.

Jerger 등(1972)이 설명한 접근법을 사용하여 어떻게 순행-역행으로 판별해 낼 수 있는지를 보여 준다. 각 프레임에 Bekesy 선 세 개가 있는데 하나는 단속음, 두 개는 연속음이다. 단속음 트레이싱은 정방향(200Hz에서 8000Hz로 주파수 증가)으로 들어간다. 연속음 트레이싱 중 하나는 정방향(200Hz에서 8000Hz)으로 들어간다. 그러나 다른 연속음 트레이싱은 역방향(8000Hz에서 200Hz로 주파수 감소)으로 들어간다. 세 트레이싱은 환자의 오른쪽 정상 귀(상단 부분)에서는 겹친다. 그러나 청신경 종양이 있는 왼쪽 귀에는 순행-역행이 있다(하단 부분). 역 연속음 트레이싱이 단속음 트레이싱과 정 연속음 연속(유형 II였을) 사이에 훨씬 더 적은 분리가 있지만 단속음 트레이싱 훨씬 아래로 떨어진다는 것을 주목하라.

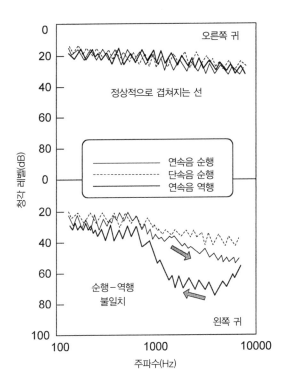

그림 10.10 왼쪽 귀에 음향 종양이 있는 환자의 순행-역행 Bekesy 청력도. 위의 형태는 있는 그대로의 오른쪽 귀 세 가지 투사도의 정상적인 일치를 보인다. 밑의 형태는 병리적인 왼쪽 귀의 순행-역행 불일치를 보인다.

Bekesy 쾌적음량검사

Bekesy 쾌적음량(Bekesy Comfortable Loudness, BCL)**검사**는 환자가 "너무 크거나 작지도 않은 편안한 레벨"의 음을 유지하도록 반응 버튼을 눌렀다 뗐다 하라고 지시받는다는 점을 제외하고는 전통적 연속 주파수 청력도와 비슷하다(Jerger & Jerger, 1974a, p. 352). Jerger와 Jerger는 세 BCL 형태가 음성이라고 여겨지는 것이 정상 청력과 전음성 그리고 미로성 손상과 연관되어 있기 때문임을 입증했다. 유형 N1에서 단속음과 연속음 트레이싱은 밀접하게 연결되었다. 연속음 트레이싱은 유형 N2에선 단속음 위에 기록되고 N3에선 아래에 기록된다. 후미로성 장애와 관련되는 양성 BCL 패턴 세 개가 있었다. 연속음 트레이싱은 유형 P1 패턴은 고주파수에서, 유형 P2는 저주파 또는 중간 주파수에서 단속음 트레이싱 아래로 훨씬 더 떨어졌다. P3 패턴은 BCL 트레이싱이 순행-역행

을 수반했다. 후미로성 사례의 19%와 나머지 귀 8%는 여섯 분류에 들어맞지 않았다.

Bekesy 청력검사의 민감도와 특이도

연구에서 평균적으로 미로성과 후미로성 장애에 대한 정확한 판별률은 각각 전통적 자기청력검사에서는 93%와 49%이고 순행-역행 Bekesy에서는 95%와 71%, 그리고 Bekesy 쾌적음량에서는 92%와 85%이다(Turner et al., 1984).

단음청력검사

단음청력검사(brief-tone audiometry)는 매우 짧은 음의 길이를 가진 음의 역치를 평가하는 것이 포함된다. 이는 소리가 1분의 1/3 정도보다 더 짧을 때 발생하는 **시간적 가중(통합)**[temporal summation (intergration)]의 임상 적용이다. 3장을 상기해 보면 3명의 정상 청력인은 음 길이(duration)에 10배 변화를 소거하기 위해 10dB 레벨의 변화가 필요하다. 그러나 미로성 장애가 있는 환자의 경우 음 길이 10배 변화를 소거하기 위해 더 적은 레벨 변화가 필요하다(Sanders & Honig, 1967; Wright, 1968, 1978; Hattler & Northern, 1970; Barry & Larson, 1974; Pedersen, 1976; Olsen, Rose, & Noffsinger, 1974; Chung & Smith, 1980). 다시 말해 강도-음 길이 관계(시간적 통합 기능)는 미로성 장애가 있는 경우 정상보다 일반적으로 얕다(약하다). 그림 10.11에서 프레임 a와 b를 비교해 볼 수 있다.

단음청력검사는 일반적으로 자기청력검사를 포함하기 때문에 이 시점에서 논의되는 것이다. 그러나 다른 방법도 사용되었다. 기본적인 검사 방법은 매우 간단하다. Bekesy 청력도는 다양한 음 길이의 단속음을 사용하여 얻고 역치 결과는 음 길이 차이를 소거하는데 얼마만큼의 역치 변화가 필요한지를 결정하기 위해 평가된다. 임상가는 그림에 나온 도표를 그리기 위해 여러 음의 길이를 충분히 검사하거나 그냥 대표 음 길이 두 개를 검사할 수도 있다. Wright(1978)는 음

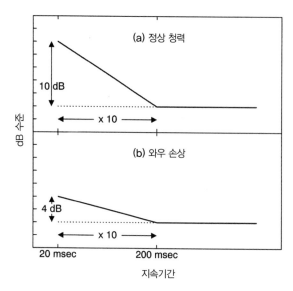

그림 10.11 이상화한 시간적 통합의 기능. (a) 정상 청력과 (b) 와우 손상의 경우 음성 신호 역치가 도달하는 데 필요한 강도와 지속시간 사이의 모순(trade-off)을 보여 준다.

길이가 20밀리초와 500밀리초인 음의 역치를 비교하는 것이 효율적인 임상 접근법이라고 제안하였다.

정상과 미로성 장애 귀는 일반적으로 단음청력검사로 구분되나 주요 임상 질문은 미로성과 후미로성 장애를 구분하는 것을 다룬다. 초기 연구(Sanders, Josey, & Kemker, 1971)는 낙관적이었지만 이후의 연구는 이 점에서 단음청력검사가 실용적인 진단 검사가 되기에 미로성과 후미로성 장애 결과 사이에 너무 많은 중복이 있다는 것을 발견했다(Pedersen, 1976; Stephens, 1976; Olsen, Rose, & Noffsinger, 1974; Olsen, 1987).

음량 불쾌 및 내성 검사

누가 현상이 있는 여러 난청 환자들이 높은 레벨 소리가 불편하게 크다고 호소하는 것은 오랫동안 알려져 왔다. 과거에는 이 관계가 간혹 음차 검사로 평가되었다. 난청이 있다는 것을 밝힌 후에 임상가는 음차를 (고강도음을 내도록) 세게 치고는 바로 장애가 있는 귀 가까이에 갖다 댄다. 환자가 난청이 있음에도 불구하고 매우 (불편하게) 큰 소리를 듣는다면 검사는 "신경성

난청(nerve deafness)"을 반영하는 것으로 여겼다.

최신 접근법은 음량 누가 현상의 유무를 추측하는 데 사용되는 환자의 LDL(loudness discomfort level) 또는 UCL(uncomfortable loudness level, 불쾌음량역치)을 알아내기 위한 것이다. 비록 LDL의 더 중요한 활용은 증폭과 평가, 청각과민증이 있는 환자의 관리 영역에 있지만 말이다(16장). 여기서 임상가는 환자의 LDL을 확보하여 규준값(normative value)과 비교한다. 정상 청력인의 경우 102~104dB HL(또는 111~115dB SPL)의 평균 LDL이 Sherlock와 Formby(2005)에 의해 밝혀졌어도 일반적으로 LDL은 100dB SPL에서 발생한다(Hood & Poole, 1966; Hood, 1969; Morgan, Wilson, & Dirks, 1974). 이 정상 레벨에서 LDL이 발견되면 음량 누가 현상이 있을 것이라 여기고 이 경우 결과는 미로성 장애와 일치하는 것으로 해석될 것이다. 더 높은 레벨에서 LDL이 존재하면 누가 현상이 없다고 나타내는 것으로 여기고 이는 후미로성 원인의 경우 감각신경성 손실로 예상될 것이다. 다른 버전 검사는 최적쾌적강도(most comfortable listening level, MCL)뿐만 아니라 LDL을 얻기 위한 것이다.

전통에도 불구하고 LDL은 누가 현상 검사로 활용됐을 때 몇 가지 심각한 한계가 있다. 첫째, 큰 LDL 차이가 사람들 사이에 보고되어 LDL 정상 범위가 매우 넓다(Sherlock & Formby, 2005). 둘째, LDL은 비정상적인 급격한 음량 증가보다는 환자가 참을 수 있는 레벨(tolerance level)을 반영한다. 셋째, 이러한 방식으로의 사용은 LDL이 난청의 정도와 관련이 없다는 잘못된 가정에 기초한다. 그러나 실제로 LDL은 50dB HL 이상의 감각신경성 난청 정도만큼 높아진다(Kamm, Dirks, & Mickey, 1978).

음량 척도

불쾌음량평가는 아주 흔하지만 보편적인 평가 방법은 없다(Punch, Joseph, & Rakerd, 2004). 임상 음량 평가(measurement)는 크기 측정법(magnitude estimation)과 크기 산출법(magnitude production)뿐만 아니라 교차양상 일치법(cross-modality matching)과 같은 **직접 척도**(direct scaling) 방법을 사용하여 할 수 있다(Geller & Margolis, 1984; Knight & Margolis, 1984; Hellman & Meiselman, 1988, 1990). 그러나 **범주 평정법**(cate- gory rating method)은 현대 청각 사례(검사)에 더 일반적으로 사용된다. 범주 평정법에서 환자는 다른 레벨에서 제시되는 음을 한 번에 하나씩 듣고 매우 작은 소리에서 매우 큰 소리까지 기술된 범위의 선택을 제공하는 목록에 기초하여 각각의 음량을 평정한다(Allen, Hall, Jeng, 1990; Hawkins, Walden, Montgomery, & Prosek, 1987; Cox, 1995; Cox, Alexander, Taylor, & Gray, 1997). 예를 들어 **윤곽 검사**(Contour Test) (Cox, 1995; Cox et al., 1997)는 단속 와블톤(warble tone) 자극을 사용하며 환자가 이에 대한 반응으로 7점 척도에 따라 수치적 음량 평정을 다음과 같이 매긴다. (1) 너무 작다. (2) 작다. (3) 편하지만 약간 작다. (4) 편하다. (5) 편하지만 크다. (6) 크지만 괜찮다. (7) 불편할 정도로 크다. Sherlock과 Formby(2005)는 직접 평가된 LDL과 윤곽 검사로 얻은 "불편하게 큰 소리" 레벨 사이의 유의미한 차이를 찾지 못했다.

음량 범주 평정법(loudness category rating method)은 아동 사용용으로 맞추어 음량 범위에 해당하는 다양한 선 그리기 방법 (descriptive line drawings)을 선택하도록 한다(Kawell, Kopun, & Stelmachowicz, 1988; Skinner, 1988).

와우 파손 영역 평가

파손 영역(dead region, DR)은 내유모세포(IHC)나 청신경세포가 기능하지 않는 와우나선(cochlear spiral)에 인접한 6장의 내용을 떠

올려 보라. 우리는 이러한 파손 영역을 작동시키는 검사음에 반응이 없을 것이라고 예상한다. 하지만 환자가 **실종 주파수 청취**(off-frequency listening) 때문에 여전히 검사음을 감지할 수 있는데 이는 기저막 근처에 위치하여 기능하는 IHC가 검사음에 의해 발생한 진동 패턴의 일부를 포착(감지)한다는 의미이다(Moore, 2004). 예를 들어 2000Hz의 위치에 파손 영역이 있는 환자라도 검사음의 자극 패턴 일부가 1800Hz에 위치한 건강한 내유모세포를 활성화한다면 여전히 2000Hz 검사음에 반응할 것이다(그림 10.12). 파손 영역은 고저, 음량, 어음인지, 보청기와 다른 기기, 그리고 환자 상담에 영향을 주기 때문에 이에 대해서 알아야 한다(McDermott, Lech, Kornblum, & Irvine, 1998; Baer, Moore, & Kluk, 2002; Moore, 2004; Huss & Moore, 2005; Kluk & Moore, 2006).

파손 영역은 환자가 급추형 청력도의 감각신경성 난청 또는 70dB HL이나 그 이상의 역치 주파수를 가지고 있을 때 의심된다. 그러나 청력도 그 자체는 실제로 파손 영역이 있는지 없는지 신뢰할 만한 지표가

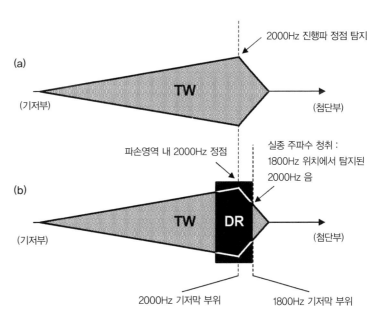

그림 10.12 (a) 검사 신호가 전형적으로 진행파(TW)의 정점 위치에서 탐지된다. (b) 만일 파손 영역(DR) 속에 진행파의 정점이 있다면, 살아 있는 내유모세포를 지닌 주변 위치에서 검사 신호가 여전히 감지될 것이다.

아니라는 것을 기억하는 것이 중요하다(Vinay & Moore, 2007). 따라서 파손 영역이 의심될 때 파손 영역을 판별하는 데 특별한 기법이 사용될 수 있다. 한 가지 방법은 의심되는 주파수의 **심리음향 조율 곡선**(psychoacoustic tuning curves, PTCs)을 얻는 것이다(Summers, Molis, Musch et al., 2003; Kluk & Moore, 2005; Sek, Alcantara, Moore et al., 2005). PTC 정점이 신호음의 주파수에서 일반적으로 발생하는 것을 3장에서 떠올려 보라. 와우 파손 영역이 있을 때 PTC 정점은 파손 영역의 가장자리로 이동하는 것을 찾아볼 수 있다. 그러나 PTC는 정기적 임상 사용을 하기에 다소 번거롭게 하는 몇 가지 기술적 고려 사항(Kluk & Moore, 2004, 2005)을 포함한다.

와우 파손 영역을 판별하는 또 다른(임상적으로 더 실행 가능한) 검사는 **역치등가소음**(threshold-equalizing noise, TEN)을 사용하기 때문에 **TEN검사**(Moore, Huss, Vickers et al., 2000; Moore, Glasberg, & Stone, 2004)라는 이름이 붙었다. 청력 역치등가소음은 모든 주파수에서 동일하게 차폐된 역치를 위해 만들어진 차폐 잡음이다(즉 80dB TEN 레벨은 검사하는 모든 주파수에서 80dB 차폐된 역치를 만들어 낸다). 검사는 원래 음압 레벨을 사용했지만 (TEN-SPL; Moore et al., 2000) 이제는 500Hz와 4000Hz 사이의 청력 주파수에서 2-dB 간격으로 듣기 레벨(HL) 측정을 사용한다.

검사는 검사음의 비차폐역치를 구하고 TEN을 사용하여 차폐역치를 구하는 것을 포함한다. 만일 검사음이 파손 영역에 없다면 차폐역치는 TEN 레벨과 거의 같거나 10dB 이내로 높을 것이다. 만일 검사음이 파손 영역 안에 있다면 차폐역치는 TEN 레벨보다 적어도 10dB 더 높을 것이다. 예를 들어 환자의 비차폐역치가 2000Hz에서 70dB HL이고 TEN이 80dB HL에서 (역치 변동이 일어나게 하기 위해) 제시되었다고 가정해보자. 파손 영역이 없다면(2000Hz 음이 2000Hz 부분에서 감지되기 때문에, 그림 10.12a) 차폐역치는 90dB HL보다 작을 것이다. 그러나 파손 영역이 있다면(2000Hz 음이 진동 증폭이 더 약한 1800Hz 부분에서 감지되기 때문에, 그림 10.12b) 차폐역치는 90dB HL이거나 더 높을 것이다.

청각중추정보처리 평가

청각중추평가는 청각신경기관 또는 청각중추정보처리장애([C]APDs, 6장 참조)를 발생시키는 이상을 평가하는 데 사용된다. 따라서 청각중추정보처리장애는 그것 자체만으로는 역치 변동의 전통적 의미에서 난청을 유발하지 않는다. 이 점은 2장에서 설명된 청각중추신경기관 "배선도(wiring diagram)"를 생각해 볼 때 이해할 수 있다. 반면 청각 경로의 장애는 틀림없이 무수히 많은 방법으로 청각 신호의 처리 과정에 영향을 줄 것이다. 결과적으로 청각중추검사는 소리인지가 청각신경기관의 이상에 의해 어떻게 영향을 받는지에 민감하고 흔히 상당히 섬세한 과제를 사용한다. 그 결과 이분신호지각검사(tests of perception of dichotic signals), 시간적 정보처리(temporal processes, 변별, 분석, 통합, 순서화), 방향정위와 편재화 검사, 차폐 레벨 차이와 같은 양이 상호작용 검사, 중복이 낮은 자료를 활용한 어음인지검사 등 다양한 종류의 행동 측정이 중추정보처리 평가에 사용된다는 것은 놀라운 일이 아니다(Jerger & Musiek, 2000; ASHA, 2005). 여기에서 가장 일반적으로 사용되는 방법 몇 개를 강조할 것이다. 관심 있는 학생은 청각처리평가와 관련된 종류, 고려 사항, 난점, 논쟁의 광범위한 범위를 최근 문헌에서 찾을 수 있을 것이다(Jerger & Musiek, 2000; Sliman, Silverman, & Emmer, 2000; Bellis, 2002; ASHA, 2005; Cacace & McFarland, 2005a, b; Katz & Tillery, 2005; Musiek, Bellis, & Chermak, 2005; Rosen, 2005; Musiek & Chermak, 2006; Geffner & Ross-Swain, 2007).

비음성언어검사

일반적으로 사용되는 청각중추처리검사는 어음 자료

(speech material)의 사용을 포함하긴 하지만 윤곽 또는 소음 신호도 사용 가능하며 청각처리능력에 초점을 맞추려고 할 때 언어적 요인의 복잡한 영향을 최소화하는(적어도 감소시키는) 이점이 있다. 청각 처리의 비언어 측정 세 가지 예는 시간적 간격 탐지(temporal gap detection), 고저 패턴 시퀀스 차폐, 레벨 차이를 다루는 검사를 포함한다.

간격 탐지 역치(gap detection threshold)은 두 신호 사이에 들을 수 있는 짧은 무음 간격이며, 3장에서 **청각 시간 해상도**(temporal resolution)의 측정이라고 했던 것을 상기해 보라. 몇 가지 간격 감지 임상검사가 소개되었다. **RGDT**(Random Gap Detection Test)(Keith, 2000)에서 청자에게 다양한 간격 감지가 포함된 일련의 소음 버스트(또는 톤 버스트)를 제시하여 각 경우에 간격이 들렸는지 여부를 표시한다. 반면 **ATTR**(Adaptive Test of Temporal Resolution)(Lister, Roberts, Shackelford, & Roberts, 2006)은 청자에게 두 가지 소음 버스트 선택을 제시하여 어느 쪽에 간격이 포함되어 있는지를 표시한다. 검사는 무음 간격의 지속시간이 간격 감지 역치를 찾을 때까지 증가되었다 감소되기 때문에 적응형이다. **GIN**(Gaps-In-Noise) **검사**(Musiek, Shinn, Jirsa et al., 2005)는 다른 방법을 사용한다. 여기서 환자는 각각 총 6초씩 지속하는 일련의 백색잡음 신호를 듣는다. 각 잡음 신호는 하나, 둘 또는 세 개의 무음 간격에 의해 방해받고 각 간격은 적게는 2밀리초에서 많게는 20밀리초까지 지속된다. 환자의 과제는 간격을 감지할 때마다 반응 버튼을 누르는 것이다. Musiek, Bellis, Chermak(2005)는 청각중추신경기관에 장애가 있다고 확정된 환자의 경우 GIN 검사에서 정상 개인과 비교해 볼 때 유의미하게 긴 간격 감지 역치가 있다는 것을 보여 주었다.

고저 패턴 순서 검사(Pitch Pattern Sequence Test)(Pinheiro, 1977; Pinheiro & Musiek, 1985)는 "고"(1430Hz)와 "저"(880Hz)의 짧은 음을 쉽게 들을 수 있는 수준에서 환자에게 제시한다. 각 연속된 음을 들은 후에 환자는 음의 시간적 순서(예 : 고-저-저,

고-저-고)를 음성적으로나 손으로 또는 음 순서(tonal sequence)를 허밍으로 표현한다. 어느 한쪽에 청각 피질 병변이 있는 환자는 모든 반응 방식에서 수행이 저조한 반면 대뇌반구 사이에 병변이 있는 환자는 허밍 반응을 상대적으로 더 잘 수행한다. Musiek, Baran, Pinheiro(1990)는 또한 다른 음의 높이 대신에 더 길고 더 짧은 톤 버스트의 연속된 음을 사용하는 검사를 설명하였다(예 : 장-장-단, 단-장-단). 그들은 지속시간 패턴 검사(duration patterns test)가 대뇌장애에 민감하며 이 장애가 있는 몇몇 환자들은 고저 패턴 검사에서 정상 수행을 보였다 하더라도 지속패턴(duration pattern) 검사에서 수행이 떨어지는 것을 발견했다.

양이 **차폐 레벨 차이**(masking level differences, MLDs)는 차폐로부터 양이 해제(binaural release)를 달성하기 위해서는 뇌간 레벨(brainstem level)에서 양이 신호의 성공적인 처리에 달려 있기 때문에 임상적으로 유용하다. 3장에서 MLD는 두 개의 측정값을 비교하여 얻을 수 있다고 했던 것을 기억하라. 그중 하나는 신호와 잡음 둘 다 두 귀에서 같은 위상일 때 신호를 차폐해야 하는 잡음 레벨 **SoNo**이다. 또 다른 값은 신호만 두 귀에서 다른 위상이지만 잡음은 같은 위상일 때 신호를 만들어야 하는 잡음 레벨 **SπNo**(또는 반대로 **SoNπ**)이다. MLD는 SπNo-SoNo나 SoNπ-SoNo와 동일하다. 임상 MLD는 대개 500Hz 음 또는 강강격 단어로 하여 광범위하게 연구되어 왔다(Noffsinger, Olsen, Carhart et al., 1972; Olsen & Noffsinger, 1976, Olsen, Noffsinger, & Carhart, 1976; Lynn, Gilroy, Taylor, & Leiser, 1981; Hendler, Squires, & Emmerich, 1990). 중요한 연구 결과는 MLD가 다발성 경화증 또는 뇌간과 관련된 다른 장애가 있을 때 비정상적으로 작거나 없지만 대뇌 피질 병변에 의해서는 영향을 받지 않는 경향이 있다는 것이다. 그러나 MLD 장애는 말초(peripheral) 난청으로 인해 발생된다는 것을 염두에 두어야 한다. 사실 환자의 난청은 대부분이 크거나 작은 정도의 말초 장애에 의해 손상되기 때문에 청각중

추검사를 해석할 때 환자 난청의 영향을 항상 고려해야 한다.

어음검사

편이 청각중추검사는 하나의 귀에 제시되는 자료를 포함한다. 어음 자료가 신호로부터 얻을 수 있는 정보량을 줄이기 위해 어떻게든 불명료한 이 자료는 **왜곡된, 불명료한, 또는 저잉여성 어음검사**(distorted, degraded, or low-redundancy speech test)로 알려져 있다(Calearo & Lazzaroni, 1957; Bocca, 1958; Jerger, 1960b; Bocca & Calearo, 1963). 어음 자료는 대개 저주파수 필터(low-pass filtering) 어음 속도(시간압축) 촉진이나 **빠른 방해**(rapid interruption) 또는 배경소음 속의 어음 제시에 의해 왜곡된다. 이 방법의 예는 **저주파수 통과 어음검사**(low-pass filtered speech test)를 보여 주는 그림 10.13 왼쪽 부분에 나와 있다. 여기서 여과는 더 높은 주파수를 제거하기 위해 사용되어 환자는 검사 단어나 문장을 따라 할 때 더 낮은 주파수(보통 500Hz 또는 750Hz 아래)만 의존해야 한다. 검사를 한 귀의 비정상적으로 낮은 결과는 일반적으로 뇌의 반대쪽에 있는 청각피질장애와 관계가 있으나 뇌간장애와도 관계가 있을 수 있다.

불명료한 어음검사는 어떻게 청각중추 문제를 변별

할 수 있는가? Bocca와 Calearo(1963)는 성공적인 어음인지는 청각중추 경로에 본래 갖추어진 "본질적 잉여성(intrinsic redundancy)"과 어음 신호 내의 다양한 단서에 의해 제공되는 "비본질적 잉여성(extrinsic redundancy)"을 둘 다 이용한다고 설명했다. 본질적 잉여성은 청각중추병변에 의해 손상되고 비본질적 잉여성은 어음 신호를 왜곡시킴으로써 감소된다. 중추장애가 있는 환자의 본질적 잉여성이 손상되었더라도 환자는 종종 비본질적 잉여성에 의존하여 왜곡되지 않은 어음 자료를 잘 수행할 수 있다. 그러나 환자의 검사 수행은 비본질적 잉여성 또한 감소되면 실패하는데 이는 어음이 저하되었을 때 발생하는 것이다. 반면 정상인(건청인)은 손상되지 않은 본질적 잉여성에 의존하여 왜곡된 어음검사를 상대적으로 잘 수행할 수 있다.

양이 통합 또는 **재통합 검사**(binaural integration or resynthesis test)는 어음 신호 일부를 편측 귀와 다른 쪽 귀에 제시하는 것을 포함한다. 어느 귀도 충분한 어음을 청취할 수 있을 만큼의 신호를 받지 못한다. 그 결과 두 귀에 제시되는 신호는 청각중추신경기관에 의해 "합해져야" — "통합" 또는 "재통합" 되어야 — 한다. 여러 가지 종류의 검사가 사용되어 왔다. **양이융합검사**(Binaural Fusion Test)(Matzker, 1959; Ivey, 1969)에서 여과는 각 검사 단어를 위해

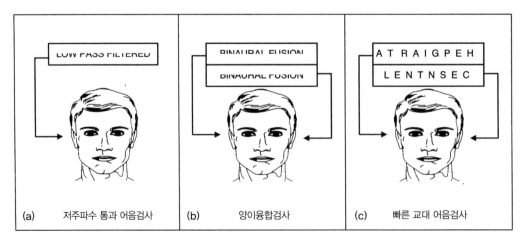

그림 10.13 (a) 저주파수 통과 어음검사, (b) 양이융합검사, (c) 빠른 교대 어음검사

저주파수대(예 : 500~700Hz)와 고주파수대(예 : 1900~2100Hz)를 만들려고 사용된다. 그림 10.13에 나와 있는 것처럼 저주파수대 단어가 편측 귀에 들어가고 고주파수대의 똑같은 단어가 다른 쪽 귀에 동시에 들어간다. 편측 귀에는 저주파수 통과 단어(low-pass filtered word)와 다른 쪽 귀에는 여과되지 않았지만 똑같은 단어의 매우 약한 버전을 제시하는 것도 또한 사용되었다(Jerger, 1960b). 양이융합검사에서의 낮은 수행은 뇌간에 영향을 주는 이상과 주로 관련된다.

빠른 교차 어음인지검사(Rapidly Alternating Speech Perception Test)(Bocca & Calearo, 1963; Lynn & Gilroy, 1977)에서는 그림 10.13 오른쪽 부분에 나와 있듯이 문장이 두 귀 사이를 빠른 속도(예 : 300밀리초마다)로 왔다 갔다 한다. 어떤 특정 순간에 한 귀에 어음이, 다른 귀에는 무음이 있지만 전체 메시지는 두 귀로 제시된다. **SWAMI**(Speech With Alternating Masking Index)(Jerger, 1964)는 이 검사의 변형으로 차폐 잡음(무음 대신에)이 어떤 특정 시점에 어음을 청취하지 않는 귀에 들어간다. 빠른 교차 어음검사의 어려움은 뇌간 이상, 대뇌 피질의 확산 문제와도 관계가 있다.

이분검사(dichotic test)에서는 서로 다른 어음 신호를 두 귀에 동시에 제시하며 환자는 사용되는 검사에 따라 어음 신호 하나나 두 개를 모두 따라 해야 한다. 가장 일반적인 이분 방법에는 이분숫자검사(Kimura, 1961; Musiek, 1983), 이분자모음음절(CV) Syllables 검사(Berlin, Lowe-Bell, Jannetta, & Kline, 1972; Speaks, Gray, Miller, & Rubens, 1975; Berlin, Cullen, Hughes, Berlin et al., 1975), 대응문장검사(Ivey, 1969), 강강격 단어 교차 검사(Katz, 1962, 1968)가 있다. 각 귀에 개별 점수가 주어지고 주요 임상연구 결과는 대뇌 피질 병변 반대쪽 귀의 수행

이 더 낮았다. 이것은 저잉여성 편이검사에서 이미 언급한 반대 귀 효과와 일치한다. 그러나 이분검사 점수가 뇌간장애와 더 높은 경로의 심한 병변 의해 이 경우 반대 귀 효과가 나타나지 않을 수 있기 때문에 장애 부위를 추론하는 일에 주의를 기울여야 한다.

이분숫자검사(Dichotic Digits Test)의 검사 항목은 "one"부터 "ten"까지의 수이다("seven"은 이음절이므로 제외). 그림 10.14 왼쪽 부분에 나와 있는 것처럼 각 제시는 오른쪽 귀로 들어가는 숫자 하나와 왼쪽 귀에 동시에 들어가는 다른 숫자를 포함한다. 환자는 두 숫자를 모두 반복하고 각 귀에 대해 점수를 받는다. 그림 10.14의 오른쪽 부분에 나온 것처럼 경쟁자극이 자모음 단음절(주로 /pa, ta, ka, ba, da, ga/)이라는 점을 제외하고는 유사한 방법이 **이분자모음음절검사**에 포함된다. **경쟁문장검사**(Competing Sentences Test)는 그림 10.15와 같이 동시에 다른 문장을 각 귀에 제시한다. 각각 개별 점수를 받으나 서로 다른 채점 방법 두 가지가 사용된다. 한 방법에서 환자는 다른 쪽 귀에 제시된 문장을 무시하면서 오른쪽(또는 왼쪽) 귀에 제시된 문장만 반복하도록 요청받는다. 한 귀에 한 번씩 이렇게 두 번을 한다. 또 다른 방법에서는 환자가 각 귀에 대해 따로 점수 매기는 문장 두 개

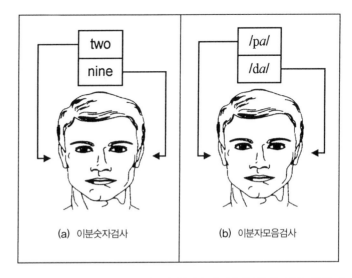

그림 10.14 ⓐ 이분숫자검사, ⓑ 이분자모음검사. 이 검사에서 환자는 양쪽 자극에 대해서 복창할 것을 지시받는다.

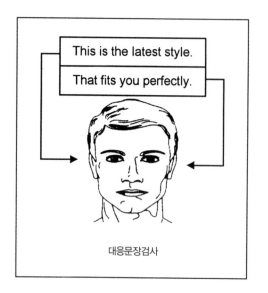

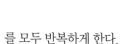

그림 10.15 대응문장검사. 이 검사에서 환자는 양 문장을 따라 하도록 지시받거나, 다른 한 문장을 무시하는 동안 한 문장을 따라 하도록 지시받는다.

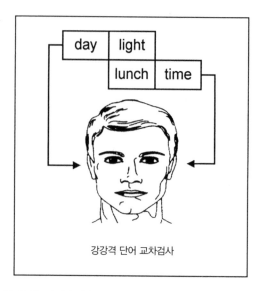

그림 10.16 강강격 단어 교차검사. 음절 둘이 동시에 어떻게 중첩되는지 주의해 보라("light"와 "lunch"). 다른 두 음절은 동시에 중첩되지 않는다("day"와 "time").

를 모두 반복하게 한다.

강강격 단어 교차검사[Staggered Spondaic Word(SSW) Test]는 이분적으로 제시되는 강강격 단어를 사용한다. 그러나 두 단어는 시간이 완전하게 겹치지는 않는다. 대신 (1) 편측 귀의 강강격 단어 두 번째 음절이 다른 쪽 귀의 강강격 단어 첫 번째 음절과 겹치지만, (2) 한 단어의 첫 번째 음절과 다른 단어의 두 번째 음절이 겹치지 않도록 강강격 단어 하나를 다른 것보다 먼저 시작한다. 오른쪽 귀와 왼쪽 귀는 동일한 수의 선행 및 후행 단어를 받는다. 이 패러다임은 복잡하게 들리지만 그림 10.16에 나와 있는 것처럼 매우 간단하다. 사실상 겹치는 음절(그림에서 "light"과 "lunch")만 이분 경쟁에 있는 반면 다른 두 개("day"와 "time")는 비경쟁 음절이다. 이 개론 설명에서는 SSW를 그저 이분검사로 다루지만 완전한 해석은 중추장애의 위치를 판별하는 능력을 향상하는 것으로 보이는 몇 가지 검사 결과, 관계 및 미묘한 차이를 실제로 고려한다(Katz & Ivey, 1994 참조).

종합적 문장확인검사[Synthetic Sentence Identification(SSI) Test] (Speaks & Jerger, 1965;

Jerger, Speaks, & Trammell, 1968)는 경쟁 메시지의 존재하에 무의미하지만 통사론적으로는 맞는 문장을 확인하는 것을 요구한다(8장). 검사 문장과 경쟁 문장(계속되는 이야기)이 같은 귀에 있을 때 **동측 경쟁 메시지**(ipsilateral competing message, SSI-ICM)가 있는 SSI로 불리며 메시지와 경쟁 문장이 반대쪽 귀에 있을 때 **대측 경쟁 메시지**(contralateral competing message, SSI-CCM)가 있는 SSI로 불린다. 그림 10.17에 이 조건이 나와 있다. SSI 문장과 경쟁 문장 사이의 상대적 레벨을 **메시지 대 경쟁비**(message-to-competition ratio, MCR)라고 하며 이는 신호 대 잡음비와 비슷하다. SSI-ICM과 SSI-CCM은 두 귀 여러 MCR에서 실시한다. SSI-ICM과 SSI-CCM은 각 귀에 두 조건에 대한 SSI(PI-SSI)의 수행 강도 기능을 얻기 위해 다양한 MCR에서 실시된다. PI-SSI 기능을 서로 비교하고 환자의 PI-PB 기능과도 비교한다[2](J. Jerger & S. Jerger, 1974a, b, 1975b;

---

[2] 만일 이 용어와 개념이 명확하지 않을 경우, 8장의 PI-PB 기능에 관한 부분들을 검토하라.

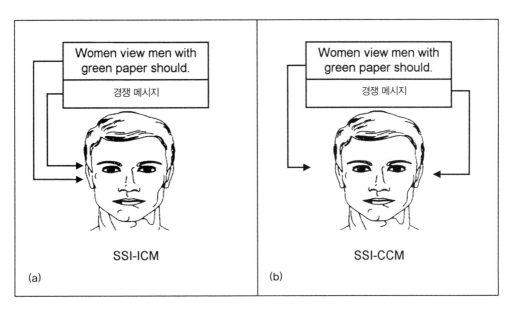

그림 10.17 (a) 동측 경쟁 메시지(SSI-ICM)와 (b) 대측 경쟁 메시지(SSI-CCM)에 의한 종합적 문장확인검사. 동측 경쟁 메시지 검사는 단어검사지만 대측 경쟁 메시지는 좌우 이분적임을 주목하라.

Jerger & Hayes, 1977; S. Jerger & J. Jerger, 1975, 1981). 뇌관장애는 경쟁(문장)이 대측성(다른 쪽)일 때보다 동측성(같은 쪽)일 때 더 낮은 SSI 결과로 연결된다(SSI-ICM이 SSI-CCM보다 나쁘다). 반면 측두엽장애는 경쟁 문장이 같은 귀에 있을 때보다 반대쪽 귀(대측성 귀, contralateral ear)에 있을 때 더 낮은 수행으로 연결된다(SSI-CCM이 SSI-ICM보다 나쁘다). 예상한 바와 같이 비정상적으로 낮은 결과는 대뇌피질장애의 반대쪽 귀에서 주로 발견된다.

정상 청각처리 능력을 가진 사람이 소음이나 경쟁(음/문장)하에 어음을 들을 때, 어음과 소음이 모두 같은 위치에서 올 때와 비교해 보면 공간의 다른 위치에서 오는 경우가 더 쉽다고 느낀다. **공간 소음 중 듣기 검사**[Listening In Spatialized Noise(LISN) Test](Cameron, Dillon, Newall, 2006a; Cameron & Dillon, 2007)는 이어폰을 통해 제시된 양이 신호를 사용한 모의 실험으로 만들어진 공간에서 두 개의 스피커 배치에 대한 어음 청취를 비교하여 공간적 분리의 장점을 이용하는 환자의 능력을 평가한다. 하나의 시뮬레이션 상황에서는 어음 자극이 환자의 전면에 있

는 스피커에서 나오고 경쟁 어음도 동일한 스피커에서 나온다(즉 신호와 어음 모두 0° 방위각에서). 다른 시뮬레이션 상황에서는 어음이 환자의 전면에 있는 스피커에서 나오고 경쟁 어음은 환자의 오른쪽과 왼쪽에 위치한 두 개의 서로 다른 스피커에서 나온다(즉 신호는 0° 방위각에서, 경쟁 어음은 ±90° 방위각에서).

이 검사의 **연속 담화 버전**(continuous discourse version, LISN-CD)(Cameron et al., 2006a, 계속되는 담화 버전)은 이야기의 레벨이 일정하게 유지되는 반면 이야기가 환자에게 "그저 이해할 만한 정도"로 평가되는 경쟁 레벨을 찾기 위해 경쟁 어음의 레벨을 올렸다 내렸다 한다. 이것은 검사의 두 조건에 모두 실시하고 그것들 사이의 차이는 환자가 어음과 경쟁의 공간적 분리의 장점을 얼마나 잘 이용할 수 있는지 밝혀 준다.[3] LISN-CD는 최소 7세 이상의 환자에게 사용할 수 있고(Cameron et al., 2006b),

---

3) 이러한 측정은 실제로 두 화자의 상황에서 이루어진 것으로, 같은 사람에 의해서 말한 신호와 경쟁은 서로 다른 사람 간에 말한 신호와 경쟁과는 다르다.

(C)APD가 있는 환자는 검사에서의 수행이 떨어진다 (Carmeron et al., 2005; 2006c).

이 검사의 문장 버전(**LISN-S**)(Cameron & Dillon, 2007)은 레벨이 50%의 문장 청취 수행에 필요한 MCR을 찾기 위해 경쟁 어음을 올렸다 내렸다 함에 따라 환자가 따라 해야 하는 문장 자극을 사용한다(즉 SRT). 이전 버전에서와 마찬가지로 이 검사는 (a) 신호와 경쟁 모두 0° 방위각에서, (b) 신호는 0°, 경쟁은 ±90° 방위각에서, 그리고 이것들 간의 차이는 공간적 분리에 의해 생기는 장점을 보여준다. LISN-S는 6세의 어린 아동들에게도 사용할 수 있다.

학습 문제

1. 청각피로(또는 순응)를 정의하고 비정상 청각피로의 임상적 의미를 설명하라.
2. 역치청각피로검사를 어떻게 실시하는지 설명하라.
3. 음량 누가 현상을 정의하라.
4. 양측 교대 음평형검사(ABLB)를 설명하라.
5. 감각신경성 난청이 있는 환자의 완전(또는 과잉) 누가 현상 대 누가 현상 없음(또는 감소 현상)의 임상적 의미는 무엇인가?
6. 미세증가감성지수를 설명하라.
7. 자기청력검사를 어떻게 시행하는지 설명하라.
8. 와우 파손 영역이란 무엇인가?
9. 차폐 레벨 차이(MLD)가 무엇이며 청각중추검사에 어떻게 사용되는가?
10. 이분청취검사는 무엇이며 청각중추평가에 어떻게 사용되는가?

참고문헌

Allen, J. B., Hall, J. L., & Jeng, P. S. (1990). Loudness growth in Ω-octave bands (LGOB): A procedure for the assessment of loudness. *Journal of the Acoustical Society of America, 88,* 745–753.

American Speech-Language-Hearing Association (ASHA). (2005). *(Central) Auditory Processing Disorders.* Rockville Pike, MD: ASHA.

Antonelli, A. R., Bellotto, R., & Grandori, F. (1987). Audiologic diagnosis of central versus eighth nerve and cochlear hearing impairment. *Audiology, 26,* 209–226.

Baer, T., Moore, B. C. J., & Kluk, K. (2002). Effects of low-pass filtering on the intelligibility of speech in noise for people with and without dead regions at high frequencies. *Journal of the Acoustical Society of America, 112,* 1133–1144.

Barry, S. J., & Larson, V. D. (1974). Brief-tone audiometry with normal and deaf school-age children. *Journal of Speech and Hearing Disorders, 39,* 457–464.

Bekesy, G. (1947). A new audiometer. *Archives of Otolaryngology, 35,* 411–422.

Bellis, T. J. (2002). *Assessment and Management of Central Auditory Processing Disorders in the Educational Setting, From Science to Practice,* 2nd Ed. Clifton Park, NY: Thomson Delmar.

Benitez, J., Lopez-Rios, G., & Novon, V. (1967). Bilateral acoustic tumor: A human temporal bone study. *Archives of Otolaryngology, 86,* 25–31.

Berlin, C. I., Cullen, J. K., Hughes, L. F., Berlin, J. L., Lowe-

Bell, S. S., & Thompson, C. L. (1975). Dichotic processing of speech: Acoustic and phonetic variables. In Sullivan MD (Ed.): *Central Auditory Processing Disorders.* Omaha: University of Nebraska, 36–46.

Berlin, C. I., Lowe-Bell, S. S., Jannetta, P. J., & Kline, D. G. (1972). Central auditory deficits after temporal lobectomy. *Archives of Otolaryngology, 96,* 4–10.

Bocca, E. (1958). Clinical aspects of cortical deafness. *Laryngoscope, 68,* 301–309.

Bocca, E., & Calearo, C. (1963). Central hearing processes. In Jerger J (Ed.): *Modern Developments in Audiology.* New York: Academic Press, 337–370.

Buus, S., Florentine, M., & Redden, R. B. (1982a). The SISI test: A review, I. *Audiology, 21,* 273–293.

Buus, S., Florentine, M., & Redden, R. B. (1982b). The SISI test: A review, II. *Audiology, 21,* 365–385.

Cacace, A. T., & McFarland, D. J. (2005a). The importance of modality specificity in diagnosing central auditory processing disorder. *American Journal of Audiology, 14,* 112–123.

Cacace, A. T., & McFarland, D. J. (2005b). Response to Katz and Tillery (2005), Musiek, Bellis, and Chermak (2005), and Rosen (2005). *American Journal of Audiology, 14,* 143–150.

Calearo, C., & Lazzaroni, A. (1957). Speech intelligibility in relation to the speech of the message. *Laryngoscope, 67,* 410–419.

Cameron, S., & Dillon, H. (2007). Development of the Listening in Spatialized Noise – Sentences Test (LISN-S). *Ear and Hearing, 28*, 196–211.

Cameron, S., Dillon, H., & Newall, P. (2005). Three case studies of children with suspected auditory processing disorder. *Australian and New Zealand Journal of Audiology, 27*, 97–112.

Cameron, S., Dillon, H., & Newall, P. (2006a). Development and evaluation of the listening in spatialized noise test. *Ear and Hearing, 27*, 30–42.

Cameron, S., Dillon, H., & Newall, P. (2006b). Listening in spatialized noise test: Normative data for children. *International Journal of Audiology, 45*, 99–108.

Cameron, S., Dillon, H., & Newall, P. (2006c). The listening in spatialized noise test: An auditory processing disorder study. *Journal of the American Academy of Audiology, 17*, 306–320.

Carhart, R. (1957). Clinical determination of abnormal auditory adaptation. *Archives of Otolaryngology, 65*, 32–40.

Carver, W. F. (1970). The reliability and precision of a modification of the ABLB test. *Annals of Otology, Rhinology, and Laryngology, 79*, 398–412.

Chung, D. Y., & Smith, F. (1980). Quiet and masked brief-tone audiometry in subjects with normal hearing and with noise-induced hearing loss. *Scandinavian Audiology, 9*, 43–47.

Coles, R. R. A., & Priede, V. M. (1976). Factors influencing the choice of fixed-level ear in the ABLB test. *Audiology, 15*, 465–479.

Cooper, J. C., Jr, & Owen, J. H. (1976). In defense of SISIs. *Archives of Otolaryngology, 102*, 396–399.

Cox, R. M. (1995). Using loudness data for hearing aid selection: The IHAFF approach. *Hearing Journal, 47*(2), 39–42.

Cox, R. M., Alexander, G. C., Taylor, I. M., & Gray, G. A. (1997). The Contour Test of loudness perception. *Ear and Hearing, 18*, 388–400.

Dallos, P. J., & Tillman, T. W. (1966). The effects of parameter variations in Bekesy audiometry in a patient with acoustic neuroma. *Journal of Speech and Hearing Research, 9*, 557–572.

Davis, H., & Goodman, A. C. (1966). Subtractive hearing loss, loudness recruitment, and decruitment. *Annals of Otology, Rhinology, and Laryngology, 75*, 87–94.

De Moura, L. F. (1967). Inner ear pathology in acoustic neurinomas. *Journal of Speech and Hearing Disorders, 32*, 29–35.

Denes, P., & Naunton, R. F. (1950). The clinical detection of auditory recruitment. *Journal of Laryngology and Otology, 65*, 375–398.

Dix, M. R., & Hallpike, C. S. (1958). The otoneurological diagnosis of tumors of the VIII nerve. *Proceedings of the Royal Society of Medicine, 51*, 689–897.

Dix, M. R., Hallpike, C. S., & Hood, J. D. (1948). Observations upon the loudness recruitment phenomenon, with especial reference to the differential diagnosis of disorders of the internal ear and VIII nerve. *Proceedings of the Royal Society of Medicine, 41*, 516–526.

Ehrlich, C. H. (1971). Analysis of selected fixed frequency Bekesy tracings. *Archives of Otolaryngology, 93*, 12–24.

Flottorp, G. (1964). Pathological fatigue in part of the hearing nerve only. *Acta Oto-Laryngologica. Supplementum, 188*, 298–307.

Fowler, E. P. (1936). A method for the early detection of otosclerosis: A study of sounds well above threshold. *Archives of Otolaryngology, 24*, 731–741.

Fritze, W. (1978). A computer-controlled binaural balance test. *Acta Oto-Laryngologica, 86*, 89–92.

Geffner, D., & Ross-Swain, D. (2007). *Auditory Processing Disorders: Assessment, Management and Treatment.* San Diego: Plural.

Gelfand, S. A. (1976). The tracking ABLB in clinical recruitment testing. *Journal of Auditory Research, 16*, 34–41.

Gelfand, S. A. (2004). *Hearing: An Introduction to Psychological and Physiological Acoustics*, 4th ed. New York: Marcel Dekker.

Geller, D., & Margolis, R. (1984). Magnitude estimation of loudness, I: Application to hearing aid selection. *Journal of Speech and Hearing Research, 27*, 20–27.

Gjaevenes, K., & Sohoel, T. H. (1969). The tone decay test. *Acta Oto-Laryngologica, 68*, 33–42.

Green, D. S. (1963). The modified tone decay test (MTDT) as a screening procedure for eighth nerve lesions. *Journal of Speech and Hearing Disorders, 28*, 31–36.

Hallpike, C. S. (1965). Clinical otoneurology and its contributions to theory and practice. *Proceedings of the Royal Society of Medicine, 58*, 185–196.

Hallpike, C. S., & Hood, J. D. (1951). Some recent work on auditory adaptation and its relationship to the loudness recruitment phenomenon. *Journal of the Acoustical Society of America, 23*, 270–274.

Hallpike, C. S., & Hood, J. D. (1959). Observations on the neurological mechanism of loudness recruitment. *Acta Oto-Laryngologica, 50*, 472–486.

Harbert, F., & Young, I. M. (1964). Threshold auditory adaptation measured by tone decay test and Bekesy audiometry. *Annals of Otology, Rhinology, and Laryngology, 73*, 48–60.

Harbert, F., Young, I. M., & Weiss, B. (1969). Clinical application of intensity difference limen. *Acta Oto-Laryngologica, 67*, 435–443.

Harford, E. R. (1967). Clinical application and significance of the SISI test. In Graham AB (Ed.): *Sensorineural Hearing Processes and Disorders.* Boston: Little, Brown, 223–233.

Hattler, K., & Northern, J. L. (1970). Clinical application of temporal summation. *Journal of Auditory Research, 10*, 72–78.

Hawkins, D. B., Walden, B. E., Montgomery, A., & Prosek, R. A. (1987). Description and validation of an LDL procedure designed to select SSPL-90. *Ear and Hearing, 8*, 162–169.

Hellman, R. P., & Meiselman, C. H. (1988). Prediction of individual loudness exponents from cross-modality matching. *Journal of Speech and Hearing Research, 31*, 605–615.

Hellman, R. P., & Meiselman, C. H. (1990). Loudness relations for individuals and groups in normal and impaired hearing. *Journal of the Acoustical Society of America, 88*, 2596–2606.

Hendler, T., Squires, N., & Emmerich, D. (1990). Psychophysical measures of central auditory dysfunction in multiple sclerosis. *Ear and Hearing, 11*, 403–416.

Hirsh, I. J., Palva, T., & Goodman, A. (1954). Difference limen and recruitment. *Archives of Otolaryngology, 60*, 525–540.

Hood, J. D. (1955). Auditory fatigue and adaptation in the differential diagnosis of end-organ disease. *Annals of Otology, Rhinology, and Laryngology, 64*, 507–518.

Hood, J. D. (1969). Basic audiological requirements in neuro-otology. *Journal of Laryngology and Otology, 83*, 695–711.

Hood, J. D. (1977). Loudness balance procedures for the measurement of recruitment. *Audiology, 16*, 215–228.

Hood, J. D., & Poole, J. P. (1966). Tolerance limits of loudness: Its clinical and physiological significance. *Journal of the Acoustical Society of America, 40*, 47–53.

Hopkinson, N. T. (1966). Modifications of the four types of Bekesy audiograms. *Journal of Speech and Hearing Disorders, 31*, 79–82.

Hughes, R. L., Winegar, W. J., & Crabtree, J. A. (1967). Bekesy audiometry: type II versus type IV patterns. *Archives of Otolaryngology, 86*, 424–430.

Huss, M., & Moore, B. C. J. (2005). Dead regions and pitch perception. *Journal of the Acoustical Society of America, 117*, 3841–3852.

Ivey, R. G. (1969). Tests of CNS auditory function. Unpublished thesis, Colorado State University, Fort Collins, CO.

Jerger, J. (1952). A difference limen test and its diagnostic significance. *Laryngoscope, 62*, 1316–1332.

Jerger, J. (1953). DL difference test. *Archives of Otolaryngology, 57*, 490–500.

Jerger, J. (1960a). Bekesy audiometry in the analysis of auditory disorders. *Journal of Speech and Hearing Research, 3*, 275–287.

Jerger, J. (1960b). Observations on auditory behavior in lesions of the central auditory pathways. *A.M.A. Archives of Otolaryngology, 71*, 797–806.

Jerger, J. (1961). Recruitment and allied phenomena in differential diagnosis. *Journal of Auditory Research, 2*, 145–151.

Jerger, J. (1962). Hearing tests in otologic diagnosis. *ASHA, 4*, 139–145.

Jerger, J. (1964). Auditory tests for disorders of the central auditory mechanisms. In Fields WS, Alford BR (Eds.): *Neurological Aspects of Auditory and Vestibular Disorders*. Springfield, IL: CC Thomas, 77–93.

Jerger, J., & Harford, E. R. (1960). Alternate and simultaneous binaural balancing of tones. *Journal of Speech and Hearing Research, 3*, 15–30.

Jerger, J., & Hayes, D. (1977). Diagnostic speech audiometry. *Archives of Otolaryngology, 103*, 216–222.

Jerger, J., & Herer, G. (1961). Unexpected dividend in Bekesy audiometry. *Journal of Speech and Hearing Disorders, 26*, 390–391.

Jerger, J., & Jerger, S. (1966). Critical off-time in VIII nerve disorders. *Journal of Speech and Hearing Research, 9*, 573–583.

Jerger, J., & Jerger, S. (1974a). Diagnostic value of Bekesy comfortable loudness tracings. *Archives of Otolaryngology, 99*, 351–360.

Jerger, J., & Jerger, S. (1974b). Auditory findings in brainstem disorders. *Archives of Otolaryngology, 99*, 342–349.

Jerger, J., & Jerger, S. (1975a). A simplified tone decay test. *Archives of Otolaryngology, 101*, 403–407.

Jerger, J., & Jerger, S. (1975b). Clinical value of central auditory tests. *Scandinavian Audiology, 4*, 147–163.

Jerger, J., Jerger, S., & Mauldin, L. (1972). The forward-backward discrepancy in Bekesy audiometry. *Archives of Otolaryngology, 96*, 400–406.

Jerger, J., & Musiek, F. (2000). Report of the consensus conference on the diagnosis of auditory processing disorders in school-aged children. *Journal of the American Academy of Audiology, 11*, 467–474.

Jerger, J., Shedd, J., & Harford, E. (1959). On the detection of extremely small changes in sound intensity. *Archives of Otolaryngology, 69*, 200–211.

Jerger, J., Speaks, C., & Trammell, J. (1968). A new approach to speech audiometry. *Journal of Speech and Hearing Disorders, 33*, 318–328.

Jerger, S., & Jerger, J. (1975). Extra- and intra-axial brainstem disorders. *Audiology, 14*, 93–117.

Jerger, S., & Jerger, J. (1981). *Auditory Disorders*. Boston: Little, Brown.

Johnson, E. W. (1966). Confirmed retrocochlear lesions: Auditory test results in 163 patients. *Archives of Otolaryngology, 84*, 247–254.

Johnson, E. W., & House, W. F. (1964). Auditory findings in 53 cases of acoustic neuromas. *Archives of Otolaryngology, 80*, 667–677.

Josey, A. F. (1987). Audiologic manifestations of tumors of the eighth nerve. *Ear and Hearing, 8*(4, Suppl), 195–215.

Kamm, C., Dirks, D. D., & Mickey, M. R. (1978). Effect of sensorineural hearing loss on loudness discomfort level and most comfortable loudness judgments. *Journal of Speech and Hearing Research, 21*, 668–681.

Karja, J., & Palva, T. (1969). Reverse frequency-sweep Bekesy audiometry. *Acta Oto-Laryngologica. Supplementum, 263*, 225–228.

Katz, J., & Ivey, R. G. (1994). Spondaic procedures in central testing. In Katz J (Ed.): *Handbook of Clinical Audiology*, 4th ed. Baltimore: Williams & Wilkins, 239–268.

Katz, J. (1962). The use of staggered spondaic words for assessing the integrity of the central auditory nervous system. *Journal of Auditory Research, 2*, 327–337.

Katz, J. (1968). The SSW test: An interim report. *Journal of Speech and Hearing Research, 33*, 132–146.

Katz, J., & Tillery, K. L. (2005). Can central auditory processing tests resist supramodal influences? *American Journal of Audiology, 14*, 124–127.

Kawell, M. E., Kopun, J., & Stelmachowicz, P. (1988). Loudness discomfort levels in children. *Ear and Hearing, 9*, 133–136.

Keith, R. (2000). *Random Gap Detection Test*. St. Louis: Auditec.

Kimura, D. (1961). Some effects of temporal lobe damage on auditory perception. *Canadian Journal of Psychology, 15*, 156–165.

Kluk, K., & Moore, B. C. J. (2004). Factors affecting psychophysical tuning curves for normally hearing subjects. *Hearing Research, 194*, 118–134.

Kluk, K., & Moore, B. C. J. (2005). Factors affecting psychophysical tuning curves for hearing-impaired subjects with high-frequency dead regions. *Hearing Research, 200*, 115–131.

Kluk, K., & Moore, B. C. J. (2006). Dead regions in the cochlea and enhancement of frequency discrimination: Effects of audiogram slope, unilateral versus bilateral loss, and hearing-aid use. *Hearing Research, 222*, 1–15.

Knight, K. K., & Margolis, R. (1984). Magnitude estimation of loudness, II: Loudness perception in presbycusis listeners. *Journal of Speech and Hearing Research, 27*, 28–32.

Lamore, J. J., & Rodenburg, M. (1980). Significance of the SISI test and its relation to recruitment. *Audiology, 19*, 75–85.

Lister, J. J., Roberts, R. A., Shackelford, J., & Roberts, C. L. (2006). An adaptive test of temporal resolution. *American Journal of Audiology, 15*, 133–140.

Lüscher, E. (1951). The difference limen of intensity variations of pure tones and its diagnostic significance. *Journal of Laryngology and Otology, 65*, 486–510.

Lüscher, E., & Zwislocki, J. (1949). A simple method for indirect monaural determination of the recruitment phenomenon (difference limen in intensity in different types of deafness). *Acta Oto-Laryngologica, 78*,

156-168.

Lynn, G. E., & Gilroy, J. (1977). Evaluation of central auditory dysfunction in patients with neurological disorders. In Keith RW (Ed.): *Central Auditory Dysfunction.* New York: Grune & Stratton, 177-221.

Lynn, G. E., Gilroy, J., Taylor, P. C., & Leiser, R. P. (1981). Binaural masking-level differences in neurological disorders. *Archives of Otolaryngology, 107,* 357-362.

Marks, L. E. (1974). *Sensory Processes.* New York: Academic Press.

Martin, F. N., Champlin, C. A., & Chambers, J. A. (1998). Seventh survey of audiological practices in the United States. *Journal of the American Academy of Audiology, 9,* 95-104.

Martin, F. N., Woodrick Armstrong, T., & Champlin, C. A. (1994). A survey of audiological practices in the United States. *American Journal of Audiology, 3,* 20-26.

Matzker, J. (1959). Two new methods for the assessment of central auditory functions in cases of brain disease. *Annals of Otology, Rhinology, and Laryngology, 68,* 1185-1197.

McDermott, H. J., Lech, M., Kornblum, M. S., & Irvine, D. R. F. (1998). Loudness perception and frequency discrimination in subjects with steeply sloping hearing loss: Possible correlates of neural plasticity. *Journal of the Acoustical Society of America, 104,* 2314-2325.

Miskolczy-Fodor, F. (1964). Automatically recorded loudness balance testing: A new method. *Archives of Otolaryngology, 79,* 355-365.

Moore, B. C. J., Glasberg, B. R., & Stone, M. A. (2004). A new version of the TEN test with calibrations in dB HL. *Ear and Hearing, 25,* 478-487.

Moore, B. C. J., Huss, M., Vickers, D. A., Glasberg, B. R., & Alcántara, J. I. (2000). A test for the diagnosis of dead regions in the cochlea. *British Journal of Audiology, 34,* 205-224.

Moore, B. C. J. (2004). Dead regions in the cochlea: Conceptual foundations, diagnosis and clinical applications. *Ear and Hearing, 25,* 98-116.

Morales-Garcia, C., & Hood, J. D. (1972). Tone decay test in neuro-otologic diagnosis. *Archives of Otolaryngology, 96,* 231-247.

Morgan, D. E., Wilson, R. H., & Dirks, D. D. (1974). Loudness discomfort level under earphone and in the free field: The effect of calibration. *Journal of the Acoustical Society of America, 56,* 577-581.

Musiek, F. E. (1983). Assessment of central auditory dysfunction: The dichotic digit test revisited. *Ear and Hearing, 4,* 79-83.

Musiek, F. E., Baran, J. A., & Pinheiro, M. L. (1990). Duration pattern recognition in normal subjects and in patients with cerebral and cochlear lesions. *Audiology, 29,* 304-313.

Musiek, F. E., Bellis, T. J., & Chermak, G. D. (2005). Nonmodularity of the central auditory nervous system: Implications for (central) auditory processing disorder. *American Journal of Audiology, 14,* 128-138.

Musiek, F. E., & Chermak, G. D. (Eds.) (2006). *Handbook of (Central) Auditory Processing Disorder.* Vol 1: *Auditory Neuroscience and Diagnosis.* San Diego: Plural.

Musiek, F. E., Shinn, F. B., Jirsa, R., Bamiou, D.-E., Baran, J. A., & Zaidan, E. (2005). GIN (Gaps-In-Noise) test performance in subjects with confirmed central auditory nervous system involvement. *Ear and Hearing, 26,* 608-618.

Noffsinger, D., Olsen, W. O., Carhart, R., Hart, C. W., & Sahgal, V. (1972). Auditory and vestibular aberrations in multiple sclerosis. *Acta Oto-Laryngologica. Supplementum, 303,* 1-63.

Olsen, W. O. (1987). Brief tone audiometry: A review. *Ear and Hearing, 8*(Suppl), 13S-18S.

Olsen, W. O., & Kurdziel, S. A. (1976). Extent and rate of tone decay for cochlear and for VIIIth nerve lesion patients. Paper presented at Convention of American Speech and Hearing Association, Houston.

Olsen, W. O., Noffsinger, D., & Carhart, R. (1976). Masking level differences encountered in clinical populations. *Audiology, 15,* 287-301.

Olsen, W. O., & Noffsinger, D. (1974). Comparison of one new and three old tests of auditory adaptation. *Archives of Otolaryngology, 99,* 94-99.

Olsen, W. O., & Noffsinger, D. (1976). Masking level differences for cochlear and brain stem lesions. *Annals of Otology, Rhinology, and Laryngology, 86*(6 PT. 1), 820-825.

Olsen, W. O., Rose, D. E., & Noffsinger, D. (1974). Brief-tone audiometry with normal, cochlear, and eighth nerve tumor patients. *Archives of Otolaryngology, 99,* 185-189.

Owens, E. (1964a). Tone decay in VIIIth nerve and cochlear lesions. *Journal of Speech and Hearing Disorders, 29,* 14-22.

Owens, E. (1964b). Bekesy tracings and site of lesion. *Journal of Speech and Hearing Disorders, 29,* 456-468.

Owens, E. (1965). Bekesy tracings, tone decay, and loudness recruitment. *Journal of Speech and Hearing Disorders, 30,* 50-57.

Palva, T., Karja, J., & Palva, A. (1970). Forward vs reversed Bekesy tracings. *Archives of Otolaryngology, 91,* 449-452.

Parker, W., & Dekker, R. L. (1971). Detection of abnormal auditory threshold adaptation. *Archives of Otolaryngology, 94,* 1-7.

Pedersen, C. B. (1976). Brief-tone audiometry. *Scandinavian Audiology, 5,* 27-33.

Pestalozza, G., & Cioce, C. (1962). Measuring auditory adaptation: The value of different clinical tests. *Laryngoscope, 72,* 240-259.

Pinheiro, M. L. (1977). Auditory pattern reversal in auditory perception in patients with left and right hemisphere lesions. *Ohio Journal of Speech and Hearing, 12,* 9-20.

Pinheiro, M. L., & Musiek, F. E. (1985). Sequencing and temporal ordering in the auditory system. In Pinheiro ML, Musiek FE (Eds.): *Assessment of Central Auditory Dysfunction.* Baltimore: Williams & Wilkins, 219-238.

Priede, V. M., & Coles, R. R. A. (1974). Interpretation of loudness recruitment tests. *Journal of Laryngology and Otology, 88,* 641-662.

Punch, J., Joseph, A., & Rakerd, B. (2004). Most comfortable and uncomfortable loudness levels: Six decades of research. *American Journal of Audiology, 13,* 144-157.

Reger, S. (1935). Loudness level contours and intensity discrimination of ears with raised auditory threshold [abstract]. *Journal of the Acoustical Society of America, 7,* 73.

Rose, D. E. (1962). Some effects and case histories of reversed frequency sweep in Bekesy audiometry. *Journal of Auditory Research, 2,* 267-278.

Rose, D. E., Kurdziel, S., Olsen, W. O., & Noffsinger, D. (1975). Bekesy test results in patients with eighth nerve lesions. *Archives of Otolaryngology, 101,* 373-375.

Rosen, S. (2005). "A riddle wrapped in a mystery inside and enigma": Defining central auditory processing disorder. *American Journal of Audiology, 14,* 139-142.

Rosenberg, P. E. (1958). Rapid clinical measurement of tone decay. Paper presented at Convention of American

Speech and Hearing Association, New York

Rosenberg PE. (1969). *Tone Decay*. Maico Audiological Library Series, VII, report 6.

Sanders, J. W., & Honig, E. A. (1967). Brief tone audiometry results in normal and impaired ears. *Archives of Otolaryngology, 85*, 640–647.

Sanders, J. W., Josey, A. F., & Glasscock, M. E. (1974). Audiologic evaluation in cochlear and eighth nerve disorders. *Archives of Otolaryngology, 100*, 283–293.

Sanders, J. W., Josey, A. F., & Kemker, F. J. (1971). Brief-tone audiometry in patients with VIIIth nerve tumor. *Journal of Speech and Hearing Research, 14*, 172–178.

Sek, A., Alcantara, J., Moore, B. C. J., Kluk, K., & Wicher, A. (2005). Development of a fast method for determining psychophysical tuning curves. *International Journal of Audiology, 44*, 408–420.

Sherlock, L. P., & Formby, C. (2005). Estimates of loudness, loudness discomfort, and the auditory dynamic range: Normative estimates, comparison of procedures, and test-retest reliability. *Journal of the American Academy of Audiology, 16*, 85–100.

Silman, S., Gelfand, S. A., Lutolf, J., & Chun, T. H. (1981). A response to Wiley and Lilly. *Journal of Speech and Hearing Disorders, 46*, 217.

Silman, S., & Silverman, C. A. (1991). *Auditory Diagnosis: Principles and Applications*. San Diego: Academic Press.

Silman, S., Silverman, C. A., & Emmer, M. B. (2000). Central auditory processing disorders and reduced motivation: Three case studies. *Journal of the American Academy of Audiology, 11*, 57–63.

Skinner, M. (1988). *Hearing Aid Evaluation*. Englewood-Cliffs, NJ: Prentice Hall.

Sorensen, H. (1960). A threshold tone decay test. *Acta Oto-Laryngologica. Supplementum, 158*, 356–360.

Sorensen, H. (1962). Clinical application of continuous threshold recordings. *Acta Oto-Laryngologica, 54*, 403–422.

Speaks, C., Gray, T., Miller, J., & Rubens, A. (1975). Central auditory deficits and temporal lobe lesions. *Journal of Speech and Hearing Disorders, 40*, 192–205.

Speaks, C., & Jerger, J. (1965). Method for measurement of speech identification. *Journal of Speech and Hearing Research, 8*, 185–194.

Stephens, S. D. G. (1976). Auditory temporal summation in patients with central nervous system lesions. In Stephens SDG (Ed.): *Disorders of Auditory Function*, Vol. 2. London: Academic Press, 231–243.

Summers, V., Molis, M. R., Musch, H., Walden, B. E., Surr, R. K., & Cord, M. T. (2003). Identifying dead regions in the cochlea: psychophysical tuning curves and tone detection in threshold-equalizing noise. *Ear and Hearing, 24*, 133–142.

Sung, R. J., & Sung, G. S. (1976). Study of the classical and modified alternate binaural loudness balance tests in normal and pathological ears. *Journal of the American Audiology Society, 2*, 49–53.

Sung, S. S., Goetzinger, C. P., & Knox, A. W. (1969). The sensitivity and reliability of three tone-decay tests. *Journal of Auditory Research, 9*, 167–177.

Thompson, G. (1963). A modified SISI technique for selected cases with suspected acoustic neuroma. *Journal of Speech and Hearing Disorders, 28*, 299–302.

Tillman, T. W. (1966). Audiologic diagnosis of acoustic tumors. *Archives of Otolaryngology, 83*, 574–581.

Tillman, T. W. (1969). Special hearing tests in otoneurologic diagnosis. *Archives of Otolaryngology, 89*, 25–30.

Turner, R. G., Shepard, N. T., & Frazer, G. J. (1984). Clinical performance of audiological and related diagnostic tests. *Ear and Hearing, 5*, 187–194.

Vinay, A., & Moore, B. C. (2007). Prevalence of dead regions in subjects with sensorineural hearing loss. *Ear and Hearing, 28*, 231–241.

Wiley, T. L., & Lilly, D. J. (1980). Temporal characteristics of auditory adaptation: A case report. *Journal of Speech and Hearing Disorders, 45*, 209–215.

Wright, H. N. (1968). Clinical measurement of temporal auditory summation. *Journal of Speech and Hearing Research, 11*, 109–127.

Wright, H. N. (1978). Brief tone audiometry. In Katz J (Ed.): *Handbook of Clinical Audiology*. Baltimore: Williams & Wilkins, 218–232.

Yantis, P. A. (1959). Clinical applications of the temporary threshold shift. *Archives of Otolaryngology, 70*, 779–787.

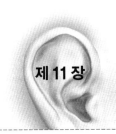

청각학의 생리학적 측정방법

행동 측정과 함께 생리적 검사를 다루는 것은 청각학에 있어 중요한 부분 중 하나이다. 생리학적 측정방법은 영향력 있는 진단 도구를 사용하며 환자 인터뷰와 행동 측정 검사에서 얻은 정보를 보완하여 나이가 아주 어린 환자나 행동 반응이 어려운 환자에게 사용할 수 있다. 이 장에서는 청각학에 사용되는 세 가지 종류의 생리학적 평가 접근법에 대해 소개하고 있다. 청성 유발전위, 이음향 방사, 전정 평가가 그것이다. 중이검사 방법에 대한 자세한 소개는 7장에서 다루었다. 더 이상 사용되지 않는 생리학적 기술(예 : 정신전기, 호흡, 심장 반응들)은 다루지 않지만 탐구심 많은 독자들은 이 방법들에 대한 논의를 Bradford(1975)에서 찾을 수 있다. 덧붙이자면 학생들은 청각전문가들의 외과 수술 절차 중 생리학적 관찰 수행에 대하여 알고 있어야 하며(ASHA, 1992, 2004), 안면신경 검사나 체성감각 유발전위와 같은 비청각 생리학적 측정을 사용할 수 있을지도 모른다. 수술 중 관찰에 대한 부분은 지금 단계에서는 다루어지지 않으나 이 주제에 대한 여러 명료한 자료는 다음을 참조한다(Dennis, 1988; Beck, 1993; Musiek, Borenstein, Hall, & Schwaber, 1994; Jacobson, 1999; Møller, 2000; Hall, 2006; Martin & Shi, 2007).

청성 유발전위

신경계 활동에 의해 발생된 전기신호는 머리에 있는 전극에 의해 감지되며 이는 기록장치 스크린에 나타내거나 종이에 그릴 수 있다. 신경계 활동의 변화는 소리와 같은 자극에 의해 반응할 때 나타난다. 신경 활동의 이러한 변화는 또한 전기신호의 변화를 발생시키며 이는 전극에 의해 감지된다. 그 결과 자극에 의한 신경계의 반응은 기록장치에 전기신호 변화로 나타난다. 이러한 자극에 의해 유발된 신경계 전기 반응을 **유발전위**(evoked potentials)라 하며 자극이 소리일 때 이를 **청성 유발전위**(auditory evoked potentials, AEPs)라 칭한다. 통합적인 청각 시스템을 확인할 때나 청각에 대한 추론을 하고자 할 때 청성 유발전위를 사용할 수 있다. 청성 유발전위의 큰 장점 중 하나는 거의 대부분의 경우 전극을 사용하여 신체 표면인 피부에서 비침습적으로 측정할 수 있다는 점이다. 그림 11.1은 환자의 전형적인 청성 유발전위 기록 배치를 나타낸 것이다. 유발전위 장비에 대한 예는 그림 11.2에 나타냈다.

청성 유발전위의 본질 및 사용에 대한 깊이 있는 자료는 다음과 같다(Moore, 1983; Jacobson, 1985; Glattke, 1993; Kraus & McGee, 1994; Kraus, Kileny, & McGee, 1994; Chiappa, 1997; Hall, 2007; Burkhard, Don, & Eggermont, 2007). 그림 11.3에는 하나의 합성된 도표에 세 가지 주요 청성 유발전위에 대하여 나타냈다. 그림에 나타난 시간 척도는 **반응기간**(latency)을 의미하며 이는 간단히 말해 자극이 주어진 때부터 반응을 보일 때까지의 시간을

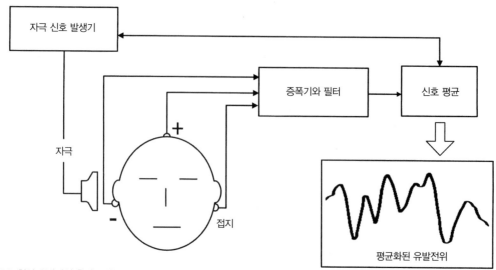

그림 11.1 청성 유발전위 측정 도식

의미한다. 나타나는 각각의 청성 유발전위는 반응기간의 특정 범위 내에서 발생하는 최고점과 최저점의 특성 그룹으로 구성되어 있고 이와 같은 이유로 초기, 중기, 후기 반응으로 나뉜다. 로그 시간 측정이 그림으로 사용됨에 따라 반응 기간의 모든 범위를 한 번에 나타낼 수 있다. 각각의 기간을 **시간 창**(time window) 또는 **시대**(epoch)라고 하며 해당 반응에 가장 적합한 시간 창을 사용하여 주어진 유발전위를 관찰하는 능력이 활용된다.

우선 간략하게 전기와우도 검사(electrocochleography)의 일부 측면을 검토하고 지금까지 널리 사용되는 청성 유발전위인 청성 뇌간 반응(auditory brain-

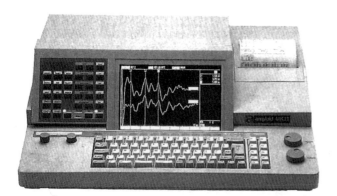

그림 11.2 청성 뇌간 반응과 다른 유발전위 검사 기기(Amplifon div. Amplaid이 제공)

stem response, ABR)에 대하여 집중적으로 살핀다. 이는 지금까지 가장 널리 사용되는 청성 유발전위이다. 이후 유발전위의 일부 측면에 대하여 살펴본다.

전극은 일반적으로 전기 신호를 보내는 청각 구조로부터 약간의 거리에 위치한다. 또한 전극은 도달하는 모든 전기 신호에 대하여 어떤 신호든 어디에서 오든 상관없이 모두 반응하게 된다. 이는 기록장치가 환경에서 오는 전기신호뿐 아니라 신경계와 근육 그리고 다른 생리학적 근원에서 오는 모든 종류의 신호를 받는다는 것을 의미한다. 이와 같은 다른 모든 신호는 **노이즈**(noise)이다. 그 결과 우리는 매우 시끄러운 환경에서 아주 작은 유발전위를 추출해야 한다. 예를 들어 청성 뇌간 반응은 $1\mu V$보다 작지만 노이즈는 종종 $10\mu V$로 볼트 수준이다. 이 노이즈의 감소는 필터링, 차등 증폭 및 평균화로 수행된다.

필터링(filtering)은 전자 제품의 직류 신호, AC 전원 장치의 교류에서 발생하는 60Hz 노이즈, 배경 뇌파 활동(EEG)과 같은 발생하는 일부 낮은 주파수의 노이즈를 제거하는 데 사용할 수 있다. **차등 증폭 방식**(differential amplification)은 노이즈를 제거하는 동시에 유발전위 반응의 수준을 향상하는 데 사용된다. 이는 다른 위치에 있는 두 개의 별도 전극,

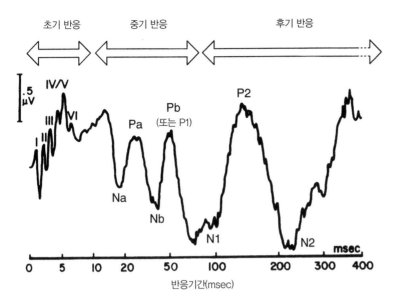

그림 11.3 주요 청각 유발전위의 복합 표현. 로그함수를 사용하여 여러 파동의 집합을 하나의 그래프에 표시했다. [Modified from American Speech-Language-Hearing Association (ASHA). (1987). *The Short Latency Auditory Evoked Potentials*. Rockville Pike, MD: ASHA, American Speech-Language-Hearing Association.]

예를 들어 자극이 가해지는 귀(동측 귀)의 귓불과 정수리에서 신호가 포착되는 것을 말한다. 차등증폭기는 두 개의 전극에서 유사한 노이즈를 소거한다. 이 과정은 **공통 모드 신호 제거**(common mode rejection)로 생리학적 측정에 널리 사용된다. 접지 또는 공통 전극 또한 필요하며 일반적으로 반대 귀 유양돌기나 이마 아랫부분의 정중선에 위치한다.

우리가 찾고 있는 반응은 모든 종류의 노이즈에 내장된 작은 신호임을 상기하라. 필터링 및 차등 증폭 후에도 노이즈에 대한 문제는 여전히 남아 있다. **평균화**(averaging)는 반응(유발 가능성)을 노이즈에서 추출할 수 있도록 하는 기술이며 이는 많은 생리학 방법 중 핵심 원리이다. 평균화는 몇 가지 근본적인 개념에 의존하고 있다. 첫 번째 원칙은 유발 가능성이 적은 자극에 대하여 주어진 시간 내(또는 동시에 발생하는)에 반응하는 것이다. 이는 반응이 동일한 반응기간을 갖는 것이나 자극 이후 어느 시점에 특정 방법으로 연속으로 나타나는 것을 의미한다. 반면에 노이즈는 무작위로 나타난다. 어떤 유발전위의 클릭음이 귀에 들린 후 3밀리초(1000분의 1초) 안에 양성(positive)으로

나타나고, 4밀리초에는 음성(negative)으로 나타난다고 가정하자. 다시 말해서 클릭음에 대한 전기 반응은 3밀리초 내에 측정하면 양성으로 나타나고 4밀리초 이후에는 음성으로 나타난다. 이제 우리는 1000번의 클릭음이 제시된 후 그에 대한 전기신호의 전극이 각각 10밀리초 동안 얼마나 지속되는지 측정한다고 가정하자. 컴퓨터는 각 클릭음 자극 후 1밀리초 간격으로 전기신호의 집계를 유지하는 데 사용될 수 있다. 더 구체적으로 컴퓨터는 수학적으로 1000개의 클릭음 모두에 대해 1밀리초 간격으로 전압을 추가한다. 따라서 잠재된 1밀리초, 2밀리초, 3밀리초, 4밀리초 등의 수학적 합이 나타나게 된다. 반응 중 하나가 매우 작다 하더라도 3밀리초 반응기간 내에는 양성일 것이고 4밀리초 반응기간 후에는 음성일 것이다. 이 값들의 많은 수(샘플들)가 수학적으로 더해지면 그림 11.4에 도시된 바와 같이 상대적으로 큰 양의 값이 3밀리초에 **구축**되며 상대적으로 큰 음의 **값**은 4밀리초에 **구축된다**. 다른 한편 노이즈에 의한 전기신호는 무작위이다. 임의의(무작위) 상황은 양성이거나 음성이고 장기적으로 평균화(수학적으로 0을 추가)된다. 이는 많은 수의 샘플을 합산할 때 나타난다. 이러한 원칙들의 결과로 평균화 작업의 실제 반응이 구축되는데 이는 시간이 지남에 따라 노이즈가 무작위이기 때문에 시간이 지나도 노이즈를 소거하는(실제로는 0을 추가) 원인이 된다.

전기와우도 검사

전기와우도 검사(electrocochleography, ECochG)는 내이의 유모세포와 청신경에서 파생된 전위 측정 방법이다(ASHA, 1987; Ruth, Lambert, & Ferraro, 1988; Ferraro, 2000; Hall, 2006;

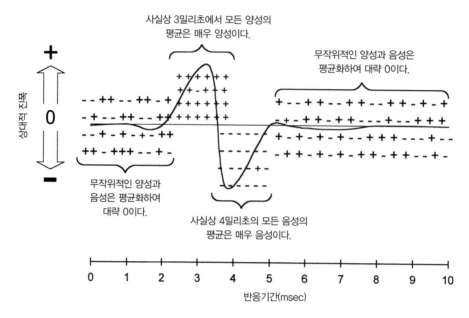

상대적 진폭

사실상 3밀리초에서 모든 양성의
평균은 매우 양성이다.

무작위적인 양성과 음성은
평균화하여 대략 0이다.

무작위적인 양성과
음성은 평균화하여
대략 0이다.

사실상 4밀리초의 모든 음성의
평균은 매우 음성이다.

0 1 2 3 4 5 6 7 8 9 10

반응기간(msec)

그림 11.4 평균화 개념의 그림(본문 참조)

Schoonhoven, 2007). 전기와우도 검사의 기본 방법론은 귀에 클릭 소리를 제시하고 5밀리초 시간 내 나타나는 전기 반응 결과를 관찰하는 것이다. 그림 11.5에 파형으로 나타난 것과 같은 많은 자극에 대한 반응의 평균 결과를 잠시 논의해 보자.

톤 버스트 또한 다양한 검사에 사용되고 있지만 전기와우도 검사는 전형적인 클릭음 자극을 사용하고 있다. 클릭음과 같은 일시적인 자극을 사용하는 이유는 많은 신경세포가 본질적으로 같은 시간 내에(동시에) 반응할 수 있도록 만들기 위해서이고 이는 활동전위(action potential, AP)의 측정이 가능하도록 한다. 이에 대한 목표는 갑작스러운 발생, 매우 짧은 지속시간, 광범위한 주파수 범위를 가진 클릭음과 같은 자극에 의해 수행된다. 이러한 특성은 클릭음과 거의 동시에 와우 기저 부분을 따라 있는 많은 유모세포가 활성화될 수 있게 하며 이때 진행파의 속도는 매우 빠르다. 이것은 차례로 이러한 기저 회전 유모세포와 관련된

청신경 섬유가 본질적으로 동시에 반응할 수 있도록 한다.

와우와 청신경으로부터의 거리에 따라 측정된 반응의 규모와 질이 결정되기 때문에 전극의 위치는 전기와우도 검사에서 매우 중요한 요소이다. 가장 양질의 반응은 와우갑각융기부위(cochlear promontory)의 전극에서 얻을 수 있다. 이 방법을 경고실미

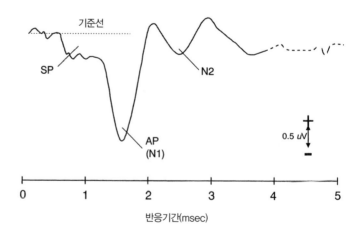

기준선

SP

N2

AP
(N1)

0.5 uV

0 1 2 3 4 5

반응기간(msec)

그림 11.5 이상적 전기와우도. 음의 전압값은 아래쪽으로 그려진다. SP 가중 전압, AP (N1) : 청신경 활동전위, N2 : 청신경 활동전위의 두 번째 정점

로 절제술 접근법이라 하는데, 이는 의료인 참여하에 고막을 침투하여 곳에 이르기까지 바늘 전극을 사용하는 것을 포함한다. **경고실미로 절제술 접근법**(transtympanic approach)은 따라서 침습적 과정이며 이는 큰 한계점이라 볼 수 있다. 본질에는 덜 미치지만 완벽하게 사용 가능한 전기와우도법의 결과는 대안적인 **비침습성 고실외 접근**(extratympanic approach)으로도 획득할 수 있다. 그것은 다양한 종류의 전극을 최대한 외이도 내 고막이나 고막 자체에 가까이 배치하여 사용한다. 고실외 방법은 고막을 뚫는 데서 오는 한계점과 잠재적인 합병증을 방지하는, 미국에서 가장 널리 사용되는 전기와우도 검사 방법이다.

　전기와우도(electrocochleogram)(또는 축약된 전기와우도법)는 그림 11.5에 나타나 있다. 이는 두 가지 주요 구성요소인 와우 유모세포에서 파생된 **가중전압**(summating potential, SP)과 청신경의 복합 **활동전위**(action potential, AP)를 포함한다. 또한 임상적으로 항상 수행되는 것은 아니지만 유모세포에서 오는 교류 전기 반응인 **와우송신기전위**(cochlear microphonic, CM)를 세 번째 구성요소로 나타낼 수 있다. 가중전압은 유모세포가 활성화될 때 발생하는 전기 기준의 변화(직류, 이동)이다. 이는 활동전위를 생성하는 청각신경 활성화에 뒤이어 나타난다. 그림 11.5에서 이러한 구성요소들이 어떻게 전기와우도에 표시되는지 보여 준다. 전기와우도법 반응 전에 나타나는 연속인 활동이 기준선(baseline)으로 사용된다. 일부 전문가는 음수값을 위로 표시하지만, 이 도표는 음의 최고점을 아래에 기록하는 규칙을 따른다. 가중전압은 일반적으로 도표에서와 같이 활동전위 바로 직전에 나타나는 기준선에서의 변위 또는 선두 가장자리에 불쑥 솟아 있다. 활동전위는 클릭음을 자극하고 약 1.5밀리초 잠재 후 나타나는 음성적 정점으로 나타난다. 최대 세 개의 정점(N1, N2, N3)을 포함할 수 있지만 활동전위는 임상 목적을 위해 첫 번째 정점만 나타낸다.

　전기와우도 검사의 반응은 자극의 수준에 따라 진폭(커짐)이 증가하고 반응기간(빨리 발생)이 감소한다. 이러한 상관관계에도 불구하고 전기와우도 검사는 특히 고막외 전극의 청각 역치 추정의 신뢰할 만한 생리학적 방법이 확인되지 않았다. 다른 한편, 전기와우도 검사는 적어도 세 가지 중요한 임상 적용을 보여준다. (1) 종종 청성 뇌간 반응의 첫 번째 정점(I파형)을 식별하는 데 사용된다. 이는 다음 구문에서 서술된다. (2) 또한 내림프낭 청신경 종양 제거 수술과 같은 위험한 수술 과정 중 내이와 청각신경 상태를 모니터링하는 데 사용할 수 있다. (3) 메니에르병을 진단하는 데 아주 유용하다(Ferraro & Krishnan, 1997; Sass, 1998; Ferraro & Tibbils, 1999; Chung, Cho, Choi, & Hong, 2004). 특히 비정상적으로 큰 **가중전압/활동전위 진폭 비율**(SP/AP amplitude ratio)(단순 활동전위 진폭을 기준으로 한 가중전압 진폭) 유모세포 손실(낮은 가중전압/활동전위 비율)의 경우와 대조하는 것은 메니에르병의 좋은 지표가 된다. 가중전압(SP)/활동전위(AP) 비율은 대략 60~70% 민감도와 95% 특이성을 가지고 메니에르병을 식별한다(Sass, 1998; Chung et al., 2004). 내림프수종을 발견하는 데 더 가능성이 큰 민감한 측정법은 가중전압/활동전위[1]의 진폭 대신 **영역의 비율**(SP/AP area ratio)을 살피는 것이다(Devaiah, Dawson, Ferraro, & Ator, 2003).

청성 뇌간 반응 검사

그림 11.3에서 나타난 "초기 반응"으로 식별되는 파동의 그룹은 Sohmer와 Feinmesser(1967)뿐 아니라 본래 Jewett, Romano, Williston(1970)에 의해 상세히 설명되었다. 그것들은 일반적 클릭음 자극 후 8msec 이내에 나타나는 7개의 정점을 포함하고 있다. 이러한 정점은 청각 경로를 따라 연속된 위치에

---

1) 전기와우도 검사는 시간의 함수로 반응의 크기를(수직적으로) 살핀다. 가중전압의 영역은 기본적으로 그것의 지속시간(수평적 크기)에 대한 반응의 크기(수직적 크기)로, 활동전위의 영역도 지속시간에 대한 반응의 크기이다.

나타나게 유도된다. 그러나 처음 두 정점은 청신경에 의해 생성되어 나타나고 차후의 정점은 사실 다수의 발생 요인이 있는데 이는 청각 뇌간의 여러 핵이 전기적 활동의 결합으로 나타난다(Møller & Janetta, 1985; Scherg & vonCramon, 1985; Moore, 1987; Rudell, 1987; Hall, 2006; Møller, 2007). 이러한 초기 반응 유발전위는 일반적으로 **청성 뇌간 반응**(ABR), **뇌간 청성 유발 반응**(BSER 또는 BAER), 또는 **뇌간 청성 유발전위**(BAEP)라 알려져 있다.

청성 뇌간 반응은 위에서 묘사된 전기와우도 검사와 같은 이유로 클릭음 자극을 사용함으로써 가장 일반적으로 얻을 수 있다. 그 결과 청성 뇌간 반응은 와우의 기저 회전 상태에 따라 달라지며 주로 고주파수를 포함한다. 신경의 동시다발적 반응을 이끌어 내기 위해 선택적 클릭음 자극을 주는 동안 이 특성들은 또한 청성 뇌간 반응이 주파수에 반응하는 능력을 떨어지게 할 수 있다. 주파수를 구별할 수 있는 능력을 종종 **주파수 특이도**(frequency specificity)라고 하며, 클릭음에 의한 청성 뇌간 반응의 주파수 특이도 부족은 항상 생각해야 한다.

클릭음 대신 **톤 버스트**(tone burst)를 단독으로 사용하거나, 차폐음과 톤 버스트 음을 함께 사용하여 청성 뇌간 반응의 주파수 선택 검사를 한다(Hall, 2006; Burkhard & Don, 2007; Sininger, 2007). 차폐 방법 중 하나는 고주파수를 감추어 저주파수에서 오는 반응을 높이는 것이다(Kileny, 1981). **노치 소음**(notched-noise) 접근 방식은 소음에 "구멍(hole)" 또는 "금(notch)"이 있는 특정 좁은 주파수 범위를 제외하고는 모든 주파수를

감추는 데 사용할 수 있으므로 이는 청성 뇌간 반응을 차폐 잡음이 없는 주파수 범위에서만 일으킬 수 있는 가능성을 높인다(Stapells, Picton, Durieux-Smith, Edwards, Morna, 1990; Stapells & Kurtzberg, 1991). **주파수가 나뉜 청성 뇌간 반응**(derived-band ABR)은 여러 복합적인 소음과 신호의 조합으로 얻어낸 결합된 다수의 청성 뇌간 반응을 포함한다. 실제로 이러한 다양한 반응은 주파수별 특정 반응을 유도하기 위해 서로 뺀다.

청성 뇌간 반응 파형

이상적인 청성 뇌간 반응 파형은 그림 11.6에서 볼 수 있다. 이 그림은 I부터 VII까지 위쪽 방향으로 기록된 양의 정점을 보여 주는데 미국에서 가장 일반적인 규칙으로 사용된다. 그러나 다른 기록 규칙 또한 존재한다. 앞서 말했듯이 I과 II파는 청각신경에 의해 생성되고 이는 전기와우도 검사의 N1(AP)과 N2의 정점에 해당한다. 비록 이 두 개의 정점이 전기와우도 검사에서 아래쪽으로 기록되었다 하더라도 그것들은 이제 나머

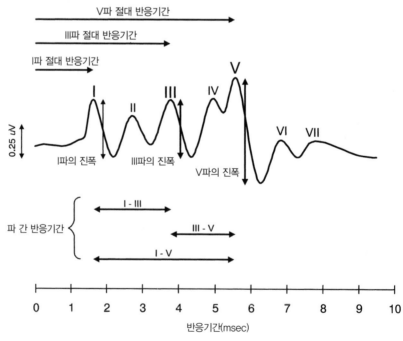

그림 11.6 이상적 청성 뇌간 반응. 화살표는 I, II, III파의 절대반응기간과 진폭 그리고 I과 V파, I과 III파, III과 V파 사이의 파 간 반응기간을 나타낸다.

지 청성 뇌간 반응의 정점과 같은 위쪽으로 표시되도록 대칭 이동된다. I과 II파의 도치는 차등 증폭 과정에서 발생하고 이는 모든 청성 뇌간 반응의 정점을 같은 방향으로 나타내므로 매우 편리하다. 계속 진행하기 전 하나의 곡선이 보이는지 확인해야 한다. 실제 실험에서는 두 번의 추적 관찰이 실행되는데 이는 유발전위로 얻은 결과의 진위 여부가 실제인지 확인하기 위해 복제되어야 하기 때문이다.

임상 청성 뇌간 반응 측정은 처음 다섯 정점(I~V)과 관련 있고 I, III, V 정점에 집중한다. 일반적으로 청성 뇌간 반응 파형은 그 **형태**(morphology)나 파형의 전체 구성 및 외관뿐 아니라 정점의 반응기간과 진폭의 관점에서 설명되고 해석된다. 주어진 파동의 **절대 반응기간**(absolute latency)은 0msec(클릭음이 제공되는 곳)에서 정점이 발생할 때까지의 단순 시간이다.

전기와우도법은 종종 청성 뇌간 반응이 식별되지 않는 I파를 찾을 때 사용한다. 두 개의 정점 간 시간 간격을 **파 간 반응기간**(interwave latency) 또는 **상대적 반응기간**(relative latency)이라 한다. 파 간 반응기간은 주로 I과 V파, I과 III파, III과 V파 사이의 반응기간을 측정할 때 사용된다. 이러한 반응기간의 측정은 그림에 수평 화살표로 나타나 있다. 수직 화살표는 I, II, V 파의 **진폭**(amplitude)을 측정하는 방법을 보여 준다. V파는 정점 중 가장 두드러지고 강력한 정점이며 이는 IV파의 정점과 아주 밀접한 관계를 가지고 있어 이를 **IV/V복합체**(IV/V complex)라 말한다. 그러나 특히 IV/V 복합 구성에 있어 정상적인 청성 뇌간 반응 파형의 형태에 상당한 다양성이 있다.

앞의 두 그림에서 보인 청성 뇌간 반응 파형은 모두 강도 높은 강도의 클릭음이 제시되어 얻어졌다. 만약 클릭음이 낮은 강도에서 제시되었다면 파형이 다르게 나타날 것이고 클릭음이 역치 아래이면 결국 사라질 것이다. 바꿔 말하면 청성 뇌간 반응의 특징은 자극의 강도에 따라 달라진다.

일반적 기준의 부재에서 클릭음 강도에 따른 다양성이 중요하게 설명된다. 클릭음 강도를 지정하는 가장 좋은 방법은 실제 크기에 있다. 최적화된 방법은

클릭음의 **최대 음압 수준**(peak sound pressure level, peakSPL)을 측정하는 것과 관련이 있다. 이는 과도 신호(transient signal)의 정점 강도를 측정할 수 있는 소음측정계에 적절한 교정 커플러[2]를 통하여 이어폰을 직접 연결해 수행한다. 이러한 종류의 소음측정계는 흔하지 않기 때문에 같은 진폭을 가진 순음의 음압 강도에서 클릭음 강도를 기술하는 다른 방법이 대안으로 사용된다. 이 값을 **정점 등가음압도**(peak-equivalent sound pressure level, peSPL)라 부른다. 이 방법은 몇 가지 단계 수행이 요구된다. 첫째, 이어폰에서 적절한 교정 커플러, 소음측정계, 오실로스코프로 직접 연결한다. 클릭음의 최대 진폭은 오실로스코프 화면에 나타난다. 다음 단계는 클릭음을 순음으로 대체하고 오실로스코프 화면에서 클릭음에 대해 나타난 것과 그 진폭이 서로 같을 때까지 음의 강도를 조정한다. 다음으로 소음측정계에 나타난 음의 음압 수준을 확인한다. 클릭음의 최대 진폭 화면과 같은 진폭을 가진 음의 강도는 클릭음의 정점 등가소음도가 된다. 다시 말해 40dB의 정점 등가소음도는 클릭음의 정점 강도, 즉 40dB 등가소음도의 순음에 의해 생성된 것과 동일한 진폭을 가지고 있다.

주관적으로 표현된 클릭음 강도를 찾는 것이 더 일반적이다. 이는 클릭음에 대한 환자의 주관적 역치를 결정하여 환자 개별 기준으로 수행할 수 있고 그 **감각 수준**(sensation, dB SL)의 클릭음 강도를 표현할 수 있다. 그러나 자극의 물리적 수준을 알지 못한 상태에서 청력을 평가하기란 어려우므로 이 수행 방법은 한계가 있다. 그래서 청성 뇌간 반응 검사는 종종 주관적 측정이 불가능한 환자로 자극의 감각 수준이 확정될 수 없는 경우에 수행된다.

가장 널리 사용되는 방법은 각각 사용된 청성 뇌간 반응 자극(클릭음, 톤 버스트)의 반응을 0dB HL을 표준으로 하여 이에 따른 **정상 청력 수준**(normal hearing level, nHL)의 데시벨 클릭음 강도를 나타내는

---

2) 6cc 커플러는 표준 이어폰에 사용되고 2cc 커플러는 삽입형 이어폰에 사용된다(4장 참조).

것이다. 이 절차는 정상 청력을 가진 개개인으로 이루어진 그룹의 주관적인 역치를 얻기 위해 포함된다. 각 사람은 클릭음(또는 다른 자극)이 겨우 들을 수 있는 청성 뇌간 반응 기계에 나타나는 가장 낮은 강도의 눈금 강도를 찾기 위해 검사된다. 이 눈금 강도 설정은 각 사람의 클릭음 역치를 구성하고 그룹의 평균값은 0dB nHL이 된다. 클릭음에 대한 평균 물리적 수준은 36.4와 40dB 최대 음압 레벨(peakSPL) 사이에 나타난다(Stapells, Picton, & Smith, 1982; Burkhard & Hecox, 1983).

그림 11.7은 80, 60, 40, 20dB nHL의 클릭음에 의해 얻은, 정상 청력을 가진 개인들의 청성 뇌간 반응 결과를 나타낸다. 클릭음 강도가 저하됨에 따라 청성 뇌간 반응 파형이 눈에 띄게 낮아지는 것을 알 수 있다. 또 다른 청성 뇌간 반응 파형의 연속은 그림 11.8 상단 부분, x축을 따라 강도가 왼쪽에서 오른쪽으로 증가한 곳에서 보인다. 자극 강도가 낮을수록 반응기간이 길어지고 진폭은 작아진다. 반응기간의 변화는 그림 11.7에서 보는 바와 같이 강도가 80dB nHL에서 20dB nHL로 점진적으로 하락했을 때 V파의 오른쪽 이동이 가장 선

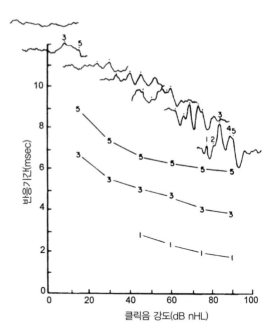

그림 11.8 I(1), III(3), V(5)파에 해당하는 진폭-반응기간 기능에 겹쳐 쓴 자극 강도가 증가함에 따라 나타난 청성 뇌간 반응 파동 [American Speech-Language-Hearing Association(ASHA). (1987). *The Short Latency Auditory Evoked Potentials*. Rockville Pike, MD: ASHA, American Speech-Language-Hearing Association.]

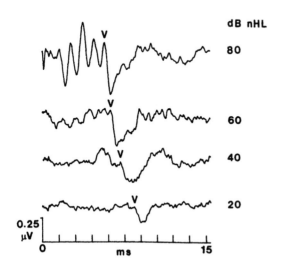

그림 11.7 다양한 자극 강도에서 측정한 정상 성인의 클릭음 유발 청성 뇌간 반응 시리즈. V파는 각각의 기록을 나타낸다. [Arnold, S. A. (2007). The auditory brain stem response. In Roeser RJ, Valente M, Hosford-Dunn H (Eds): *Audiology: Diagnosis*, 2nd ed. New York: Thieme, 426-442]

명하게 나타난다. 또한 조기의 정점은 점진적으로 낮아지는 자극 강도와 함께 덜 분별적이게 되며 결국엔 사라진다. V파는 강도 감소와 함께 점차 작아지고 나중에는 강도가 약해진다 하더라도 이는 클릭음에 대한 역치는 주관적(행동) 역치보다 높은(좋지 않은) 수준에서(정상인에게 0dB SL이나 0dB nHL 혹은 약 35dB의 최대 음압 강도) 식별이 가능하다. 결국 주관적 역치값 이하의 강도에서는 청성 뇌간 반응을 확인할 수 없다. 그림 11.8은 자극(클릭음) 강도의 기능으로서의 I, III, V파의 반응기간 기록을 보여 준다. 이러한 그래프는 **진폭-반응기간 함수**(latency-intensity function)라 부르며, 이는 자극의 강도가 증가함에 따라 반응기간이 감소하는 방식을 보여 준다.

청성 뇌간 반응의 임상적인 적용

청성 뇌간 반응은 여러 가지 이유로 임상 도구로서의 가치가 매우 크다. (1) 청성 뇌간 반응은 신생아를 포

함한 일반인 모두에게 측정 가능하다. ⑵ 청성 뇌간 반응은 환자의 각성 상태나 진정제 혹은 마취제의 사용에 따른 영향을 받지 않는다. 그 결과 청성 뇌간 반응 검사는 환자의 의식 여부에 관계 없고 전신마취하에서도 환자의 협력 없이 수행될 수 있다. 진정제를 맞은 상태에서도 수행 가능한 청성 뇌간 반응의 특성은 다른 방법으로는 평가하기 어려울 정도로 어리거나 테스트를 하기 힘든 아동에게도 적용이 가능하다는 것이다. 물론 진정제 투여는 의료 책임이 있음을 강조한다. 또한 청성 뇌간 반응은 청신경을 위태롭게 할 수 있는 청신경 종양 제거와 같은 외과 수술 중 수술 모니터링에 사용된다. ⑶ 청성 뇌간 반응은 난청의 영향을 받으므로 청력을 평가하는 데 사용할 수 있다. ⑷ 다른 이상 징후는 청성 뇌간 반응에 다르게 영향을 미치므로 다양한 진단을 내리는 데 사용 가능하다.

청성 뇌간 반응이 흔하다고 해서 그 특성이 모두에게 같은 것은 아니다. 이와 반대로 규격을 정하거나 결과를 해석할 때 성숙도, 성별, 노화를 고려할 필요가 있다.

청성 뇌간 반응은 존재하지만 신생아는 어른과 같지 않고 유아의 성숙도에 따라 특성이 변한다(Hecox & Galambos, 1974; Fria, 1980; Chiappa, 1997; Hurley, Hurley, & Berlin, 2005; Hall, 2006; Sininger, 2007). 예를 들면 I, III, V파는 유아에게서 관찰되나 III과 V파의 절대반응기간이 성인보다 상대적으로 길고 파 간 반응기간은 비슷하다. 유아가 성장함에 따라 다른 정점이 나타나며 파들의 잠복기간이 짧아지고 진폭의 변화가 생겨 결국 약 18개월 정도 될 무렵에는 성인과 비슷한 특성을 보인다.

청성 뇌간 유발 반응 검사는 성인의 경우에 성별과 나이에 따라 영향을 받는다(Stockard, Stockard, Westmoreland, & Corfits, 1979; Jerger & Hall, 1980; Jerger & Johnson, 1988). 남성과 비교하여 여성은 짧은 절대반응기간 그리고 III, IV, V파에 대해 큰 진폭을 가진다. 와우 손상 정도에 따른 V파의 문제는 여성보다 남성에게서 더 크다(Jerger & Johnson, 1988). 노화에 따른 영향은 명백하진 않으

나 나이가 듦에 따라 절대반응기간이 점차 길어진다.

앞서 논의된 자극 강도에 따른 청성 뇌간 유발 반응 검사는 환자의 청성 뇌간 유발 반응 검사 역치를 추정하는 절차를 보여 준다. 기본 절차는 더 이상 복제 반응 식별이 가능하지 않은 수준에 도달할 때까지 점진적으로 낮은 강도에서 연속된 청성 뇌간 반응을 얻게 한다. 이는 대부분 가장 낮은 강도에서 V파를 구분하여 찾는 것을 말한다. 정상 청력은 0dB nHL 정도의 낮은 강도에서도 반응을 식별할 수 있다고 추정된다. 추정이라는 단어가 사용된 연유는 생리학적 측정은 환자가 소리에 행동으로 반응하는지가 공개되지 않았다는 점에서 주관적인 청력검사가 아니기 때문이다. 오히려 그것은 청각에 관련된 구조와 과정의 완전성 검사이고, 청성 뇌간 유발 반응 검사의 경우 이러한 반응은 청각 경로의 하부에서 기인한다. 이러한 부담에도 불구하고 청성 뇌간 반응의 역치는 행동으로 반응할 수 없는 유아나 검사가 어려운 환자의 귀중한 청각 정보를 제공한다. 사실 청성 뇌간 유발 반응 검사는 유아의 검진 목적뿐만 아니라 널리 인구의 진단 평가를 위해 사용된다(12장과 13장). 클릭음 청성 뇌간 반응은 고주파수 주관적 역치와 관련이 있다. 그러나 톤 버스트 청성 뇌간 유발 반응 검사는 다양한 주파수별 역치와 같이 주파수 특이성 역치를 갖게 한다(Stapells, 2000; Gorga, Johnson, Kaminski et al., 2006; Rance, Tomlin, & Rickards, 2006; Hall, 2006; Sininger, 2007).

개별 환자들의 진폭-반응기간 기능은 본질과 난청 정도에 대한 추론을 만들기 위한 정상값과 비교된다. 그림 11.9에 몇 가지 예를 나타냈다. 정상 범위의 V파 반응기간은 각 패널에 쌍을 이루는 곡선으로 표시된다. 각 기능은 자체 장비와 절차에 적용되는 정상 범위가 만들어진다. 각 진폭-반응기간 기능의 제일 왼쪽 기호는 복제 청성 뇌간 반응을 생산하는 가장 낮은 클릭음 강도에서 얻어지며 이는 클릭음에 대한 역치로 나타낸다. 이러한 점들은 일반적인 경우 5dB nHL에서 발생하고, 그림 상단 패널에서 전음성 난청은 45dB nHL에서 발생하며, 하단 패널에서 와우 손상

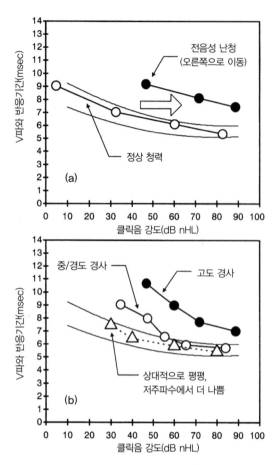

그림 11.9 대표적인 임상 V파의 진폭-반응기간 함수. 각 패널의 쌍곡선은 정상 신뢰 한계이다. (a) 정상 귀와 전음성 난청의 결과로 전음성 기능은 오른쪽으로 이동되는데 화살표로 나타냈다. (b) 와우 감각신경성 손실 기능은 일반적으로 클릭음 강도가 증가함에 따라 정상 반응기간 범위에 수렴하나 손상의 모양과 정도에 영향을 받는다.

의 예는 30, 35, 40dB nHL일 때 발생한다.

정상 청력, 전음성 난청, 감각신경성 난청과 관련한 일반적 **V파의 진폭-반응기간 함수**(wave latency-intensity function)는 매우 다르다. 예상한 것처럼 **정상적 진폭-반응기간 기능**은 정상 한계선 안에 있을 때 저하된다(그림 11.9a의 흰색 동그라미). **전음성 난청**은 와우에 도달하는 신호 강도의 양이 줄어들 수 있다. 이러한 이유로 진폭-반응기간 기능은 본질적으로 오른쪽(높은 클릭음 강도)에 대략 전음성 난청의 양만큼 수평 변위된다(그림 11.9a의 검정 동그라미). 반면에 와우 손상은 전형적으로 V파 지연을 가지는데 이는 역치보다 약간 위로 상승하고 상승된 클릭음 강도에

따라 일반 반응기간 범위로 나타난다(그림 11.9b의 동그라미). 그러나 이 패턴의 발생 여부는 난청 배열에 따라 달라지는데 이는 청성 뇌간 반응이 와우의 기저(고주파수) 부분에 크게 의존하기 때문이다(Yamada, Kodera, & Yagi, 1979). 그림 11.9b를 참고하면 V파의 진폭-반응기간 기능은 감각신경성 난청이 고주파수(동그라미)를 포함할 때 비정상적으로 나타난다. 그러나 실제로 저주파수와 비교적 경도의 평평한 신경성 난청의 경우에는 정상 범위에 나타난다.

전음성 및 와우 손상과 관련된 서로 다른 진폭-반응기간 기능은 청성 뇌간 반응이 이 두 가지 난청을 구분하는 데 도움을 준다. 그러나 전음성 난청은 청성 뇌간 반응으로 신경성 난청을 안정적으로 구별하기 위해 35dB을 초과할 수 있다(van der Drift, Brocaar, & van Zanten, 1988a, b).

청성 뇌간 반응 검사를 사용하여 손실 유형을 식별하는 또 다른 방법은 클릭음이 공기전도될 때와 골전도될 때 얻은 결과를 비교하는 것이다. 청성 뇌간 반응이 골전도로 이루어졌을 때 이 점은 염두에 두어야 한다. (1) 청성 뇌간 반응 골전도 시 사용되는 가장 높은 클릭음 강도는 50dB nHL로 제한한다. (2) V파의 지연은 골전도일 때 공기전도보다 대략 0.5msec 길게 나타난다. (3) 대측 귀의 적절한 차폐가 수반되어야 한다(Mauldin & Jerger, 1979; Weber, 1983; Schwartz, Larson, & DeChicchis, 1985; Gorga & Thornton, 1989).

청성 뇌간 반응 검사는 청각신경과 뇌간 경로의 활동을 반영하기 때문에 청신경 종양과 같은 **후미로성 병리학**을 식별하는 데 사용할 수 있다는 점은 놀라운 일이 아니다. 청성 뇌간 반응 검사의 후미로성 장애 식별은 95% 정도의 민감도를 갖고 있다(Turner, Shepard, & Frazer, 1984). 청성 뇌간 반응검사의 후미로성 장애 식별은 정점 측정과 파형 형태 해석을 포함한다. 다음의 청성 뇌간 유발 반응 검사 조사 결과는 후미로성 이상 증상과 관련이 있으며 이 중 몇 가지는 그림 11.10에서 살펴볼 수 있다.

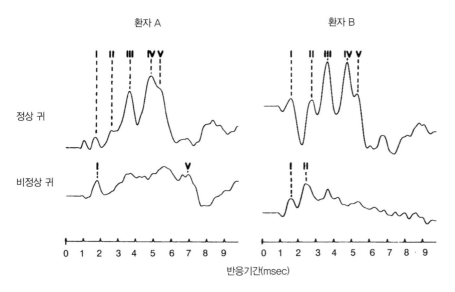

환자 A 환자 B

정상 귀

비정상 귀

0 1 2 3 4 5 6 7 8 9   0 1 2 3 4 5 6 7 8 9

반응기간(msec)

그림 11.10 후미로성 병리학에서의 비정상적 청성 뇌간 반응 결과의 두 가지 예[American Speech-Language-Hearing Association (ASHA). (1987). *The Short Latency Auditory Evoked Potentials*. Rockville Pike, MD: ASHA, American Speech-Language-Hearing Association.]

- V파의 길어진 반응기간.
- I, V파의 파 간 반응기간(I과 III파, III과 V파 사이에도 동일).
- 양이 간 반응기간의 차이. V파의 반응기간과 파 간 반응기간의 두 귀 사이에 발생하는 의미 있는 차이.
- 나중에 발생하는 파의 부재.
- 정상적인 청력, 아니면 약간의 손상에도 나타나는 청성 뇌간 반응의 부재.
- 복제되지 않는 청성 뇌간 반응 파형.
- 비정상적으로 낮은 V : I 진폭 비율. V : I 진폭 비율은 간단히 I파 진폭 위 V파의 진폭이다. V파의 진폭이 일반적으로 크기 때문에 이 값은 1.0과 같거나 클 것으로 예상된다. V : I 진폭 비율이 1.0보다 작을 때 후미로성 장애가 의심되나 이 기준은 반응기간 측정법만큼 민감하지는 않다.
- 이 기준의 유용성은 논란의 여지가 있지만 클릭음이 빠른 속도로 제시될 때 나타나는 V파 반응기간의 의미 있는 이동.

이음향 방사나 CM 작용에 의해 증명되는 정상 외모 세포 기능은 있으나 청성 뇌간 반응의 부재나 큰 이상 징후가 나타나는 것은(이 장의 다른 부분에서 다룸) 청신경병증 또는 동시성 부전(dyssynchrony disorder)와 연관이 있다(Starr, Picton, Sininger, Hood, & Berlin, 1996; Hood, 2007; 6장 참조).

표준 청성 뇌간 반응 검사는 전반적인 청신경 종양에 대해 뛰어난 감도를 가지고 있지만 작은 종양을 식별하는 데 부족한 부분(1cm와 크기가 같거나 작을 때)이 있다(Chandrasekhar, Brackmann, & Devgan, 1995; Schmidt, Sataloff, Newman, Spiegel, & Myers, 2001). 그러나 **스택 청성 뇌간 반응**(stacked ABR)이라는 접근법은 일반 청성 뇌간 반응에서 놓친 작은 종양을 식별하는 데 매우 효과적이다(Don, Masuda, Nelson, & Brackmann, 1997; Don & Kwong, 2002; Don, Kwong, Tanaka, Brackmann, & Nelson, 2005). 예를 들어 Don 등(2005)은 스택 청성 뇌간 반응이 일반 청성 뇌간 반응을 놓치거나 1cm 이하의 크기의 청신경 종양을 가진 환자 54명을 통해 95%의 민감도와 정상인 78명을 통해 88%의 특이도를 갖는다고 하였다. 스택 청성 뇌간 반응 방법은 와우를 따라 서로 다른 주파수 위치에서 파생된 여러 청성 뇌간 반응을 얻기 위해 앞서 설명한 파생대역(여러 주파수의 소음과 신호의 조합) 방식을 사용한다. 주파수가 나뉜 이 청성 뇌간 반응 파형은 이동되는데 V파 정점과 나란히 위치하고 누적되어 스택 청성 뇌간 반응에 도달하게 한다. 이렇게 쌓인 V파의 진폭 반응은 측정되어 기준 값과 비교한다.

후기 청성 유발전위 검사

청성 뇌간 반응 검사는 지금까지 청각사에 의해 가장 널리 사용되는 탁월한 청성 유발전위 검사이다. 그렇지만 다른 청성 유발전위 검사도 유효할 뿐 아니라 청성 뇌간 반응으로 얻을 수 없는 정보를 제공한다. 그림 11.3은 이를 **MLR**(middle latency response) 및 **LLR**(long latency response)로 구분한다(Kraus, Kileny, & McGee, 1994; Kraus & McGee, 1994; McPherson & Ballachanda, 2000; Hall, 2006; Pratt, 2007; Martin, Tremblay, & Stapells, 2007). 이 반응들의 주요 장점은 청력역치에 대한 주파수별 정보를 제공하는 데 있다. 주요 단점은 환자의 상태에 크게 영향을 받고 약물(진정제와 마취제 등)에 의해 변경되거나 없어진다는 것이다. 이는 어린 아동과 검사를 하기 어려운 환자를 다루는 유용성을 축소시킨다.

MLR은 15~50밀리초에서 발생하는 음(N)과 양(P) 파동의 연속으로 **Na, Pa, Nb, Pb**로 식별된다(그림 11.3). 이는 중뇌와 망상체, 시상 피질 경로를 포함한 여러 피질 및 피질하 위치에서 발생하는 신경 활동을 반영하기 위해 나타난다. MLR의 주요 임상적 기여는 청성 뇌간 반응에 성공적으로 자극될 것 같지 않은 500Hz 또는 1000Hz와 같은 상대적으로 낮은 저주파수 톤 버스트의 반응을 끌어낼 수 있다는 것이다. 그 결과 MLR은 저주파수 청력역치를 평가하기 위해 성공적으로 사용할 수 있다. 이는 중추 청각 신경계 이상의 진단에도 유용하다.

LLR은 75밀리초 이상에서 발생하고 **대뇌 피질 유발전위**(cortical evoked potentials)로 알려져 있다. 주요 LLR의 구성요소는 **N1, P2, N2**파이며 **P1**파는 일반적으로 MLR의 가장 늦은 정점(Pb)으로 간주된다. 이는 그림 11.3에 나타냈다. LLR의 P2, N2 구성요소는 크게 청각 피질 활동에서 파생된 것으로 보이며 그 기여는 변연계에서 만들어진다. LLR에서 주파수별 유발 반응 역치를 얻을 수 있다 하더라도 각성 상태와 약물의 서셉턴스 때문에 의식이 있고 협조적인 환자에게만 사용할 수 있게 제한된다.

사건 관련 전위

다른 종류의 후기 반응은 톤과 어음의 구별과 여러 청각적 수준에서의 처리와 관련하여 발생한다(Hall, 2006; Starr & Golob, 2007). 예를 들면 **P3**(또는 **P300**) 환자가 불규칙한 자극에 대해 인지적 반응을 보일 때 300밀리초 내에서 발생하는 큰 양의 파이다(Sutton, Barren, Zubin, & John, 1965; Kraus & McGee, 1994). P3파의 검사는 **특이 절차**(odd-ball procedure)를 포함하는데 이는 자주 발생하는 신호(빈번한 신호)와 드물게 발생하는 신호(희귀 신호)의 두 가지 다른 신호를 포함한다. 희귀 신호 또한 "특이 신호(odd-ball)"라 불리는데 이는 빈도 측면에서 빈번하게 발생하는 신호와는 다르기 때문이다. 유발전위의 다른 세트를 얻는다. 빈도 측정 시험 조건은 모두 동일한 신호를 가진다. 희귀 시험 조건은 빈번한 신호들 사이에 무작위로 분산된 상대적으로 작은 비율의 특이 신호(odd-ball signal)를 포함한다. 만약 환자가 시험 자극을 무시한다면 그 결과는 특이 신호의 존재 여부와 관계없이 LLR의 반복이 될 것이다(그림 11.11a, 11.11b). 환자가 신호, 그중 특히 희귀 신호에 주의를 기울이면 상황은 달라진다. 청각 유발전위 검사는 빈번한 신호에서만 변하지 않으나(그림 11.11c) 명확한 P3파는 희귀 신호가 포함되었을 때 나타난다(그림 11.11d). 반면 **MMN**(mismatch negativity)은 자극의 집중 없이도 발생하는 생리학적 측정 식별 방법이다(Näätänen, 1995). 환자가 이전에 감지된 것과 다른 신호를 감지하면 약 150밀리초와 275밀리초 사이에서 음의 불일치가 발생한다.

예상할 수 있는 것처럼 P3, MMN과 다른 사건 관련 전위는 단지 청각 피질 이상으로 확장된 신경 활동에 의해서 생성되고 신호 감지 및 판별에서부터 이를 언어적·인식적으로 처리할 수 있게 한다. 대부분 모든 단계를 처리하는 환자의 능력을 보는 생리학적 창을 제공한다.

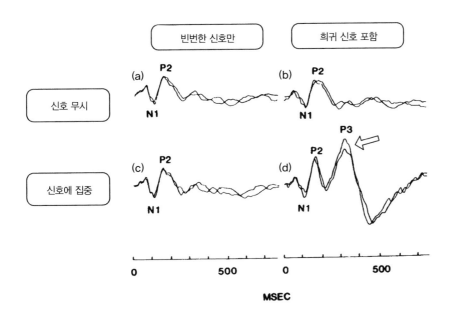

그림 11.11 희귀 신호가 존재하고 환자가 인식할 때 P3파(화살표)가 보인다. [Squires, K. C., & Hecox, K. E. (1983). Electrophysiological evaluation of higher level auditory processing. *Seminars in Hearing*, 4, 415–433.]

청성 지속 반응 검사

청성 지속 반응 검사(auditory steady-state response, ASSR)는 시간이 지남에 따라 주기적으로 변동(조절)하는 톤에 의해 유도된 청각 유발전위 검사이다. **진폭 변조**(amplitude modulation, AM)의 예는 그림 11.12a에 나타냈다. 이는 초당 80배 속도로 레벨 변동을 하는 1000Hz 음을 나타낸다. 이 경우 1000Hz는 **자극 주파수**이고 80Hz는 **변조 주파수**이다(진폭의 골짜기 지점까지 0으로 떨어지므로 그림에서 나타난 변동은 100% 변조 깊이를 가진다). 음이 초당 40번 변동하면 자극빈도는 40Hz가 된다. 자극 주파수를 시간으로 변조하거나 AM과 FM이 조합된 **주파수 변조**(frequency modulation, FM) 같은 다른 종류의 변조 또한 가능하다. 그러나 명확성을 위해 AM 음에 제한하여 논의할 것이다.

AM 음을 대표하는 네 가지 대표 영역(500, 1000, 2000, 4000Hz)은 그림 11.12b에 설명되어 있다. 각 AM 음의 영역은 단순 자극 주파수와 위아래에 위치한 주파수에서 상대적으로 약한 구성요소를 포함하고 있음을 알 수 있다.[3] 그 결과 AM 음은 특정 주파수에서 자극임을 알 수 있다. 이는 청각 정상-상태 반응 청성 지속 반응 검사가 각각의 검사 주파수 주변의 좁은 범위에서 청각에 대한 정보를 제공할 수 있다는 것

을 의미하며, 따라서 환자의 500, 1000, 2000, 4000Hz와 같은 다양한 주파수에서의 역치 근사치를 제공한다.

AM(또는 변조의 다른 유형) 음이 제시될 때(그림 11.12) 청신경계는 그림의 화살표에서 나타나는 것처럼 약간의 지연이 발생하지만 시간적 패턴의 위상고정방식(phase-locked)으로 반응한다(그림 11.12d). 즉 AM 음에 반응하는 EEG 활동은 변조 주파수에서 확인할 수 있다. 이것을 청성 지속 반응 검사라 한다. 예를 들면 청성 지속 반응 검사는 자극빈도가 80Hz일 경우 80Hz에서 확인 가능하며, 자극빈도가 40Hz일 경우 40Hz에서 확인 가능하다. 청성 지속 반응 검사는 뇌간과 청각 피질 모두에서 일어나는 활동을 반영하며 높은 자극빈도에 의한 반응은 뇌간, 낮은 자극빈도에 의한 반응은 피질에 의한 것이다(Herdman, Lins, Van Roon, Stapells, Scherg, & Picton, 2002). 따라서 청성 지속 반응 검사가 낮거나 높은 상

---

3) 특히 그것은 유도(자극) 주파수에서의 에너지와 유도주파수 ±변조주파수와 동일한 주파수에서의 보다 적은 에너지가 포함되어 있다. 그래서 80Hz로 변조된 1000Hz 음은 1000Hz 에너지 작은 양의 920Hz와 1080Hz 에너지를 갖고 있다. 이와 비슷하게 40Hz로 변조된 540Hz 음은 500Hz 에너지와 작은 양의 460Hz와 540Hz에너지를 갖는다.

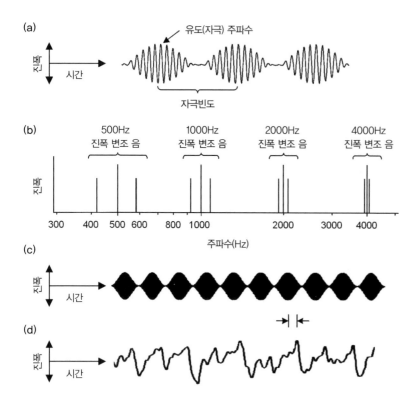

그림 11.12 이상적인 그림. (a) 1000Hz 자극 주파수의 80Hz 변조율의 진폭변조음 파형, (b) 80Hz로 변조된 500, 1000, 2000, 4000Hz 스펙트럼의 진폭 변조 음(로그함수), (c) 진폭 변조 음의 포락선(자극), (d) EEG 활동이 자극의 변조율에 약간 지연(화살표)되어 동기화 된 ASSR 파형 [Graphic d adapted인 Grason-Stadler, Inc.(GSI).(2001). *Auditory Steady-State Response: A New Tool for Frequency-Specific Hearing Assessment in Infants and Children.* Madison, WI: Viasys NeuroCare/GSI, Fig. 2 on p. 3, © 2001 Grason-Stadler, Inc.]

본적으로 EEG 활동을 관찰하면서 환자에게 변조된 음을 제시하는 것을 포함한다. 통계적 분석을 기반으로 결정한 반응의 진폭 및 위상(지연)이 변조된 음에 관련된 경우 청성 지속 반응 검사가 존재하는 것으로 간주한다. 복잡하게 들리지만 실제로 측정 기기의 객관적인 프로그램 기준에 따라 자동으로 결정된다.

청성 지속 반응 검사는 청각 임상 도구로서 여러 가지 장점을 가지고 있다. 청성 지속 반응 검사는 유아부터 성인에게 모두 사용 가능한데(Lins, Picton, Boucher, Durieux-Smith, Champagne, Moran et al., 1996; Cone-Wesson, Parker, Swiderski, & Richards, 2002; Rance et al., 2006) 수면제와 마취제에 대한 저항을 고려하면 소아 평

태의 자극빈도에서 각성 상태에 따라 다르게 반응한다는 것은 놀랍지 않다. 특히 수면과 마취는 40Hz와 같은 낮은 자극빈도에서 청성 지속 반응 검사에 영향을 미치는데 이는 후기 전위 반응과 유사하다(Jerger, Chmiel, Frost, & Coker, 1986; Picton, John, Purcell, & Plourde, 2003). 하지만 각성 상태는 실질적으로 청성 뇌간 반응과 유사한 80Hz의 높은 자극빈도로서 청성 지속 반응 검사에 영향을 주지 않는다(Cohen, Rickards, & Clark, 1991; Levi, Folsom, & Dobie, 1993; Aoyagi, Kiren, Kim, Suzuki, Fuse, & Koike, 1993).

또 다른 접근 방법(Rance, Rickards, Cohen, DeVidi, & Clark, 1995; Dimitrijevic, John, Van Roon et al., 2002)은 청성 지속 반응 검사 측정 시 근

가를 하는 유용한 도구가 된다(12장). 청성 지속 반응 검사로 신생아 선별검사가 가능하다(13장). 그러나 신생아의 반응은 작고 처음 12개월 동안은 역치가 감소한다(Savio, Cárdenas, Pérez Abalo, González, & Valdés, 2001; John, Brown, Muir, & Picton, 2004; Rance & Tomlin, 2006). 따라서 이를 신생아 선별검사에 적용하기 전 더 많은 정보가 필요하다.

우리는 앞서 주파수별 정보를 제공하기 위해 청성 지속 반응 검사가 사용되는 것을 살펴보았다. 평균 청성 지속 반응 검사 역치 정상 청력을 가진 청취자의 경우 주관적 역치보다 약 15dB 이하로 나타나고 이는 난청을 가진 사람도 마찬가지이다(Lins et al., 1996; Herdman & Stapells, 2001, 2003; Dimitrijevic, John, Van Roon, Purcell, Adamonis, Ostroff et

표 11.1 정상 성인의 청성 지속 반응(ASSR)과 행동 역치(dB) 사이의 차이평균(표준편차)과 건강한 유아들(정상 청력이라 추정할 수 있는)의 청성 지속 반응 역치(dB HL)의 평균(표준편차)

자극 주파수 (Hz)	성인 : 청성 지속 반응-주관적 역치 차이 (dB)	건강한 유아 : 청성 지속 반응 역치 (dB HL)
500	14(11)	33(103)
1000	12(11)	22(10)
2000	11(8)	19(8)
4000	13(11)	19(10)

출처 : Lins, O. G., Picton, T. W., Boucher, B. L., Durieux-Smith, A., Champagne, S. C., Moran, L. M. et al.(1996). Frequency-specific audiometry using steady-state responses. *Ear and Hearing*, 17, 81-96.

al., 2002; Picton, Dimitrijevic, Perez-Abalo, & Van Roon, 2005; Van der Werff & Brown, 2005). 그러나 표 11.1에 나타난 것과 같이 청성 지속 반응 검사 역치는 유아들에게서 다소 높게 나온다(Cone-Wesson, Dowell, Tomlin, Rance, & Ming, 2002; Rance et al., 2006). 또한 청성 지속 반응 검사는 청성 뇌간 반응 검사보다 높은 강도에서 나타나는 것으로 보이는데 이는 훨씬 더 심각한 난청 환자의 검사를 가능하게 한다. 그러나 이러한 높은 강도의 왜곡, 노이즈로 인한 불필요한 파형과 관련한 측면에서 우려되는 부분이 있다(Gorga, Neely, Hoover et al., 2004).

국소 뇌영상

P3파나 MLR의 구성요소, 그리고 동시에 머리의 여러 다른 위치에서 오는 것들에 대한 특정 전위를 기록할 수 있다. 예상되는 것 중 하나는 이러한 반응의 진폭은 기본 신경 활동이 큰 곳에는 크게 존재하고, 비활성 위치에는 작게 존재하는 것과 유사하게 포착되는 위치에 따라 달라진다는 것이다. 컴퓨터 프로그램을 이러한 샘플링 위치 사이에 있는 진폭을 "채우는데(fill-in)"사용할 수 있다. 그 결과는 지리적 지도에 동일한 고도를 표시하는 윤곽선을 사용하는 것처럼 윤곽선이나 두피에 동등하게 묘사된 활성 위치의 다른 음역 지역을 그릴 수 있다. 다른 프로그램은 서로 다른 색상으로 동일한 활성 위치를 보여 준다. 우리는 텔레비전 기상 보고에 매일 나오는 비슷한 기온이나 강수량의 지역을 나타내는 사진을 통해 동일한 종류의 그림을 본다. 빨간색은 더운 날씨를 의미하고 다른 색상은 순차적으로 낮은 온도를 의미하는 것처럼 국소 뇌 지도에서도 빨간색 영역은 신경 뇌 활동의 관점에서 "뜨거운" 곳을, 다른 색상은 점차적으로 낮은 활성 위치를 나타낸다. 임상적으로 환자의 국소 뇌 지도는 생리학적 측면의 처리 장애를 평가하기 위한 목적의 일반적인 양식, 장애가 있는 해부학적 부위를 결정하는 것과 비교될 수 있다.

이음향 방사

와우의 가장 흥미로운 특징 중 하나는 소리를 생산할 뿐 아니라 수신할 수 있다는 점이다. 이러한 귀에 의해 유발된 소리를 **이음향 방사**(otoacoustic emissions, OAEs)라 부르고 민감한 마이크를 외이도에 위치하여 측정할 수 있다. Kemp(1978, 1979)는 이음향 방사가 어떤 자극 없이 자발적일 뿐 아니라 귀에 제시된 신호에 대해 반응하는 것을 증명하였다. 이 개념은 귀에 클릭음이 제시된 결과로 생산되는 이음향 방사를 상상하는 간단한 실험으로 가장 잘 이해된다. 우리는 중이검사에 사용되는 유사한 종류의 프로브가 필요하다(7장). 편의를 위해 이 조립을 "프로브 팁(probe tip)"이라 부르기로 한다. 이는 클릭음 자극을 제시하는 작은 스피커(수신기 또는 이어폰)와 이음향 방사를 포함한 외이도의 소리를 녹음하는 민감한 마이크를 포함한다. 이 방법은 클릭음이 제시되었을 때부터 20msec 동안 외이도의 소리를 측정하는 것을 포함한다.

먼저 클릭음이 금속공간(inanimate cavity)으로 들어갈 때 어떠한 상황이 발생하는지 살펴보자. 이 작업을 수행하려면 프로브 팁을 귀의 음향을 모방하는 금속 구멍인 Zwislocki 커플러에 삽입한다. 그림 11.13의 상단 프레임과 같이 결과는 몇 msec 단위로 지속되는 감쇠 진동으로 나타난다. 이 감쇠 진동은 클릭음 자체의 음향 파형이다. 반면 클릭음이 실제 귀에 제시되었을 때 나타나는 파형은 도표의 중간 프레임에 표시된다. 이 파형의 가장 명백한 측면은 동일하게 큰 감쇠 진동인데 클릭음이 비활성 공간에서 나타나기 때문이다. 그러나 실제 외이도에서 측정된 이 파형은 작은 진동의 두 번째 그룹도 포함하고 있으며 몇 msec 이후에 시작된다. 이러한 진동은 이음향방사나 와우에서 생성된 **와우 울림**(cochlear echo, Kemp echo)을 구성하며 다시 외이도에 전송되어 마이크의 프로브 팁에 의해 감지된다. 그림의 하단 패널은 와우 울림과 함께 증폭된 이후의 이음향 방사를 함께 보여 준다. 이러한 종류의 이음향 방사는 클릭음(일시적) 이음향 방사라고 하는데 클릭음 자극에 대한 반응으로 발생하기 때문이며 아래에서 자세히 다루어진다.

이음향 방사는 건강한 외유모세포와 관련된 미세한 생체 역학적 활동(운동)의 결과이다. 이러한 활동은 중이를 통해 "거꾸로" 전송되는 와우 내의 신호를 생성하고 이는 마이크에 의해 감지된다. 이음향 방사를 생성하는 와우 활동은 신호가 청신경에 전달되기 전에 발생하기 때문에 "신경전(preneural)활동"이라고 하는데 이는 일반 와우의 서셉턴스, "정밀한 조율(fine tuning)"과 연관된 기본적·생리학적 과정에 관련되어 있기 때문이다(Kiang, Liberman, Sewell, & Guinan, 1986; Probst, Lonsbury-Martin & Martin, 1991; Norton, 1992; Robinette, & Glattke, 2002; Gelfand, 2004). 우리의 이음향 방사에 대한 관심은 임상적으로 유용한 도구이기 때문에 이론적일 뿐 아니라 실용적이다. 이음향 방사는 임상적으로 가치가 있는데 (1) 난청이 있을 때 민감하고, (2) 와우의 완전성과 특히 외유모세포에 영향을 미치는 문제에 민감하며, (3) 본질적으로 청성 뇌간 반응처럼 신경 활동을 포함한 측정과는 다른 신경전 반응이다. 게다가 이음향 방사는 침습성 수술 없이 빠르고 쉽게 얻을 수 있기 때문에 매우 실용적이다. 이음향 방사는 광범위하고 연속인 연구 대상이며 임상 특성 및 적용은 여러 논문에 기술되어 있다(Probst, Lonsbury-Martin, & Martin, 1991; Lonsbury-Martin, Whitehead, & Martin, 1991; Dekker, 1992; Norton & Stover, 1994; Lonsbury-Martin,

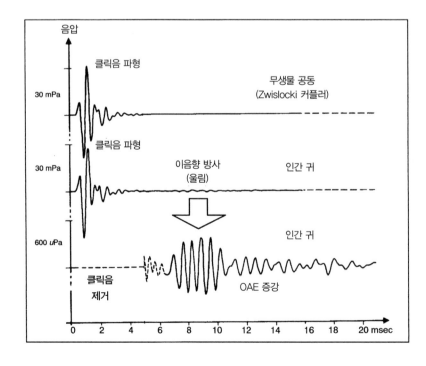

그림 11.13 (a) 금속공간 내 클릭음의 파형(Zwislocki 커플러), (b) 클릭음 파형과 이음향 방사(OAE) 또는 인간 외이도의 와우 되울림, (c) 가운데 패널과 동일하지만 클릭음 파형을 제거하고 이음향 방사 증강 [Johnsen, N. J. & Elberling, C. (1982). Evoked acoustic emissions from the human ear. *Scandinavian Audiology, 11,* 3–12, *Scandinavian Audiology.*]

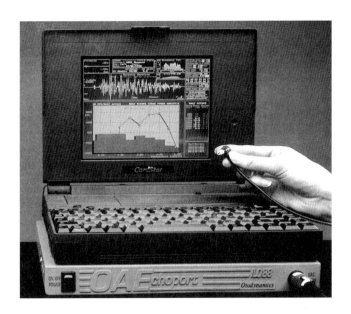

그림 11.14 이음향 방사 검사에 사용되는 기기의 예(Otodynamics, Ltd. 제공)

Martin, & Telischi, 1999; Glattke & Robinette, 2000; Robinette & Glattke, 2002).

방금 설명한 예에서 예상되는 것처럼 이음향 방사를 측정하는 데 필요한 장비는 외이도의 소리를 측정하는 마이크를 포함해 각종 자극을 측정하는 수신기가 있는 프로브 팁 조립을 포함한다. 측정 마이크에 의해 식별된 희미한 소리는 증폭되고 소음을 최소화하기 위해 걸러내며, 평가되는 이음향 방사의 종류에 따라 다양한 방법으로 분석된다. 모든 이음향 방사 측정에 마이크가 포함되는데 이러한 방사가 어떤 종류의 자극에 의해 유발되는지 그리고 자극 없이 자발적으로 발생하는지와 상관이 없다. 수신기는 여러 종류의 유발 이음향 방사를 끌어내는 데 사용된 자극을 제시한다. 사각형 도표로 묘사된 여러 종류의 이음향 방사 측정에 포함된 계기 장비는 이 장의 뒷부분에 나와 있다. 임상 이음향 방사기기의 한가지 예는 그림 11.14와 같다.

자발 이음향 방사

자발 이음향 방사(spontaneous otoacoustic emissions, SOAEs)는 자극이 없을 때 귀에서 방사되는 좁은 대역의 소리이다. 이는 외이도의 프로브 마이크에서 모니터링된 소리의 스펙트럼을 검토하여 확인된

다. 그림 11.15의 윗부분에 나타난 바와 같이 스펙트럼은 이음향 방사 분석 시스템에 의해 수행된 주파수적 분석 결과이다. 그림의 아래쪽 부분은 1025, 1470, 1895Hz 자발 이음향 방사의 평균 스펙트럼을 보여 주는 예이다. 자발 이음향 방사는 스펙트럼상 배경 소음 위의 좁은 정점으로 볼 수 있다. 이는 일반적으로 1000Hz와 3000Hz 사이의 하나 또는 여러 개 주파수와 경우적으로 낮게는 500Hz의 저주파수에서도 위치하여 발생한다. 그림에 표시된 것처럼 자발 이음향 방사는 매우 희미하고 일반적으로 약 10dB에서 20dB SPL 범위에 이른다. 이러한 이유로 여러 개의 영역(spectra)이 평균화되고 배경소음 위의 자발 이음향 방사를 확인할 수 있게 된다. 이 영역들의 평균화 절차는 청각 유발전위 검사에서 설명된 동일한 원칙에 근거하는데 다만 평균화가 시간이 지나는 것이 아니라 주파수의 기능으로 대신하여 나타나는 부분은 제외한다.

처음에 자발 이음향 방사는 유용한 임상 도구가 될 것이라고 생각되었다. 이는 측정하기 비교적 간단하며, 주어진 귀에서 시간이 지남에 따라 동일한 주파수로 발생하는 경향이 있고 연령과는 관계가 없으며 역치가 정상 범위에 있을 때 주파수를 나타나나 난청이 발생하는 20~30dB HL 초과 주파수 영역에서는 부재하기 때문이었다. 그러나 사실적으로 자발 이음향 방사의 임상적 유용성은 두 가지 다른 종류의 문제점 때문에 한계가 있다. 문제점 중 하나는 자발 이음향 방사의 상대적으로 낮은 출현율이다. 특히 자발 이음향 방사는 정상 청력 청각 인구의 약 절반에서만 발생하며 여성에 비해 남성에서 발생할 가능성이 더 낮다. 자발 이음향 방사의 다른 임상 약점은 그것이 발견되는 귀와 관련한다. 이 한계점은 (1) 귀에서는 약간의 (또는 단지 하나) 자발 이음향 방사가 발견되고, (2) 서로 다른 귀에서 다른 주파수가 발생하며, (3) 자발 이음향 방사는 비교적 제한된 주파수 범위에서 발견되고, (4) 진폭은 시간이 지남에 따라 다를 수 있다는

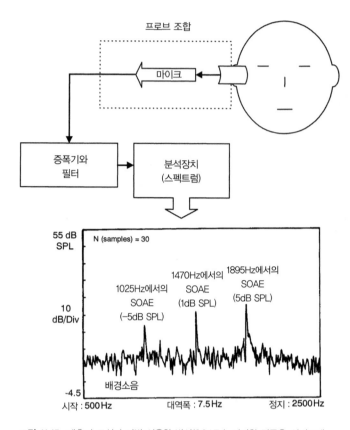

그림 11.15 계측기 도식과 자발 이음향 방사(SOAEs). 이러한 것들은 외이도에서 스펙트럼의 좁은 정점으로 관찰된다. 이 귀는 1025, 1470, 1895Hz의 자발 이음향 방사를 갖는다. [Lonsbury-Martin, B. L., Whitehead, M. L., & Martin, G. K.(1991). Clinical applications of otoacoustic emissions. *Journal of Speech and Hearing Research*, *34*, 964-981, American Speech-Language-Hearing Association.]

것이다.

자발 이음향 방사가 이명의 원인이거나 적어도 그것의 생리학 발견인 점은 궁금하지 않을 수 없다. 그러나 이는 대부분의 경우 여러 가지 이유로 가능성이 낮다. 예를 들면 자발 이음향 방사는 정상과 관련된 반면 이명은 대부분 청력 손실 또는 장애가 있는 귀와 관련이 있다. 사실 자발 이음향 방사를 가지고 있는 대부분의 사람들은 이를 인지하지 못한다. 따라서 자발 이음향 방사와 이명 환자는 대략 12% 정도 연관이 있다고 보고되었지만(Norton, Schmidt, & Stover, 1990; Penner, 1990) 이명과 자발 이음향 방사가 대부분 관련이 없다는 일반적 결과(Penner & Burns, 1987; Probst, Lonsburry-Martin, Martin, &

Coats, 1987; Bonfils, 1989; Penner, 1990)는 별로 놀랍지 않다.

유발 이음향 방사

유발 이음향 방사(evoked otoacoustic emissions)는 자극의 결과로 인해 귀에서 나오는 소리이다. 기본적으로 세 가지 다른 종류의 이음향 방사 방출이 있다. **자극 주파수 이음향 방사**(stimulus-frequency otoacoustic emissions, SFOAEs)는 귀에 스윕 주파수를 제시하여 얻는다. 이러한 이음향 방사 종류는 유용한 정보를 제공하기도 하지만, 기술과 해석의 문제로 현시점에서 이것이 임상에서 사용 가능한 도구가 되는 데 한계가 있다. 따라서 우리는 두 가지 다른 종류의 유발 이음향 방사에 집중해야 하는데 이는 상당한 임상적 유용성과 가능성이 있다. 여기에는 일시적 유발 이음향 방사와 변조 이음향 방사가 포함된다.

일시적 유발 이음향 방사

일시적 유발 이음향 방사(transient-evoked otoacoustic emissions, TEOAEs)는 클릭음과 같은 매우 짧은 자극에 대한 반응으로 생성된다. 또한 일시적 유발 이음향 방사는 **클릭음 유발 이음향 방사**(click-evoked otoacoustic emission), **와우 되울림**(Kemp echo 또는 cochlear echo)으로 알려져 있다(비록 여기에서 다루진 않지만 톤 버스트와 같은 좀 더 주파수 특이성이 있는 자극이 사용될 수 있다). 이 장 앞부분에서 이음향 방사 개념을 소개하기 위해 사용된 예를 상기해보면 일시적 유발 이음향 방사는 클릭음이 제시되고 몇 msec 이후에 외이도에서 파형으로 나타난다. 그림 11.16의 윗부분에서 일시적 유발 이음향 방사를 이끌어 내고 측정하는 장치 설비를 사각형으로 나타냈다. 프로브 팁은 클릭음을 제시하는 스피커와 외이도의 소리를 채집하는 마이크를 포함한다. 마이크에 의해 포착된 신호는 증

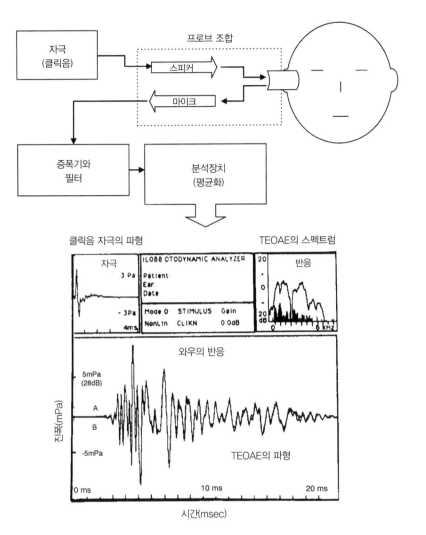

일시적 유발 이음향 방사 파형의 예는 그림 11.16의 아랫부분에 나타냈다. 큰 테두리는 일시적 유발 이음향 방사 반응의 파형을 보여 준다. 시간 눈금은 클릭음이 제시되었을 때부터의 반응기간을 나타낸다. 클릭음 자극의 파형이 제거된 만큼 처음 몇 밀리초의 반응은 평평하게 나타나고 이것은 별도의 상자(왼쪽 윗부분)에 표시되었다. 얻어진 두 개의 분리된 파형(A와 B)은 결과의 신뢰성을 확립하기 위해 첨가되었다. 일시적 유발 이음향 방사 파형은 5~20밀리초 사이의 반응기간을 가진다. 이 파형의 주어진 반응기간은 클릭음이 와우의 특정 위치에 도달하기까지와 외이도의 마이크 프로브에서 돌아오는 일시적 유발 이음향 방사가 포착될 때까지의 "왕복" 시간을 반영한다. 가장 짧은 이동시간은 와우 기저 부근의 반응이 위치할 때이

그림 11.16 계측기 도식과 일시적 유발 이음향 방사(TEOAEs)(본문 참조) [Lonsbury-Martin, B. L., Whitehead, M. L., & Martin, G. K. (1991). Clinical applications of otoacoustic emissions. *Journal of Speech and Hearing Research*, 34, 964–981, American Speech-Language-Hearing Association.]

폭기와 여과장치를 통해 신호 분석 시스템으로 이동한다. 이음향 방사는 매우 작은 진폭을 가지고 있기 때문에 배경소음과 구별이 되어야 하고 많은 수의 클릭음이 연속적으로 제시되어야 하며 각각의 클릭음이 제시된 후 일정 기간(예 : 20밀리초) 동안 외이도의 소리가 관찰되어야 한다. 이러한 반응은 이 장에 앞서 묘사된 청성 유발전위 검사와 동일한 기본 접근법을 사용하여 평균화된다.

임상적 일시적 유발 이음향 방사는 보통 82dB SPL ~83dB SPL의 클릭음을 사용하여 발생된다. 정상적

며 첨단부로 갈수록 증가한다. 따라서 다음과 같은 것이 나타난다. (1) 일시적 유발 이음향 방사 파형의 초기 부분(즉 짧은 반응기간)은 고주파수가 나타나는 와우의 기저부분을 향한다. (2) 긴 반응기간의 파형은 저주파수가 나타나는 첨단부 근처 반응이다. 이 일시적 유발 이음향 방사 스펙트럼은 위에 보이는 박스와 파형의 오른쪽에 표시된다. 정상 과도 전류 유발 이음향 방사는 일반적 성인의 경우 400~500Hz 사이의 주파수에서, 유아와 유아의 경우 5000~6000Hz 사이의 주파수에서 일반적으로 얻어진다. 일시적 유발 이음향

방사 존재 여부에 대한 결정은 종종 파형의 재현율(백분율)과 소음대에 비교하여 반응을 보는 신호 대 잡음비(데시벨) 같은 특정 목표기준에 따른 반응의 시각적 평가에 달려 있다.

상당한 임상적 관련성이 있는 일시적 유발 이음향 방사 검사에 대한 몇 가지 일반론을 주목할 수 있다. 일시적 유발 이음향 방사는 대부분 신생아를 포함해 정상 청력을 가진 개개인에게서 얻을 수 있다. 사실 성인보다 유아에게서 반응이 더 크게 나타난다. 줄어들거나 없어진 일시적 유발 이음향 방사의 결과는 내이 신경 독성 물질, 저산소증, 소음 노출과 같은 와우 난청을 일으키는 것과 동일한 요인에서 발생한다. 마찬가지로 일시적 유발 이음향 방사는 검사 매개변수의 세부 사항에 따라 30dB HL에서 50dB HL보다 큰 와우 감각신경성 손실을 가진 환자에게 부재한다. 전음성 난청은 이음향 방사의 능력이 프로브 마이크에 전달되는 것을 방해하기 때문에 일시적 유발 이음향 방사를 얻는 것 또한 방해할 수 있다. 이러한 요인으로 일시적 유발 이음향 방사는 심지어 신생아라 할지라도 난청 존재를 발견하는 데 매우 유용하게 사용된다. 그 결과 13장에서 다룬 것과 같이 신생아 청력 선별검사 프로그램은 일시적 유발 이음향 방사를 가장 빠르게 적용하는 응용 프로그램 중 하나이다. 이음향 방사는 전신경에 발생하므로 일시적 유발 이음향 방사 검사가 일반적으로 청신경 종양 그 자체의 검사를 하는 데 유용하지 않다는 것은 놀랍지 않다(Bonfils & Uziel, 1988). 그러나 그것들은 음향반사와 청성 뇌간 반응과 같은 신경 전송을 포함하는 검사를 할 때 와우과 신경을 구별하는 능력을 향상하고 다른 진단에 기여한다(Robinette, Bauch, Olsen et al., 1992; Starr et al., 1996; Robinette & Glattke, 2002; Lonsbury-Martin, Martin, & Telischi, 1999).

변조 이음향 방사

변조 이음향 방사(distortion product otoacoustic emissions, DPOAEs)는 그림 11.17 윗부분 다이어그램에서 보는 것처럼 다른 주파수를 가진 두 개의 자극이 귀에 동시에 제시되었을 때 유발된다. 낮은 자극음을 f_1, 높은 자극음을 f_2라 부른다. 두 자극음에 대한 정상 비선형 반응의 결과로, 와우는 다른 주파수에서 다른 "자신의" 음을 생성하는데 이를 **변조**(distortion product)라 부른다. 그런 다음 변조는 이음향 방사처럼 외이도로 다시 전달된다(이것을 변조 이음향 방사라 한다). 따라서 프로브 마이크는 세 가지 음, 즉 두 가지 원 자극음(종종 기본음이라 불린다)과 와우에서 생성된 변조 이음향 방사를 포착한다. 이음향 방사 기

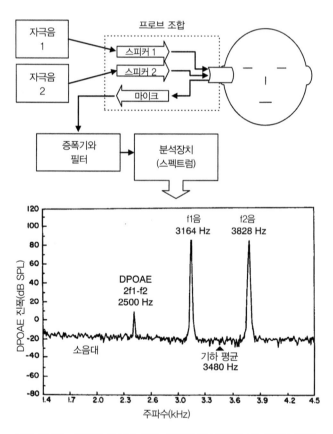

그림 11.17 계측기 도식과 변조 이음향 방사(DPOAEs)(본문 참조)
[Lonsbury-Martin, B. L., Whitehead, M. L., & Martin, G. K. (1991). Clinical applications of otoacoustic emissions. *Journal of Speech and Hearing Research, 34*, 964–981, American Speech-Language-Hearing Association.]

기는 그림 11.17의 아래부분에 예시된 결과에 대해 설명한 것과 유사한 결과로 초기에 언급한 자발 이음향 방사 검사와 유사한 주파수 분석을 수행한다. 여기서 훨씬 더 약한 변조 이음향 방사의 처음 두 음(f_1과 f_2)을 볼 수 있다. 변조 이음향 방사는 일반적으로 주요 음보다 60dB 약하게 나타난다(표에 나와 있듯이 변조 이음향 방사는 14dB SPL이며 f_1과 f_2는 85dB SPL이다). 변조 이음향 방사의 주파수는 낮은 자극의 주파수 2배에서 높은 자극의 주파수를 뺀 것, 즉 $2f_1-f_2$ 와 동일하다. 그림에 나타난 두 가지 자극음은 3164와 3828Hz이다. 따라서 변조 이음향 방사는 2500Hz일 때 발생한다. 연산은 다음과 같다.

$$2f_1-f_2=(2\times3164)-3828$$
$$=6328-3828$$
$$=2500Hz$$

다른 이음향 방사와 마찬가지로 변조 이음향 방사도 여러 가지 자극 매개변수에 의해 영향을 받는다. 해당 주파수의 (f_2 : f_1) 비율이 1.2이고 f_1과 f_2가 1000~4000Hz일 때 변조 이음향 방사를 가장 강하게 얻는 것으로 나타난다. 예에서 이 비율은 3828 : 3164=1.21이다. 비록 변조 이음향 방사가 와우의 $2f_1-f_2$ 주파수 위치에서 일어난다 하더라도 실제로 시험 중인 주파수는 기본음의 근처에 있으며 일반적으로 f_1과 f_2의 평균으로 간주된다. 평균은 두 자극 주파수를 곱한 후 해당 결과의 제곱근 또는 $\sqrt{(f_1\times f_2)}$ 에 의해 생긴다. 예에서 이 주파수는 $\sqrt{(3164\times3828)}$ $=\sqrt{12111792}$ =3480Hz이다. 전반적으로 높은 자극 강도 대비 낮은 자극 강도에서 검사가 수행되었는지 적합한 관계에 따라 달라지는 것처럼 보이나 변조 이음향 방사는 주요 음의 강도(L_1과 L_2)에 따라 영향을 받는다. 높은 강도의 자극을 줄 때(예 : 75dB SPL) 두 음의 레벨이 가장 같아 보이나 낮은 강도에서는 L_1이 L_2보다 10~15dB 높아야 한다(예 : L_1=60dB SPL,

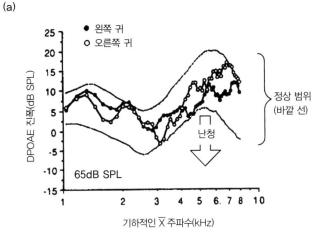

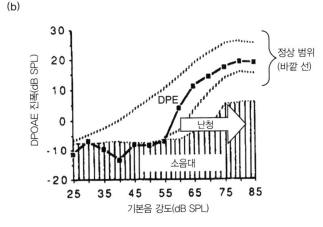

그림 11.18 (a) DP-청력도 정상적인 결과 (b) 변조 이음향 방사의 입출력 함수(본문 참조)[Lonsbury-Martin, B. L., Whitehead, M. L., & Martin, G. K. (1991). Clinical applications of otoacoustic emissions. *Journal of Speech and Hearing Research*, *34*, 964-981, American Speech-Language-Hearing Association.]

L_2=50dB SPL).

변조 이음향 방사는 본질적으로 모든 정상적인 귀에서 발견되며 50~60dB HL의 감각신경성 난청일 경우에는 부재한다. 변조 이음향 방사의 크기는 자극음의 정도와 함께 증가한다. 또한 변조 이음향 방사는 주파수의 기능으로 얻을 수 있다. 이러한 속성에 따라 변조 이음향 방사 측정의 두 가지 종류는 DP-gram[4]과 변조 이음향 방사의 입출력 기능이다. **DP-gram**

---

4) DP-gram은 DP 청력도 혹은 DPOAE 청력도라 불리기도 한다.

은 고정된 자극 강도에서 제시된 음에 의해(예 : 65dB SPL) 주파수 범위(평균)에 걸쳐 얻는다. 즉 변조 이음향 방사의 진폭은 주파수의 기능으로 보여 준다. **변조 이음향 방사의 입출력 함수**(DPOAE input/ output function)는 주어진 (평균) 주파수에서 자극 강도의 함수로 변조 이음향 방사의 진폭을 측정하여 얻는다. 그림 11.18는 일반적 결과를 나타낸다. 위의 그래프는 65dB HL 자극음으로 얻은 DP-gram이다. 오른쪽과 왼쪽 귀의 데이터가 어떻게 지정된 "정상 범위" 안에 들어가는지 알 수 있다. 손상이 있는 귀의 결과는 "청력 손실"로 표시된 화살표에 의해 나타난 난청 주파수에서 정상 범위 아래로 떨어진다. 아래 그래프는 변조 이음향 방사 입출력 함수인데 이는 검사 결과(변조 이음향 방사에 대해 "DPE"로 표시) 또한 "정상 범위" 안에 들어감을 보여 준다. 비정상적인 결과는 오른쪽으로 변위되는데(화살표로 표시) 좀 더 강도가 높을 때 변조 이음향 방사가 얻어짐을 보여 준다.

이음향 방사 논의를 마치기 전 이음향 방사는 일반적으로 편측 귀나 양쪽 귀에 소음이 제시될 때 억제되고 이는 **내측 올리브달팽이 다발 반사**(medial olivocochlear bundle reflex)로 반영된다(Collet et al., 1990; Berlin et al., 1995; Hood et al., 1996; DeCeulaer et al., 2001; Killan & Kapadia, 2006; Wagner et al., 2007).

평형기능 평가

청각사들은 전정(평형) 시스템에 관심을 가지는데, 이것은 청각체계와 긴밀한 유대가 있기 때문이다. 내이는 청각(와우)과 평형(반고리관, 난형낭, 구형낭) 모두의 감각수용체 기관을 가지고 있다. 뿐만 아니라 청각 및 전정 시스템은 모두 중추신경계에 자신의 신호를 보낼 수 있는 8번 신경을 사용한다. 따라서 일부 청각 문제가 종종 현기증을 동반한다는 것은 놀라운 일이 아니다.

전정기관장애는 회전감각인 **현기증**(vertigo)이라는 어지러움의 종류와 연결되어 있다. 현기증 환자는 자신이 빙빙 돌거나 주변이 회전하는 것처럼 느낀다. 현기증은 눈이 한쪽으로 이동한 후 매우 빠르게 중심으로 반송되는 **안진**(nystagmus)이라는 안구 운동의 종류에 의해 동반된다. 안진은 전정에서 일어나는 일을 반영하고 쉽게 측정된다. 따라서 전정 평가는 전기안진기록법 또는 비디오안진기록법을 통해 안진을 읽고 평가한다.

전기안진기록법(electronystagmography, ENG)은 눈 주변에 배치된 전극을 이용하여 안진과 다른 종류의 안구 운동을 측정한다. 전극에 의해 포착된 **각막망막전위**(corneoretinal potential)는 눈의 전면과 후면 사이의 전기적 차이를 나타낸다. 눈(각막) 전면은 양의 전하를 띠고 눈 후면(망막)은 음의 전하를 띤다. 양과 음의 "끝" 방향은 눈이 마주하는 방향에 따라 달라진다. 오른쪽 방향으로 보게 되면 오른쪽 전기신호가 양성으로 나타나고 왼쪽으로는 음성으로 나타나며 반대의 경우 또한 마찬가지이다. 위쪽으로 향할 때에 눈 위는 신호가 양성이 되고 아래는 음성이 되며 반대의 경우도 또한 마찬가지이다. 눈 주변 전극에 의해 포착되는 전기신호 결과는 그림 11.19에 나와 있는 것처럼 전기안진기록기에 전송된다. 수평 안구 운동은 오른쪽 귀의 오른쪽과 왼쪽 눈의 왼쪽에 배치된 한 쌍의 전극에 의해 측정된다. 이 전극은 그래프 용지에 눈의 오른쪽-왼쪽의 이동 스트립을 그리는 그래프 종이인 전기안진기록기의 한 채널에 연결된다. 기록기 펜은 눈이 오른쪽으로 움직일 때 위로 움직이며 눈이 왼쪽으로 움직일 때 아래로 움직인다(프레임 **a**와 **b**). 수직 안구 운동은 눈의 위나 아래에서 두 번째 전극 쌍에 의해 포착되며 이는 기록기의 두 번째 채널로 이어진다. 따라서 상향 안구 움직임은 기록 용지에 위쪽으로 그려지고 하향 안구 움직임은 아래쪽으로 그려진다(프레임 **c**와 **d**).

각막망막전위를 살펴보는 대신 **비디오 안진기록법**(videonystagmography, VNG)은 고글이 장착된 적외선 비디오카메라를 사용하여 안진과 그 외 눈의 운동을 측정한다. 이 카메라로부터 얻은 정보는 그다음 컴퓨터에 보내져 분석된다.

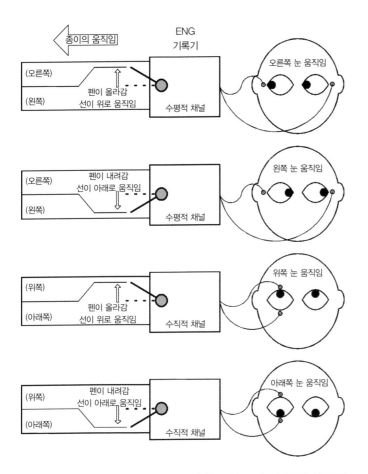

그림 11.19 전기안진기록법(ENG)은 오른쪽과 왼쪽 전극으로 눈의 수평적 움직임을 관찰하고 눈 위와 아래의 전극을 가지고 눈의 수직적 움직임을 관찰하는 것을 말한 다. 수평적인 채널에서 기록장치의 펜은 (a) 눈이 오른쪽 방향으로 움직일 때 위쪽으로, (b) 눈이 왼쪽 방향으로 움직일 때 아래쪽으로 움직인다. 수직 채널에서 기록장 치의 펜은 (c) 눈이 위쪽으로 움직일 때 위쪽으로, (d) 눈이 아래쪽으로 움직일 때 아 래쪽으로 움직인다.

회전 각도로 표시된다. 그림 11.20은 오른 쪽 안진과 왼쪽 안진의 예를 보여 준다.

전정 평가는 명확하게 기본 교재의 범 위에 벗어나지만 시작하는 학생이 가장 일반적으로 사용되는 검사가 무엇인지, 어떤 다양한 결과가 나타나는지에 대한 기본적인 생각을 가지는 것은 가치가 있 다. 이 주제와 관련하여 더 자세한 부분에 대해 관심이 있는 학생들은 다음 참고문 헌에서 많은 정보를 얻을 수 있다(Coats, 1975, 1986; Barber & Stockwell, 1980; Stockwell, 1983; Yellin, 2000; Gans & Roberts, 2005; Shepard & Telian, 1996; Desmond, 2004; Shepard, 2007; Zapala, 2007). 임상검 사에 대한 논의는 전기안진기록법 사용을 가정하지만 학생들은 비디오안진기록법 과 전기안진기록법이 임상적 사용에 빠르 게 통합되고 있음을 알고 있어야 한다.

전정검사의 결과는 일반적으로 정상 또는 병리학으로 해석된다. 병리학적 결 과는 다음으로 묘사된다. (1) 말초적, (2) 중추적, (3) "비국부제한", 즉 비정상적인 결과는 말초 또는 중추 장애 중 하나와 관 련이 있다.

전기안진기록법 평가 중 첫 번째 절차 는 환자의 안구운동기록기를 교정하는 것이다. 기록지 는 1mm 사각 상자 그래프 용지의 가느다란 조각이다. 용지는 초당 10mm로 레코더에서 나오며 시간은 쉽게 수평으로 읽는다. 그러나 우리는 각 밀리미터가 세로 로 1°의 눈 회전을 나타내기를 원한다. 이것은 들리는 것보다 더 쉽다. 환자는 10° 오른쪽으로 그리고 중앙 에서 왼쪽으로 두 지점을 왔다 갔다 해야 한다(총 20° 의 눈 회전). 동시에 검사자는 전기안진기록기의 제어 장치를 조정하여 눈이 20°를 이동할 때마다 펜은 총 20mm 위아래로 움직인다. 교정 절차는 또한 임상검 사이다. 일반 사람들은 매우 정확하게 작업을 수행한

안진은 처음 한 방향으로 이동하고 신속하게 반대 방향으로 다시 가는 안구 운동의 패턴을 포함한다는 것을 기억하자. 따라서 안진은 **튐**(beats)이 있을 때 발 생한다고 말한다. 상대적으로 느린 움직임은 **느린 단 계**(slow phase)라고 하며 **전정계**의 활동으로 인해 발 생한다. 중심으로 다시 돌아가는 매우 빠른 이동은 **빠 른 단계**(fast phase)라고 하며 **중추신경계** 내의 활동으 로 생긴다. 각각 안구 운동의 완전한 세트는 하나의 튐 이며 안진은 일반적으로 하나의 연속적인 튐이 교대로 구성되어 있다. 안진의 방향은 빠른 단계의 방향이다. 그 크기나 강함은 느린 단계에서 결정되며 초당 눈의

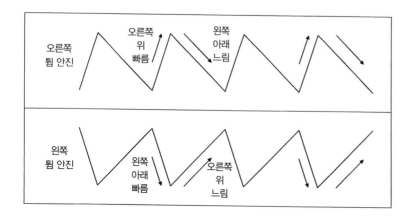

그림 11.20 수평 안진은 (a) 빠른 단계가 위쪽으로 그려질 때 오른쪽으로 튀고, (b) 빠른 단계가 아래쪽으로 그려질 때 왼쪽으로 튀는 안진이다. 만약 이러한 것들이 수직 채널에 기록되어 있다면 안진이 (a) 위쪽으로 튀고 (b) 아래쪽으로 튈 것이다.

다. 그러나 소뇌의 병변을 가진 환자는 종종 두 대상점 사이를 왔다 갔다 보려고 할 때 목표를 지나친다. 이러한 결과는 목표점을 벗어난 **눈금 매기기**(calibration overshoot) 또는 **안구 운동 거리 측정 장애**(ocular dysmetria)라 한다.

주시안진검사(gaze testing)는 환자가 고정된 점을 응시하는 것을 포함하며 안진이 발생하지 않아야 한다. 만약 발생할 경우 결과는 **주시안진**(gaze nystagmus)이라 불리며 이는 중추와 연관이 있다.

두 가지 이상의 작업은 시각적 목표물을 따르는 중추장애의 검사이다. 이 중 하나는 **시추적 검사**(smooth pursuit test)이며 환자의 눈은 추와 같이 부드럽게 움직이는 대상을 따라가야 한다. 대상의 움직임은 사인파이고 따라서 눈의 움직임은 부드러운 사인파로 전기안진기록지 종이에 그려진다. 비정상적인 반응, 즉 왜곡되거나 이상한 사인파 패턴은 사인파 분열 또는 톱니바퀴라 부른다.

시각적 대상을 따르는 다른 절차는 **시운동성안진검사**(optokinetic nystagmus test)라 부른다. 기본 검사는 환자가 수직 대역의 움직임으로 왼쪽에서 오른쪽 그리고 오른쪽에서 왼쪽을 따라가는 것을 포함한다. 검사는 승객이 과속 기차의 창 밖을 보는 동안 전신주의 급속한 진행을 감시할 때 발생하는 상황을 모방한다. 이는 대역이 움직이는 것과 같은 방향으로 느린 단계의 안진을 발생시킨다. 정상적인 결과는 왼쪽으로 향하는 대역에 의한 안진의 거울상으로 오른쪽으로 향하는 대역에 의한 유발 안진이다. 안진이 두

개의 다른 방향에 대해 심하게 비대칭인 경우 비정상으로 간주된다.

지정된 위치의 존재에 의해 안진이 유발되는 것을 **체위성안진**(positional nystagmus)이라 한다. 이것에 대한 검사는 환자가 각각 여러 위치에 있을 때 전기안진기록에 안진이 나타나는 것을 결정한다. 검사의 가장 일반적인 위치는 반듯하게 누워, 오른쪽과 왼쪽으로 눕고, 누운 채로 머리를 테이블 끝에서 떨어져 똑바르게 앉는 자세를 취하는 것이다. **자발안진**(spontaneous nystagmus)은 환자가 중립인 바른 자세, 즉 반듯하게 앉는 자세일 때 안진이 존재하는 경우(Coats, 1975), 또는 만약 안진이 여러 다른 위치에서 동일한 특성을 가질 때를 말한다(Barber & Stockwell, 1980). 체위성, 자발성안진 모두 비정상이지만 대부분 비국부제한으로 보수적으로 해석된다.

많은 환자들은 몸을 위로 굽히는 것과 같은 빠른 동작으로 인해 발생하는 어지러움증을 호소하는데 이를 발작성 현기증이라 한다. **발작성 현기증**(paroxysmal vertigo)에 대한 임상검사는 **Dix-Hallpike 메뉴버**(Dix-Hallpike maneuver) 동작 수행을 포함하는데 일반적으로 다음과 같다. 환자는 몸을 반듯하게 앉는다. 임상의의 감독하에 환자는 빠르게 머리를 테이블 끝 쪽에서 떨어지게 한 후 누운 자세를 취하여 한쪽 또는 다른 쪽으로 몸을 돌린다. 이는 특정 특성을 가진 안진을 결정한다. 환자가 특정 특성 세트에서 안진을 경험하는지에 따라 이러한 동작을 한 번 이상 반복할 수 있다. 그 해석은 결과에 따라 달라진다.

냉온교대검사(bithermal caloric test)는 개별적으로 오른쪽과 왼쪽의 반고리관을 자극하는 데 사용되고 그 반응이 비교될 수 있다. 환자가 똑바로 누워 머리를 30° 들면 수평 반고리관이 수직적 자세가 된다. 각 외이도는 시원한 물과 따뜻한 물로 각각 자극된다. 따뜻한 물을 주입하는 것[5]은 해당 귀의 내림프액을 데우고 이것이 위로 향하게 하여 꼭대기의 방향을 향하고 팽대부릉정을 자극한다. 그 결과는 자극이 주어진 귀의 방향으로 나타나는 안진이다. 시원한 물을 귀에 주입하는 것은 내림프액을 냉각하여 아래로 흐르게 하고 팽대부릉정의 구부러지는 방향을 다른 쪽으로 향하게 하며 자극된 귀에서 멀어지는 안진을 생성한다.

오른쪽 귀(차가운 오른쪽과 따뜻한 오른쪽)의 자극에 의한 안진의 강도는 왼쪽 귀(차가운 왼쪽과 따뜻한 왼쪽)의 안진과 비교된다. 귀 사이의 20~25% 이상 차이는 **한쪽이 약함**(unilateral weakness)이라고 하며 작은 반응 측의 장애를 의미한다. 냉온교대검사의 장점은 안진 결과를 "오른쪽 귀 방향으로의 튐"(따뜻한 오른쪽과 차가운 왼쪽)과 "왼쪽 귀 방향으로의 튐"(따뜻한 왼쪽과 차가운 오른쪽)으로 재결합할 수 있는 데 있다. 따라서 우리는 한쪽이 약하기 때문에 나타나는 결과와 **방향우위성**(directional preponderance)이라는 다른 방향에 비해 한 방향으로 눈이 더 뛰는 것 때문에 나타나는 결과를 구별할 수 있다.

고정억제(fixation suppression)**검사**는 온도안진검사 도중 적어도 하나에서 수행된다. 여기서 환자들이게 눈을 떠 지정된 점을 보도록(응시하기) 요구한

다. 이는 환자가 온도안진 자극에 의한 안진을 경험하는 동안 완료된다. 시각적 고정에 대한 일반적 반응은 안진 강도의 큰 감소이다. 안진이 고정 기간 중 많이 감소하지 않는 경우 그 결과는 **고정억제의 실패**(failure of fixation suppression)라 하며 중추 병리를 암시한다.

정전과 회전의자 검사, 동적 자세 검사, 전정유발근전위 같은 전정 기능 검사 또한 수행할 수 있다. **정현파 회전의자 검사**(sinusoidal harmonic acceleration or rotating chair)는 좌우로 회전하는 컴퓨터 제어 의자 위에 환자가 앉아 나타나는 다양한 안진을 살핀다. **전산화된 동적 자세 검사**(computerized dynamic posturography)는 일어서 있는 동안 환자가 평형을 유지하는 능력이 있는지 평가하는 것을 말한다. 환자를 부스 안 플랫폼에 배치하고, 플랫폼이 정지해 있거나 이동하거나(고유 감각 신호 조작) 주변 부스가 정지해 있거나 이동하는 동안(시각적 단서 조작) 환자의 반응을 측정한다.

그 이름에서 알 수 있듯 **전정유발근 전위**(vestibular-evoked myogenic potential, VEMP)는 전정 자극에 대한 반응으로 근육에서 오는 유발전위이다. 전정유발근전위를 끌어내기 위해 구형낭을 활성화하는 높은 강도의 음(예 : 클릭음)을 사용한다. 이는 구형낭이 전정에 존재하지만 난원창 가까이에 위치하기 때문에 가능하다. 구형낭의 반응은 흉쇄유돌근의 수축작용을 이끌며 우리는 전극을 사용하여 전기적인 활동 결과를 포착하는데, 전극 중 하나는 목을 최대한 한 방향으로 돌리고 목 주변 근육에 위치한다. 이 장의 앞에서 설명된 유발전위와 마찬가지로 이 전극은 컴퓨터 평균화를 이끌고 반응 파형의 결과를 전정유발근전위라 한다.

---

5) 반고리관 내에 물을 흐르게 하는 대신 외이도 내 따뜻한 열(혹은 차가운)을 갖는 "폐쇄된 고리"를 사용한다. 다른 시스템은 물 대신 공기를 사용한다.

학습 문제

1. 청각 유발전위란 무엇인가?

2. 전기와우도 검사를 설명하라.

3. 청성 뇌간 반응이란 무엇인가?

4. 어떻게 청성 뇌간 반응이 청력 역치도 평가에 사용되는가?

5. 어떻게 청성 뇌간 반응이 후미로성 난청장애를 확인하는 데 사용되는가?

6. 청성 지속 반응 검사(ASSR)에 대해 설명하라.

7. 이음향 방사란 무엇인가?

8. 정상과 비정상적인 일시적 또는 변조 이음향 방사의 임상적 적용은 무엇인가?

9. 현기증(어지럼증)과 안진에 대해 정의하고 어떻게 관련되어 있는지 설명하라.

10. 전기안진기록(또는 비디오안진기록)이 어떻게 전정계의 통합(integrity)을 측정하는 데 사용되는지 설명하라.

참고문헌

American Speech-Language-Hearing Association (ASHA). (1987). *The Short Latency Auditory Evoked Potentials.* Rockville Pike, MD: ASHA.

American Speech-Language-Hearing Association (ASHA). (1992). Neurophysiologic intraoperative monitoring. *ASHA, 34*(Suppl 7), 34–36.

American Speech-Language-Hearing Association (ASHA). (2004). *Scope of Practice in Audiology.* Rockville Pike, MD: ASHA.

Aoyagi, M., Kiren, T., Kim, Y., Suzuki, Y., Fuse, T., & Koike, Y. (1993). Optimal modulation frequency for amplitude-modulation following response in young children during sleep. *Hearing Research, 65*, 253–261.

Arnold, S. A. (2007). The auditory brain stem response. In Roeser RJ, Valente M, Hosford-Dunn H (Eds.): *Audiology Diagnosis*, 2nd ed. New York: Thieme, 426–442.

Barber, H. O., & Stockwell, C. W. (1980). *Manual of Electronystagmography*, 2nd ed. St. Louis, MO: Mosby.

Beck, D. L. (Ed.) (1993). Audiology: Beyond the sound booth. *Seminars in Hearing, 14*, 1–214.

Berlin, C. I., Hood, L. J., Hurley, A., Wen, H., & Kemp, D. T. (1995). Binaural noise suppresses click-evoked otoacoustic emissions more than ipsilateral or contralateral noise. *Hearing Research, 87*, 96–103.

Bonfils, P. (1989). Spontaneous otoacoustic emissions: Clinical interest. *Laryngoscope, 99*, 752–756.

Bonfils, P., & Uziel, A. (1988). Evoked otoacoustic emissions in patients with acoustic neuromas. *American Journal of Otology, 9*, 412–417.

Bradford, L. J. (1975). *Physiological Measures of the Audio-Vestibular System.* New York: Academic Press.

Burkhard, R. F., & Don, M. (2007). The auditory brainstem response. In Burkhard RF, Don M, Eggermont JJ (Eds.): *Auditory Evoked Potentials: Basic Principles and Clinical Applications.* Philadelphia: Lippincott Williams & Wilkins, 229–253.

Burkhard, R. F., Don, M., & Eggermont, J. J. (eds.) (2007). *Auditory Evoked Potentials: Basic Principles and Clinical Applications.* Philadelphia: Lippincott Williams & Wilkins.

Burkhard, R., & Hecox, K. (1983). The effect of broadband noise on the human brainstem auditory evoked response, I: Rate and intensity effects. *Journal of the Acoustical Society of America, 74*, 1204–1213.

Chandrasekhar, S. S., Brackmann, D. E., & Devgan, K. K. (1995). Utility of auditory brainstem response audiometry in diagnosis of acoustic neuromas. *American Journal of Otology, 16*, 63–67.

Chiappa, K. H. (Ed.) (1997). *Evoked Potentials in Clinical Medicine*, 3rd ed. New York: Lippincott-Raven.

Chung, W. H., Cho, D. Y., Choi, J. Y., & Hong, S. H. (2004). Clinical usefulness of extratympanic electrocochleography in the diagnosis of Ménière's disease. *Otology & Neurotology, 25*, 144–149.

Coats, A. C. (1975). Electronystagmography. In Bradford IJ (Ed.): *Physiological Measures of the Audio-Vestibular System*. New York: Academic Press, 37–85.

Coats, A. C. (1986). ENG examination technique. *Ear and Hearing, 7*, 143–150.

Cohen, L. T., Rickards, F., & Clark, G. (1991). A comparison of steady-state evoked potentials to modulated tones in awake and sleeping humans. *Journal of the Acoustical Society of America, 90*, 2467–2479.

Collet, L., Kemp, D. T., Veuillet, E., Duclaux, R., Moulin, A., & Morgon, A. (1990). Effect of contralateral auditory stimuli on active cochlear micro-mechanical properties in human subjects. *Hearing Research, 43*, 251–262.

Cone-Wesson, B., Dowell, R., Tomlin, D., Rance, G., & Ming, W. (2002). The auditory steady-state response: Comparisons with the auditory brainstem response. *Journal of the American Academy of Audiology, 13*, 173–187.

Cone-Wesson, B., Parker, J., Swiderski, N., & Richards, F. (2002). The auditory steady-state response: Full-term and premature neonates. *Journal of the American Academy of Audiology, 13*, 260–269.

DeCeulaer, G., Yperman, M., Daemers, K., VanDriessche, K., Somers, T., Offeciers, F. E., et al. (2001). Contralateral suppression of transient evoked otoacoustic emissions: normative data for a clinical test set-up. *Otology & Neurotology, 22*, 350–355.

Dekker, T. N. (Ed.) (1992). Otoacoustic emissions. *Seminars in Hearing, 13*, 1–104.

Dennis, J. M. (Ed.) (1988). Intraoperative monitoring with evoked potentials. *Seminars in Hearing, 9*, 1–164.

Desmond, A. L. (2004). *Vestibular Function: Evaluation & Treatment*. New York: Thieme.

Devaiah, A. K., Dawson, K. L., Ferraro, J. A., & Ator, G. A. (2003). Utility of area curve ratio electrocochleography in early Meniere's disease. *Archives of Otolaryngology—Head & Neck Surgery, 129*, 547–551.

Dimitrijevic, A., John, M., Van Roon, P., Purcell, D., Adamonis, J., Ostroff, J., et al. (2002). Estimating the audiogram using multiple auditory steady-state responses. *Journal of the American Academy of Audiology, 13*, 205–224.

Don, M., Eggermont, J. J., & Brackmann, D. E. (1979). Reconstruction of the audiogram using brain stem responses and high-pass noise masking. *Annals of Otology, Rhinology & Laryngology. Supplement, 57*, 1–20.

Don, M., & Kwong, B. (2002). Auditory brainstem response: Differential diagnosis. In Katz J, Burkard RF, Medwetsky L (Eds.): *Handbook of Clinical Audiology*, 5th ed. Philadelphia: Lippincott Williams & Wilkins, 274–297.

Don, M., Kwong, B., Tanaka, C., Brackmann, D., & Nelson, R. (2005). The stacked ABR: A sensitive and specific screening tool for detecting small acoustic tumors. *Audiology & Neuro-Otology, 10*, 274–290.

Don, M., Masuda, A., Nelson, R. A., & Brackmann, D. E. (1997). Successful detection of small acoustic tumors using the stacked derived-band ABR amplitude. *The American Journal of Otology, 18*, 608–621.

Ferraro, J. A. (2000). Electrocochleography. In Roeser RJ, Valente M, Hosford-Dunn H (Eds.): *Audiology Diagnosis*. New York: Thieme, 425–450.

Ferraro, J. A., & Krishnan, G. (1997). Cochlear potentials in clinical audiology. *Audiology & Neuro-Otology, 2*, 241–256.

Ferraro, J. A., & Tibbils, R. P. (1999). SP/AP area ratio in the diagnosis of Meniere's disease. *American Journal of Audiology, 8*, 21–28.

Fria, T. J. (1980). The auditory brainstem response: Background and clinical applications. *Monographs in Contemporary Audiology, 2*, 1–44.

Gans, R. E., & Roberts, R. A. (2005). Understanding vestibular-evoked myogenic potentials (VEMPs). *Audiology Today, 17*(1), 23–25.

Gelfand, S. A. (2004). *Hearing: An Introduction to Psychological and Physiological Acoustics*, 4th ed. New York: Marcel Dekker.

Glattke, T. J. (1993). *Short-Latency Auditory Evoked Potentials*. Austin: Pro-Ed.

Glattke, T. J., & Robinette, M. S. (2000). Otoacoustic emissions. In Roeser RJ, Valente M, Hosford-Dunn H (Eds.): *Audiology Diagnosis*. New York: Thieme, 503–526.

Gorga, M. P., Johnson, T. A., Kaminski, J. R., Beauchaine, K. L., Garner, C. A., & Neely, S. T. (2006). Using a combination of click- and tone burst-evoked auditory brain stem response measurements to estimate pure-tone thresholds. *Ear and Hearing, 27*, 60–74.

Gorga, M. P., Neely, S. T., Hoover, B. M., Dierking, D. M., Beauchaine, K. L., & Manning, C. (2004). Determining the upper limits of stimulation for auditory steady-state response measurements. *Ear and Hearing, 25*, 302–307.

Gorga, M. P., & Thornton, A. R. (1989). The choice of stimuli for ABR measurements. *Ear and Hearing, 10*, 217–230.

Grason-Stadler, Inc. (GSI). (2001). *Auditory Steady-State Response: A New Tool for Frequency-Specific Hearing Assessment in Infants and Children*. Madison: Viasys NeuroCare/GSI.

Hall, J. W. (2007). *New Handbook for Auditory Evoked Responses*. Boston: Allyn & Bacon.

Hecox, K., & Galambos, R. (1974). Brain stem auditory evoked responses in human infants and adults. *Archives of Otolaryngology, 99*, 30–33.

Herdman, A. T., Lins, O., Van Roon, P., Stapells, D. R., Scherg, M., & Picton, T. W. (2002). Intracerebral sources of human auditory steady-state responses. *Brain Topography, 15*, 69–86.

Herdman, A. T., & Stapells, D. R. (2001). Thresholds determined using the monotic and dichotic multiple auditory steady-state response technique in normal-hearing subjects. *Scandinavian Audiology, 30*, 41–49.

Herdman, A. T., & Stapells, D. R. (2003). Auditory steady-state response thresholds of adults with sensorineural hearing impairment. *International Journal of Audiology, 42*, 237–248.

Hood, L. J. (2007). Auditory neuropathy and dys-synchrony. In Burkhard RF, Don M, Eggermont JJ (Eds.): *Auditory Evoked Potentials: Basic Principles and Clinical Applications*. Philadelphia: Lippincott Williams & Wilkins, 275–290.

Hood, L. J., Berlin, C. I., Hurley, A., Cecola, R. P., & Bell, B. (1996). Contralateral suppression of click-evoked otoacoustic emissions: Intensity effects. *Hearing Research, 101*, 113–118.

Hurley, R. M., Hurley, A., & Berlin, C. I. (2005). Development of low-frequency tone burst versus the click auditory brainstem response. *Journal of the American Academy of Audiology, 16*, 114–121.

Jacobson, G. P. (1999). Otoacoustic emissions in clinical practice. In Musiek FE, Rintelmann WF (Eds.): *Contemporary Perspectives in Hearing Assessment*. Needham Heights, MA: Allyn & Bacon, 273–303.

Jacobson, J. T. (1985). *The Auditory Brainstem Response*. San Diego: College-Hill.

Jerger, J., Chmiel, R., Frost, J., & Coker, N. (1986). Effect of sleep on the auditory steady state evoked potential. *Ear and Hearing, 7*, 240–245.

Jerger, J., & Hall, J. (1980). Effects of age and sex on the auditory brainstem response. *Archives of Otolaryngology, 106*, 387–391.

Jerger, J., & Johnson, K. (1988). Interactions of age, gender, and sensorineural hearing loss on ABR latency. *Ear and Hearing, 9*, 168–176.

Jewett, D. L., Romano, M. N., & Williston, J. S. (1970). Human auditory evoked potentials: Possible brainstem components detected on the scalp. *Science, 167*, 1517–1518.

John, M. S., Brown, D. K., Muir, P. J., & Picton, T. W. (2004). Recording auditory steady-state responses in young infants. *Ear and Hearing, 25*, 539–553.

Johnsen, N. J., & Elberling, C. (1982). Evoked acoustic emissions from the human ear. *Scandinavian Audiology, 11*, 3–12.

Kemp, D. T. (1978). Stimulated acoustic emissions from within the human auditory system. *Journal of the Acoustical Society of America, 64*, 1386–1391.

Kemp, D. T. (1979). Evidence of mechanical nonlinearity and frequency selective wave amplification in the cochlea. *Archives of Oto-Rhino-Laryngology, 224*, 37–45.

Kiang, N. Y. S., Liberman, M. C., Sewell, W. F., & Guinan, J. J. (1986). Single unit clues to cochlear mechanisms. *Hearing Research, 22*, 171–182.

Kileny, P. (1981). The frequency specificity of tone-pip evoked auditory brain stem responses. *Ear and Hearing, 2*, 270–275.

Killan, E. C., & Kapadia, S. (2006). Simultaneous suppression of tone burst-evoked otoacoustic emissions: Effect of level and presentation paradigm. *Hearing Research, 212*, 65–73.

Kraus, N., Kileny, P., & McGee, T. (1994). Middle latency auditory evoked potentials. In Katz J (Ed.): *Handbook of Clinical Audiology*, 4th ed. Baltimore: Williams & Wilkins, 387–405.

Kraus, N., & McGee, T. (1994). Auditory event-related potentials. In Katz J (Ed.): *Handbook of Clinical Audiology*, 4th ed. Baltimore: Williams & Wilkins, 406–423.

Levi, E. C., Folsom, R., & Dobie, R. (1993). Amplitude-modulated following response (AMFR): effects of modulation rate carrier frequency age and state. *Hearing Research*, 68, 42–52.

Lins, O. G., Picton, T. W., Boucher, B. L., Durieux-Smith, A., Champagne, S. C., Moran, L. M., et al. (1996). Frequency-specific audiometry using steady-state responses. *Ear and Hearing*, 17, 81–96.

Lonsbury-Martin, B. L., Martin, G. K., & Telischi, F. F. (1999). Otoacoustic emissions in clinical practice. In Musiek FE, Rintelmann WF (Eds.): *Contemporary Perspectives in Hearing Assessment*. Needham Heights, MA: Allyn & Bacon, 167–196.

Lonsbury-Martin, B. L., Whitehead, M. L., & Martin, G. K. (1991). Clinical applications of otoacoustic emissions. *Journal of Speech and Hearing Research*, 34, 964–981.

Martin, B. A., Tremblay, K. L., & Stapells, D. R. (2007). Principles and applications of cortical auditory evoked potentials. In Burkhard RF, Don M, Eggermont JJ (Eds.): *Auditory Evoked Potentials: Basic Principles and Clinical Applications*. Philadelphia: Lippincott Williams & Wilkins, 482–507.

Martin, M., & Shi, B. Y. (2007). Intraoperative monitoring. In Burkhard RF, Don M, Eggermont JJ (Eds.): *Auditory Evoked Potentials: Basic Principles and Clinical Applications*. Philadelphia: Lippincott Williams & Wilkins, 355–384.

Mauldin, L., & Jerger, J. (1979). Auditory brain stem evoked responses to bone-conduction signals. *Archives of Otolaryngology*, 105, 656–661.

McPherson, D. L., & Ballachanda, B. (2000). Middle and long latency auditory evoked potentials. In Roeser RJ, Valente M, Hosford-Dunn H (Eds.): *Audiology Diagnosis*. New York: Thieme, 471–502.

Møller, A. R. (2000). Intraoperative neurophysiological monitoring. In Roeser RJ, Valente M, Hosford-Dunn H (Eds.): *Audiology Diagnosis*. New York: Thieme, 545–570.

Møller, A. R. (2007). Neural generators for auditory brainstem evoked potentials. In Burkhard RF, Don M, Eggermont JJ (Eds.): *Auditory Evoked Potentials: Basic Principles and Clinical Applications*. Philadelphia: Lippincott Williams & Wilkins, 336–354.

Møller, A. R., & Janetta, P. J. (1985). Neural generators of the auditory brainstem response. In Jacobson JT (Ed.): *The Auditory Brainstem Response*. San Diego: College Hill, 13–31.

Moore, E. J. (1983). *Bases of Auditory Brain-Stem Evoked Responses*. New York: Grune & Stratton.

Moore, J. K. (1987). The human auditory brainstem as a generator of auditory evoked potentials. *Hearing Research*, 29, 33–43.

Musiek, F. E., Borenstein, S. P., Hall, J. W., & Schwaber, M. K. (1994). Auditory brainstem response: Neurodiagnostic and intraoperative applications. In Katz J (Ed.): *Handbook of Clinical Audiology*, 4th ed. Baltimore: Williams & Wilkins, 351–374.

Näätänen, R. (Ed.) (1995). Special issue: Mismatch negativity as an index of central auditory function. *Ear and Hearing*, 16, 1–146.

Norton, S. J. (1992). Cochlear function and otoacoustic emissions. *Seminars in Hearing*, 13, 1–14.

Norton, S. J., Schmidt, A. R., & Stover, L. J. (1990). Tinnitus and otoacoustic emissions: Is there a link? *Ear and Hearing*, 11, 159–166.

Norton, S. J., & Stover, L. J. (1994). Otoacoustic emissions: An emerging clinical tool. In Katz J (Ed.): *Handbook of Clinical Audiology*, 4th ed. Baltimore: Williams & Wilkins, 448–462.

Parker, D. J., & Thornton, A. R. D. (1978). Derived cochlear nerve and brainstem evoked responses of the human auditory system. *Scandinavian Audiology*, 7, 73–80.

Penner, M. J. (1990). An estimate of the prevalence of tinnitus caused by spontaneous otoacoustic emissions. *Archives of Otolaryngology—Head & Neck Surgery*, 116, 418–423.

Penner, M. J., & Burns, E. M. (1987). The dissociation of SOAEs and tinnitus. *Journal of Speech and Hearing Research*, 30, 396–403.

Picton, T. W., Dimitrijevic, A., Perez-Abalo, M. C., & Van Roon, P. (2005). Estimating audiometric thresholds using auditory steady-state responses. *Journal of the American Academy of Audiology*, 16, 140–156.

Picton, T. W., John, M. S., Purcell, D. W., & Plourde, G. (2003). Human auditory steady-state responses: The effects of recording technique and state of arousal. *Anesthesia and Analgesia*, 97, 1396–1402.

Pratt, H. (2007). Middle-latency responses. In Burkhard RF, Don M, Eggermont JJ (Eds.): *Auditory Evoked Potentials: Basic Principles and Clinical Applications*. Philadelphia: Lippincott Williams & Wilkins, 463–481.

Probst, R., Lonsbury-Martin, B. L., & Martin, G. K. (1991). A review of otoacoustic emissions. *Journal of the Acoustical Society of America*, 89, 2027–2067.

Probst, R., Lonsburry-Martin, B. L., Martin, G. K., & Coats, A. C. (1987). Otoacoustic emissions in ears with hearing loss. *American Journal of Otolaryngology*, 8, 73–81.

Rance, G., Rickards, F., Cohen, L., DeVidi, S., & Clark, G. (1995). The automated prediction of hearing thresholds in sleeping subjects using auditory steady state evoked potentials. *Ear and Hearing*, 16, 499–507.

Rance, G., & Tomlin, D. (2006). Maturation of auditory steady-state responses in normal babies. *Ear and Hearing*, 27, 20–29.

Rance, G., Tomlin, D., & Rickards, F. W. (2006). Comparison of auditory steady-state responses and tone-burst auditory brainstem responses in normal babies. *Ear and Hearing*, 27, 751–762.

Robinette, M. S., Bauch, C. D., Olsen, W. O., Hamer, S. G., & Beatty, C. W. (1992). Use of TEOAE, ABR and acoustic reflex measures to assess auditory function in patients with acoustic neuroma. *American Journal of Audiology*, 1, 66–72.

Robinette, M. S., & Glattke, T. J. (Eds.) (2002). *Otoacoustic Emissions: Clinical Applications*, 2nd ed. New York: Thieme.

Rudell, A. P. (1987). A fiber tract model of auditory brainstem responses. *Electroencephalography and Clinical Neurophysiology*, 67, 53–62.

Ruth, R. A., Lambert, P., & Ferraro, J. A. (1988). Electrocochleography: Methods and clinical applications. *American Journal of Otology*, 9, 1–11.

Sass, K. (1998). Sensitivity and specificity of transtympanic electrocochleography in Meniere's disease. *Acta Oto-Laryngologica*, 118, 150–156.

Savio, G., Cárdenas, J., Pérez Abalo, M., González, A., & Valdés, J. (2001). The low and high frequency auditory steady state responses mature at different rates. *Audiology & Neuro-Otology*, 6, 279–287.

Scherg, M., & vonCramon, D. (1985). A new interpretation of the generators of BAEP waves I–V: Results of a spatio-temporal dipole model. *Electroencephalography and Clinical Neurophysiology, 62,* 290–299.

Schmidt, R. J., Sataloff, R. T., Newman, J., Spiegel, J. R., & Myers, D. L. (2001). The sensitivity of auditory brainstem response testing for the diagnosis of acoustic neuromas. *Archives of Otolaryngology—Head & Neck Surgery, 127,* 19–22.

Schoonhoven, R. (2007). Responses from the cochlea. In Burkhard RF, Don M, Eggermont JJ (Eds.): *Auditory Evoked Potentials: Basic Principles and Clinical Applications.* Philadelphia: Lippincott Williams & Wilkins, 180–198.

Schwartz, D. M., Larson, V. D., & DeChicchis, A. R. (1985). Spectral characteristics of air and bone conduction transducers used to record the auditory brainstem response. *Ear and Hearing, 6,* 274–277.

Shepard, N. T. (2007). Dizziness and balance disorders: The role of history and laboratory studies in diagnosis and management. *ASHA Leader, 12*(7), 6–17.

Shepard, N. T., & Telian, S. A. (1996). Practical Management of the Balance Disorder Patient. San Diego: Singular.

Sininger, Y. S. (2007). The use of auditory brainstem response in screening for hearing loss and audiometric threshold prediction. In Burkhard RF, Don M, Eggermont JJ (Eds.): *Auditory Evoked Potentials: Basic Principles and Clinical Applications.* Philadelphia: Lippincott Williams & Wilkins, 254–274.

Sohmer, H., & Feinmesser, M. (1967). Cochlear action potentials recorded from the external ear in man. *Annals of Otology, Rhinology, and Laryngology, 76,* 427–435.

Squires, K. C., & Hecox, K. E. (1983). Electrophysiological evaluation of higher level auditory processing. *Seminars in Hearing, 4,* 415–433.

Stapells, D. R. (2000). Threshold estimation of the tone-evoked auditory brainstem response: A literature meta-analysis. *Journal of Speech-Language Pathology and Audiology, 24,* 74–83.

Stapells, D. R., & Kurtzberg, D. (1991). Evoked potential assessment of auditory integrity in infants. *Clinics in Perinatology, 18,* 497–518.

Stapells, D. R., Picton, T. W., Durieux-Smith, A., Edwards, C. G., & Morna, L. M. (1990). Thresholds for short-latency auditory-evoked potentials to tones in notched noise in normal-hearing and hearing-impaired subjects. *Audiology, 29,* 262–274.

Stapells, D. R., Picton, T. W., & Smith, A. D. (1982). Normal hearing thresholds for clicks. *Journal of the Acoustical Society of America, 72,* 74–79.

Starr, A., & Golob, E. J. (2007). Cognitive factors modulating auditory cortical potentials. In Burkhard RF, Don M, Eggermont JJ (Eds.), *Auditory Evoked Potentials: Basic Principles and Clinical Applications.* Philadelphia: Lippincott Williams & Wilkins, 508–524.

Starr, A., Picton, T. W., Sininger, Y. S., Hood, L. J., & Berlin, C. I. (1996). Auditory neuropathy. *Brain, 119,* 741–753.

Stockard, J. E., Stockard, J. J., Westmoreland, B. F., & Corfits, J. L. (1979). Brainstem auditory-evoked response: Normal variation as a function of stimulus and subject characteristics. *Archives of Neurology, 36,* 823–831.

Stockwell, C. W. (1983). *ENG Workbook.* Austin: Pro-Ed.

Sutton, S., Barren, M., Zubin, J., & John, J. E. (1965). Evoked-potential correlates of stimulus uncertainty. *Science, 150,* 1187–1188.

Turner, R. G., Shepard, N. T., & Frazer, G. J. (1984). Clinical performance of audiological and related diagnostic tests. *Ear and Hearing, 5,* 187–194.

van der Drift, J. F. C., Brocaar, M. P., & van Zanten, G. A. (1988a). Brainstem response audiometry: I. Its use in distinguishing between conductive and cochlear hearing loss. *Audiology, 27,* 260–270.

van der Drift, J. F. C., Brocaar, M. P., & van Zanten, G. A. (1988b). Brainstem response audiometry, II: Classification of hearing loss by discriminant analysis. *Audiology, 27,* 271–278.

Vander Werff, K. R., & Brown, C. F. (2005). Effect of audiometric configuration on threshold and suprathreshold auditory steady-state responses. *Ear and Hearing, 26,* 310–326.

Wagner, W., Heppelmann, G., Müller, J., Janssen, T., & Zenner, H.-P. (2007). Olivocochlear reflex effect on human distortion product otoacoustic emissions is largest at frequencies with distinct fine structure dips. *Hearing Research, 223,* 83–92.

Weber, B. A. (1983). Pitfalls in auditory brain stem response audiometry. *Ear and Hearing, 4,* 179–184.

Yamada, O., Kodera, K., & Yagi, T. (1979). Cochlear processes affecting wave V latency of the auditory evoked brainstem response: A study of patients with sensory hearing loss. *Scandinavian Audiology, 8,* 67–70.

Yellin, M. W. (2000). Assessment of vestibular function. In Roeser RJ, Valente M, Hosford-Dunn H (Eds.): *Audiology Diagnosis.* New York: Thieme, 571–592.

Zapala, D. (2007). The VEMP: Ready for the clinic. *Hearing Journal, 60*(3), 10–18.

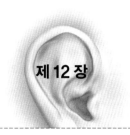

제 12 장

유아와 아동의 평가

이 장은 아동의 청각학적 평가에 관한 것이다. 이 장에서는 다양한 발달 단계에 있는 유아와 아동에게 사용하기 위하여 수정하고 특별하게 발전시켜 온 청각학적 절차와 유아와 아동에 관련된 임상적 고려점에 관심을 둔다. 학생들은 여기에서 논의되는 내용과 13장에서 아동들을 위한 청각적 선별검사의 내용 사이의 유사점에 주의해야 한다. 대개 선별검사는 절차를 단순화하거나 축약한 것이므로 이는 놀라운 일이 아니다. 사실 선별검사 용도로 사용되는 몇몇 절차는 임상적으로 똑같이 중요하다. 예를 들어 중이에 물이 찼는가를 선별하는 임피던스 검사는 임상적으로 이미턴스 측정의 한 부분으로 사용되기도 하고 환자의 중이 상태를 반복적으로 모니터링하기 위해 자주 사용된다. 그러나 임상평가와 지식에 관련된 더 큰 깊이와 범위 그리고 평가하는 사람들에게 요구된 전문지식은 또한 분명한 것이어야만 한다. 예를 들어 ABR은 선별검사 시 "pass/fail" 목적으로 사용되지만 ABR의 임상적 사용은 폭넓고 정교한 검사 절차를 수반한다. 이와 유사하게 13장에서 열거된 난청 위험 요소 선별을 위한 사용은 의뢰에 대한 필요를 나타내지만 임상적으로는 아동의 진단평가에 기여하는 병력(사례사)의 일부로서 이용되기도 한다.

관습적으로 아동들은 출생부터 3세까지 유아로 여겨지는데 이때 처음 28일간은 신생유아이다. 또한 3세부터 5세까지는 학령 전기, 고등학교까지는 학령기이다. "2주 된 영아" 또는 "14개월 된 아이" 같은 말은 따로 설명이 필요 없기 때문에 이러한 용어를 편하게 사용할 것이다. 그런데 아동을 다룰 때 적합하고 특별한 의미를 나타내는 특정한 종류의 연령에 주의해야 한다. 예를 들어 **생활연령**(chronological age)은 출생부터의 연령을 의미하고 **정신연령**(mental age)은 개인의 인지적 능력을 나타낸다. **재태연령**(gestational age)은 마지막 생리 시기부터 유아가 출생할 때까지를 특정하는 기간이다. **수태연령**(conceptional age)은 재태연령에 유아가 태어난 이후의 시간을 더한 것이다. 같은 날 태어난 두 유아가 있다고 가정해 보자. 한 유아는 열달 만에 태어났고 다른 유아는 한 달 일찍 태어났다. 첫 생일날에 그들의 생활연령은 같을지라도 개념연령은 20개월과 21개월로 한 달 차이가 난다. 이러한 차이는 **발달연령**(developmental age)이라는 개념을 생각하게 하는데 발달연령은 개인의 성숙정도를 알려 주는 개인적 연령이다. 예를 들어 12개월 된 아동이 8개월 된 아동의 평균적인 기능을 보인다면 그 아동의 발달연령은 8개월이 된다. 청각학적인 목적을 위해 조산한 유아의 **교정연령**(corrected age)을 고려하는 것이 도움이 된다. 교정연령은 유아의 생활연령에서 조산한 주 수만큼을 빼서 계산한다(Moore, Wilson, & Thompson, 1997; Moore, Thompson, & Folsom, 1992; ASHA, 2004).

아동 청각적 평가의 첫 단계는 병력, 귀 및 관련 구조의 감염, 아동의 발달 단계와 의사소통 능력을 임상적으로 판단하기 위하여 아동과 비공식적으로 상호작용하고 관찰하는 데 들인 시간 등을 포함한다. 귀 및 관련 구조의 감염은 청각적 절차에 영향을 미치는 이상 증상을 정의하기 위해 필수적이고 청각 관련 비정상의 가능성을 제안하고, 진단과 의뢰의 필요성을 상기시킨다. 아동의 병력은 일반적으로 부모나 다른 양육자로부터 얻는데, 아동의 의학적, 신체적, 운동신경적 발달과 의사소통 행동 및 발달을 다뤄야 한다 (Linder, 1990; Nelson, 1993). 6장에서 지적했듯이 사례사에 담긴 특별한 내용은 청각 및 관련 장애(6장), 위험 요소(JCIH, 2007; 13장 표 13.2 참조), 특히 일반적으로 아동의 언어 발달에 있어 명확한 배경에 대한 지식과 이해에서 나와야 한다. 진단적 이해에 덧붙여 과거사는 아동에게 어떤 청력검사 방법의 사용이 가장 적절할지를 결정하는 데 도움을 주기 위하여 아동을 비공식적으로 관찰하고 상호작용하는 데에도 함께 사용된다.

행동 평가

아무도 유아가 소리를 듣고 매번 자신의 손을 올릴 것이라고 기대하지 않는다. 기대한다는 것조차 우스운 일이다. 그런데 그런 엉뚱하고 유머러스한 주장을 하는 것은 유아가 어떤 소리에 반응을 하고 어떻게 반응을 시작하는지에 대한 발달의 순서를 이해하자는 것이다. 이러한 발달의 순서에 대한 상세한 기술은 유아와 어린 아동의 청각평가를 위한 기초를 형성한다.

표 12.1은 **청각행동지표**(Northern & Downs, 1991)이다. 반응을 이끌어 낼 것으로 기대되는 여러 가지 종류의 소리 레벨에 따라 2세 유아에게 기대되는 소리에 대한 많은 반응들을 요약한 것이다. 상세 기술을 시작하기 전에 여러 가지 중요한 일반적 원리를 위해 이 차트를 숙독하는 것이 좋겠다.

첫째, 맨 처음 반응은 조잡하고 반사적 행동이며 이는 유아의 발달에 있어서 보다 자연스럽고 당연한 일임에 주목하라. 청력의 행동적 측정은 아동 발달의 특정 연령 범위에서 나타나는 반응을 아는 데에 달려 있다. 덧붙여 청각사는 정신지체나 발달장애, 적절한 전

문적 위탁이 필요한, 현저하게 눈에 띄게 어린 아동의 특성을 보이는 반응에 주의해야만 한다.

둘째, 정상 유아가 와블톤(warble tones, 진동음) 대 어음 또는 딸랑이(noisemaker)에 반응하는 데 필요로 하는 자극 강도의 대비는 유아가 모든 종류의 소리에 균일하게 반응하지 않는다는 것을 나타낸다.

셋째, 세 개의 대표 자극을 살펴보면 정상 유아가 발달적으로 연령이 증가하면 점차 더 낮은 자극 강도의 소리에 반응하는 것을 보여 준다. 이는 정상 유아의 청각 서셉턴스가 연령에 따라 향상되는 것을 의미하지는 않는다. 오히려 그것은 우리가 소리를 듣고 청각의 역치를 구별해내야만 하는 "소리의 존재"에 대한 아동의 반응성에 주시하고 있음을 강조한다. 유사하게 표 12.1에서 보듯이 유아가 반응하는 가장 낮은 레벨은 연령이 증가할수록 개선되는 경향이 있다. 이러한 점에서 알 수 있듯이 유아가 주어진 시간에 행동적 반응을 하는 가장 낮은 레벨은 역치라고 하기보다는 **최소 반응 레벨(MRL)**이라고 한다(Matkin, 1997).

행동관찰청력검사

행동관찰청력검사(behavioral observation audiometry, BOA)는 음장에서 어음 신호, 와블톤, 협대역 소음, 딸랑이 소리 같은 강도 있는 소리 자극을 제시하였을 때 유아의 반응을 관찰하는 것을 포함한다. 음장검사는 반응이 양이 또는 편측 귀에만 들린다는 것을 우리가 알 수 없음을 의미한다는 것을 기억하라. 다양한 연령의 정상 유아에게서 반응이 나올 것으로 기대되는 자극 레벨은 표 12.1에 나타나 있다. 광대역 자극이 사용되기 때문에 다른 주파수 영역에서의 청력에 대해 우리가 얻을 수 있는 정보는 제한된다. 덧붙여 BOA를 위해 사용된 많은 종류의 장난감 소리가 표준화되지 않았고 실제 측정 장난감의 특성이 알려지지 않았다는 것을 명심해야 한다. 이것이 단점은 아니다. 예를 들어 분명히 고주파수 소리의 장난감은 우리가 생각하는 것보다 낮은 주파수의 에너지를 포함해서 매우 복잡한 스펙트럼을 가질 수 있기 때문이다.

행동관찰청력검사는 2명의 검사자가 진행해야 한

표 12.1 발달적으로 정상 청력의 영유아들이 각 연령대에서 보이는 음향 반응 및 행동관찰청력검사에서 이러한 반응을 이끌어 내려는 특정 자극 역치[a]

연령	행동적 반응 유형	와블톤(dB HL)	어음(dB HL)[b]	딸랑이 (거의 dB SPL)
0~6주	눈 깜박임 눈 크게 뜸 깜짝 놀람 각성/잠에서 깨어남	78	40~60	50~70
6주~4개월	눈 깜박임 눈 크게 뜸 시선을 옮김 조용해짐 초보적 머리 돌리기 4개월경 시작	70	47	50~60
4~7개월	음원 향해 머리 좌우 돌리기 듣는 태도 형성	51	21	40~50
7~9개월	귀 옆의 소리 직접 찾기 귀 밑 소리 두리번거리며 찾기	45	15	30~40
9~13개월	귀 옆/아래 소리 즉각 찾기 귀 위 소리 두리번거리며 찾기	38	8	25~35
13~16개월	귀 옆/아래/위 소리 즉각 찾기	32	5	25~30
16~21개월	귀 옆/아래/위 소리 즉각 찾기	25	5	25
21~24개월	귀 옆/아래/위소리 즉각 찾기	26	3	25

[a] 출처 : J.L. Northern and M.P. Downs. 1991. *Hearing in Children*, 4th ed. Baltimore, MD: Williams and Wilkins.
[b] 어음에 대한 깜짝 놀라는 반응은 모든 연령군에서 유형적으로 65dB HL에서 나타났다.

다. 대개 한 사람은 유아와 함께, 다른 한 사람은 인접 방에서 일방향 창을 통해 창으로 환자를 관찰하면서 오디오미터를 조절한다. 두 관찰자가 모두 청각사이면 더 좋지만 한 사람은 청각사, 다른 사람은 지식과 경험이 있는 보조자라도 괜찮다. 유아는 전체 몸이 두 검사자에게 보이도록 검사 테이블 위에 자리해야 한다. 유아의 연령과 상태에 따라 부모나 보조자가 유아를 안고 있을 필요가 있지만 유아를 안고 있는 사람이 테스트동안에 반응하지 않아야 하는 것이 필수적이다.

생후 4개월까지의 유아 반응은 다양한 반사작용이거나 위치 변화일 뿐일 수 있다. **놀람 반사**(startle reflex)는 종종 몸 떨림이나 팔, 다리, 몸의 대근육 움직임으로 보일 수 있다. 놀람 반사는 몸을 껴안는 상태에 내던져질 때 **모로반사**(Moro reflex)로 불리기도 한

다. 눈 관련 반사는 종종 보이는데 눈 깜박임, 눈 뜸, 눈 크게 하기 등을 포함한다. 눈 주변 근육의 반사적 수축은 **눈꺼풀 각성 반사**(auropalpebral reflex, APR)로 알려져 있다. 이 깜박임과 APR은 소리 자극이 반복적으로 나타날 때 빨리 익숙해진다. 빨리 익숙해진다는 것은 아동이 여러 번의 자극 후에 반응을 멈춘다는 것을 의미한다. 우리가 관찰할 수 있는 가장 전형적인 상태의 변화는 소리 자극이 있을 때 잠에서 깨거나 움직이는 것이다. 대략 6주에서 4개월 사이 동안 우리는 자극, 소리 진원지에 대한 눈의 움직임[**와우 눈 운동 반사**(cochleo-oculogyric reflex 또는 auro-oculogyric reflex)], 소리 진원지에 대한 기본적인 머리 회전(head turning)을 관찰할 수 있다.

행동평가가 유아의 청각 행동에 대한 통찰을 제공

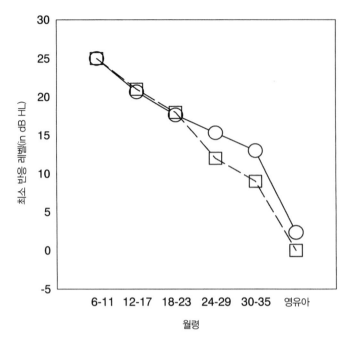

그림 12.1 성인 역치와의 비교를 위한 6~35개월 정도 영유아들의 시각강화청력검사의 최소 반응 레벨[Matkin, N. (1977). Assessment of hearing sensitivity during the preschool years. Bess, F. (Ed), *childhood Deafness*. New York: Grune & Stratton, 127-134.]

하고 부모와 양육자의 보고를 확증하는 것을 돕는다 할지라도, 그것이 너무 가변적이어서 출생에서 4개월까지의 청각 서셉턴스에 대해 신뢰할 만한 평가를 제공하지 못하다는 점은 잘 알려져 있다(Thompson & Weber, 1974; Widen, 1993; Hicks, Tharpe, & Ashmead, 2000; ASHA, 2004). BOA의 가변성과 주관성은 Widen(1993)에 의해서 잘 정리되었다. 첫째, 검사자의 판단은 유아의 반응 자체가 유아의 상태와 연령 같은 요인에 따라 변한다는 면에서 규정하기 힘들 수 있기 때문에 편견이 있기 마련이다. 예를 들어 유아의 반응에 대한 결정은 검사자가 자극이 언제 주어지는가를 아느냐에 따라서도 편견이 생길 수 있다. 둘째, 그것은 유아의 역치라기보다는 소리의 출현에 대한 유아의 반응성이고 이 반응성은 여러 종류의 소리에 따라 다르다. 셋째, 반응이 생기는 강도 레벨과 그러한 반응의 성격은 유아의 연령에 따라 달라진다. 넷째, 습관화(habituation)가 그 아동으로부터 얻는 반응을 가변적이게 한다는 것이다. 다섯째는 정상

유아들은 검사자가 피검아동의 반응이 언제 정상 범위 내에 있거나 벗어났는지를 말하기 어려울 만큼 넓은 범위의 레벨에서 반응한다는 것이다.

시각강화청력검사

4개월에서 7개월 된 유아는 부드러운 소리에 더 관심이 있고 적극적인 청취 태도가 분명해지며 신경 운동 조절(neuro-motor control)이 소리 진원지로 고개를 돌리는 것은 물론 방향성 반응을 발달시킬 수 있을 정도로 성숙해진다. 표 12.1에서 보듯이 이러한 반응은 귀 높이(ear level)의 수평 방향에서 시작된다. 그런 다음 대략 9~13개월에 귀 높이의 아래쪽, 약 13~16개월에 귀 높이의 위쪽에서 방향성을 가지게 자란다. 이런 방향성 반응을 이용하는 검사 접근법은 때로 "방향성 청력검사"라고 한다. 유아가 5, 6개월이 되면 방향성 반응은 조건화되지 않은 행동을 관찰하는 BOA로부터 조건화된 반응을 사용하는 BOA로 옮기기에 충분히 원활해진다.

조건화된 반응과 시각강화를 사용하는 청력 측정은 일반적으로 **시각강화청력검사**(visual reinforcement audiometry, VRA)로 알려져 있다. 기본적인 접근법은 Suzuki와 Obiga(1961)에 의해 기술되었는데 그들은 이를 **조건지향 반사**(conditioned orientation reflex, COR)라고 불렀다. 그들의 방법에서 아동은 그림 12.2에서와 같이 양쪽에 확성 스피커를 둔 검사실에 있다. 하나의 스피커에서 소리가 나오면 아동으로부터 지향 반응이 나타나는데 이는 소리 자극이 있는 스피커를 향해 보는 것을 포함한다. 이러한 반응 다음에는 **강화**(reinforcer) 또는 보상으로서 스피커와 연결된 흥미로운 물체를 시각적으로 반짝 보여 준다. 이런 시각적 강화는 스피커의 맨 위에서 주어지는데 간혹 바로 옆에 놓이기도 한다. 이런 과정에서 시각적 강화는 아동이 자극 출현에 계속 반응을 보

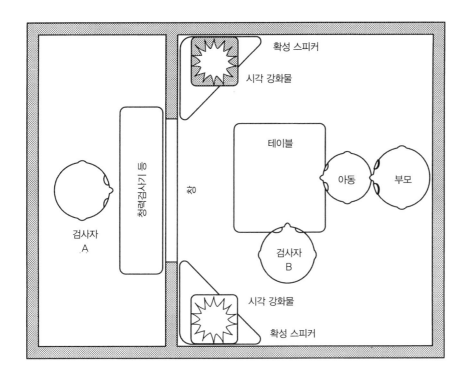

그림 12.2 부모가 아동을 무릎에 앉히고 테이블에 앉아서 실시하는 시각강화청력검사실의 전형적 구성. 이 도표에서 강화물 장치는 두 군데 코너 꼭대기에 있는 확성 스피커 위에 있다. 조건지향 반사와 같은 몇몇 방식은 양쪽 각각 강화물을 사용하지만 현대의 시각 강화 청력검사는 한쪽의 스피커 위에만 강화물을 설치한다.

이는 횟수를 증가시키기 때문에 **조건화**(conditioning)로 여겨진다.

다양한 시각강화청력검사 접근법과 검사 프로토콜을 구할 수 있다(Haug, Baccaro, & Guilford, 1967; Liden & Kankkunen, 1969; Moore, Thompson, & Thompson, 1975; Matkin, 1977; Diefendorf & Gravel, 1996; Gravel & Hood, 1999; Gravel & Wallace, 2000; Widen, Folsom, Cone-Wesson et al., 2000; Widen, Johnson, White et al., 2005). 그중 Moore, Thompson, Thompson(1975)에 의해 개발된 것이 가장 광범위하게 기술되어 있다. 이 VRA 방법의 주요 특성은 다음과 같다.

1. 하나의 스피커와 그 위에 연결된 시각 강화물이 사용된다. 양옆의 스피커와 강화물이 더 자주 사용된다고 알려져 있다.
2. 강화물은 제자리에서 움직이거나 빛이 나는 장난감이다. 전통적으로 드럼이나 심벌즈를 치는 모형 동물을 사용한다. 스위치는 장난감 기계와 불빛에 함께 작동한다. 장난감은 강화 목적을 위

해 빛날 때까지 보이지 않도록 어두운 상자 안에 쌓아 둔다. 하나뿐 아니라 다양한 종류의 움직이는 장난감을 사용해도 좋다.
3. 유아의 반응은 확성 스피커와 강화물을 향해 확실하게 머리를 돌려야 한다.
4. 반응을 두 검사자가 확인해야 한다.
5. 환자가 조건화되고 습관화되었다고 생각될 때를 위해서 범위를 분명히 정의해야 한다.

유아의 연령, 신경운동(neuromotor) 상태와 정도에 따라 의자(또는 부모의 무릎)에 앉히거나 들거나 검사 테이블 위에 놓는다. 유아와 함께 있는 검사자는 유아에게 수용적인 태도를 유지하고 좋은 인상을 주기 위해 유아 앞에서 테이블 위에 소리가 시끄럽지 않은 장난감이나 사진을 조작한다. 유아를 잡고 있는 사람은 검사 동안 반응을 해서는 안 되고 특히 부모가 검사과정에 개입하지 않도록 해야 한다.

역치는 관습적인 역치 획득 방법을 적용해 사용하거나 정교하게 프로그래밍된 접근법을 사용해 얻을 수 있다(Bernstein & Gravel, 1990). 보통 "5dB 상

승/10dB 하행" 역치법이 정기적 순음청력 검사에 사용되는 것과 다르게 VRA는 "10dB 상승/10dB 하행"이나 "10dB 상승/20dB 하행"법 또는 더 정교한 컴퓨터 보조 기술을 사용한다(Gravel 1989; Eilers, Miskiel, Ozdamar et al., 1991; Eilers, Widen Urbano et al., 1991; Gravel & Hood, 1991; Tharpe & Ashmead, 1993). 컴퓨터 시뮬레이션 결과를 기초로 Tharpe와 Ashmead(1993)는 VRAFMF를 위한 효과적인 역치 검사 전략은 다음과 같은 특징을 지닌다고 제안했다. (1) 검사음과 강화물이 짝을 이루는 조건화나 연습 없이 검사를 시작한다. (2) 30dB HL에서 반응이 없으면 초기 30dB HL에서 20dB을 올린다. (3) "10dB 상승/20dB 하행"법을 사용한다.

Moore, Wilson, Thompson(1977)은 효과적인 강화물의 특징을 조사했다. 그들은 12~18개월 유아의 반응률을 가장 높이는 것은 장난감이 빛이 나면서 움직이는 것과 같은 복합적인 시각 강화를 사용할 때라는 것을 알았다. 불만 빛나거나 언어적 칭찬, 어깨를 두드리고 웃는 것과 같은 사회적 강화나 강화물이 전혀 없는 때에는 반응 비율이 낮았다.

VRA는 최소한 5, 6개월이 된 유아에게 효과적일 수 있다(Moore, Wilson, & Thompson, 1977). 조산아는 교정연령이 8개월일 때 효과적으로 반응을 보일 수 있다(Moore, Thompson, & Folsom, 1992). 교정연령은 아동의 생활연령에서 조산한 주 수를 뺀 것이다. 1, 2세는 VRA에 빠르고 쉽게 조건화되는 경향이 있고 이는 얼마나 빨리 과제 수행을 배우느냐 하는 조건화 속도와 반응 지속성 면에서 유사하다(Primus & Thompson, 1985). 안타깝게도 유아는 자극에 계속해서 반응할 수 없다. 대신 검사 회기 동안 자극이 반복됨에 따라 그들의 반응은 습관화되거나 사라진다. 습관화는 1세보다 2세에서 더 빠르게 나타난다(Primus & Thompson, 1985; Thompson, Thompson, & McCall, 1992).

습관화는 우리가 아동의 청력에 대해 얻을 수 있는 정보의 양이 그가 얼마나 많이 반응하는가에 달려있기 때문에 아동청력검사에서 고려해야 할 중요사항이다. 습관화가 되기 전에 반응하는 횟수는 한 가지 강화물 대신 서로 다른, 움직이는 강화물을 사용함으로써 증가시킬 수 있다(Primus & Thompson, 1985; Thompson, Thompson, & McCall, 1992). 습관화 이후 아동을 10분 쉬게 하고서 두 번째 검사를 시작했을 때 1세 유아에게 얻을 수 있는 반응 횟수는 의미 있게 증가했지만 2세 유아는 그렇지 않았다(Thompson, Thompson, & McCall, 1992). Culpepper와 Thompson(1994)은 습관화 전의 2세 유아 반응 횟수가 강화물의 지속기간이 4초에서 반으로 감소함에 따라 증가했음을 보여 주었다.

촉각 · 시각 강화 조작 조건화 청력 검사

촉각 강화 조작 조건화 청력 검사(tangible reinforcement operant conditioning audiometry, TROCA)는 발달장애아처럼 검사가 어려운 환자에게 사용하는 고도로 구조화된 검사법이다(Lloyd, Spradlin, & Reid 1968). 환자들의 신체적, 발달적, 지각적, 인지적, 감정적 또는 다른 문제나 이러한 요소들의 복합적인 문제 때문에 검사가 어려운 검사일 수 있다. 검사가 어려운 검사를 위해 개발된 TROCA 같은 접근법은 정상적인 어린 유아에게도 효과적이다. 검사 신호에 대해서 아동은 반응 버튼을 누르거나 운동신경 수용이 가능한 범위 내에서 단순하지만 특정한 동작 반응을 보이도록 지시받는다. 정반응은 시리얼, 사탕, 토큰, 작은 장신구와 같은 촉각적인 보상물로 강화받는다. 위양성 반응은 타임아웃 동안 생긴 것이기 때문에 강화받지 못한다. 모든 과정은 미리 정해진 조작 조건화 스케줄에 따라 자극을 주고 반응을 모니터링하고 강화를 주도록 계획된 기기 장치로 완성된다.

시각 강화 조작 조건화 청력 검사(visual reinforcement operant conditioning audiometry, VROCA)에서 아동은 시각적 강화가 제시된 후 스피커를 향해 머리를 돌리는 대신에 버튼을 누르도록 지시받는다(Wilson & Thompson, 1984; Thompson, Thompson, & Vethivelu, 1989). 시각 강화 자체는 VRA에서 사용된 것과 같은 종류이다. VROCA를 음

장검사로 하기 위해 스피커를 사용할 때 아동의 머리 회전 반응을 위해 스피커를 옆에 위치시키는 것과 같이 아동이 반응 상자를 보며 산만해지지 않도록 앞에 놓도록 한다.

조건 유희청력 검사

조건 유희청력 검사(conditioned play audiometry) 또는 유희청력 검사는 아동이 자극을 주의 깊게 듣고 나서 게임 틀에 특정 동작 반응을 하도록 하는 훈련을 한다. 보통 미소, 칭찬 등과 같은 사회적 강화가 함께 주어진다. 예를 들어 아동은 매 소리마다 페그를 페그 보드에 놓도록 훈련받는다. 보통 블록이나 컵(peg) 쌓기, 작은 조각(peg board)을 상자에 넣거나 꺼내기 또는 다른 단순한 동작을 반복하는 것과 같은 놀이를 한다. 유희청력 검사는 2~5세 아동들에게 적합하다(Northern & Downs, 1991). 그럼에도 아동 발달과 관련해서라면 연령 범위가 넓다는 사실을 명심해야 하며, 특히 2년 이상으로 연령이 높을수록 조건화 유희청력 검사를 성공적으로 활용할 수 있게 됨은 놀라운 일이 아니다(Nielsen & Olsen, 1997).

가능하다면 부모는 유희청력 검사 동안 방에 들어오지 않아야 한다. 부모가 제어실에 있는 것도 바람직하지 않다. 특히 아동이 창 너머로 부모를 볼 수 있다면 더욱 그렇다. 검사실에 있어야만 되는 부모는 아동이 직접적으로 보이지 않는 곳에 조용히 있어야 하고, 아동과 상호작용하거나 검사 과정에 참여하지 않도록 지시해야 한다.

유희청력 검사는 제어실과 검사실 사이에서 창을 통해 인터컴과 시각적으로 의사소통하는 2명의 임상가가 필요하다. 한 사람은 청력검사기를 조작하고 다른 사람은 아동과 함께 있다. 아동은 보통 작은 테이블에 앉는데 놀이 준비가 된 테이블은 검사자의 옆이나 반대편에 있다. 아동이 활동에 지루해할 때 재빠르고 부드럽게 다른 것으로 대체할 수 있도록 게임 소품을 손에 들고 있다. 아동이 가까이에 있는 과제에 집중할 수 있도록 다른 예비 게임은 눈에 보이지 않게 둔다. 만약 아동이 수용할 수 있다면 처음부터 이어폰

을 끼고 검사를 시작해도 된다. 어떤 아동들은 이어폰을 즉시 끼지만, 어떤 아동들에게 이어폰을 착용시키는 것은 청각사가 아동을 다루는 개인적인 방법에 따라 힘을 필요로 하는 도전이 될 수도 있다. 이럴 때 현재 유행하는 아동 만화 시리즈나 유행하는 장난감에 대한 지식은 아주 유용하다. 만약 검사자 자신도 헤드셋을 착용하고 있다면 아동이 이어폰을 받아들이도록 촉진하기도 한다. 검사자의 부드러우면서도 단호함과 자신감이 효과가 있을 때도 있지만 "승리"가 반드시 아동이 유용하고 믿을 만한 청각적 정보를 얻을 수 있도록 협조한다는 것을 의미하지는 않는다. 아동이 울어 버리는 상황이 발생할 수도 있다. 만약 모든 시도가 실패한다면 아동이 볼 수 있도록 간편한 헤드셋을 테이블 위에 두고 일단은 음장에서 검사를 시작한다.

목표는 아동이 소리를 들을 때마다 특정하고 관찰 가능한 액션을 취하도록 조건화하는 것이다. 그런 다음 톤의 레벨을 조작하면서 아동의 역치를 찾는 것이다. 유희청력 검사에서 사용되는 기본 게임은 아동이 소리를 주의 깊게 듣는 동안 페그를 잡고 귀에 대고 있다가 소리가 들리면 페그보드 구멍에 페그를 넣는 것이다. 어떻게 해야 하는지를 말하고 시범을 보여 준 다음 아동에게 이제 네 차례라고 말해 준다. 때로 아동의 손을 잡고 아동이 자신이 할 일을 말로 표현하면서 신체적으로 과제를 수행하도록 이끌어 줄 필요가 있다. 그런 다음 아동이 해 보게 한다. 아동이 잘하면 칭찬해 주고 필요하다면 아동에게 다시 설명해 준다(반응하기 전에 소리가 들릴 때까지 기다리도록 설명해 준다).

아동이 검사 방법을 배우면 습관화가 일어나기 전에 효과적으로 역치를 얻어야 한다. Northern과 Downs(1991)는 40~50dB HL에서 시작하고 10~15dB 단계로 감소시키며 역치를 찾을 때까지 소리를 높이는 방법을 사용하도록 추천했다. 기준으로 두 반응을 사용하거나 또는 VRA에서 설명했던 역치 찾기 법을 사용해도 된다. 습관화는 우리가 얻을 수 있는 역치의 수를 제한할 수 있는데, 이는 가능한 한 빨리 아동의 오디오그램에 대한 정보를 얻을 수 있는 주파

수대에서 검사를 시작해야 함을 의미한다. 이런 이유로 먼저 양이 500Hz, 2000Hz의 역치를 얻는 것이 바람직하다. 다른 주파수대는 아동이 검사를 잘할 때 채워 넣을 수 있다. Northern과 Downs는 이런 주파수들은 1000Hz, 250Hz, 4000Hz 순서로 추가되어야 한다고 조언했다.

생리적 측정검사

생리적 방법(physiological method)은 유아나 어린 아동의 청각평가에서 점점 많이 쓰이고 있다. 이 방법은 BOA를 실행하기 어려운 신생아나 영아를 측정하는 것을 가능하게 한다. 이 방법은 (1) 아동의 협력을 필요로 하지 않고, (2) 양이를 각각 검사할 수 있으며, (3) 청각 시스템의 하부 부분까지 통합적으로 측정할 수 있기 때문이다. 한편으로 생리적 측정이 유아의 행동 반응을 포함하지는 않으므로 유아의 청력 세계에 대해 제한적으로 알려 준다는 것을 명심해야 한다. 앞에서 지적한 대로 생리적 검사는 행동적 검사법으로 검사할 수 없는 아동에게도 유용하다. 매우 유용하게 행동 검사 결과와 대조 검토할 수 있도록 하고(Jerger & Hayes, 1976; ASHA, 2004; JCIH, 2007) 부가적이고 차별화된 진단 정보를 주기 때문이다.

아동 청각학에서 사용하는 생리적 검사는 청성뇌간반응 검사(ABR), 이음향 방사 검사(OAEs), 중이이미턴스 검사를 포함한다. 예로 그림 12.3은 ABR로 청력을 검사하는 유아를 보여 준다. 후기 유발전위(later evoked potential, 11장 참조)는 유아나 어린 아동에게 잘 사용하지 않는다. 왜냐하면 수면이나 진정 상태(진정제 투여)에서 해야 하기 때문이다. 결과를 얻기 위해서는 어린 아동과 검사하기 어려운 아동들에게 수면 상태가 필요하기 때문에 이는 중요한 요인이다. (이것은 진정제 투여와 다른 형태의 마취나 약물 때문에 의사의 필수적인 참여와 관계 있다). 그런데 후기 유발 반응(later evoked response)은 영아라고 해도 아주 사용하지 않을 수는 없다. 예를 들어 Shimizu (1992)는 수면 상태에서 영아의 청각 피질 유발전위

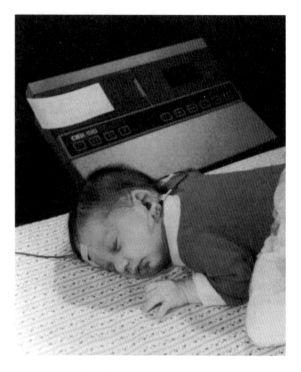

그림 12.3 아동 청각학에서 잘 연구된 생리적 검사 방법. 사진은 유아를 대상으로 한 청성뇌간반응검사. 아동의 귓속에 수화기를 삽입하듯이 아동의 귓불과 이마 위의 전극에 주목하라. (Grason-Stadler, Inc. 사진 제공)

(cortical evoked potential)을 얻을 수 있다고 지적했다. 그리고 이것은 특히 ABR 반응이 없는 아동에 대해 중요한 정보를 줄 수 있다. 과거에도 생리학적인 접근법이 사용되었는데 갈바닉 피부 반응 검사(psychogalvanic skin response, PGSR)(Ventry, 1975), 호흡기나 심장 반응을 모니터링하는 것(Bradford, 1975; Eisenberg, 1975)이었다. 이런 방법은 현대의 접근법들보다 번잡하고 또 별로 실용적이지 못했다. 이 PGSR 검사는 아동에게 불필요한 정신적 외상을 가하기도 한다.

청성 뇌간반응검사

ABR과 ASSR은 아동 청각학에서 사용하기에 적합하다(Jacobson, 1985; Dimitrijevic, John, Van Roon et al., 2002; Stapells, 2002; Hall, 2006; ASHA, 2004; Rance, Tomlin, & Rickards, 2006; Picton, 2007; Siniger, 2007; JCIH, 2007; 11장 참조). 매우

어리고 장애가 심한 아동도 ABR과 ASSR을 할 수 있는데 이 검사들은 행동 반응과 상관없고 수면이나 진정 상태에 크게 영향을 받지 않기 때문이다. 두 검사법은 양이 별개의 결과를 제공한다. 클릭음을 사용하는 ABR은 뇌간 단계에서 아동의 신경학적 통합성에 관한 귀중한 진단 정보를 준다. 더욱이 ABR과 ASSR은 기전도 신호뿐 아니라 골전도로도 검사가 가능해 난청 유형을 평가할 수 있다.

이음향 방사

11장에 기술된 이음향 방사(OAEs)는 소아 청력 측정에 상당한 효과가 있다. 양이의 감각신경 활동에 의존하는 ABR, 음향반사, 다른 검사들과 대조적으로 OAEs는 청신경계가 신호처리에 개입하기 전에 와우의 통합성에 의존하는 신경전(preneural) 활동이다. 따라서 OAEs는 다른 검사에 영향을 미치는 신경학적 결함이 있을 때에도 검사된다. OAEs는 행동반응이 필요하지 않고 정상 유아와 어린 아동으로부터 쉽게 결과를 얻을 수 있다. 또한 난청에 민감한 검사이고 양이 각각 검사할 수 있으며 주파수별 정보를 제공한다.

청각 이미턴스

고막운동성(tympanometry)검사와 음향반사(acoustic reflex) 검사는 유아와 어린 아동 평가의 중요 부분이다. 청각 이미턴스 검사는 7장에서 다루었다. 청각 이미턴스 측정은 중이 상태를 반복적으로 확인할 수 있고 믿을 만한 차폐역치를 얻을 수 없을 때 중이의 상태에 대한 정보를 준다. 음향반사 검사는 청각 경로 주변부나 하부 부분에 대한 여러 통합적인 정보를 준다. 또 심각한 난청이 있는지 없는지를 구별하게 해 준다.

어음청력검사

어음역치

어음 신호는 출생 이후 유아, 아동의 행동적 검사에

사용된다. 어음의 초기 사용은 신생아를 깜짝 놀라게 할 수 있고 몇 개월이 지나면 어음 신호는 국한된 행동을 끌어내는 데 사용될 수 있다.

Olsen과 Matkin(1991)은 아동의 종합적인 기능 수준에 의존해서 어음역치를 결정할 가이드라인을 제안했다. 아동 청각학 측정의 다른 면에서와 같이 한 유형의 방법이나 다른 유형의 방법이 사용될 시기의 경계선이 명확하지 않은데, 이는 Olsen과 Matkin의 절묘하게 중복된 연령 범위의 교묘한 사용에 함축되어 있다. 그들은 반복적으로 언어 발화를 사용하는 **어음탐지역치**(speech detection threshold, SDT)는 3세 이하의 기능을 가진 아동을 측정해야 한다고 추천했다. SDT는 이 장의 앞부분에서 설명한 기술과 같은 방법으로 얻는다. 조건화되지 않은 반응은 낮은 발달 단계 기능을 가진 아동에게 사용하고 조건화된 반응은 VRA, PA, TROCA, VROCA를 할 수 있는 아동들로부터 얻을 수 있다.

어음인지역치(SRT)는 30개월~6세의 아동들에게 사용할 수 있다. 즉 아동의 수용 어휘(예 : 장난감 비행기, 야구, 카우보이, 칫솔)에서 선택한 단어를 묘사한 그림이나 사물을 쉽게 인식할 수 있는 그룹 또는 검사자가 말하는 이름을 정의할 수 있는 그룹에 사용할 수 있다(Byers & Bristow, 1990). 이런 종류의 테크닉은 어음역치 또는 단어 인지 수행을 검사하는 데 사용될 수 있고, 뇌병변이나 손으로 가리키기 어려운 장애가 있는 아동들에게(성인의 경우도) 연령에 상관없이 유용하다. 이 범위에서 연령이 있는 아동들은 강강격 단어로 말할 수 있다.

전통적 SRT는 5~10세 기능을 가진 아동들에게 사용한다. 대부분 아동들의 수용 언어 내에 있다고 생각되는 강강격 단어 목록(ASHA, 1988)은 부록 E에 있다. 표준 강강격 단어에 기초한 전통적 SRT는 10세 또는 그 이상의 기능을 가진 아동들에게서 기대된다.

기전도 SRT에 비해 골전도 SRT는 난청 유형을 알 수 있도록 하는데 이는 만일 믿을 만한 순음청력검사가 없다면 꽤 중요하다(Olsen & Matkin, 1991; Northern & Downs, 1991). 그러나 이 검사를 하기

전 골도진동자를 통해 제시되는 어음 보정값이 경험적으로 결정되어져야 한다.

어음 인지

일반적으로 SRT(8장)는 단음절에 대한 정반응 점수를 기록하여 언어에 대한 환자의 청각적 인지와 과정에 대한 정확성을 나타낸다. 이것은 청각 수용력뿐 아니라 언어 발달 정도에 영향을 받기 때문에 아동을 검사할 때 문제가 생길 수 있다. 결과적으로 정상아의 언어 인지 점수는 나이가 들수록 증가하고 모든 말은 아닐지라도 대부분의 단어에 익숙해지는 10~12세 정도에는 성인의 점수와 비슷해진다. 언어장애나 검사시 반응 능력이나 언어적 기능 수준에 결함이 있는 환자들에서는 상황이 악화된다. 덧붙여 말언어장애는 청각장애를 지닌 많은 아동들에게는 일반적인 것임을 기억해야 한다. 결국 우리는 아동의 수용 언어 내에 있는 단어를 포함하여 SRT를 검사하고 적어도 아동이 검사할 수 있는 반응을 보일 정도까지는 되게 해야한다. 게다가 실제 검사에서 이런 대단히 중요한 목표를 실현하지 못한다는 사실을 감안하여 SRT 결과를 해석하고 보고할 때 개별적인 아동의 수용 언어와 반응 한계를 고려해야만 한다.

개방형 검사

여러 개방형 검사는 성인 언어 인지 수준에 도달하지 않은 아동들에게 유용하다. 8장에서 설명했듯이 개방형 유형은 검사 개요 설명에서 한 것과 같다. 6~9세 아동의 **언어 인지 능력 정도**면이나 **PBK-50 목록**으로 검사를 할 수 있다(Haskins, 1949). PBK-50 검사는 유치원 수준 어휘를 기초로 50단어로 구성되어 있고 단어인지검사는 맞게 말한 단어의 백분율이다. 네 개의 PBK-50 목록은 부록 K에 있다. PBK-50 목록 1, 3, 4가 보통 똑같이 여겨지고 목록 2는 Haskins가 나머지 목록에 비해 쉽다고 밝혔기 때문에 임상에서는 거의 사용되지 않는다. Meyer와 Pisoni(1999)는 나머지 셋의 단어와 비교할 때 2의 단어는 고주파수 단어가 더 많고 다른 단어와 헷갈려 할 가능성이 적다는 것

을 증명했다. **근접어휘검사**(Lexical Neighborhood Test, LNT)는 어휘적으로 쉽고 어려운 단어들에 대한 단어 인지 점수를 얻을 수 있다는 것을 8장의 내용을 통해 상기해 보라.

Boothroyd의 **동음소적 단어 목록**(isophonemic word list)은 이 연령대의 아동들에게 사용될 수 있다. 동음소적 단어 검사는 8장에서 논의되었는데 부록 H에서 볼 수 있다. 각 동음소적 단어 검사 목록은 음소별로 점수가 매겨지는 10개의 CVC를 포함하고 있다. 다시 말해 동음소적 단어 검사 점수는 30음소를 기본으로 한다.

폐쇄형 검사

여러 클로즈드셋 또는 다중 선택 유형 단음절 단어 검사는 최소 3세 이상인 아동들에게 쓸 수 있다. 이 형태에서 가장 많이 사용되는 검사는 WIPI(Word Intelligibility by Picture Identification) **검사**, NU-CHIPS (Northwestern University Children's Perception of Speech) **검사**, PSI(Pediatric Speech Intelligibility) **검사**이다. WIPI 검사에서 아동이 여섯 가지 색깔의 그림에서 자극 단어와 관련된 그림을 고른다. 여섯 가지 그림 각 세트는 검사책의 같은 페이지에 배치된다. WIPI 검사 도구는 25항목을 포함하고 네 개의 검사 목록이 있다. 그림 12.4는 WIPI 검사 반응판의 예를 보여 주고 검사 단어는 부록 L에 있다.

NU-CHIPS 검사는 3세 이내 아동들의 수용 언어에 들어가는 50단어로 구성되어 있고(부록 M) 무작위로 뽑은 단어가 네 개씩 있다. 그림 12.5에서 보듯이 아동은 각 검사 단어를 듣고 페이지에 보이는 네 개 그림 중에서 관련 있는 그림을 가리키면서 반응한다.

PSI 검사는 3~6세의 정상아가 사용하는 어휘와 문장 구조에서 추출되었다. 검사 단어는 20개의 단음절 명사이다. 아동은 검사 단어나 문장과 관련 있는 그림을 고른다. 아동의 언어 수준에 따라 두 문장 유형이 사용될 수 있고 이것은 유형 I(예 : "머리를 묶은 곰을 보여 주세요.")과 유형 II(예 : "곰이 머리를 묶고

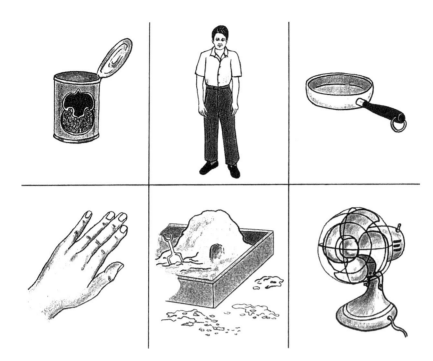

그림 12.4 WIPI 검사의 반응판 견본
[Ross, M. & Leman, J. (1971),
*Word Intelligibility by Picture
Identification WIPI*. Pittsburgh:
Stanwix House.]

있어요.")로 불린다.

아동에게 사용하기 위해 다른 SRT도 개발되었는데, **APAL**(Auditory Perception of Alphabet Letters) **검사**는 아동의 어휘력이 단어인지검사에 적합하지 않을지라도 알파벳에 익숙한 어린 아동들에게 사용될 수 있다(Ross & Randolf, 1988). Robbins와 Kirk(1996)는 친근한 미스터 포테이토 헤드 장난감을

조립하기 위하여 언어적 지시를 따르는 데 제한적인 어휘력을 가진 학령 전기 아동들의 언어 인지를 측정하기 위한 기술들을 설명했다. Weber와 Redell(1976)은 문장 유형으로 제시되는 검사항목이 있는 WIPI 검사 수정본을 고안했다. Bench, Koval, Bamford(1979)는 **BKB 문장검사**로 불리는 아동용 문장검사를 개발했다. BKB 검사의 한 가지 버전은

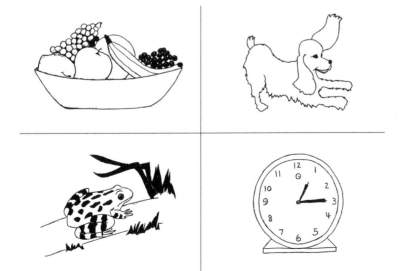

그림 12.5 NU-CHIPS 검사의
반응판 견본[Elliot, L. & Katz,
D. (1980). *Northwestern
University Children's
Perception Speech(NU-
CHIPS)*. St. Louis: Auditec.]

개방형에서 조금 성숙한 아동에게 제시된 16문장으로 구성되어 있고 검사는 얼마나 많은 키워드를 바르게 반복하는가를 기초로 점수를 매긴다. 다른 버전은 좀 더 나이가 어린 아동들에게 사용되는데 그림을 가리키는 반응을 관찰하는 것이다. **HINT-C**는 HINT의 아동용 수정본으로 문장을 통해 SRT를 검사하는 데 사용된다.

특별한 검사와 기술

이미 설명한 것과 다른 아동용 SRT 접근법도 쓰인다. **체인지/노체인지**(change/no change) 또는 **반응/무반응**(go/no go) **선택** 과제로 하는 검사도 있는데 이런 검사에서 아동은 자극에 변화를 보이도록 훈련받는다. **시각 강화 유아 언어변별**(Visual Reinforcement Infant Speech Discrimination, VRISD) 검사는 유아가 여러 쌍의 음절을 변별하는 능력을 검사하기 위해 "체인지/노체인지 과제"로써 VRA를 사용한다 (Eilers, Wilson, & Moore, 1997). 소리 자극에 반응하도록 조건화되는 대신에 유아는 똑같은 일련의 음절(예 : /va va va…va/)이 다르게(예 : /sa sa…/) 변화할 때 반응하도록 훈련받는다. 음절 대신에 실제 단어를 사용하고 머리 회전 대신 가리키기를 사용하는 수정된 VRISD 수정본은 4세의 언어변별을 검사하는 데 사용된다(Menary, Trehub, & McNutt, 1982). **SFT**(Speech Feature Test)는 여러 쌍의 음절 사이의 변별력을 검사하기 위해 "체인지/노체인지 과제"로써 조건화된 유희청력검사를 사용한다. 이는 많은 3~4세 유아들에게 성공적으로 이용되며 몇몇 2세 유아들에게도 성공적이다(Dawson, Nott, Clark, & Cowan, 1998)

SPAC(Speech Pattern Contrast) **검사**는 음운학적인 변별을 할 필요가 있는 청각 정보를 바르게 인식하는 능력에 관한 정보를 제공한다. SPAC 검사에 필요한 어휘나 읽기 능력이 없는 어린 유아를 위해 이와 유사한 정보가 필요한데 이는 **THRIFT**(Three-Interval Forced-Choice Test of Speech Pattern Contrast Perception)를 통해 얻을 수 있다(Boothroyd,

Springer, Smith, & Schulman, 1988). THRIFT에서 아동은 "피-비-비", "수-주-주"와 같은 상황에서 "특별한 것"의 위치를 찾아내야 한다. 특별한 것은 SPAC 검사에서 사용된 것과 같은 종류의 비교를 통해 다른 두 소리와 구별된다. THRIFT는 유아의 음운적 지식, 어휘, 읽기 능력을 필요로 하지 않기 때문에 언어 습득 전 농유아에게 사용될 수 있다. 그러나 검사가 동기화를 요구한다는 점은 최소 7세가 된 아동에게 사용할 수 있다는 제한점을 가진다(Boothroyd, 1991). SPAC의 초기 버전(**IMSPAC**)은 2, 3세로 너무 어려서 THRIFT를 할 수 없는 아동들에게 가능하다. 이는 나이가 들수록 수행력이 향상됨에도 불구하고 반응 모드는 초기 자극을 포함하기 때문이다(Boothroyd, 1991; Boothroyd, Hanin, Yeung, & Eran, 1986). SPAC의 비디오 게임판(**VIDSPAC**)은 3세 유아에게 쓸 수 있다고 한다. 이 검사에서 동영상 캐릭터는 자극음을 말하고 숨는다. 이어지는 장면은 두 곳의 숨은 장소를 보여 준다. 두 개의 소리가 나오는데 하나는 동영상 캐릭터가 낸 소리와 같고 다른 하나는 비교되는 소리이다. 이 소리 중 하나는 컴퓨터 스크린의 왼편에서 나오고 다른 하나는 오른편에서 나오게 되어 있다. 아동은 그때 캐릭터가 숨어 있는 장소를 가리킨다. 몇 개 정반응을 하면 촉지각할 수 있는 강화물이 제공된다.

5 · 6 음소 검사(Five and Six Sounds Tests) (Ling, 1976, 1989; Ling & Ling, 1978)는 언어 수용의 단서를 사용할 수 있는 능력에 관한 정보를 얻기 위해 비공식적인 접근법을 사용한다. **5음소 검사**(Five Sounds Test)에서 아동은 /a, u, i, s, •/를 감지하도록 지시받는데 검사자는 이를 하나씩 들려준다. 모음 듣기는 대략 1000Hz에 잔존 청력이 있고 언어의 초분절적 특징을 들을 수 있음을 의미한다. 만약 /•/를 들을 수 있다면 아동의 잔존 청력이 2000Hz까지 있고 최소한 여러 개의 모음을 변별할 수 있음을 뜻한다. /s/를 듣는 능력은 4000Hz까지의 잔존 청력이 있음을 뜻한다. /m/ 소리는 낮은 주파수의 잔존 청력을 측정하기 위해 **6음소 검사**(Six Sounds Test)에 첨가

된다.

다른 유형의 검사는 특정 환경을 필요로 한다. 전통적인 SRT 검사에서 점수가 매우 낮거나 심지어 0%이거나 폐쇄형 검사에서 "찬스"가 나온 중증도 난청이 있는 아동의 경우를 생각해 보자. "찬스"는 점수가 무작위 추측(random guessing)에서 나온 것일 수 있음을 의미한다. 예를 들어 추측은 한 항목당 다섯 개의 보기를 가진 폐쇄형 검사에서 정답을 5분의 1의 확률로 줄인다. 그래서 이런 경우에 "찬스"는 단음절 이상의 단어를 얼마나 잘 인식할 수 있는가를 결정하는 데 좋은 정보를 주는데, 8장에서 기술된 **MLNT**(Multisyllabic Lexical Neighborhood Test) 같은 검사로 한다(Kirk, Pisoni, & OSberger, 1995; Kirk, 1999; Kirk et al., 1999).

아주 제한된 언어 인지력의 아동을 다룰 때 아동이 최소한 말의 템포와 리듬 패턴의 차이를 인식하고 있는가를 아는 것이 중요하다. 이런 정보는 **MTS**(monosyllable-trochee-spondee) 검사로 얻는데 이것은 원래 **CT**(Children's Auditory Test) 검사로 기술된다(Erber & Alencewicz, 1976). MTS 검사는 음절의 수와 강세에 차이가 있는 세 종류의 단어 — (1) 단음절 단어, (2) 두 음절의 강세가 똑같은 강강격 단어(예 : baseball), (3) 강세가 다른 단어(예 : button) — 를 사용한다(8장). 검사 단어를 아동에게 들려주고 아동은 관련 그림을 가리킨다. 자극 단어와 그림의 관련성은 아동이 난이도가 다른 단어를 바르게 알고 있는지 또 말의 템포나 강세를 통해 도움을 받는지를 나타낸다.

ESP(Early Speech-Perception) **검사** 같은 검사도 비슷한 정보를 얻을 수 있다(Geers & Moog, 1989; Moog & Geers, 1990). 이것은 3세 유아에게 그림과 장난감을 가리키는 반응을 본다. **ANT**(Auditory Numbers Test)는 MTS 검사에서 어휘 수가 너무 적은 어린 아동에게 말의 주파수 대 시간 패턴을 사용하는 능력에 대한 정보를 얻을 수 있도록 디자인된 간단한 방법이다(Erber, 1980). 이것은 1~5까지를 셀 수 없는 3세 아동에게 사용할 수 있다. 검사자

는 숫자를 말하고 아동은 개미 그림과 수의 모양으로 숫자를 삽화로 제시한 다섯 장의 카드 중에서 관계 있는 하나를 고른다. 아동이 실수한 것을 분석해 보면 아동이 스펙트럴 큐와 템포럴 패턴을 사용할 수 있는지 알 수 있다.

SERT(Sound Effects Recognition Test)는 언어 자극에 적절하게 답할 수 없는 아동들에게 사용할 수 있다(Finitzo-Hieber, Matkin, Cherow-Skalka, & Gerling, 1977). SERT에서 아동은 익숙한 환경음을 듣고 네 개의 보기 중에서 관련 있는 그림을 고른다. 검사 자극음은 개 짖는 소리, 물 첨벙거리는 소리, 아빠 목소리, 현관문 벨 소리와 같은 것들이다. 이런 종류의 정보는 아동이 복합 자극을 알아내기 위해서 주파수와 시간 정보를 얼마나 잘 사용하는가를 알려 준다.

이 절에서 설명한 검사들은 아동의 언어 수용 능력을 평가하기 위한 유일한 검사가 결코 아니다. 또한 사용될 수 있는 유일한 접근 방법을 대표하지도 않는다. 이 검사들은 우리가 아동의 청능력에 대한 그림을 그리려 할 때 사용할 수 있는 접근법의 다양성을 나타

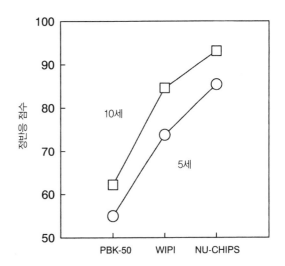

그림 12.6 어음인지 검사는 검사유형에 따라 그 점수결과도 달라진다. 이 그래프는 5세와 10세의 정상 아동들에게 세 개의 서로 다른 검사(PBK-50, WIPI, NU-CHIPS)상에서 12dB SL 크기의 검사음을 주어 획득한 평균 어음 인지 점수를 비교한 것이다. [Elliot, L. & Katz, D. (1980). *Northwestern University Children's Perception Speech(NU-CHIPS)*. St. Louis: Auditec.]

낸다.

검사 도구의 차이 때문에 언어 인지 점수의 의미는 임상가가 사용한 검사 도구와 조건을 특정하지 않는다면 불확실하다. 이러한 차이는 PBK-50, WIPI, NU-CHIPS 같은 전통적인 검사에서조차 꽤 상당하다. 이런 개념은 그림 12.6에 나와 있는데 같은 조건에서 위의 세 검사를 받은 정상 아동들의 평균 언어 인지 점수를 보여 준다. 세 검사는 서로 다른 점수를 낸다. 덧붙여 WIPI, NU-CHIPS 같은 폐쇄형 검사는 개방형 검사인 PBK-50 검사보다 상당히 높은 점수를 낸다. 또 10세 아동이 5세보다 점수가 더 높음에 주목하라. 이것은 아동의 언어 인지 점수를 해석할 때 언어 발달의 영향이 중요하다는 것을 강조하는 것이다. 검사 도구의 차이는 임상가가 특별한 아동을 검사하기 위해 "표준화" 검사를 수정해야 할 때 복잡해진다.

다양한 연령에서의 검사 접근법

이 절에서는 아동 발달의 여러 단계에 전형적으로 적절한 여러 가지 검사 절차를 검토해 볼 것이다. 여기에 기술된 처음의 세 연령대(출생~4개월, 5~24개월, 25~60개월)는 ASHA(2004)에서 제안한 가이드라인과 일치한다. JCIH(Joint Committee on Infant Hearing, 2007)은 출생~6개월, 6~36개월에 적절한 평가 절차를 제시한다.

초기 단계의 평가에는 사례사, 위험지표에 대한 고려 사항(13장), 이경검사, 주파수 특정 정보를 제공할 수 있는 측정 기술이 들어간다(ASHA, 2004). ASHA(2004)는 탐지, 변별, 이해 같은 기능에 초점을 두고 관리에 대한 안목을 가지고 아동의 언어 지각 능력 발달에 대한 측정을 추천한다. 더욱이 진단적 프로세스에 대한 보충 요소뿐만 아니라 개입과 의뢰를 위한 중요한 정보로 기능적인 청각 측정과 발달적 선별이 포함된다. 다양한 연령을 위한 적절한 발달적 선별과 기능적 청각 측정 도구의 예는 표 12.2에 있다.

전개에 앞서 단 하나의 검사로 아동의 청력 상태를 정의하려고 하면 안 된다는 것이 아동 청각학에서의

중요한 원칙임을 언급해야 한다(Jerger & Hayes, 1976; Gravel, Kurtzberg, Stapells, Vaughan, & Wallace, 1989; Stach, Wolf & Bland, 1993; Hall, 2006). 대신 우리는 보충 요소로서 행동적·생리학적 검사 방법 모두를 신중하게 사용해야 한다(Jerger & Hayes, 1976).

출생~4개월

4개월까지 유아의 청력 측정은 원칙적으로 청성 뇌간 반응 검사(ABR)와 청성 정성반응 검사(ASSR) 중심으로 생리학적 검사에 기초를 둔다. 행동적 검사는 출생~4개월 연령대 유아의 청력 서셉턴스를 측정하기 위한 목적으로 사용된다기보다는 유아의 청각적 행동의 질적인 면을 측정하고 부모나 양육자로부터 알게 된 정보를 확증하기 위해서 사용한다.

청력검사기에서 양이 따로따로 유아의 주파수별 정보를 얻기 위해 삽입형 수화기를 사용해서 기전도검사로 최소한 500Hz와 2000Hz에서 ABR(톤 버스트 ABR) 또는 ASSR 검사를 한다. 만약 기전도검사 역치가 정상보다 나쁜 경우 골전도검사를 한다. 기골전도 역치를 비교하여 기골도 차이가 있는지 여부를 알 수 있고 따라서 청력 손상의 유형을 알 수 있다. 클릭음 유발 ABR(click-evoked ABR)은 청신경의 통합성을 측정하는 데 사용된다. 실제로 JCIH(2007)는 유아가 톤 버스트 ABR 검사에서 반응이 없을 때에는 반드시 클릭음 유발 ABR을 해야 한다고 명시했다.

신생유아에 청각 이미턴스와 이음향 방사 검사는 ABR과 ASSR 검사 결과를 확증하는 데 사용된다. 낮은 주파수 프로브음은 신생아기에 문제가 있다. 따라서 이 시기의 이미턴스 검사는 660Hz 또는 더 높은 프로브음 주파수 검사를 해야 한다(7장 참조). 이음향 방사 검사들은 신경전 와우의 통합에 영향을 받기 때문에 부가적인 정보를 제공해 준다.

5~24개월

아동이 대략 5~6세가 되면 청각평가 접근 방법은 생리학적 검사에서 행동적 검사로 변한다. 이 단계에서

표 12.2 발달적 선발심사 및 기능적 청각 평가 도구의 사례

발달적 선별심사

출생~24개월

초기 언어 마일스톤 척도(EML Scale-2; Coplan & Gleason, 1993)

25~60개월

농 난청 학생들을 위한 Meadow-Kendal 사회정서사정검사(Meadow-Orlans, 1983)[a]

기능적 청력검사

5~24개월

조기 청취 기능(ELF; Anderson, 2002)

기능적 청각 수행 척도(FAPI; Stredler-Brown & Johnson, 2003)

영유아 의미 청각 통합 척도(IT-MAIS; Zimmerman-Phillips, Robbins, & Osberger, 20000)[b]

25~60개월

학령 전 아동의 교육적 위기 선별 도구(Preschool SIFTER; Anderson & Matkin, 1993)[c]

의미 청각 통합 척도(MAIS; Robbins, Renshaw, & Berry, 1991)[b]

[a] ≥36개월 연령
[b] 중도-고심도 청력 손상자
[c] 아주 미세한 그리고 경도 청력 손상자

출처 : Based on American Speech-Language-Hearing Association(ASHA). (2004). *Guidelines for the audiologic assessment of children from birth to 5 years of age.* Rockville Pike, MD: ASHA.

아동의 신경운동계의 발달은 시각강화청력검사가 가능해질 만큼 성숙해진다. 그러므로 5~24개월 유아를 위한 청력평가는 청각 이미턴스 검사와 결합된 행동적 검사에 집중한다. ASHA(2004)에 의하면 ABR과 OAEs 검사는 행동적 검사 결과가 의심스럽거나 부적절하거나 혹은 하부 청각 경로의 온전함에 의문이 가는 경우에는 보류하는 것으로 지침을 냈다.

ASHA(2004)는 500~4000Hz와 언어 신호에서 최소 반응 단계를 찾기 위해서는 행동적 검사군 중 시각강화청력검사를 사용하라고 추천한다. 삽입형 수화기를 사용할 수 있다면 음장에서 검사를 하더라도 양이 각각의 결과를 얻는 것이 바람직하다. 기전도청력검사 결과가 정상이 아니라면 골전도로 검사해야 하고 이때 차폐되지 않은 골전도검사 결과에는 한계가 있음을 명심해야 한다. 언어 인지 능력 측정은 비공식적일지라도 유아의 언어 능력 한도 내에서 가능한 한 빨리 이루어져야 한다.

청각 이미턴스 검사는 고막운동성 검사와 음향반사 검사를 위해 저주파수(예 : 226Hz) 프로브음 검사로 한다. ASHA 프로토콜은 500, 1000, 2000Hz에서 동측 음향반사역치를, 만약 신경 진단 경로에 문제가 있다면 대측 음향반사검사를 추가하라고 추천한다. 그런데 저자는 동측과 대측 음향반사 결과를 함께 보는 것이 유용한 진단 정보를 준다고 생각한다(7장).

25~60개월

25~60개월 연령대의 아동 청각평가는 원칙적으로 청각 이미턴스 검사가 결합된 행동적 방법으로 구성된다. 생리학적 측정을 위한 지표와 검사 프로토콜은 5~24개월 아동과 같다. 이 시기에 사용되는 행동검사의 유형은 아동의 개인적 성격과 발달 단계에 영향을 받는데 VRA, TROCA, VROCA, 조건화된 유희청력검사, 심지어 관습적인 검사 방법까지도 사용할 수 있다. 그러므로 청각사는 라포를 형성할 뿐만 아니라 아동의 발달 수준과 과제 수행 능력을 평가하기 위하여 아동과 상호작용할 시간을 가져야만 한다.

Thompson, Thompson, Vethivelu(1989)의 연구는 이런 장면에서 유익하다. 그들은 VRA, VROCA, PA를 사용해서 2세 아동들의 수행력을 비교했다. 모든 아동들은 VRA에서 조건화될 수 있었고 VROCA에서는 83%, PA에서는 68%만 조건화되었다. 그런데 조건화될 수 있는 2세 아동 중에서 습관화 전에 얻은 반응의 수는 PA에서 제일 높은 28.3, VRA와 그것들 사이에 우위를 정하고 있는 VROCA에서 제일 낮은 11.4였다.

방법론이 무엇이든 한 회기만에 완성되는 검사든 또는 여러 번 방문해서 검사해야 완성되는 검사든 목적은 가능한 한 완성된 아동의 청각학적 그림을 획득하는 일이다. 앞서 언급했듯이 우리는 최소한 양이 각각 500Hz, 4000Hz 사이의 기전도역치와 기전도역치가 정상보다 높을 때에는 골전도역치, 또한 중이 청각이미턴스의 결과를 얻기 바란다.

이 연령대의 아동을 위한 어음청력검사는 대개 말을 반복함으로써 이름을 듣고 그림이나 사물을 가리키는 것과 같은 폐쇄형 접근을 사용해서 어음역치를 측정해야 한다. 가능하다면 매번, 어음 인지 점수는 WIPI(Ross & Lerman, 1971), NU-CHIPS(Elliot &

Katz, 1980), PSI(Jerger & Jerger, 1984)처럼 연령대에 알맞게 표준화된 검사를 사용해서 결과를 얻어야 한다. 표준화된 검사가 아동에게 적합하지 않다면 아동의 어음 인지 능력은 비공식적으로 측정해야 한다. 그런데 비공식적 검사 결과는 아동의 어음 인지 능력에 대해 퍼센트 점수 대신에 서술적 형태로 기술해야 한다.

6세 이상

5~6세 전후의 아동들은 더 많은 표준화된 청각 검사(5장)를 할 수 있다. 그런데 아동이 검사를 할 수 있다는 것이 스스로 동기화되어 반응한다는 것을 의미하지는 않는다. 어쨌든 이 시기는 청음사 아동을 격려하고 검사 방향을 알려 주며 아동이 검사를 계속하도록 칭찬해야 하는 시기이다. 아동의 수준 내의 어휘를 사용하는 PBK-50(Haskins, 1949) 같은 개방형 언어인지검사는 이 시기에 사용될 수 있다. 반면 정상 아동들은 대략 10~12세경에는 성인과 같은 태도로 답을 할 수 있는 것과 달리 표준화된 언어인지검사(8장)는 아동의 수용 어휘력 내의 자료를 제시하면서 사용될 수 있다.

학습 문제

1. 행동관찰청력검사를 정의하라.
2. 생애 첫 달 동안에 소리에 대해서 몇 가지 보편적으로 볼 수 있는 반사적 반응을 서술하라.
3. 시각강화청력검사를 정의하고 설명하라.
4. 조건화 유희청력검사를 정의하고 설명하라.
5. 생후 3, 4개월 된 영아들의 청각학적 평가에 좋은 방법을 설명하라.
6. 대략 5~24개월 된 영아들의 청각학적 평가에 적합한 방법을 설명하라.
7. 두 살부터 다섯 살 아동의 청각학적 평가를 위해 적합한 방법을 설명하라.
8. 아동의 발달에 따라서 변화하는 어음역치를 측정하기 위해서 어떤 방식을 쓰는가?
9. 아동의 어음 인지를 평가하는 데 기울여야 하는 고려 사항을 기술하라.
10. 아동에게 흔히 사용되는 두 가지 어음인지검사법을 설명하라.

참고문헌

American Speech-Language-Hearing Association (ASHA). (1988). Guidelines for determining threshold level for speech. *ASHA, 30,* 85–89.

American Speech-Language-Hearing Association (ASHA). (2004). Guidelines for the audiologic assessment of children from birth to 5 years of age. Rockville Pike, MD: ASHA.

Anderson, K. L. (2002). *Early Listening Function: Discovery Tool for Parents and Caregivers of Infants and Toddlers.* Available from: *www.phonak.com.*

Anderson, K. L., & Matkin, N. (1993). *Screening Instrument for Targeting Educational Risk in Preschool Children.* [Age 3-Kindergarten, Preschool SIFTER]. Tampa, FL: Educational Audiology Association.

Bench, J., Koval, A., & Bamford, J. (1979). The BKB (Bamford-Koval-Bench) sentence lists for partially-hearing children. *British Journal of Audiology, 13,* 108–112.

Bernstein, R. S., & Gravel, J. S. (1990). A method for determining hearing sensitivity in infants: The interweaving staircase procedure (ISP). *Journal of the American Academy of Audiology, 1,* 138–145.

Boothroyd, A., Hanin, L., Yeung, E., & Chen, Q. (1992). Video-game for speech perception testing and training of young hearing-impaired children. Proceedings of the Johns Hopkins National Search for Computing Applications to Assist Persons with Disabilities, Laurel, MD, 25–28.

Boothroyd, A., Hanin, L., Yeung, E., & Eran, O. (1996). Speech perception and production in hearing-impaired children. In Bess FH, Gravel JS, Tharpe AM (Eds.): *Amplification for Children with Auditory Deficits.* Nashville: Billy Wilkerson Center Press, 55–74.

Boothroyd, A. (1968). Developments in speech audiometry. *Sound, 2,* 3–10.

Boothroyd, A. (1970). Developmental factors in speech recognition. *International Journal of Audiology, 9,* 30–38.

Boothroyd, A. (1984). Auditory perception of speech contrasts by subjects with sensorineural hearing loss. *Journal of Speech and Hearing Research, 27,* 134–144.

Boothroyd, A. (1988). Perception of speech pattern contrasts from auditory presentation of voice fundamental frequency. *Ear and Hearing, 9,* 313–321.

Boothroyd, A. (1991). Speech perception measures and their role in the evaluation of hearing aid performance in a pediatric population. In Feigin J, Stelmachowicz P (Eds.): *Pediatric Amplification.* Omaha: Boys Town National Research Hospital, 78–91.

Boothroyd, A., & Nittrouer, S. (1988). Mathematical treatment of context effects in phoneme and word recognition. *Journal of the Acoustical Society of America, 84,* 101–114.

Boothroyd, A., Springer, N., Smith, L., & Schulman, J. (1988). Amplitude compression and profound hearing loss. *Journal of Speech and Hearing Research, 31,* 362–376.

Bradford, L. J. (1975). Respiration audiometry. In Bradford LJ (Ed.): *Physiological Measures of the Audio-Vestibular System.* New York: Academic Press, 249–317.

Byers, V. W., & Bristow, D. C. (1990). Audiological evaluation of nonspeaking, physically challenged populations. *Ear and Hearing, 11,* 382–386.

Coplan, J., & Gleason, J. R. (1993). Test–retest and inter-observer reliability of the Early Language Milestone Scale, Second Ed. *Journal of Pediatric Health Care, 7,* 212–219.

Culpepper, B., & Thompson, G. (1994). Effects of reinforcer duration on the response behavior of preterm 2-year-olds in visual reinforcement audiometry. *Ear and Hearing, 15,* 161–167.

Dawson, P. W., Nott, P. E., Clark, G. M., & Cowan, R. S. C. (1998). A modification of play audiometry to assess speech discrimination ability in severe-profound deaf 2- to 4-year-old children. *Ear and Hearing, 19,* 371–384.

Diefendorf, A. O., & Gravel, J. S. (1996). Behavioral observation and visual reinforcement audiometry. In Gerber S (Ed.): *Handbook of Pediatric Audiology.* Washington, DC: Gallaudet University Press, 55–83.

Dimitrijevic, A., John, M., Van Roon, P., Purcell, D., Adamonis, J., Ostroff, J., et al. (2002). Estimating the audiogram using multiple auditory steady-state responses. *Journal of the American Academy of Audiology, 13,* 205–224.

Eilers, R. E., Miskiel, E., Ozdamar, O., Urbano, R., & Widen, J. E. (1991). Optimization of automated hearing test algorithms: Simulations using an infant response model. *Ear and Hearing, 12,* 191–198.

Eilers, R. E., Widen, J. E., Urbano, R., Hudson, T., & Gonzales, L. (1991). Optimization of automated hearing test algorithms: A comparison of data from simulations and young children. *Ear and Hearing, 12,* 199–204.

Eilers, R. E., Wilson, W. R., & Moore, J. M. (1977). Developmental changes in speech discrimination in infants. *Journal of Speech and Hearing Research, 20,* 766–780.

Eisenberg, R. B. (1975). Cardiotachometry. In Bradford LJ (Ed.): *Physiological Measures of the Audio-Vestibular System.* New York: Academic Press, 319–347.

Elliot, L., & Katz, D. (1980). *Northwestern University Children's Perception Speech (NU-CHIPS).* St. Louis: Auditec.

Erber, N. P. (1980). Use of the Auditory Numbers Test to evaluate speech perception abilities of hearing-impaired children. *Journal of Speech and Hearing Disorders, 45,* 527–532.

Erber, N. P., & Alencewicz, C. M. (1976). Audiologic evaluation of deaf children. *Journal of Speech and Hearing Disorders, 41,* 256–267.

Finitzo-Hieber, T., Matkin, N. D., Cherow-Skalka, E., & Gerling, I. J. (1977). *Sound Effects Recognition Test.* St. Louis, MO: Auditec.

Finitzo-Hieber, T., Matkin, N. D., Cherow-Skalka, E., & Rice, C. (1975). A preliminary investigation of a sound effects recognition test. Paper presented at American Speech and Hearing Association Convention, Washington, DC.

Gans, D. P., & Flexer, C. (1982). Observer bias in the hearing testing of profoundly involved multiply handicapped children. *Ear and Hearing, 3,* 309–313.

Geers, A. E., & Moog, J. S. (1989). Evaluating speech perception skills: Tools for measuring benefits of cochlear implants, tactile aids and hearing aids. In Owens E, Kessler D (Eds.): *Cochlear Implants in Children.* Boston: College-Hill.

Gravel, J. S. (1989). Behavioral assessment of auditory function. *Seminars in Hearing, 10,* 216–228.

Gravel, J. S., & Hood, L. J. (1999). Pediatric audiologic assessment. In Musiek FE, Rintelmann WF (Eds.): *Contemporary Perspectives in Hearing Assessment.* Needham Heights, MA: Allyn & Bacon, 305–326.

Gravel, J. S., Kurtzberg, D., Stapells, D., Vaughan, H., & Wallace, I. F. (1989). Case studies. *Seminars in Hearing, 10,*

272–286.

Gravel, J. S., & Wallace, I. F. (2000). Effects of otitis media with effusion on hearing in the first three years of life. *Journal of Speech, Language, and Hearing Research: JSLHR, 43,* 631–644.

Hall, J. W. (2006). *New Handbook For Auditory Evoked Responses.* Boston: Allyn & Bacon.

Haskins, H. A. (1949). A phonetically balanced test of speech discrimination for children. Master's thesis, Northwestern University, Evanston, IL.

Haug, O., Baccaro, P., & Guilford, F. (1967). A pure-tone audiogram on the infant: The PIWI technique. *Archives of Otolaryngology, 86,* 435–440.

Hicks, C. B., Tharpe, A. M., & Ashmead, D. H. (2000). Behavioral auditory assessment of young infants: Methodologic limitations or natural lack of auditory responsiveness? *American Journal of Audiology, 9*(2), 124–130.

Jacobson, J. T. (Ed.) (1985). *The Auditory Brainstem Response.* San Diego: College-Hill.

Jerger, J. F., & Hayes, D. (1976). The cross-check principle in pediatric audiology. *Archives of Otolaryngology, 102,* 614–620.

Jerger, S., & Jerger, J. (1984). *Pediatric Speech Intelligibility Test—PSI.* St. Louis: Auditec.

Jerger, S., Jerger, J., & Lewis, S. (1981). Pediatric speech intelligibility test, II: Effect of receptive language and chronological age. *International Journal of Pediatric Otorhinolaryngology, 3,* 101–118.

Jerger, S., Lewis, S., Hawkins, J., & Jerger, J. (1980). Pediatric speech intelligibility test: I. Generation of test materials. *International Journal of Pediatric Otorhinolaryngology, 2,* 217–230.

Joint Committee on Infant Hearing (JCIH) (2007). Year 2007 position statement: Principles and guidelines for early hearing detection and intervention programs. *Pediatrics, 120,* 898–921.

Kalikow, D. N., Stevens, D. N., & Elliot, L. L. (1977). Development of a test of speech intelligibility in noise using sentence materials with controlled word predictability. *Journal of the Acoustical Society of America, 61,* 1337–1351.

Kirk, K. I. (1999). Assessing speech perception in listeners with cochlear implants: The development of the Lexical Neighborhood Test. *Volta Review, 100,* 63–85.

Kirk, K. I., Eisenberg, L. S., Martinez, A. S., & Hay-McCutcheon, M. (1999). Lexical Neighborhood Test: Test-retest reliability and interlist equivalency. *Journal of the American Academy of Audiology, 10,* 113–123.

Kirk, K. I., Pisoni, D. B., & Osberger, M. J. (1995). Lexical effects on spoken word recognition by pediatric cochlear implant users. *Ear and Hearing, 16,* 470–481.

Liden, G., & Kankkunen, A. (1969). Visual reinforcement audiometry. *Archives of Otolaryngology, 89,* 865–872.

Linder, T. W. (1990). *Transdisciplinary Play-Based Assessment: A Functional Approach to Working with Young Children.* Baltimore: Brooks.

Ling, D. (1976). *Speech for the Deaf Child.* Washington, DC: AG Bell Association for the Deaf.

Ling, D. (1989). *Foundations of Spoken Language for Hearing-Impaired Children.* Washington, DC: AG Bell Association for the Deaf.

Ling, D., & Ling, A. H. (1978). *Aural Habilitation.* Washington, D.C.: AG Bell Association for the Deaf.

Ling, D., Ling, A. H., & Doehring, D. G. (1970). Stimulus response and observer variables in the auditory screening of newborn infants. *Journal of Speech and Hearing Research, 13,* 9–18.

Lloyd, L. L., Spradlin, J. E., & Reid, M. J. (1968). An operant audiometric procedure for difficult-to-test patients. *Journal of Speech and Hearing Disorders, 33,* 236–245.

Matkin, N. (1977). Assessment of hearing sensitivity during the preschool years. In Bess F (Ed.), *Childhood Deafness.* New York: Grune & Stratton, 127–134.

Meadow-Orlans, K. P. (1983). *Meadow-Kendal Social-Emotional Assessment Inventories for Deaf and Hearing Impaired Students.* Washington, DC: Gallaudet University.

Menary, S., Trehub, S. E., & McNutt, J. (1982). Speech discrimination in preschool children: A comparison of two tasks. *Journal of Speech and Hearing Research, 25,* 202–207.

Merer, D. M., & Gravel, J. A. (1997). Screening infants and young children for hearing loss: Examination of the CAST Procedure. *Journal of the American Academy of Audiology, 8,* 233–242.

Meyer, T. A., & Pisoni, D. B. (1999). Some computational analyses of the PBK test: Effects of frequency and lexical density on spoken word recognition. *Ear and Hearing, 20,* 363–371.

Moog, J. S., & Geers, A. E. (1990). *Early Speech Perception Test.* St. Louis: Central Institute for the Deaf Publications.

Moore, J. M., Thompson, G., & Folsom, R. C. (1992). Auditory responsiveness of premature infants using visual reinforcement audiometry. *Ear and Hearing, 13,* 187–194.

Moore, J. M., Thompson, G., & Thompson, M. (1975). Auditory localization of infants as a function of reinforcement conditions. *Journal of Speech and Hearing Disorders, 40,* 29–34.

Moore, J. M., Wilson, W. R., & Thompson, M. (1977). Visual reinforcement of head-turn responses in infants under 12 months of age. *Journal of Speech and Hearing Disorders, 42,* 328–334.

Nelson, N. W. (1993). *Childhood Language Disorders in Context: Infancy through Adolescence.* NY: Merrill.

Nielsen, S. E., & Olsen, S. Ø. (1997). Validation of play-conditioned audiometry in a clinical setting. *Scandinavian Audiology, 26,* 187–191.

Nilsson, M. J., Soli, S. D., & Gelnett, D. (1996). *Development of the Hearing in Noise Test for Children.* Los Angeles: House Ear Institute.

Northern, J. L., & Downs, M. P. (1991). *Hearing in Children,* 4th ed. Baltimore: Williams & Wilkins.

Olsen, W. O., & Matkin, N. D. (1991). Speech audiometry. In Rintelmann WF (Ed.): *Hearing Assessment,* 2nd ed. Austin, TX: Pro-Ed, 39–140.

Picton, T. W. (2007). Audiometry using auditory steady-state responses. In Burkhard RF, Don, M, Eggermont JJ (Eds.): *Auditory Evoked Potentials: Basic Principles and Clinical Applications.* Philadelphia: Lippincott Williams & Wilkins, 441–462.

Primus, M. A., & Thompson, G. (1985). Response strength of young children in operant audiometry. *Journal of Speech and Hearing Research, 28,* 539–547.

Rance, G., Tomlin, D., & Rickards, F. W. (2006). Comparison of auditory steady-state responses and tone-burst auditory brainstem responses in normal babies. *Ear and Hearing, 27,* 751–762.

Robbins, A. M., & Kirk, K. I. (1996). Speech perception assessment performance in pediatric cochlear implant users. *Seminars in Hearing, 17,* 353–369.

Robbins, A. M., Renshaw, J. J., & Berry, S. W. (1991). Evaluating meaningful auditory integration in profoundly hearing impaired children. *American Journal of Otology, 12,* 144–150.

Ross, M., & Lerman, J. (1970). A picture identification test for hearing-impaired children. *Journal of Speech and Hearing Research, 13,* 44–53.

Ross, M., & Lerman, J. (1971). *Word Intelligibility by Picture Identification WIPI.* Pittsburgh: Stanwix House.

Ross, M., & Randolf, K. (1988). *Auditory Perception of Alphabet Letters Test (APAL).* St. Louis: Auditec.

Shimizu, H. (1992). Childhood hearing impairment: Issues and thoughts on diagnostic approaches. *AAS Bull, 17,* 15–37.

Sininger, Y. S. (2007). The use of auditory brainstem response in screening for hearing loss and audiometric threshold prediction. In Burkhard RF, Don M, Eggermont JJ (Eds.): *Auditory Evoked Potentials: Basic Principles and Clinical Applications.* Philadelphia: Lippincott Williams & Wilkins, 254–274.

Stach, B. A., Wolf, S. J., & Bland, L. (1993). Otoacoustic emissions as a cross-check in pediatric hearing assessment. *Journal of the American Academy of Audiology, 4,* 392–398.

Stapells, D. R. (2002). The tone-evoked ABR: Why it's the measure of choice for young infants. *Hearing Journal, 55*(11), 14–18.

Stredler-Brown, A., & Johnson, D. C. (2003). *Functional Auditory Performance Indicators: An Integrated Approach to Auditory Development.* Available from: *www.cde.state.co.us/cdesped/SpecificDisability-Hearing.htm.*

Suzuki, T., & Obiga, Y. (1961). Conditioned orientation audiometry. *Archives of Otolaryngology, 74,* 192–198.

Tharpe, A. M., & Ashmead, D. H. (1993). Computer simulation technique for assessing pediatric auditory test protocols. *Journal of the American Academy of Audiology, 4,* 80–90.

Thompson, G., Thompson, M., & McCall, A. (1992). Strategies for increasing response behavior of 1- and 2-year-old children during visual reinforcement audiometry (VRA). *Ear and Hearing, 13,* 236–240.

Thompson, G., & Weber, B. (1974). Responses of infants and young children to behavioral observation audiometry (BOA). *Journal of Speech and Hearing Disorders, 39,* 140–147.

Thompson, M., Thompson, G., & Vethivelu, S. (1989). A comparison of audiometric test methods for 2-year-old children. *Journal of Speech and Hearing Disorders, 54,* 174–179.

Ventry, I. M. (1975). Conditioned galvanic skin response audiometry. In Bradford LJ (Ed.): *Physiological Measures of the Audio-Vestibular System.* New York: Academic Press, 215–247.

Weber, S., & Redell, R. C. (1976). A sentence test for measuring speech discrimination in children. *Audiology and Hearing Education, 2,* 25–40.

Widen, J. E., Folsom, R. C., Cone-Wesson, B., Carty, L., Dunnell, J. J., Koebsell, K., et al. (2000). Identification of neonatal hearing impairment: Hearing status at 8 to 12 months corrected age using a visual reinforcement audiometry protocol. *Ear and Hearing, 21,* 471–487.

Widen, J. E., Johnson, J. L., White, K. R., Gravel, J. S., Vohr, B. R., James, M., et al. (2005). A multisite study to examine the efficacy of the otoacoustic emission/automated auditory brainstem response newborn hearing screening protocol: Results of visual reinforcement audiometry. *American Journal of Audiology, 14,* S200–S216.

Widen, J. E. (1993). Adding objectivity to infant behavioral audiometry. *Ear and Hearing, 14,* 49–57.

Wilson, W. R., & Thompson, G. (1984). Behavioral audiometry. In Jerger J (Ed.): *Pediatric Audiology.* San Diego: College-Hill, 1–44.

Zimmerman-Phillips, S., Robbins, A. M., & Osberger, M. J. (2000). Assessing cochlear implant benefit in very young children. *Annals of Otology, Rhinology, and Laryngology, 185,* 42–44.

제 13 장

청각선별검사

선별검사의 원칙

선별검사 프로그램은 특정 장애를 가진 개인이나 장애 집단에서 장애 유무를 확인하는 데 사용된다. 선별은 정상적인 결과와는 다른 검사 결과가 나타나거나 장애로 진단되는 한 가지 증상이 나타나는 것을 찾는 것이다. 덧붙여 이러한 증상이 나타나면 가능한 빨리 신뢰롭고 타당한 검사가 이루어져야 한다. 이것은 청각 결함, 장애 및 불능으로 다음과 같이 정의를 분류할 수 있다(ASHA, 1997).[1] **장애**(disorder)는 해부학적으로 **비정상**(예 : 귀의 기형) 혹은 **병리적으로 비정상**(예 : 중이염)을 의미한다. **결함**(impairment)은 생리적 혹은 심리적 기능을 잃거나 비정상적인 것을 의미한다(예 : 청력 손실). **불능**(disability)은 사람이 기능을 수행하려 할 때 역으로 움직이게 되는 것을 말한다(예 : 청력 손실은 학습 성취나 사회적 상호작용을 방해한다). 이런 영역 문제가 나타나면 **청각선별검사**를 받게 된다(AAA, 1997a, b; ASHA, 1997; NIH, 1993; Mauk & Behrens, 1993; JCIH, 2007). **확인 청력검사**라는 용어는 때때로 청각 결함을 선별할 때 사용되었고 종종 오래된 보고에서 볼 수 있다.

청각 선별검사 프로그램은 자격을 갖춘 청각사에 의해 시행되어야 하지만 일반적으로 청각사의 전문지식이 요구되지 않는 선별검사 절차임을 인정한다(NIH, 1993; AAA, 1997a, b; ASHA, 1997; JCIH, 2007). 그러므로 이런 목적으로 검사를 수행할 수 있도록 고용된 직원에 의해 혹은 그 검사를 수행하기 위해 적절한 시간에 그 장소에 있는, 전문적이지만 청각사가 아닌 사람에 의해서도 이루어진다.

여기서 재정적인 요소를 자세히 말할 수는 없지만 직원 월급, 기기 장치, 장소 등과 같은 비용을 간과할 수 없으며 종종 실제 선별검사 진행 과정에서도 중추적인 역할을 담당한다는 것도 알고 있어야 한다. 이런 이유로 임상가들에게 이런 정보를 제공하기 위해 아동당 지불되는 선별검사 비용과 같은 정보를 요구할 수도 있다. 이런 목적에 근거한 전형적인 공식의 예는 다음과 같다(Cooper, Gates, Owen, & Dickson, 1975).

$$\text{아동당 비용} = \frac{S}{R} + \frac{C+(M\times L)}{(N\times L)}$$

여기에 S는 개인 선별검사의 시간당 직원의 급여, R은 선별비율(시간당 몇 명의 아동이 선별되었는지), C는 장비 비용, N은 연간 선별검사를 받은 아동의 수, L은 장비의 예상 수명이다.

선별검사의 근본 목표는 특정 문제를 가진 사람들이나 집단에서 개별적으로 장애 유무를 확인하기 위함이다. 실제로 문제가 나타난 사람을 "비정상", 문제가 나타나지 않는 사람을 "정상"이라 한다. 여기서 정

---

1) 이 용어들은 ASHA(1997) 선별지침서에서 정의한 것으로 이 장 전반에 적용될 것이다.

상이건 비정상이건 상관없이 단지 특정 문제를 선별하기 위해 모두 시행되어야 하는 것이 중요하다. 완벽한 선별검사는 비정상적인 사람은 실패하고 정상적인 사람은 통과하게 된다. 이러한 의도에도 불구하고 선별검사(혹은 그 어떤 검사도)는 모든 정상과 비정상을 완벽하게 분류할 수 없다. 이런 이유로 우리는 선별검사 결과의 정확도와 오류율을 고려해야 한다. 다양하고 복잡한 문제는 환자의 실제 상태를 결정하는 데 이용된다. 종종 선별검사 자체만으로 완벽하지 않으므로 다른 검사를 보완하여 진단한다.

선별검사를 평가하는 데 포함되는 원칙을 이해하기 위해 특정 장애로 진단될 집단군을 만들어 보자. 그림 13.1을 보면 위의 상자에 표시된 실제 정상(흰 사각형)으로 진단받은 31명과 장애(검정 사각형)로 진단받은 9명이 있다. 이 장애는 40명 중에 9명이 발생했기 때

문에 22.5%로 나타났다(9/40=0.225).

선별검사를 통과한 사람은 이런 문제로부터 벗어난 반면에 실패한 사람은 이 문제를 가지고 있는 것으로 판단된다. 예를 들어 청각 선별검사는 음을 듣는 능력이 포함된다. 음을 들을 수 있는 사람들은 선별검사를 통과할 테지만 듣지 못하는 사람들은 실패할 것이다. 그러므로 선별검사에서 통과한 사람은 정상이고 실패한 사람들은 비정상이다. 가상 선별검사 결과는 그림 13.1의 아래 두 개 상자, "통과"와 "실패"로 나타냈다. 선별검사 결과는 정확하지 않다는 것을 기억하라. 31명 중 27명은 선별검사에서 통과한 정상이지만 나머지 4명은 실패하였다. 그리고 비정상인 9명 중 7명은 선별검사에서 실패하였지만 나머지 2명은 통과하였다. 그러므로 선별검사를 통해 두 가지 결과(통과와 실패)로 나타날지라도 실제로는 선별검사를 통과하거나 실패한 결과가 맞는지 틀렸는지에 따라 네 가지 가능한 결과가 존재한다.

선별검사의 네 가지 가능한 결과는 그림 13.2처럼 매트리스(2×2) 모양으로 정리할 수 있다. 두 가지 정확한 결과는 민감성과 특이성으로 나누어진다. **민감성**은 선별검사에서 실패한 비정상적인 사람들의 비율이며 **적중률**이다. 이 비율은 선별검사에 실패한 비정상인의 수를 비정상인의 전체 수로 나눈 값이다. 가상 선별검사의 민감성은 7/9=0.78 또는 78%가 된다. 그림 13.3은 가상 선별검사에서 나타난 민감성과 다른 값이다. **특이성**은 선별검사를 통과한 정상인의 비율이다. 선별검사 통과한 정상인 수를 정상인의 전체 수로 나누어 계산한다. 즉 정상인의 경우 27/31=0.87 또는 87%가 된다.

두 가지 잘못된 선별검사 결과는 거짓-음성(false-negative)과 거짓-양성(false-positive)이다. **거짓-음성** 결과 혹은 **놓친**(miss) 결과는 비정상인이 선별검사에서 통과할 때를 말한다. 반대로 **거짓-양성** 결과는 정상이 실패할 때를 말한다. 선별검사를 통과하는 것은 문제를 가지고 있지 않은 사람임을 암시하기 때문에 "양성" 결과로 나타난다. 그리고 선별검사에서 실패한 것은 문제를 가진 사람임을 말하므로 "음

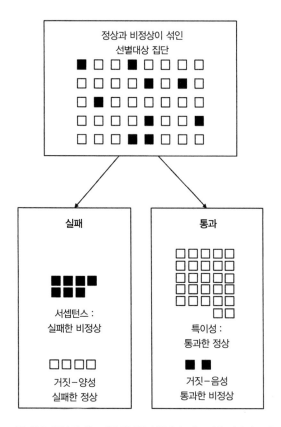

그림 13.1 위의 상자는 어떤 장애를 선별해야 하는 가상 집단이고 아래 두 상자는 선별검사에서 통과와 실패자다. 흰 사각형은 실제로 정상인 집단이고 검정 사각형은 장애를 가진 집단이다.

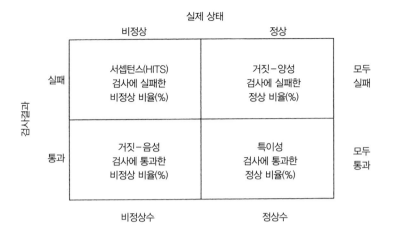

그림 13.2 선별검사 결과를 환자의 진위 상태에 따라 결과가 나타난 하나의 매트릭스로 제시하였다(통과와 실패).

성" 결과가 나타난다. 거짓-음성 비율은 선별검사를 통과한 비정상 사례의 비율이다. 즉 오류 비율은 검사를 통과한 비정상적 경우의 비율이다. 가상 거짓-음성 비율은 2/9=0.22 또는 22%이다. 거짓-양성 비율은 선별검사에서 실패한 정상인들의 비율이다. 즉 거짓-양적의 수를 정상인의 전체 수로 나눈 값으로 4/31=0.13 또는 13%이다.

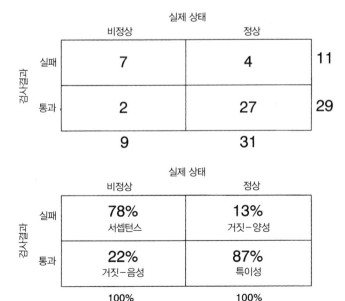

그림 13.3 (a) 그림 13.1의 선별검사 사례로 각 범위에 속하는 환자 수, (b) 이 사례에서 서셉턴스, 특이성, 거짓-양성 그리고 거짓-음성 비율

요약하면 서셉턴스(또는 적중률)는 문제를 가진 사람들을 정확하게 구분하는 정도를 제시해 주며 특이성은 정상인이 정확하게 구분되는 정도를 말한다. 거짓-음성(놓친)과 거짓-양성 비율은 각기 서셉턴스, 특이성과 연관된 오류 정도이다. 따라서 좋은 민감성과 좋은 특이성 모두를 가진 선별검사가 이루어져야 하는 것이다. 서셉턴스 선별검사를 잘 시행하더라도 너무 많은 정상인이 실패한다면 유용하지 않을 것이며, 최고의 특이성 검사를 실시하더라도 너무 많은 비정상인이 통과한다면 쓸모가 없을 것이다.

유아 및 아동의 청각 선별

청각장애 유병률

유아 및 아동에 대한 청각 선별검사의 필요성은 난청의 높은 유병률, 청각장애의 영향 및 조기 중재의 중요성을 고려할 때 명백해진다. Mauk와 Behrens(1993)가 연구한 10개의 샘플을 분석해 보면 청각 손실이 50dB 이상 떨어진 경우는 출생한 아동 1000명당 1명 정도 출현하고, 일반적으로 의사소통의 정상 수준에 해당되는 최소 20dB HL 이상 청력을 손실하는 경우는 1000명당 2.5명이라고 주장하였다. Stein(1999)은 신생아 선별검사 프로그램에서 나오는 데이터를 바탕으로 태어난 영아 1000명당 1명이 양측 청각 손실이라고 추정하였고, 중증도 및 편측 난청 유아까지 포함한다면 1000명당 5~6명으로 늘어날 것이며, 신생아 집중치료실(NICUs)에 있는 신생아까지 포함한다면 신생아 위험군 비율이 2~4% 정도 될 것

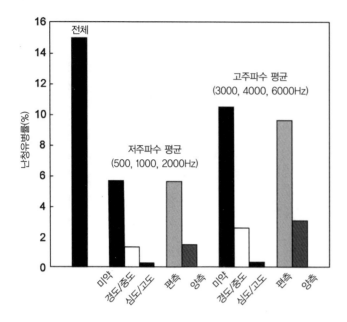

그림 13.4 6~19의 아동 6166명 중 저주파수대와 고주파수대에서 평균 216dB HL 아동의 난청 유병률(Niskar A. S., Kieszak, S. M., Holmes, A., Esteban, E., Rubin, C., & Brody, D. J.(1988). Prevalence of hearing loss among children 6 to 19 years of age: The third national health and nutrition examination survey. Journal of the American Medical Association, 279, 1071-1075)

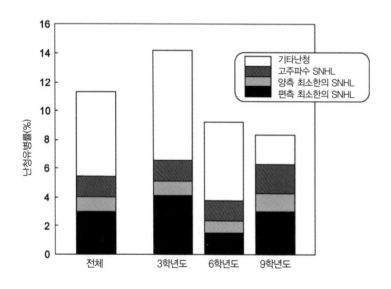

그림 13.5 표 13.1 범주에 근거 3, 6, 9학년 아동 1218명 중 나타난 난청 유병률.(F. H., Dodd-Murphy, J., & Parker, R. A. (1998). Children with minimal sensorineural hearing loss: Prevalence, educational performance, and functional status. Ear and Hearing, 19, 339-354)

이다.

학령기 아동들 중에서 청각장애를 추정해 보면 선행 연구에서 보고된 바로는 대략 3~33% 정도로 다양하며 이것은 "난청"을 정의하는 방법과 수집의 방법적 차이 및 샘플 차이에 따라 달라져 다양해진다(Sarff, 1981; Axelsson, Aniansson, & Costa, 1987; Lundeen, 1991; Montgomery & Fujikawa, 1992; Bess, Dodd-Murphy, & Parker, 1998; Niskar, Kiesazak, Holmes et al., 1998). 그러나 Bess 등

(1998)과 Niskar 등(1998) 같은 대규모 연구에서는 미국 학령기 아동의 난청 출현율이 11~15%라고 하였다. 일부 연구에서 추정되는 출현율을 그림 13.4와 13.5에 정리하였다. Niskar 등(1998)은 저주파수대(500, 1000, 2000Hz)와 고주파수대(3000, 4000, 6000Hz)에 기초하여 경도/중도, 심도/고도로 난청을 분류하였다. Bess 등(1998)은 감각신경성 난청과 다른 형태의 청각장애로 구별하였다(표 13.1). Niskar 등(1998)은 경도 난청(16~25dB HL)이 더 심한 난청보다 보편적인

표 13.1 그림 13.5에 제시된 난청 범위의 특성[a]

감각신경성 난청(SNHL)[b]	
양측 SNHL	• 양이에서 500~2000Hz의 순음 청력이 20~40dB HL
편측 SNHL	• 나쁜 쪽 귀에서 500~2000Hz의 순음 청력이 20~40dB HL 이상
	• 좋은 쪽 귀에서 500~2000Hz의 순음 청력이 15dB HL 이하
고주파수 SNHL	• 한쪽 귀 혹은 양이에서 3000, 4000, 6000, 8000Hz 사이에서 순음 청력이 25dB HL 이상
기타 청력 손실[c]	
전음성 청각장애	• 평균 기전도역치가 25Hz
	• 기골도 평균 차 10dB HL 이상
	• 고실도 B type
	• 한쪽 혹은 양쪽 귀
기타 청각장애	• 위의 집단에 속하지 않는 경우(예 : 감음신경성 이상, 혼합성)

[a] Bess, Dodd-Murphy, Parker(1998)에 의해 정의되었다.
[b] 정상 청력은 양이에서 평균 청력이 15dB HL 이하이고 편측에서는 한쪽 역치가 25dB HL 이상 넘지 않는 것을 의미한다.
[c] 그림 13.5 참조

것을 발견했고(그림 13.4) Bess 등(1998)은 최소한의 감각신경성 청각장애가 5.4%, 다른 청각장애 범주는 5.9%라고 하였다(그림 13.5). 두 연구에서 학령기 아동은 편측성 난청이 양측성 난청보다 더 일반적이라고 하였다. 고주파수대 난청이 학령기 아동들 사이에 존재하지만 발견하기가 어렵고, Bess 등(1988)은 3% 정도 나타난다고 보고한 데 비해(그림 13.5) Niskar 등(1998)은 12.7%라고 보고하였다(그림 13.4).[2] 이와 같은 출현율은 가능한 한 빨리 학령기 동안에 청각장애 유아의 지속적인 선별이 필요하다는 것을 분명히 보여 주고 있다.

말과 언어, 문해력과 학업 수행 능력, 심리사회적 요소에서 청각장애는 상당히 부정적인 영향을 준다(Schow & Nerbonne, 1996; Alpiner & McCarthy, 2000). 감각신경성 청각장애와 편측성 청각장애를 가진 아동들조차 교육적·심리적 차이를 볼 수 있다(Bess et al., 1998). 이러한 영향을 경감할 수 있는 열쇠는 조기 조정을 이끄는 조기 진단이다. 특히 생후 6개월에 청각장애로 진단된 아동들 가운데 언어 능력이 이 시기 이후에 진단받은 아동들에 비해 유의하게 높

은 것으로 나타난 것은 매우 인상적이다(Yoshinaga-Itano, Sedey, Coulter, & Mehl, 1998).

유아 청각선별검사

EHDI(early hearing detection and intervention)는 조기에 난청을 가진 아동을 체계적으로 진단하고

---

2) 이 차이는 환자의 진단명과 집단을 분류하는 방법이 얼마나 중요한지를 설명하는 기회로 사용한다. Niskar 등(1998)의 고주파수대 난청 출현율은 Axelsson, Aniansson, Costa(1987)과 Montgomery & Fujikawa(1992)의 연구에서 10대 아동들과 비슷하게 나타났다. 그러나 이들 연구에서 7세와 2학년이 약 6% 정도 난청을 보였고, Niskar 등은 6~11세(12.2%)와 12~19세(13%)가 비슷하다고 하였다. Niskar 등의 6~11세는 7세(초기 연구에서 낮은 출현율을 보인 집단)와 10세(높은 출현율을 보인 집단)에 속한다. 또한 Bess 등(1998)의 출현율은 Axelsoon 등과 Montgomery, Fujikawa의 고주파수대 난청을 진단받은 자료를 정리하였을 때 이 연구에서 제시한 출현율과 비슷하거나 높았다. 그러므로 출현율의 일부 차이는 고주파수대 청력손실 차이 정도나 연령에 따라 분류하는 방법에 따른 차이 때문일 것이다.

전반적인 재활 프로그램을 제공하는 역할을 한다. 이곳은 전문가 협회, 입법과 연합법률, 그리고 국제 단체가 지원하고 있고 광범위한 임상과 연구가 이루어지고 있다.[3] 영아 1개월에 **신생아 선별검사**(universal newborn hearing screening, UNHS)를 받고, 3개월에 진단, 그리고 6개월부터 중재를 시작할 수 있도록 미국 전역(White, Vohr, Meyer et al., 2005; JCIH, 2007)에 알려졌다. 사실 미국에서 2005년에 태어난 신생아의 92.8%는 청각장애 선별검사를 받았고(NCHAM, 2007), 오늘날 네 개 주를 제외한 모든 주에서 신생아 선별검사 법안을 승인하거나 심의 중에 있으며, 적어도 95% 이상 자발적으로 준수하고 있다(ASHA, 2007).

유아의 난청을 진단하기 위해서 다양한 접근 방법과 전략이 나타났다. 광범위하게 (a) 공공 인식 캠페인, (b) 고위험군 목표, (c) 고위험군 지표를 제시하여 연관된 행동 및 생리적 검사가 포함된 선별검사 프로그램 등이 있다.

공공 인식 캠페인

공공 인식 캠페인은 유아의 난청에 대한 대중매체 캠페인, 광고용 책자 및 고위험군 요소를 일반 국민에게 교육하기 위한 체크리스트 등을 활용할 수 있다. 이것은 부모나 다른 가족에게 아동의 문제점을 인식시켜 아동을 조기에 진단받고 치료 받을 수 있게 한다. 일반적으로 공공 인식 캠페인은 청각장애를 진단하는 좋은 방법이었지만 이 캠페인의 노력에 비해 청각장애 부모나 보호자들은 실제로 결과를 믿지 않았다. 초기 검사기를 개발한 많은 연구자 역시 부모의 보고를

---

3) 관심 있는 학생들은 신생아 선별과 관련된 최신 정보, 참고 자료, 인터넷 링크 등을 매일 추가하여 갱신할 것이다. 관련사이트 : Centers for Disease Control and Prevention(www.gov/nceh/programs/CDDH/ehdi.htm), American Speech-Language-Hearing Association(www.asha.org), American Academy of Audiology(www.audiolog.org), Joint Committee on Infant Hearing (www.jcih.org), National Center for Hearing Assessment and Management(www.infanthearing.org).

무시하는 경향을 보였기 때문에 캠페인은 크게 효과를 보지 못했다(Elssman, Matkin, & Sabo, 1987; Mauk, White, Mortensen, & Behrens, 1991).

고위험군 목록

청각장애 유아로 조기 진단하는 데 사용된 다른 방법은 아동이 난청과 관련된 몇 가지 사항에 해당되는지를 알아보는 것이다. **고위험군 목록**에서 몇 가지 사항에 해당되는 아동은 진단으로 의뢰되어 지속적인 추적 진료가 이루어져야 한다. 독립체계의 고위험군 목록이 아닌 포괄적인 조기 진단 프로그램의 일부에 포함되며 그 목록(JCIH, 2007)을 표 13.2에 정리해 두었다. 난청 여부를 확인하는 프로그램에 고위험군 목록을 이용하는 것은 저렴하지만 심각한 문제점을 나타냈다(Pappas, 1983; Elssman, Matkin, & Sabo, 1987; Mauk et al., 1991; NIH, 1993). 즉 필요한 정보를 충분히 모으기가 어려웠다. 예를 들어 고위험군 신생아를 결정하는 데 모을 수 있는 정보는 출생 증명서나 부모 설문지뿐이다. 따라서 고위험군의 신생아는 전체 신생아 중에서 청각장애 50%도 선별하지 못하고 대부분의 아동들은 후속 치료를 받지 못했다.

선별검사

행동선별검사

행동적인 방법(Wedenberg, 1956; Downs & Sterritt, 1967)은 과거 유아의 청력 선별검사로 사용되었었다. 12장에서 언급하였던 행동관찰청력검사(behavior observation audiometry, BOA)는 아동에게 자극을 주어 발달 단계에 적합한 행동 변화가 나타나는지를 관찰하는 것이다. 이것은 신생아에게 강한 자극(일반적으로 60dB SPL 또는 그 이상)을 주었을 때 놀람 반사, 안검 반사, 또는 잠에서 깨는 것과 같은 반응이 나타나는지를 확인하는 것이다. 또한 자동화된 방법을 보면 유아용 침대를 이용해서 유아의 움직임을 감시하는 Crib-O-Gram(Simmons & Russ, 1974)과 몸의 움직임뿐만 아니라 호흡 변화를 감지하는 Neonatal Auditory Response Cradle(Bennett,

표 13.2 선천적, 진행성, 지연성 청각장애에 대한 고위험군 지표

아동기에 영구적 난청의 **가족력**(지연성 – 고위험)

태내전염

- 거대세포 바이러스(지연성 위험)
- 헤르페스 바이러스 감염증
- 풍진
- 톡소플라즈마증
- 매독

두개안면 이상[예 : 귓바퀴, 외이도, 측두골의 이형; 이소와(ear pit)/유아귀젖(ear tag)]

선천성 난청, 지연 또는 진행성 난청을 포함하는 **증후군**(지연성 위험)

예 : 알포트 증후군, 제벨증후군, 랑게-닐슨 증후군, 신경섬유종증, 골석화증, 펜드레드 증후군, 어셔 증후군, 와덴버그 증후군

물리 특성(예 : 백색 이마) 또는 영구적인 전음성 난청을 포함하는 증후군과 관련된 감각신경성

5일 이상의 신생아 집중치료

일정 기간 동안의 신생아 집중치료

- 체외막형 산소화(지연성 위험)
- 보조 호흡장치
- 교환수혈로 빌리루빈과잉혈
- 내이 중독성 약물(예 : 젠타마이신, 토브라마이신, 루프 이뇨제)

신경변성 장애(지연성 위험)

예 : 샤르코-마리-투스 증후군, 프리드라이히 운동실조, 헌터 증후군

감각신경성 난청과 관련된 **생후 감염**(지연성 위험)

- 박테리아 수막염
- 바이러스성 수막염(특히 포진, 수두)

화학요법(지연성 위험)

두부 손상, 특히 측두골/두개저의 골절(지연성 위험)

보호자의 관심사(지연성 위험)에 대한 것

- 청력
- 말
- 언어
- 발달 지연

출처 : Based on Joint Committee on Infant Hearing(JCIH). (2007). Year 2007 Position statement: Principles and guidelines for early hearing detection and intervention programs. *Pediatrics, 120*, 898-921.

1975; Shepard, 1983)과 같은 미세한 행동 반응을 확인하는 방법이 있다.

그러나 행동 관찰 접근법은 몇 가지 한계점이 나타나면서 더 이상 신생아의 선별검사로 사용되지 않는다

(Northern & Gerkin, 1989; Durieux-Smith & Jacobson, 1985; Durieux-Smith, Piction, Edwards et al., 1985; Shimizu, Walters, Proctor et al., 1990; Mauk & Behrens, 1993). 행동 관찰 접

근법은 검사자의 성향에 따라 매우 민감하게 좌우될 수 있는 주관적인 판단에 근거한다는 것이다. 즉 많은 거짓-양성과 거짓-음성 결과가 나타나는 것 외에도 검사에 대한 상당한 신뢰도 문제가 존재한다. 또한 스피커를 통해서 높은 강도의 자극을 받아 반응이 나타나지 않았을 경우 경도의 난청인지 중도의 난청인지가 확인되지 않을 뿐만 아니라 한쪽 귀의 손상인지 양이의 손상인지를 말하기가 불가능하다. 그러나 조건화된 행동 검사는 영유아나 아동에게 사용할 수가 있는데 다음에 기술하였다.

생리적 선별검사

생리적인 측정은 신생아 청력 선별검사 프로그램에서 표준이 된다. 유아 선별검사의 주요 검사는 청성 뇌간 반응 검사와 유발 이음향 검사(NIH, 1993; ASHA, 1997; JCIH, 2007; Gravel, White, Johnson et al., 2005; Johnson, White, Widen et al., 2005a, b; White et al., 2005; Widen, Johnson, White et al, 2005), **청성 지속 반응 검사**(ASSR)가 있다(Savio, Perez, Gaya et al, 2006). 생리적 검사는 민감성과 객관성을 높이기 위해 유아가 잠들었을 때 실시하고 각각의 귀를 따로 선별할 수 있다. 이 방법은 행동적 접근법보다 비용이 더 많이 드는 장치를 이용하지만 저주파수 대역의 난청을 발견하는 데 어려움이 있다. 그리고 행동 반응으로 추정하는 "청력" 수준보다 말초와 하위 청각 시스템의 본래 기능을 반영한다. 만약 청각신경계의 병리를 선별검사하고자 한다면 OAE와 ABR을 함께 사용하는 것을 권한다(Hall, Smith, & Popelka, 2004).

청성 뇌간 반응 검사(ABR)는 신생아 청력 선별검사로서 독보적이며 검사의 민감도, 특이도 및 신뢰도가 높다(Mauk & Behrens, 1993; Finitzo, Albright, & O'Neil, 1998; Vohr, Carty, Moore et al., 1998; Norton, Gorga, Widen et al., 2000; Hall, 2006; Sininger, 2007). 이 외에도 선별검사로는 **일시적 이음향 방사**와 **변조 이음향 방사**가 있다. 특이도가 ABR에서 얻은 것만큼 높지 않더라도 유발 이음향 방사(EOAE)는 유아의 난청을 발견하는 데 ABR 검사와 더불어 결과에 대한 민감도를 높여 준다. 게다가 ABR은 청각 신경병증/비동시성을 선별하는 데 사용되지만 OAEs의 초기 신경계를 파악하는 특성 때문에 부적당할 수 있다(JCIH, 2007). OAEs는 취학 전 아동(Sideris & Glattke, 2006; Eiserman, Shisler, Foust et al., 2007), 학령기 아동(Nozza et al., 1997), 성인(Engdahl et al., 1996; Scudder, Culbertson, Waldron, & Stewart, 2003; Seixas et al., 2005) 모두에게 사용된다.

신생아 청력 선별검사에 **자동화된 청성 뇌간 반응 검사**(A-ABR) 또는 이음향 방사 선별검사와 같은 임상적인 기기가 사용되었을 때 효율적인 비용으로 **빠르고 명확한 결과를 제시하게 된다. 이 검사로 전문가들이 ABR 또는 OAE 결과를 해석하는 대신에 현재 아동의 상태를 "통과" 혹은 "의뢰(refer)"를 결정하기 위한 통계 기준으로 썼다. 결과적으로 선별검사 프로그램을 수행하는 데 숙련된 전문성이 요구되지 않는다. 그러므로 자동 A-ABR이나 OAE 기기가 신생아 선별검사 프로그램에 광범위하게 사용되는 것은 놀라운 일이 아니다(Jacobson, Jacobson, & Spahr, 1990; Herrmann, Thornton, & Joseph, 1995; Prieve, 1997; Thompson, 1997; Mason & Herrmann, 1998; Mason, Davis, Wood, & Farnsworth, 1998; Gravel et al, 2005; Johnson et al., 2005a,b; White et al.; 2005; Widen et al, 2005; Uus & Bamford, 2006; Lévêque, Schmidt, Leroux et al., 2007; Lin, Shu, Lee et al., 2007).

수년간에 걸쳐 출판된 많은 가이드와 연구 결과는 청각장애 유아를 진단하기 위해 최상의 검사법들을 구축하려 노력해 왔다. 이 검사 접근이 의미하는 바는 다음과 같이 간략히 설명할 수 있다. (1) 청력 손실의 조기 진단을 위한 발달 단계의 변화 과정을 다루고 있다. (2) 단일 프로토콜이 모든 선별검사 프로그램과 환경에서 최고가 될 것이라 기대할 수 없다. 이것은 유아의 청력 선별검사에 제한되지 않고 아동과 성인을 위해 사용되는 선별검사 방법으로 적용된다. 이에 대해서는 이 장의 후반에 논의할 것이다.

국립보건원 제안 사항

여러 분야에 걸친 패널(NIH, 1993)을 통해 국립보건원은 조기 청각장애 진단을 위해 청각장애의 고위험군이든 저위험군이든 상관없이 모든 신생아는 청각 선별검사를 시행해야 한다고 주장하고 있다. 이 선별검사는 태어난 지 3개월 이내에 실시하고, 접근성이 가장 높은 신생아실에 있을 때 혹은 신생아가 퇴원하기 전에 시행하는 것이 좋다. 신생아 이후에 난청이 나타나거나 악화되는 사례가 있어 NIH에서는 초기 아동기에 난청의 변화를 꾸준히 지켜볼 것을 추천하였다. 또한 학령기 아동들까지 청각 선별검사를 시행하도록 제안하였다.

NIH에서 제안된 신생아 선별검사 접근은 모든 신생아들에게 시행하는 TEOAE 선별검사와 TEOAE 선별검사에서 실패한 신생아에게 ABR 선별검사를 시행하는 2단계의 프로토콜이다. TEOAE 선별검사는 난청에 매우 민감하고 빨리 검사할 수 있고 전극을 사용하지 않기 때문에 선별검사에서 가장 먼저 실시된다. OAE 선별검사를 통과한 신생아는 정상으로 판단한다. OAE 선별검사에 실패한 아동은 과다 의뢰를 최소화하기 위해(거짓-양성 결과) 다음 단계(ABR 선별검사)로 진행한다. ABR 선별검사에서 실패한 아동은 정확한 진단을 받도록 의뢰된다. ABR 선별검사를 통과한 신생아는 퇴원할 수 있지만 3개월에서 6개월 이내에 재선별검사를 받아야 한다. NIH은 두 단계에 걸친 TEOAE/ABR 프로토콜이 비용적으로 효과적인 검사이지만 지속적인 신생아 선별검사로 ABR 하나만 사용할 것을 권장하고 있다.

선별검사를 시행한 일곱 개의 병원에서 중요한 이슈로 보고된 연구는 OAE에 **실패**했지만 A-ABR을 통과했기 때문에 두 단계 선별검사를 **통과**한 신생아들에 관한 것이었다(Gravel et al., 2005; Johnson et al, 2005a, b; White et al., 2005; Widen et al., 2005). 유아들은 8~12개월에 진단검사를 받았다. 많은 선별 조건으로 재검사가 의뢰된 973명의 아동 중 21명의 아동 30개의 귀에서 PHL을 발견하였다. 다시 말해 PHL을 가진 21명의 아동은 OAE 검사에서 실패하였으나 2단계에 걸친 선별검사에서 통과된다(혹은 놓친다). 두 단계 선별검사를 통과하지 못한 PHL을 가진 158명의 영유아를 생각해 보면 PHL을 가진 23%의 영유아는 A-ABR을 통과한 것으로 나타났다.[4] 선별검사에서 23% 놓친 것을 주장하기 전에 우리는 (a) A-ABR은 35dB nHL을 사용하고, (b) 검사에서 놓친 PHL 사례의 대부분(71.4%)은 경도 난청(40dB HL 이하의 순음 평균)을 가지고 있었다는 것을 알아야 한다. 대조적으로 두 단계의 선별검사에서 진단(A-ABR에 실패하고)된 PHL을 가진 신생아들의 대부분은 중도에서 심도 범위의 난청을 가졌다. 확실히 A-ABR은 25dB nHL과 같은 더 낮은 선별검사 레벨을 사용했다면 경도 난청을 가진 소수 귀를 놓치게 된다. 이는 경도 난청의 상당한 영향력이 줄어드는 것을 의미하지 않는다. 그와는 반대로 진단을 할 수 있는 구체적인 난청의 정도를 명확하게 제시하고 (선별 수준을 파악하기 위한) 기술을 활용하는 선별검사의 필요성을 강조하였다. 또한 신생유아시기를 지나서도 아동의 청력에 대한 지속적인 검사는 매우 중요하다. 여기에 관심이 있는 학생들은 Gravel 등(2005), Johnson 등(2005b)의 참고문헌을 읽어 보는 것이 좋다.

NIH가 제안한 중요한 내용은 담당 보호자와 의료인은 어린 아동의 난청과 진단되는 과정에 대해 교육을 받을 필요가 있다. 이 교육에는 (1) 신생아 위험 요인, (2) 후천성 난청 위험 요인, (3) 난청의 조기 행동 반응, (4) 청력의 초기 "측정"(예 : 박수)에 반응하지

---

4) 86634명의 대상 아동 중 PHL을 가진 158명은 두 단계 프로토콜에서 실패하였고 1000명당 1.82명이 출현한다. A-ABR 검사에서 통과한 PHL 21명을 추가하면 179명이 되고 출현율은 2.6에 해당되며 1000명당 0.24명 증가는 PHL 아동들의 12%는 A-ABR 검사에서 놓친다는 것을 의미한다. 연구자들은 출현율에서 0.24 상승은 OAE에서 실패하고 A-ABR 에서 통과한 아동들의 44%에 근거를 두고 있기 때문에 이 값을 0.55로 조정한다(0.24/0.44=0.55). 그래서 추정된 PHL 출현율은 1.82+0.55=2.37이고 이 중 0.55는 23%이다.

않아 판단을 그르치게 된다는 사실을 강조한다.

ASHA(1997) 영유아 선별검사 지침

ASHA(American Speech-Language-Hearing Association, 1997)의 영유아 선별검사 지침은 JCIH에서 청각장애 선별이 생후 3개월에 이루어지고 6개월에 중재가 들어가는 신생아 선별검사를 언급한다. ASHA 지침은 ABR 검사나 OAE 검사를 이용해서 생후 6개월에 신생아와 어린 유아의 청각장애 선별이 이루어지기를 주장한다. OAE 검사는 일시적 이음향 방사(TEOAE)이나 변조 이음향 방사(DPOAE)를 사용한다. ABR 검사를 통과한 양이의 청력은 35dB nHL에서 반응이 나타나야 한다. 그리고 OAE 검사 통과는 양이의 TEOAE 또는 DPOAE에 반응이 나타나야 한다. 이 선별검사와 더불어 ASHA에서는 표 13.2에 제시된 지표 종류에 속하는 아동이 성장하더라도 이런 검사들은 지속적으로 실시해야 한다고 하였다.

JCIH(2007) 신생아 선별 가이드

JCIH(Joint Committee on Infant Hearing)[5]는 1982년 이후 신생아의 난청 진단에 대한 대조표를 제시하였고 수년 동안 축적된 정보와 과학적 진보를 통해 다시 개정하였다. 최근 대조표(JCIH, 2007)에서는 (a) 모든 유아가 한 달이 되기 전에 생리적인 청력 선별검사를 받아야 하고, (b) 생후 3개월이 되기 전에 난청에 대한 확증을 받아야 하고, (c) 아동이 태어난 지 6개월이 되기 전에 다학문적인 중재 프로그램이 시작되어야 한다고 하였다. 또한 장애 진단 범위를 확대하기 위해 감각신경성과 전음성 난청과 더불어 신경성 청각장애(특히 청성 신경 경로/나선신경병증)를 포함

하게 되었다.

전반적으로 JCIH 프로토콜에서는 병원에서 퇴원하기 전에 생리적인 선별검사(첫 선별검사에 실패한 신생아를 위한 재선별)를 제안하였고 선별검사에서 실패한 신생아에게 종합적인 진단평가를 실시하도록 제시되어 있다. 그러나 신생아실이나 신생아 집중치료실에서는 신생아를 위한 다른 선별검사를 사용한다.

신생아실에 있는 신생아들은 A/ABR이나 OAEs를 사용하여 선별되고 초기 선별검사에서 실패한 신생아는 처음에 검사받은 동일한 기기로 퇴원하기 전에 재검사를 받아야 한다(선별되기 전에 혹은 생후 한 달이 되기 이전에 외래 환자로 병원 밖에서 태어난 유아는 선별검사비가 무료이다). 한쪽 귀나 양쪽 귀에서 초기 선별이 실패되는 것과 관계없이 재선별검사는 항상 양이로 실시해야 한다. 두 단계에 걸친 선별검사는 초기 OAE 선별에 실패한 신생아가 A/ABR 재선별에서는 통과된다. A/ABR 재선별검사에서 통과하면 선별검사가 "통과"로 진단된다. 반면에 초기 A/ABR 선별에서 실패한 신생아가 OAE 재선별에서 통과하는 것은 신생아의 청신경에 문제가 있다는 판단을 변경하지 못하기 때문에 OAE로 재선별검사를 하지 않는다. 재선별에 실패한 아동은 청각에 대한 종합적인 진단평가를 받도록 의뢰한다.

신생아 집중치료실에 있는 신생아는 청신경 경로에 위험이 있는 것으로 보이기 때문에 A/ABR만으로 선별검사를 한다. 초기 A/ABR 선별에 실패한 집중치료실에 있는 신생아는 청각사에게 재검사를 받아야 하고 재검사에 실패했다면 종합적인 청력검사를 받아야 한다.[6]

위험군(risk indicator)은 경도 난청을 가진 신생아뿐만 아니라 신생아 선별검사를 통과한 지연성 혹은 진행성 청력 손실을 가진 신생아를 진단하는 가이드로 사용되었다. 표 13.2는 JCIH(2007)에 의해 추천된

---

5) JCIH에는(Alexander Graham Bell Association, American Academy of Audiology) American Academy of Otolaryngology-Head and Neck Surgery, American Academy of Pediatrics, American Speech Language-Hearing Association, Council of Education of the Deaf, Directors of Speech and Hearing Programs in state health welfare Agencies가 포함되어 있다.

---

6) 진단적 평가를 위한 과잉 의뢰를 피하려면 외래 환자 재선별검사 시행을 위해 NICU 아동이 아니면서 길어도 생후 1개월 전에 재선별검사로 진단받은 보육원 신생아들에게 시행된다.

표 13.3 ASHA(1997)의 지침에 의해 추천된 연령 범위 동안 난청 선별검사 프로토콜의 주요 구성요소 요약

인구(검사 방법)	검사하는 주파수(Hz)	선별수준(dB HL)	통과기준
신생아~6개월			ABR≤35dB nHL 또는 TEOAE나 DPOAE, 양쪽 귀
7개월~2세(시각강화청력검사)	1000, 2000, 4000	30	양쪽 귀에 모든 주파수에서 반응
7개월~2세(유희청력검사)		20	
3~5세(유희청력검사)		20	양쪽 귀에 모든 주파수에서 최소 2/3 반응
5~18세		20	양쪽 귀에 모든 주파수에서 반응
성인		25	

약어 : ABR(청성 뇌간 반응 검사), DPOAE(변조 이음향 검사), TEOAE(일시적 이음향 검사)

난청 위험군을 요약한 것이다. 여기에는 선천성뿐만 아니라 **진행성**이나 **지연성** 난청의 항목이 포함된다는 것을 알아야 한다. 이 요인 중 많은 것이 태어나는 동안 혹은 직접 관찰 가능한 것(예 : 구조적인 기형), 집중치료실에서 치료와 관련된 것 등 출생 후 병원에 머무는 동안 명백하게 나타난다. 일부는 병력 정보에 의지된다(예 : 난청의 가족력과 임신 중 감염). 또 일부는 몇 년 동안 명백하게 드러나지 않는다(예 : 두개관 내출혈, 뇌수막염). 위험 인자를 갖고 있는 신생아는 30개월까지 적어도 한 번의 청력검사를 받게 되고 지연성 난청 인자를 갖고 있는 신생아는 잦은 청력검사를 받도록 권한다.

덧붙여 JCIH(2007)는 위험군의 아동들을 소아과의 정기적인 검사 스케줄(AAP, 2000)에 따라 "지역기반의 주거용 의료기관(medical home)"이라는 곳에서 지속적인 감독을 받도록 권고한다. 뿐만 아니라 여기서 의사의 관찰 속에 아동의 보호자가 아동의 청력이 의심된다면 9, 18, 24, 30개월(AAP, 2006) 혹은 가능한 한 빨리 적합한 선별검사를 시행한다. 이런 관찰 방문 동안 표 13.2에 속하는 위험군, 발육 이정표 및 지속적인 중이염과 같은 다른 요인에 주목한다.

6개월 이후의 선별검사(ASHA, 1997)

6개월 후에 유아를 선별하는 데에는 많은 이유가 있

다. 영유아가 신생아 기간 내에 보편적인 선별검사를 받을 수 있도록 노력함에도 불구하고 적어도 생후 6개월이 될 때까지 선별검사를 받지 못한 영유아가 있다. 그 밖에 다른 유아는 위험 인자(일정한 간격으로)에 근거한 재선별검사를 받아야 한다. 사실 "필요에 따라, 요구에 따라, 또는 규정에 따라"와 같은 문구는 지침 내에 선별검사 지표로 보인다.

ASHA(1997) 선별검사 지침에는 조건 반응 방법을 사용하여 7개월~2세의 연령 범위에 있는 아동에게 1000, 2000, 4000Hz에서 순음 선별검사 할 것을 권하고 있다. 이어폰을 사용하여 각 귀를 따로 검사해야 한다. 딸랑이, 음악, 구어, 그리고 다른 광대역 신호와 같은 주파수 특성이 드러나지 않는 자극은 모든 연령에 부적절한 것으로 생각된다(물론 ABR과 TEOAE 제외). 검사음은 시각강화청력검사(VRA)를 사용한 30dB HL의 선별검사 수준이나 또는 조건유희청력검사를 사용하여 20dB HL로 제시되어야 한다(표 13.3). 이 선별검사는 청각사에 의해 진행되어야 한다. 각 귀에 음을 들고 반응이 없으면 실패로 판단하고 선별검사를 다시 하거나 청각평가를 실시해야 한다. 음장검사는 이어폰을 거부하는 아동이 받아들일 수 있도록 변형된 검사 방법이지만 음장 자극에 반응하는 것이 어느 귀인지 알지 못한다는 것을 염두에 두어야 한다. 그러나 BOA와 같은 무조건적인 검사 방법은 수용 가

능하지 않다. 물론 이 연령 범위에서 조건화된 청력검사 방법으로 정확하게 검사를 받지 못하는 아동이 있는데 이 경우 ABR과 OAE 검사를 실시해야 한다.

취학 전과 학령기 아동의 청각장애 선별검사

취학 전 아동(3~5세)을 위해 ASHA(1997)에서 추천한 선별검사 접근법은 유희청력검사를 이용, 이어폰으로 1000, 2000, 4000Hz에서 20dB HL을 들려주어 검사하는 것이다. 선별검사를 통과하기 위해 아동은 양이에서 적어도 세 번 중 두 번 반응해야 한다(표 13.3). 시각강화청력검사는 유희청력검사로 청력검사를 하지 못했을 때 사용한다. 음장검사는 이어폰을 거부하는 아동을 위해서 시행할 수 있으며 이미 언급했던 제한점을 염두에 두어야 한다. 선별검사에 실패한 취학 전 아동이 어릴 때 선별검사를 실패했다면 아동의 청각적 문제로 재선별 과정을 거쳤다 하더라도 청력검사를 의뢰해야 할 것이다.

ASHA(1997)가 학령기 아동(5~18세)을 위한 청각장애 선별검사 지침을 제시한 것은 아동의 의사소통, 발달, 교육, 또는 건강에 부정적으로 영향을 미칠 수 있는 청각장애를 진단하고자 함이다. 일반적으로 20dB HL 이하 역치는 정상이다. ASHA에서는 아래와 같은 사항에 해당될 경우 청력 선별검사를 실시할 것을 제안하였다.

- 아동이 학교에 들어갈 때
- 유치원에서 3학년까지 매년
- 7학년과 11학년

이처럼 "일정하게 예정된" 시간에 위험군이 존재하거나 특별한 상황이 생겼을 때 선별검사를 실시한다. 학령기 동안 난청을 일으키는 위험 인자는 다음과 같다.

- 아동의 청력, 구어, 언어, 또는 학습에 대한 관심

- 지연 난청의 가계력
- 난청을 포함하는 증후군
- 두개골 및 귀 이상
- 3개월 이상 지속적으로 재발되는 중이염
- 의식불명을 동반한 두개관 내 출혈
- 내이 중독성 약물에의 노출
- 잠재적으로 손상될 수 있는 소음 수준에의 노출

청력 선별검사가 반드시 이루어져야 하는 다른 상황은 아동이 다음과 같을 때이다.

- 특수교육을 시작할 때
- 학년이 반복될 때
- "일정하게 예정된" 선별검사를 실시하지 않고 지나쳤을 때
- 이전에 예정된 청력 선별검사를 통과했다는 증거 없이 새로운 학교에 들어갈 때

ASHA의 선별검사는 아동이 양이에 20dB HL의 선별 수준으로 기전도에 제시된 1000, 2000, 4000Hz의 순음을 들을 수 있는지 없는지를 결정하는 것이다. 각 아동은 순음청력검사 또는 유희청력검사를 사용하여 개별적으로 검사를 받는다. 그룹 검사나 비표준화된 검사(예 : 손에 쥐는 장치)는 적절하지 않다. 선별검사를 통과하려면 아동은 양쪽 귀에 제시되는 모든 음에 반응을 해야 한다(표 13.3). 각 귀에서 음을 한 개 이상 틀리면 실패한 것으로 간주한다. 선별검사에 실패한 아동(또는 선별검사에 반응하도록 훈련되지 않은 아동)은 동일한 기간 동안 재검사를 받아야 한다. 재선별검사에 실패한 아동은 청력평가에 의뢰되고 적절한 관리를 받게 된다.

1997년, 미국청각학회는 취학 전과 학령기 아동을 위한 선별 프로그램을 계획하고 시행할 내 고려해야 할 문제를 권고하는 보고서와 대차대조표를 발표했다(AAA, 1997a, b). AAA(1997b) 대차대조표는 특수교육이 고려될 때, 혹은 부모나 보호자가 난청이 의심될 때, 취학 전인 모든 아동에게 적어도 한 번의 순음 선

별검사를 권고한다. ASHA(1997)와 비슷하게 AAA는 아동이 각 귀에 20dB HL로 제시되는 1000, 2000, 4000Hz 순음에 반응할 수 있는지 판단할 것을 제안하였다. 각 아동은 명확한 검사 방법(예 : 시각강화, 유희검사, 또는 일상적으로 이루어지는 청력검사)이 구체적으로 명시되어 있지 않더라도 개별적으로 수동적인 검사를 사용해서 선별검사를 받아야 한다. 어느 한쪽 귀에서 음을 놓치는 것은 실패로 간주하고 이 경우 아동은 청력검사를 의뢰받는다.

취학 전 아동을 위한 청력 선별검사 프로그램이 보편적으로 요구되고 있지만(Serpanos & Jarmel, 2007) ASHA(1997) 지침과 비슷하게 선별기준으로 사용하고 있는 두 연구에서는 취학 전 아동들 중에서 청력검사로 의뢰된 비율이 15~20% 범위에 속한다고 보고하였다(Allen, Stuart, Everett, & Elangovan, 2004; Serpanos & Jarmel, 2007). 대조적으로 Penn(1999)의 조사에서는 44개 주와 콜롬비아 특별구는 법으로 규정되었거나 주 전체의 학교에서는 체계를 갖춘 청력 선별검사 프로그램이 있는 것을 발견했다. 주에 권고된 청력 선별검사는 초등학교 학급에서 자주 사용하고 중학교와 고등학교에서 감소된다고 하였다. 선별검사 지침을 가진 40개 주 중에 23개의 선별검사에서 1000~4000Hz의 주파수(ASHA와 AAA에서 권고한 대로)를, 12개 주는 500~4000Hz를 사용하고 5개 주는 다른 주파수 조합을 사용하였다. 주의 2개 지침은 20dB HL 또는 25dB HL 선별수준을 권고했지만 적어도 몇몇 조사 반응자는 선별검사가 이루어지는 방에서 환경소음을 다루기 위해 35dB HL만큼 높은 레벨로 올릴 것을 주장하였다. 방소음의 영향과 그것을 해결하기 위한 선별 수준을 높이는 것에 대한 실행은 뒤에서 논의하자.

아동의 외이와 중이 장애 선별

ASHA의 선별검사 지침은 아동의 외이와 중이 장애를 선별하기 위해서 다음과 같은 절차를 제안하였다. (1) 아동의 부모나 보호자로부터 **병력 조사**, (2) 명백한 구조적 기형과 외이도, 고막의 차단을 알기 위한 이경검사, (3) 저주파수(220Hz 또는 226Hz) 고막운동성 검사(고막운동성 검사에 대한 논의와 음향학적 임피던스 검사의 다른 면을 알려면 7장 참조). 외이와 중이 장애를 진단하는 데 현대의 프로토콜에서 순음 선별검사는 제시되지 않는다(ASHA, 1997; AAA, 1997a, b).[7]

각 귀에서 다음과 같은 상태가 확인된다면 아동이 즉시 의학적 진단을 받도록 의뢰해야 한다.

- 귀에서 액이 나올 경우(이루)
- 귀 통증(이통)
- 이전에 확인되지 않은 귀의 구조적 기형
- 외이도 기형(예 : 이구전색, 이물, 피나 다른 분비물, 폐쇄증, 척추협착증, 염증)
- 고막 기형 또는 천공

의학적 의뢰는 (고막 천공이 있을 경우 또한 중이검사에서 정상역치 아래) $1.0cm^3$이상 평평한 고실도가 나타나면 천공 치료를 받고 있거나 고막 관이 착용된 상태인 것으로 설명된다.

고실도 역시 정적 음향 어드미턴스(static acoustic admittance)와 고막운동성 검사 너비(TW는 압력 간격이거나 고실도 정점의 반을 측정했을 때 고실도 너비 daPa)를 평가한다. 정상 범위에서 벗어나는 실패 기준은 (1) 고정된 음향 어드미턴스가 너무 낮을 때, 또는 (2) 표 13.4 기준을 사용 고막운동 범위가 너무 넓을 때이다. 이것을 근거로 선별검사가 실패할 경우 재선별검사를 의뢰하고, 고실도의 재선별검사에서 실패한 경우에는 의료적 평가를 위해 의뢰해야 한다.

AAA(1997b)에서는 순음 선별검사와 연관된 중이

---

7) 20dB HL의 순음 선별검사는 1000~4000Hz에서 삼출성 중이염을 진단할 확률이 단지 54%인데 비해 만약 주파수 범위가 500~4000HZ로 연장된다면 85%의 높은 확률을 보인다(Silman et al., 1994). 이는 이미턴스 검사가 불가능할 때 500~4000Hz에서 20dB HL 순음 선별검사가 사용될 수 있음을 의미한다. 큰 문제는 전형적인 선별검사 조건하에서 실내소음이 500Hz 검사를 불가능하게 한다는 점이다.

표 13.4 중이의 정적 어드미턴스(Y_{TM})와 고막운동성 검사 너비(TW)에 근거한 고막운동성 검사 선별검사의 실패 기준. ASHA(1997)

연령 집단	고실계측도 실패 기준
유아[a]	Y_{TM} < 0.2mmho 또는 TW > 235daPa
1세 이상부터 학령기[b]	Y_{TM} < 0.3[c]mmho 또는 TW > 200daPa

[a] Roush, Bryant, Mundy, Zeisel & Roberts(1995)에 기초
[b] Nozza, Bluestone, Kardatzke & Bachman(1992, 1994)에 기초
[c] 6세 이상 아동의 외이도압이 ±400 daPa에 기초한다면 Y_{TM} < 0.4mmho임

장애를 선별할 것을 권고하고 있다. 그리고 중이염과 같은 위험군을 가진 아동의 중이장애 선별검사의 중요성을 강조하고 있다. 위험군 아동은 (1) 기존의 감각신경성 난청, (2) 발달장애, (3) 구어 및 언어 발달지체, (4) 학습장애, (5) 두개골 및 안면의 증후군, (6) 구순 및 구개 파열, (7) 다운 증후군, (8) 재발성 또는 만성 삼출성 중이염의 병력, (9) 북미 원주민 아동뿐만 아니라, (10) 주간보호소에 다니는 그룹, (11) 순음 선별검사에 실패한 사람 등이다. AAA가 제안한 선별검사는 외이와 중이 질병, 외이도의 막힘, 그리고 고막관의 존재와 같은 분명한 원인을 확인할 수 있는 이경검사와 전체 귀의 용적 Y_{TM}, TW에 의해 해석되는 고실도 저주파수(220Hz나 226Hz)가 있다.

ASHA(1997)의 지침과 유사하게 AAA에서도 다음과 같은 요인이 발견될 경우 의료 기관으로 의뢰할 것을 권한다. (1) 이통, (2) 이루, (3) 외이도의 질병, (4) 고막 관 없이 귀의 용적이 $1.0cm^3$ 미만이면서 평평한 고실도를 보이는 경우에는 의료적 검사를 의뢰해야 한다.

AAA에서는 전체 인구에서 정상을 기준으로 각 선별검사 프로그램을 통과하고 실패한 준거를 제시하였다. ASHA(1997) 지침 역시 다른 선별검사 지침처럼 이미 선별된 인구 표준을 바탕으로 하는 것이 때때로 적절하다고 지적한다. 예를 들어 Nozza, Bluestone, Kardatzke, Bachman(1992, 1994)은 삼출성 중이염 위험군의 아동과 일반 아동이 5%에서 정상 범위 95%까지 차이가 있는 것을 발견하였다. 이러한 차이에 대한 몇 가지 예는 표 13.5에 나타냈다. 그러므로 통과－실패 기준의 차이는 선별받은 아동이 일반 전체

아동(선택되지 않는 집단)에서 인지 혹은 삼출성 중이염과 같이 평균 이상 높은 위험군을 가진 아동으로 나오는지에 따라 나타난다.

이러한 점을 염두에 두고 AAA(1997b)는 아동의 중이 기능 이상에 대한 선별검사 실패의 전형적인 기준을 (1) Y_{TM} < 0.2mmho, (2) TW > 250daPa라고 규정하였다. 이 기준에 근거한 선별검사 실패는 지속적인 사례인지 혹은 일시적인 것인지 구별하기 위해 일정한 기간(일반적으로 4주에서 6주)을 두고 재선별검사를 시행해야 한다. 재선별검사에서 실패로 나타나는 것은 지속적인 문제이므로 의료 진단평가로 의뢰해야 한다. 재선별검사를 통과한 아동은 삼출성 중이염에 대한 위험군을 고려해야 하고 적절한 시간이 지난 후에 다시 검사해야 할 것이다. 두 번째 재선별검사에서 실패한다면 진단평가로 의뢰된다. 청력검사 또는 재선별검사는 미리 확인된 중이 기능장애 및 난청이 있음을 파악해야 하기 때문에 의학적 중재가 완전히 끝난 뒤에 이루어진다.

삼출성 중이염의 선별을 위한 고막운동성 검사 정점압력과 등골근 반사(청반사)

ASHA와 AAA 선별검사 지침에서 삼출성 중이염을 진단하는 데 음압이 거의 없기 때문에 고막운동 정점압력(tympanometric peak pressure, TPP) 활용은 포함되지 않는다(Nozza et al., 1992; ASHA, 1997; AAA, 1997a, b). 그들은 거짓－양성률이 높아 받아들이기 어렵기 때문에, 즉 정상 귀에서 반사가 없기 때문에 편측 등골근 검사[8]가 생략된다고 하였다 (Lucker, 1980; Lous, 1983; Roush & Tait, 1985;

표 13.5 이경검사에 정상으로 선택되지 않는 집단 대 수술 동안 중이염 없는 위험군에 속한 집단의 심한 고막운동성 검사 범위(5~95%)

	정적 어드미턴스 (mmhos)	고막운동성 검사 너비 (daPa)	고막운동성 검사 정점 (daPa)
선택되지 않은 아동/이경검사에 의해 삼출이 없는 아동	0.4~1.4	60~168	−207~+15
위험이있는 아동/수술에서 삼출이 없는 아동	0.2~1.2	84~394	−325~+30

출처 : Based on Nozza, R. J., Bluestone, C. D., Kardatzke, D., & Bachman, R. (1992). Towards the validation of aural acoustic immittance measures for diagnosis of middle ear effusion in children. *Ear and Hearing, 13,* 442-453; Nozza, R. J., Bluestone, C. D., Kardatzke, D., & Bachman, R. (1994). Identification of middle ear effusion by aural acoustic admittance and otoscopy. *Ear and Hearing, 15,* 310-323.

ASHA, 1997; AAA, 1997a, b). 대조적으로 Silman, Silverman, Arick(1992)는 편측 등골근 검사가 포함된 중이 이미턴스 선별 프로토콜[9]의 민감도(90%)와 특이도(92.5%)를 매우 높게 보고하였다. 이들은 아래와 같은 의뢰기준을 제안하였다.

1. a. TW >180daPa 및 Y_{TM} <0.35mmho
   b. 1000Hz의 110dB HL에서 편측 음향 등골근 반사 반응 부재

   혹은

2. a. TPP ≤100daPa
   b. 1000Hz의 110dB HL에서 편측 등골근 반사 반응 부재

삼출성 중이염 선별검사에서 편측 등골근 반사 검사의 불일치 이유를 Sells, Hurley, Morehouse,

Douglas(1997)에 의해 확인되었다. 같은 환자에게 이미턴스 기기를 "선별검사 모드(screening mode)"로 시행하였을 때 "진단 검사 모드(diagnostic mode)"로 시행했을 때에 비해 거짓−양성률이 31%임을 발견했다. 편측 등골근 반사 검사의 높은 거짓−양성 비율에서 선별검사 모드가 진단 모드와 어떻게 다른지 알아야 한다. 진단 모드에서는 (1) 프로브음과 자극음을 번갈아 가며 빠르게 들려주기 때문에 다소 상호적이지 않고 방해물이 거의 나타나지 않는다. (2) 청각사는 반사가 나타나는지 파악하기 위해 이미턴스의 작은 변화를 활용한다. 반대로 선별검사 모드에서 (1) 탐침과 자극음은 동시에 들려주기 때문에 상호 교류적이며 방해물이 생산될 수 있다. (2) 선별 반사 반응(reflex response)의 기준은 이미턴스의 큰 변화로 파악한다. 따라서 선별검사 프로토콜에는 적절한 기기와 측정 파라미터를 사용해서 편측 음향 등골근 반사 검사를 실시해야 한다.

황금 기준의 효과

다음 주제를 진행하기 전에 삼출성 중이염의 선별검사 프로토콜의 성공은 최종적인 판단의 타당성에 의해 영향을 받는다는 것을 강조해야 한다. 삼출성 중이염의 결정적인 진단은 삼출성 액체가 외과적(고막절제술)으로 실제 발견되는지에 달려있다. 이것은 삼출성에 대한 정확한 황금 기준(gold standard)이다(Stool et al., 1994). 그러나 실제 선별검사에서는 대

---

8) AAA(1997b)의 보고에서는 완벽하게 음향학적 등골근 반사를 포함하지 않았다. 그들은 "선별검사를 위해 최근에 사용되는 검사 도구를 이용한 1차 선별 프로토콜을 신중하게 적용해야 할 것이다."라고 주장하였다. 이것은 Sells, Hurley, Morehouse, 그리고 Douglas(1997)가 밝힌 결과를 고려할 때 신뢰성이 높아질 것이다.

9) 이 프로토콜은 편측 등골근 반사 검사 동안 방해 반응을 최소로 하고 고실도 검사에서 50daPa/sec의 속도로 자극을 넣어주는 프로브음과 자극음을 교대로 주고받는 이미턴스 검사를 이용하여 추정한다.

개 이경검사를 통해 확인하고 판단한다. 이것은 추측된 황금 기준이다. 문제는 삼출성 중이염이 정기적인 이경검사로 확실하게 진단되지 않는다(Roeser, Soh, Dunckel, & Adams, 1978; Stool, 1984; Nozza et al., 1994; Stool et al., 1994). 이경검사의 오류는 드러난 민감도와 선별검사 프로그램의 거짓-양성 비율에 영향을 준다는 것이다. 이경검사의 오류는 공기압이경(pneumatic otoscopy)이나 현미경이경을 사용하면 최소화 시킬 수 있다. 오류가 있다 할지라도(Toner & Mains, 1990; Kaleida & Stool, 1992) 보건 당국 정책 연구소의 임상 실제 지침서에서는 아동의 삼출성 중이염의 진단에 공기압이경의 활용에 대해 구체적으로 명시하고 있다(Stool et al., 1994).

아동 청각장애를 위한 선별검사

한편으로 청각장애(hearing disorder)와 난청(impairment)과 다른 한편으로는 듣기 불능(hearing disability)의 차이를 구분하였다. 결과적으로 현재의 철학은 언어 발달, 학업 진전 및 행동 적응의 문제와 같은 관련 있는 기능장애를 함께 선별할 것을 권장한다. ASHA(1997)의 청각 선별검사 지침에는 청각장애를 가진 아동이나 위험군에 속한 아동, 5세까지 청력검사를 받아야 하는 아동 및 모든 신생아 보육센터에 있는 아동은 기능에 대한 선별검사를 받도록 권하고 있다. 청각학적 선별검사에 대한 AAA(1997b) 대차표는 청각사가 아동의 병력을 조사하거나 발달 선별검사 결과 혹은 청각사의 관찰을 통해 언어발달이 지체된다고 판단되면 아동을 언어치료사에게 의뢰할 것을 권장하고 있다.

　장애 선별검사는 타당성, 신뢰성, 그리고 통과/실패 기준에 대한 공개 자료를 갖고 있으며 다양한 연령에 적절한 검사 도구를 이용한다. 이러한 목적으로 사용된 몇몇 검사의 예를 표 13.6에 제시하였다. 분명한 것은 "통과"와 "의뢰"에 대한 판단은 구체적인 검사 도구를 사용해야 하며 드러난 문제의 특성에 따라 어떤 전문가에게 의뢰할지 결정해야 한다.

사후 진단과 중재

청각장애 유아나 아동이 "추적검사에서 누락되었다"는 것을 아는 것보다 더 당황스러운 일은 없다. 청각 선별검사에서 진단된 유아와 아동은 진단평가와 조기 중재 프로그램을 위해 의뢰되어야 하는 것이 당연하다(NIH, 1993; ASHA, 1997; JCIH, 2007). 청각장애 신생아나 아동을 위한 이 평가와 관리 프로그램은 다학문적이고 아동의 부모 또는 보호자는 시작에서부터 진행 과정 내내 참여해야 한다. 진단과 관리 팀에는 개개인의 전문적인 측면에 의존하면서 청각사와 의사, 언어치료사, 특수교사나 농교육자, 유전 관련 상담사, 가족 지원 전문가가 포함된다.

성인 청력장애 선별검사

특정한 경우의 건강 박람회나 이와 비슷한 행사를 제외하고, 청력검사가 오랫동안 대중적으로 성인을 위한 정규 청력 선별검사로 진행된 반면에 정기 건강검사에서 **빠졌다**는 것은 현실적으로 당황스럽다. 그림 13.6에서 볼 수 있듯이 젊은 성인 중의 5%에서 75세 이상의 성인 40%에 이르기까지 청각장애의 유병률이 증가하고 있다는 사실에도 불구하고 성인을 위한 선별검사는 없다. 다행히 성인을 대상으로 한 청력 선별검사의 문제에 관심을 기울이기 시작했고 1차 진료기관의 의료진 사이에서 흥미로운 관심사가 되고 있다(Bogardus, Yueh, & Shekelle, 2003; Yueh, Shapiro, MacLean, & Shekelle, 2003).

　ASHA(1997)는 환자의 병력과 육안검사, 청각장애 선별을 위한 순음 검사, 듣기불능 측정도구(전형적인 자가검사 도구) 등을 이용하여 청각장애 선별을 위한 성인 검사를 요청하였다.[10]

---

10) ASHA(1997)는 중이 청각장애의 낮은 발병률과 무시해도 좋을 만큼의 진단 영역을 바탕으로 성인에게 이미턴스 선별 검사를 적용하지 않았다.

표 13.6 해당 연령 집단에서 불능 선별을 위해 사용되는 검사 도구의 예

검사 도구	저자
영유아	
Physician's Developmental Quick Screen for Speech Disorders	Kulig & Bakler(1973)
Fluharty Preschool Speech & Language Screening Test	Fluharty(1974)
Communication Screen	Striffler & Willis(1981)
Early Language Mildstone Scale(ELM Scale)	Coplan(1983)
취학 전 아동	
Physician's Developmental Quick Screen for Speech Disorders	Kulig & Bakler(1973)
Compton Speech & Language Screening Evaluation	Compton(1978)
Fluharty Preschool Speech & Language Screening Test	Fluharty(1974)
Communication Screen	Striffler & Willis(1981)
Texas Preschool Screening Inventory	Haber & Norris(1983)
Preschool SIFTER	Anderson & Matkin(1996)
학령기 아동	
Revised Behavior Problem Checklist(RBPC)	Quay(1983)
Screening Instrument for Targeting Educational Risk(SIFTER)	Anderson(1989)
Dartmouth COOP Functional Health Assessment Charts	Nelson, Wasson, Johnson & Hays(1996)
성인	
Self-Assessment for Communication(SAC)	Schow & Nerbonne(1982)
Hearing Handicap Inventory for the Elderly/Screening Version (HHIE-S)	Ventry & Weinstein(1983)

출처 : Based in part on American Speech-Language-Hearing Association(ASHA). (1997). *Guidelines for Audiologic Screening.* Rockville Pike, MD: ASHA.

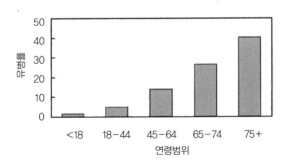

그림 13.6 성인의 연령에 따른 추정된 청각결함의 유병률[National Health Interview Survey data by Adams PF, Benson V. (1991). *Current Estimates from the National Health Interview Survey.* National Center for Health Statistics, Vital Health Statistics, Series 10(184).]

성인 청각장애 선별검사

성인을 위한 ASHA(1997) 청각장애 선별검사 프로토콜의 사례사는 성인 개인에게 다음과 같은 문제를 갖고 있는지, 치료를 받은 적이 있는지에 대해 묻는 것이 포함되어 있다.

- 난청
- 편측 난청
- 돌발성 혹은 빠른 진행성 난청
- 어지럼증
- 편측 이명

- 최근에 일어난 귀의 통증
- 최근에 일어난 귀의 고름

사례사 정보와 더불어 성인의 청각장애 선별검사는 육안검사와 이경검사를 통해 외이와 외이도 기형, 그리고 감염된 귀지를 확인하는 것도 포함된다. 사례사와 육안검사 및 이경검사를 통해 문제가 없다고 확인된다면 선별검사에 통과된다. 만약 문제가 발견된다면 귀지검사를 하거나 즉각적인 의료적 검진이 이루어져야 한다.

성인 청력 손상 선별

성인의 청력 손상 선별검사는 간단한 문제가 아니라 많은 논란과 이론적인 문제점을 포함하고 있다. 나이가 증가함에 따라 난청 발병률과 정도도 증가하고 많은 장애와도 연관된다. 이러한 방식으로 많은 문제점이 진술될 것이다. 의사소통을 방해하는 난청을 확인하기 위해 20dB HL 혹은 25dB HL 선별검사 기준을 제안하였다. 이미 많은 노인들은 이 선별검사 기준에 실패하였으며 노인의 청각장애를 확인하기 위한 선별검사는 반드시 이루어져야 하는 과정이다. 그러나 나이가 많은 사람들 사이에는 청력 문제가 흔하기 때문에 그들을 청각장애라고 하지 않는다(Gelfand & Silman, 1985). 다행히 성인을 위한 최근의 ASHA(1997) 선별 지침은 "나이와 관계없이 의사소통에 영향을 미칠 수 있는" 난청의 수준이 더 크기 때문에 성인에게 25dB 선별검사 수준이 적절하다고 제시하였다.

ASHA(1997) 지침에는 청력손상과 청각장애를 위해 적어도 50세가 될 때까지 10년마다 그리고 그 후 3년마다 순음 선별검사를 받는 것을 권한다. 성인을 위한 순음 선별검사는 양이에 1000, 2000, 4000Hz에서 25dB HL 소리를 들려준다. 어느 쪽 귀에서 어떤 음을 듣는 데 반응이 없다면 실패한 것으로 간주하고 난청에 대한 간단한 상담 회기의 형태로 의뢰한다. 다른 고려 사항은 아래의 듣기 불능에서 논의된다.

성인 듣기 불능의 선별

ASHA(1997) 듣기 불능 선별검사 프로토콜은 SAC (Self-Assessment for Communication)(Schow & Nerbonne, 1982) 또는 HHIE-S(Hearing Handicap Inventory for the Elderly/Screening Version)(Ventry & Weinstein, 1983)와 같은 타당성과 신뢰성이 증명되고, 통과/실패 기준이 알려진 불능(disability) 측정(자가평가척도, 16장 참조)으로 시행한다. 이 자가평가척도는 선별검사 지침에 포함되고 표 13.7과 표 13.8에 제시되어 있다. 환자반응점수는 다양한 장애(handicap)나 불능과 연관되며 표 13.9에 제시해 두었다.[11] 이 검사의 높은 점수는 스스로 평가한 불능의 정도가 높다는 것을 의미하고 선별검사 결과가 정상 범위(SAC에서 ≥19 또는 HHIE-S에서 ≥10)에서 벗어날 경우 실패한 것으로 판단된다. 불능 선별검사에서 실패한 사람들은 반응이 선별검사 척도의 정상 범위에서 벗어나 있다는 것을 받아들이도록 상담을 받는다.

청력손실과 듣기불능 선별검사의 결과는 차후의 방향을 제시하기 위한 목적으로 함께 고려된다. 청력평가는 청력손실 및 듣기불능 선별검사에 실패한 사람들에게 권한다. 만약 한 사람이 난청 선별검사에 실패하고 듣기 불능 선별검사에 통과하고 혹은 반대인 경우라도 청력검사에서 역치가 감소된다면 퇴원하게 될 것이다.

선별검사 환경에서의 환경소음 수준

청력검사에서 사용되는 최저 자극 수준은 검사를 실시하는 환경(주변)소음 수준에 의존한다고 4장에서 언급하였다. 배경소음은 차폐(masking) 때문에(3장) 들어야 하는 검사 신호음을 방해할 수 있기 때문이다. 청력 선별검사는 주로 청력검사를 위해 디자인되지 않은 방이나 사무실에서 이루어진다. 사용할 수 있는

---

11) ASHA(1997)에서 장애(handicap)라는 용어는 선행 연구를 참고로 하여 전문용어로 다루고 있다.

표 13.7 의사소통 자기평가 검사지(Schow & Nerbonne, 1982)

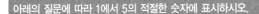

아래의 질문에 따라 1에서 5의 적절한 숫자에 표시하시오.

(1) 거의 그렇지 않음(또는 전혀 그렇지 않음)

(2) 종종(대략 1/4)

(3) 반 정도

(4) 빈번하게(약 3/4)

(5) 거의 항상(또는 항상)

청각보장구를 착용하고 있다면, 청각보장구를 쓰지 않을 때 어떻게 의사소통하는지에 따라 양식을 채우시오.

다양한 의사소통 상황

1. 다른 한 사람과 이야기를 하는 상황에서 의사소통의 어려움을 경험한 적이 있는가? (예 : 집에서, 회사에서, 사회적 상황에서, 종업원과, 점원과, 배우자와, 상사와 이야기할 때 등)

　　1　　2　　3　　4　　5

2. 몇몇 사람과 작은 집단으로 대화하는 상황에서 의사소통을 하는 데 어려움을 경험한 적이 있는가? (예 : 친구나 가족, 동료, 회의나 평상시 대화, 저녁 만찬 시, 카드게임을 하는 동안 등)

　　1　　2　　3　　4　　5

3. 큰 집단에서 누군가가 이야기하는 것을 듣는 동안 의사소통의 어려움을 경험한 적이 있는가? (예 : 교회나 시민대회에서, 형제와, 여성 동호회에서, 교육 강의에서 등)

　　1　　2　　3　　4　　5

4. 다양한 오락물에 참여하는 동안 의사소통의 어려움을 경험한 적이 있는가? (예 : TV, 라디오, 게임, 나이트클럽, 음악회 등)

　　1　　2　　3　　4　　5

5. 듣는 데 불리한 환경에서 의사소통의 어려움을 경험한 적이 있는가? (예 : 시끄러운 파티, 배경음악이 있는 곳, 자동차나 버스를 탈 때, 누군가가 건넌방에서 속삭이거나 말할 때 등)

　　1　　2　　3　　4　　5

6. 다양한 의사소통 기기를 사용하거나 그것을 통해 들을 때 의사소통에 어려움을 경험한 적이 있는가? (예 : 전화기, 전화벨, 초인종, 장내 방송, 경고음, 알람 등)

　　1　　2　　3　　4　　5

의사소통에 대한 느낌

7. 사생활 또는 사회생활에서 청력이 무언가를 제한하거나 방해하는 어려움을 느낀 적이 있는가?

　　1　　2　　3　　4　　5

8. 당신의 청력이 당신을 화나게 하는 등의 어려움을 느낀 적이 있는가?

　　1　　2　　3　　4　　5

다른 사람

9. 당신이 듣는 데 문제를 갖고 있다고 타인이 말한 적이 있는가?

　　1　　2　　3　　4　　5

10. 대화하다가 타인이 자리를 떠나거나 당신의 청력 때문에 타인이 짜증을 낸 적이 있는가?

　　1　　2　　3　　4　　5

원점수(전체 점수) : _____ (정상 범위 : 10~18)

출처 : American Speech-Language-Hearing Association(ASHA). (1992). Consideration in screening adults/older persons for handicapping hearing impairments. *ASHA, 34*, 81-87.

표 13.8 노인용 청각장애 검사지(선별검사용)(Ventry & Weinstein, 1983)

아래의 항목에 따라 "예", "때때로", "아니요"에 체크하시오. 청력 문제 때문에 상황을 피하고 싶어도 질문을 건너뛰지 마시오. 보장구를 사용한다면 보장구 없이 듣는 방식에 따라 답하시오.	예	때때로	아니오
E1. 새로운 사람을 만날 때 청력 문제 때문에 당황한 적이 있는가?			
E2. 가족 구성원과 말할 때 청력 문제 때문에 좌절을 느낀 적이 있는가?			
S3. 누군가가 속삭이면서 말할 때 듣는 데 어려움을 느낀 적이 있는가?			
E4. 청력 문제 때문에 장애가 있다고 느낀 적이 있는가?			
S5. 친구, 친척, 또는 이웃을 방문할 때 청력 문제 때문에 어려움을 느낀 적이 있는가?			
S6. 청력 문제 때문에 예배에 덜 참여한 적이 있는가?			
E7. 청력 문제 때문에 가족과 말다툼을 한 적이 있는가?			
S8. TV나 라디오를 들을 때 청력 문제 때문에 어려움을 느낀 적이 있는가?			
E9. 사생활 또는 사회생활에서 청력이 무언가를 제한하거나 방해한다는 어려움을 느낀 적이 있는가?			
S10. 청력 문제 때문에 가족이나 친구들과 식당에서 어려움을 느낀 적이 있는가?			

S : 사회적 상황, E : 감정

"아니요" = 0, "때때로" = 2, "예" = 4

"예"라고 반응한 수를 세어 4를 곱하고, "때때로"라고 반응한 수를 세어 2를 곱하고, 두 개를 더한다.

"예" _____ ×4 = _____ (a), '때때로' _____ ×2 = _____ (b)

(a)와 (b)의 합계 : _____ (정상 범위 0~8)

출처 : Ventry, I., & Weinstein, B. 1983. Identification of elderly people with hearing problems. *ASHA*, 25, 37-47.

표 13.9 SAC와 HHIE-S의 원점수 해석

	SAC 원점수[a]	HHIE-S 원점수[b]
정상/장애 없음/의뢰 필요 없음	10~18	0~8
장애 선별 의뢰기준 (ASHA, 1997)	≥19	≥10
경미한 장애	19~26	
경도-중도 장애	27~38	10~24
심도 장애	39~50	26~40

[a] Schow, Smedley, & Longhurst(1990)에 기초함

[b] Lichtenstein, Bess, & Logan(1988)에 기초함

약자 : HHIE-S, Hearing Handicap Inventory for the Elderly/Screening Version; SAC, Self-Assessment for Communication.

가장 조용한 방이더라도 청력검사실처럼 방음이 된 방을 기대하지 말라. 결과적으로 청력 선별검사 프로그램에서도 배경소음은 항상 중요한 고려 사항이다. 명확하게 그 방의 소음 수준을 알 수 없는 한 합법적인 청력검사를 할 수 없다.

ASHA(1997) 선별검사 지침에 개개인의 연령이나 검사 방법에 따라 20, 25, 30dB HL로 제시되는 1000Hz에서 4000Hz까지 순음 선별검사를 포함하였다. 이런 선별검사에 적절하게 최대한 허용되는 배경소음 주파수 대역 수준은 표 13.10의 윗부분에 나타나 있다. 125, 250, 500Hz 주파수 대역에 허용 가능한 최대한의 소음 수준은 차폐의 확산 때문에, 즉 방 안 저주파 대역의 소음이 잠재적으로 고주파수 대역의 검사음을 차폐하는 데 효과적임을 의미한다. 표의 아

랫부분에는 20dB HL 선별 수준을 사용하여 최대 허용되는 배경소음 수준이 계산되었는지 예가 제시되어 있다.

배경소음 문제에는 선별검사 프로그램의 목표에 적용되는 여러 고려 사항이 있다. 우리는 선별검사 프로그램의 목표를 성취하는 검사 수준을 결정하면 소음 수준이 검사를 실시하기에 적절할 정도로 소음이 낮은 검사방을 찾아야 한다. 검사할 수 있는 가장 조용한 방이 선별검사를 허용하기에 너무 높은 소음 수준이라면? 그렇다면 (1) 그 방에서 검사할 수 있는 선별 수준이나 주파수를 바꾸는 것을 고려해야 하고, (2) 실용적인지, 절충된 선별기준이 선별검사 프로그램의 목표 내에서 정당한지를 파악해야 한다.

표 13.10 500~4000Hz 또는 1000~4000Hz[a]에서 귀걸이형 이어폰을 사용하여 20, 25, 30dB HL로 기전도 선별검사를 수행할 때 검사 공간의 허용된 최대 환경소음 수준

주파수(Hz)	125	250	500	1000	2000	4000
A. dB에 따른 최대 허용 octave-band noise 수준 :						
20dB HL 선별 수준	69	55	41	46	54	57
25dB HL 선별 수준	74	60	46	51	59	62
30dB HL 선별 수준	79	65	51	56	64	67
B. 최대 허용소음 수준이 계산되는 예(20dB HL 선별 수준) :						
ANSI(2003) value for 0dB HL	49	35	21	26	34	37
+20dB 선별 수준	20	20	20	20	20	20
=최대 허용소음 수준	69	55	41	46	54	57

[a] 최대 허용소음 수준의 예는 20dB HL 선별 수준으로 가정하고 계산되었다.

출처 : Extracted from ANSI S3.1-1999(R 2003) *Maximum Permissible Ambient Noise Levels for Audiometric Test Rooms*, with permission of the Acoustical Society of America. 허락하에 게재

학습 문제

1. 선별검사의 효율성을 평가하는 데 포함된 고려 사항을 설명하라.
2. 아동의 최소 난청과 편측 난청의 특성을 기술하라.
3. 유아의 생리적 선별검사, 난청 진단, 중재의 시작에 대한 JCIH의 목표는 무엇인가?
4. 보편적인 신생아 청력 선별검사 프로그램에 사용되는 검사를 설명하라.
5. 위험군에는 무엇이 있으며, 어떻게 위험군이 난청 진단에 활용되는가?
6. JCIH 선별 지침이 청신경 경로에 문제를 가진 아동을 진단하는 데 어떤 문제가 나타나는가?
7. 취학 전과 학령기 아동을 위해 ASHA에서 추천한 순음 청력 선별검사 기준을 기술하시오.
8. ASHA와 AAA에서 학령기 아동의 외이와 중이 장애를 선별하기 위해 제안한 접근법을 기술하라.
9. ASHA에서 권고한 성인의 순음 청력선별 기준을 기술하라.
10. 자가평가 검사 도구는 청각장애(hearing disability)를 선별하는 데 어떻게 사용되는지 기술하라.

참고문헌

Adams PF, Benson V. (1991). *Current Estimates from the National Health Interview Survey.* National Center for Health Statistics, Vital Health Statistics, series 10(184).

Allen, R. L., Stuart, A., Everett, D., & Elangovan, S. (2004). Preschool hearing screening: Pass/refer rates for children enrolled in a head start program in eastern North Carolina. *American Journal of Audiology, 13,* 29–38.

Alpiner, J. G., & McCarthy, P. A. (Eds.) (2000). *Rehabilitative Audiology: Children and Adults,* 3rd ed. Philadelphia: Lippincott Williams & Wilkins.

American Academy of Audiology Task Force on Audiologic Screening (AAA). (1997a). Identification of hearing loss and middle-ear dysfunction in children. *Audiology Today, 9,* 18–20.

American Academy of Audiology Position Statement (AAA). (1997b). Identification of hearing loss and middle-ear dysfunction in preschool and school-age children. *Audiology* Today, 9, 21–23.

American Academy of Pediatrics (AAP). (2000). Recommendations for preventive pediatric health care. *Pediatrics, 105,* 645–646.

American Academy of Pediatrics (AAP). (2006). Identifying infants and young children with developmental disorders in the medical home: An algorithm for developmental surveillance and screening. *Pediatrics, 118,* 405–420.

American National Standards Institute (ANSI). (2003). *Maximum Permissible Ambient Noise Levels for Audiometric Test Rooms.* ANSI S3.1–1999 (R2003). New York: ANSI.

American Speech-Language-Hearing Association (ASHA). (1992). Considerations in screening adults/older persons for handicapping hearing impairments. *ASHA, 34,* 81–87.

American Speech-Language-Hearing Association (ASHA). (1997). *Guidelines for Audiologic Screening.* Rockville Pike, MD: ASHA.

American Speech-Language-Hearing Association (ASHA). (2007). *Status of State Universal Newborn and Infant Hearing Screening Legislation and Laws.* Available at http://www.asha.org/about/legislation-advocacy/state/issues/overview.htm. Accessed on August 30, 2007.

Anderson, K. L. (1989). *Screening Instrument for Targeting Educational Risk (SIFTER).* Austin: Pro-Ed.

Anderson, K. L., & Matkin, N. D. (1996). *Preschool SIFTER: Screening Instrument for Targeting Educational Risk in Pre-school Children (Age 3-Kindergarten).* Tampa: Ed. Audiol. Assn.

Axelsson, A., Aniansson, G., & Costa, O. (1987). Hearing loss in school children. *Scandinavian Audiology, 16,* 137–143.

Bennett, M. J. (1975). The auditory response cradle: A device for the objective assessment of auditory state in the neonate. *Symposium of the Zoological Society of London, 37,* 291–305.

Bergman, B. M., Gorga, M. P., Neely, S. T., Kaminski, J. K., Beauchaine, K. L., & Peters, J. (1995). Preliminary descriptions of transient-evoked and distortion-product otoacoustic emissions from graduates of an intensive care nursery. *Journal of the American Academy of Audiology, 6,* 150–162.

Bess, F. H., Dodd-Murphy, J., & Parker, R. A. (1998). Children with minimal sensorineural hearing loss: Prevalence, educational performance, and functional status. *Ear and Hearing, 19,* 339–354.

Bogardus, S. T., Yueh, B., & Shekelle, P. G. (2003). Screening and management of adult hearing loss in primary care: Clinical applications. *Journal of the American Medical Association, 289,* 1986–1990.

Bonfils, P., Avan, P., Martine, M., Trotoux, J., & Narcy, P. (1992). Distortion-product otoacoustic emissions in neonate: Normative data. *Acta Oto-Laryngologica, 112,* 739–744.

Bonfils, P., Uziel, A., & Pujol, R. (1988). Screening for auditory dysfunction in infants by evoked oto-acoustic emissions. *Archives of Otolaryngology—Head & Neck Surgery, 114,* 887–890.

Brown, A. M., Sheppard, S. L., & Russell, P. T. (1994). Acoustic distortion products (ADP) from the ears of term infants and young adults using low stimulus levels. *British Journal of Audiology, 28,* 273–280.

Compton, A. (1978). *Compton Speech and Language Screening Evaluation.* San Francisco: Carousel House.

Cooper, J. C., Jr, Gates, G. A., Owen, J. H., & Dickson, H. D. (1975). An abbreviated impedance bridge technique for school screening. *The Journal of Speech and Hearing Disorders, 40,* 260–269.

Coplan, J. (1983). *EML Scale: The Early Language Mildstone Scale.* Tulsa: Modern Education Corp.

Dalzell, L, Orlando, M., MacDonald, M., Berg, A., Bradley, M., Cacace, A., et al. (2000). The New York State newborn hearing screening demonstration project: Ages of hearing loss identification, hearing aid fitting, and enrollment in early intervention. *Ear and Hearing, 21,* 118–130.

Downs, M. P., & Sterritt, G. (1967). A guide to newborn and infant hearing screening programs. *Archives of Otolaryngology, 85,* 15–22.

Durieux-Smith, A., & Jacobson, J. T. (1985). Comparison of auditory brainstem response and behavioral screening in neonates. *Journal of Otolaryngology. Supplement, 14,* 47–52.

Durieux-Smith, A., Picton, T., Edwards, C., Goodman, J. T., & MacMurray, B. (1985). The Crib-O-Gram in the NICU: An evaluation based on brain stem electric response audiometry. *Ear and Hearing, 6,* 20–24.

Eiserman, D., Shisler, L, Foust, T., Buhrmann, J., Winston, R., & White, K. R. (2007). Screening for hearing loss in early childhood programs. *Early Childhood Research Quarterly, 22,* 105–117.

Elssman, S., Matkin, N., & Sabo, M. (1987). Early identification of congenital hearing loss. *Hearing Journal, 40,* 13–17.

Engdahl, B., Woxen, O., Arnesen, A. R., & Mair, I. W. S. (1996). Transient evoked otoacoustic emissions as screening for hearing losses at the school for military training. *Scandinavian Audiology, 25,* 71–78.

Finitzo, T., Albright, K., & O'Neil, J. (1998). The newborn with hearing loss: Detection in the nursery. *Pediatrics, 102,* 1452–1460.

Fluharty, N. B. (1974). *Fluharty Preschool Speech and Language Screening Test.* Boston: Teaching Resources.

Gelfand, S. A., & Silman, S. (1985). Future perspectives in hearing and aging: Clinical and research needs. *Seminars in Hearing, 6,* 207–219.

Gravel, J., Berg, A., Bradley, M., et al. (2000). The New York State newborn hearing screening demonstration project: Effects of screening protocol on inpatient outcome measures. *Ear and Hearing, 21,* 131–140.

Gravel, J. S., White, K. R., Johnson, J. L., Widen, J. E., Vohr, B. R., James, M., et al. (2005). A multisite study to examine the efficacy of the otoacoustic emission/automated auditory brainstem response newborn hearing screening protocol: Recommendations for policy, practice, and research. *American Journal of Audiology, 14,* S217–S228.

Haber, J. S., & Norris, M. L. (1983). The Texas preschool screening inventory: A simple screening device for language and learning disorders. *Children's Health Care, 12,* 11–18.

Hall, J. W. (2006). *New Handbook for Auditory Evoked Responses.* Boston: Allyn & Bacon.

Hall, J. W., Smith, S. D., & Popelka, G. R. (2004). Newborn hearing screening with combined otoacoustic emissions and auditory brainstem responses. *Journal of the American Academy of Audiology, 15,* 414–425.

Herrmann, B. S., Thornton, A. R., & Joseph, J. M. (1995). Automated infant hearing screening using the ABR: Development and validation. *American Journal of Audiology, 4,* 6–14.

Jacobson, J. T., Jacobson, C. A., & Spahr, R. C. (1990). Automated and conventional ABR screening techniques in high-risk infants. *Journal of the American Academy of Audiology, 1,* 187–195.

Johnson, J. L., White, K. R., Widen, J. E., Gravel, J. S., Vohr, B. R., James, M., et al. (2005a). A multisite study to examine the efficacy of the otoacoustic emission/automated auditory brainstem response newborn hearing screening protocol: Introduction and overview of the study. *American Journal of Audiology, 14,* S178–S185.

Johnson, J. L., White, K. R., Widen, J. E., Judith, S., Gravel, J. S., James, M., et al. (2005b). A multicenter evaluation of how many infants with permanent hearing loss pass a two-stage otoacoustic emissions/automated auditory brainstem response newborn hearing screening protocol. *Pediatrics, 116,* 663–672.

Joint Committee on Infant Hearing (JCIH). (2007). Year 2007 Position statement: Principles and guidelines for early hearing detection and intervention programs. *Pediatrics, 120,* 898–921.

Kaleida, P. H., & Stool, S. E. (1992). Assessment of otoscopists' accuracy regarding middle-ear effusion. *American Journal of Diseases of Children, 146,* 433–435.

Kulig SG, Bakler K. (1973). *Physician's Developmental Quick Screen for Speech Disorders.* Galveston: University of Texas Medical Branch.

Lafreniere, D., Smurzynski, J., Jung, M., Leonard, F., & Kim, D. O. (1994). Otoacoustic emissions in full-term neonates at risk for hearing loss. *Laryngoscope, 103,* 1334–1341.

Lévêque, M., Schmidt, P., Leroux, B., Danvin, J.-B., Langagne, T., & Chays, M. L. (2007). Universal newborn hearing screening: a 27-month experience in the French region of Champagne-Ardenne. *Acta Paediatrica (Oslo, Norway), 96,* 1150–1154.

Lichtenstein, M. J., Bess, F. H., & Logan, S. A. (1988). Diagnostic performance of the Hearing Handicap Inventory for Elderly (Screening Version) against different definitions of hearing loss. *Ear and Hearing, 9,* 250–253.

Lin, H. C., Shu, M.-T., Lee, K.-S., Lin, H.-Y., & Lin, G. (2007). Reducing false positives in newborn hearing screening program: How and why. *Otology & Neurotology, 28,* 788–792.

Lous, J. (1983). Three impedance screening programs on a cohort of seven-year-old children. *Scandinavian Audiology. Supplementum, 17,* 60–64.

Lucker, J. R. (1980). Application of pass fail criteria to middle-ear screening results. *ASHA, 22,* 839–840.

Lundeen, C. (1991). Prevalence of hearing impairment among school children. *Language, Speech, and Hearing Services in Schools, 22,* 269–271.

Mason, J. A., & Herrmann, K. R. (1998). Universal infant hearing screening by automated auditory brainstem response measurement. *Pediatrics, 101,* 221–228.

Mason, S., Davis, A., Wood, S., & Farnsworth, A. (1998). Field sensitivity of targeted neonatal hearing screening using the Nottingham ABR Screener. *Ear and Hearing, 19,* 91–102.

Mauk, G. W., & Behrens, T. R. (1993). Historical, political and technological context associated with early identification of hearing loss. *Seminars in Hearing, 14,* 1–17.

Mauk, G. W., White, K. R., Mortensen, L. B., & Behrens, T. R. (1991). The effectiveness of screening programs based on high-risk characteristics in early identification of hearing impairments. *Ear and Hearing, 12,* 312–319.

Maxon, A. B., White, K. R., Behrens, T. R., & Vohr, B. R. (1995). Referral rates and cost efficiency in a universal newborn hearing screening program using transient evoked otoacoustic emissions. *Journal of the American Academy of Audiology, 6,* 271–277.

Montgomery, J., & Fujikawa, S. (1992). Hearing thresholds of students in the second, eighth, and twelfth grades. *Language, Speech, and Hearing Services in Schools, 23,* 61–63.

National Center for Hearing Assessment and Management (NCHAM). (2007). State Summary Statistics: Universal Newborn Hearing Screening. Available at http://www.infanthearing.org/status/unhsstate.html. Accessed September 7, 2007.

National Institutes of Health (NIH). (1993). Early identification of hearing impairment. *NIH Consensus Statement, 11,* 1–24.

Nelson, E. C., Wasson, J. H., Johnson, D., & Hays, R. (1996). Dartmouth COOP functional health assessment charts: Brief measures for clinical practice. In Spilker B (Ed.): *Quality of Life and Pharmacoeconomics in Clinical Trials,* 2nd ed. Philadelphia: Lippincott-Raven, 161–168.

Niskar, A. S., Kieszak, S. M., Holmes, A., Esteban, E., Rubin, C., & Brody, D. J. (1998). Prevalence of hearing loss among children 6 to 19 years of age: The third national health and nutrition examination survey. *Journal of the American Medical Association, 279,* 1071–1075.

Northern, J. L., & Gerkin, K. P. (1989). New technology in infant hearing screening. *Otolaryngologic Clinics of North America, 22,* 75–87.

Norton, S. J., Gorga, M. P., Widen, J. E., Folsom, R. C., Sininger, Y., Cone-Wesson, B., et al. (2000). Identification of neonatal hearing impairment: evaluation of transient evoked otoacoustic emission, distortion product otoacoustic emission, and auditory brain stem response test performance. *Ear and Hearing, 21,* 508–528.

Nozza, R. J., Bluestone, C. D., Kardatzke, D., & Bachman, R. (1992). Towards the validation of aural acoustic immittance measures for diagnosis of middle ear effusion in children. *Ear and Hearing, 13,* 442–453.

Nozza, R. J., Bluestone, C. D., Kardatzke, D., & Bachman, R. (1994). Identification of middle ear effusion by aural acoustic admittance and otoscopy. *Ear and Hearing, 15,* 310–323.

Nozza, R. J., Sabo, D. L., & Mandel, E. M. (1997). A role for otoacoustic emissions in screening for hearing impairment and middle ear disorders in school-age children. *Ear and Hearing, 18,* 227–239.

Pappas, D. G. (1983). A study of the high-risk registry for sensorineural hearing impairment. *Archives of Otolaryngology—Head & Neck Surgery, 91,* 41–44.

Penn, T. O. (1999). School-based hearing screening in the United States. *Audiology Today, 11,* 20–21.

Prieve, B., Dalzell, L., Berg, A., et al. (2000). The New York State newborn hearing screening demonstration project: Outpatient outcome measures. *Ear and Hearing, 21,* 104–117.

Prieve, B. A. (1997). Establishing infant hearing programs in hospitals. *American Journal of Audiology, 6,* 84–87.

Prieve, B. A., & Stevens, F. (2000). The New York State newborn hearing screening demonstration project: Introduction and overview. *Ear and Hearing, 21,* 85–91.

Quay, H. C. (1983). A dimensional approach to children's behavioral disorder: The revised behavior problem checklist. *School Psychology Review, 12,* 244–249.

Roeser, R. J., Soh, J., Dunckel, D. C., & Adams, R. M. (1978). Comparison of tympanometry and otoscopy in establishing pass/fail referral criteria. In Harford ER, Bess FH, Bluestone CD, Klein JO (Eds.): *Impedance Screening for Middle Ear Disease in Children.* New York: Grune & Stratton, 135–144.

Roush, J., Bryant, K., Mundy, M., Zeisel, S., & Roberts, J. (1995). Developmental changes in static admittance and tympanometric width in infants and toddlers. *Journal of the American Academy of Audiology, 6,* 334–338.

Roush, J., & Tait, C. (1985). Pure-tone and acoustic immittance screening of preschool aged children: An examination of referral criteria. *Ear and Hearing, 6,* 245–249.

Sarff, C. S. (1981). An innovative use of free-field amplification in regular classrooms. In Roeser RJ, Downs MP (Eds.): *Auditory Disorders in School Children.* New York: Thieme, 263–272.

Savio, G., Perez, Z., Gaya, J., Hernandez, O., & Mijares, E. (2006). Test accuracy and prognostic validity of multiple auditory steady-state responses for targeted hearing screening. *International Journal of Audiology, 45,* 109–120.

Schow, R. L., & Nerbonne, M. A. (1982). Communication screening profile: Use with elderly clients. *Ear and Hearing, 3,* 135–147.

Schow, R. L., & Nerbonne, M. A. (Eds.) (1996). *Introduction to Audiologic Rehabilitation,* 3rd ed. Boston: Allyn & Bacon.

Schow, R. L., Smedley, T. C., & Longhurst, T. M. (1990). Self-assessment and impairment in adult/elderly hearing screening: Recent data and new perspectives. *Ear and Hearing, 11,* 17S–27S.

Scudder, S. G., Culbertson, D. S., Waldron, C. M., & Stewart, J. (2003). Predictive validity and reliability of adult hearing screening techniques. *Journal of the American Academy of Audiology, 14,* 9–19.

Seixas, N. S., Goldman, B., Sheppard, L., Neitzel, R., Norton, S., & Kujawa, S. G. (2005). Prospective noise induced changes to hearing among construction industry apprentices. *Occupational and Environmental Medicine, 62,* 309–317.

Sells, J. P., Hurley, R. M., Morehouse, C. R., & Douglas, J. E. (1997). Validity of the ipsilateral acoustic reflex as a screening parameter. *Journal of the American Academy of Audiology, 8,* 132–136.

Serpanos, Y. C., & Jarmel, F. (2007). Quantitative and qualitative follow-up outcomes from a preschool audiologic screen program: Perspectives over a decade. *American Journal of Audiology, 16,* 4–12.

Shepard, N. T. (1983). Newborn hearing screening using the Linco-Bennett Auditory Response Cradle: A pilot study. *Ear and Hearing, 4,* 5–10.

Shimizu, H., Walters, R. J., Proctor, L. R., Kennedy, D. W.,

Allen, M. C., & Markowitz, R. K. (1990). Identification of hearing impairment in the neonatal intensive care unit population: Outcome of a five-year project at the Johns Hopkins Hospital. *Seminars in Hearing, 11,* 150–160.

Sideris, I., & Glattke, T. J. (2006). A comparison of two methods of hearing screening in the preschool population. *Journal of Communication Disorders, 39,* 391–401.

Silman, S., Silverman, C. A., & Arick, D. S. (1992). Acoustic-immittance screening for detection of middle-ear effusion. *Journal of the American Academy of Audiology, 3,* 262–268.

Silman, S., Silverman, C. A., & Arick, D. S. (1994). Pure-tone assessment and screening of children with middle-ear effusion. *Journal of the American Academy of Audiology, 5,* 173–182.

Simmons, F. B., & Russ, F. N. (1974). Automated newborn hearing screening, the Crib-O-Gram. *Archives of Otolaryngology, 100,* 1–7.

Sininger, Y. S. 2007. The use of auditory brainstem response in screening for hearing loss and audiometric threshold prediction. In Burkhard RF, Don, M, Eggermont JJ (Eds.): *Auditory Evoked Potentials: Basic Principles and Clinical Applications.* Philadelphia: Lippincott Williams & Wilkins, 254–274.

Spivak, L., Dalzell, L., Berg, A., et al. (2000). The New York State newborn hearing screening demonstration project: Inpatient outcome measures. *Ear and Hearing, 21,* 92–103.

Stein, L. (1999). Factors influencing the efficacy of universal newborn hearing screening. *Pediatric Clinics of North America, 46,* 95–105.

Stool, S. E. (1984). Medical relevancy of immittance measurements. *Ear and Hearing, 5,* 309–313.

Stool, S. E., Berg, A. O., Berman, S., et al. (1994). *Otitis Media with Effusion in Young Children: Clinical Practice Guideline.* AHCPR publ. no. 94–0622. Rockville, MD: Agency for Health Care Policy & Research, Public Health Service, US Department of Health & Human Services.

Striffler, N., & Willis, S. (1981). *Communication Screen.* Tucson: Communication Skills Builders.

Thompson, V. (1997). The Colorado newborn hearing screening project. *American Journal of Audiology, 6*(Suppl), 74–77.

Toner, J. G., & Mains, B. (1990). Pneumatic otoscopy and tympanometry in the detection of middle ear effusion. *Clinical Otolaryngology, 15,* 121–123.

Uus, K., & Bamford, J. (2006). Effectiveness of population-based newborn hearing screening in England: Ages of interventions and profile of cases. *Pediatrics, 117,* e887–e893.

Uziel, A., & Piron, J. P. (1991). Evoked otoacoustic emissions from normal newborns and babies admitted to an intensive care baby unit. *Acta Oto-Laryngologica. Supplementum, 482,* 85–91.

Ventry, I. M., & Weinstein, B. (1983). Identification of elderly people with hearing problems. *ASHA, 25,* 37–47.

Vohr, B. R., Carty, L. M., Moore, P. E., et al. (1998). The Rhode Island hearing assessment program: Experience with statewide hearing screening (1993–1996). *Journal of Pediatrics, 133,* 353–357.

Wedenberg, E. (1956). Auditory test in newborn infants. *Archives of Otolaryngology, 46,* 446–461.

White, K. R., Vohr, B. R., Meyer, S., Widen, J. E., Johnson, J. L., Gravel, J. S., et al. (2005). A multisite study to examine the efficacy of the otoacoustic emission/automated auditory brainstem response newborn hearing screening protocol: Research design and results of the study.

American Journal of Audiology, 14, S186–S199.

Widen, J. E., Johnson, J. L., White, K. R., Gravel, J. S., Vohr, B. R., James, M., et al. (2005). A multisite study to examine the efficacy of the otoacoustic emission/automated auditory brainstem response newborn hearing screening protocol: Results of visual reinforcement audiometry. *American Journal of Audiology, 14,* S200–S216.

Yoshinaga-Itano, C., Sedey, A. L., Coulter, D. K., & Mehl, A. L. (1998). Language of early- and later-identified children with hearing loss. *Pediatrics, 102,* 1161–1171.

Yueh, B., Shapiro, N., MacLean, C. H., & Shekelle, P. G. (2003). Screening and management of adult hearing loss in primary care: Scientific review. *Journal of the American Medical Association, 289,* 1976–1985.

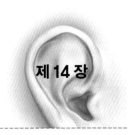

제 14 장

비기질적 난청

일반적인 청각 검사는 제시되는 자극에 대한 환자의 행동적인 반응에 의존한다. 환자가 0dB HL 정도의 작은 순음을 들을 수 있다면 0dB HL까지 작아지는 순음에 반응할 것이다. 들을 수 있는 가장 작은 소리가 50dB HL이라면 50dB HL까지 작아지는 모든 순음에 반응할 것이다. 그 환자의 역치는 실제 청각 민감도를 나타내며 역치에 의해 밝혀진 어떠한 난청이라도 어떤 실제적이고 신체적인 장애나 비정상성에 의해 기인할 것이다. 여기서 우리는 청력 손실이 기질적인 기원(organic origin)을 갖는다고 말할 수 있는데 난청은 해부학적 · 생리학적 비정상성의 결과이기 때문이다. 이와 대조적으로 어떤 환자는 지시대로 반응하지 않을 것이다. 들을 수 있는 가장 작은 소리에 반응하는 대신 소리가 역치보다 훨씬 커지고 나서야 자발적으로 반응하는 경우가 있다. 예를 들어 실제 역치는 0dB HL정도까지 작은 소리를 들을 수 있음에도 55dB HL까지 반응하지 않고 기다리고 있을 수 있다. 이런 경우 55dB HL 역치는 피검자의 실제 청력이 정상임에도 불구하고 난청이 있다는 잘못된 인상을 가져올 수 있다. 이 과장된 난청은 기질적 원인 때문이 아니므로 **비기질적 난청**(nonorganic hearing loss)이라 불린다. 비기질적 난청은 **기능적 또는 과장된 청력 손실**(functional or exaggerated hearing loss), 또는 **의사난청**(擬似難聽, pseudohypacusis)으로 알려져 있으며 이 장에서는 이러한 용어들을 혼용할 것이다.

기능적 손실은 **의심할 만한** 검사 결과와 관련된다. 조작적 정의에서 비기질적 난청은 청각적 검사 그리고/또는 환자의 행동과 검사 결과 간의 관찰 가능한 차이에 근거하여 확인되며 이러한 문제는 기질적 장애로는 설명할 수가 없다(Ventry & Chaiklin, 1965). 한편 기능적 손실은 환자의 불편 호소에 비추어 기대되는 것보다 더 좋은 검사 결과이거나 또는 일반 청력 검사로 확인될 수 없는 주관적인 문제에 의해 나타내지 않는다. 사실 청력도로 설명되지 않는 주관적인 호소가 있으면 심화 진단검사가 요구되는 비정상성일 가능성이 있다고 볼 수 있다(Saunders & Haggard, 1989; Baran & Musiek, 1994).

과장된 난청을 가지고 있는 모든 환자가 실제로 정상 청력인 것은 아니다. 사실 기능적 손상을 가지고 있는 대부분의 성인들은 적어도 어느 정도의 내재적인 기질적 난청을 가지고 있다(Chaiklin & Ventry, 1963; Coles & Priede, 1971; Coles & Mason, 1984; Gelfand & Silman, 1985, 1993; Gelfand, 1994). 예를 들어 실제 역치가 35dB HL인 기능적 환자는 65dB HL까지 반응하지 않을 수 있다. 이런 경우에 35dB의 손실은 기질적(실제)이고 나머지 30dB은 비기질적이다. 그래서 우리는 종종 (1) 환자의 자발적 역치에 의해 나타나는 전반적인 비기질적 손실과 (2) 손실의 비기질적 부분인 **기능적 요소**(functional component) 또는 **부가적 손실**(overlay)을 구분한다. 비기질적 요소는 단순히 환자의 과장된 자발적 역치와 기저에 깔려 있는 기질적 손실 간의 차이를 말한다.

문헌을 보면 양측과 편측 비기질적 난청의 상대적 발생률은 명확하지 않다. 그러나 임상 경험을 통해 양측으로 더 흔하게 나타난다는 것을 알 수 있다. 예를 들어 비기질적 손실이 결국 해결된 88명의 환자들 중에 72%는 양측이었고 28%는 편측이었다(Gelfand & Silman, 1993). 왜 양측 기능적 손실이 더 흔한가에 대한 가능한 설명은 (1) 기저의 기질적 손실이 양이에서 경험되는 경우가 더 많고, (2) 두 귀에서 같은 방식으로 반응하기 쉬우며, (3) "진짜" 난청은 "반드시" 양측이어야 한다는 믿음 때문일 것이다. 한편 두 귀 간의 차이를 지각하는 것은 환자가 한쪽 귀의 손상만을 과장하는 데 영향을 미칠 것이다.

성인의 비기질적 난청

동기 요인

기능적 손실은 기질적 근원을 가지고 있지 않기 때문에 **심인성**(psychogenic) 원인 또는 **위난청**(malingering 또는 feigning)에 기인할 것이다. 심인성 원인으로 설명하는 경우 청력 손실은 무의식적인 심리 작용 결과라고 본다. 이는 환자가 실제로 손상된 청력을 경험하고 청력 손실이 실재한다고 진심으로 믿는다는 것을 의미한다. 위난청이란 환자가 있지 않은 청력 손실을 있다고 속이거나 실제로 가지고 있는 손실의 양보다 거짓으로 과장되게 표현하는 것을 말한다. 위난청은 청력 손실과 관련된 경제적 이득이나 또는 다른 이득을 얻는 경우에 일어나기 쉽다. 경제적 이득은 종종 상해 관련 소송 문제이고 퇴역 군인이나 노동자의 보상 지불과 관련된다. 여기서 더 나쁜 청력은 곧 더 큰 법적 합의금, 연금, 보상 지불액이 되는 경우가 많다. 실질적이거나 이득이라고 여겨지는 또 다른 것은 과장된 청력 손실이 여러 가지 사회적, 직업적 상황에서 실제적이거나 그렇게 느껴지는 특별한 관심, 귀빈 대우, 지원에 대한 열망이라고 볼 수 있다.

Goldstein(1966)은 과장된 청력 손실이 위난청에 기인한다고 주장하였는데, 심인성 난청은 기저의 정신적 장애가 해결되었을 때 비기질적 청력 손실이 해결되는 것을 포함하며 그렇기 때문에 위난청은 심인성 난청의 준거를 충족하지 못한다고 주장하였다. 다른 연구자들은 환자의 기능적 손실을 모두 위난청(환자가 거짓 반응을 인정하지 않는 한)으로 돌릴 수는 없다고 주장하였다. 심인성 원인과 같은 것이 포함되었을 수도 있는 등 왜 환자의 반응이 과장되었는지 모르기 때문이다(Hopkinson, 1967, 1973; Chaiklin & Ventry, 1963; Ventry, 1968). 이로써 "기능적 청력 손실"과 같은 판단적이지 않은 기술적 용어를 사용하는 원인이 되는 것이다. Noble(1978, 1987)은 임상적인 실체로서의 "기능적 청력 손실"이라는 개념과 보상을 위한 평가에서 나타나는 과장된 역치를 설명하기 위한 이 용어 자체의 적절성에 도전하였다. 그는 우리가 임상적이라기보다는 법리적이고 대립 관계적인 과정과 관련된 종종 불공정한 거짓 반응을 다루고 있는 것이라고 주장하였다. 이러한 관점은 일리가 있으나 환자가 왜 이러한 이슈와 관련되지 않았을 때에도 청력 손실을 과장하는지에 대해 설명하지 못한다.

심인성 청력 손실로 보고된 사례들은 매우 적다. 예를 들어 Ventry(1968)는 단지 한 사례만을 제시하였고, Coles(1982)는 3명의 사례를 본 것 같은데 확실하지는 않다고 하였다. 저자는 퇴역 군인 관리(Veterans Administration)를 위한 청각 프로그램에서 상당히 확실한 심인성 청력 손실 사례를 15년 이상 본 모든 환자들 중에 단 한 번 보았다. 이 환자는 소아 성격과 발작 반응을 포함하는 정신병 진단을 받았다. 그는 위약 치료(placebo treatment)에 반응하는 다양한 신체장애(somatic disorder)를 가지고 있었는데 그가 주장하는 것 중의 하나가 기능적 청력 손실이었으며 보청기로 도움을 받았다. 본질적으로 타인의 동기에 대해 뭐라 말할 수 없으며 공정한 마음을 가지려는 열망이 있다면 비기질적 청력 손실 중에 심인성은 존재하지 않는다고 확신을 갖고 결론을 내리기는 어렵다. 그러나 이러한 사례는 매우 흔치 않은 것 같다.

뿌리 깊은 심인성 원인이 없다 하더라도 아직 어떤

심리학적 원인이 비기질적 청력 손실과 관련되어 있는지를 물을 만한 이유가 있다. 인간의 인성과 기타 심리학적 특성에 대해 우리가 알고 있는 것의 대부분은 1940년대부터 1960년대까지 보고된 상당히 적은 수의 연구에 근거하고 있다. 이 연구들은 Trier와 Levy(1965)의 권위 있고 유명한 연구에 의해 끝이 났다. 이들은 기능적 손실을 가진 성인 남자 퇴역 군인과 기질적 난청을 가진 퇴역 군인을 비교하였다. 비기질적 난청을 가진 대상들은 평균 지능지수(IQ)가 98.7이었고, 기질적 난청을 가진 집단의 평균 지능지수는 106.8로 약간, 그러나 통계적으로 의미 있게 높았다. 기질적 난청 집단에 비해 기능적 난청 집단은 더 많은 감정적 문제, 신경성, 복종성, 건강염려증과 청력 문제에 대한 집착, 이명, 신체적 증상에 매우 신경 쓰는 경향, 청력 손실로 인한 영향을 보여 주기 위한 다양한 행동을 보였다. 더욱이 기능적 난청 집단의 대상들은 비교 집단보다 연간 1300달러 수입이 적었고 평균 가족 수입은 연간 2000달러 더 적었다. 그 당시 지역 가족 수입의 중앙값이 약 7000달러였기 때문에 이는 두 집단 간의 경제적 차이가 상당히 있었다는 것을 반영한다. Trier와 Levy는 비기질적 난청을 가지고 있는 환자들은 돈을 버는 데 무능력하다고 믿는 것을 포함하여 전반적으로 부적절한 느낌을 경험한다고 가정하였다. 이러한 믿음은 일시적이라도 보상을 받아 가족을 돕기 위해 그들이 난청을 과장하게 만들었다는 것이다. 이렇게 함으로써 자기 존중감을 잃어버리는 고통의 원인이 되었다.

아동의 비기질적 난청

아동의 비기질적 청력 손실에 대해서는 많은 연구자들에 의해 연구되었다(Dixon & Newby, 1959; Barr, 1963; Rintelmann & Harford, 1963; Ross, 1964; Berger, 1965; Lumio, Jauhiainen, & Gelhar, 1969; McCanna & DeLupa, 1981; Veniar & Salston, 1983; Aplin & Rowson, 1986, 1990; Bowdler & Rogers, 1989; Pracy, Walsh, Mepham,

& Bowdle, 1996). 비기질적 난청은 학교 청력 선별검사에서 실패한 아동들에게서 나타나는 경향을 보였다. 그러나 두부 손상(Radkowski, 1998)이나 몇몇 사례의 경우 아동 학대(Riedner & Efros, 1995) 후에 나타났다는 보고도 있다. 이러한 아동들의 대부분은 학교 선별검사에서 실패한 것과 이후의 청각학적 평가에서 기능적 손실을 보이는 것 외에는 난청의 어떠한 증거도 보이지 않는다. 그러므로 대부분의 경우 이들의 비기질적 난청은 보통 시간이 흐르면 해결된다. 아동의 비기질적 난청의 또 다른 측면은 정상 지능과 학업 수행을 보이는 경우(Dixon & Newby, 1959), 정상 지능이나 교육적 성취가 낮은 경우(Barr, 1963), 넓은 범위의 지능 수준(그리고 평균 이하의 평균 지능)과 높은 비율의 저하된 학업 성취(Aplin & Rowson, 1990) 같은 것이었다. 이러한 결과들은 비기질적 난청을 가진 아동들이 지적 능력과 학업 성취에서 매우 다양할 수 있다는 것을 제안한다.

경제적인 보상은 분명히 비기질적 난청을 가진 아동에게 동기가 되지 않는다. 그 대신에 의사난청을 가진 아동들은 보통 청력 손상으로 인한 2차적인 이득에 의해 동기화된다. 예를 들어, 청력 손실은 학교에서 성취가 낮은 것에 대한 정당화 또는 교사나 부모가 바라는 학업적 요구를 가볍게 하는 역할을 할 수 있다. 또한 집이나 학교에서 바라는 관심이나 정서적인 지원을 얻는 수단이 될 수도 있다(Lumio, Jauhiainen, Gelhar, 1969; Aplin & Rowson, 1986). 이러한 이득은 정기적 청각 선별검사에서 실패하는 아동들에게서 분명하게 나타났다. Ross(1964)는 실제 청력 손실은 가능한 한 빨리 선별해야 한다고 제안했다. 가능하면 의뢰가 이루어지기 전에 선별 절차 동안 발견되어 실제로는 정상인데 의사난청을 촉발할 수 있는 과도한 관심이나 걱정을 피할 수 있다는 것이다. 비기질적 난청을 가진 아동들의 대부분은 상당한 정서적 문제를 가지고 있는 것으로 보이나 실제로는 그렇지 않다. 또한 적어도 비기질적 난청 아동의 몇몇 사례에서 심리적인 기원의 증거가 있다(Hallewell, Goetzinger, Allen, & Proud, 1966; Lumio, Jauhiainen,

Gelhar, 1969; Broad, 1980).

몇 가지 수정된 검사 방법으로 비기질적 난청 아동들로부터 향상된 역치를 구할 수 있었다. Ross(1994)는 Dixon과 Newby(1959)의 기존 방법(ear-lier method)을 수정하여 **강도변화 음계수법**(variable intensity pulse count method)을 고안하였다. 개수와 강도가 다양하게 구성된 몇 개의 순음이 제시되며 아동에게 들은 음의 수를 세도록 한다. 검사는 아동이 역치라고 한 수준에서 시작된다. 아동이 적절히 반응하면 순음 강도는 세 번 연속으로 적절히 반응할 수 있는 가장 작은 강도를 찾을 때까지 조작된다. 이 방법의 성공 여부는 아동에게 **청력**이 아니라 숫자 세기 검사로 제시되는 데에 달려 있다. **정오법** (Yes-No Method)은 아동에게 순음을 들을 때마다 즉시 "예"라고 대답하고 순음을 듣지 못했을 때 "아니요"라고 대답하도록 지시한다. 순음은 상승법으로 제시된다(Miller, Fox, & Chan, 1968; Frank, 1976). 아동이 "예" 또는 "아니요"라고 말하는 것에 상관없이 순음의 제시와 관련된 어떤 반응이라도 아동이 순음을 들은 것을 나타낸다. 이 방법은 아동의 논리성이 미숙한 것에 의존하는데 "아니요"라고 대답하는 것이 들리지 않은 소리에 대한 반응이라 생각하고 실제로는 순음을 듣고 반응한다는 것을 깨닫지 못하는 것이다. Rintelmann과 Harford (1963)는 비기질적 난청 아동은 SAL 검사(9장)에서 비전형적인 결과를 보일 때 판별할 수 있다고 보고하였다. 여기서 환자들의 자발적인 역치는 감각신경성 난청을 보이는 것이지만 그들의 SAL 검사 결과는 정상 청력이나 전음성 청력 손실에

서 나타나는 것이기 때문이다.

기질적 청력 역치와의 관계

비기질적 난청 환자들은 기저의 기질적 역치의 양상과 관련된 기능적 요소를 가지고 있다(Coles & Mason, 1984; Gelfand & Silman, 1985, 1993; Gelfand, 1994). 이러한 관계는 그림 14.1에서 볼 수 있듯이 실제로 급격히 떨어지는 감각신경성 손실을 가진 환자들에게서 가장 분명하게 볼 수 있다. 기질적

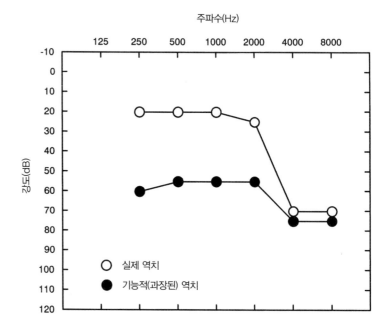

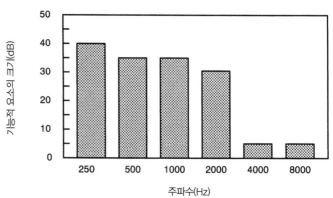

그림 14.1 기능적 요소의 양상이 4000Hz에서 급격히 떨어지며 기저의 감각신경성 청력 손실의 양상과 어떻게 연관되는지를 보여 주는 예이다.

인 역치는 상대적으로 낮은 데 비해 2000Hz까지 기능적 요소가 상대적으로 크다가 4000Hz부터 그 차이가 갑자기 작아지는 것을 대해 주목하라. 이와 같이 실제로 급추형 손실을 보이는 기능적 환자들은 진짜 역치가 점차적으로 나빠짐에 따라 비기질적 요소가 점차적으로 작아지는 경향을 보인다(그림 14.2). 그러나 기능적 요소와 기저의 기질적 역치는 실제로 정상청력과 경도 손실을 가지고 있는 환자들과는 연관되지는 않는다.

기능적 손실을 가진 환자들은 특정 음량 크기인 내재화된 참조 수준 또는 "정신적 기준(anchor)"을 사용하는 것 같다. 우리는 이것을 "목표(target)"라 부를 것이다. 그들은 검사 자극의 음량 크기가 목표에 도달하기 전까지는 검사 자극에 반응하지 않게 된다(Galfand & Silman, 1985, 1993; Gelfand, 1994). 각 주파수에서 기질적 손실의 정도와 기능적 요소의 크기는 역비례 관계를 가지며 다음과 같은 기전으로 발생하는 것으로 보인다. 음량 누가 현상 때문에 검사음은 기저의 기질적 역치가 더 높은(더 나쁜) 주파수의 더 낮은 감각 수준(SLs)에서 목표에 도달하게 되고 같은 귀에서 더 높은 감각 수준은 기저의 역치가 더 낮은(더 좋은) 경우에 나타난다. 이것은 음량 누가 현상이 감각신경성 손실의 양과 관련되기 때문에 일어난다(10장). 더 큰 기능적 요소는 더 낮은 주파수에서 더 흔하게 나타나고 더 작은 기능적 요소는 더 높은 주파수에서 더 흔하게 나타난다. 왜냐하면 대부분의 감각신경성 난청은 주파수가 증가함에 따라 더 나빠지는 경향을 보이기 때문이다. 이러한 관계는 기저의 고주파수 손실이 상대적으로 평평한 환자의 과장된 청력도의 원인이 된다(Coles & Mason, 1984). 실제로 정상 청력이거나 경도 난청 환자들의 경우 기능적 요소가 기저의 기질적 역치와 체계적으로 관련되어 있지 않은 것 같다. 왜냐하면 이러한 환자들은 검사 주파수 간에 상당한 음량 수준 차이를 경험하지 않기 때문이다.

기능적 요소의 양상이 기저의 손실의 양상과 일관되게 관련되어 있을지라도 환자들은 기능적 요소의 절대 크기 면에서 매우 다양하다. 이러한 변이성은 환자들 간의 차이인 (1) 목표로 사용하는 음량 수준, (2) 기질적 역치와 환자가 참을 수 있는 가장 큰 자극 강도의 범위, (3) 누가 현상의 양에 영향을 받는 것으로 보인다.

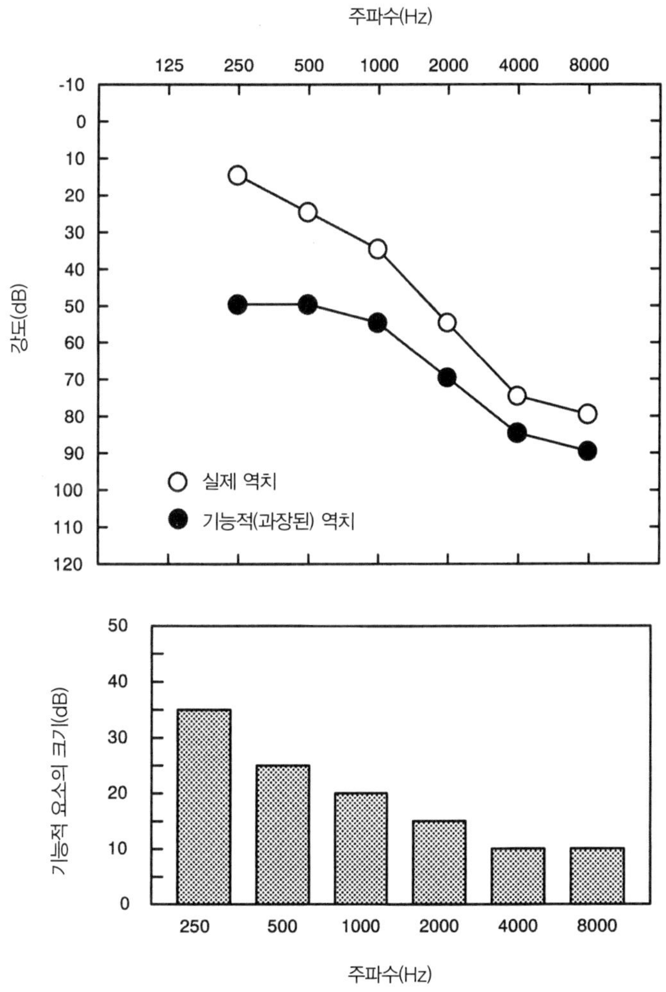

그림 14.2 기능적 요소의 양상이 기저의 감각신경성 청력 손실의 양상과 어떻게 연관되는지를 보여 주는 예이다.

비기질적 난청의 임상적 증상과 발현

비기질적 난청의 현상적 · 행동적 발현

비기질적 난청을 의심할 수 있는 지표로 사용되는 우선적인 요인은 환자의 임상적인 행동이나 호소보다는 실질적인 것인데, 말하자면 누가 환자를 의뢰했는지, 왜 평가가 이루어졌는지 등이다. 이 요인은 변호사, 보험 회사, 또는 보상팀에 의한 의뢰를 포함한다. 또한 법적 문제나 사고, 고용이나 작업환경 문제, 또는 연금이나 보상과 같은 문제, 고소와 관련된 의뢰를 포함한다.

기능적 난청 환자들의 특징은 청각학 문헌에 잘 정립되어 있다(Chaiklin & Ventry, 1963; Hopkinson, 1973; Coles, 1982). 이러한 환자들 중 많은 수가 실제로 청력 문제를 보이는 사람들과 관련된 행동과 호소를 과장하여 나타낸다. 예를 들어 몸을 앞으로 내밀며 듣는다든지, "더 잘 들리는 쪽"으로 고개를 돌린다든지, 소리를 크게 듣기 위해 손으로 귀를 모은다든지, 독화에 의존한다는 것을 보이기 위해 말하는 사람의 입을 뚫어지게 보는 것과 같은 행동을 한다. 어떤 환자들은 자신의 목소리를 듣기 위한 노력인 것처럼 과장되게 크게 말한다. 많은 기능적 환자들이 오래된 청력 손실로 말과 음성이 손상된 것을 보이는 데에는 실패하지만 기능적 손상을 가진 많은 환자들에게서는 이러한 문제가 나타난다. 기능적 환자들은 또한 끊임없이 반복과 명료화를 요구하거나, 글로 써 주기를 주장하기조차 한다. 청력 문제에 대한 불명료한 호소, 독화에 과하게 의존하는 모습, "예전에 사용했었다고" 하지만 보청기 사용에 대한 지식의 부족 역시 의사난청을 의심할 수 있는 지표이다. 청력 손실 정도로 보면 불가능한데 대기실에서 다른 사람들과 어려움 없이 대화하는 환자도 있다. 위난청 성인은 허를 찔리지 않는 한 임상가 앞에서는 이런 실수를 보이는 경우가 거의 없다. 그러나 비기질적 난청 아동은 검사 상황에서는 못하던 대화를 비공식적인 상황에서는 하는 경우가 드물지 않다.

비기질적 난청의 행동적 발현에 대해 두 가지 경고를 언급해야만 한다. 첫째, 많은 환자들이 이러한 행동을 어떻게 하는지 제대로 모르고 하기는 하지만 실제 청력 손상 환자의 행동을 똑같이 해내는 경우나 세밀한 점들까지 연습해서 연기하는 환자가 많다는 것을 주의해야 한다. 세밀한 점들까지 따라 하는 것은 놀랍지 않은데 환자들은 다른 환자들과 이야기해 보았고 청각학 교재를 완벽하게 읽을 수 있기 때문이다. 둘째, 의사난청의 진단은 검사 결과에 의존한다는 것이다. 과장의 행동적 사인(sign)은 비기질적 난청에 대한 의심의 지표이고 얻은 검사 결과에 대한 추가 정보를 제공하지만 기능적 난청 자체를 증명하지는 못한다는 것이다.

정기 평가에서 비기질적 난청의 지표

거의 모든 환자들에게 시행되는 정기 청각평가에서 비기질적 난청의 몇 가지 사인을 얻을 수 있다. 검사자가 환자의 과장된 청력 손실에 대한 검사를 하기 전에 이를 의심할 필요가 없기 때문에 기능적 손상이 정기 검사에서 밝혀질 수 있다는 사실은 중요하다. 음향반사검사는 정기 평가 목록에 대부분 반드시 있으며 다른 생리적 검사와 함께 이후에 다룰 것이다.

거짓신호 반응의 부족

정상 청력을 가졌거나 기질적인 청력 손실을 가진 거의 대부분의 환자들은 소리가 들리지 않을 때에도 가끔 반응을 하게 된다. 이러한 반응은 음을 제시하는 사이에 조용한 순간에 나타나는데 이를 **거짓양성반응**(false-positive response) 또는 **거짓신호**(false alarm)라고 한다. 거짓반응은 청각사 때문에 일어나기도 하는데 거짓반응을 보이면 환자의 역치를 결정하기가 더 어려워진다. 그러나 거짓반응이 있다는 것은 아무리 작은 신호라도 환자가 모든 신호를 듣고자 하는 높은 동기를 가지고 있다는 것을 말한다. 기능적 손실을 가진 환자들은 명백히 이러한 생각을 가지고 있지 않으며 따라서 어떤 거짓반응도 보이지 않는 경우가 많다. 예를 들어, Chaiklin과 Ventry(1965b)는 거짓반응이 실제 청력 손실 환자의 86%에서 나타나는 데에 비해 위난청 환자들에서는 22%만 나타났다고 하였다. 이들은 순음검사에서 거짓반응을 체크하기 위해 반드시 1분간의 "침묵 구간(silent period)"을 두어야 한다고 제안하였다. 환자가 어떤 거짓반응도 보이지 않는다면, 특히 상당히 긴 침묵 구간에도 거짓반응을 보이지 않는다면 비기질적 난청의 가능성을 의심해 봐야 한다.

역치 변이성

순음역치는 보통 ±5dB 범위에서 반복적으로 관찰되며 검사-재검사 신뢰도는 분명히 ±10dB 내로 기대할 수 있다. 검사-재검사 간 역치 차이가 15dB 이상 나타나는 경우는 비기질적 난청을 의심해 볼 수 있다(Chaiklin & Ventry, 1965b). 한편 많은 비기질적 난청 환자들이 상당히 일관된 역치를 보이기 때문에 높은 검사-재검사 신뢰도가 비기질적 난청을 완전히 배제하지는 못한다(Berger, 1965; Shepherd, 1965).

음영 곡선의 부재

교차청취(cross-hearing)란 검사음을 검사 귀 대신 실제로는 반대편 귀에서 듣는 것임을 상기하라. 이것을 생각하며 그림 14.3a의 청력도를 살펴보자. 오른쪽 귀는 정상이고 왼쪽 귀는 농인 편측성 환자의 청력도이다. 왼쪽 귀에서 비차폐 역치는 실제로는 오른쪽 귀로 이간 청취한 것으로 이는 **음영 곡선**(shadow curve)이라고 알려져 있다. 음영 청력도의 청력 수준은 이간감쇠와 좋은 쪽 귀의 골전도 역치 때문에 50∼65dB HL 범위이다. 이런 경우에 오른쪽 귀는 골전도 역치가 0dB HL이고 이간감쇠가 50∼65dB 범위인 것이다. 그래서 오른쪽 와우는 왼쪽 귀에 기전도로 50∼65dB HL로 제시되는 신호음을 들을 수 있게 된다. 반대편 귀에 차폐음을 주고 농인 왼쪽 귀를 다시 검사하면 음영 곡선이 사라진다.[1] 그림 14.3b는 오른쪽 귀는 정상 청력이고 왼쪽 귀에 비기질적 편측성 난청 농을 보이는 환자의 비차폐 청력도를 보여 준다. 이때 음영 곡선이 나타나지 않는데 왼쪽 귀에 제시되는 소리가 아무리 커도 환자가 반응하지 않기 때문이다. 환자는 농

인 왼쪽 귀에 제시되는 신호음이 50∼60dB HL에 도달하면 정상 청력인 오른쪽 귀가 듣기 시작한다는 것과 음영 곡선이 나타나지 않는 것은 난청이 비기질적임을 드러낸다는 것을 모른다. 이처럼 진짜 편측성 난청은 골전도에 대한 음영 곡선을 갖는다. 그러나 골전도에 대한 "무반응" 기호는 기능적 난청 환자가 골도 진동자를 왼쪽에 착용했을 때는 골전도에서 이간감쇠가 거의 일어나지 않음에도 반응을 하지 않았음을 나타낸다.

기전도에서 음영 곡선의 부재는 편측성(또는 편측성) 난청이 큰 폭으로 나타나서 신호가 나쁜 쪽 귀에 이간 청취될 때 비기질적 난청의 강력한 지표가 된다. 더욱이 골전도의 경우 이간감쇠가 거의 없기 때문에 골전도에서 음영 곡선의 부재는 위난청의 아주 강력한 사인이 된다. 그러나 다음과 같은 면에서 몇 가지 고려점과 주의점이 있다는 것을 생각해야 한다. (1) 비차폐 나쁜 쪽 귀의 기전도와 골전도 역치는 음영 곡선이 존재하는지 부재하는지를 알기 위해 필요하다. (2) 음영 곡선이 "반드시 나타나는 형태"의 특정 청력 수준을 생각하는 대신에 나쁜 쪽 귀에 주어진 신호가 좋은 쪽 귀의 골전도역치에 도달하기 쉬운지를 고려하는 것이 현명하다. (3) 우선 고려할 점은 "차폐를 할 필요가 있는가?"를 질문하는 것과 유사하지만 중요한 차이점이 있다. 청력 손실이 있다고 오진하지 않기 위해 차폐가 꼭 필요하지 않아도 차폐를 하는 것이 좋기 때문에 차폐를 결정할 때 이간 감쇠의 가장 작은 합리적인 양을 사용하게 된다. 그러나 비기질적 난청을 다룰 때 반드시 가장 큰 양의 이간감쇠의 관점에서 생각해야 한다. 왜냐하면 합당한 이유 없이 과장된 손실로 분류하고 싶지 않기 때문이다. (4) 골전도 음영 곡선의 부재는 "나쁜" 쪽에 골도진동자를 부착했기 때문에 발생하지 않는다는 것을 확실히 알아야 한다.

---

[1] 이러한 내용이 잘 이해되지 않는 학생들은 5장과 9장의 교차, 교차청취, 이간감쇠, 차폐(masking)에 대한 내용을 다시 복습하기 바란다.

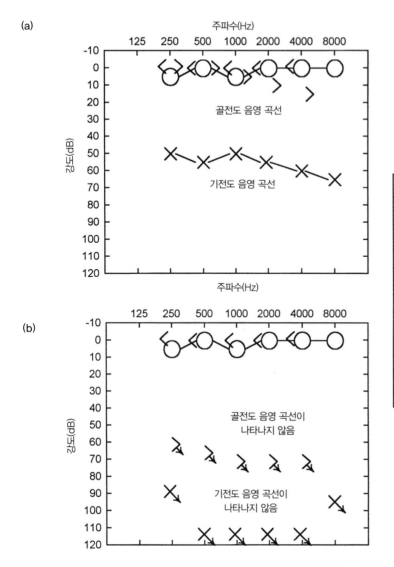

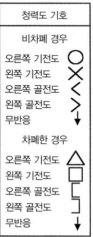

그림 14.3 (a) 오른쪽 귀는 정상이고 왼쪽 귀는 농인 환자의 비차폐 청력도이며, 기전도와 골전도 청력에서 음영 곡선이 나타난다. (b) 왼쪽 귀가 농이라고 위난청을 보이는 환자는 비차폐 청력도에서 음영 곡선이 나타나지 않는다.

비전형적 어음청력검사 반응

기능적 환자들은 종종 어음인지역치(SRT) 검사에서 강강격 단어에 대한 다양한 비전형적 반응을 보인다(Chaiklin & Ventry, 1965b). 이들은 더 낮은 청력 수준에서 정반응했던 강강격 단어가 반복되었을 때 종종 틀린다. 예를 들어, 어떤 환자가 "farewell"을 55dB HL에서 따라 말할 수 없었는데 같은 검사의 이전에 45dB HL에서 따라 말할 수 있었던 것이다. 이들은 또한 강강격 단어에 절반만 반응하는 경우가 많다(예 : "cowboy"를 "cow"로, "farewell"을 "well"로 반응). 그리고 제시되는 강강격 단어와 관련없는 일음절어 반응을 하는 경우(예 : "armchair"를 "ball"로

반응)도 있다.

기능적 환자들은 또한 그들이 주장하는 역치에 대하여 낮은 감각 수준(SLs)에서 검사했을 때 기대할 수 있는 어음 인지 점수보다 높은 점수를 받는 경향이 있다(Gold, Lubinsky, & Shahar, 1981). 이것은 비기질적 난청을 나타내는데, 높은 어음 인지 점수는 30dB SL이나 그 이상의 제시 강도에서밖에 기대할 수 없기 때문이다(8장). 예를 들어, 어떤 환자의 SRT가 50dB HL이고 60dB HL, 즉 단지 10dB SL(SRT에 대하여) 밖에 안 높은 강도에서 제시되는 단어를 92% 맞출 수 있다고 가정해 보자. 이런 높은 점수는 10dB SL 정도에서는 거의 얻을 수 없다. 이것은

60dB HL이 SRT보다 10dB만 높은 것이 아님을 의미한다고 볼 수 있다. 따라서 환자의 실제 SRT는 50dB HL보다 반드시 더 낮은(더 좋은) 것이다.

어음인지역치-순음 평균 간 불일치

500, 1000, 2000Hz의 순음평균역치(PTA)와 SRT는 일반적으로 적절한 한계 내에서 일치한다. 실제 난청 환자들에서 SRT와 PTA가 일치되는 것과는 대조적으로 Carhart(1952)는 기능적 손실 환자에서 PTA보다 SRT가 종종 더 좋다(더 낮다)는 것을 관찰하였다. 12dB 이상의 **어음-순음 불일치**(SRT-PTA discrepancy) 또는 **순음-어음 불일치**(PTA-SRT discrepancy)는 비기질적 난청을 나타내는 것으로 보인다(Chaiklin & Ventry, 1965b). 예를 들어, 어떤 환자가 PTA는 47dB HL이고 SRT는 30dB HL이라면 SRT가 PTA보다 12dB 이상 좋기 때문에 비기질적 난청이라고 볼 수 있다. 상당 수준의 어음-순음 불일치가 있는 것이 기능적 손실을 밝혀내는 가장 좋은 청력 검사 지표이다(Ventry & Chaiklin, 1965).

어음-순음 차이를 비교할 때 청력도의 모양도 고려해야 한다. 어떤 환자가 SRT가 20dB HL이고 다음과 같은 순음역치를 보였다고 가정해 보자.

주파수(Hz)	250	500	1000	2000	4000	8000
역치(dB HL)	15	20	30	65	70	80

2000Hz의 역치는 분명히 500Hz와 1000Hz의 연장선에서 벗어나 있다. 그래서 SRT는 500Hz와 1000Hz 두 주파수의 PTA와 비교되어야 한다. 이는 (20+30)/2=25dB HL이고 어음-순음 불일치는 5dB밖에 안 되어서 충분히 받아들일 만한 것이다. 반면에 세 주파수의 PTA인 (20+30+65)/3=38dB HL이 되고 이 결과는 18dB의 어음-순음 불일치를 가져온다. 따라서 비기질적 난청이 있는 것으로 잘못된 판단을 할 수 있다. 이러한 예에서 보듯이 환자가 기능적 손실이라고 확진하기 전에 두 주파수 PTA를 고려해 보아야 한다. 사실 때로는 SRT와 가장 좋은 역

치를 보이는 한 개의 주파수만을 비교하는 경우도 있으며 이때 250Hz도 사용할 수 있지만 주로 500Hz를 사용한다(Gelfand & Silman, 1985, 1993; Silman & Silverman, 1991).

어음-순음 불일치의 크기는 또한 SRT와 순음역치가 어떻게 검사되는지에 의해 영향을 받는다. SRT를 하행법이 아니라 상승법으로 구했을 때 과장된 손실이 더 분명하게 확인될 수 있다(즉 불일치가 더 크다)(Conn, Ventry, & Woods, 1972; Schlauch, Arnce, Olson, Sanchez, & Doyle, 1996). 이 차이는 그림 14.4에서 첫 번째 두 개의 막대를 비교함으로써 알 수 있다. Schlauch와 동료들(1996) 또한 순음은 하행법으로 검사하고 어음은 상승법으로 검사함으로써 어음-순음 불일치가 상당히 늘어날 수 있다는 것을 증명하였다(그림 14.4의 세 번째 막대). 그들은 이 방법을 기능적 손실에 대한 선별검사로 제안하였다. 하행 순음 검사는 (1) 각 주파수에서 높은 강도(90dB HL)로 첫 번째 순음을 제시한다. (2) 10dB씩 내려가며 제시한다. (3) 그다음에 역치에 도달할 때까지 표준적인 청력검사 방법을 따른다(5장 참조).

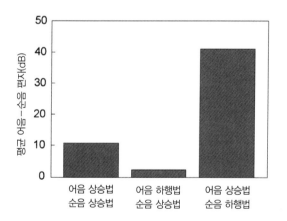

그림 14.4 어음인지역치(SRT)와 순음평균 역치(PTA) 간 불일치의 양은 SRT와 순음역치에 도달하기 위해 상승법을 사용하는지 하행법을 사용하는지에 따라 달라진다. [Schlauch, R. S., Arnce, K. D., Olson, L. M., Sanchez, S., & Doyle, T. N. (1996). Identification of pseudohypacusis using speech recognition thresholds. *Ear and Hearing, 17,* 229–236]

청력도 양상

고전적인 문헌은 비기질적 난청을 "접시형" 또는 "수평형"이라고 설명하였다. 그러나 기능적 손실의 특징을 보여 주는 특정한 청력도 양상은 보이지 않았다(Chaiklin, Ventry, Barrett, & Skalbeck, 1959; Chaiklin & Ventry, 1965a). 반면에 과장된 청력도의 기능적 요소는 기저의 기질적 역치의 양상과 관련되어 있다(Coles & Mason, 1984; Gelfand & Silman, 1985, 1993; Gelfand, 1994). 이러한 관계는 그림 14.1과 같이 고음급추형 감각신경성 난청 환자들에게서 가장 분명하게 볼 수 있다. 기저 역치가 상대적으로 좋은 2000Hz까지는 기능적 요소가 상대적으로 얼마나 큰지, 그리고 기질적 역치가 갑자기 나빠지는 4000Hz에서는 어떻게 갑자기 작아지는지 주목하라. 이와 유사하게 실제로 급추형 손실을 가지고 있는 기능적 환자들은 주파수가 증가함에 따라 실제 역치가 점진적으로 나빠지면서 비기질적 요소가 점차 작아지는 경향이 있다(그림 14.2). 일반적으로 기능적 요소는 (1) 기질적 역치가 좋은 저주파수에서 더 크게 나타난다. 그리고 (2) 기질적 역치가 나쁜 고주파수에서 더 작게 나타난다.

이미 설명했던 것처럼 이것은 기능적 손상 환자들이 특정 강도 수준을 갖는 내재화된 강도를 사용하기 때문에 나타나는 현상으로 보인다. 그들은 정신적 기준에 맞는 강도 수준에 도달하기 전까지 검사음(또는 다른 검사 자극)에 반응하지 않을 것이다(Gelfand & Silman, 1985, 1993; Gelfand, 1994). 한쪽 귀에서 기능적 요소는 실제 손상이 더 나쁜 주파수에서 더 적고 실제 역치가 더 좋은 주파수에서 더 크다. 왜냐하면 누가 현상은 청력 손실의 정도와 관계가 있기 때문이다(10장). 결과적으로 기능적 요소의 대부분은 고주파수 손실이 아주 흔하기 때문에 저주파수에서 더 넓고 고주파수에서 더 좁은 경향이 있다.

비기질적 난청 검사

비기질적 난청에 대한 많은 검사가 지난 몇 년간 개발되었다. 이 중 대부분은 과장된 난청 여부를 밝혀내며 몇몇 검사는 환자의 실제 기질적 청력 수준을 추정하기 위해 사용될 수 있다.

행동검사

상승-하행 간극검사

기능적 환자들에게서 비정상적으로 역치가 많이 변하는 경우는 늘 그렇지는 않지만 종종 나타난다. 기능적 환자를 판별하는 데 도움이 되는 한 가지 방법은 과장된 역치를 더 심하게 변하게 하는 방법을 사용하는 것이다. 이 방법은 같은 순음을 상승법으로도 검사하고 하행법으로도 검사함으로써 이루어질 수 있다(Harris, 1958; Hood, Campbell, & Hutton, 1964; Kerr, Gillespie, & Easton, 1975). 두 가지 역치 간의 차이점을 보통 **상승-하행 간극**(ascending-descending gap)이라 한다. 검사는 직접검사 또는 Bekesy 청력검사로 시행할 수 있다. Bekesy 청력검사를 사용할 경우 이 방법은 Bekesy **상승-하행 간극 평가**(Bekesy Ascending-Descending Gap Evaluation, BADGE)로 알려져 있다(Hood, Campbell, & Hutton, 1964). 이 방법의 일반적인 특징은 하나의 역치를 낮은 소리 강도에서 시작해서 강도를 높이면

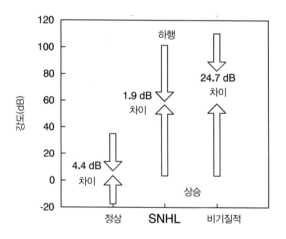

그림 14.5 실제 역치(정상 청력과 감각신경성 청력 손실), 과장된 청력 손실과 관련된 상승-하행 간극에 대한 개념도[Cherry, R., & Ventry, I. M. (1976). The ascending-descending gap: A tool for identifying a suprathreshold response. Journal of Auditory Research, 16, 281-287]

서 검사하고 다른 역치는 높은 소리 강도
에서 시작해서 강도를 낮추면서 검사하는
것이다. 그림 14.5에서 볼 수 있듯이 상
승-하행 간극은 실제 역치에서는 좁은데
과장된 청력 손실에서는 넓다. 기능적 환
자들은 넓은 상승-하행 간극을 가지고 있
으며 이는 소리가 아래로부터 제시될 때와
위로부터 제시될 때 과장된 역치 "목표"를
같은 참조 기준을 가지고 유지하기 어렵기
때문이다.

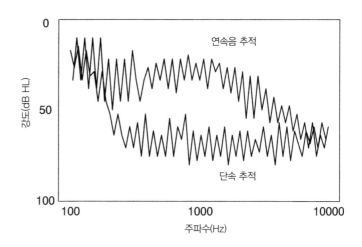

그림 14.6 다른 Bekesy 청력도와는 달리 V형 패턴은 특징적으로 단속음이 연속음보다 아래쪽에 나타난다.

Bekesy 청력검사

V형 Bekesy 패턴   전형적인 네 가지
Bekesy 청력도 패턴은 연속음과 맥박음
이 서로 번갈아 나타나거나 연속 맥박음보다 연속음
이 더 아래에 나타난다(10장). 이러한 양상은 다음과
같은 이유로 발생한다. (1) 지속음역치는 맥박음역치
와 같거나 더 나쁘다. (2) 더 높은(더 나쁜) 역치는 청
력도에서 아래에 그려진다. 반면에 비기질적 난청 환
자들은 반대의 양상을 보인다. 그들은 연속 맥박음이
연속 지속음보다 아래에 나타나는데 이를 V형 Bekesy
패턴이라 한다(Jerger & Herer, 1961). V형 Bekesy
청력도의 전형적인 예는 그림 14.6에 있다. 비기질적
난청을 판별하기 위해 일반적인 Bekesy 청력 검사를
시행할 때는 고정 주파수 방법보다 연속주파수 추적
법(sweep-frequency tracing)을 사용한다
(Rintelmann & Harford, 1967).

왜 V형 Bekesy 패턴에서 맥박음역치가 지속음역
치보다 나쁘게 나오는가? 이 패턴은 기능적 환자들이
지속음과 맥박음을 실제 역치보다 높은 목표 음량에
맞추려고 노력하기 때문에 음량 기억 효과에 의해 발
생하는 것으로 보인다. 이러한 해석은 *Rintelmann*과
Carhart(1964)의 연구 결과에 근거를 둔다. 이들은
연속주파수 Bekesy 검사를 시행하기 바로 직전에 특
정 강도의 1000Hz "목표"음을 피검자들에게 들려주
었다. 과제는 연속주파수 추적법 순음을 들었던 목표
음에 같은 음량으로 맞추도록 하는 것이었다. 이렇게

함으로써 연속주파수 추적법 순음이 맥박 칠 때 더 많
은 강도가 필요하고 지속음일 때는 강도가 더 적게 필
요했다. 다시 말하면 맥박음은 같은 음량으로 기억되
기 위해 지속음보다 더 큰 강도가 필요한 것이다. 결
과적으로 연속 맥박음은 연속음보다 아래쪽에 나타난
다(청력도에서 "아래에 나타난다"는 것은 "더 큰 강
도"가 필요하다는 것임을 기억하라).

음정지시간연장검사   기존의 Bekesy 청력검사는 맥
박음이 나오고 끊기는(on and off) 시간의 양이 동일
하다(200밀리초 나오고 200밀리초 끊김). **음정지시**
간연장검사[Lengthened Off-Time(LOT) test]는
맥박음의 끊기는 시간이 200~800밀리초까지 연장
된 Bekesy 청력검사를 사용하는 비기질적 난청에 대
한 검사이다(Hattler, 1968, 1970, 1971).[2] 더욱이
LOT 검사는 연속주파수 추적법보다 고정 주파수를
사용한다. 절차에 있어서 200밀리초 나오고 800밀리

---

2) 음이 나오는 시간과 끊기는 시간을 더한 것에 대한 음이 나오
 는 시간의 비율은 종종 작동주기(duty cycle)라 불린다. 이러
 한 용어들은 일반적인 Bekesy 맥박음은 200/(200+200)＝
 200/400＝0.5 또는 50%의 작동주기를 가지고, LOT
 Bekesy의 작동주기는 200/(200+800)＝200/1000＝0.2 또
 는 20%이다.

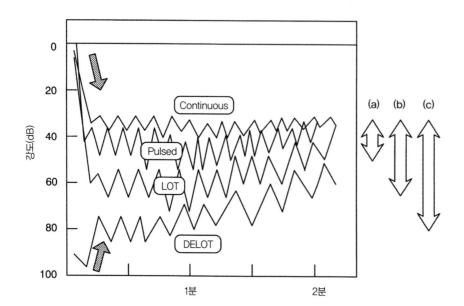

그림 14.7 표준단속음, LOT, DELOT를 이용한 Bekesy. 일반적인 Bekesy 검사에서 연속음과 단속음이 어떻게 분리되는지를 보여 준다(a). LOT에서 더 넓어진다(b). DELOT에서 더 넓어진다(c).

초 끊기는 연속 맥박음과 연속 지속음을 비교한다는 것 외에 LOT 검사는 표준 고정 주파수 Bekesy 청력검사와 유사하다. LOT 검사는 기능적 환자에 있어서 연속 맥박음이 연속 지속음보다 낮게 나타나는 정도를 증가시킨다. 따라서 V형 Bekesy 패턴을 보이는 기능적 손상을 더 잘 판별할 수 있다. 이에 대해 그림 14.7에서 기존의 맥박음과 LOT 검사음을 비교하여 보여 준다.

하행음정지시간연장　　하행 연장 시간 차 검사 (Descending-LOT, DELOT) test는 BADGE와 LOT를 조합한 것이다(Chaiklin, 1990). BADGE (Hood, Campbell, & Hutton, 1964)는 Bekesy 청력검사를 사용한 상승-하행 간극검사라는 것을 상기하라. DELOT 검사는 같은 상승 지속음과 LOT 검사에서 사용되는 200밀리초 on, 800밀리초 off되는 맥박음으로 시작된다. 그리고 나서 세 번째로 LOT 검사에서 찾은 가장 나쁜(가장 높은) 역치보다 25dB 위에서 시작하는 200밀리초 on, 800밀리초 off되는 맥박음이 더해진다. 이것은 하행 연속음이 되는데 환자의 분명한 역치 위에서 시작하기 때문이다. 기능적 환자들은 Bekesy 청력도에서 LOT 연속음(즉 더 높

은 청력 수준)보다 훨씬 아래에서 DELOT 연속음을 산출하는 경향이 있다. 이것은 지속음과 단속음 간의 간극을 넓히며 그림 14.7에서 볼 수 있듯이 V형 패턴을 보다 더 분명하게 만든다. Chaiklin(1990)은 비기질적 난청에 대한 선별검사로 500Hz에서 DELOT를 권장했으며 이 검사에서 기능적 요소의 양상에 대해 우리가 알고 있는 것을 확인할 수 있다(Coles & Mason, 1984; Gelfand & Silman, 1985, 1993; Gelfand, 1994).

Stenger 검사

오른쪽 이어폰에서 제시되는 음은 오른쪽 귀에서 들리고 왼쪽 귀에서 제시되는 음은 왼쪽 귀에서 들린다. 그러나 양쪽 귀로 제시되는 음은 하나의 융합된 이미지로 들리며 머리의 어딘가에서 들리는 것같이 느껴진다. 이 현상을 **양이 융합**(binaural fusion)이라 한다. 이 이미지는 음이 양쪽 귀에 같은 감각 수준을 가질 때 머리의 가운데에서 들린다. 이것이 중앙선 좌우 분화(midline lateralization)이다. 양쪽 귀 간에 SL에서 작은 차이가 있을 때 더 높은 감각 수준인 쪽에서 음이 지각된다. 즉 오른쪽이나 왼쪽으로 좌우 분화된다. 세 개의 부분으로 나누어진 다음과 같은 예를 생각해 보자.

1. 10dB SL로 오른쪽 귀에만 제시되는 1000Hz 순음은 오른쪽 귀에서 들린다.
2. 20dB SL로 왼쪽 귀에만 제시되는 1000Hz 순음은 왼쪽 귀에서 들린다.
3. 두 음이 양쪽 귀에 동시에 제시된다면 왼쪽 귀에서 하나의 소리만을 듣는다.

이 예의 세 번째 부분은 SL이 더 높은 왼쪽 귀에 융합된 이미지가 분화된 것을 보여 준다. 우리는 또한 소리가 양쪽 귀에 들리는 것이지만 환자는 왼쪽 귀(SL이 더 높은)에서만 지각한다는 것을 알 수 있다. 이런 경우를 **Stenger 현상(효과)**[Stenger phenomenon(effect)]이라 한다. 더 전문적으로 말하자면 Stenger 효과란 소리가 양쪽 귀에 제시될 때 청자가 더 높은 감각 수준을 가진(또는 쉽게 말해서 소리가 "더 큰") 한쪽 귀에서만 존재한다고 지각하는 상황을 말한다.

Stenger 검사는 Stenger 효과를 편측성 기능적 환자에 대한 임상적인 검사에 활용한 것이다. 이 방법은 1900년에 음차를 사용한 방법으로 Stenger에 의해 처음 알려졌으며 최근에는 청각검사로 다양한 방법으로 사용되고 있다(Watson & Tolan, 1949; Altshuler, 1970). Stenger 검사는 편측성 비기질적 난청을 밝혀내는 데에 사용될 수 있으며 그 귀에서 환자의 실제 역치도 추정할 수 있다. 검사가 순음으로 이루어지면 **순음 Stenger 검사**, 강강격 단어로 이루어지면 **어음 Stenger 검사**라고 한다. 순음 Stenger 검사가 시행되는 각 주파수마다 양쪽 귀 간에 적어도 30dB(더 좋으려면 ≥40dB)의 편측성 또는 비대칭 청력 손실이 있어야 한다. 어음 Stenger 검사를 하려면 양이의 SRT 간에 이와 유사한 차이가 필요하다.

Stenger 검사는 양쪽 귀에 자발적인 역치를 구하자마자 시행할 수 있다. 환자의 입장에서 보자면 Stenger 검사는 순음역치검사의 일부이며 순음이 들릴때마다 반응하는 것으로 시행된다. 사실 환자는 특별한 검사가 진행되고 있다는 것조차 의식하지 못한다. 문제는 환자가 양쪽 귀의 자발적인 역치보다 약간

높거나 낮은 다양한 순음에 반응하느냐 그렇지 않느냐이다. Stenger 검사를 배우는 가장 쉬운 방법은 절차에 따라 해 보는 것이다. 오른쪽 귀는 0dB HL, 왼쪽 귀는 50dB HL의 자발적 역치를 보이는 2명의 환자에 대해 검사 절차를 시행해 보자. 왼쪽 귀의 편측성 청력 손실은 한 환자에서는 실제 난청이고 다른 환자에서는 기능적 난청이다. Stenger 검사에는 여러 가지 방법이 있지만 대부분의 전문가들은 검사음을 자발적인 역치보다 5~10dB HL 높거나 낮게 제시해야 한다는 데에 동의하고 있다.

그림 14.8은 실제 왼쪽 편측성 난청 환자의 Stenger 검사 결과를 보여 준다. 환자의 역치는 머리의 양쪽에 참조선으로 제시하였다. 10dB 순음을 오른쪽 귀에 들려주면 역치보다 높기 때문에 환자는 "예"라고 반응한다(그림 14.8a). 환자는 왼쪽 귀에 60dB HL 순음이 제시되어도 역치보다 많이 높으므로 "네"라고 반응한다(그림 14.8b). 그림 14.8c에서 환자는 왼쪽 귀에 40dB HL의 순음이 제시될 때 역치보다 10dB 낮으므로 "아니요"라고 반응한다(즉 환자는 실제로 들을 수 없기 때문에 반응하지 않는다). (d)에서는 두 개의 순음이 동시에 제시된다. 둘 중의 하나는 그림 14.8a처럼 좋은 쪽 귀의 역치보다 10dB 높고, 다른 하나는 그림 14.8c처럼 나쁜 쪽 귀의 역치보다 10dB 낮다. 이때 환자는 좋은 쪽 귀에서 소리를 듣기 때문에 "예"라고 반응한다. 왼쪽 귀에 제시되는 역치보다 낮은 40dB 순음은 환자가 들을 수 없기 때문에 영향받지 않는다. 이를 음성 Stenger 검사 결과라 하고 나쁜 쪽 귀의 역치가 진짜임을 밝혀 준다.

이제 같은 Stenger 검사가 비기질적 편측성 손실을 보이는 환자에게 시행되면 어떻게 되는지 살펴보자(그림 14.9). 여기서 왼쪽 귀의 50dB HL 역치는 과장된 것이기 때문에 "거짓"이라고 쓰인 선으로 제시되어 있다. 환자의 실제 역치는 양쪽 귀에서 0dB HL이며 이것을 "참"이라고 쓰인 선으로 표시하였다. 환자는 오른쪽 귀에 10dB HL 순음을 들려주면 역치보다 크기 때문에 "예"라고 반응한다(그림 14.9a). 또한 왼쪽 귀에 60dB HL 순음을 들려주면 과장된 역치보다

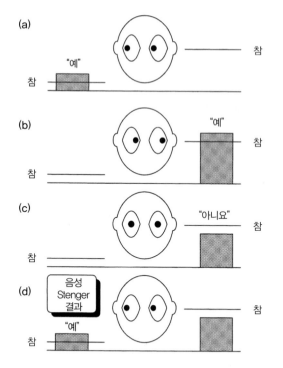

그림 14.8 실제 편측성 난청 환자의 음성 Stenger 검사 결과. "참"은 역치에 근거하여 진짜이며 기질적이라는 의미이다(본문 참조).

충분히 큰 소리이기 때문에 "예"라고 반응한다(그림 14.9b). 그림 14.9c의 40dB HL 순음은 실제 역치보다 많이 크지만 환자는 소리가 과장된 역치보다 작기 때문에 "아니요"라고 반응하게 된다(즉 환자는 실제로는 소리를 들었는데도 소리를 들은 것을 부인하는 것이다). 그림 14.9d에서 자극의 조합은 그림 14.8d와 같다. 두 개의 순음을 동시에 제시하는데 하나는 그림 14.9a와 같이 **좋은 쪽 귀의 역치보다 10dB 높고**, 다른 하나는 그림 14.9c와 같이 **나쁜 쪽 귀의 역치보다 10dB 낮다.** 실제 난청 환자는 왼쪽 귀의 역치보다 작은 소리를 듣지 못하고 오른쪽 귀의 역치상 순음에 반응할 것이다. 그러나 40dB HL이 과장된 청력보다 10dB 작지만 **실제 역치**(0dB HL)보다는 40dB 큰 것이다. 여기서 Stenger 효과가 나타난다. 10dB SL로 오른쪽 귀에 제시된 1000Hz 순음은 왼쪽 귀에는 40dB SL인 것이다. 이 두 순음의 융합된 이미지는 왼쪽 귀에서만 들리게 된다. 그래서 모든 환자들은 왼쪽 귀에 과장된 손실보다 작은 소리인 40dB HL의 순음이 들린다는

것을 알게 된다. 그러므로 환자는 "아니요"라고 반응하는 것이다. 이것이 양성 Stenger 검사 결과이며 나쁜 쪽 귀의 기능적 손실의 지표가 된다. 왼쪽 귀의 청력손실이 진짜라도 환자는 오른쪽 귀의 역치상 소리이기 때문에 그 소리를 들어야 한다. 오른쪽 귀의 10dB SL 순음을 듣지 못하는 유일한 이유는 왼쪽 귀의 감각 수준보다 훨씬 높은 순음을 들을 때뿐이다.

어음 Stenger 검사는 순음 대신 강강격 단어를 사용하는 것 외에는 순음 Stenger 검사와 같은 방식으로 이루어진다. 이때 감각 수준은 양이의 SRT에 대해 상대적으로 제시된다.

이 검사가 방금 설명한 방식으로 시행된다면 Stenger 검사는 편측성 비기질적 난청이 있는지만 밝혀낼 수 있다. Stenger 검사는 나쁜 쪽 귀의 기질적 역치를 추정하는 데에도 사용될 수 있다. Stenger 검사로 역치를 결정하는 것은 여기서 다루는 범위를 벗

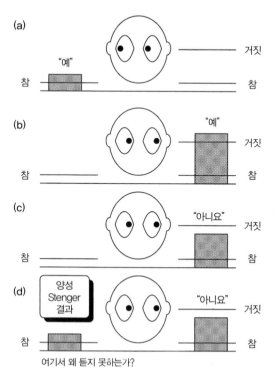

그림 14.9 비기질적 편측성 난청 환자의 양성 Stenger 검사 결과. "참"은 역치에 근거하여 진짜이고 기질적이라는 의미이며 "거짓"은 과장된 자발적 역치를 말한다(본문 참조).

어나는 것이지만 기본적인 개념은 Stenger 검사 결과
가 양성에서 음성으로 바뀔 때까지 "나쁜 쪽" 귀에 제
시되는 순음의 강도를 다양하게 하는 것이다. 역치추
정융합검사(Fusion Inferred Threshold, FIT) test)
는 기능적 난청 환자의 기질적 역치를 추정하기 위해
양이 융합을 사용하는 발전된 기술 중 하나이다
(Bergman, 1964). 흥미가 있는 학생들은 최근의 검
사 절차에 대한 설명과 Pope(1998)의 몇 가지 흥미로
운 사례 연구를 찾아 볼 수 있을 것이다.

지연 청각 피드백 검사

지연 청각 피드백 어음검사　사람들은 말하는 동시에
자신이 말하는 소리를 듣는다. 어떤 사람이 마이크에
대고 말하고 이어폰으로 자신의 소리를 듣는다면 자
신이 말할 때와 그것을 들을 때 사이에 시간적 지연이
삽입될 수 있다. 이 현상을 **지연 청각 피드백**(delayed
auditory feedback, DAF) 또는 **어음 측음 지연**
(delayed side-tone for speech)이라 한다. 이 현상
은 화자의 말 산출에서 속도, 유창성, 강도, 음성의 질
과 같은 특성을 변질시키는 원인이 된다. 어음에 대한
DAF를 비기질적 난청에 대한 검사로 적용하는 것은
간단한 일이다(Tiffany & Hanley, 1952; Hanley &
Tiffany, 1954). 환자에게 한 문단을 읽도록 요구하고
읽는 것을 180밀리초 이상의 시간 지연을 두고 마이
크로 녹음한 후 이어폰으로 듣게 한다. 환자의 말 산
출이 SRT보다 낮은 청취 강도에서 DAF에 의해 방해
받는다면 의사난청으로 볼 수 있다.

지연 피드백 청력 검사　기능적 손실 평가를 위한 DAF
의 더 효과적인 적용은 **지연 피드백 청력검사**(delayed
feedback audiometry, DFA)이다. 이 검사는 **순음
지연 피드백 태핑검사**(tonal DAF tapping test)라고
도 한다(Ruhm & Cooper, 1964; Cooper,
Stokinger, & Billings, 1976). 환자에게 키나 버튼으
로 단순한 리듬 패턴을 태핑하라고 요구한다. 태핑 패
턴은 "4탭-휴지-2탭"이며 여러 번 반복된다.

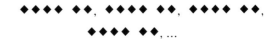

버튼으로 검사음을 조절하여 태핑 패턴으로 순음
의 패턴을 산출하도록 한다. 이 순음은 200밀리초 지
연되어 있어서 환자의 이어폰 중 하나로 들리도록 한
다. 만약 환자가 이 지연된 피드백 순음을 들을 수 있
다면 태핑 패턴이 방해받게 된다. 순음 키는 또한 차
트 기록기로 연결되도록 한다. 기본 절차는 DAF 순
음의 청취 강도를 증가시키면서 환자가 계속 패턴을
태핑하도록 하는 것이다. 동시에 청각사는 차트 기록
기를 보면서 태핑 패턴에 어떤 변형이 나타나는지 관
찰한다. 태핑 패턴이 환자가 자신의 역치라고 한 강도
보다 낮은(좋은) 강도에서 DAF 순음에 의해 방해받
는다면 비기질적 난청으로 볼 수 있다. DFA의 주된
장점은 태핑 패턴이 어떤 사람의 실제 역치 5~10dB
내에서 DAF 순음에 의해 방해받는 경향이 있다는 것
이다. 이를 통해 기능적 환자의 기질적 청력 수준을
추정할 수 있다. 그러나 때로는 태핑 패턴이 방해받기
전에 감각 수준보다 훨씬 큰 강도에 어쩔 수 없이 도
달하게 되는 경우가 있다(Alberti, 1970). DFA의 주
된 제한점은 환자가 태핑 패턴을 산출하고 계속 유지
할 수 있는 능력이 있으며 기꺼이 하려고 해야 한다는
것이다.

Lombard 반사 검사

Lombard 반사 또는 **효과**(Lombard reflex 또는
effect)는 소음 상황에서 말할 때 목소리가 커지는 현
상을 말한다(Lombard, 1911). "더 크게 말하기"와 함
께 Lombard 효과는 소음이 있을 때 목소리를 크게
하는 것과 관련된 몇 가지 목소리와 조음의 변화를 수
반한다(Junqua, 1993). 시끄러운 비행기나 기차가
지나가는 동안 계속해서 말하려고 노력할 때 우리는
모두 이런 현상을 경험해 보았다. Lombard 반사는
아래의 내용에 근거하여 비기질적 난청에 대한 검사
로 사용될 수 있을 것이다. Lombard 효과는 들을 수
있는 소음에 의해서만 일어날 수 있다. 환자의 자발적

역치보다 작은 소음이 환자의 말소리 강도를 높인다면 실제 청각은 환자가 그렇다고 한 역치보다 살리기는 분명히 더 좋다. **Lombard 검사**는 다양한 방법으로 실시될 수 있는데 여기에서는 기본 절차만 설명하도록 하겠다. 임상가는 환자의 말소리 강도를 청력검사기의 VU미터로 관찰하면서 환자에게 문단을 읽도록 요구한다. 환자의 이어폰으로 양쪽 귀에 소음을 제시하고 강도를 점점 올리면서 환자의 목소리 강도 변화가 VU미터에 관찰되는지(들리는지) 모니터링한다. 환자가 그렇다고 한 역치보다 더 낮은 강도의 소음에서 환자의 말소리 강도가 커진다면 과장된 난청을 의심할 수 있다.

Doerfler-Stewart 검사

Doerfler-Stewart 검사는 소음을 일으키면 소음 강도가 말소리 강도보다 낮아도 환자가 강강격 단어 따라 말하기를 멈추게 된다는 것에 근거한다(Doerfler & Stewart, 1946). 또한 환자가 지속적인 반응을 위한 참조기준으로 목표 음량을 사용하는 능력을 방해한다. 이것은 원래 톱니형 소음을 사용한 양이검사로 사용되었다. 그러나 다른 소음(예 : 말소리 소음)을 사용하고 편측검사로도 사용되어 왔다. 검사 절차는 몇 개의 SRT와 소음탐지역치, 환자의 SRT에 근거한 다양한 강도에서 강강격 단어 따라 말하기를 방해하기 위해 필요한 소음이 얼마만큼인지를 결정하는 것, 기능적 손실이 있는지 결정하기 위해 다양한 측정값을 계산하는 것 등과 관련된다. 단지 비기질적 난청이 있는지(다른 많은 검사들이 더 효과적으로 알아낼 수 있는)만을 알기 위해 이런 성가신 절차를 시행해야 하기 때문에 **Doerfler-Stewart 검사**가 거의 사용되지 않는 것이 놀랍지는 않다. 이 검사에 관심이 있는 학생들은 Hopkinson(1978)에서 자세한 설명과 정상기준 정보를 찾을 수 있다.

교대어음검사

교대어음(또는 이야기)검사[switching speech (or story) test]는 편측성 기능적 난청을 알아내는 방법으로 흔하게 사용되지는 않는다. 여러 가지 설명이 가능한데(Watson & Tolan, 1949; Calearo, 1957) 기본적인 아이디어는 다음과 같다. 환자의 이어폰으로 오른쪽 왼쪽을 왔다 갔다 하며 소리를 제시할 수 있도록 해 놓은 상태에서 문단 또는 문제 시리즈를 환자에게 어음으로 제시한다. 따라서 환자의 각 귀는 정보의 일부분만을 듣게 된다. 제시 강도는 "좋은 쪽" 귀의 역치보다 더 높게 하고 "나쁜 쪽" 귀의 역치라고 환자가 보고한 수준보다 낮은 강도로 한다. 기능적 손실은 혼동이 일어나는지, 환자가 얼마나 이야기를 자세히 다시 말할 수 있는지, 얼마나 문제에 답할 수 있는지를 통해 알 수 있다. 이런 유형의 검사는 편측성 비기질적 난청의 유무 정도만 알기 위해 이런 복잡한 절차를 시행해야 하기 때문에 별로 권장되지는 않는다. 또한 매우 드물게 사용되어도 크게 놀랍지 않다.

생리적 검사

소리 자극을 듣고 반응할 때 일어나는 생리적인 변화는 환자의 기질적인 청각을 반영한다. 생리적인 변화는 환자가 자발적인 행동 반응을 하든지 그렇지 않든지 상관없이 일어나기 때문이다. 이런 이유로 생리적 검사는 비기질적 난청에 대한 검사로 사용되기에 특히 매력적이다. 생리적 검사가 객관적이라고 생각되지만 이 객관성은 검사 결과에 대한 임상가의 주관적인 해석에 의해 영향을 받는다는 것을 깨달을 필요가 있다. 여기서는 비기질적 난청에 사용되는 주요 생리적 검사 몇 가지만을 다룰 것이다.

피전기(정신피전기반응)청력검사

피전기청력검사(electrodermal audiometry, EDA)는 **피전기** 또는 **정신피전기반응**(electro- dermal or psychogalvanic skin response, PGSR)으로 청력을 측정하는 것이며, 자발적인 역치의 진실성을 확인하고 비기질적 난청 환자들을 평가하기 위해 1970년대 중반까지 사용되었다. PGSR은 자극에 대한 반응으로 발생하는 피부 전기저항의 변화이다. EDA에서 손가락 끝에 부착된 전극은 검사 순음(또는 어음)을 들은 반응으로 피부 저항의 변화를 모니터링하는 데에 사용된다. PGSR 결과를 얻기 위해 소리가 사용될 수 있어도 경미한 전기 쇼크와 같은 유해한 자극이 훨씬 더 효과적이고 신뢰할 만한 결과를 가져온다. 이런 이유로 일반적인 EDA 검사는 환자의 자발적인 역치보다 높은 소리와 함께 경미한 쇼크를 제시하는 절차를 사용한다. 이러한 쇼크-순음 짝짓기는 순음 자체가 고전적인 조건화의 결과로 신뢰할 수 있는 결과를 가져올 수 있게 한다. 이것은 우리 모두가 심리학개론에서 배운 파블로프(Pavlov)의 개가 이전에 음식과 짝지어진 벨 소리를 들을 때마다 침을 흘리게 된 고전적인 조건화와 같은 종류의 방법이다. PGSR 검사 기기는 환자의 피전기 반응을 스트립 차트 기록기(긴 띠 모양의 용지를 사용하는 장기간 기록장치)에 연결한다. 기질적 청력 역치는 측정할 수 있는 피부 저항 변화를 가져온 가장 낮은 순음(또는 어음) 강도를 찾아냄으로써 추정할 수 있다. 비기질적 난청의 평가를 위한 효과적인 도구임에도 불구하고 전기 안전성 문제로 EDA는 역사책에서나 볼 수 있는 방법이 되었다. 이 방법에 대한 자세한 논의는 Ventry(1975)에서 찾을 수 있다.

청반사

청반사역치(ARTs)는 기능적 난청에 대한 생리적 검사로 1960년대 이후 사용되어 왔다(Feldman, 1963; Lamb & Peterson, 1967; Alberti, 1970). 이것은 정기 검사로서 대부분의 청각평가가 청반사검사를 포함하고 있기 때문에 거의 부가적인 비용 없이 기능적 손상을 평가하는 데에 사용될 수 있다. 이 장에서 설명한 다른 생리적 검사들은 이런 장점을 누릴 수 없다.

ART가 환자의 청각 역치에서 또는 그보다 아래에서 나타나거나 청각 역치보다 높이 나타나도 비전형적으로 낮게 나타날 때 기능적 손상을 의심할 수 있다. ART는 얼마나 높은 강도에서 나타나야 하는가? 7장에서 ARTs는 정상 청력과 와우 손상 환자들의 청각 역치에 의존하며 어떤 손실이 있든지 ARTs가 상당 범위에 걸쳐 나타난다고 설명한 것을 상기하라. 이

장에서는 ARTs가 90%ile을 넘으면 비전형적으로 높다고 볼 것이다. 이제 비전형적으로 낮은 ARTs를 결정해야 하는데 분명한 청력 손실 정도에 대한 하한선 값을 10%ile로 볼 것이다(Gelfand & Piper, 1984; Gelfand, Schwander, & Silman, 1990; Gelfand, 1994). 그러나 10%ile은 ART 검사 주파수에서 자발적 역치가 적어도 60dB HL은 될 때 기능적 손실을 판별할 수 있는 정도이다(Gelfand, 1994). 순음 ARTs가 본질적으로 대략 50~60dB HL 정도까지의 청각 역치에서는 같기 때문에 55dB HL까지의 실제 손실과 거짓 손실은 ARTs로 판별할 수 없다. 표 14.1은 500, 1000, 2000Hz에서 실제 와우 손상으로 인한 난청이 60dB HL 이상일 때 10%ile 하한선값을 보여 준다(Gelfand, Schwander, & Silman, 1990).

수정이변량검사(modified bivariate method)는 난청을 판별하기 위해 광대역 소음(BBN)과 순음을 둘 다 사용한 ARTs(7장)이며 또한 기능적 손상을 검사하기 위한 방법으로 제안되어 왔다(Silman, Gelfand, Piper, Silverman, & VanFrank, 1984; Silman, 1988). 이 방법은 실제로는 정상 청력을 가진 젊은 성인의 비기질적 난청의 존재를 밝힐 수 있다(Silman, 1988). 그러나 수정된 이원검사는 기저에 상당한 정도의 기질적 난청을 가지고 있거나 45세 이상 환자의 기능적 손실을 알아낼 수는 없다. 이원검사는 감각신경성 난청과 노화에 영향을 받는 광대역 소음 ART에 의존하기 때문에 이러한 제한점이 발생하는 것이다.

Gelfand(1994)는 기능적 손실과 관련하여 청반사검사를 해석하기 위해 다음과 같은 가이드라인을 제안하였다. 환자의 자발적인 역치는 상당한 정도의 청력 손실을 보여 준다고 가정하였다.

1. 동일한 순음에 대해 자발적 역치와 같거나 그보다 낮은 역치는 기능적 손상을 제안한다.
2. 수정이원검사 결과가 이원 그래프(7장)에서 "정상 범위" 안에 있으면 비기질적 난청을 강력히 제안하는 것이며, 기질적 청각 역치는 정상 범위 근처에 있다.

표 14.1 500, 1000, 2000Hz에서 60dB HL 이상의 청력 손실에 대한 청반사 역치(ARTs)의 10%ile 한계선값(dB HL)

청력역치 (dB HL)	주파수		
	500Hz	1000Hz	2000Hz
60	85	85	85
65	90	90	90
70	95	95	90
75	95	95	95
80	100	100	100
85	100	100	110
≥90	(역치보다 10dB 위)[a]		

[a] 90dB HL 이상 청력 손실의 경우 청력역치에서 5dB보다 크지 않은 ART는 비전형적으로 낮은 것이다. 이 준거는 검사가 5dB 단계로 이루어진다고 가정할 때 청각 역치보다 10dB 큰 값을 하한계선으로 잡는 근거가 된다.

출처 : Gelfand, S. A., Schwander, T., & Silman, S. (1990). Acoustic reflex thresholds in normal and cochlear-impaired ears: Effects of no-response rates on 90th percentiles in a large sample. *Journal of Speech and Hearing Disorders, 55*, 198-205.

3. 10%ile은 반사검사에 사용된 주파수에서 자발적 역치가 적어도 60dB HL일 때 적절한 기준이다. 이런 경우 ARTs가 (a) 10%ile 미만에 위치하거나 (b) 90dB HL보다 큰 자발적 역치보다 5dB 정도 위에 위치한다.

4. 수정이원검사 결과는 이원 그래프와 ARTs의 "손상 영역"에 있는 것과 ARTs가 10%ile이나 그 이상에 위치한다는 것만으로는 과장된 손실을 배제할 수 없다.

청성 유발전위

청성 뇌간 반응(ABR)은 기질적 난청의 정도를 추정하는 것뿐만 아니라 환자의 비기질적 난청을 밝혀내기 위해 사용되어 왔다(Alberti, 1970; Sanders & Lazenby, 1983; Qiu, Yin, Stucker & Welsh, 1998; Balatsouras, Kaberos, Korres, Kandiloros, Ferekidis, & Economou, 2003). 기능적 손실에 사용되는 데 ABR의 주요 한계점은 일반 검사 상황에서 주로 사용되는 클릭음이 광대역 자극이라는 것에 기인한다. ABR의 고주파수 청력 손실의 효과는 성인의 비기질적 난청을 평가할 때 복잡한 요인으로 작용한다. 환자들 대부분이 기저에 적어도 어느 정도의 기질적 난청, 특히 고주파수 부분의 난청을 가지고 있기 때문이다.

피질 청성 유발전위 또한 기능적 난청 평가에 유용하다(Alberti, 1970; Coles & Mason, 1984). 피질 전위의 주된 장점은 과장된 손실을 선별할 수 있고 주파수별로 기질적 역치를 추정할 수 있다는 것이다. Coles와 Mason(1984)은 세 개의 주파수에서 자발적 역치와 피질 반응 결과 간에 평균 7.5dB 이상 차이가 나거나 하나의 주파수에서 15dB 이상 차이가 나면 기능적 손실을 의심할 수 있다고 하였다. 전기와우검사(electrocochleography)(Spraggs, Burton, & Graham, 1994)와 ABR의 중기 반응(middle latency response, Barrs, Althoff, Krueger, & Olsson, 1994) 또한 비기질적 난청에 대한 검사로 사용되어 왔다.

이음향 방사

이음향 방사(OAEs)는 큰 감각신경성 손실을 밝혀낼 수 있기 때문에 일부 비기질적 난청 환자에 대한 검사로 사용될 가능성이 꽤 크다. 기능적 손실은 일시적 유발 이음향 방사와 변조 이음향 방사를 사용하여 확인할 수 있다(Robinette, 1992; Musiek, Bornstein, & Rintelmann, 1995; Kvaerner, Engdahl, Aursnes, Arnesen, & Mair, 1996; Durrant, Kesterson, & Kamerer, 1997; Qiu, Yin, Stucker & Welsh, 1998; Lonsbury-Martin, Martin, & Telischi, 1999; Balatsouras et al., 2003; Saravanappa, Mepham, & Bowdler, 2005). 이음향 방사는 실제 역치가 정상이거나 거의 정상인 환자들의 과장된 청력 손실을 밝혀내는 데에 매우 유용한 도구가 될 것임은 분명하다. 그러나 대부분의 성인 기능적 손상 환자들은 어느 정도 기저에 기질적 난청을 가지고 있기 때문에 이음향 방사는 비기질적 난청에 대한 검사로 응용되는 데에 한계가 있다는 것을 명심해야 한다.

비기질적 난청 상담

비기질적 난청 환자를 위한 상담은 까다로운 문제이다. 상담의 주된 목표는 가능한 한 모든 방법을 동원하여 환자가 타당하고 신뢰로운 반응을 하도록 이끄는 것이다. 아주 많은 경우에 적대적이거나, 비판적이거나, 비난하는 태도를 버려야 하며 비기질적 부가적 손실이 있는 환자를 상담할 때 낙인이 되는 표현을 삼가야 한다. 간결하고 분명한 요점으로 끝내고자 한다. "위난청"이나 "거짓 난청"과 같은 용어는 환자를 거짓말쟁이나 그보다 더 나쁘게 말하는 것과 다름없다. 많은 환자들은 "기능적", "비기질적", "심인적"과 같이 임상적으로 들리는 단어를 "미친 거짓말쟁이"라고 해석해서 듣는다. 환자의 마음을 상하게 하는 것은 거의 항상 생산적이지 않다. 직선적이기보다는 환자에게 가능한 한 많은 정서적인 공간을 주어서 환자가 체면을 잃지 않고 마음을 바꾸어 다른 반응을 할 수 있게 해야 한다. 초기에 좋은 방법은 환자에게 단지 과제를 다시 설명하는 것이다. 세심하게 소리가 아무리 작아도 반응하는 것이 얼마나 중요한지를 강조하는 것과 같이 말이다. 필요하다면 환자의 잘못이 아니라 단순히 의사소통이 안 된 것이라고 암시한다. 때로는 생리적 평가를 하는 것처럼 검사를 설명해서 환자가 반응을 바꾸려고 생각할 수 있도록 동기를 제공한다("이 검사는 청신경을 직접 검사하여 진단을 돕는 검사입니다."). 모든 방법이 실패하면(종종 그렇다) 다음 단계는 일반적으로 "결과에 차이가 커서" 이번에는 진단이 불가능하니 다음에 다시 진단 스케줄을 잡도록 한다.

기능적 난청 아동과 부모를 상담할 때도 동일하게 신중하고 사려 깊게 행동하는 것이 중요하다. 이차적인 이득에 대한 문제는 이미 논의하였다. 비기질적 난청을 보이는 정상 청력 아동에게 과장된 역치에 대한 문제를 바로 말해서는 안 된다(Veniar & Salston, 1983; Bowdler & Rogers, 1989; Rintelmann & Schwan, 1999). 그보다는 아동에게 청력이 정상이라고 말하고 정상 청력 아동을 대하듯이 현명하게 행동하는 것이 좋다. 더 심각한 정서적인 문제의 가능성을 염두에 두어야 하지만(Veniar & Salston, 1983; Bowdler & Rogers, 1989; Andaz, Heyworth, & Rowe, 1995) 지지적인 심리치료가 어떤 기능적 난청 아동들에게는 이득이 된다고 보고되었다(Aplin & Rowson, 1986; Brooks & Geoghegan, 1992). 그러므로 필요한 경우 심리상담전문가에 의뢰해야 한다.

여기서 가장 중요한 점은 아마도 학생이 비기질적 난청 문제를 상담하는 것은 적절하지 않다는 것이다. 초보 임상가는 이런 문제가 발생할 때마다 경험 있는 슈퍼바이저가 관여하도록 부탁하거나 적어도 자문을 구하는 것이 바람직하다.

학습 문제

1. 비기질적(또는 기능적) 난청이란 무엇인가?

2. 비기질적 난청과 관련된 증후나 행동을 설명하라.

3. 비기질적 난청이 어음인지역치와 순음역치 간의 관계에 의해 어떻게 밝혀질 수 있는가?

4. 왜 음영 곡선이 나타나지 않는 것이 편측성 농의 경우에 비기질적 난청을 밝혀낼 수 있는가?

5. 상승-하행 간극검사는 어떻게 비기질적 난청을 밝혀내는가?

6. 표준 Bekesy 청력검사, 음정지시간연장(LOT)검사, 하행음정지시간연장(DELOT)검사에서 어떻게

비기질적 난청을 밝혀내는지 설명하라.

7. Stenger 효과를 설명하고, Stenger 검사가 어떻게 비기질적 난청을 밝혀낼 수 있는지 설명하라.

8. 지연 피드백 청력검사(DFA)가 어떻게 비기질적 난청을 밝혀낼 수 있는지 설명하라.

9. 비기질적 난청이 청각반사역치 및 청성 유발전위로 판별되는 방법을 설명하라.

10. 비기질적 난청의 증거를 보이는 환자를 상담하는 데에 관련된 고려점을 설명하라.

참고문헌

Alberti, P. W. R. M. (1970). New tools for old tricks. *Annals of Otology, Rhinology, and Laryngology, 79,* 800–807.

Altshuler, M. W. (1970). The Stenger phenomenon. *Journal of Communication Disorders, 3,* 89–105.

Andaz, C., Heyworth, T., & Rowe, S. (1995). Nonorganic hearing loss in children: A 2-year study. *ORL; Journal for Oto-Rhino-Laryngology and Its Related Specialties, 57,* 33–35.

Aplin, D. Y., & Rowson, V. J. (1986). Personality and functional hearing loss in children. *British Journal of Clinical Psychology, 25,* 313–314.

Aplin, D. Y., & Rowson, V. J. (1990). Psychological characteristics of children with functional hearing loss. *British Journal of Audiology, 24,* 77–87.

Balatsouras, D. G., Kaberos, A., Korres, S., Kandiloros, D., Ferekidis, E., & Economou, C. (2003). Detection of pseudohypacusis: A prospective, randomized study of the use of otoacoustic emissions. *Ear and Hearing, 24,* 518–527.

Baran, J. A., & Musiek, F. E. (1994). Evaluation of the adults with hearing complaints and normal audiograms. *Hearing Today, 6,* 9–11.

Barr, B. (1963). Psychogenic deafness in school children. *International Journal of Audiology, 2,* 125–128.

Barrs, D. M., Althoff, I. K., Krueger, W. W., & Olsson, J. E. (1994). Work-related, noise-induced hearing loss: Evaluation including evoked potential audiometry. *Otolaryngology - Head and Neck Surgery, 110,* 177–184.

Berger, K. (1965). Nonorganic hearing loss in children. *Laryngoscope, 75,* 447–457.

Bergman, M. (1964). The FIT test. *Archives of Otolaryngology, 80,* 440–449.

Bowdler, D. A., & Rogers, J. (1989). The management of pseudohypacusis in school-age children. *Clinical Otolaryngology and Allied Sciences, 14,* 211–215.

Broad, R. D. (1980). Developmental and psychodynamic issues related to cases of childhood functional hearing loss. *Child Psychiatry and Human Development, 11,* 49–58.

Brooks, D. N., & Geoghegan, P. N. (1992). Nonorganic hearing loss in young persons: Transient episode or deep-seated difficulty. *British Journal of Audiology, 26,* 347–350.

Calearo, C. (1957). Detection of malingering by periodically switched speech. *Laryngoscope, 67,* 130–136.

Carhart, R. (1952). Speech audiometry in clinical evaluation. *Acta Oto-Laryngologica, 41,* 18–42.

Chaiklin, J., & Ventry, I. M. (1963). Functional hearing loss. In Jerger J (Ed.): *Modern Developments in Audiology.* New York: Academic Press, 76–125.

Chaiklin, J., & Ventry, I. M. (1965a). Evaluation of puretone audiogram configurations used in identifying adults with functional loss. *Journal of Auditory Research, 5,* 212–218.

Chaiklin, J., & Ventry, I. M. (1965b). Patient errors during spondee and pure-tone threshold measurement. *Journal of Auditory Research, 5,* 219–230.

Chaiklin, J. B. (1990). A descending LOT-Bekesy screening test for functional hearing loss. *Journal of Speech and Hearing Disorders, 55,* 67–74.

Chaiklin, J. B., Ventry, I. M., Barrett, L. S., & Skalbeck, G. S. (1959). Pure-tone threshold patterns observed in functional hearing loss. *Laryngoscope, 69,* 1165–1179.

Cherry, R., & Ventry, I. M. (1976). The ascending-descending gap: A tool for identifying a suprathreshold response. *Journal of Auditory Research, 16,* 281–287.

Coles, R. R., & Priede, V. M. (1971). Non-organic overlay in noise-induced hearing loss. *Proceedings of the Royal Society of Medicine, 64,* 194–199.

Coles, R. R. A. (1982). Non-organic hearing loss. In Gibb AG, Smith MFW (Eds.): *Butterworth's International Medical Reviews.* London: Butterworth, 150–176.

Coles, R. R. A., & Mason, S. M. (1984). The results of cortical electric response audiometry in medico-legal investigations. *British Journal of Audiology, 18,* 71–78.

Conn, M., Ventry, I. M., & Woods, R. W. (1972). Pure-tone average and spondee threshold relationships in simulated hearing loss. *Journal of Auditory Research, 12,* 234–239.

Cooper, W. A., Jr, Stokinger, T. E., & Billings, B. L. (1976). Pure-tone delayed auditory feedback: Development of criteria of performance deterioration. *Journal of the American Auditory Society, 1,* 192–196.

Dixon, R. F., & Newby, H. A. (1959). Children with nonorganic hearing problems. *Archives of Otolaryngology, 70,* 619–623.

Doerfler, L. G., & Stewart, K. C. (1946). Malingering and psychogenic deafness. *Journal of Speech Disorders, 11,* 181–186.

Durrant, J. D., Kesterson, R. K., & Kamerer, D. B. (1997). Evaluation of the nonorganic hearing loss suspect. *American Journal of Otology, 18,* 361–367.

Feldman, A. S. (1963). Impedance measurements at the ear-drum as an aid to diagnosis. *Journal of Speech and Hearing Research, 13,* 315–327.

Frank, T. (1976). Yes-no test for nonorganic hearing loss. *Archives of Otolaryngology, 102,* 162–165.

Gelfand, S. A. (1994). Acoustic reflex threshold tenth percentiles and functional hearing impairment. *Journal of the American Academy of Audiology, 5,* 10–16.

Gelfand, S. A., & Piper, N. (1984). Acoustic reflex thresholds: Variability and distribution effects. *Ear and Hearing, 5,* 228–234.

Gelfand, S. A., Schwander, T., & Silman, S. (1990). Acoustic reflex thresholds in normal and cochlear-impaired ears: Effects of no-response rates on 90th percentiles in a large sample. *Journal of Speech and Hearing Disorders, 55,* 198–205.

Gelfand, S. A., & Silman, S. (1985). Functional hearing loss and its relationship to resolved hearing levels. *Ear and Hearing, 6,* 151–158.

Gelfand, S. A., & Silman, S. (1993). Functional components and resolved thresholds in patients with unilateral nonorganic hearing loss. *British Journal of Audiology, 27,* 29–34.

Gold, S., Lubinsky, R., & Shahar, A. (1981). Speech discrimination scores at low sensation levels as possible index of malingering. *Journal of Auditory Research, 21,* 137–141.

Goldstein, R. (1966). Pseudohypacusis. *Journal of Speech and Hearing Disorders, 31,* 341–352.

Hallewell, J. D., Goetzinger, C. P., Allen, M. L., & Proud, G. O. (1966). The use of hypnosis in audiologic assessment. *Acta Oto-Laryngologica, 61,* 205–208.

Hanley, C. N., & Tiffany, W. (1954). An investigation into the use of electro-mechanically delayed side tone in auditory testing. *Journal of Speech and Hearing Disorders, 19,* 367–374.

Harris, D. A. (1958). A rapid and simple technique for the detection of non-organic hearing loss. *Archives of Otolaryngology, 68,* 758–760.

Hattler, K. W. (1968). The type V Bekesy pattern: The effects of loudness memory. *Journal of Speech and Hearing Research, 11,* 567–575.

Hattler, K. W. (1970). Lengthened off-time: A self-recording screening device for nonorganicity. *Journal of Speech and Hearing Disorders, 35,* 113–122.

Hattler, K. W. (1971). The development of the LOT-Bekesy test for nonorganic hearing loss. *Journal of Speech and Hearing Research, 14,* 605–617.

Hood, W. H., Campbell, R. A., & Hutton, C. L. (1964). An evaluation of the Bekesy ascending-descending gap. *Journal of Speech and Hearing Research, 83,* 123–132.

Hopkinson, N. T. (1967). Comment on "Pseudohypacusis." *Journal of Speech and Hearing Disorders, 32,* 293–294.

Hopkinson, N. T. (1973) Functional hearing loss. In Jerger J (Ed.): *Modern Developments in Audiology,* 2nd ed. New York: Academic Press, 175–210.

Hopkinson, N. T. (1978) Speech tests for pseudohypacusis. In Katz J (Ed.): *Handbook of Clinical Audiology,* 2nd ed. Baltimore: Williams & Wilkins, 291–303.

Jerger, J., & Herer, G. (1961). Unexpected dividend in Bekesy audiometry. *Journal of Speech and Hearing Disorders, 26,* 390–391.

Junqua, J. C. (1993). The Lombard reflex and its role on human listeners and automatic speech recognizers. *Journal of the Acoustical Society of America, 93,* 510–524.

Kerr, A. G., Gillespie, W. G., & Easton, J. M. (1975). A simple test for malingering. *British Journal of Audiology, 9,* 24–26.

Kvaerner, K. J., Engdahl, B., Aursnes, J., Arnesen, A. R., & Mair, I. W. S. (1996). Transient-evoked otoacoustic emissions: Helpful tool in the detection of pseudohypacusis. *Scandinavian Audiology, 25,* 173–177.

Lamb, L. E., & Peterson, J. L. (1967). Middle ear reflex measurements in pseudohypacusis. *Journal of Speech and Hearing Disorders, 32,* 46–51.

Lombard, E. (1911). Le signe de l'elÈvation de la voix. *Annales Maladiers Oreille, Larynx, Nez, Pharynx, 37,* 101–119.

Lonsbury-Martin, B. L., Martin, G. K., & Telischi, F. F. (1999). Otoacoustic emissions in clinical practice. In Musiek FE, Rintlemann WF (Eds.): *Contemporary Perspectives in Hearing Assessment.* Boston: Allyn & Bacon, 167–196.

Lumio, J. S., Jauhiainen, J., & Gelhar, K. (1969). Three case of functional deafness in the same family. *Journal of Laryngology and Otology, 83,* 299–304.

McCanna, D. L., & DeLupa, G. (1981). A clinical study of twenty-seven children exhibiting functional hearing loss. *Language, Speech, and Hearing Services in Schools, 12,* 26–35.

Miller, A. L., Fox, M. S., & Chan, G. (1968). Pure-tone assessments as an aid in detecting suspected non-organic hearing disorders in children. *Laryngoscope, 78,* 2170–2176.

Musiek, F. E., Bornstein, S. P., & Rintelmann, W. F. (1995). Transient evoked otoacoustic emissions and pseudohypacusis. *Journal of the American Academy of Audiology, 6,* 293–301.

Noble, W. (1978). *Assessment of Impaired Hearing.* New York: Academic Press.

Noble, W. (1987). The conceptual problem of "functional hearing loss." *British Journal of Audiology, 21,* 1–3.

Pope, M. L. (1998). A FIT solution. *Journal of the American Academy of Audiology, 9,* 221–226.

Pracy, J. P., Walsh, R. M., Mepham, G. A., & Bowdle, D. A. (1996). Childhood pseudohypacusis. *International Journal of Pediatric Otorhinolaryngology, 37*(2), 143–149.

Qiu, W. W., Yin, S. S., Stucker, F. J., & Welsh, L. W. (1998). Current evaluation of pseudohypacusis: strategies and classification. *Annals of Otology, Rhinology, and Laryngology, 107,* 638–647.

Radkowski, D. (1998). Childhood pseudohypacusis in patients with high risk for actual hearing loss. *Laryngoscope, 108,* 1534–1538.

Riedner, E. D., & Efros, P. L. (1995). Nonorganic hearing loss and child abuse: Beyond the sound booth. *British Journal of Audiology, 29,* 195–197.

Rintelmann, W., & Harford, E. (1963). The detection and assessment of pseudohypoacousis among school-age children. *Journal of Speech and Hearing Disorders, 28,* 141–152.

Rintelmann, W. F., & Carhart, R. (1964). Loudness tracking by normal hearers via Bekesy audiometer. *Journal of Speech and Hearing Research, 128,* 79–93.

Rintelmann, W. F., & Harford, E. (1967). The type V Bekesy pattern: Interpretation and clinical utility. *Journal of Speech and Hearing Research, 10,* 733–744.

Rintelmann, W. F., & Schwan, S. A. (1999). Pseudohypacusis. In Musiek FE, Rintlemann WF (Eds.): *Contemporary Perspectives in Hearing Assessment.* Boston: Allyn & Bacon, 415–435.

Robinette, M. S. (1992). Clinical observations with transient evoked otoacoustic emissions with adults. *Seminars in Hearing, 13,* 23–36.

Ross, M. (1964). The variable intensity pulse count method (VIPCM) for the detection and measurement of the pure-tone thresholds of children with functional hearing losses. *Journal of Speech and Hearing Disorders, 29,* 477–482.

Ruhm, H. B., & Cooper, W. A., Jr (1964). Delayed feedback audiometry. *Journal of Speech and Hearing Disorders, 29,* 448–455.

Sanders, J. W., & Lazenby, B. B. (1983). Auditory brain stem response measurements in the assessment of pseudohypacusis. *American Journal of Otology, 4,* 292–299.

Saunders, G. H., & Haggard, M. P. (1989). The clinical assessment of obscure auditory dysfunction, I: Auditory and psychological factors. *Ear and Hearing, 10,* 200–208.

Saravanappa, N., Mepham, G. A., & Bowdler, D. A. (2005). Diagnostic tools in pseudohypacusis in children. *International Journal of Pediatric Otorhinolaryngology, 69,* 1235–1238.

Schlauch, R. S., Arnce, K. D., Olson, L. M., Sanchez, S., & Doyle, T. N. (1996). Identification of pseudohypacusis using speech recognition thresholds. *Ear and Hearing, 17,* 229–236.

Shepherd, D. C. (1965). Non-organic hearing loss and the

consistency of behavioral responses. *Journal of Speech and Hearing Research, 25,* 149–163.

Silman, S. (1988). The applicability of the modified bivariate plotting procedure to subjects with functional hearing loss. *Scandinavian Audiology, 17,* 125–127.

Silman, S., Gelfand, S. A., Piper, N., Silverman, C. A., & Van-Frank, L. (1984). Prediction of hearing loss from the acoustic-reflex threshold. In Silman S (Ed.): *The Acoustic Reflex: Basic Principles and Clinical Applications.* Orlando: Academic Press, 187–223.

Silman, S., & Silverman, C. A. (1991). *Auditory Diagnosis: Principles and Applications.* San Diego: Academic Press.

Spraggs, P. D. R., Burton, M. J., & Graham, J. M. (1994). Nonorganic hearing loss in cochlear implant candidates. *American Journal of Otology, 15,* 652–657.

Tiffany, W. R., & Hanley, C. N. (1952). Delayed speech feedback as a test for auditory malingering. *Science, 115,* 59–60.

Trier, T. R., & Levy, R. (1965). Social and psychological characteristics of veterans with functional hearing loss. *Journal of Auditory Research, 5,* 241–256.

Veniar, F. A., & Salston, R. S. (1983). An approach to the treatment of pseudohypacusis in children. *American Journal of Diseases of Children, 137,* 34–36.

Ventry, I. M. (1968). A case for psychogenic hearing loss. *Journal of Speech and Hearing Disorders, 33,* 89–92.

Ventry, I. M. (1975). Conditioned galvanic skin response audiometry. In Bradford LJ (Ed.): *Physiological Measures of the Audio-Vestibular System.* New York: Academic Press, 215–247

Ventry, I. M., & Chaiklin, J. (1965). The efficiency of audiometric measured used to identify functional loss. *Journal of Auditory Research, 5,* 196–211.

Watson, L. A., & Tolan, T. (1949). *Hearing Tests and Hearing Instruments.* Baltimore: Williams & Wilkins.

제 15 장

청각학적 관리 I

넓은 의미로 **청각 재활(자활)**[audiological (re)habilitation], **청능 재활(자활)**[aural (re)habilitation]이란 용어는 소리의 세계에서 살아가고 의사소통하는 청각장애인 환자의 능력을 최대화하기 위해 청각사가 사용하는 넓은 범위의 용어이다. 많은 임상가들은 **재활**(rehabilitation)이라는 용어를 우발적인 난청을 가지고 있는 성인과 같이 이미 개발되어 있는 기능의 장애를 가지고 있는 누군가를 치료할 때 사용하며, **자활**(habilitation)은 언어 습득기 전 난청을 가지고 있는 아동과 같이 기능이 아직 개발되지 않은 개인을 상대할 때 사용한다. 청각학적 중재 양식은 보청기나 인공와우, 촉각보조기, 청각보조장치 등과 같은 물리적 도구의 사용뿐 아니라 난청 환자 및 환자 가족 상담, 효과적인 의사소통 전략의 개발, 청각-시각 훈련(auditory-visual training) 등과 같은 치료적 접근(therapeutic approach)을 포함한다. 이 목록에 언어병리학자, 의사, 심리학자, 선생님처럼 환자의 관리와 관련된 다른 전문가들에 대한 의뢰 및 상호작용을 추가해야 한다.

두 장에 걸쳐 청각 관리에 대해 다룰 것이다. 이 장에서는 보청기와 관련된 기본적인 개념과 원리에 대해 다룰 것이다. 다음 장에서는 보청기 및 다른 장치들의 임상적 사용으로 시작하여 그 후 인공와우, 청각보조장치, 중재 방식에 관한 청각 관리에 대해 계속해서 다룰 것이다.

보청기

청각장애인의 청각 관리에 있어 첫 번째 과제는 소리의 강도를 증가시켜 청각장애인이 들을 수 있도록 하는 것임은 말할 필요도 없다. **보청기**(hearing aid)는 환자가 소리를 들을 수 있도록 소리의 강도를 증가시키는 장치로 소리의 강도를 증가시키는 이러한 과정을 **증폭**(amplification)이라고 한다.

가장 단순하게 보청기는 확성기처럼 소리를 증폭시키지만 증폭된 소리가 청취자의 귀로 바로 전달되는 점이 다르다. 그림 15.1에 나타낸 것처럼 보청기의 주요 부품에 관한 측면에서 보청기를 생각하는 것이 가장 쉽다. 보청기의 **송화기**(microphone)는 소리를 받아들여 소리를 전기적 신호로 변환한다. 한 형태에서 다른 형태로 에너지를 변환하는 장치를 **변환기**(transducer)라고 한다. 따라서 송화기는 음향 신호를 전기적 신호로 변환하는 음향전기 변환기(acoustic-to-electrical transducer)이다. 일단 소리가 전기신호로 변환되면 이 전기신호는 전자회로로 조작할 수 있다. 명백히 주요 조작은 소리의 강도를 증가시키는 것으로 **증폭기**(amplifier)에 의해 수행된다. 그 후 증폭된 전기신호는 전기음향 변환기(electrical-to-acoustic transducer) 또는 확성기(loudspeaker)에 의해 다시 소리로 변환된다. 보청기의 확성기를 **수화기**(receiver)라고 한다. 수화기에서 증폭된 소리는 환자의 귀 내부로 전달된다. 이 시점에서 보청기의 다른

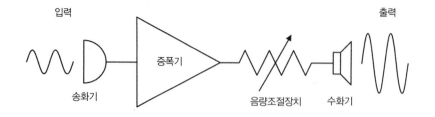

그림 15.1 송화기, 증폭기, 수화기로 구성된 수화기의 출력 음압이 송화기의 입력 음압보다 더 크다는 사실을 주목하라. 건전지는 단순화를 위해 나타내지 않았다.

두 가지 구성요소를 언급해야 한다. 하나는 **건전지**(battery)로 보청기의 모든 기능을 수행하는 데 필요한 전원을 공급한다. 다른 하나는 실제로 환자의 귀에 삽입되는 물체인 **귀꽂이**(earmold)이다. 사실상 현대의 보청기 대부분은 귀꽂이가 그 자체 내에 완전히 포함되어 있다. 귀꽂이는 거의 항상 귀에서 채취된 귀틀로 주문자 제작 방식으로 만들어진다.

송화기로 받아들여진 소리를 보청기에 대한 **입력**(input)이라 하며 수화기에 의해 생산된 소리를 **출력**(output)이라 한다. 환자들은 보청기의 출력을 듣는다. 증폭의 양을 **이득**(gain)이라 한다. 입력은 60dB SPL의 어음이고 출력은 95dB SPL로 증폭된 동일한 어음 신호라고 가정하자. 증폭은 얼마나 발생하였는가? 보청기에서 나오는 신호는 보청기로 들어간 신호에 비해 35dB 더 높기 때문에 확실한 정답은 35dB이다. 따라서 이득은 보청기로 출력된 강도와 보청기로 입력된 강도 사이의 단순한 데시벨의 차이이다. 수치적으로 보면 이득(dB)은 출력(dB SPL)에서 입력(dB SPL)을 감산한 것과 동일하다. 10dB의 이득은 출력이 입력보다 10dB 더 높음을 의미하고 0dB의 이득은 출력과 입력이 동일함을 의미한다. 입력과 출력은 음압 강도(SPL)로 표현하지만 이득은 SPL로 표현하지 않는다는 것을 주의하라. 그 이유는 출력과 입력은 물리적인 크기인 반면에 이득은 출력과 입력의 **차이**를 나타낸 것이기 때문이다. 사실 10dB의 이득은 "10dB 이득"이라고 표시한다(실제로 이득은 입력 강도에 대한 출력 강도의 비율임을 유의해야 한다). 모든 보청기는 보청기가 생성할 수 있는 이득의 범위를 가지고 있고, 환자는 라디오의 음량조절기와 같은 역할을 수행하는 **음량조절기**[volume control, 좀 더 기술적으로는 **이득조절기**(gain control)라고 한다]를 사용하여

이득을 어느 정도 제어할 수 있다.

보청기 출력 음압 강도는 무한할 수 없다. 보청기가 생산할 수 있는 소리의 최대 크기를 보청기의 **최대 출력 음압**(maximum power output, MPO) 또는 **출력 음압 강도**(output sound pressure level, OSPL)이라 한다. OSPL을 더 완벽하게 **OSPL90**이라고 하는데 OSPL90은 보청기에 90dB SPL 신호(90)가 입력될 때 보청기에서 출력(O)이 어느 정도인지를 음압 강도(dB SPL)로 표현한 것을 의미한다. OSPL의 의미를 이해하기 위해 모든 방법을 동원해서 보청기의 음량조절기를 조절하여 **최대 이득**으로 설정하고 계속해서 **입력 음압을 증가시킨다**고 가정하자. 출력은 입력이 증가함에 따라 점점 더 커질 것이지만 결국엔 최대치에 도달할 것이다. 여기서 입력을 아무리 증가시키더라도 출력은 더 이상 높아지지 않을 것이다(음량조절기는 이미 최고치라는 것을 기억하라). 이 지점을 보청기의 **포화 상태**(saturated)라고 말한다. 이것은 스펀지에 지속적으로 더 많은 물을 부을 때 일어나는 일과 유사하다. 스펀지는 최대량이 흡수될 때까지 모든 물을 흡수할 것이다. 이 지점을 스펀지의 포화 상태라고 말하는데 이 의미는 스펀지에 물을 아무리 붓더라도 더 이상 물을 보유할 수 없다는 것을 의미한다.

이러한 개념을 그림 15.2a의 **입출력 기능 곡선**(input-output function)에 나타냈다. 대각선은 입력 음압에 따라 출력 음압이 최대값까지 증가하는 방법을 나타내고 있으며, 출력 음압이 최대값에 도달하면 입력 음압을 증가시켜도 출력 음압은 너 이상 상승하지 않기 때문에 선은 수평이 된다. 따라서 이 수평선은 출력 음압이 동일한 강도에 계속 유지되는 것을 나타낸다. 예를 들어 124dB의 출력 음압 강도(OSPL)는 보청기가 출력할 수 있는 최대 강도의 소리가

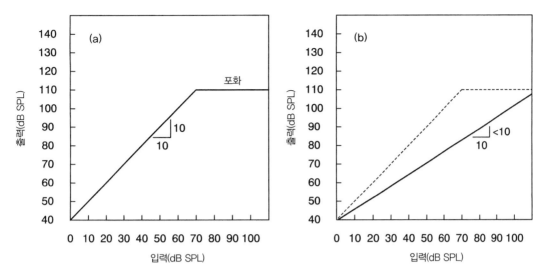

그림 15.2 선형 증폭 방식(linear amplification)에서 입력 음압이 10dB씩 증가할 경우(*x*축) 출력 음압이 입력 음압에 따라 더 이상 증가하지 않는 포화에 도달할 때까지 출력 음압은 10dB씩 증가한다(*y*축). (b) 압축 증폭 방식(compression amplification)에서 입력 음압이 10dB 증가할 경우 출력 음압은 10dB보다 작게 증가하므로 출력 음압은 불쾌 강도가 되지 않거나 포화에 도달하지 않는다. 비교를 위해 선형 증폭을 점선으로 나타냈다.

124dB SPL임을 의미한다. 즉 출력 음압 강도는 보청기가 포화되었을 때 음압강도(SPL)로 표현한 보청기의 출력을 의미한다. 사실상 출력 음압 강도는 **포화 음압 강도**(saturation sound pressure level, SSPL)라고 불리기도 한다.

일단 보청기가 최대 출력 음압(MPO)에 도달하면 입력 음압 및 음량조절기를 얼마나 많이 증가시키는 가와 상관없이 보청기의 출력은 출력 음압의 최대점(최대 출력 음압)보다 더 커질 수 없다. 이러한 현상이 발생하면 최대 출력음압을 초과하는 증폭된 소리의 일부가 잘리게 되며 증폭된 신호의 왜곡의 결과를 **정점 절단**(peak clipping)이라고 한다. 그림 15.2b에 도시된 바와 같이 대다수의 보청기는 강한 소리의 증폭 비율을 감소시키는 특수한 **압축**(compression) 또는 **자동 이득 조절**(automatic gain control, AGC) 회로를 채택하고 있으므로 절대로 정점 절단 수준(clipping level)에 도달하지 않는다. 뿐만 아니라 압축은 강한 소리가 불쾌하게 큰 강도로 되는 상황을 방지하는 것처럼 다른 용도로도 사용되며 이것은 종종 누가현상(loudness recruitment)에 문제를 가지고 있는 환자에게 바람직하다.

보다 일반적으로 접하게 되는 두 개의 보청기 구성품은 언급할 가치가 있다. 두 가지 보청기 구성품 중하나는 **음질조절장치**(tone control)이다. 음질조절장치는 스트레오 설정의 저음(bass) 및 고음(treble) 처럼 고주파수 및 저주파수의 상대적인 강도를 조절하여 보청기의 유연성을 추가해 주는 역할을 한다.

텔레코일(telecoil)은 송화기의 사용을 대신하여 대부분의 전화 수신기에서 생성된 자기 신호를 보청기로 받아들이는 전자회로이다. 텔레코일은 "M/T" 또는 "M/T/MT"로 표시된 스위치와 관련 있으며 환자가 평상시 방법처럼 보청기의 송화기(M)를 사용하거나 송화기를 우회하는 상태에서 텔레코일(T)을 사용하거나 또는 몇몇 경우에 송화기 및 텔레코일을 동시에 사용하는 방식(MT) 중에 선택할 수 있도록 한다. 텔레코일은 환자가 실내소음에 간섭받지 않고 전화 신호를 들을 수 있도록 하며 송화기의 사용이 불가능한 전화 대화에 참여할 수 있도록 한다. 텔레코일의 MT 위치는 환자가 전화를 명료하게 듣고 싶을 뿐 아니라 주변에서 일어나고 있는 일에 대해 들을 필요가 있는 경우, 또는 전화 통화를 하는 동안 자신의 목소리를 감시하기 위해 보청기가 필요한 경우에 선택될 수 있다.

보청기 형태

보청기는 가장 광범위하게 신체 수준의 보청기(body-level device) 또는 귀 수준의 보청기(ear-level device) 중 하나로 분류되며, 귀 수준의 보청기 중에는 귀걸이형, 귓속형, 또는 안경테에 내장된 형태 중 하나로 분류된다. 여러 가지 예를 그림 15.3에 나타냈다. 원래 가장 흔한 보청기는 크기가 좀 더 큰 박스형의 보청기였지만 현재는 더 작고 눈에 잘 띄지 않는 보청기들이 시장을 점유하고 있다(Strom, 2000). 이러한 점은 보청기에 대한 환자의 요구를 미용적으로 만족할 만한 정도로 충족시키기 위해 기술적인 진보를 반영하도록 요구받았다. 미용 문제는 현실적이며 매우 중요하지만 작은 보청기를 선호하는 유일한 이유는 아니다. 기술적 진보는 현재 보청기를 소형화 할 수 있게 하였고 진정한 고성능 장치가 되게 하였다. 게다가 환자의 귓속에 보청기가 있다는 것은 환자의 귀에서 소리를 받아들이는 것처럼 송화기가 소리를 집음한다는 것을 의미한다. 이것은 청자로 하여금 음향 환경을 보다 현실적으로 재현하여 청취하도록 하며 양이 단서의 이점을 활용하는 능력을 극대화한다.

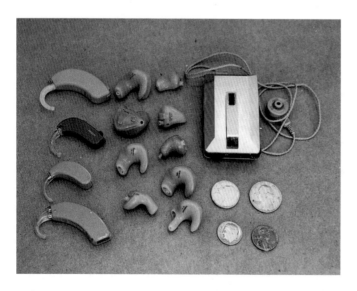

그림 15.3 다양한 형태의 보청기. 귀걸이형 보청기는 좌측, 귓속형 보청기는 중간, 박스형의 보청기는 우측에 있다. 크기 비교를 위해 다양한 동전을 제시했다.

박스형 보청기

소형 휴대용 계산기 정도 크기의 박스형 보청기의 경우에는 보청기의 모든 구성요소 및 조절장치(수화기와 귀꽂이 제외)를 포함하고 있다. 보청기 상자에서 환자의 귀에 위치해 있는 수화기 및 귀꽂이까지는 전선으로 연결된다. 보청기 케이스는 일반적으로 가슴 쪽에 부착한다. 가슴 부위에 착용하는 보청기의 일반적인 위치는 셔츠, 겉옷, 속옷, 또는 특별하게 만들어진 벨트에 핀으로 고정한다. 박스형의 보청기는 현재 미국에서 판매되는 보청기의 1% 미만을 차지하고 있다.

박스형의 보청기는 항상 출력이 가장 강한 보청기였고 계속해서 그럴 것이다. 따라서 박스형의 보청기는 주로 가장 심한 난청을 위해 사용되었다. 그러나 오늘날 귀 수준의 보청기도 상당한 크기의 이득을 이용 가능하기 때문에 고출력은 더 이상 박스형의 보청기만의 영역이 아니다. 박스형의 보청기는 다른 유형의 보청기에 비해 더 크고 좀 더 다루기가 쉬우며 조작하기 용이한 조절장치 및 건전지를 가지고 있다. 또한 관절염 및 다른 장애 조건을 가진 환자뿐 아니라 일부 노인 환자 및 어린 아동에게 유리하다. 고출력(높은 이득)의 보청기 전용으로 제조되는 박스형 보청기의 경우 실질적인 경제적 상황을 고려하기 때문에 유감스러운 딜레마가 존재한다. 이것은 손재주 또는 다른 종류의 제한점 때문에 큰 조절장치가 필요한 사람들 및 낮은 이득에서 중간 정도의 이득을 필요로 하는 사람들에게는 문제가 된다.

박스형의 보청기는 보다 큰 크기의 보청기 구성요소 및 건전지를 수용할 수 있을 만큼 크기가 큰 것뿐 아니라 다른 이유로 **음향 피드백**(acoustic feedback) 문제와 관련된 이득의 크기를 가장 많이 제공할 수 있다. 음향 피드백은 수화기의 출력이 송화기에 집음될 경우 발생되는 휘파람 또는 징징거리는 소리이다. 즉 음향 피드백은 송화기 및 수화기가 서로 멀리 떨어져 있는 경우보다 가깝게 위치할 경우에 더 큰 문제가 된다. 박스형 보청기의 송화기(가슴 부위에 장착) 및 수화기(귀에 장착) 사이의 넓은 간격은 두 변환기가 서로 매우 가깝게 위치해 있는 귀 수준의 보청기보다 피드백 문제를 감소시킨다.

뿐만 아니라 박스형의 보청기는 많은 제한점을 가지고 있다. 가장 명백한 문제는 미용적인 욕구를 만족시키지 못하는 것이지만 이것이 유일한 문제는 아니다. 송화기가 귀 근처 대신에 몸통에 위치하기 때문에 많은 문제가 발생한다. 의류가 보청기 상자에 닿을 경우 소음이 송화기로 유입된다. 보청기 상자를 감싸고 있는 의류의 크기 및 두께는 송화기에 도달하는 소리의 강도를 감소시킬 수 있다(송화기가 스웨터 및 외투로 덮여 있는 경우 보청기 착용 상태의 청력이 어떻게 다른지 생각해 보라). 신체 그 자체는 송화기로 도달하는 소리의 강도 및 스펙트럼에 부정적인 영향을 미친다. 이러한 영향은 신체 그림자 효과(body shadow) 및 신체 칸막이 효과(body baffle)로 알려져 있다. 마지막으로 박스형의 보청기는 귀가 머리 양쪽에 위치한 것이 아니라 가슴 부위에 위치한 것처럼 소리를 집음한다. 이것은 청각 공간(auditory space)에 대한 지각을 왜곡하는 것이며 심지어 두 개의 보청기가 사용되는 경우에도 양이 청취에서 제공하는 지각적 이점을 훼손한다.

귀 수준의 보청기

귀 수준의 보청기는 귀 내부 또는 근처에 착용하는 소형 상자 내부에 보청기의 모든 구성요소를 포함하고 있으며 미국에서 현재 판매되는 거의 모든 보청기를 차지한다. 귀 수준의 보청기에는 귀걸이형, 귓속형, 외이도형, 안경형 보청기가 포함된다. 송화기 및 수화기가 환자의 귀에 위치해 있기만 하면 귀 수준의 보청기이다. 귀 수준의 보청기는 현재 사용 가능하거나 또는 미래에 사용 가능한 귀 수준의 장치를 포함하고 있으며, 귀 수준의 장치는 환자의 셔츠 주머니에 보관될 수 있는 케이스에 포함되어 있는 신호처리 회로와 통신하기 위해 무선(또는 유선) 신호를 사용한다. 일반적으로 크기가 작은 크기의 귀 수준 보청기는 크기가

큰 귀 수준 보청기보다 이득을 적게 제공하며 유연성도 작지만, 귀 수준의 보청기 유형 중에서 중첩되는 부분이 광범위하게 존재한다. 게다가 프로그램식 보청기 및 신호처리(signal processing) 보청기의 지속적인 발달(아래 참조)은 전통적인 구분을 지속적으로 흐리게 하고 있다. 음향 피드백은 귀 수준 보청기의 제한 요인이지만 그럼에도 불구하고 디지털 보청기에서 음향 피드백 소거 기술(feedback cancellation technology)을 이용할 수 있다(Ross, 2006; Johnson, Ricketts, & Hornsby, 2007).

귀걸이형(behind the ear, BTE) 보청기는 이개 뒤편에 장착하는 초승달 모양의 플라스틱 상자 내부에 보청기의 구성요소를 포함하고 있다. 또한 귀걸이형 보청기는 **후이개형**(postauricular) 보청기라고 한다. 수화기의 소리는 플라스틱 관을 통해 환자의 귀꽂이로 전달된다. 귀걸이형 보청기 중 좀 더 강력한 모델은 과거에 박스형의 보청기에서 제공될 수 있었던 이득의 크기와 거의 유사하지만, 그럼에도 불구하고 매우 심각한 난청 및 고도의 난청을 가진 환자들은 여전히 박스형의 보청기가 필요하다. 수년에 걸쳐 귀걸이형 보청기는 귓속형 보청기로 대체되었으며(아래 참조), 1999년 미국에서 판매되는 보청기의 20% 미만을 차지하게 되었다. 그러나 매우 작은 크기(mini 또는 micro)의 귓속형 보청기의 출현으로 이러한 초창기 경향의 극적인 반전을 가져왔으며 현재 귀걸이형 보청기는 판매되는 모든 보청기의 약 51%를 차지하고 있다(Kirkwood, 2007).

안경형(eyeglass) 보청기는 환자의 안경다리 부분에 보청기 구성요소가 내장되어 있다. 귀걸이형과 유사하게 수화기의 출력은 플라스틱 관을 통해 환자 귀 내부의 귀꽂이로 전달된다. 이러한 안경형 보청기는 환자 안경의 일부분이며 분리할 수 없기 때문에 다양한 실질적인 문제를 가지고 있으므로 거의 사용되지 않는다.

귓속형(in the ear, ITE) 보청기는 보청기의 모든 구성요소가 귀꽂이 내부에 설치되어 있다. 아주 작은 크기임에도 불구하고 현재 귓속형 보청기는 대다수의

환자에게 작용할 수 있도록 기술이 발전하였다. 귓속형 보청기의 크기는 아주 다양하다. 가장 크기가 큰 귓속형 보청기는 갑개 전체를 채우며 외이도로 확장된다. 더 작은 크기의 귓속형 보청기일수록 갑개의 더 작은 부분을 차지하며 가장 작은 크기의 귓속형 보청기는 외이도 내부에 완벽하게 착용할 수 있다. 현재 가장 작은 크기의 귓속형 보청기는 **고막형**(completely-in-the-canal, CIC)이라 일컬어지는 독특한 범위의 보청기로 인식되고 있다(Chasin, 1994; Gudmundsen, 1994; Mueller, 1994). 고막형 보청기에서 고려해야 할 사항은 고막형 보청기의 가장 바깥 부분이 외이도 입구보다 적어도 1~2mm 내부에 있어야 한다는 것이다. 게다가 대부분의 고막형 보청기는 **외이도에 깊게 착용시킬 수 있다**. 이것은 보청기가 외이도의 골부까지 확장되는 것을 의미하며 따라서 보청기의 수화기 말단이 고막의 약 5mm이내에 위치한다(사실상 깊은 외이도 적합은 보청기의 귀꽂이가 외이도 내부로 깊게 확장되기만 하면 어떤 종류의 보청기로도 달성할 수 있다). 게다가 고막형 보청기는 명백하게 미용적 측면에서 이점이 있으며 또한 다음과 같이 여러 가지 음향적 이점을 제공한다. 예를 들어 (1) 외이도 입구 내부에 송화기가 위치하므로 이개 및 갑개 효과의 이점을 활용 가능하게 한다. (2) 얕은 외이도 적합과 비교하여 깊은 외이도 적합은 더 작은 음량의 소리를 전달하여 더 큰 이득 및 출력을 제공한다. (3) 고막형 보청기는 외이도 골부에서의 **폐쇄 효과**(occlusion effect)를 최소화하기 때문에 보청기 착용자 자신의 말소리를 통 내부에서 말하는 것처럼 만들 가능성이 작다. 다양한 유형의 귓속형 보청기는 전체적으로 미국에서 판매되고 있는 보청기의 대략 49% 정도를 차지하고 있다(Kirkwood, 2007).

방향성 보청기

방향성 송화기를 가지고 있는 보청기를 **방향성**(directional) 보청기라고 한다(예 : Ricketts & Mueller, 1999; Valente, 2000; Ricketts & Dittberner, 2002; Ricketts, 2005). **방향성 송화기**(directional microphone)는 특정 방향에서 유입되는 소리에 좀 더 민감하며 다른 방향에서 유입되는 소리에는 덜 민감하게 고안되었다. 일반적인 유형의 송화기는 모든 방향에서 유입되는 소리에 대한 민감도가 거의 동일한 정도로 좋거나 나쁘며 또는 **전방향성**(omnidirectional)인 데 반해 방향성 송화기는 일반적인 유형의 송화기와는 대조적이다. 방향성 방식에서 보청기는 환자의 뒤쪽에서 유입되는 소리와 비교하여 앞쪽에서 유입되는 소리를 더 많이 증폭시킨다. 그 결과, 방향성 보청기는 목표 신호가 앞쪽에서 유입되고 소음이 주로 뒤쪽에서 유입되는 상황에서 환자에게 향상된 신호 대 소음비(S/N ratio)를 제공한다. 대부분의 환자는 방향성 혜택을 경험할 수 있다. 즉 적어도 어려운 청취 조건에서, 심지어 고도 청각 손실 환자에게서도 작지만 중요한 방향성 이점이 발견되었다(Ricketts & Hornsby, 2006). 그러나 방향성 증폭에서 제공되는 이점은 청취 상황과 같은 다양한 요인에 따라 달라진다는 것을 기억해야 한다. 사실상 보청기 사용자들은 주변이 시끄러운 상황에서 전방에 위치해 있는 음원에서 신호가 유입되는 경우에는 방향성 방식을 선호하지만, 음원(신호 발생처)이 멀리 떨어져 있는 경우에는 시끄러운 상황뿐 아니라 조용한 환경에서도 전방향성 설정을 선호하는 것으로 나타났다(Walden, Surr, Cord, & Dyrlund, 2004). 따라서 보청기를 임의로 항상 방향성 방식으로 유지하는 것보다는 청취 환경에 따라 방향성 설정 및 전방향성 설정 둘 중 하나를 전환하도록 환자에게 조언해야 한다.

디지털 보청기

현재 디지털 보청기는 미국에서 판매되는 보청기의 90% 이상을 차지하고 있다(Kirkwood, 2007). 신호를 증폭하거나 조정하기 위해 표준(아날로그) 전자회로를 사용하는 전통적인 보청기와는 대조적으로, **디지털**(digital) 보청기 또는 **디지털 신호 처리**(digital signal processing, DSP) 보청기는 송화기로 유입되는 신호를 디지털 형태(예를 들어 이진수는 소리 신호를 나타내는 부호이다)로 변환하기 위해 **아날로그-디**

지털 변환기[analog-to-digital(A/D) converter]를 사용한다. 디지털 보청기는 증폭 과정의 모든 측면을 디지털 방식으로 수행한다(개인용 컴퓨터가 문서 처리 및 컴퓨터 게임과 관련된 활동을 처리하는 방법과 유사하다). 디지털 처리 과정이 종료된 후 신호는 **디지털–아날로그 변환기**[digital-to-analog(D/A) converter]에 의해 아날로그 형태로 다시 변환되며 그 후 수화기에 의해 증폭된 소리로 변환된다. 디지털 보청기는 정교한 압축 방식, 음향 피드백 소거, 소음 감소(noise reduction), 방향성 방식 및 전방향성 방식 사이의 전환, 프로그램식 증폭(programmable amplification)과 같은 다수의 신호 처리 및 적응 기능 (adaptive function, 보청기가 신호의 특성에 따라 자동적으로 반응하거나 적응하는 기능)을 제공한다.

프로그램식 보청기

프로그램식(programmable) 보청기는 조용한 상황 및 경쟁소음이 존재하는 상황에서의 대화(speech communication) 및 음악 청취 등과 같은 서로 다른 종류의 환경에서 사용하기 위해 다수의 서로 다른 종류의 증폭 특성을 제공할 수 있도록 프로그램할 수 있는 보청기이다. 보청기 착용자는 보청기 자체의 스위치 및 주머니 또는 손가방에 보관할 수 있는 소형 원격조정장치를 이용하여 서로 다른 설정 중에서 선택할 수 있다.

골전도 보청기

지금까지 설명된 보청기는 소리가 정상적인 기전도 경로를 통해 소형 확성기(수화기)에서 귀로 전달되는 기전도 보청기(air-conduction hearing aid)이다. **골전도**(bone-conduction) **보청기**는 골전도 청력

검사(5장)에 사용되는 것과 같은 **골전도 진동자** (bone-conduction vibrator)를 이용하여 환자에게 증폭된 소리를 제시한다. 일반적으로 골전도 진동자는 헤어밴드로 고정하거나 또는 안경다리 부분에 내장된다. 골전도 보청기는 외이도 폐쇄증(ear canal atresia)이나 귀에서 이루가 배출되는 특정 전음성 질환, 또는 귀꽂이를 사용할 경우 귀 질환이 재발하는 상황이기 때문에 기전도 보청기를 사용할 수 없는 경우에만 사용된다.

수술적으로 이식하는 보청기 및 뼈 고정형 보청기

수술적으로 이식하는 보청기는 영구적인 전음성 난청을 가진 일부 환자의 경우 타당한 방법으로 인정되며, 특히 이러한 환자가 골전도 보청기에서 언급한 것과 같은 의학적인 고려 사항 때문에 일반적인 보청기를

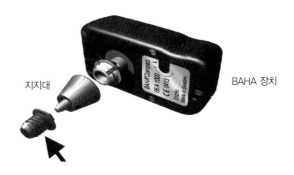

지지대

BAHA 장치

티타늄 임플란트 나사

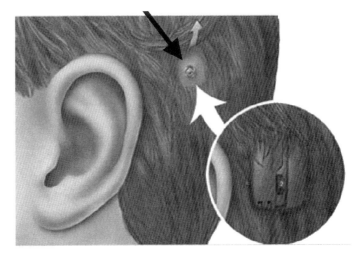

그림 15.4 BAHA 장치는 피부를 통해 돌출되어 있는 연결 장치[지지대(abutment)]에 고정하는 방법으로 티타늄 일플란트 나사에 부착된다. (Cochlear Americas 사진 제공)

사용할 수 없는 경우에 권고할 수 있다. 중이이식장치 (implantable middle ear device)는 이소골에 부착한다(Goebel, Valente, Valente et al., 2002; Miller & Sammeth, 2002; Spindel, 2002; Franz, 2007; Traynor & Fredrickson, 2007). 반면에 뼈 고정형 보청기(bone-anchored hearing aid, BAHA, 그림 15.4)는 치과용 임플란트와 유사한 방식으로 유양돌기 옆에 이식되는 티타늄 나사로 고정되는 외장형 골전도 장치이다(Snik, Mylanus, & Cremers, 2001; Spitzer, Ghossaini, & Wazen, 2002; Wazen, Spitzer, Ghossaini et al., 2003).

전통적인 골전도 보청기에 비해 이식형 장치는 고주파수 반응의 일부 개선 및 왜곡을 감소시킬 뿐 아니라 음향 피드백 제거, 헤어밴드 압박, 진동자 위치의 불안정성과 같은 여러 가지 장점을 가질 수 있다. 게다가 BAHA는 전농인 귀에서 자극을 받아 골전도를

통해 청력이 좋은 쪽 귀로 신호를 전송하므로 편측성 고도 감각신경성 난청에 사용될 수 있다.

보청기의 배열 형태

보청기는 편측 또는 양측 귀에 착용할 수 있다. **편이 증폭**(monaural amplification)은 하나의 보청기가 한쪽 귀에 사용되는 것을 의미하며 그림 15.5a에 도시하였다. **양이 증폭**(binaural amplification)은 별도의 보청기 두 개를 각각의 귀에 하나씩 사용하는 것을 의미하며(그림 15.5b) 환자에게 양이 청취(binaural hearing)의 이점을 제공한다. 양이 증폭의 특징은 두 개의 보청기를 사용하는 것으로 두 개의 보청기를 사용하면 양쪽 귀에서 각각 집음한 신호의 음향적 차이가 그대로 유지되는데 이는 기술적으로 **이분 입력**(dichotic input)이라고 알려져 있다.

또한 그림 15.5c처럼 한 보청기(거의 대부분 박스

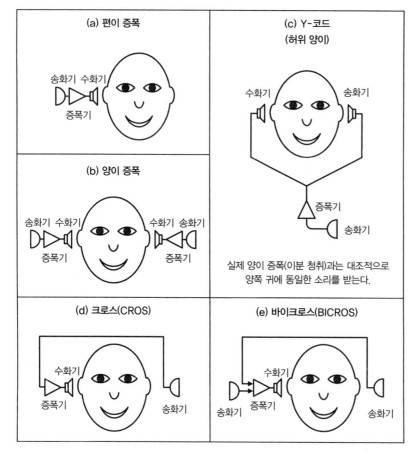

그림 15.5 일반적인 보청기 배열 형태. (a) 편이 증폭, (b) 양이 증폭, (c) Y-코드 또는 거짓 양이 증폭, (d) 크로스(CROS), (e) 바이크로스(BICROS)

형의 보청기)의 단일 출력음을 두 개의 수신기에 연결할 수 있도록 분리된 전선으로 양쪽 귀에 연결할 수 있다. 이러한 보청기 배열 형태를 전선의 모양 때문에 **Y-코드**(Y-cord) 적합이라 한다. 여기서 양측 귀는 두 개의 보청기에서 생성되는 이분 자극(dichotic stimulation)을 대신하여 동일한[**이분**(diotic)] 신호를 받게 된다. 이러한 이유 때문에 Y-코드의 배열은 **거짓 양이**(pseudobinaural)(실제 양이 청취와는 대조적으로) 증폭 방식으로 구성되며 Y-코드 증폭 방식의 사용은 권장되지 않는다.

또한 그림 15.5에 머리 양쪽에서 유입되는 소리를 단지 한쪽 귀에 의지하여 청취하는 환자에게 사용할 수 있는 두 종류의 보청기 배열 형태를 도시하였다. 이러한 보청기 배열 형태의 기준은 차후에 논의할 것이지만 현재는 한쪽 귀가 완전히 전농이라고 가정해 보자. 이와 같은 경우에 전농인 귀에서 유입되는 소리는 **두영 효과**(head shadow effect) 때문에 강도가 감소되어 청력이 좋은 쪽 귀에 전달된다. 이러한 두부 음영 효과는 상당히 중요하며 특히 1000Hz 이상 주파수의 경우 주파수가 증가함에 따라 두부 음영 효과도 증가하여 대략 15~20dB 크기에 도달한다(Shaw, 1974). **크로스**(contralateral routing of signal, CROS) 보청기(Harford & Barry, 1965)는 한쪽 귀에 위치한 송화기에서 소리를 집음하고 유선 또는 무선 신호를 통해 머리 주변의 신호를 **반대편** 귀에 있는 두 번째 보청기에 전송하며 반대편 귀는 증폭된 소리를 받는다(그림 15.5d). 예를 들어 우측 귀에 위치한 송화기에서 집음된 소리는 수화기를 통해 좌측 귀로 전달된다. 이러한 배열은 두영 효과를 해결하며 전농인 우측 귀 쪽에서 발생하는 소리를 좌측 귀가 들을 수 있도록 한다. 보청기를 통해 청력이 손상된 귀 쪽의 소리를 들을 수 있을 뿐 아니라 청력이 좋은 쪽 귀는 귀꽂이의 큰 개구부를 통해 다른 소리를 자연스럽게 듣는다. 그림 15.5e에 **바이 크로스**(bilateral CROS, BICROS)라고 불리는 크로스 보청기의 변형 형태를 나타냈다. 여기서 양측 귀로 유입되는 소리는 양측 귀에 위치한 송화기로 집음되며 증폭된 신호는 단지 한쪽 귀에 위치한 단일

수화기에 전달된다.

보청기의 전기음향학적 특성

보청기처럼 정교한 장치를 취급할 경우 정확한 용어가 중요하다. 보청기의 특성을 규정하는 방법은 ANSI S3.22(2003) 표준에서 정의하였다. 이 표준에서는 용어에 대한 정의뿐 아니라 보청기 특성을 검사하는 방법 및 해당 보청기가 제조사에서 제공하는 규격을 어느 정도로 정확하게 준수해야 하는지를 말해 주는 **허용 오차**(allowable tolerances)를 어느 정도로 줄 것인지를 명시하고 있다. 그 결과, 우리는 모두 같은 용어를 사용하며 보청기를 동일한 방법으로 검사하여 보청기가 적절하게 작동하고 있는지를 알 수 있다. 청각사뿐 아니라 언어병리학자, 청각장애인을 가르치는 교사 및 청각 손상인과 함께 일하는 사람들은 환자의 보청기가 작동(및 오작동)하고 있는지를 이해하기 위해 보청기 규격서를 읽을 수 있어야 하며 종종 다른 사람들을 위해 이 규격서를 해석할 수 있어야 한다. 이 절의 일부분은 약간의 기술적인 부분이지만 학생들이 개론 교과서에서 가장 일반적으로 접하게 되는 측정 방법의 세부 항목을 습득하면 기준을 쉽고 편하게 이용하게 될 것이라는 사실을, 당장은 아니더라도 미래의 어느 시점에 확실히 알게 될 것이다.

보청기 특성에 대한 정의는 보청기를 측정하는 방법과 밀접하게 관련되어 있다. 예를 들어 **이득**은 보청기가 제공하는 증폭의 크기를 의미하며 출력 강도(수화기의)와 입력 강도(송화기에 유입되는)의 차이로 정의된다는 사실을 알고 있다. 이득을 실질적으로 측정하는 방법에 대해 살펴보자. 그림 15.6은 **보청기 분석 시스템**(hearing aid test system)을 개념화한 블록 선도이며 그림 15.7은 상업용 시스템을 보여 준다. 그림 15.8에서 나타낸 것처럼 검사할 보청기를 공간 주변에 존재하는 소음의 영향을 최소화하기 위해 방음검사 상자(sound-treated test box) 내부에 놓는다. 또한 방음검사 상자는 보청기의 송화기에서 집음되는 검사음을 생성하는 확성기를 포함하고 있다. 보청기의 수화기는 **2cc 커플러**(2cc coupler)로 연결되는데

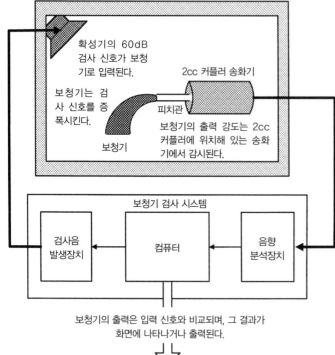

그림 15.6 보청기 검사 시스템의 주요 구성요소

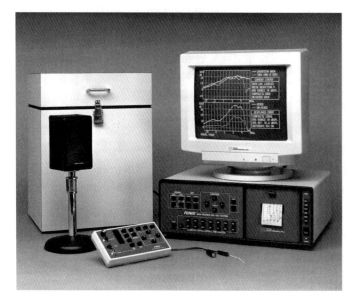

그림 15.7 일반적인 보청기 분석 시스템(Frye Electronics, Inc, Tigard, OR, 사진 제공)

2cc 커플러는 보청기를 검사할 목적으로 고안된 2cc 용적의 금속 공동이다(사용되는 형태에 따라 기술적으로 **HA1** 또는 **HA2 커플러**라고 한다). 커플러의 반대쪽 끝 부분에는 측정용 송화기(measuring microphone)가 있으며 측정용 송화기는 보청기의 출력을 감시한다. 이러한 배열 형태는 4장에서 설명한 이어폰의 보정 배열 형태를 약간 연상시킨다. 측정용 송화기는 보청기에서 생성된 소리를 분석하는 계측기와 연결되어 있다. 다시 말해 (1) 확성기는 보청기로 입력되는 소리를 발생시키며, (2) 보청기는 확성기에서 발생된 소리를 증폭하고, 보청기의 수신기는 출력음을 커플러로 전달하며, (3) 측정용 송화기는 커플러 내부에서 보청기의 출력을 집음한다. 검사 장비는 확성기를 조절하고(보청기의 입력 강도) 또한 측정용 송화기를 통해 보청기의 출력을 받아들이기 때문에 제시된 신호에 대해 보청기가 수행한 작업을 확인할 수 있다. 그 후 이러한 측정은 일반적으로 그래프 형태로써 화면으로 확인하거나 출력할 수 있다. 이러한 종류의 검사 시스템을 사용하여 측정할 수 있는 여러 가지 측정 항목에 대해 검토할 것이다.

최대 이득(full-on gain)은 (1) 보청기의 음량 조절장치를 최대치(따라서 최대)로 놓고, (2) 입력 신호를 50dB 음압 강도(SPL)로 제시하였을 경우에 보청기가 제공하는 이득의 크기를 의미한다. 대부분의 측정은 이러한 표준에 따라 수행되기 때문에 검사 범위는 적어도 200Hz만큼 낮은 주파수에서 5000Hz까지를 포함한다. 그 후 보청기의 출력은 이러한 범위에서 주파수에 대한 함수로 측정된다.

대부분의 ANSI S3.22 측정에서는 **고**

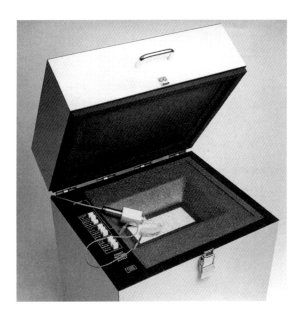

그림 15.8 검사 상자 내에 있는 보청기(Frye Electronics, Inc, Tigard, OR 사진 제공)

주파수 평균(high-frequency average, HFA)이라고 하는 편리한 요약값을 사용한다. 고주파수 평균은 1000, 1600, 2500Hz에서 측정한 결과를 단순하게 평균하여 구할 수 있다. 고주파수 평균은 검사 과정을 좀 더 편리하고 효율적으로 만들기 위해 종종 상업용 보청기 검사 시스템에서 자동적으로 제공된다. 고주파수 평균 최대 이득(HFA full-on gain)은 1000, 1600, 2500Hz에서 측정된 최대이득 크기를 단순히 평균한 값이다. 예를 들어 최대 이득이 1000Hz에서 30dB이며 1600Hz에서 34dB, 2500Hz에서 36dB일 경우에 고주파수 최대 이득은 33dB이다. 고주파수 최대 이득의 허용 오차 범위는 ±5dB이며 보청기의 실제 고주파수 최대 이득은 제조사의 규격서에 명시된 값의 5dB 이내에 포함되어야 한다는 것을 의미한다. 보청기가 주로 저주파수를 증폭하도록 설계된 경우에는 고주파수 평균을 사용하는 것이 적절하지 않다. 이러한 경우에 제조사는 고주파수 평균을 논의되고 있는 보청기에 적절한 세 개의 다른 주파수로 구성된 **특수 목적의 평균**(special purpose average, SPA)으로 대체해야 한다.

출력 음압 강도(OSPL)는 dB SPL로 표현한 보청기의 최대 출력을 나타낸다는 사실을 상기해 보자. 출력

음압 강도는 보청기의 음량조절장치를 최대 이득 위치로 조절하여 90dB SPL의 신호를 확성기로 제시하여 확인할 수 있다. 90dB 입력 음압에 대한 출력 음압 강도(OSPL)를 측정하기 때문에 이 값을 **OSPL90**이라고 한다. "90"은 90dB의 입력 음압이며 OSPL90의 크기는 보청기의 출력 강도를 의미한다는 사실을 기억하라. 예를 들어 어떤 보청기가 90dB SPL의 입력 음압에서 129dB SPL을 출력하였다면 따라서 OSPL90은 129dB이다. 최대 이득의 경우처럼 OSPL90은 200∼5000Hz 범위에서 측정되며 그 결과 그림 15.9에 나타낸 곡선과 같은 **OSPL90 곡선**이 된다. OSPL90 곡선의 가장 높은 지점을 **최대 OSPL90**(maximum OSPL90)이라 하며 제조사의 규격서에 표시된 크기보다 3dB 이상 높지 않아야 한다. 보청기의 고주파수 평균-출력 음압 강도90(HFA-OSPL90)은 1000, 1600, 2500Hz의 OSPL90 값을 평균하여 구할 수 있다. 이 그림의 OSPL90 곡선의 경우 HFA-OSPL90은 (134+128+128)/3=130dB SPL이 될 것이다. HFA-OSPL90의 허용 오차는 ±4dB이다.

OSPL90 및 최대 이득이 보청기가 제공하는 출력 및 이득의 최대 크기를 알려 주지만 환자는 음량조절기를 최대 설정(full on setting)으로 거의 설정하지 않는다. 대신에 환자는 실제적으로 음량조절장치를 (최대 설정보다) 더 낮게 설정할 것이며 이 상황에서 제공된 이득의 크기를 "사용 이득(use gain)"이라 한다. 게다가 음량조절장치를 너무 높게 설정하여 대화 음성의 최대 강도가 보청기의 최대 출력을 초과하길 원하지 않는다. 편리하게도 이러한 목적을 성취하게 하는 음량 조절 위치는 환자가 실질적으로 사용하는 설정과 거의 유사한 경향이 있다. 이러한 설정에 있어야 할 어떤 것을 확인하기 위해 일반적으로 환자가 가장 중요하게 생각하는 소리인 대화 음성의 강도를 고려해야 한다. 대화 음성의 **평균** 강도는 대략 65dB SPL이며(화자에서 1m 떨어진 위치) 음성 신호의 최대 지점은 대략 12dB 정도 더 높은 강도이다. 따라서 입력 음압이 65+12=77dB SPL일 경우 보청기로 유입되는 소리가 OSPL90을 초과하지 않도록 음량조절

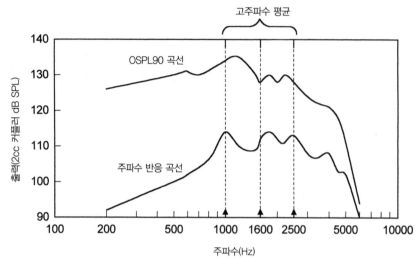

그림 15.9 OSPL90 곡선 및 주파수 반응 곡선의 예시. OSPL90 곡선의 가장 높은 지점을 최대 OSPL90이라 한다. HFA-OSPL90을 찾기 위해 OSPL90 곡선의 500, 1600, 2500Hz의 데시벨 값을 평균한다. 기준시험 설정에서 동일한 세 지점의 주파수 반응 곡선의 평균은 HFA-OSPL90보다 17dB 낮다. OSPL90은 SSPL90으로 칭하는 데 사용될 수 있으며 종종 SSPL90으로 사용될 수 있다. [ANSI S3.22-2003 American National Standard Specification of Hearing Aid Characteristics, Acoustical Society of America.].

장치를 설정할 필요가 있다. 이러한 음량 조절 설정을 **기준시험 설정**(reference test setting, RTS)이라고 하며 공식적으로 60dB SPL의 입력 신호에 대한 고주파수 평균 이득(high frequency average gain, HFAG)이 OSPL90보다 77dB 아래인 음량 조절 위치로 정의된다(예 : $HFAG_{60} = OSPL90 - 77dB$).

어떻게 기준 시험 설정을 찾을 수 있을까? 위의 예제에서 HFA-OSPL90이 130dB SPL이라는 것을 이미 알고 있다. 따라서 130dB SPL-77dB=53dB의 고주파수 평균 이득(HFAG) 결과에 해당하는 음량 조절 설정을 찾을 수 있다. 보청기의 음량조절장치를 평가 위치(기준시험 설정)로 조정하는 것부터 시작하여 보청기 검사 상자를 닫고 60dB SPL의 검사음을 제시하기 위해 확성기를 작동시키는 버튼을 누른다. 상업용 검사 시스템은 필요한 세 종류의 음(1000, 1600, 2500Hz)을 자동적으로 제시하며 심지어 HFAG 결과도 자동적으로 계산한다. 그 후 이 측정값, 목표값(이 예시에서는 53dB)과 비교한다. 만약 측정값과 목표값이 1.5dB 이상 차이가 나는 경우 보청기 검사 상자를 열고 보청기의 음량조절장치를 약간 재조정하며(측정값이 너무 높은 경우 음량조절장치를 내리고 측정값이 너무 낮다면 음량조절장치를 올린다) 보청기 검사 상자를 닫고 검사를 반복하기 위해 버튼을 누른다. 이러한 과정은 목표값의 HFAG를 얻을 수 있는

음량 조절 설정을 발견할 때까지 계속 수행한다. 이러한 위치가 기준시험 설정이며 나머지 검사에서도 사용된다.

기준시험 설정에 위치시킨 경우 보청기가 제공하는 이득의 크기를 보청기의 **기준시험 이득**(reference test gain, RTG)이라 한다. 그러나 ANSI S3.22는 보청기의 성능을 평가하는 기준이 아니라 정보를 제공할 목적으로 사용되기 때문에 기준시험 이득에 대한 허용 오차는 ANSI S3.22에 명시되어 있지 않다.

그림 15.9의 아래 곡선은 보청기의 **주파수 반응 곡선**(frequency response curve)으로 음량을 기준시험설정으로 조절하고 200~5000Hz 주파수에서 60dB SPL의 입력음압[자동이득조절 보청기(AGC aid)의 경우 50dB]에 대한 함수로 출력을 측정하여 구할 수 있다. 주파수 반응 곡선의 허용 오차를 다루기 전에 허용 오차가 의미가 있도록 하기 위해 중간 단계가 필요하다. 그림 15.10에 나타낸 것과 같이 주파수 반응 곡선에서 **주파수 범위**(frequency range)를 결정해야 한다. 그 방법은 (1) 주파수 반응 곡선의 1000, 1600, 2500Hz 지점에서 고주파수 평균을 계산하고, (2) 이 고주파수 평균보다 20dB 아래의 지점에서 측정하며, (3) 수평선을 그린다. 이러한 수평선은 주파수 반응 곡선과 **저주파수 차단 주파수**(low-frequency cutoff, f_1) 및 고주파수 차단 주파수(high-frequency cutoff, f_2)

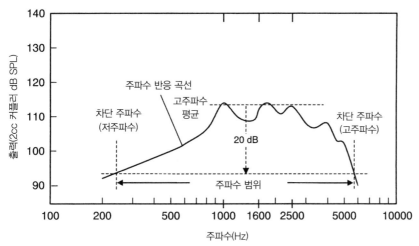

그림 15.10 주파수 반응 곡선에서 구한 주파수 범위

라고 불리는 두 지점에서 교차한다. 주파수 범위는 이들 두 지점(f_1에서 f_2까지) 사이의 거리이며 허용 오차는 적용되지 않는다. 주파수 반응 곡선의 저주파수 부분 및 고주파수 부분(대역)의 허용 오차는 서로 다르다. 즉 (1) $1.25f_1$ 또는 200Hz(둘 중 더 높은 주파수)에서 2000Hz까지의 저주파수 대역은 ±4dB, (2) 2000Hz에서 $0.8f_2$ 또는 4000Hz(둘 중 더 낮은 주파수)까지의 고주파수 대역은 ±6dB이다.

기준시험 이득 곡선(reference test gain curve)은 기준시험 설정에서 구할 수 있으며 그 자체가 표준의 일부는 아니지만 dB SPL보다는 이득의 데시벨 관점으로 주파수 반응 곡선에 표시하여 나타낼 수 있다(그림 15.11). 기준시험 이득 곡선은 일반적으로 보청기 검사 시스템의 버튼을 누르면 제공되며 주파수별 기준

(frequency-by-frequency basis)으로 보청기가 제공하는 증폭의 크기를 직접적으로 나타내기 때문에 매우 유용하다.

증폭의 질은 보청기에서 발생되는 **왜곡**(distortion) 또는 **소음**(noise)에 의해 부정적인 영향을 받는다. **조화 왜곡**(harmonic distortion)은 출력 신호에 입력 신호의 배수(조화, harmonics)에 해당하는 불필요한 신호(spurious signal)가 포함되어 있는 경우에 발생한다. 입력 신호는 500Hz이며, 출력 신호에는 500, 1000, 1500Hz가 포함되어 있다고 가정해 보자. 500Hz의 신호는 기본 주파수(fundamental frequency) 또는 제1 조화 주파수(first harmonic)이며 '완벽하고 명료하게' 출력되는 유일한 주파수이다. 1000Hz의 출력은 제2 조화 왜곡이며(기본 주파수의

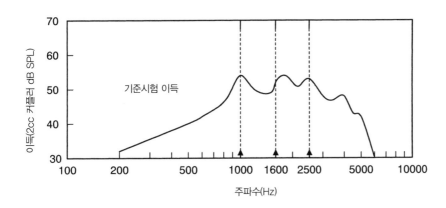

그림 15.11 기준시험 이득 곡선은 주파수 반응을 dB SPL 대신에 이득의 데시벨로 나타내며, 주파수별 기준으로 보청기(2cc 커플러)에서 제공하는 증폭의 크기를 나타낸다.

배수로 생성된 불필요 신호는 2×500Hz이다), 1500Hz는 제3 조화 왜곡이다(3×500Hz). **총 조화 왜곡의 백분율**(percentage of total harmonic distortion, %THD)은 제조사의 규격을 3% 이상 초과하지 않아야 한다. 총 조화 왜곡의 백분율은 보청기가 기준시험 설정에 위치하는 동안에 측정된다.[1] 이러한 측정은 70dB SPL의 입력 신호를 사용하여 500Hz 및 800Hz에서 수행하거나 65dB SPL의 입력 신호를 이용하여 1600Hz에서 수행된다.

등가입력잡음(equivalent input noise, EIN)은 기준시험 설정에서 입력 신호가 존재하는 경우 및 입력 신호가 없는 경우의 출력을 비교하여 보청기에서 생성되는 소음을 측정하는 것이다.[2] 보청기의 등가입력잡음은 제조사 규격을 3dB 이상 초과하지 않아야 한다.

자동 이득 조절(AGC) 보청기의 경우 다수의 특별한 검사가 필요하다. 입력 강도가 증가함에 따라 보청기의 출력 강도가 어떻게 증가하는지를 나타내는 **입력-출력 기능 곡선**(input-output function)을 상기해 보라(그림 15.2에 있는 것처럼). 음량조절장치를 기준시험 설정으로 설정하여, 한 주파수 또는 두 개 이상의 주파수(250, 500, 1,000, 2,000Hz 및 4,000Hz 하나 또는 둘 모두)에서 50~90dB 범위의 입력 강도를 5dB 단계로 입력-출력 곡선을 측정한다. 70dB 입력 신호에 해당하는 지점에서 보청기의

---

1) 수학을 선호하는 학생의 경우, %TDH은 다음 방식을 통해 구할 수 있다.

방식 A %TDH$=100×\sqrt{(p_2^2+p_3^2+p_4^2+\cdots)/p_1^2}$ 또는

방식 B %TDH$=100×\sqrt{(p_2^2+p_3^2+_4^2+\ldots)/(p_1^2+p_2^2+p_3^2+\cdots}$

를 사용하여 구할 수 있다. 여기서 P_1은 1차 조화 주파수(기본 주파수)의 실제 압력(dB SPL이 아님)이며, P_2는 제2 조화 주파수의 실제 압력이다. 공식에서 $p=20\mu Pa×antilog_{10}$(dB SPL/20)이며, p는 dB SPL을 압력(pressure, p)으로 변환하여 사용하였다. 총 조화 왜곡의 백분율(%TDH)이 30%를 초과할 때마다 방식 A를 사용해야 한다.

2) 수학을 지향하는 경우, 등가입력잡음(EIN)$=HFAG_{50}-50$dB SPL이다. $HFAG_{50}$은 50dB SPL의 입력 신호에서 구한 고주파수 평균 이득이다.

입력-출력 기능 곡선과 제조사의 규격에 있는 입력-출력 기능 곡선을 일렬로 세워 비교한다. 보청기의 출력값은 제조사 규격에 있는 출력값의 ±5dB 이내여야 한다.

화자가 의견을 강조하기 위해 자신의 음성을 갑자기 크게 하는 경우, 악보(musical piece) 중에 시끄러운 드럼 비트가 발생하는 경우, 트랙이 갑자기 폭발음을 내는 경우처럼 현실 세계에서는 항상 강도의 변화가 발생한다. 보청기의 자동 이득 조절 회로는 입력 강도가 상승하는 경우 즉시 작동하는 대신에 실제적으로 더 높은 강도의 입력 음압에 대응하여 이득을 감소시키기 전에 지연이 있을 수 있는데 이것을 **압축시간**(attack time)이라 한다. 또한 비슷하게 더 큰 입력 신호가 종료된 후에 이득이 원래의 크기로 되돌아오기 전에 지연이 있을 수 있는데 이것을 **해제시간**(release time)이라고 한다. 압축시간은 입력신호를 55dB SPL에서 90dB SPL로 갑자기 증가시켜 측정하며 90dB 입력 신호에서 출력이 안정화되는 데 걸리는 시간을 측정한다(±3dB). 해제시간은 입력 신호를 90dB SPL에서 55dB SPL로 갑자기 감소시켜 측정하며 55dB 입력 신호에서 출력이 안정화되는 데 걸리는 시간을 측정한다(±4dB). 압축시간 및 해제시간은 제조사 규격의 ±50% 또는 5msec(둘 중 더 큰 값) 이내에 존재해야 한다.

텔레코일의 성능은 소리 대신 자기 신호에 반응하는 보청기의 출력 강도를 측정하여 검사할 수 있다. 텔레코일의 성능을 평가하기 위해 보청기를 "텔레코일(T)" 설정으로 전환하고 음량 조절 장치를 기준시험 설정으로 놓는다. 보청기에 자기장 검사 신호를 생성하는 **전화 자기장 시뮬레이터**(telephone magnetic field simulator, TMFS)를 위치시켜 자기장 신호에 대한 주파수 반응 곡선을 측정한다. 유도 전화 모의실험 장치(induction telephone simulator, ITS)에 의해 활성화될 경우 이러한 주파수 반응 곡선은 보청기가 생성하는 주파수에 대한 함수로써 음압 강도를 나타내기 때문에 유도 전화 모의실험 장치에서의 **음압 강도 곡선**(SPLITS curve)이라 한다. 보청기의 **고주파**

(a)
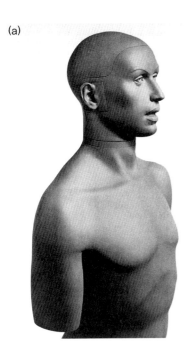

(b)
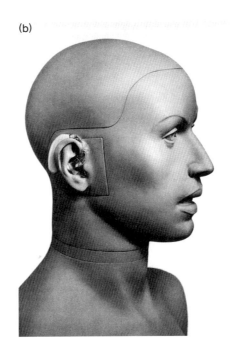

그림 15.12 (a) 음향 연구를 위한 KEMAR, (b) KEMAR을 이용하여 측정 중인 보청기(Knowles Electronics, Inc., Itasca, IL, 사진 제공)

수 평균–유도 전화 모의실험 장치의 음압 강도(HFA-SPLITS)는 1000, 1600, 2500Hz의 값을 평균하여 구할 수 있으며 제조사 규격의 ±6dB 이내에 존재해야 한다. 마지막으로 보청기의 **모의전화 감도**(simulated telephone sensitivity, STS)는 HFA-SPLITS에서 기준시험 이득과 60dB을 더한 값(이전의 측정에서 이미 알고 있음)을 감산하여 확인할 수 있다. 모의전화 감도는 텔레코일을 사용한 보청기의 이득과 정상적인 이득을 비교하는 방법에 대한 개념을 제공해 준다.

2cc 커플러 측정은 보청기의 동작 특성에 대해 신뢰할 수 있는 결정과 관련되어 있으므로 보청기가 의도하는 목적을 파악하기에 우수한 방법이다. 그러나 2cc 커플러는 인간 귀의 음향 효과를 복제하지 못하며 보청기 시험 상자 내의 배열은 소리가 인간의 머리 및 신체에 어떤 방식으로 영향을 받는지를 확실하게 복제하지 못한다. 이러한 특성은 **음향 연구용 Knowles 전자인체 모형**(Knowles Electronics Manikin for Acoustic Research, KEMAR) (Burkhard & Sachs, 1975)처럼 인간의 머리 및 몸통을 음향적으로 모방한 인체 모형의 귀에 장착되는 **Zwislocki 귀 모형**(Zwislocki ear simulator)(Zwislocki, 1971)이라고 하는 다른 종류의 커플러를 사용하여 인간 귀의 특성을 정확하게 복제할 수 있다. 이러한 시스템 유형을 그림 15.12에 나타냈으며 실생활 조건의 모의실험에서 전기음향적 측정을 수행할 필요가 있는 경우에 매우 유용하다.

실이 측정

지금까지 설명한 측정 방법은 전기음향 장비로 보청기를 측정하는 방법이었다. 그러나 특정 환자 및 실제 환자에게 처방된 증폭 성능을 보청기가 실제로 제공하는지를 어떤 방식으로 확인할 수 있을까? 실제 환자에게 처방된 증폭 성능을 보청기가 실제로 제공하는지를 확인하기 위해서 실제 보청기의 성능은 환자 자신의 보청기로 확인해야 한다.

실이 측정 시스템의 주요 요소는 그림 15.13에 나타냈다. 그림 15.14에는 상업적으로 이용 가능한 실이 측정 시스템의 예를 나타내었다. 음장 확성기(sound-field loudspeaker)는 자극음을 순간적으로 제시하는 데 사용되며 자극음은 특정 장소에 위치시킨 측정용 송화기로 집음된다. 실이 측정 시스템의 가장 중요

외이도를 폐쇄하지 않은 상태의 탐침관 시스템

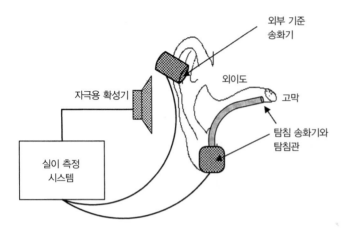

작동 중인 보청기를 가지고 있는 탐침관

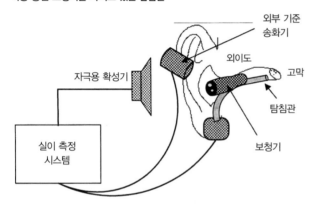

그림 15.13 실이 측정의 개념적 묘사

한 요소는 확성기를 조절하고 송화기에서 감시된 소리를 분석하는 컴퓨터이다. 실이 측정의 결과는 원하는 대로 화면에 표시하거나 출력할 수 있다. 상업적으로 이용 가능한 대부분의 실이 측정 시스템은 다양한 종류의 보청기 처방 공식(prescription formula)을 제공하도록 프로그래밍되어 있어 처방된 목표값과 실제 보청기의 성능을 쉽게 비교할 수 있다.

실이 측정 시스템의 주요 요소는 머리에 장착되는 두 개의 송화기를 사용하는 것과 관련되어 있다. 그중 하나를 **기준 송화기**(reference microphone)라 하며, 기준 송화기는 보청기의 송화기와 매우 가깝게 위치하여 귀 외부의 소리가 보청기로 유입되기 전에 소리를 집음한다. 다른 송화기를 **탐침 송화기**(probe

microphone)라 한다. 탐침 송화기는 물리적으로 귀 외부에 위치해 있지만 외이도로 삽입되는 정밀하고 유연한 **탐침관**(probe-tube)에 연결되어 있으며 탐침관의 끝 부분을 고막의 수 밀리미터 내에 위치시킨다. 따라서 탐침관 및 탐침 송화기(이하 탐침관)는 실제로 고막에서 받은 소리를 모니터링할수 있다.

방금 설명한 바와 같이 탐침관 시스템으로 서로 다른 두 가지 종류의 측정을 수행할 수 있다. 첫 번째 측정은 보청기를 착용하지 않은 상태에서 수행된다. 확성기에서 출력된 자극음은 기준 송화기 및 탐침 송화기 모두에서 집음된다. 기준 송화기는 신호가 외이도로 유입되기 전에 신호를 감시하며 탐침 송화기는 고막에서의 신호를 감시한다. 일반적으로 귀 외부(기준 송화기)와 비교하여 고막(탐침)에서의 신호는 2700~5000Hz 범위의 주파수에서 대략 12~17dB 정도 더 강하다. 이러한 증폭은 2장에서 설명한 외이도 **공명 현상**(ear canal resonance) 때문이다. 첫 번째 측정을 **실이 공명 반응**(real-ear unaided response, REUR)이라 하며 분석 시스템의 기억장치에 저장된다.

두 번째 측정은 귀에 보청기를 착용한 상태에서 수행된다. 실이 측정 시스템은 그 자리에 남겨 두고 보청기를 환자의 귀에 삽입한다. 이제 탐침관은 보청기의 안쪽(수화기) 끝을 지나 확장되어 있으므로 환자의 고막에서 실제로 받는 보청기의 출력을 감시할 수 있다. 그 후 확성기에서 자극 신호를 제시한다. 기준 송화기는 보청기의 입력 신호를 감시하며 탐침관은 고막에서 작동 중인 보청기의 출력을 감시한다. 기준 송화기의 측정값과 탐침관에서 측정된 값 사이의 차이를 **실이 증폭 반응**(real-ear aided response, REAR)이라 하며 분석 시스템에서 자동적으로 계산된다.

실이 증폭 반응은 보청기가 제공하는 실제적인 이

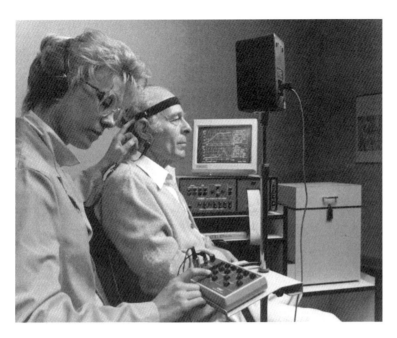

그림 15.14 보청기의 실이 평가(Frye Electronics, Inc., Tigard, OR. 사진 제공)

"포화 반응"은 "포화 음압 강도(saturation sound pressure level, SSPL)"라는 용어의 영향을 반영하는 문구로, 포화 음압 강도는 ANSI S3.22 (2003) 표준에서 출력 음압 강도(OSPL)로 변경되기 전에 사용된 용어이다. 실이 삽입 이득과 처방된 삽입 이득 목표값을 비교하는 방법과 마찬가지로 고막에서 실이 포화 반응과 처방된 OSPL90의 목표값을 비교한다. 환자는 측정하는 동안 조용하게 가만히 앉아 있는 것을 제외하고는 아무것도 할 필요가 없다는 사실을 유의해야 한다. 게다가 환자에 대한 다양한 보청기 조절의 결과를 거의 즉각적으로 확인할 수 있다. 보청기 조절 결과의 확인은 보청기 적합의 검증, 미세 조정, 또는 변경할 경우 아주 중요한 기능이다.

실이 대 커플러 차이(real-ear to coupler difference, RECD)는 실이 측정값과 2cc 커플러에서 동일하게 측정한 값 사이의 차이이다(실이값−커플러값). 실이 대 커플러 차이의 사용은 작은 귀를 가진 유아 및 어린 아동을 취급할 경우 특히 중요한데, 유소아 및 어린 아동은 작은 귀로 인해 동일한 전기음향학적 특성을 가진 보청기로 적합시킨 성인보다 훨씬 더 높은 소리 강도를 받기 때문이다(Moodie, Seewald, & Sinclair, 1994; Tharpe, Sladen, Huta, & Rothpletz, 2001; Bagatto, Scollie, Seewald et al, 2002; AAA, 2003).

기능 이득 측정

보청기에서 제공되는 실제적인 증폭의 크기는 또한 **기능 이득 방법**(functional gain method)을 통해 행동학적 방법으로 검사할 수 있지만 이 기능 이득 방법은 탐침관 측정 방법의 많은 장점이 결여되어 있다. 기능

득을 나타내는 것처럼 보인다. 그러나 이전의 측정에서 실이 공명 반응으로 표현한, 보청기를 착용하지 않은 상태에서의 외이도 공명 현상으로 인해 특정 크기의 이득이 제공되며 시스템의 기억장치에 유지되고 있다는 사실을 잊지 말아야 한다. 따라서 보청기가 제공하는 실제 이득을 구하기 위해서 실이 측정 시스템은 실이 증폭 반응에서 실이 공명 반응을 감산해야 한다. 그 결과로 실제 이득을 **삽입 이득**(insertion gain) 또는 **실이 삽입 이득**(real-ear insertion gain, REIG)이라 하며 삽입 이득을 주파수에 대한 함수로 나타낸 곡선을 **실이 삽입 반응**(real-ear insertion response, REIR)이라 한다.

실이 삽입 이득과 사용 중인 보청기 처방 방법을 근거로 처방된 삽입 이득 목표값을 비교하여 보청기가 환자에게 목표로 하는 증폭의 크기를 제공하는지 여부를 검증한다. 실이 측정은 이득 측정에만 국한되어 있지 않다. 예를 들어 탐침 측정은 또한 환자의 고막에서 OSPL90을 확인할 수 있게 하며 OSPL90을 주파수에 대한 함수로 나타낸 곡선을 **실이 포화 반응**(real-ear saturation response, RESR)이라 한다. 여기서

이득은 단순히 개별 주파수에서 환자의 보청기 착용 상태의 음장역치(aided soundfield threshold)와 보청기를 착용하지 않은 상태의 음장역치(unaided soundfield threshold) 사이의 차이이다. 예를 들어 보청기를 착용하지 않은 상태에서의 역치(unaided threshold)가 55dB HL이며, 보청기를 착용한 상태에서의 역치(aided threshold)가 30dB HL이라면 기능 이득은 55−30=25dB이다.

행동학적 검사를 진행하는 동안 기능 이득 대신에 보청기 착용 상태에서의 역치라는 용어를 사용하는 것이 종종 훨씬 더 편리하다. 이러한 경우 **보청기를 착용한 상태의 역치 목표값**은 개별 주파수에서 환자가 보청기를 착용하지 않은 상태의 역치에서 처방된 목표 이득을 감산하여 설정할 수 있다. 이전의 예시에서 보청기를 착용하지 않은 상태의 역치가 55dB HL이며 처방된 목표 이득이 27dB이었다면 처방된 보청기를 착용한 상태의 역치 목표값은 55-27=28dB HL이다. 그 후 보청기를 착용한 상태에서의 역치인 30dB HL을 보청기를 착용한 상태의 역치 목표값인 28dB HL과 비교한다. 또한 환자에게 증폭을 설명할 경우 삽입 이득을 보청기 착용 상태의 역치로 변환하면 유용하다.

학습 문제

1. 보청기와 관련하여 다음 용어를 정의하고 설명하라. (a) 입력 음압, (b) 출력 음압, (c) 송화기, (d) 수화기, (e) 증폭기, (f) 텔레코일, (g) 귀꽂이
2. 이득, 최대 출력 음압 및 포화를 정의하라.
3. 선형 증폭과 압축 증폭의 차이점을 설명하라.
4. 다음 형태의 보청기에 대해 정의하고 기술하라. (a) 편측 귀 증폭, (b) 양이 증폭, (c) 크로스 보청기, (d) 바이크로스 보청기, (e) 방향성 보청기, (f) 디지털 보청기, (g) 프로그램식 보청기
5. 골전도 보청기는 무엇을 의미하여 언제 사용되는가?
6. 고주파수 평균(HFA)은 무엇을 의미하는가?
7. OSPL90을 정의하고 OSPL90을 확인하는 방법을 기술하라.
8. 기준시험 설정을 정의하고 기준시험 설정을 확인하는 방법을 기술하라.
9. 보청기의 주파수 반응 곡선은 무엇을 의미하며, 측정하는 방법은 무엇인가?
10. 실이(탐침관) 측정의 특성 및 왜 실이 측정을 사용하는지 설명하라.

참고문헌

American Academy of Audiology (AAA). (2003). *Pediatric Amplification Protocol*. Reston, VA: American Academy of Audiology. Available at www.audiology.org.

American National Standards Institute (ANSI). (2003). *American National Standard Specification of Hearing Aid Characteristics*. ANSI S3.22-2003. New York: ANSI.

American National Standards Institute (ANSI). (2004). *American National Standard Method of Measurement of Performance Characteristics of Hearing Aids under Simulated Real-Ear Working Conditions*. ANSI S3.35-2004. New York: ANSI.

Bagatto, M., Scollie, S., Seewald, R., Moodie, K., & Hoover, B. (2002). Real-ear-to-coupler difference (RECD) predictions as a function of age for two coupling procedures. *Journal of the American Academy of Audiology, 13*, 407-415.

Burkhard, M. D., & Sachs, R. (1975). Anthropomorphic manikin for acoustic research. *Journal of the Acoustical Society of America, 58*, 214-222.

Chasin, M. (1994). The acoustic advantages of CIC hearing aids. *Hearing Journal, 47*, 13-17.

Franz, D. (2007). The middle-ear implant: New solutions for complex challenges. *Hearing Review, 14*(4), 42-44.

Goebel, J., Valente, M., Valente, M., Enrietto, J., Layton, K. M., & Wallace, M. S. (2002). Fitting strategies for patients with conductive or mixed hearing losses. In Valente M (Ed.): *Strategies for Selecting and Verifying Hearing Aid Fittings*, 2nd ed. New York: Thieme, 272-286.

Gudmundsen, G. I. (1994). Fitting CIC hearing aids: Some practical pointers. *Hearing Journal, 47*, 45-47.

Harford, E. (1966). Bilateral CROS: Two-sided listening with one hearing aid. *Archives of Otolaryngology, 84*, 426-432.

Harford, E., & Barry, J. (1965). A rehabilitative approach to the problem of unilateral hearing impairment: The contralateral routing of signals (CROS). *Journal of Speech and Hearing Disorders, 30*, 121-138.

Johnson, E. E., Ricketts, T. A., & Hornsby, B. W. (2007). The effect of digital phase cancellation feedback reduction systems on amplified sound quality. *Journal of the American Academy of Audiology, 18*, 404-416.

Killion, M. C. (1993). The K-amp hearing aid: An attempt to present high fidelity for persons with impaired hearing. *American Journal of Audiology, 2*, 52-74.

Kirkwood, D. H. (2007). Bucking bad economic news, hear aid sales rise by 5.4% on way to record year. *Hearing Journal, 60*(12), 11-16.

Miller, D. A., & Sammeth, C. A. (2002). Middle ear implants: An alternative to conventional amplification. In Valente M (Ed.): *Strategies for Selecting and Verifying Hearing Aid Fittings*, 2nd ed. New York: Thieme, 287-310.

Moodie, K. S., Seewald, R. C., & Sinclair, S. T. (1994). Procedure for predicting real-ear hearing aid performance in young children. *American Journal of Audiology, 3*, 23-31.

Mueller, H. G. (1994). Small can be good too! *Hearing Journal, 47*, 11-12.

Ricketts, T., & Dittberner, A. B. (2002). Directional amplification for improved signal-to-noise ratios: Strategies, measurements, and limitations. In Valente M (Ed.): *Hearing Aids: Standards, Options and Limitations*, 2nd ed. New York: Thieme, 274-346.

Ricketts, T., & Mueller, H. G. (1999). Making sense of directional microphone hearing aids. *American Journal of Audiology, 8*, 117-127.

Ricketts, T. A. (2005). Directional hearing aids: Then and now. *Journal of Rehabilitation Research and Development, 42*, 133-144.

Ricketts, T. A., & Hornsby, B. W. Y. (2006). Directional hearing aid benefit in listeners with severe hearing loss. *International Journal of Audiology, 45*, 190-197.

Ross, M. (2006). That old familiar squeal: Acoustic feedback cancellation systems and open-ear hearing aid fitting. *Hear Loss, 27*(5), 20-25.

Shaw, E. A. (1974). Ear canal pressure generated by a free sound field. *Journal of the Acoustical Society of America, 56*, 1848-1861.

Snik, A. F., Mylanus, E. A., & Cremers, C. W. (2001). The bone-anchored hearing aid: a solution for previously unresolved otologic problems. *Otolaryngologic Clinics of North America, 34*, 365-372.

Spindel, J. H. (2002). Middle ear implantable hearing devices. *American Journal of Audiology, 11*, 104-113.

Spitzer, J. B., Ghossaini, S. N., & Wazen, J. J. (2002). Evolving applications in the use of bone-anchored hearing aids. *American Journal of Audiology, 11*, 96-103.

Strom, K. E. (2000). The hearing care market at the turn of the 21st century. *Hearing Journal, 7*, 8-22.

Tharpe, A. M., Sladen, D., Huta, H. M., & Rothpletz, A. M. (2001). Practical considerations of real-ear-to-coupler difference measures in infants. *American Journal of Audiology, 10*, 41-49.

Traynor, R. M., & Fredrickson, J. M. (2007). *The Future Is Here: The Otologics Fully Implantable Hearing System*. Available at http://www.audiologyonline.com/articles/article_detail.asp?article_id=1903. Retrieved Dec. 21, 2007.

Valente, M. (2000). Use of microphone technology to improve user performance in noise. In R Sandlin (Ed.): *Textbook of Hearing Aid Amplification: Technical and Clinical Considerations*. San Diego: Singular, 247-284.

Walden, B. E., Surr, R. K., Cord, M. T., & Dyrlund, O. (2004). Predicting hearing aid microphone preference in everyday listening. *Journal of the American Academy of Audiology, 15*, 365-396.

Wazen, J. J., Spitzer, J. B., Ghossaini, S. N., Fayad, J. N., Niparko, J. K., Cox, K., et al. (2003). Transcranial contralateral cochlear stimulation in unilateral deafness. *Otolaryngology - Head and Neck Surgery, 129*, 248-254.

Zwislocki, J. (1971). *An Ear-Like Coupler for Earphone Calibration*. Lab of Sensory Communication Report LSC-S-9. New York: Syracuse University.

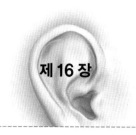

제 16 장

청각학적 관리 Ⅱ

이 전 장에서는 보청기와 관련된 기본 개념과 기술적인 고려 사항을 다루었다. 이제부터 청각 관리의 전체적인 틀 내에서 보청기 사용에 대한 논의와 함께 청각 관리의 범위에 대해 계속 다룰 것이며 그 후 계속해서 인공와우, 청각 보조 기술, 중재 방법, 이명 관리에 대해 논의할 것이다.

보청기

증폭 대상자

청각 관리의 일차 단계는 증폭의 필요성을 결정하고, 다음으로 증폭을 환자에게 제공하는 일과 관련되어 있으며, 청능 재활(aural rehabilitation) 과정에서 보청기는 그 자체가 끝이 아니라 일부분이라는 사실을 항상 유념해야 한다.

증폭 대상자는 어떤 사람인가? 의사소통 상황에서 청각적 어려움을 호소하는 모든 환자는 보청기 또는 다른 종류의 보조장치와 같은 청각 중재에 대한 잠재적인 후보자로 검토해야 한다는 것이 현재 일치된 견해이다(Hawkins, Beck, Bratt et al., 1991). 분명히 환자는 어느 정도의 난청을 가지고 있어야 하며 증폭의 필요성은 난청이 악화됨에 따라 의심할 여지없이 증가한다. 따라서 양측 귀에서 순음역치 평균 또는 어음청취역치(SRT)가 50dB HL인 환자는 보청기가 필요하다고 말하기 쉽다. 그러나 "카운트다운" 게임을 할 때 어떤 일이 발생하는지 살펴보자. 즉 45dB에서는

보청기가 필요한가? 틀림없이 필요하다. 40dB에서는? 필요하다. 35dB에서는? 물론 필요하다. 30dB에서는? 확실히 필요하다. 25dB 정도 또는 20dB은? 음…, 글쎄. 보청기가 필요하다 또는 필요하지 않다고 확실하게 말할 수 없는 난청의 범위에 얼마나 빨리 도달하는지를 주목하라. 대답을 얼버무리는 이유 중 하나는 전반적인 난청의 정도가 고려해야 할 많은 변수 중 단지 하나이기 때문이다. 예를 들어 청력손실은 일반적으로 주파수에 따라 증가한다. 따라서 순음역치 평균 및 어음청취역치 모두 혹은 어느 한쪽이 단지 10dB(또는 심지어 0dB)라 할지라도 환자는 상당히 심한 청각 장애(hearing impairment)을 가질 수 있다. 물론 편측성 청각 손상 및 비대칭 청각 손상(asymmetrical impairment)에 대한 문제도 있다. 즉 우측 귀는 50dB이지만 좌측 귀는 정상인 여성은 보청기가 필요한가? 우측 귀는 60dB이며 좌측 귀는 30dB인 남성은 보청기가 필요한가?

또한 유아나 어린 아동처럼 특별한 경우도 다루어야만 한다. 이들은 상대적으로 적은 난청에도 상당히 큰 악영향을 받을 수 있으며 증폭을 포함하는 조기 중재와 관련된 조기 확인은 놀라운 혜택을 준다. 따라서 증폭은 가능한 한 빨리 제공해야 하며(PWG, 1996), 유아에게는 6개월까지 시작해야 하는 포괄적인 학제간 중재 프로그램을 함께 제공해야 한다(JCIH, 2007).

청각 결손(auditory deficit)의 범위와 영향으로 인

한 증폭의 필요성 대 환자가 보청기로 경험할 수 있는 이득 정도를 구별하는 것은 복잡한 문제이다. 난청이 중도에서 고도일 경우 보청기를 착용하지 않은 상태에서 의사소통(speech communication)은 곤란하거나 불가능하며(필요성), 보청기를 착용하는 경우 이 상황은 완전하지는 않지만 상당히 개선된다(이점). 게다가 이 향상은 환자와 다른 이들에 의해 쉽게 인식된다. 그러나 증폭의 필요성은 경도 난청, 고주파수 난청, 또는 편측성 난청 때문에 한계 손상(marginal impairment)으로 간주되는 경우에는 모호할 수 있다. 여기서 난청이 말 의사소통에 영향을 주는 정도는 발화 강도, 배경소음 또는 경쟁소음의 존재 여부, 그리고 환자의 직업적 및 사회적 상호작용에 대한 의사소통 요구 사항과 같은 요소에 따라 종종 의심스럽거나 일치하지 않으며 상황에 따라 다르다.

마찬가지로 한계 손상을 가진 환자에서 증폭의 혜택은 미세하며 일치하지 않을 수 있으므로 환자는 보청기가 필요하지만 보청기의 이점을 거의 또는 전혀 인지할 수 없다. 인지할 수 있는 이점이 거의 없다는 것이 이점이 전혀 없다는 것을 의미하지는 않는다. 감지하기 힘든 증폭 이점은 환자가 중요한 모임에 보청기를 가져오는 것을 잊어버린 경우 또는 보청기를 수리하는 동안 보청기 없이 중요한 모임에 참여해야 하는 경우에 종종 명확해진다. 극단적인 반대로 심도 난청을 가지고 있는 환자는 보청기의 필요성이 가장 크지만 종종 잔존 청력이 최소이기 때문에 청각 말 청취(auditory speech reception)의 관점에서 상대적으로 작은 혜택을 받는다. 그러나 다시 말해 말을 듣기 위한 목적에서 한정된 이득은 이점이 전혀 없는 것과 동일하지 않다. 이에 반하여 심도 난청 환자는 알림 신호, 경고 신호, 비상 신호를 듣는 목적의 청취력 및 독순(lipreading)에 도움을 주는 관점에서는 보청기로 상당한 혜택을 받을 수 있다.

분명하게 보청기 대상자는 단독적인 청각 상태보다 더 많은 요소에 의존적이며 특히 환자의 의사소통 요구 및 청각 정보에 의존할 필요성에 영향을 받는다. 난청 및 다른 동기부여 요인은 함께 상호작용하여 환자가 청각사를 찾도록 유도하고, 그다음 보청기의 구매 권고를 따르게 하며, 보청기를 사용하도록 유도한다. 환자에게 처음 보청기를 구매하도록 동기를 부여하는 중요한 요소에는 배우자의 격려뿐만 아니라 집, 소음 청취 환경, 사회적 상황, 그리고 직장에서의 의사소통 문제가 포함된다(Bender & Mueller, 1984). 청각 손상 그 자체 및 청력 손상을 다루는 임상적 지원에 대한 필요성의 수용 역시 증폭을 받으려는 환자의 결정에 크게 기여한다. 한계 범위(marginal category) 중 하나에 포함된 환자는 종종 자신을 청각장애인으로 받아들일 수 없어 필요한 증폭을 하지 않고 내버려 둔다. 이것은 특히 손실이 장기간에 걸쳐 서서히 진행될 경우 해당된다.

환자의 청각 관리에는 많은 사회적 문제, 감정적 문제, 직업적 문제, 건강 문제 및 다른 문제와 관련된 많은 비청각학적 요소가 포함된다. 사실상 현대적인 생각은 구조와 기능의 관점에서 청각 질병을 다루는 것에서 벗어나 활동성의 제한(작업 능력), 일상적인 상황에서의 참여(WHO, 2001; ASHA, 2004, 2006), 건강과 관련된 삶의 질(AAA, 2006a, b)에 중점을 두고 있다. 사실상 증폭은 적어도 성인 환자에서 청각 손상의 사회적 및 심리적 영향을 완화하여 건강과 관련된 삶의 질을 향상한다(Chisolm, Johnson, Danhauer et al., 2007). 이러한 모든 요소들 때문에 자가평가 척도(self-assessment scale)는 청각 손상의 영향과 보청기 대상자 및 다른 치료 접근을 평가하고 청각학적 관리의 결과를 검증하는 데 중요한 기능을 한다(ASHA, 1998; AAA, 2006a).

자가평가 척도

자가평가 척도(self-assessment scale) 및 설문지는 환자의 의사소통 문제와 관련 문제의 특성 및 범위를 확인하는 유용한 도구이다. 이 도구의 대부분은 난청의 의사소통적 영향을 직접적으로 설명해 줄 뿐만 아니라 환자에 따라 청력 손상의 심리적·사회적·직업적 통찰력도 제공해 준다. 대부분의 자가평가 도구는 특정 상황이 얼마나 보편적인지 또는 진실인지, 어려움이나 혜택을 얼마나 경험했는지, 또는 특정 상황이 나타내는 것과 얼마나 일치하거나 불일치하는지를 기술하는 척도에 따라 환자가 반응해야 하는 진술이나 질문을 제시한다. 예를 들어 환자는 "항상"에서 "결코"까지, "약간"에서 "매우 많이", 또는 "완전 일치"에서 "완전 불일치"까지 1~5점(또는 1~3점, 1~7점 등) 척도로 반응해야 할 수도 있다.

자가평가 척도에서 획득한 정보는 특정 문제 및 어려운 환경적 상황을 분리하는 데 필요한 재활 활동의 종류를 정의하는 데 도움을 준다. 또한 자가평가 척도는 환자 또는 환자의 삶에서 중요한 사람을 상담하기 위한 근거를 제공해 준다. 게다가 중재 전후의 자가평가 척도를 비교하여 보청기 적합의 결과 또는 재활 과정의 다른 측면의 유효성을 검증할 수 있을 뿐만 아니라 청각학적 관리 프로그램 진행 과정 동안의 유효성을 검증할 수 있다. 일부 척도는 환자에게 중재 결과를 평가하는 데 근거가 되는 자신의 상황에 대한 여러 영역의 관심 또는 특별한 관련 항목을 나타내도록 요구한다. 또한 자가평가 척도는 청각 선별 프로그램뿐만 아니라 청각학적 평가 과정에 사용된다. 표 16.1에 대표적인 여러 가지 자가평가 척도 및 이 척도들이 다루고 있는 주제를 나타냈다.

편이 증폭 대 양이 증폭

청각 손상을 가지고 있는 청취자에게 가능하면 양이 청취(binaural hearing)를 사용할 수 있도록 제공해야만 한다. 실질적인 목적에서 양이 청취는 양측 난청을 가지고 있는 대부분의 환자들이 편측 보청기보다 양이 증폭(binaural amplification)을 선호하며, 편측성 난청을 가진 많은 환자에서 손상된 귀에 보청기를 사용함으로써 혜택을 받는다는 것을 의미한다. 양이 증폭으로 바라는 능력은 편측 귀 청취와 비교하여 양이 청취의 다양한 이점을 반영한다(Valente, 1982; deJong, 1994; Gelfand, 2004). 즉 양이 합산(binaural summation)은 편측 귀 청취에 비해 역치 강도에서 약 3dB 그리고 역치상 강도에서 약 6dB에 해당하는 이점을 준다. 주파수 및 강도 모두에서 양이

차이식역(difference limen)은 편측 귀 청취의 변별역 치값보다 작거나 더 좋다. 양이 청취는 방향성 청각 능력을 극대화[음원 위치파악(sound localization)]하며 두영 효과(head shadow effect)를 완화시킨다. 게다가 양이 청취는 현실 세계의 청취 조건에서 소음 및 반향으로 인한 말 명료도(speech intelligibility)의 부정적인 영향을 감소시킨다.

또한 가능한 한 양이 증폭을 선택해야 하는 강력한 부정적인 이유가 있다. Silman, Galfand, Silverman (1984)은 편측 귀에 보청기를 사용하는 양이 감각신경성 난청을 가진 성인의 귀에서는 어음 명료도 점수가 변화하지 않고 유지되는 데 비해 보청기를 착용하지 않는 귀에서는 시간이 지남에 따라 어음 인지 점수가 악화되는 **청각 박탈 효과**(auditory deprivation effect)가 발생될 수 있다는 것을 증명했다. 반대로 양이 보청기 사용자들은 둘 중 어느 한쪽 귀에서도 어음 인지의 결손을 경험하지 않는다. 이 현상은 성인 및 아동(Gelfand & Silman, 1993) 모두에서 수많은 연구에 의해 뒷받침되었다. 일단 어떤 환자에게 청각박탈 효과가 발생되었다면, 예전에 보청기를 장착하지 않은 쪽 귀에 두 번째 보청기를 착용시켜 모든 경우는 아니지만 대부분의 경우에 청각 박탈 효과를 감소시키거나 경감할 수 있다(Silverman & Silman, 1990; Silman et al., 1992; Hurley, 1993; Gelfand, 1995). 게다가 일부 환자들은 두 번째 보청기의 사용으로 청각 박탈 효과가 감소 또는 제거됨에도 불구하고 실제로는 두 번째 보청기의 사용을 거부한다 (Hurley, 1993).

양이 보청기는 양이 난청을 가진 환자를 위한 최우선적 고려 사항이어야 한다는 사실은 앞서 언급한 논의로 증명하였다. 이 결론은 임상에서 의견의 공감대와 일치한다(Hawkins et al., 1991; PWG, 1996). 그러나 전반적으로 양이 증폭이 모든 환자에서 항상 최선의 선택은 아니다. 예를 들어 Walden과 Walden (2005)은 50~90세 범위의 환자들 사이에서 편측 귀의 수행 능력보다 양측 귀의 수행 능력이 더 저조하다고 보고했다. 또한 일부 환자들은 더 많이 손상된 귀

표 16.1 다양한 자가평가 도구의 특징

Schow & Nerbonne(1982)	SAC(Self-Assessment of Communication) SOAC (Significant Other Assessment of Communication)	의사소통 상황, 감정, 다른 사람들의 생각에 대한 관점. SOAC는 익숙한 그 밖의 것들에 의해 완성된다.
Ventry & Weinstein(1982)	HHIE(Hearing Handicap Inventory for Elderly)	사회적 상황, 감정적 상황
Demorest & Erdman(1986)	CPHI(Communication Profile for the Hearing Impaired)	의사소통 수행력, 중요성, 환경, 전략을 다루는 25개의 척도, 개인적인 조절, 반응 편향
Cox, Gilmore, & Alexander (1991)	PHAB(Profile of Hearing Aid Performance)	익숙한 화자와 관련된 상황, 의사소통의 용이성, 반향, 단서의 감소, 배경소음, 소리에 대한 혐오감, 소리의 왜곡
Newman, Weinstein, Jacobson, & Hug(1991)	HHIA(Hearing Handicap Inventory for Adults)	노인을 제외한 성인용 HHIE의 변형
Cox & Alexander(1995)	APHAB(Abbreviated Profile of Hearing Aid Performance)	의사소통의 용이성, 반향, 배경 소음, 소리에 대한 혐오감을 다루는 PHAB의 축약 버전
Kaplan, Bally, Brandt, Busacco, & Pray(1997)	CSOA(Communication Scale for Older Adults)	의사소통 전략, 의사소통 태도, 공공시설 생활에 익숙하지 않은 노인들과 함께 사용하기 위한 것
Dillon, James, & Ginis(1997)	COSI(Client Oriented Scale of Improvement)	환자는 치료 전에 특정 관심 상황을 중요한 순서대로 다섯 개까지 지명한다. 각각의 상황은 치료 이후에 (a) 얼마나 더 좋고/나쁜지, (b) 의사소통의 용이성에 따라 평가된다.
Anderson & Smaldino(1998)	LIFE(Listening Inventories for Education)	교실 청취 환경에 대한 (a) 학생의 평가, (b) 교사의 평가, (c) 교실에서 중재 방법의 영향에 대한 교사 평가
Cox & Alexander(1999)	SADL(Satisfaction with Amplification in Daily Live)	보청기에 대한 전반적인 만족도, 긍정적인 영향, 서비스 및 비용, 긍정적 인상, 부정적 특성
Gatehouse(1999)	GHABP(Glasgow Hearing Aid Benefit Profile)	초기 장애, 장애 지수, 보청기 사용량, 보청기의 혜택, 잔존 장애, 제시된 네 개의 개별 상황에 환자가 추가적으로 지정한 상황에 대한 만족도를 다루고 있다.

표 16.1 다양한 자가평가 도구의 특징

Cox & Alexander(2000)	ECHO(Expected Consequences of Hearing Aid Ownership)	(a) 긍정적인 효과, (b) 서비스 및 비용, (c) 부정적인 특징, (d) 자아상 및 자기 낙인(self-image stigma)과 관점에서 보청기에 대한 환자의 기대치
Cox & Alexander(2002)	IOI-HA(International Outcome Inventory for Hearing Aids)	환자는 보청기 하루 사용량, 보청기 사용으로 파생되는 혜택, 지속적인 활동 제한, 만족도, 지속적인 참여 제한, 그 밖의 다른 것들의 영향의 질을 근거로 보청기의 성과 경험을 평가한다.
Gatehouse & Noble(2004)	SSQ(Speech, Spatial and Qualities of Hearing Scale)	정적 및 동적 청취 조건 모두를 다루고 있음: 음성 청각 부분은 조용한 상황, 소음, 반향, 다수 화자, 선택적 주의 집중/주의 전환을 포함하고 있다. 공간에서 청취 부분은 방향, 거리, 움직임을 포함하고 있다. 다른 자질 부분은 소리 인식, 분리, 선명도, 자연스러움, 청취 노력을 포함하고 있다.
Saunders, Cienkowski, Forsline, & Fausti(2005)	ATLH(Attitudes toward Loss of Hearing Questionnaire, ver. 2.1)	난청에 대한 부정, 부정적인 연결, 부정적인 대처 전략, 손재주 및 시력, 청력 관련 자부심

의 참여(양이 보청기에서와 같이)가 수행 능력을 향상하기보다는 악화를 초래하는 **양이 간섭 효과**(binaural interference effect)를 경험한다(Jerger et al., 1993). 게다가 지각, 행동적, 신체적, 인지적, 감정적, 재정적인 이유 등의 다양한 이유 때문에 환자는 양이 보청기를 거절할 수도 있다. 양측 손상으로 양측 귀의 상당한 차이가 있는 비대칭성 난청을 가지고 있는 환자의 경우에는 양이 보청기 대상자로 명확하지 않다. 환자가 비대칭성 난청을 가지고 있는 경우, 다시 말해 양측 귀의 청력 손상이 상당한 차이가 있는 경우에는 명확한 양이 보청기 대상자가 될 수 없다. 양측 귀의 순음역치 평균이 15dB 이상 차이가 나는 경우와 어음인지 점수가 8% 이상 차이가 날 경우 둘 중 하나 또는 둘 모두에서 양이 보청기에 대한 선호도가 약해지기 시작한다는 것은 전통적인 지식이다. 그리고 양이 증

폭은 환자의 양 귀 사이의 차이가 더 넓어질수록 더 바람직하지 않다. 아마도 양측 귀 사이의 차이가 큰 환자는 좀 더 대칭적 손실을 가진 환자처럼 양이 보청기로 동일한 성공의 기회를 가지지 못할 것이라고 예상하는 것이 합리적이다. 그러나 양측 귀 사이에 차이가 있기 때문에 단순히 시도도 하지 않고 양이 증폭을 배제할 이유는 없다(Sandlin & Bongiovanni, 2002). 물론 양이 보청기를 거부할 경우 또는 양이 수행력이 좋은 쪽 귀만의 수행력보다 나쁠 경우에는 양이 간섭 현상의 가능성을 주의해야 한다.

외이도 개방 적합

저주파수의 민감도가 좋은 경사형의 감각신경성 난청 환자들을 위해 종종 외이도를 폐쇄하지 않는 보청기 적합을 고려해야 한다. 기본적인 방법은 개방형 귀꽂이

(open earmold)를 사용하거나 귀꽂이에 환기구를 뚫어 사용하며, 이 방법은 저주파수의 증폭 없이 고주파수의 증폭을 용이하게 한다. 이 방법은 오랫동안 사용되어 왔으며, 그릇된 명칭이지만 때때로 CROS (contralateral routing of signal)에 대비시켜 **IROS**(I는 ipsilateral)라고도 한다. 얇은 피치관으로 귀와 연결되는 소형 귀걸이형 보청기(mini-BTE hearing aid)에서 외이도 개방 적합의 사용이 크게 증가하고 있다. 외이도 개방 적합의 이득은 디지털 음향 피드백 소거 기술(digital feedback cancellation) 및 방향성 송화기(directional microphone)와 함께 사용하는 경우 종종 증가된다(Fabry, 2006; Mueller & Ricketts, 2006; Johnson, Ricketts, & Hornsby, 2007).

크로스 유형의 보청기 적합

크로스(CROS) 보청기는 한쪽 귀의 청력은 정상이고 반대편 귀의 청력 손상은 상당히 심하여 보청기를 착용할 수 없는 환자를 위해 도입되었다(Harford & Barry, 1965). 손상된 귀는 전농(totally deaf) 또는 만성적인 배출(chronic drainage)처럼 보청기 사용을 불가능하게 하는 의학적 상태 때문에 보청기를 사용할 수 없다. 심지어 적당한 정도의 잔존 청각 민감도(residual hearing sensitivity)를 가지고 있는 귀에서도 때때로 보청기를 사용할 수 없는 경우를 입증할 수 있는데, 예를 들면 극히 낮은 어음 인지 점수를 가지고 있는 경우이다. 이 환자들은 한쪽 귀에 의존해야 하는데 이것은 손상된 방향에서 기원하는 소리가 두영 효과 때문에 민감도가 감소되어 들리는 것을 의미한다. 환자들의 직업적 또는 사회적 환경의 의사소통 요구 및 다른 요구에 따라 이 상황에서 일부 환자들은 청력이 정상으로 유지되는 귀에 의존하여 어려움이 거의 없이 기능할 수 있지만 다른 환자들은 상당한 불리함을 경험하고, 손상된 방향에서 기원하는 소리를 듣기 위해 도움을 필요로 한다. 예를 들어 업무 회의에서 환자의 왼쪽에 착석한 사람의 말을 들을 수 없는 경영진 또는 우측 귀의 전농을 가지고 있어 승객의

말을 들을 수 없는 택시 기사가 경험하는 불이익을 상상해 보라.

크로스 보청기를 사용하기 위해서 "좋은 귀"가 반드시 정상이어야만 하는 것은 아니다. 또한 좋은 쪽 귀에 고주파수 감각신경성 난청이 있다면 크로스 보청기가 사용될 수 있다(Harford & Dodds, 1966). 사실상 크로스 보청기의 성공 가능성은 좋은 쪽 귀의 난청이 1500Hz 이상의 주파수에서 경도 난청~중등도 난청일 경우 가장 높으며 정상일 경우에는 가장 낮다(Valente, Valente, Enrietto, & Layton, 2002). 크로스 유형의 배열은 두 가지 이유 때문에 운용한다. 첫째, 개방형 귀꽂이는 저주파수의 증폭 없이 고주파수의 증폭을 용이하게 한다. 둘째, 동일 귀에서 송화기 및 수화기가 개방형 귀꽂이를 통해 소통할 때 발생할 수 있는 음향 피드백 문제를 각각의 귀에 송화기 및 수화기를 위치시켜 피할 수 있다. 크로스 유형의 배열은 송화기와 수화기 사이의 거리를 증가시키고, 두영 효과의 이점을 얻게 함으로써 음향 피드백을 최소화한다.

편측성 난청을 위한 또 다른 방법으로 **두개횡단**(transcranial CROS)이라고 하는 방법은 기존의 골전도 보청기, 강력한 기전도 보청기, 또는 귀쪽에 착용시키는 이식형 골전도 보청기(BAHA) 장치를 사용하여 골전도를 통해 청력이 귀쪽에서 들을 수 있는 귀로 직접 자극하는 방법이다(Valente et al., 2002; Spitzer et al., 2002; Wazen et al., 2003).

바이크로스(BICROS) 방식은 좋은 쪽 귀는 보청기로 혜택을 받을 수 있는 난청을 가지고 있고 청력이 나쁜 쪽 귀는 앞에서 언급한 모든 이유로 인해 보청기를 착용할 수 없는 환자의 경우에 고려된다(Harford, 1966). 가장 생각하기 쉬운 배열 방식은 좋은 귀에 송화기, 수화기 및 적당한 종류의 귀꽂이(대신에 개방형 크로스 유형의 귀꽂이)를 가지고 있는 일반적인 보청기를 착용시키고, 추가적으로 머리의 다른 방향인 보청기를 착용할 수 없는 나쁜 쪽 귀에는 송화기를 위치시키는 것(off-side microphone)이다.

보청기 선택 및 적합

적합 전 고려 사항

환자에게 증폭을 제공하는 과정의 첫 단계는 환자 평가(앞의 "증폭 대상자" 참조), 의학적 허가의 획득 및 환자에게 초기 상담을 제공하는 것을 포함한다. 의학적 승인의 목적은 법적 및 규제 요구 사항을 충족하고, 보청기 사용을 금기하거나 또는 특별히 고려해야 하는 의학적 문제가 존재하지 않음을 분명히 하기 위함이다. 이과적 및 이과 관련 질병은 6장에서 논의하였다. 초기 상담에는 증폭 기구의 종류가 적절한지, 만약 적절하다면 양이 증폭을 선호하는 이유 및 보청기를 할 수 있는 상황과 할 수 없는 상황에 대한 현실적인 목표와 기대감 같은 문제들을 다루어야 한다. 초기 상담에서는 보청기 구입 비용, 보청기를 구입할 수 있는 장소, 30일간의 시험 착용 기간, 건전지, 보청기의 무상 보증 및 보험 등과 같은 실질적인 문제를 중심으로 다룬다. 환자, 가족 및 관련된 다른 사람들(부양자 등)은 이러한 문제들에 대해 명확하고 현실적으로 이해하고 있어야만 하며, 따라서 이들은 청각 관리 과정에 적극적으로 참여할 수 있어야 한다. 청각 관리 과정 중 보청기는 중요한 부분이다(ASHA, 1998; AAA, 2006a). 귀꽂이 인상(earmold impression)은 보청기의 종류 및 보청기를 제공해 주는 사람에 따라 이 시점 또는 이후의 시간에 채취할 수 있다. 이러한 문제들은 표 16.1과 표 16.2에 요약된 ASHA(1998) 및 AAA(2006a) 지침서의 초기 단계에 포함되어 있다.

보청기의 선택, 평가 및 적합

수년에 걸쳐 환자에게 증폭을 제공하는 과정은 **보청기 평가**(hearing aid evaluation), **보청기 상담**(hearing aid consultation), **보청기 선택**(hearing aid selection), **보청기 적합**(hearing aid fitting) 등의 다양한 용어로 설명하고 있다. 적합 과정의 본질은 수년에 걸쳐 계속적으로 진화하고 있으며 어떤 한 가지 방법을 모든 경우에 적용할 수 없으나 보편적으로 허용할 수 있다. 현대적인 방법은 전통적으로 **선택적 증폭**이라는 개념을 암시적으로 받아들인다. 원래 선택적

표 16.2 ASHA(1998)에서 제시하는 성인용 보청기 지침서의 특징

평가 단계

청력 손실의 특성 및 크기를 확인한다. 청력 검사 자료, 자가평가 관찰 기록 등을 근거로 보청기/재활 대상자를 평가한다.

환자의 고유한 상황(예 : 신체 상태, 정신 상태, 태도, 동기, 사회적 상태, 의사소통 상태)을 고려한다.

처방 계획 단계

청각사, 환자 및 가족/보호자는 재활 치료의 필요성을 규명하고 재활 치료의 목표에 도달하며, 중재 전략을 계획하고, 치료 혜택/제한점/비용 및 결과를 평가하는 방법을 이해하기 위해 평가 단계에서 발견한 사항을 검토한다.

선택 단계

보청기를 전기음향적 특성(예 : 주파수−이득, OSPL 90, 입력−출력 함수) 및 기타 특성(단청/양이청, 형태 및 크기 등)의 관점으로 선택한다.

확인 단계

ANSI S3.22 측정(보청기의 전기음향적 특성)과 실이측정(예 : 처방된 목표값, 환자의 수행력)

물리적 적합, 간헐성, 시끄러움 등에 대한 물리적 점검 및 듣기 점검

청취력, 편안함 및 허용 기대치의 달성 여부를 확인한다.

적응지도 단계

보청기 사용 및 관리, 현실적인 기대치 등에 대한 상담 및 청각 보조 기술의 대상자 탐색, 청각 재활 평가, 추가적 중재

검증 단계

중재 성과, 기능장애의 감소, 자가평가 도구와 같은 측정법을 이용하여 다룰 목표, 말 지각의 객관적인 측정 또는 주관적인 측정, 다른 방법을 평가한다.

증폭이란 각각의 주파수에 대한 이득의 크기는 환자의 난청 정도 및 청력도의 유형에 의존한다는 것을 의미한다. 보다 현대적인 정의는 환자의 난청 특성에 가장 적절하게 보청기의 전기음향학적 특성을 선택해야

하거나 조절해야 하는 것으로 말할 수 있다. 선택적 증폭의 개념은 현대적인 임상적 이념에 너무 치중한 개념이므로 이 용어 자체는 더 이상 거의 사용되지 않고 있다. 그러나 학생들은 이것이 항상 그렇지 않다는 것을 알고 있어야만 한다. 예를 들어 영향력 있는 Harvard(Davis, Stevens, Nichols et al., 1947) 및 MedResCo(1947) 보고서는 대부분의 환자에 대해 수평 또는 약간 상승하는 주파수 반응을 가진 보청기로 적합을 최적화할 수 있으므로, 개별적인 보청기 선택 과정은 특별한 경우를 제외한 모든 경우에 불필요하다고 결론 내렸다. 그에 따른 논쟁이 수십 년 동안 지속되었다(Levitt, Pickett, & Houde, 1980 참조). 이미 언급했듯이 이것을 달성하기 위해 많은 다른 방법이 제안되었음에도 불구하고 개별적인 보청기 선택은 수용할 수 있는 방법이라는 사실이 입증되었다. 이러한 방법들을 두 가지 광범위한 그룹으로 분류할 수 있는데, 이것을 비교 처방법(comparative approach) 및 적합 공식 처방법(prescriptive approach)이라 부를 것이다.

비교 처방법의 보청기 평가

전통적인 보청기 평가는 보청기의 전기음향학적 규격에 기초하여 적절한 것으로 나타난 몇몇 보청기를 미리 선택한 후 확성기에서 제시되는 다양한 어음검사를 이용하여 환자의 수행 능력을 미리 선택된 보청기 각각에서 비교하는 것과 관련이 있다. Carhart(1946)가 기술한 최초의 절차는 보청기를 착용하지 않은 상태에서 어음인식역치(unaided SRT), 어음에 대한 허용 한계(tolerance limit) 및 어음 인지 점수를 측정하기 시작하여 각각의 보청기를 착용시킨 후 이 검사들을 수행한 후 그 결과를 비교한다. 이러한 검사들은 40dB HL로 제시되는 어음이 환자에게 편안하고 크게 들리는 강도로 판단되는 음량 조절 설정을 찾는 것으로 시작된다. 그 이후 편안한 음량 및 최대 이득 설정 그리고 간신히 들릴 정도의 50dB HL에서 어음을 제시한 신호 대 소음비에서 어음인식 역치 및 허용 한계를 찾고 어음 인지 점수를 구한다.

광범위한 검사인 **최초 Carhart 방법**(original Carhart method)을 다양한 방법으로 축약변형하여 빠르게 이끌어 내는 방법을 일반적으로 **비교 처방법의 보청기 평가**(comparative hearing aid evaluation) 또는 **수정 Carhart 방법**(modified Carhart method)이라고 한다. 일반적인 평가 방법은 각각의 보청기에서 조용한 상황 및 배경소음 하나 또는 둘 모두에서 제시되는 단어에 대한 어음인식역치 및 어음 인지 점수를 획득하기 위해 환자를 검사한다. 다른 방법들은 질 그리고/또는 명료도 판단(quality and/or intelligibility judgments) 하나 또는 둘 모두에 근거하여 보청기를 비교한다(Punch & Beck, 1980; Punch & Parker, 1981; Neuman, Levitt, Mills & Schwander, 1987; Cox & McDaniel, 1989; Surr & Fabry, 1991; Kuk, 1994). 환자를 위해 어음 인지 점수(또는 판단 등급)가 가장 좋은 보청기를 선택한다. 이러한 절차는 종종 짧은 기간의 보청기 시험 후에 이루어진다. 그다음 환자는 동일한 제조사 및 모델의 보청기를 구입하고 그 후에 구입한 보청기의 성능이 적당한지 검증하기 위해 클리닉을 방문한다.

원칙적으로 어음 인지 검사는 적절하고 안정적으로 보청기를 구별할 수 없기 때문에 비교 처방법의 보청기 평가는 사실상 포기되었고 적합 공식 처방법을 선호한다. 예를 들어 Walden, Schwartz, Williams 등(1983)은 음향적으로 비슷한 보청기 중 소음하에서 제시된 단어에 대한 어음 인지 점수의 평균 차이가 단지 4.3%라는 것을 발견했다. 게다가 개별 환자 기준으로 4.5% 어음인식 점수의 차이도 중요할 정도로 충분히 컸다.[1] 이것은 행동적으로 환자를 비교하기 위해 청각사가 다수의 적절한 보청기를 선정하는 실제 생활 환경에서 비교 처방법의 보청기 평가법과 관련된 동일한 상황이었다. 다시 말해 어음 인지 점수는 비교 중인 보청기들을 구별할 수 없다. 게다가 실제 시험 착용 기간

---

1) 심지어 비슷하지 않은 보청기의 경우에도 평균 차이는 14.2%였고, 평균 차이가 절반 미만인 경우에도 개별 환자에서는 중요하였다.

이후에 환자는 최상의 어음 인지 점수를 가지고 있는 보청기가 항상 최선이라고 판단하지는 않았다.

또한 비교 처방법 보청기 평가는 실질적인 한계점을 가지고 있다. 즉 귓속형 보청기는 사용자 주문 제작이기 때문에 비교 처방법 보청기 평가를 위해서 대여할 수 없다. 프로그램식 보청기 또한 서로 다른 청취 환경을 위한 다중 설정을 가지고 있으므로 보청기들의 비교 평가는 그야 말로 비현실적이다.

적합 공식을 이용한 보청기 적합

현재의 보청기 적합은 환자에게 가장 적절할 것으로 생각되는 증폭 특성을 처방하기 위해 공식(formula)을 사용하는 **적합 공식 처방법**과 관련되어 있다. 이득을 처방하기 위해 공식을 사용하는 생각은 매우 이상하게 보일 수도 있다. 어쨌든 안경은 종종 시력을 "20/20"으로 회복시켜 준다는 사실을 일반적인 경험으로 알고 있다. 결과적으로 이득의 크기와 난청의 크기가 같은 경우 역치를 0dB HL로 회복시킬 수 있기 때문에 이득의 크기와 난청의 크기는 동일해야 하는 것처럼 볼 수 있다. 이 개념은 잘못되었으나 좋은 생각이다. 난청의 크기와 동등한 이득은 예외 없이 너무 많은 증폭을 초래하며, 환자에게 과도한 크기의 음량과 왜곡이 가해지고, 소음성 난청(noise-induced hearing loss)으로 발전될 위험에 처하게 한다. 사실상 환자에게 너무 많은 이득을 제공하려 한다면 환자들은 종종 음량조절기를 낮춰 그 의도를 무의미하게 만들거나 아예 증폭을 거부할 수도 있다. 만약 증폭의 목표가 정상 청력으로 회복시키는 것이 아니라면 증폭의 목표는 무엇인가? 해답은 증폭된 신호를 불편할 정도로 크게 만들지 않고 대화 음성의 청취력을 최대화할 수 있는 이득의 크기 및 배열(configuration)로 제공하는 것이다. Skinner(1988)는 이러한 이득 배열을 환자에게 최대 말 명료도 및 수용할 만한 음질 사이의 최상의 절충안을 제공하는 방법 중 하나로 설명하였다.

보청기 처방 공식(hearing aid prescription formula)은 명시적으로 환자에게 가장 바람직한 이득의 크기와 배열 및 출력 음압 강도를 결정하는 데 사용되는 규칙의 집합으로 설명될 수 있다(표 16.2의 선택 단계, 표 16.3의 기술적 측면 영역). AAA(2003)는 유아 및 어린 아동의 적합 상황의 경우 광범위한 입력 강도 전반에서 어음 청취력을 제공해야 하는 중요성을 강조하였지만 이 목표는 청소년 및 성인에서도 아주 바람직하다. 사용되는 적합 공식 처방법에 따라 공식은 주파수에 따른 환자의 역치, 쾌적 청취 강도 수준(comfortable listening level) 및 불쾌 강도 수준(loudness discomfort listening level) 하나 혹은 둘 모두를 사용할 수 있다. 이러한 정보는 환자의 청력도나 특별하게 시행된 검사 또는 둘 모두에서 얻을 수 있다. 성인 및 아동을 위한 적합 공식의 항목 및 요약 정보의 검토는 여러 자료에서 이용할 수 있다(Skinner, 1988; Mueller, Hawkins, & Northern, 1992; PWG, 1996; Traynor, 1997; Dillon, 2001; Valente, 2002). 학생들은 기존의 적합 방법이 개정되었고 새로운 방법이 수시로 소개되고 있으며 서로 다른 적합 공식 처방법이 동일 환자에서 서로 다른 이득의 배열을 추천한다는 것을 명심해야 한다.

보청기 특성에 대한 적합 공식 또는 방법은 역치 기반 처방법 또는 역치상 처방법 둘 중 하나로 분류할 수 있다. **역치 기반 처방법**(theshold-based method)은 보청기를 착용하지 않은 상태의 환자의 역치로 처방을 결정한다. 기본형은 Lybarger(1994)의 1/2 이득법(half-gain rule)으로 이 방법은 기본적으로 500Hz를 제외한 나머지 각 주파수에서 이득의 크기는 청력 역치의 50%로 제공해야 하며 500Hz는 30% 이득을 추천한다고 명시하고 있다. 다수의 역치 기반 방법이 고심도 난청 및 정교한 최신식 보청기의 적합과 관련된 고려 사항을 다루고 있을 뿐만 아니라 이득의 크기 및 배열을 다르게 처방하도록 제안되었다(McCandless & Lyregaard, 1983; Byrne & Dillon, 1986; Libby, 1986; Schwartz, Lyregaard, & Lundh, 1988; Berger, Hagberg & Rane, 1988; Byrne, Parkinson, & Newall, 1990; Killion, 1996; Seewald, Cornelisse et al., 1997; Dillon, 1999a, b,

표 16.3 AAA(2006a)에서 제시하는 성인용 청각 관리 지침의 특징

평가 및 목표 설정

청력 평가 및 진단

의사소통의 자기 인식은 자가평가 도구를 사용해야 한다.

비청각적 필요성에 대한 평가

치료 목표의 설정

의학적 의뢰 및 허가의 필요성 확인

치료의 기술적 측면

보청기 선택

보청기 적합 예약 전에 보청기가 규정된 기능을 포함하고 품질 표준을 충족하는지 확인해야 한다.

보청기 적합 및 편안하게 적합되었는지에 대한 확인, 처방된 이득, OSPL90 등, 가급적 탐침 송화기(probe microphone) 및 모의 실이 방법을 사용, 폐쇄 효과 또는 음향 피드백 문제의 부재

청각 보조 기술에 대한 고려

적응지도

가능한 경우 그 밖의 다른 중요한 것들이 포함되어야 한다.

보청기와 관련된 정보 제공

목표, 기대치, 착용 일정, 다양한 설정에서 보청기 사용에 대한 조정, 다양한 환경의 영향, 청취 전략, 독화, 단일 귀 증폭 대 양이 증폭, 적합 후 문제에 대한 논의

상담 및 후속 조치(추적 관찰)

새로운 보청기 사용자에게 제공, 숙련된 사용자에게 제의

가능하면 주요 의사소통 상대방을 포함해야 한다.

청각 기전, 난청, 소음이 음성에 포함될 경우의 영향, 이러한 문제를 최소화하기 위한 접근 방법 및 전략, 보청기 사용 및 관리, 최대 혜택이 명백해지기 전에 조절/적응 기간의 가능성, 현실적인 기대감, 지역 사회 공동체 자원에 대한 논의

평가 결과

ASHA(1996)의 검증 단계(validation stage)와 유사함

객관적인 측정 방법(예 : 어음인식검사) 및 주관적인 측정 방법(예 : 자가평가 도구) 사용

의사소통에 대한 영향, 활동 제한 및 참여 제한, 삶의 질 문제를 포함하여 달성된 목표의 범위 확인

2006; Scollie, Seewald, Cornelisse et al., 2005).

역치상 처방법(suprathreshold-based method)

은 처방을 위해 주파수에 따른 협대역 잡음 또는 warble-tone의 쾌적 강도(MCL), 불쾌 강도(LDL) 또는 음량 판단과 같은 역치 이상의 척도를 한 가지 이상 사용한다. 이러한 방법 중 일부는 청취자의 쾌적 강도 또는 환자의 역치와 불쾌 강도 사이의 중간 지점에 장기 평균 어음 스펙트럼(long-term average speech spectrum)을 배치하는 데 필요한 이득 배열을 처방하려고 시도한다(Watson & Knudsen, 1940; Shapiro, 1976, 1980; Bragg, 1977; Cox, 1988; Skinner, 1988). Levitt, Sullivan, Neuman, Robin-Spitz(1987)이 제안한 방법은 어음 신호를 대부분의 주파수에서 환자의 불쾌 강도보다 10dB 아래의 강도로 증폭한다. 다른 프로토콜(계획서)은 역치 및 음량 판단을 사용하여 약한 음의 강도는 환자가 겨우 들을 수 있는 소리나 약하고 평균적인 음의 강도는 편안하게, 강한 음의 강도는 크지만 불편하지 않게 경험하도록 시도한다(Cox, 1995; Valente & Van Vliet, 1997).

주파수에 따른 목표 이득의 크기와 더불어 환자의 불쾌 강도를 초과하지 않게 최대 출력 음압 강도(OSPL90) 값을 처방하는 것도 또한 중요하다. 출력 음압 강도(OSPL)는 불쾌 강도 측정을 기반으로 처방할 수 있거나(예 : 협대역 소음 또는 진음을 사용하여) 또는 다양한 평가 절차를 이용하여 처방할 수 있다(Cox, 1983, 1985; Hawkins, Walden, Montgomery, & Prosek, 1987; PWG, 1996; Cox, Alexander, Taylor, & Gray, 1997; ASHA, 1998; Dillon & Storey, 1998; Storey, Dillon, Yeend, & Wigney, 1998; Dillon, 1999a).

또한 적합 공식 처방법은 **목표**(target)의 관점으로 검토할 수 있다. 예를 들어 각각의 주파수에서 환자의 고막으로 전달하기 위한 이득의 크기를 목표 주파수 반응(targeted frequency response)으로 표현한다. 비슷하게 최대 출력은 역시 환자의 고막에서 최대 출력 음압 강도(OSPL90)에 대한 목표값의 관점으로 처방된다. 실제로 이러한 목표값을 제공하는 보청기가 이상적인 보청기이다. BTE 또는 박스형 보청기로 이

러한 목적을 성취하기 위해 임상가는 제조사의 규격서에서 제공하는 정보를 기반으로 보청기를 선택한다. 귓속형 보청기 및 고막형 보청기의 경우 청각사는 제조사에 주문 제작한 후 전기적 및 음향적 방법으로 보청기를 조절하여 처방된 특성을 제공해야 한다.

일단 보청기를 구매하였다면 문제없이 보청기가 잘 작동되는지, 적당하고 편안하게 꼭 맞는지, 의도하는 증폭 특성을 실제로 제공하는지 확인을 해야 한다(표 16.2에서 검증 단계 및 표 16.3에서 **기술적 측면 영역**). ANSI S2.22(2003)에 기술된 측정 방법을 이용하여 보청기 성능 분석기(hearing aid test box)에서 보청기를 검사하여 청각사가 선택한 보청기가 의도된 전기음향학적 특성과 실제로 일치하는지는 검증하며 특히 유아 또는 아동의 경우에는 실이 대 커플러 차이(RECD)를 이용해야 한다(AAA, 2003). 이러한 측정법은 보청기 자체에 대한 필수적인 측정법이지만 보청기가 환자를 위해 무엇을 하고 있는지 말해 주지는 않는다. 따라서 보청기가 실제로 의도된 수행 능력을 환자에게 제공하는지 검증하기 위해 환자와 관련된 보청기의 성능 또한 검사해야 한다. 환자와 관련된 보청기의 성능을 검증하기 위해 **선호되는 방법**은 **실이 측정**과 관련되어 있다(PWG, 1996; ASHA, 1998; AAA, 2006a). 실이 측정은 보청기의 특성을 미세 조절하여 가능하면 보청기의 특성을 목표값과 가깝게 조정하기 위해 청각사에게 종종 필요하다. 이것은 보청기의 내부 조절장치를 조절하거나 프로그램식 보청기의 경우에는 프로그램을 조절하여 이루어진다.

처방된 특성의 일관성 측면에서 적합의 적절성을 검증할 뿐만 아니라 표 16.2의 검증 단계 및 표 16.3의 평가 결과 영역에 해당하는 표 16.1(Hawkins et al., 1991; ASHA, 1998; AAA, 2006a)에 나타낸 자가평가 도구와 같은 적절한 성과 도구를 사용하여 환자에게 부여되는 혜택을 검증해야 한다. 예를 들어 **검증**(validation)은 말 명료도 검사, 질 및 명료도 판단, 또는 다른 평가 도구 이용 등의 다양한 방법으로 성취할 수 있다. 말 명료도 평가는 보청기 적합의 적절성을 검증하기 위한 다양한 방법 중 하나로 사용되어 왔

지만 반면에 전통적인 보청기 평가 방법에서 이 검사는 보청기 간의 선택을 위한 기준 측정 항목임을 명심하라.

적합 후 고려 사항

거의 대부분 30일간의 시험 착용 기간이 존재하며 이 기간 동안 환자는 보청기를 반환할 수 있다. 소비자 보호 측면에서 시험 착용 기간을 간과해서는 안 되지만, 보청기 적합 과정의 **적응지도단계**(orientation stage, 표 16.2)가 이루어질 때의 시간을 고려하는 것이 청각사 및 환자에게 더 중요하다. 결과적으로 시험 착용 기간이 끝이 아니라 이 기간 동안 상담을 위해 수차례 방문하도록 환자에게 요구해야만 한다. 환자가 떠나기 전에 첫 번째 추적 관찰 약속을 예약하라. 아동에게는 추적 관찰을 계속 진행하는 것이 특히 중요한데, 최초 2년 동안은 적어도 3개월마다, 그 이후에는 4~6개월 간격으로 청각사를 만나야 한다(AAA, 2003).

일단 보청기 적합을 받아들일 수 있다고 판단되면 환자 및 다른 중요한 사람들(특정한 상황에 따라 가족, 부모 등)에게 보청기의 사용 및 관리에 관련된 모든 측면을 가르쳐야 한다. 환자는 보청기를 삽입하고 제거하는 방법, 조절장치를 사용하는 방법, 청소 및 유지 관리 방법, 건전지 교체 방법 등을 알아야 한다. 환자는 증폭의 목적, 보청기가 할 수 있는 일과 할 수 없는 일에 대한 실질적인 기대감, 그리고 효과적인 청취 전략에 대하여 이해해야 한다. 또한 이러한 최초 임상 상담 활동에는 보조장치 및 다른 청각 재활 서비스의 고려 사항도 포함되어야 한다.

일련의 행위 전에 건전지에 대해 언급해야 한다. 또한 보청기를 취급하는 환자 및 다른 사람들에게 보청기 건전지는 위험한 독극물로 취급해야 한다는 것을 인식시켜야 한다. 이것은 과장이 아니다. 아동이나 애완동물이 건전지에 쉽게 접근할 수 없어야 한다. 심지어 성인 환자도 건전지를 교체하는 동안 입술을 사용하지 말아야 한다는 점을 상기시켜야 한다. 유아 환자 및 특별한 감독이 필요한 사람들은 건전지 안전성을

위해 특별한 주의를 기울여야 한다.

인공와우

일부 청력 소실은 너무 광범위하기 때문에 환자는 심지어 가장 강력한 보청기로도 감지할 수 있는 혜택을 도출할 수 없다. 이러한 환자들의 경우에는 다른 유형의 감각 보조 기기(sensory aid)가 필요하다. **인공와우** (cochlear implant)는 소리를 전류(electrical current)로 변환한 후 이 전기신호를 환자가 가지고 있는 모든 잔존 청신경 섬유를 직접 자극하는 데 이용함으로써 환자에게 음향 정보를 제공하려고 시도한다.

인공와우는 수술적으로 설치되는 내부 구성요소와 몸 외부에 장착하는 외부 장치로 구성되어 있다(그림 16.1 및 16.2). **외부 구성요소**(external component)에는 (1) 소리를 집음하고 전기신호로 변환하는 **송화기** (microphone), (2) 소리를 분석하고 소리의 다양한 양상을 대표하는 부호(코드)로 변환하는 **어음처리기** (speech processor), (3) 전기 자기장 신호 또는 라디오 주파수 신호를 통해 이식된 장치로 인코딩(암호화)된 정보를 전송하는 **송신기**(transmitter)가 포함된다. **수술적으로 이식되는 구성요소**(surgically implanted component)에는 (1) 외부 송신기로부터 신호를 모으는 **수신기**(receiver), (2) 와우 내부에 삽입되는 **전극** (electrode)을 가지고 있는 **전기자극기**(electrical stimulator)가 포함된다(그림 16.1). 전극은 전기적 신호의 형태로 암호화된 정보를 남아 있는 청신경 섬유로 보낸다. 게다가 접지 전극(ground electrode)은 중이 내부처럼 와우 외부 어딘가에 위치시킨다. 그림에서 나타낸 것과 같이 어음처리기는 몸에 장착하는 방식(body-worn style)과 귀에 착용하는 방식(ear-level style) 모두 이용할 수 있다.

초기 인공와우는 **단채널**(single channel) 장치였으며 전형적인 예로 3M/House 단일 전극 시스템을 들 수 있다. 이 3M/House 단일 전극 시스템은 송화기로 입력되는 소리를 하나의 그룹으로 처리하여 고실계 (scala tympani)에 삽입된 단일 전극을 통해 잔존하는 청신경 섬유에 전기신호를 전달한다. 3M/House 장치는 1987년에 중단되었고 현대의 모든 인공와우는 다채널 방식이다.

다채널(multiple-channel) 인공와우(그림 16.2)는 와우를 따라 배치되는 여러 개의 전극을 사용한다. Nucleus Freedom 내부 장치(Cochlear America, Denver, CO)는 22개의 전극과 두 개의 와우 외부 전극을 가지고 있고, HiRes90K9 내부 장치(Advanced Bionics Corp., Sylmar, CA)는 8쌍의 16개 전극을 이용하며, $Pulsar_{CI}{}^{100}$와 $Sonata_{TI}{}^{100}$ 내부 장치 (MED-EL Corp., Durham, NC)는 12쌍으로 배열된 24개의 전극을 가지고 있다. 각각의 경우, 와우 기저부에 더 가깝게 위치한 전극일수록 고주파수를 나타내며 첨단부 쪽으로 향한 전극일수록 더 낮은 저주파수를 나타낸다. 다시 말해 전극 배치(electrode layout)는 주파수가 와우에 따라 장소별로 정렬되어 있는 방법의 양상에 따른다. 인공와우의 마이크로프로세서는 다양한 변수의 측면으로 입력되는 소리를 분석하고 이것은 와우 내부에 배열된 전극으로 전달되는 작은 크기의 전류의 조합으로 부호화된다. 어음 신호를 표현하기 위해 다양한 부호화 전략(coding strategy)이 사용된다. 예를 들어 전극의 자극 패턴은 포만트 및 마찰음과 같은 어음 특성을 입력되는 소리의 스펙트럼 정점(spectral peak)으로 나타내거나 또는 입력되는 신호의 파형으로 나타낼 수 있다. 일부 방식은 연속적으로 한 번에 하나의 전극을 활성화하는 반면에 다른 시스템들은 동시적으로 여러 개의 전극을 활성화한다. 소리의 강도에 대한 정보는 전극에서 들어오는 전류의 세기로 제공된다.

인공와우 기술 및 임상적 적용은 급속도로 발전해 왔고 이러한 과정은 물론 미래에도 계속될 것이다. 예를 들면 기기 장치, 처리 전략(processing strategy) 등의 분야와 인공와우의 대상자로 고려되어야 하는 사람들이 지속적으로 변화하고 있다. 게다가 학생들은 인공뇌간(auditory brainstem implant) 및 음향 자극과 전기자극(acoustical plus electrical stimulation)의 복합적 사용과 같은 발전을 알고 있

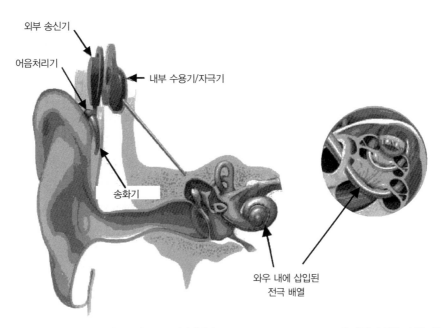

외부 송신기

어음처리기

내부 수용기/자극기

송화기

와우 내에 삽입된
전극 배열

그림 16.1 왼쪽 : 환자에 삽입된 인공와우 외부 및 내부 구성요소를 나타낸다. (National Institutes of Health 그림 제공) 오른쪽 : 와우 내부에 삽입된 인공와우 전극(electrode array)의 확대 그림으로 더 높은 주파수를 담당하는 전극은 와우 기저부 방향으로 향해 있으며, 더 낮은 주파수를 담당하는 전극은 와우의 첨단부 방향으로 향해 있다. (Advanced Bionics Corporation 그림 제공)

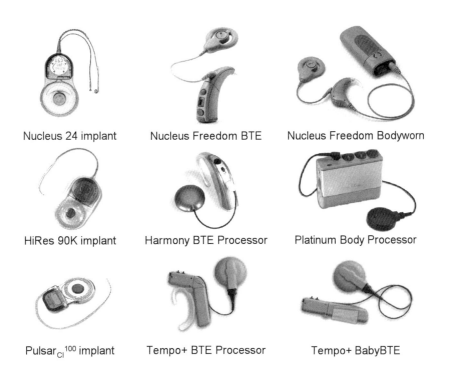

Nucleus 24 implant

Nucleus Freedom BTE

Nucleus Freedom Bodyworn

HiRes 90K implant

Harmony BTE Processor

Platinum Body Processor

Pulsar$_{CI}$^{100} implant

Tempo+ BTE Processor

Tempo+ BabyBTE

그림 16.2 인공와우 및 관련 어음처리기의 예. 아동의 옷에 부착하는 BabyBTE 어음처리기는 우측 아래에 나타냈다. [Cochlear Americas, Denver, Co(맨 위 가로줄), Advanced Bionics Corp., Sylmar, CA(중간 가로줄), MED-EL, Corp., Durham, NC(맨 아래 가로 줄) 사진 제공]

어야 한다. 그럼에도 불구하고 이런 고급 주제를 여기서는 다루지는 않을 것이다.

수술이 완료되고 치료된 이후의 다음 단계는 환자 개개인이 최적으로 사용할 수 있도록 장치를 프로그래밍하는 것이다. **프로그래밍**(programming) **과정**은 또한 **매핑**(mapping)으로 부를 수 있다. 프로그래밍은 적절한 역치 및 쾌적 청취 강도를 도출하기 위해 전극에서 생성되는 전류를 조절하고 주파수 대역폭을 다양한 전극에 할당하는 것과 관련되어 있다. 아동에서는 종종 인공와우 프로그래밍과 관련된 과제를 가르치기 위해 사전 프로그래밍 훈련기간이 필요하다. 인공와우 이식 후에 필요한 청능 훈련(auditory training) 기간이 제정되고 프로그래밍되어 있다. 청능 훈련은 우발적 난청을 가지고 있는 성인의 경우 한 달 정도에서부터, 언어 습득 전 난청(prelingual deafness) 아동의 경우 포괄적인 장기간 중재를 어디서나 지속할 수 있다.

인공와우 대상자

인공와우 대상자는 다양한 요인에 따라 달라진다 (Chute & Nevins, 2000; ASHA, 2004b; Waltzman & Roland, 2007). 인공와우는 현재 순음 평균(pure-tone average, PTAs)이 90dB HL 이상인 양측 심도의 감각신경성 난청 아동의 경우 12개월, 양측 고도 감각신경성 난청(PTA ≥ 70dB HL)인 환자의 경우에는 24개월에 시작하도록 미국식품의약국(Food and Drug Administration, FDA)에서 승인받았다. 그러나 미국식품의약국의 승인 없이 처방된 기준 또는 임상시험에서는 더 어린 아동 및 더 넓은 범위의 난청에 인공와우를 사용할 수 있다. 즉 12개월 이전에 이식된 환자들에서 좋은 결과를 얻었다(James & Papsin, 2004; Nicholas & Geers, 2004; Waltzman, 2005; Waltzman & Roland, 2005; Lesinski-Schiedat, Illg, Warnecke et al., 2006; Dettman, Pinder, Briggs et al., 2007; Tait, DeRaeve, & Nikolopoulos, 2007). 인공와우 대상자에 대한 수행 능력의 일반적인 요

구조건은 (a) 성인의 경우 개방형 문장 인지도 검사가 50% 이하이며, (b) 24개월 이상 아동의 경우 적절한 단어인식검사에서 30% 이하, 또는 (c) 어음청취검사를 수행하기 너무 어려운 아동(24개월 이하의 아동까지)에서는 청각 기술 발달이 부족한 경우이다. 청각 기술 발달이 부족한 경우 청각 기술 발달은 **영유아 청각통합능력척도**(IT-MAIS)(Zimmerman-Phillips, Robbins, & Osberger, 2000) 또는 **청각통합능력척도**(MAIS)(Robbins, Renshaw, & Berry, 1991)처럼 나이에 부합하는 도구를 이용하여 평가된다. 게다가 인공와우 대상자는 증폭으로부터 얻을 수 있는 혜택이 최소여야 하며(유아의 경우, 보청기 및 촉각 장치 하나 혹은 둘 모두에서 3~6개월간의 시험 착용과 관련되어 있다), 환자는 내부이식장치로 자극될 수 있는 적절한 와우 구조 및 작동하는 청신경 섬유를 가지고 있어야 한다. 고해상도 컴퓨터 단층 촬영(CT)은 구조적 이상 또는 청신경의 부재를 제외하는 데 사용된다. 잔존 청신경 섬유는 전기자극 또는 잔존하는 저주파수 청력역치(촉각 반응과는 반대로 실제 청각에서 제공하는)에 의해 청감각(auditory sensation)이 유발되는 것을 확인하여 검증할 수 있다. 물론 인공와우 이식 수술을 시행할 수 없을 만한 모든 의학적 상태에서는 시행할 수 없으며 환자의 일반적인 건강은 수술과 마취를 받을 수 있을 정도로 충분히 좋아야만 한다.

인공와우 이식 수술은 다수의 의학적 기준 및 수술 기준에 부합해야만 한다(Gray, 1991; Chute & Nevins, 2000; Waltzman & Shapiro, 2000). 인공와우로 자극될 수 있는 청신경 섬유 및 적절한 와우 구조가 존재해야 한다. 이러한 기준은 와우 무형성증(agenesis)이나 와우 이형성증(dysplagia)과 같은 구조적 이상 또는 청신경 섬유의 부재를 제외하기 위해 고해상도 컴퓨터 단층 촬영을 사용하여 충족된다. 잔존 청신경 섬유의 검증은 와우 갑각(promontory) 또는 정원창(round window niche)의 전기자극에 의해 청감각이 유발되는 것을 확인함으로써 검사할 수 있다. 이러한 절차는 고막을 통해 바늘 전극을 삽입하는 것과 관련되어 있다. 또한 존재하는 청신경 섬유의 무

결성은 촉각 반응과는 반대로 실제로 들을 수 있게 하는 저주파수 청력검사 역치의 존재로 증명될 수 있다. 이러한 요소들과 더불어 환자의 일반적인 건강은 수술과 마취를 받을 정도로 충분히 좋아야만 한다.

게다가 환자 및 부모와 인공와우 이식의 잠재적인 합병증도 논의해야 한다. 인공와우 수술로 인한 주요 합병증의 발병률이 상대적으로 낮다고 할지라도 발병할 수 있다(Papsin & Gordon, 2007 참조). 세균성 뇌수막염(bacterial meningitis)은 극히 드물지만 또한 다루어야 할 필요가 있는 심각한 잠재적인 합병증이다(CDC, 2007; FDA, 2007). 결과적으로 다음과 같이 권고하고 있다. (a) 인공와우 수술을 받은 아동은 완전한 과정의 뇌수막염 백신을 받아야 하며, (b) 환자 및 인공와우를 취급하는 사람들은 치료를 가능한 한 빨리 실시할 수 있도록 뇌수막염 징후를 확인할 수 있어야 한다. (c) 중이염은 신속하게 진단하여 치료해야 한다. (d) 인공와우 수술 동안에 항생제의 예방적 사용을 고려해야 한다(CDC, 2007; FDA, 2007).

인공와우 대상자에서 현실적인 기대감은 특히 중요한 역할을 담당한다. 환자 및 부모는 인공와우가 이식된 이후에 결과가 다양하며 청능 훈련에 대한 강한 의지가 중요하다는 사실을 알고 있어야 한다.

인공와우의 임상 결과

이제 인공와우가 제공하는 이점의 일부를 살펴보자. 일반적으로 인공와우는 (1) 청각 손상이 언어 습득기 전에 발병한 경우보다 언어 습득 후에 발병한 경우, (2) 농의 기간이 장기간 지속된 경우보다 짧을수록, (3) 이식 수술이 늦은 경우보다 빠를수록 성공한다는 것을 명심하라.

수행 능력이 아주 다양함에도 불구하고 현대의 인공와우는 언어 습득기 후 농을 가진 대다수의 성인에게 개방형 어음 인지 능력을 포함하여 상당한 말 지각 혜택을 제공하며 3개월 정도의 과정 동안에 걸쳐 개선되는 경향이 있다. 노인 환자에서도 거의 비슷한 혜택을 얻는 것으로 나타났다.

역사적으로 인공와우는 언어 습득기 전 농을 가진 성인 환자에게 일반적인 어음 탐지, 읽기 능력의 용이성, 말 산출에서 일부분의 향상을 제공하지만, 어음 이해 능력(특히 어음 인지 능력의 관점에서)을 제공하지 못했다(ASHA, 2004b). 그러나 다행스럽게도 현대의 인공와우 및 어음 처리 방식을 이용한 최근의 연구 결과는 언어 습득기 전 농 아동, 청소년 및 성인들에서 말 지각의 향상을 밝혀내고 있다(Dowell, Dettman, Hill et al., 2002; Waltzman, Roland, & Cohen, 2002; Teoh, Pisoni, & Miyamoto, 2004; Waltzman, 2005).

아동의 인공와우 이식은 언어 습득기 후 청각 손실(예 : 뇌수막염 때문에)을 가진 아동에게 적절하지만 주로 언어 습득기 전 청각 손상을 가진 환자와 관련되어 있다. 수행 능력이 아주 다양하다는 사실과 현대의 인공와우가 아동에게 제공하는 혜택은 문해력 및 학업 성취도뿐 아니라 말 지각(개방형 어음 인지 능력 포함), 말 산출, 언어 발달 등의 분야에서 매우 인상적이라는 것을 명심하라. 게다가 수행 능력의 혜택은 인공와우 이식이 조기에 시행될수록 향상되는 것으로 나타났으며, 이러한 영향은 조기 발견을 가능하게 하는 신생아 청력선별 프로그램(13장)에 의해 강화되고 앞에서 언급한 바와 같이 1세 정도 유아에게 인공와우를 이식하는 경향에 의해서도 강화된다. 게다가 성인에서는 몇 개월 후 수행 능력이 평균화되는 것과는 달리 아동의 수행 능력은 인공와우 사용시간이 증가함에 따라 계속적으로 향상된다(Miyamoto, Osberger, Robbins et al, 1992; Fryauf-Bertschy et al., 1997l Tyler et al., 2000).

최근까지만 해도 인공와우는 단지 한쪽 귀에 위치시켜 사용하였다. 그러나 양이 증폭이 단일 귀의 보청기보다 이점을 제공함을 본 것과 마찬가지로 최근의 연구는 아동 및 성인 모두에서 양이 인공와우로 유익한 결과를 발견하고 있다(Kuhn-Inacker, Shehata-Dieler, Muller, & Helms, 2004; Litovsky et al., 2004, 2006; Verschuur, Lutman, & Ramsden, 2005; Galvin, Mok, & Dowell, 2007; Tyler, Dunn, Witt, & Noble, 2007).

촉각 보조 기기

촉각 보조 기기(tactile aid)는 청각장애인을 위한 다른 종류의 감각 보조 기기로 청감각을 대체하기 위해 촉각을 사용한다. 촉각 보조 기기에서 송화기는 소리를 집음하며 프로세서는 소리를 분석하고 암호화한다. 그후 소리는 **진동촉각자극기**(vibrator, vibrotactile stimulator) 또는 **전기피부자극기**(electrocutaneous stimulator)를 이용하여 피부로 전송된다. 자극기는 손목, 팔, 가슴, 복부, 허리, 허벅지 등의 다양한 위치에 착용한다.

단채널 촉각장치는 일반적으로 유입되는 소리를 진동으로 변조하기 위해 사용되며 소리의 진폭을 진동의 강도로 나타낸다. **다채널** 촉각 보조 기기는 피부 위에 진동자를 배치하여 사용한다. 예를 들어 다수의 자극기를 한 줄로 배열할 수 있으며, 주파수는 진동자가 활성화되는 것으로 나타낼 수 있고, 강도는 진동의 강도로 부호화된다. 좀 더 복잡한 방식은 열 및 행으로 자극기의 행렬을 사용하여 그래프가 피부에서 그려지는 것처럼 진동 양상을 유입되는 소리의 스펙트럼으로 나타낸다.

촉각 보조 기기는 인공와우보다 훨씬 값이 저렴하고 수술이 필요 없음에도 불구하고 촉각 신호를 최적으로 사용하기 위해서는 상당한 훈련 및 연습이 필요하다. 촉각 보조 기기는 촉각 자극만으로 개방형 단어 인식을 할 수 없는 반면에 독순 능력의 향상에 중요한 혜택을 제공한다. 촉각 보조 기기의 한계에도 불구하고 인공와우 대상자가 아닌 환자 또는 인공와우를 선택하지 않는 사람들에게 바람직할 수 있으며, 또한 사전 인공와우 이식 훈련기간 등 인공와우 이식을 받기 전의 기간 동안 도움이 될 수 있다.

청각 보조 기술

보조장치(assistive device) 및 **청각보조장치**(assistive listening devices, ALD)로 알려져 있는 **청각 보조 기술**(hearing assistive technology, HAT)은 소리에 좀 더 쉽게 접근 가능하게 하는 다양한 종류의 기술적 방법(보청기 및 인공와우 이외에)을 의미한다.

소음 및 실내 음향 환경의 영향

청력 손상 아동의 개인 보청기에서 제공되는 이득에도 불구하고 **소음**(noise) 및 **반향**(reverberation) 때문에 청력 손상 아동은 교실에서의 의사소통에 여전히 상당한 문제점을 가지고 있다. 집단(또는 교실) 보조청취 시스템 및 개인 보조청취 시스템은 소음과 반향의 영향을 최소화하기 위해 사용되며, 따라서 특정 공간에 있는 각각의 청각 손상 아동(또는 성인)에게 최적 신호를 제시한다. 교실에서 선생님의 말을 청취하려고 노력하는 청력 손상 아동에 중점을 두고 있지만, 극장, 예배당, 공연장, 강의실과 같은 **모든** 소음 및 반향 환경에서 **모든** 청력 손상인에게 동일한 문제가 적용된다. 사실상 청각 보조 기술은 외국어를 사용하는 사람뿐 아니라 청각처리장애를 가지고 있는 사람, 언어장애 및 학습장애 하나 또는 둘 모두를 가지고 있는 사람, 청각신경병증을 가지고 있는 사람으로 청력 민감도가 정상이거나 또는 정상에 거의 가까운 광범위한 사람들에게도 유용할 수 있다(ASHA, 2005b; AAA, 2007).

실내 음향 환경(room acoustics)은 의사소통의 효용성 및 질에 상당한 영향을 주며 교육의 모든 측면에서 청력의 중요성은 교실 음향 환경을 주요 관심사의 특정한 한 분야로 만든다(ASHA, 2005a, b; Crandell, Smaldino, & Flexer, 1997, 2005; Palmer, 1997; Rosenberg, Blake-Rahter, Heavner et al., 1999; Crandell & Smaldino, 2000; ANSI, 2002; Seep, Glosemeyer, Hulce et al., 2003; Nelson, Soli, & Seltz, 2003).

교실 소음은 교실의 내부 및 외부의 다양한 소음원에서 유입되며 친숙하게 경험할 수 있다. 교실에 따라 배경소음 강도는 다양하지만 일반적으로 대략 60dB 이상이다(Ross & Giolas, 1971; Crandell et al., 1997, Rosenberg et al., 1999; Crandell & Smaldino, 2000). 대조적으로 Hodgson, Rempel, Kennedy(1999)는 대학 교실 및 강의실의 평균 소음

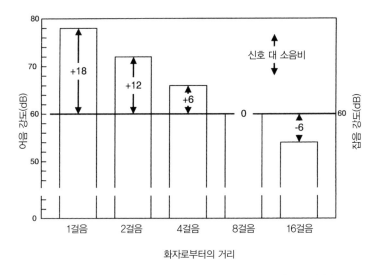

그림 16.3 화자의 입술에서 다양한 거리의 발화 강도 및 신호 대 소음비(이상적인).

강도는 44.4dBA 정도라는 사실을 발견하였다.

어음 명료도는 선생님의 발화 강도와 아동의 귀(또는 보청기의 송화기)에서의 소음 강도 간 상관관계가 특히 중요하다. 이러한 상관관계는 **신호 대 소음비**(SNR)라는 사실을 상기하라. 신호 대 소음비는 소음이 어음 신호와 경쟁할 경우에 **메시지 대 경쟁비**(message-to-competition ratio)라고 하며, 소음이 다수의 중얼거리는 목소리로 구성될 경우 **신호 대 다화자 소음비**(speech-to-babble ratio)라고 한다. 양의 신호 대 소음비(positive SNRs)는 신호(어음)의 강도가 소음의 강도보다 더 큰 것을 의미하며 음의 신호 대 소음비(negative SNRs)는 어음보다 소음이 더 강한 것을 나타낸다. 예를 들어 +6dB 신호 대 소음비는 신호가 소음에 비해 6dB 더 큰 것을 의미하여, −6dB 신호 대 소음비는 소음이 어음에 비해 6dB 더 높다는 것을 의미한다. 0dB 신호 대 소음비는 신호의 강도와 소음의 강도가 동일하다는 것을 의미한다. 그림 16.3에 이러한 상관관계뿐 아니라 화자에서의 거리에 따라 신호 대 소음비가 악화되는 방식을 도시하였다. 신호 대 소음비는 교사의 입술 바로 앞일 경

우에 +18dB에서 8피트 거리에서는 0dB로 감소되며, 아동이 16피트로 멀어지는 경우에는 −6dB로 감소되는 것을 주의하라.

청력 손상인이 소음에서 어음을 청취하는 동안 비슷한 정도의 수행 능력을 달성하기 위해서는 정상인에 비해 더 높은 신호 대 소음비가 필요하다(Dubno, Dirks, & Morgan, 1984; Gelfand, Ross, & Miller, 1988). 청력 손상 아동은 효과적인 교실에서의 수행 능력을 위해 최소 +10~+20dB의 신호 대 소음비가 필요하며(Gengel, 1971; Finitzo-Hieber & Tillman, 1978), ANSI(2002) 기준은 아동의 귀에서 최소 +15dB의 신호 대 소음비를 권고한다. 교실의 신호 대 소음비는 단지 +1~+6dB이다(Finitzo, 1988). 사실상 심지어 감각신경성 난청의 크기가 최소(순음 평균이 15~30dB HL 사이)인 아동들도 청력이 정상인 아동보다 어음 인지가 상당히 저조하며, 그림 16.4에 도시된 것처럼 이러한 불리함은

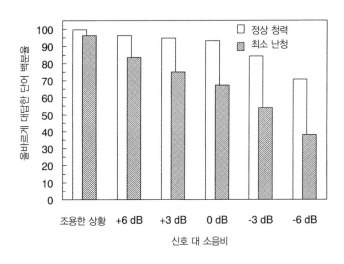

그림 16.4 정상 청력 및 최소의 감각신경성 난청(순음 평균 15~30dB HL)을 가지고 있는 아동에서 BKB 문장을 올바르게 인식한 어음 인지 능력의 백분율 [Crandell, C. C. (1993). Speech recognition in noise by children with minimal degrees of sensorineural hearing loss. *Ear and Hearing, 14,* 201–216]

신호 대 소음비가 감소할수록 증가한다(Crandell, 1993).

반향은 벽, 마루, 천장 및 공간 내 다른 종류의 단단한 표면에서 반사되는 소리를 설명하기 위해 사용되는 용어이다. 이런 다수의 반사는 공간에서 소리의 지속시간이 장기화될 경우 감지된다. 반향은 교실에서 손뼉을 한 번 치는 경우 크게 들을 수 있으며, 최초의 소리 이후에 그 결과로 인한 소리가 지속되는 것을 알 수 있다. 반향은 반향시간의 관점으로 측정되는데, **반향시간**(reverberation time)은 반사의 지속시간이다. 특히 반향시간은 반사된 소리가 원래의 소리보다 60dB 미만의 강도로 감소되는 데 걸리는 시간이다. 일반적인 교실에서 반향시간의 범위는 0.2에서 거의 1.3초이다(Crandell & Smaldono, 2000; Knecht et al., 2002). 반사는 직접음(direct sound)을 차폐하며 반사의 장기화는 일부 어음 단서를 왜곡하기 때문에 반향은 어음 인지에 부정적인 영향을 미친다(Nabelek & Robinette, 1978; Gelfand & Silman, 1979; Gelfand, 2004). 말 지각은 반향시간이 길어질수록 악화되며 반향이 소음과 혼합될 경우에도 악화된다. 그리고 이 영향은 청력이 정상인 사람보다는 난청을 가지고 있는 사람에게서 더 크다(Gelfand & Hochberg, 1976; Finitzo-Hieber, & Tillman, 1978; Nabelek & Robinette, 1978; Yacullo & Hawkins, 1987; Crandell & Smaldino, 2000). 게다가 소음 또는 반향 환경에서 아동은 10대 초반까지 자음 인식을 성인 수준으로 달성할 수 없으며 소음과 반향이 함께 존재하는 경우 10대 후반까지 수행 능력을 성인 수준으로 달성할 수 없다(Johnson, 2000).

소음 및 반향의 영향은 주로 선생님과 아동 사이의 거리에 좌우된다. 이유를 살펴보자. 가장 단순한 조건에서 음압 강도는 소리 발생원에서 거리가 2배가 될 때마다 6dB 감소된다. 선생님의 전반적인 발화 강도가 입술 바로 앞인 1피트 거리에서 78dB라고 가정해 보자. 발화 강도는 거리가 2피트로 2배가 되는 경우 72dB가 될 것이며, 4피트 거리에서는 66dB, 8피트 거리에서 60dB, 16피트 거리에서 54dB로 떨어질 것

표 16.4 교실의 소음 및 반향 기준

비어 있는 교실의 배경 소음	20000입방피트 미만의 교실에서 35dBA 20000입방피트 이상의 교실에서 40dBA 교통 소음이 주를 이룬다면 5dB 더 높음
반향시간	10000입방피트 이하의 교실에서 0.6초 10000~20000입방피트의 교실에서 0.7초
소음 기준 곡선	NC30
신호 대 소음비	+15

출처 : Extracted from ASNI S12.60-2002 American National Standard Acoustical Performance Criteria, Design Requirements, and Guidelines for Schools Acoustical Sociey of America.

이다. 또한 반향의 영향은 선생님의 입술 근처에서 더 작고 거리에 따라 증가된다. 이것은 원래의 소리 강도가 소리 발생원 근처의 반사 강도보다 상대적으로 더 크기 때문이며 반면 반사는 소리 발생원에서 일정 거리로 떨어져 있는 경우에 우세해진다.

학교의 음향 수행 능력 기준, 설계 요구 사항 및 지침에 대한 미국 국가표준(American National Standard for Acoustical Performance Criteria, Design Requirements, and Guidelines for Schools, ANSI S12.60-2002)에서는 일반적인 교실의 경우 비어 있는 상태에서 최대 소음 강도가 35dBA, 아동의 귀에서 신호 대 소음비가 최소 +15dB, 최대 반향시간이 0.6초로 유지되도록 요구하고 있다.[2] 이러한 기준은 교실의 크기 및 일부 특수한 조건에 따라 변화하기 때문에 표 16.4에 보다 자세한 사항을 제공하였다. 그러나 불행히도 대부분의 초등학교 교실은 이러한 기준에 부합하지 않았다(Knecht, Nelson, Whitelaw, Feth, 2002).

---

2) 이러한 반향시간값은 ASHA(2004a)에서 승인되었지만, 원래 ASHA는 배경소음의 경우 30dBA 및 반향시간의 경우 0.4초의 더 엄격한 기준을 권고하였다.

청각 손상 아동이 보청기를 통해 청취할 때 많은 어려움을 경험하는 이유를 이제 이해할 수 있다. 송화기로 제시되는 모든 소리를 집음하는 보청기는 시끄럽고 반향이 있는 교실에 앉아 있는 아동에 위치해 있다. 따라서 보청기는 아동에게 시끄럽고 반향이 있는 신호를 전한다. 실행 가능한 해결책은 교사(또는 다른 화자)의 발화가 교실의 음향 환경에 거의 영향을 받지 않는 장소인 교사(또는 다른 화자)의 입술 근처에 송화기를 위치시키는 것이다. 이렇게 최적으로 놓인 송화기에서 유입된 신호는 증폭된 후 아동의 귀에 있는 수화기로 바로 전달된다. 이러한 단순한 전략은 공통적으로 청각 보조 기술로 언급되는 집단용 방법 및 개인용 방법의 근간이 된다.

집단 증폭 시스템

집단 증폭 시스템의 기본 구성요소에는 교사의 입 부근에 위치시키는 송화기, 집단 증폭 시스템의 제어장치를 가진 증폭기, 증폭된 소리를 청취자의 귀로 전달하는 몇 가지 종류의 수화기가 포함된다. 다양한 종류의 시스템의 주요한 차이점은 교사에 위치시킨 송화기에서 집음된 신호를 아동의 귀에 있는 수화기로 전송하는 방법과 관련되어 있다. 손을 자유롭게 하기 위해 대부분의 집단 증폭 시스템은 의복의 깃이나 넥타이에 부착하는 작은 송화기(lapel microphone), 코드를 목에 거는 소형 송화기(lavaliere microphone), 또는

핸즈프리 전화기에서 사용되는 것처럼 송화기가 붙은 헤드셋으로 연결된 붐 송화기(boom microphone)를 사용한다. 화자의 말을 적절하게 집음하고 또한 독화에 방해되지 않도록 송화기를 위치시키는 것이 중요하다(Medwetsky & Boothroyd, 1991; Lewis, 1994a, b). 또한 일부 집단 증폭 시스템은 개별 아동을 위한 송화기를 포함하고 있는데 일반적으로 **환경 송화기**(environmental microphone)라 한다. 환경 송화기는 아동이 서로를 들을 수 있게 하며 또한 각 아동이 자신의 목소리를 감시할 수 있게 한다.

고정 배선 증폭

가장 오래되고 기술적으로 가장 단순한 교실 증폭 시스템은 구성요소들이 전선을 통해 물리적으로 연결되어 있다. 교사에 위치시킨 송화기는 증폭기 및 제어 장치를 포함하고 있는 콘솔에 전선으로 연결되어 있으며 콘솔의 전선은 개별 아동의 책상에 위치해 있는 제어장치 및 헤드셋으로 보내진다. 고정 배선 시스템은 높은 음 강도를 충실도가 좋게 제공할 수 있으며 또한 값이 저렴하고 수리하기 용이하다. 그러나 교사 및 학생들은 전선의 길이가 허락하는 이상으로 이동할 수 없으며, 교사 및 학생들은 물리적으로 제약을 받는다.

유도 루프 증폭 시스템

유도 루프 교실 증폭 시스템은 교실에서 교사의 발화를 아동에게 전송하기 위해 자기 신호(magnetic

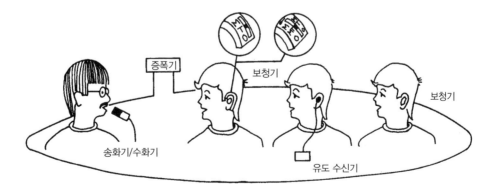

그림 16.5 유도 루프 시스템은 자기 신호를 학생이 착용하고 있는 보청기의 텔레코일 또는 특수한 유도 수화기로 전송한다. 여기에 나타낸 시스템에서 교사는 주파수 변조 무선 신호를 유도 루프의 증폭기로 전송하는 무선 송화기/송신기를 사용한다. [Lewis, D. E. (1994). Assistive devices for classroom listening, *American of Journal of Audiology, 3*, 70-83, American Speech-Language-Hearing Association.].

표 16.5 집단 청각 보조 기술 시스템의 장점 및 제한점

유도 루프 시스템

장점

넓은 범위의 난청에 사용 가능

공간 내의 움직임이 상대적으로 자유로움

유도 루프 시스템의 수신기로 개인 보청기를 활용함

학교에 설치하기에 상대적으로 낮은 비용

제한점

보청기에 텔레코일이 있어야 함

송화기와 비교하여 텔레코일을 통한 보청기 기능이
서로 다름

보청기가 고장난 경우 아동이 집단 시스템에 접근할
수 없게 함

공간 내의 위치에 따라 신호가 달라짐

루프와 관련하여 텔레코일이 지향하는 방법에 따라
신호가 달라짐

다른 공간의 루프에 의해 간섭받음(누화, cross-talk)

기타 전자기 신호(electromagnetic signal)에 의해
간섭받음

유도 루프가 설치된 방 외부에서는 사용할 수 없음(이
동형이 아님)

주파수 변조 시스템

장점

넓은 범위의 난청에 사용 가능

모든 FM 통신로를 사용할 수 있기 때문에 공간 사이
의 누화가 없음

수업 참여 및 자기 감시(self-monitoring)를 위한 환
경 송화기

건물 외부에서 사용 가능(이동형)

개인 보청기는 자체 포함된 FM 시스템을 필요로 하지
않음

제한점

다른 FM 출처의 간섭

청력에 연결하면 성능에 영향을 줌

개인용 시스템은 보청기가 필요함

보청기에 내장된 FM 시스템의 경우, 다른 구성요소의
고장으로 수리 중일 때는 보청기 전체를 이용할 수
없음

유지 관리 및 문제 해결이 좀 더 복잡함

비용이 상대적으로 더 높음

표 16.5 (계속)

적외선 시스템

장점

극장, 예배당, 기타 공공 포럼에서 사용하기에 편리함

공간 사이의 누화가 없음

개인 보청기를 필요로 하지 않음

제한점

일반적으로 출력 강도는 FM 시스템 및 유도 루프 시
스템보다 좀 더 제한됨

송신기 및 수신기 사이의 장애물에 의해 신호가 차단됨

햇빛의 간섭으로 외부에서 사용하지 못함(이동형이
아님)

환경 송화기가 없음

음장 증폭 시스템

장점

다양한 범위의 집단에 유리함

수신 장치를 필요로 하지 않음

공간 내의 모든 사람에게 향상된 신호를 제공함

개인을 비방하지 않음

교사의 발성 긴장도(vocal stress)를 감소시킴

유지 관리가 쉬움

상대적으로 비용이 저렴함

제한점

그 자체로 모든 사람에게 사용할 경우, 상대적으로 난
청이 덜한 사람에게 유용함

확성기는 올바르게 배치되고 맞춰져 있어야 함

설치되어 있는 공간 외부에서는 사용할 수 없음(이동
형이 아님)

출처 : Data from Gilmore & Ledermans, 1989; Leavitt, 1991; Flexer,
1992, 1994; Beck, Compton, Gilmore et al., 1993; Lewis, 1994a, b;
Compton, 2000; Crandell et al., 2005; AAA, 2007.

signal)를 사용한다. 그림 16.5에서처럼 교사의 송화
기는 증폭기와 연결된 후 교실을 둘러싸고 있는 전선
[**유도 루프**(induction loop)]에 연결된다. 유도 루프는
자기 신호를 교실로 전달하며 그 후 자기 신호는 개별
아동의 보청기 텔레코일에서 수신된다. 따라서 유도
루프 시스템에서 아동의 보청기는 최종 증폭장치 및
수화기가 된다(특수한 유도 수화기 또한 이용 가능함

에도 불구하고). 이것은 유도 루프에서 신호를 수신하기 위해 보청기의 "T" 위치로 전환하거나 또는 텔레코일을 통해 교사의 말을 듣기 위해 "MT" 위치로 전환하여 가능하게 된다. 송화기를 통해 다른 학생들의 목소리를 듣거나 자신의 목소리에 대한 모니터링도 "MT" 위치로 전환하여 가능하다. 유도 루프 증폭 시스템의 이점 및 한계점은 표 16.5에 정리되어 있다.

주파수 변조 시스템

현대의 교실 및 개인 청각 보조 기기는 대부분 **주파수 변조 시스템**[frequency modulation(FM) system]이며 주파수 변조 시스템의 사용처가 광범위하게 적용되므로 크게 주목받았다(Ross, 1992; Lewis, 1994a, b; ASHA, 2002; AAA, 2007). 주파수 변조 시스템에서 교사의 음성은 이동 가능한 송화기/송신기에서 집음되며 주파수 변조 라디오 신호의 형태로 개별 아동이 착용하고 있는 수화기에 전송된다(그림 16.6). 다시 말해 주파수 변조 시스템의 수화기는 이어폰에 연결할 수 있거나 또는 환자의 보청기 또는 인공와우

에 연결된다. FCC에서는 FM 보조 청취 시스템의 특별한 무선 대역폭을 지정하며 이 대역폭은 10개의 넓은 대역 또는 40개의 좁은 대역 채널까지 수용할 수 있다. 각 수화기의 환경 송화기는 수업 참여 및 자가 점검을 가능하게 한다. 보청기에서 본 것처럼 소음에서의 어음 청취는 방향성 송화기가 FM 시스템과 함께 사용될 경우 증가된다(Hawkins, 1984; Lewis, Crandell & Kreisman, 2004). FM 시스템의 임상 지침은 ASHA(2002, 2005a, b) 및 AAA(2007)에서 제공하고 있다.

귀 수준의 FM 수화기(ear-level FM receiver)는 귀걸이형 보청기 자체에 포함된 장치로서 내장되어 있거나 보청기의 바닥에 끼우는 "부츠(boot)" 형태 중 하나를 취할 것이다. 신체에 착용하는 FM 수화기(body-worn FM receiver)는 다양한 변환기를 통해 신호를 아동에게 직접 전달할 수 있거나 오디오 직접 입력 단자(direct audio input) 및 유도 루프로 보청기에 연결시킬 수 있다(그림 16.6). **오디오 직접 입력 단자**는 FM 수화기 및 보청기에 연결되는 전선을 포함

그림 16.6 다양한 종류의 수신기 선택 사양을 나타내고 있는 주파수 변조 증폭 시스템[Lewis, D. E. (1994a). Assistive devices for classroom listening. *American of Journal of Audiology, 3,* 70–83, American Speech–Language–Hearing Association.].

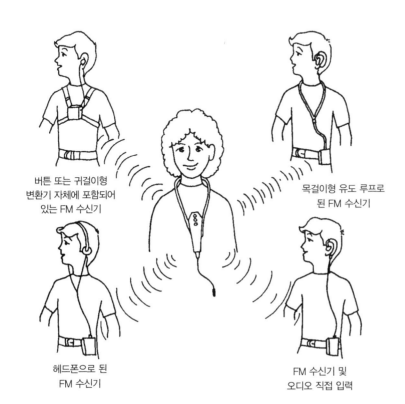

버튼 또는 귀걸이형 변환기 자체에 포함되어 있는 FM 수신기

목걸이형 유도 루프로 된 FM 수신기

헤드폰으로 된 FM 수신기

FM 수신기 및 오디오 직접 입력

하며 오디오 직접 입력 단자를 장착할 수 있는 보청기가 필요하다. **유도 방식의 연결**(induction coupling)에서 FM 수화기는 자기 신호를 개별적으로 착용하고 있는 유도체에 의해 보청기의 텔레코일로 전송하며 이것은 일반적으로 두 가지 양식으로 제공된다. **목걸이형 루프 유도체**(neck-loop inductor)는 아동의 목 주변에 착용하는 유도 루프이다. **실루엣형 유도체**(silhouette inductor)는 보청기와 동일한 모양의 평평한 케이스에 유도체가 자리하고 있으며 보청기의 옆면에 장착된다. 보청기의 출력은 보청기와 FM 시스템의 연결 상태에 의해 영향을 받을 수 있다는 것을 알고 있어야 한다(Hawkins & Schum, 1985; Thibodeau, 1990; Thibodeau & Saucedo, 1991).

표 16.5에 집단 FM 시스템의 주요 장점 및 한계점의 일부분을 요약하였다.

적외선 시스템

적외선 시스템(infrared system)에서 화자의 송화기 신호는 적외선 송신기에 의해 공간 내부의 개별적으로 착용하고 있는 수화기로 전송된다. 적외선 수화기는 적외선 신호를 다시 소리 신호로 변환하며 이 소리 신호는 착용자의 귀에 전달된다. 일반적인 적외선 장치를 그림 16.7에 나타냈다. 이러한 적외선 시스템은 일반적인 교실에서 거의 사용되지 않지만 극장, 예배당, 공연장 및 다른 종류의 공개 포럼에서 청각 손상인의 보조장치로 광범위하게 사용된다. 그림 16.7의 적외선 시스템은 청각 손상인의 텔레비전 프로그램의 청취 능력을 향상할 수 있는 개인 용도의 송신기를 포함하고 있다. 표 16.5에 적외선 시스템의 장점 및 한계점의 일부분을 나열하였다.

개인용 증폭 시스템

개인용 청각 보조 기술(HAT) 시스템은 집단 증폭 시스템과 동일한 목적, 즉 소음, 반향, 화자의 입술에서 청취자의 귀로 직접 신호를 가져오는 거리의 악영향을 극복한다는 목적을 갖는다. **개인용 적외선 시스템**은 앞에서 이미 언급하였다. **개인용 FM 시스템**은 집

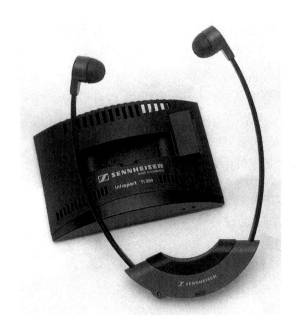

그림 16.7 적외선 시스템의 전송기 및 수신기(Sennheiser Electronic Corp., Old Lyme, CT. 사진 제공)

단 방법의 개인용 형태이다. 여기서 화자는 작고 이동 가능한 송화기/송신기에 대고 말을 하고, 송화기/송신기는 FM 신호를 청취자의 수화기로 전송한다. 다시 말해 수화기는 청취자의 보청기나 인공와우 또는 이어폰에 연결되어 있으며 보청기 자체에 통합될 수도 있다.

또한 **개인용 고정 배선 시스템**을 이용할 수 있다. 고정 배선 개인용 시스템에서 화자는 작고 이동 가능한 송화기/증폭기 장치에 대고 말하며 송화기/증폭기 장치는 청취자와 연결할 수 있는 전선을 가지고 있다. 이 전선은 이어폰으로 연결되거나 오디오 직접 입력 또는 자기 유도체를 통해 환자의 청력으로 연결된다(그림 16.8과 같이). 고정 배선 방법은 FM 기술 체계보다 저렴하지만 전선이 화자 및 청자 사이의 잠재적인 거리를 제한하며 다소 번거로울 수 있다.

음장 증폭

음장(또는 **음장 주파수 변조**) **증폭 시스템**(Crandell & Smaldino, 1992; Crandell et al., 1997, 2005)은 증폭된 소리를 개별적으로 착용하고 있는 수화기가 아

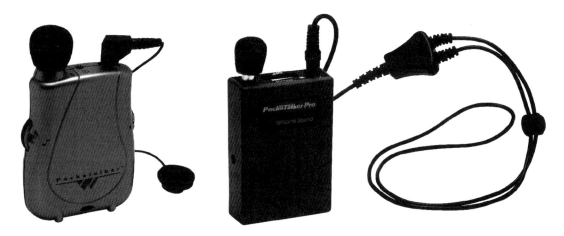

그림 16.8 개인용 고정 배선 시스템에서 사용하는 휴대용 음성 증폭기(Pocketalker)의 두 가지 형태로, 좌측은 이어폰 유형이고 우측은 목걸이형 유도 루프 코일이다. (Williams Sound Corp., Eden Prairie MN. 사진 제공)

닌 공간(음장)으로 직접 전송하기 때문에 앞에서 기술한 방법들과는 차이가 있다. 특히 화자의 송화기에서 생성된 신호는 FM 송신기에서 증폭기로 전송되며 그 후 실내 주변에 위치한 다수의 확성기로 전달된다. 이는 모든 공간에서 배경소음 강도보다 화자의 발화 강도를 약 10dB 더 높게 유지하기 위한 방법으로 따라서 모든 사람에게 향상된 신호를 제공하게 된다. 음장 증폭 시스템의 구현이 우리가 다루어야 할 범위를 벗어남에도 불구하고(Crandell et al., 1997, 2005) 적절한 음향적 분석을 수행해야 할 필요가 있으며 소수의 확성기로 장내 방송 설비[public address(PA) system)]를 무계획적으로 개조할 수 없다는 것은 언급해야 한다. 예를 들어 음장 증폭은 반향이 강한 공간에서는 적절하지 않으며 확성기의 부적절한 배치는 증폭된 신호를 원 신호보다 작게 만들 수 있다(Leavitt, 1991; Flexer, 1992, 1994; Rosenberg et al., 1999; Crandell et al., 2005).

음장 증폭은 광범위한 사람들에게 다양한 종류의 혜택을 제공한다(Flexer, 1992, 1994; Iglehart, 2004; ASHA, 2005b; Crandell et al., 2005). 교사의 발성 긴장도를 감소시킬 뿐 아니라 어음 인지 능력을 증가시키고 학생들의 주의 집중 기술 및 학업 수행력에 유익한 결과를 제공한다. 음장 증폭으로 혜택을

볼 수 있는 사람은 (a) 대략 15세 미만의 아동, (b) 모든 종류의 청각장애를 가지고 있는 아동(전음성 난청, 감각신경성 난청, 최소 난청, 편측성 난청, 변동성 난청), (c) 인공와우 사용자, (d) 언어장애, 조음장애, 학습장애 및 주의집중장애를 가지고 있는 아동, (e) 영어를 모국어로 하지 않는 아동이다. 음장 증폭 시스템의 여러 가지의 혜택 및 한계점을 표 16.5에 열거하였다.

기타 보조장치

개인용 보청기, 인공와우, 촉각 보조 기구, 집단 및 개인용 소리 증폭 시스템과 더불어 각양각색으로 발전 중인 다양한 기술이 청각 손상인과 농 환자의 의사소통적 요구 사항에 부합하는 데 도움을 줄 수 있다. 일부 보조장치는 단독으로 사용해야 하지만 다른 보조장치는 환자의 보청기, 독화, 및 수화 통역사(sign language interpreter)와 함께 결합하여 사용된다.

전화 보조장치

1991년 이후 보청기는 대부분의 새로운 전화기에 대한 호환성을 필요로 하게 되었다. 가장 단순한 시스템은 음량조절장치로 증폭된 신호를 제공하는 전화기이다. 모듈형 전화기 연결 장치의 일반적인 사용은 전화기에서 특수한 증폭기의 사용을 용이하게 하며 이는 특수한 형태의 대체 단말기 또는 전화기 및 단말기

(handset) 사이에 일직선으로 연결되어 작동하는 증폭기(in-line amplifier)로 사용될 수 있다. 대체 송수화기 및 인라인 증폭기를 사용할 경우 전화기의 전기적 적합성을 반드시 점검해야 한다. 또한 청각 손상인이 사용할 수 있도록 다양한 이동형 증폭기처럼 특별하게 고안된 다수의 전화기를 이용할 수 있다. 이동형 증폭기 및 다른 장치는 전화기의 음향 신호 또는 자기 신호 둘 중 하나를 모을 수 있으며 오디오 직접 입력에 연결할 수 있다.

개인용 컴퓨터뿐 아니라 **청각장애자용 전화단말장치**(telecommunication devices for the deaf, TDDs) 또는 **문자전화기**(text telephones, TTs)는 전화기의 증폭된 신호를 들을 수 없는 환자에게 전화 접속(telephone access)을 제공한다. 청각장애자용 전화단말장치는 기본적으로 전화기를 통해 활자 형식의 메시지를 전송하고 수신하는 이동형 단말기이다. 청각장애자용 전화단말장치와 전화기는 종종 음향결합기를 이용하여 연결된다. 음성전화기와 청각장애자용 전화단말장치(또는 컴퓨터)를 사용하는 사람들 사이의 통신은 이중 중계 시스템으로 가능하게 되며 전화 회사는 공법 101-336[미국장애인법(Americans with Disabilities Act)]에 따라 이중 중계 시스템을 제공해야 한다. 청각장애자용 전화단말장치는 전통적으로 **보도 코드**(Baudot code)라고 하는 시스템을 사용하는 반면에 개인용 컴퓨터는 **ASCII 코드**를 사용하며 또한 훨씬 더 빠른 데이터 전송률로 작동하기 때문에 청각장애자용 전화단말장치와 개인용 컴퓨터 사이의 통신은 약간의 문제를 가지고 있다. 이런 점으로 예상할 수 있듯이 청각장애자용 전화단말장치는 현재 두 형식 모두 사용 가능하다.

텔레비전 및 관련 장치

폐쇄 자막 방송(closed captioning)은 아마도 현재 사용되는 가장 잘 알려진 청각 보조 방법이다. 폐쇄 자막 방송은 순간 순간에 말하고 있는 요점을 나타내도록 TV 모니터 또는 영화 스크린에 자막을 제공하는 것과 관련되어 있다. 예전에 폐쇄 자막 방송은 자동해

독 장치(decoder box)를 사용해야 했지만 공법 101-431[미국 텔레비전 디코더 회로법(Television Decoder Circuitry Act of 1990)]은 13인치 이상 화면의 모든 새로운 TV에 폐쇄 자막 방송 디코드를 내장하도록 요구한다. **실시간 자막 방송**(real-time captioning)은 말하고 있는 것에 대한 상세한 문자를 제공하는 것과 관련되며 강연 및 강연과 비슷한 상황에 바람직하다.

경고 및 안전 보조장치

대다수의 청각 손상인은 초인종, 시계 알람 소리가 울리는 경우나 연기탐지기 및 도난경보기와 같은 응급 신호가 꺼진 경우를 알기 위해 청각 통신로(auditory channel)에 의존할 수 없다. 이러한 이유로 벨, 톤, 버저, 사이렌 같은 소리 신호는 일반적인 모든 종류의 장치에서 깜빡이는 불빛 및 진동자 하나 또는 둘 모두로 보충되거나 대체된다. 또한 호출이 전화단말장치로 들어오는 경우나 유아가 울고 있는 경우를 나타내는 불빛 또는 진동자와 같은 특수한 목적의 장치를 사용할 수 있다.

이 절을 마치기 전에 **청도견**(hearing dog)은 청각 손상이 심각하거나 전농인 주인에게 소중하고 사랑스러운 동반자일 뿐 아니라 이동 가능한 경고자 및 보조자로서의 역할을 할 수 있음을 잊지 말아야 한다. 청각 손상인이 청도견을 가질 수 있고 동반할 수 있는 권리는 항공사에 대한 **항공운송접근법**(Air Carrier Access Act of 1986), 공공장소에 대한 **미국장애인법**(Americans with Disabilities Act of 1990), 주택에 대한 **연방공정주택개정법**(Federal Fair Housing Amendments Act of 1998)과 같은 여러 종류의 연방법으로 보호되고 있다.

중재 접근 방식 및 고려 사항

성인의 중재를 위한 체계

Goldstein과 Stephens(1981)가 제시한 모델은 성인을 위한 청능 재활의 현대적인 접근 방법을 이해하기

위한 유용한 체계를 제공한다. 그들의 **평가** 단계는 환자의 의사소통 상황 및 상호 관련 요인을 다양한 단계로 탐구한다. (1) 청각, 시각, 언어, 손 기술/몸짓 기술과 같은 모든 구성요소의 측면에서 **의사소통** 상태를 평가한다. (2) 청각질병과 이들의 상호작용을 결정하기 위해 관련 변수(예 : 심리적 변수, 사회적 변수, 직업적 변수, 교육적 변수)를 살펴보고 다른 분야의 전문가와 협조해야 할 노력이 필요한지 살펴본다. (3) 환자의 전반적인 이동성, 손재주, 시각장애와 같은 관련 조건 및 귀 질환의 존재는 중재 계획에 영향을 줄 수 있으므로 평가한다. 이와 같은 요인이 나이에 따라 어떻게 변화되는지 고려해야 한다. 즉 일상 활동을 달성하기 위해 다양한 정도의 지원을 필요로 하는 사람들 또는 간호 시설에 있는 사람들에게 서로 다른 중재 접근 방식 및 지원 상담을 제공하는 것이 적절할 것이다. (4) 마지막으로 재활 과정에 대한 환자의 **태도**를 평가하고 이는 상환 단계(redemption phase)에서 다루는 첫 번째 문제 중 하나이다.

또한 **치료** 단계(treatment phase)에서는 상환 단계에 속하는 다수의 광범위한 영역을 다룬다. (1) 청각 손실의 특성을 설명하고, 환자 및 가족이 청능 재활의 진행 상황을 이해하는 데 도움을 주는 요인을 다루며, 청능 재활과 관련된 환자의 태도를 다루는 **심리사회적** 상담이 제공된다. (2) 증폭 장치 및 다른 종류의 기기는 중재 과정에서 주요한 구성요소이다. 이러한 기기에는 보청기, 집단 증폭장치 및 다른 종류의 보조 청취 장치, 경고장치가 포함된다. 이러한 기기를 선택하여 적합시켜야 하며 또한 시간의 경과에 따라 조절되어야 한다. 또한 청각사는 환자(종종 다른 사람뿐 아니라)에게 각 장치의 사용법 및 관리법, 여러 상황에서의 기기 사용법, 다른 장치와 연계하여 사용하는 방법 등을 소개하고 가르쳐야 한다. (3) **의사소통 훈련**은 청각 · 시각 훈련 및 다른 활동을 통해 기술을 발달시킬 뿐 아니라 의사소통 상황 및 청취력의 효율성을 향상하기 위한 학습 전략과 관련되어 있다. (4) 중재 프로그램의 **전반적인 협조** 단계(over all coordination phase)는 직업 재활, 사회사업, 심리학, 의학 등처럼 해당 환자에게 적합한 다른 전문가 및 자원을 활용하게 만드는 것을 다룬다.

청각 및 시각 훈련

청능 재활의 주요 목적 중 하나는 청각 손상인이 획득할 수 있는 어음 정보의 크기 및 질을 최대화하는 것이다. 이것은 (1) 보청기 또는 다른 장치로 최적의 음향 신호를 제공하고, (2) 말의 음향적 표현 및 시각적 묘사를 이용하여 환자가 듣고 보는 것에서 다양한 유형의 문맥적 단서 및 언어적 단서의 이점을 최대한 취하여 발화 메시지에 대한 대부분의 정보를 얻도록 화자를 훈련하는 것과 관련되어 있다. 독화 및 청능 훈련의 일부분을 별도로 고려해야 함에도 불구하고 일반적으로 선호되는 치료 방식은 청각 · 시각 훈련이 결합된 방법이라는 사실을 학생들은 알아야 한다. 또한 실질적으로 모든 연습 훈련은 청각, 시각, 또는 청각 · 시각 방식으로 수행할 수 있다. 사실상 가능한 모든 의사소통 통신로의 사용이 환자에게 혜택이 있는지를 증명하고 이렇게 함으로써 환자에게 연습 훈련을 제공하기 위해 세 가지 방식 모두에서 훈련을 제시하는 것은 드문 일이 아니다. 게다가 대부분의 기법은 개인 치료 및 집단 치료에서 성공적으로 사용된다.

분석적 기법 및 종합적 기법

전통적으로 치료 방법은 **분석적 접근 방식**(analytical approach)과 **종합적 접근방식**(synthetic approach)으로 나눌 수 있다. 분석적 연습 훈련은 개별 소리 및 단어의 인지를 중시하며 "미시적인 접근법"으로 생각할 수 있다. 반면 종합적 방법은 개별 소리 또는 단어를 포착하기 위해 노력하기보다는 말하고 있는 것이 무엇인지에 대한 의미를 파악하는 것을 중요시하기 때문에 "거시적인 접근법"으로 생각할 수 있다. 이러한 다른 접근 방식의 기원을 거슬러 추적하면 독순 교습에 대한 고전학파의 사상을 확인할 수 있다. 분석적 접근 방식의 고전적인 학교에서는 Mueller-Walle (Bruhn, 1920) 및 Jena(Bunger, 1932) 방식을 사용하였고, 종합적 접근 방식의 전통적인 학교의 사상은

Nitchie(1912) 및 Kinzie와 Kinzie(1931)에 의해 설명하였으며 역사적 관점에 대해 언급하고 있다. 실제로 전통적인 학교에서도 분석적 및 종합적 활동이 모두 사용되었으며 하나의 접근 방식을 엄격히 준수하는 것은 과거의 일이 되었다. **분석적 및 종합적 접근 방식**이란 용어는 두 개의 서로 다른 유형의 수업을 설명하기 위해 계속 채택되었다.

분석적 연습 훈련은 가장 형식적인 활동이다. 일반적인 음절 변별 훈련은 두 개의 음절을 환자에게 제시하며(예 : "ba-da," 또는 "da-da") 제시된 두 음절이 동일한지 다른지를 환자에게 가리키게 하거나 또는 세 음절 중 두 음절과 다른 하나를 선택하게 한다(예 : "se-sa-sha"). 또한 단어로 동일한 작업을 수행할 수 있다. 인식 훈련은 제시된 음절 또는 단어를 복창하거나 다수의 선택 항목에서 이것을 선택함으로써 환자가 음절 또는 단어를 식별할 수 있는지와 관련되어 있다. 훈련의 중점 사항에 따라 음절 및 단어가 선택된다. 게다가 일반적으로 각각의 반응 후에 환자에게 피드백을 제공한다.

종합적 기법의 다양성은 거의 무제한이다. 종합적 기법에는 실제 훈련 그 자체뿐 아니라 효과적인 의사소통 전략 및 집단 토의에 대한 상담이 포함된다. 훈련의 한 가지 형태는 문장, 단락 또는 구절의 길이가 서로 다른 재료(passage-length material)의 주요 생각을 수신하는 연습과 관련되어 있다. 예를 들어 우선 환자에게 핵심 단어 및 구절의 일반적인 주제 하나 또는 둘 모두를 제공한 후 환자에게 제시한다. 환자가 구절을 되풀이하고 구절의 주요 생각을 이후의 논의로 통합하여 특별한 질문에 대답하는 모든 것을 반응에 포함할 수 있다. 다른 유형의 종합적 훈련은 환자에게 구절의 공백을 기입하게 하는 것과 관련되어 있다.

다수의 청각 손상 환자에서 유용한 집단 치료 훈련은 비디오테이프 녹화 집단 토의와 관련되며 이후에 청각 손상 환자에게 비디오테이프를 보여 준다. 그 후 해당 집단은 문맥을 활용하거나 각 단어를 포획하기 위해 노력하기보다 주요 생각을 청취하고 필요할 경우 설명을 요청하는 것의 중요성 등의 주제를 다루는 의사소통 방법 및 전략에 대해 논의한다.

효과적인 의사소통 전략의 사용에서 환자에게 정보 및 연습 훈련을 제공하는 것은 청능 재활 과정에서 중요한 측면이라는 것을 이 문맥에서 언급하는 것은 적절하다. 예를 들어 여기에는 의사소통을 용이하게 하기 위해 환경 및 상황을 구조화하는 **촉진 전략**(facilitative strategy)과 의사소통 실패를 복구하기 위해 시도하는 **회복 전략**(repair strategy)이 포함될 수 있다(Tye-Murray, 2004). 촉진 전략에는 화자의 가시성을 극대화하기 위한 조치 및 소음, 경쟁 목소리를 최소화하기 위한 조치(조명, 시야각, 거리 조작)를 취하는 일이 포함된다. 회복 전략은 반복, 바꾸어 말하기, 단순화 또는 정교화, 어떤 말을 했는지에 대한 확인과 같은 기법의 사용과 관련된다.

연속 담화 추적법

연속 담화 추적법(continuous-discourse tracking)(De Filippo & Scott, 1978)은 회복 전략을 이용하여 연습을 제공하는 대중적인 치료 기법이다. 임상가는 환자에게 구절을 말로 제시하며, 환자는 현재 진행 중인 것을 기반(시각, 청각, 또는 시각과 청각 모두를 기반으로)으로 다시 정확히 말 그대로 반복해야만 한다. 따라서 임상가가 말한 그대로 추적해야 한다. 즉 임상가가 구를 말하면 환자는 그대로 그것을 복창하며, 임상가가 다음 구를 제시하고 환자는 그것을 정확하게 다시 말한다. 환자가 오류를 범할 때까지 계속 진행한다. 그 후 임상가는 정확한 단어를 들을 수 있도록 돕기 위해 환자에게 다양한 단서 및 힌트를 제공한다. 이 힌트에는 정확한 단어를 들을 수 있도록 돕기 위해 잘못 감지된 단어를 반복하고, 다른 말로 바꾸어 표현하며, 공백 채우기를 사용하거나 또는 다수의 다른 방법이 포함될 수 있다. 추적 수행력은 환자가 반복할 수 있는 분당 단어 수의 측면에서 평가된다.

성인의 청각 · 시각 훈련 접근 방법

Carhart(1960)는 성인을 위한 청각 훈련의 전통적인 접근 방법에 대한 개요를 설명하였다. 목표는 "환자가 여전히 이용 가능한 청각 단서를 최대한 활용할 수 있도록" 환자를 훈련하는 것이다. 이것은 청각장애 및 청취 전략의 특성에 대한 조언 및 다양한 청취 과제에 대한 보고, 형식적이고 분석적인 청취 훈련과 관련되어 있다. 실제 훈련은 초기에 조용한 곳에서 수행되며 그 후 소음 또는 반향이 존재하는 것과 같은 좀 더 어려운 청취 조건에서 수행된다.

Garstecki(1981)의 청각·시각 훈련의 전형적인 예는 (1) 메시지 형태, (2) 소음 유형, (3) 신호 대 소음비, (4) 상황적 단서의 관점에서 의사소통 상황의 불필요한 중복을 조작하는 것과 관련되어 있다. 메시지 형태는 음절 또는 개별 단어와 같이 문맥적 정보가 낮은 어음 재료에서 단락 또는 이야기처럼 문맥적 정보가 높은 어음 재료로 진행하는 어음 재료의 내용으로 수행할 수 있다. 소음 유형은 어음을 듣는 동안 제시하는 음향 배경소음의 종류를 의미한다. 이것은 조용할 수도 있고 백색잡음, 1명 이상의 경쟁 화자 등일 수 있다. 신호 대 소음비는 어음 신호와 사용되는 소음 사이의 강도의 상관관계를 의미한다. 신호 대 소음비는 소음보다 12dB 더 강한 어음(+12dB SNR)에서 어음보다 6dB 더 강한 소음(−6dB SNR)까지 다양할 수 있다. 상황적 단서는 어음 재료의 시각 또는 청각적 문맥과 관련된다. 상황적 단서의 유형은 메시지 대 정신을 산만하게 하는 것을 관련시켜 사용할 수 있으며 또는 전부를 생략할 수 있다. 사전 검사는 환자가 특정 백분율에 해당하는 올바른 수준의 수행능력[기준 수준(criterion level)]을 달성할 수 있도록 이러한 변수의 조합을 결정하기 위해 사용된다. 이것이 훈련의 출발점이다. 개인 및 집단 연습 훈련은 낮은 수준의 중복에서 환자가 성공적으로 임무를 수행할 수 있도록 고안되었다. 또한 상황적 단서 및 비언어적 단서, 최적화의 청취 상황에서 예측하게 하는 의사소통 전략이 제공된다.

컴퓨터 기반 접근 방법

이용 가능한 컴퓨터 기반 청능 훈련 프로그램의 수가 증가하고 있다. 그중 몇 가지의 컴퓨터 기반 청능 훈련 프로그램을 간단하게 검토해 보자. **Seeing and Hearing Speech**(Sensimetrics, 2002) 프로그램은 성인 환자를 위해 다음과 같이 네 개의 군으로 연습(및 평가) 어음 재료를 제공한다. (1) 모음, (2) 자음, (3) 세기(stress), 억양(intonation), 길이(length), (4) 일상적인 의사소통. 어음 재료는 청각 방식, 시각 방식 또는 그 둘을 결합하여 제시할 수 있으며 다양한 배경소음이 사용될 수 있다. **Sound and Beyond** (Cochlear Americas, und.)는 고심도 난청을 가진 성인을 위한 청능 훈련 재료를 포함하고 있다. 이 프로그램은 높이 변별, 환경음의 변별 및 확인, 남성과 여성 음성의 변별, 모음과 자음의 변별 및 확인, 단어 변별, 문장 인식, 악기 및 선율에 대한 훈련을 포함하고 있다.

LACE(Adaptive Listening and Communication Enhancement)는 성인을 위한 청능 훈련을 제공한다 (Sweetow & Sabes, 2006). 이 프로그램은 다화자 소음 또는 경쟁 화자의 존재하의 어음 청취 훈련, 압축 음성에 대한 어음 청취 훈련, 청각 단기 기억 및 처리 속도 훈련, 의사소통 전략을 포함하고 있다. 이 프로그램에서 환자는 자신의 반응에 대한 피드백을 받으며 접근 방법은 환자의 이전 반응의 정확성 여부를 기반으로 훈련의 난이도를 증가 및 감소시키는 점에서 적응형 방법이다.

Conversation Made Easy는 시각 방식 단독 또는 청각·시각이 결합된 방식을 사용하는 컴퓨터 기반 독화 훈련 프로그램으로 높은 수준의 언어 기술 및 낮은 수준의 언어 기술을 가지고 있는 아동뿐만 아니라 성인과 10대를 위한 버전이 있다(Tye-Murray, 2002). 이 프로그램은 (1) 소리, 단어 및 구의 분석적 훈련, (2) 회복 전략과 무관한 문장 인식, (3) 회복 전략 및 촉진 전략 모두와 관련된 문맥상의 재료와 관련된 독화 훈련을 포함하고 있다.

독순(독화)의 고려 사항

독순(lipreading) 또는 **독화**(speechreading)는 화자

를 바라봄으로써 말하고 있는 내용에 대한 의미를 도출하는 것과 관련되어 있다. 두 용어를 상호 교환하여 사용함에도 불구하고[3] 단지 입술이 아닌 조음기관의 운동, 얼굴 표정, 몸짓 등을 통해 시각적으로 정보를 얻기 때문에 좀 더 선호하는 용어는 독화라고 생각된다. 독화는 시각적인 통신로의 음성 의사소통과 관련되어 있다. 이것은 특히 청취 조건이 어려울 경우 모든 사람이 청력을 보완하기 위해 사용하는 정상적인 의사소통 방법이다. 따라서 모든 청각 손상인이 더 크거나 작은 정도로 독화에 의존해야 하는 것은 놀랄 일이 아니다. 사실상 "청각 손상" 및 "전농"의 가장 명쾌한 구분 중 하나는 말 지각의 주요 통신로가 청각 손상의 경우 청력이며 전농의 경우에는 시력이다(Ross, Brackett, & Maxon, 1982).

독순검사

독화 기술은 개인마다 매우 다양하며 환자가 독순 훈련으로 어느 정도의 혜택을 볼 것인지를 예측하는 것은 어렵다. 환자의 독화 능력 및 독화 훈련의 효과에 대한 일정 수준의 통찰력을 확보하기 위해 독순검사를 사용할 수 있다. 다수의 독순검사를 이용할 수 있으며 전통적으로 잘 알려져 있는 두 종류의 검사 목록을 표 16.6과 16.7에 제시했다. 여기에는 환자에게 말한 내용을 반복하도록 요구하는 **Utley Lipreading Test**(Utely, 1946)의 문장 부분과 환자에게 각 문장이 나타내는 주요 주제를 확인하도록 요구하는 **Denver Quick Test of Lipreading Ability**(Alpiner, 1987)가 있다.

CAVET(Children's Audiovisual Enhancement Test)는 좀 더 현대적인 접근 방법을 설명하고 있는데 이 방법은 어휘 중 고도 난청을 가지고 있는 7세에서

표 16.6 Utley Lipreading Test, Form A(Utley, 1946)

1. All right.
2. Where have you been?
3. I have forgotten.
4. I have nothing.
5. That is right.
6. Look you.
7. How have you been?
8. I don't know if I can.
9. How tall are you?
10. It is awfully cold.
11. My folks are home.
12. How much was it?
13. Good night.
14. Where are you going?
15. Excuse me.
16. Did you have good time?
17. What did you want?
18. How much do you weigh?
19. I cannot stand him.
20. She was home last week.
21. Keep your eye on the ball.
22. I cannot remember.
23. Of course.
24. I flew to Washington.
25. You look well.
26. The train runs every hour.
27. You had better go slow.
28. It says that in the book.
29. We got home at six o'clock.
30. We drove to the country.
31. How much rain fell?

---

3) 이 용어들을 항상 상호 교환하여 사용하지는 않는다. 이 분야에서 선도적인 권위가 있는 Tye-Murray(2004)는 시각을 단독으로 사용하는 경우를 나타내기 위해 독순이란 용어를 채택하고, 시각 및 청각을 결합하여 사용하는 경우를 나타내기 위해 독화란 용어를 채택하였다.

9세 사이의 아동이 알고 있는 단어를 포함한다(Tye-Murray & Geers, 2002). 이 검사 방법은 청각 단독 (auditory-only) 영역, 시각 단독(visual only) 영역 및 청각·시각 영역(audiovisual part)으로 기록되는

표 16.7 Denver Quick Test of Lipreading Ability

1. Good morning.
2. How old are you?
3. I live in (state of residence).
4. I have only one dollar.
5. There is somebody at the door.
6. Is that all?
7. Where are you going?
8. Let's have a coffee break.
9. Park your car in the lot.
10. What is your address?
11. May I help you?
12. I feel fine.
13. It is time for dinner.
14. Turn right at the corner.
15. Are you ready to order?
16. Is this charge or cash?
17. What time is it?
18. I have a headache.
19. How about going out tonight?
20. Please lend me 50 cents.

출처 : From Alpiner, J.G. 1987. Evaluation of adult communication function. In J.G. Alpiner & P.A. McCarthy (Eds): Rehabilitative Audiology: Children and Adults. Baltmore: Williams & Wilkins, 44-114.

데 각각의 부분은 독순이 어려운 단어와 쉬운 단어 모두를 포함하고 있다.

독순에 영향을 주는 요인

독화에 영향을 주는 요인은 효과적인 청취 전략에 대한 환자 상담 및 대다수 연습 훈련의 환자 상담을 위한 기본이기 때문에 이러한 요인들을 알고 있어야 한다. 독화를 최적화하기 위해서는 화자 얼굴을 볼 수 있는 적절한 조명을 필요로 하며, 독화자는 불빛을 자신의 눈에 주는 것 대신에 화자의 얼굴에 불빛을 줄 수 있도록 적응시키기 위해 스스로 시도해야 한다. 이보다 더 크거나 더 작은 정도로 독화에 영향을 주는 다른 요인

에는 환경적 주의 산만뿐 아니라 화자와 독화자 사이의 거리, 시야각, 화자와의 친숙도, 조음, 발화 속도, 얼굴 표정 및 몸짓, 나이, 화자와 독화자 사이의 피드백, 산만한 행동(예 : 껌을 씹거나 습관적인 몸짓)이 포함된다. 안타깝게도 이러한 요인들이 독화에 어느 정도 영향을 주는지에 대한 여러 연구의 결과는 일치하지 않는다. 이러한 여러 문제 때문에 좀 더 현대적인 접근 방법을 사용하여 재검사되고 있다. 두 가지 예시는 발화 속도와 시야각이다. Ijsseldijk(1992)는 서로 다른 발화 속도와 얼굴 시야(얼굴 전체, 얼굴의 2/3, 입술만)는 고도 청각 손실을 가진 8세에서 16세 사이 아동의 독화 수행력에 영향을 주지 않는다는 사실을 발견하였다. 독화 수행력은 내용의 반복을 통해 향상되었다.

또한 독화는 문맥, 상황적 단서, 주제에 대한 지식, 언어적 요인(예 : 문장 구조, 단어 친숙도) 및 메시지의 중복성에 의해 영향을 받는다. 예상할 수 있듯이 독화자의 시력도 독순 능력에 영향을 주지만 상식과는 달리 성격 및 지능(손상되지 않는 한)은 독순 수행력과 관련되지 않는다.

동음 소리 및 단어 /p/, /b/, /m/과 같은 특정 언어음은 입술 모양이 동일하게 보인다. 따라서 독화만으로는 구별할 수 있다. 이러한 소리들을 **동음 소리**(homophonous sound 또는 homopheme)라고 한다. 그리고 동일하게 보이는 단어는 **동음 단어**(homophonous word)(예 : "pat", "bat", "mat")라고 한다. 따라서 독화자는 서로 다른 동음 집단에 속한 소리는 구별할 수 있지만 동일한 동음 집단에 속한 소리는 구별할 수 없다고 예상할 수 있다. 또한 이와 같이 시각적으로 구별 가능한 소리 집단을 **독화소**(visemes)라 한다(Fisher, 1968). Owens와 Blazek(1985)는 Jeffers와 Barley(1971)가 기술한 시각적으로 구별 가능한 조음 운동과 매우 일치하는 동음 소리 집단의 집합을 발견하였다. 이러한 동음 소리 집단을 표 16.8에 나타냈다. 동음 소리 및 동음 단어의 존재는 독화가 독립적으로 청각을 대체하는 역할을 할 수 없으며 메시지의

표 16.8 독화소[a] 및 관련된 조음 운동[b]

독화소	조음운동
p, b, m	두 입술이 함께
f, v	아랫입술과 윗치아의 움직임
θ, ð	치아 사이의 혀 움직임
w, r	입술을 오므림
tʃ, dʒ, ʃ, ʒ	입술을 앞으로 내밂
t, d, s, k, n, g, l	치아를 근접하게 붙임

[a] Owens, E., & Blazek, B. (1985). Visemes observed by haering-impaired and normal-hearing adult viewer. *Journal of Speech and Hearing Research, 28*, 381-393.

[b] Jeffers, J., & Barley, M. (1971). *Speechreading*. Springfield, IL: Charles C. Thomas.

중복성뿐 아니라 언어적 제약 및 문맥상 제약을 사용하도록 학습해야 한다는 점을 가정에 제공해야 한다.

청각 및 시각을 모두 사용 사용 말 지각은 청력 단독 또는 시각 단독 중 하나의 방법을 사용하는 경우와 비교하여 청력과 독화를 함께 사용함으로써 향상된다(Walden, Prosek, & Worthington, 1974; Erber, 1975; MacLeod & Summerfield, 1987). 이러한 현상이 발생되는 이유는 쉽게 이해할 수 있다. 청력 단독 또는 시력 단독 중 하나의 방법은 (1) 독화가 그 자체로 적절한 어음 명료도에 필요한 모든 정보를 충분히 제공하지 않으며, (2) 불리한 청취 환경 또는 청각 손상으로 소리 단서를 들을 수 없거나 또는 왜곡될 수 있기 때문에 말하고 있는 내용을 항상 파악할 수는 없다. 청각과 시각의 결합은 환자에게 상호 보완적인 단서를 제공하므로 전체 정보는 말하고 있는 내용을 지각하기에 충분한 크기가 된다. 예를 들어 난청으로 인해 잘 못 들을 경우 독화를 통해 조음 단서의 위치(예 : "pile" 대 "tile")를 파악하여 보강할 수 있고, 시각적으로 볼 수 없는 경우에는 발성 구별(예 : "bad" 대 "pad")이 청력에 의해 보강될 수 있다.

청력 손상 환자는 가능한 한 모든 경우에 청력과 독화를 모두 사용하길 원하지만 대다수 사람들은 독화가 청력을 대체한다고 생각하거나 또는 보고 들어야 한다는 모든 이유 때문에 꺼려 한다. 따라서 독화 및 청력을 결합하여 사용하면 소량의 청각 입력을 받기 위해 강력한 보청기 또는 인공와우를 사용해야 하는 고도 난청 환자를 포함하여 거의 모든 환자들이 혜택을 받을 수 있다는 사실을 환자가 알게 하는 것이 중요하다. 때론 이러한 사실을 환자에게 말하는 것으로 충분하지 않을 수 있다. 가장 단순하고 효과적인 증명 방법은 청력 단독 상황(검사자의 입술을 가리고) 및 독화 단독 상황(소리 없이)에서 어음인식검사를 시행한 후 청력 및 독화를 결합한 상황에서 어음인식검사를 시행하는 것과 관련되어 있다. 청력과 시력이 결합된 경우 점수가 얼마나 향상되었는지 확인할 수 있는 여지를 확보하기 위해 어음의 강도는 환자에게 비교적 어려운 강도로 제시해야 한다. 일반적으로 이러한 훈련은 의도한 효과를 증명하기에 적당한 모든 종류의 어음 재료를 사용하여 방에서 얼굴을 마주 보고 앉은 상태에서 실시한다(만약 이 훈련이 공식적인 평과 과정의 일부로 수행되지 않는다면). 이러한 유형의 훈련의 경우 개인 및 집단 훈련 회기로 작업하는 것이 유용하다.

형식적 청능 훈련 연습의 효과

형식적 청능 훈련 방법이 청각 손상 아동에게 필수적이며 유익하다는 것은 의심할 여지가 없다. 반면에 우발적인 난청을 가진 성인의 어음 인지 능력을 향상하기 위한 형식적 청능 훈련 및 독화 수업의 기능은 다른 문제이다. 신중하게 수행된 다수의 연구에서 독화 수업 및 청능 훈련으로 인해 다양한 분야에서 향상되는 것으로 나타났지만 연구마다 일치하지 않으며, 형식적 청능 훈련의 장기적인 효용성에 대한 정보가 부족하다. 엄격한 기준에 부합하는 연구에 대한 체계적인 검토를 통해 집단 상담은 인지된 청각장애 지수 및 삶의 질 관점에서 혜택을 제공하며 또한 효과적인 의사소통 전략 및 보청기 사용을 증가시킬 수 있다는 사실을 발견하였다(Hawkins, 2005). 좀 더 최근에

Hickson, Worrall, Scarinci(2007)는 집단 치료의 혜택이 비슷하다고 보고하였다. Sweetow와 Palmer (2005)의 체계적인 검토에서는 개별적인 종합적 청능 훈련이 적극적인 청취 전략의 사용을 향상하지만 분석적 청능 훈련의 효과는 불분명하다고 제안하였다. Rubinstein과 Boothroyd(1987)의 연구에서는 특히 이러한 상황에 관심을 가졌다. 그들은 분석적 청능 훈련 및 종합적 청능 훈련 중 하나 이후에 단지 어음인식검사에서 상당한 향상을 보이는 경우는 예측도가 높은 소음 환경에서의 어음지각검사(SPIN test, 8장 참조)였으며, 이것은 검사 단어의 문맥을 활용하는 청취자의 능력을 반영한다는 사실을 발견하였다.

음성 산출 관리

음성 산출은 난청이 진행되는 성인에게서 가끔 저하되기 때문에 음성을 보존하기 위한 노력이 때때로 필요하다. 이러한 환자들의 음성 산출 문제는 마지막 자음, 치찰음, 음성의 크기, 또는 음성의 질 착오 등으로 보고되었다(Calvert & Silverman, 1975). 이러한 문제들의 발생률은 매우 다양하며 난청의 크기 및 배열 형태, 기타 명확하지 않은 요인의 영향을 받는다. 사실상 성인 시기에 발병된 전농의 경우 일부 사람들에서 심각한 정도의 음성 악화가 발생하지만(Cowie & Douglas-Cowie, 1983) 다른 사람들에서는 발생하지 않는다고 보고되었다(Goehl & Kaufman, 1984). 게다가 성인 시기의 난청으로 인한 음성 악화의 영향은 시간이 경과함에 따라 점차적으로 커지는 경향이 있다. 저자의 경험에 비추어 볼 때 임상적으로 심각한 음성 악화를 가지고 있는 환자는 거의 없었고(아예 없는 것이 아니라) 현재 청능 재활 교과서에서 이 주제에 대한 적용의 부족은 이를 확정하는 것 같다. Jackson(1982)은 이 주제에 대해 몇 가지 가능한 논의 중 하나를 제공하였으며, 임상적으로 적용 가능한 자료를 포함하였다. 이러한 영향이 상대적으로 흔하지 않음에도 불구하고 적절한 중재를 취할 수 있도록 음성 악화의 진행을 주의해야 한다.

아동을 위한 중재 고려 사항

청각 손상 아동의 청각학적 관리에서 주요한 목표는 조기 확인과 연계된 조기 중재라는 사실을 상기하라. 조기 중재의 중요성은 6개월 이후에 난청이 확인된 아동과 비교하여 6개월 전에 난청이 확인된 아동의 언어 수행력이 상당히 좋다는 사실을 발견함으로써 주목받게 되었다(Yoshinaga-Itano et al., 1998). 사실상 난청은 3개월 전에 진단해야 하며 포괄적인 학제 간 중재 프로그램은 6개월 전에 시작해야 한다는 사실은 현재 잘 확립되어 있다(JCIH, 2007). 어떻게 시작했건 중재 과정의 목표는 아동의 전반적인 말·언어 프로그램 및 교육 프로그램에 청각 기술의 발달을 통합하는 것이다. 아주 어린 청력 손상 아동을 위한 이러한 청각적 관리의 과정은 집에서 시작되며, 전부는 아닐지라도 대부분의 초기 활동은 부모 또는 보호자에 의해 수행된다. 아동이 유치원, 초등학교, 그 후 고학년에 들어가는 경우에 중재 환경이 확장되며 여기서는 전문가가 청각적 관리 서비스를 직접 제공한다.

아동을 위한 Carhart(1960)의 청능 훈련 접근 방법은 소리 탐지, 대규모의 소리 변별 및 그 후 언어음의 변별 능력 계발을 강조한다. 아동의 경우 첫 번째 목표는 소리가 존재하는지 인식하고, 소리에 주의를 기울이며, 환경에서 사물 및 활동을 소리와 연관시키는 것이다.

이것은 아동을 둘러싸고 있는 일상생활의 소리와 소리를 발생시키는 사물 및 활동과 관련되어 있다. 소리 변별 작업은 매우 다른 소리를 크게 구별하는 것으로 시작하여 그 후 미세한 구별로 진행된다. 이러한 활동에서 사용되는 일반적인 소음 발생기에는 드럼, 경적, 장난감, 또는 아동의 보조 기기 착용 후 가청 범위(aided audible range) 내에 존재하는 비교적 특징적인 소리들을 발생시키는 다른 사물이 포함된다. 또한 어음의 변별 작업은 좀 더 큰 구별로 시작하여(예 : 모음과 자음의 구별) 그 후 미세한 구별로 진행된다(예 : 자음 간의 위치 차이 구별).

청각 손상 유아 및 어린 아동을 위한 현재의 중재

프로그램에는 SKI-HI, SPICE, Erber, DASL 접근 방법 등이 있다. 부록 O에 이러한 자료와 다른 자료가 열거되어 있다. **SKI-HI 프로그램**(Watkins & Clark, 1993; Watkins, 2004)에서 활동은 네 개의 중첩되는 발달 단계로 정렬되어 있는 청각/말/언어 기술을 11개의 주요 유형별로 다루도록 고안되었다. 1단계에는 (1) 소리에 주의 집중하기, (2) 초기 발성 기술이 포함되어 있다. 2단계는 (3) 소리 인식하기, (4) 소리 발생원 위치 파악하기, (5) 억양(inflection)을 주고 발성하기와 관련되어 있다. 3단계의 기술에는 (6) 아동의 수준 이상 및 이하에서뿐 아니라 일정 거리에서의 소리 위치 파악하기, (7) 다양한 자음 및 모음의 산출이 포함되어 있다. 4단계는 (8) 환경음의 변별 및 이해, (9) 발성음, 단어 및 구, (10) 독특한 언어음뿐 아니라 음성 모방 및 의미 있는 음성 산출과 관련되어 있다. SKI-HI 프로그램 그 자체는 전문 임상가가 부모, 가족 구성원 및 다른 보호자를 지도할 수 있는 잘 알려진 초기 중재 접근 방식으로 그들은 청각 자극, 말 자극, 언어 자극과 같은 포괄적인 재택 프로그램을 아동에게 제공할 수 있다.

SPICE(Speech Perception Instructional Curriculum and Evaluation)는 청각장애인을 위한 중앙 연구소(Central Institute for the Deaf)에서 개발한 시청각 훈련 교육 과정이다(Moog, Biedenstein, & Davidson, 1995). SPICE 프로그램에 있는 자료는 3~12세 범위의 청각 손상 아동에게 사용될 수 있으며 (1) 탐지(예 : 어음 탐지)로 시작하여, (2) 초분절적 자질 변별(억양, 강세, 장단에 따라 어음을 구별하는 방법을 다룸), (3) 모음 및 자음으로 진행하고, (4) 마지막으로 연결 발화(connected speech)로 구성되어 있는 네 개의 단계를 포함하고 있다.

Erber(1982)는 청능 훈련이 아동의 전반적인 의사소통 활동 및 학교 프로그램에 통합되어야 한다고 강조하였다. Erber의 청능 훈련 접근 방법에서 아동의 청각 기술을 어음 자극 단위 및 반응 작업을 고려하는 모델의 관점으로 바라보았다. 어음 자극은 아동이 인식해야 하는 어음 재료의 특성 및 복합성과 관련되며

다음의 6단계 중 어떤 단계와도 관련될 수 있다. 즉 (1) 어음 성분(speech element), (2) 음절, (3) 단어, (4) 구, (5) 문장, (6) 연결 담화(connected discourse)이다. 반응 작업은 음성 신호에 대한 반응과 관련된 인지 활동의 종류와 관련된다. 이러한 인지 활동은 다음에 제시된 4단계의 일반적인 범위를 포함하고 있다. 즉 (1) 탐지(detection), (2) 변별(discrimination), (3) 확인(identification), (4) 이해(comprehension)이다.

청능 활동은 이러한 여섯 개 어음 재료 및 네 개 반응 작업의 모든 조합의 관점으로 바라볼 수 있다. 아동의 청각 기술은 GASP(Glendonald Auditory Screening Procedure)로 Erber 모델의 관점으로 평가된다. GASP는 이러한 자극 및 반응 작업의 세 가지 조합을 포함하고 있다. 즉 (1) 문장 성분의 탐지, (2) 단어 확인, (3) 문장 이해이다.

Erber의 접근 방식에서 청능 훈련 활동은 (1) 특정 작업에 대한 연습, (2) 적당하게 구조화된 방법, (3) 자연적인 대화 방법을 포함하는 세 가지 일반적인 방식 중 어떤 방식과도 관련될 수 있다. 특정 작업에 대한 연습은 가장 구조화된 접근 방법이다. 이 방법은 특정 청취 기술에 중점을 두고 있으며, 교사는 아동에게 사용할 음성 자극 및 반응 범위를 결정할 수 있는 구조화된 활동과 관련된다. 적당하게 구조화된 방법은 최근 수업에서 선택한 자료를 사용하여 다중 선택 확인 작업을 수행한 후 이해 작업 또는 기본적인 말 개발 활동, 절차, 이해 작업을 수행한다. 자연적인 대화 접근 방법은 가장 융통성 있는 방법으로 청능 훈련 활동은 현재 수업 활동 상황에 맞게 통합된다. 이 접근 방법은 어떤 활동에 대한 아동의 반응 특성은 후속 활동의 특성에 영향을 미친다는 점에서 적응형 방법이다.

또한 Stout와 Windle(1992)이 개발한 **DASL-II** (Developmental Approach to Successful Listening II) 프로그램은 아동의 청각 기능을 소리 탐지, 음성 청취, 청각적 이해의 관점으로 다루는 순차적 접근 방법의 청각 훈련을 사용한다. Erber가 기술한 프로그램과 유사하게 DASL-II는 중재 프로그

램에 아동을 적절하게 배치할 수 있도록 아동의 청각 수행력 단계를 결정하기 위한 청각기술검사를 채택하고 있다.

Sanders(1993)는 청각 손상 아동을 위한 포괄적인 중재 접근 방법을 제시하였다. 이 접근 방식의 특징을 학생들에게 소개하기 위해 이 방식의 다양한 측면을 언급할 것이다. 하지만 이러한 요점도 전혀 수박 겉 핥기에 불과한 것은 아니다. 더 어린 미취학 아동을 위한 Sanders의 중재 절차는 아동의 청각적 행동 개발을 위한 것이며 Carhart(1960)가 설명한 소리 탐지 및 소리 구별의 개발과 유사하지만 좀 더 포괄적이다. 중요하게 생각하는 주요 영역은 다음과 같다. (1) 부모/보호자 교육, (2) 청각 사용의 촉진, (3) 아동의 청각 환경 최적화, (4) 청각 변별 및 청각 인식 개발이다.

좀 더 나이 든 미취학 아동을 위한 중재 접근 방법은 재택 활동을 보완하기 위해 취학 전 교육 환경의 장소를 실현하고 적극적인 경험을 통해 학습의 중요성을 강조한다. 구조화된 의사소통 훈련이 도입된다. 구조화된 의사소통 훈련에는 (1) 아동의 발달 단계에 적당한 언어, (2) 아동의 명료도를 최적화하기 위한 중복의 극대화 및 말하고 있는 내용을 정확하게 예측할 수 있는 능력 사이의 상관관계, (3) 청각·시각·지각의 개발을 촉진하는 기술의 사용이 포함된다.

청각 손상을 가지고 있는 학령기 아동을 위한 중재 과정은 다각적이다. 직면하게 될 주요 문제는 어떤 유형의 학교에 배정할지 선택하는 것으로 이것은 아래에 설명되어 있다. 이 단계에서 난청이 의사소통에 영향을 미치는 방식, 보청기 및 다른 종류의 증폭 장치 및 보조장치의 사용 및 관리, 교실 활동에서 청각 손상 아동의 청각·시각 수신을 최적화하기 위해 우선적으로 자리를 배치하는 것 등의 문제에 대하여 교사에게 정보를 제공해야 하는 많은 책임이 있다. 전반적인 학습 프로그램에 청각·시간 훈련 및 언어 심화학습이 통합된다.

아동을 위한 음성 산출 평가 및 음성 산출 훈련

청각 손상 아동의 음성 산출 특징을 경도에서 중도 청

각 손상 아동(Markides, 1970, 1983; Elfenbein, Hardin-Jones, & Davis, 1994), 고도 청각 손상 아동(McDermott & Jones, 1984)뿐 아니라 일반적으로 전농으로 설명되는 심도 청각 손상(Hudgins & Numbers, 1942; Smith, 1975)의 경우로 설명하고 있다. 모든 수준의 난청을 가지고 있는 아동에서 음성 산출 문제를 관찰하였다. 그러나 음성은 일반적으로 난청이 대략 70dB HL보다 악화되기 전까지는 대부분 이해할 수 있으나(Jensema, Karchmer, & Trybus, 1978) 환자의 청각 손실 및 음성 청취 능력이 악화됨에 따라 훨씬 더 이해할 수 없게 된다(Boothroyd, 1984, 1985). 따라서 청각 손상 아동과 전농 아동의 재활 및 교육에서 주요 문제로 음성 산출을 고려해야 함은 놀랄 일이 아니다. 청각 손상 아동과 전농 아동을 위한 음성 산출 평가 및 음성 산출 훈련의 세부 사항은 일반적으로 말·언어 병리학자와 농 교육자의 분야 내에 존재한다. 그러나 흥미를 가지고 있는 학생들은 해당 주제에 관해 잘 알려진 많은 교과서에서 훌륭한 적용을 발견할 수 있을 것이다(Vorce, 1974, Calvert & Silverman, 1975; Hochberg, Levitt, & Osberger, 1983; Ling, 2002).

아동을 위한 교육적 선택 사양 및 교육적 접근 방법

청각 손상 아동과 전농 아동에게 포괄적인 교육 서비스 및 관련 서비스를 제공하기 위한 법적 요구 사항은 잘 확립되어 있다. 청각 손상 아동에는 공법 92-142로 더 잘 알려져 있는 장애인교육법(Individuals with Disabilities Education Act of 1975)에 적용되는 다양한 범위의 장애 지수를 가진 청각 손상 아동이 포함되어 있다. 우리의 목적상 공법 94-142(공법 99-457의 적용과 더불어)에 따르면 (1) 제한을 최소화하며 3~21세의 청각 손상 아동을 위해 개인적으로 적절한 무료 공공교육을 제공하고, (2) 청능 재활과 관련된 모든 중재 양식의 제공하며, (3) 부모를 교육 계획에 중요한 입력으로 최대한 활용하는 것을 의무화하고 있다.

교육적 배치 선택 사양

청각 손상 아동의 교육적 배치는 일반 학교에서 전통적인 수업에 참석시키는 것[포함(inclusion) 또는 전체 주류화(complete mainstreaming)]부터 전농을 위한 기숙학교에 등록시키는 것까지 가능하다. 전체 주류화는 최소의 제한적 환경이며 기숙학교는 가장 제한적인 환경으로 생각된다. 이러한 극단적인 선택 사양(비교적 제한이 작은 것에서 좀 더 제한적으로 진행하는)은 환경을 다양하게 변경하여 주류화하는 것(예 : FM 시스템), 요구 사항의 일부 조정(예 : 과제 또는 검사의 변경), 또는 교육과정의 변경이 포함된다. 변경된 교육 과정에는 정규 교사 및 청각손상 아동을 위한 교사를 수업에 참석시키기(공동 등록), 정규 수업에 참여하지만 학습 도움실 또는 순회 전문 교사나 치료사의 개별적인 지원을 받는 시간을 일부 보내거나 일반 학교 건물 내의 청각 손상 아동을 위한 독립 학급에 등록시키거나 청각 장애인을 위한 주간 학교에 다니게 하는 것이 포함된다. 최소 제한 환경에서 양질의 서비스를 제공하는 경우 전반적인 학업 성취도가 최대라는 증거가 있다(Ross, Brackett, & Maxon, 1982).

특정한 청각 손상 아동을 위하여 최적의 교육적 배치를 구성하는 일은 어려운 문제일 수 있다. 난청의 크기 이상으로 고려해야 할 요인에는 아동에게 필요한 특별한 서비스의 종류, 다른 장애 지수의 존재, 아동의 심리사회적 발달의 극대화, 가족에 대한 고려, 지리적 한계, 청각 손상인을 위한 교육적 접근 방법에 대한 견해 등과 같은 문제가 포함된다.

의사소통 접근 방법

청각 장애인과 전농인을 위해 다수의 의사소통 접근방법 및 기법을 사용할 수 있다. 청각 손상인과 전농인의 전반적인 자활 및 교육에서 의사소통 수단을 분리할 수 없기 때문에 사용할 의사소통 방법의 선택은 청각손상인과 전농인 교육에서 가장 중요한 문제이다. 청각사는 청각 손상 아동과 전농 아동이 이용 가능한 의사소통 접근 방법에 대해 부모에게 정보를 제공할 책임이 있다. 그러나 전농인을 위한 교육자 및 언어병리학자와 같은 다른 전문과와 함께 이러한 역할을 공유해야 하며 교육적 배치에 관한 최종 결정은 아동의 부모에게 달려 있다는 사실을 명심해야 한다.

구화/청각 접근 방법 구어(spoken language)가 정상적인 사람들에서 자연스럽게 개발되는 의사소통 수단이며 전 세계적으로 사람들이 압도적으로 우세하게 채택하고 있음은 의심할 여지가 없다. 뿐만 아니라 이러한 점은 주요 의사소통 수단으로 구어를 채택하는 청각장애인을 교육하기 위한 기본적인 주장(논거)을 제공한다. 현재의 논의는 이러한 견해를 암시하고 있다. 주요 의사소통 수단 및 독점적인 의사소통 수단으로 구어를 사용하는 교육적 접근 방법은 **구화 청각법**(oral/aural method)를 채택하는 것을 말한다.

언어를 수용하기 위한 주요 통신로가 되기 충분한 잔존 청력을 가지고 있는 아동에 대한 논의에서 제공된 이러한 견해에 동의하지 않는 사람이 없을 것 같다. 그러나 구화 청각법은 언어 정보를 수용하기 위한 자연적인 주요 의사소통 통신로로 시각 통신로를 효과적으로 사용하는 청각장애 아동을 다룰 경우 격렬한 논쟁거리가 된다. 물론 인공와우는 대부분의 전농 아동이 구화 청각법의 전달자 및 학습자가 되는 것을 가능하게 한다. Geers와 동료들(Geers, Brenner, Nicholas et al., 2002; Geers, 2002; Geers, Nicholas, & Sedey, 2003)은 인공와우를 착용하고 있는 아동의 경우 수화법(manual approach)과 비교하여 구화 청각법에서 말 수행력, 언어 수행력 및 읽기 수행력의 혜택을 더 크게 받는 것을 발견하였다.

물론 인공와우를 선택하지 않거나 또는 인공와우가 성공적이지 않을 경우에 시력은 주요 의사소통 통신로로 유지될 것이다. 이러한 경우 구화 청각 교육에 대한 주요 주장은 다음과 같다. (1) 이러한 아동들은 자연적인 주요 의사소통 수단으로서 시각 중심으로 배울 수 있거나 수동 시스템으로 배울 수 있으며, (2) 수화법은 청각장애인 사회에서 선호되는 시스템이다. 이러한 추론 과정은 농 아동(또는 청각장애 아동)의 교육에 수화법 및 총체적 의사소통(total communi-cation) 방법을 사용하도록 한다.

수화 시스템 미국 수화 언어(American Sign Lan-guage, ASL)는 농아인 사회의 수지 언어(manual language)로 개발되었다. 이 방법은 영어와 동등한 신호의 집합으로 번역하는 것이 아니라 그 자체가 어휘 및 문법 규칙을 가진 언어이다. 심지어 이러한 개념은 스페인어 또는 독일어 등 두 외국어를 구어로 말하는 것을 배운 경우에도 듣는 사람들이 이해하기 어려울 수 있다. 소리(시간이 경과함에 따라 변화하는 음향 스펙트럼)를 통해 전송하기에 적합한 구화와는 대조적으로 미국 수화 언어는 시각 통신로에 적합한 수화 시스템이다. 따라서 미국 수화 언어는 시간이 경과함에 따른 **공간적인 차원**(악수, 손 동작, 수화법을 사용하는 사람의 신체를 기준으로 상대적인 손의 위치 및 방향)을 사용한다. 수지 영어(signed english)는 수지 대명사, 수지 조동사 및 구문 표식의 추가와 같이 어린 아동이 사용할 목적으로 고안된 미국 수화 언어 변형 방식과 여러 측면에서 유사하다. 수년에 걸쳐 다른 유형의 다양한 기호체계가 개발되어 왔으며 이러한 기호체계는 구어를 수화 언어로 나타내기 위해 시도하였다(Bornstein, 1974). 그러나 이러한 기호체계는 미국 수화 언어처럼 광범위하게 수용되지 못했다.

지문자(fingerspelling)는 전통적인 26개의 알파벳 문자에 해당하는 손 위치 및 손동작과 관련이 있다. 단어를 순서대로 철자에 맞게 한다. 지문화는 구화/청각 시스템 및 수화 시스템 사용자 모두에서 사용된다.

단서 언어(cued speech)는 독순을 보조하기 위해 사용되는 시각 시스템이다(Cornet, 1967). 이 방법은 독화자에게 동음 소리를 구별하는 데 도움을 주기 위해 화자가 말하는 동안 총 12개의 손 자세 및 손 위치 만들도록 한다.

총체적 의사소통 **총체적 의사소통**은 말 언어와 수화 언어를 결합하여 사용하는 것을 권장하며 어떠한 조합이든지 아동의 최상 언어 발달을 촉진한다(Jordan,

Gustason, & Rosen, 1979). 이 접근 방법은 청각장애인을 위한 대부분의 교육 기관에서 주요 의사소통 수단으로서 구화주의(oralism)를 대체하였다.

고도 청각 손상 아동의 말 의사소통 능력에 대한 구화 의사소통 프로그램 대 총체적 의사소통 프로그램의 상대적인 이점은 항상 논란이 되고 있다. 이러한 두 가지 유형의 설정 효과를 비교한 연구들에서 교환되는 결과가 나왔다. 이러한 불일치의 이유 중 하나는 의사소통 기술이 여전히 발달되고 있는 초등학생들을 비교한 것과 관련되어 있다. Geers와 Moog(1992)는 취학 전에 구화 의사소통 프로그램 대 총체적 의사소통 프로그램으로 교육시킨 고도 청각 손상을 가진 10대를 두 개의 크고 최적화된 집단으로 비교함으로써 이러한 문제에 대한 명료도를 개선하였다. 이들은 구화 프로그램으로 교육시킨 대상자들에서 말 지각, 음성 산출, 구화 의사소통 기술이 상당히 더 좋다는 것을 발견하였다.

Todoma Todoma는 청각장애 및 시각장애를 모두 가지고 있는 사람이 사용하는 수화 시스템(manual system)이다. Todoma 방법에서 청취자는 화자의 얼굴과 목을 촉감으로 느낀다. Reed, Rabinowitz, Durlach, Braida, Conway-Fithian, Schultz(1985)에 의하면 Todoma 방법의 말 청취는 일차적으로 입술 및 턱 운동, 후두 진동, 구강 공기 흐름의 느낌에 의존하며 이차적으로 근육 긴장, 비강 공기 흐름의 느낌에 의존한다는 사실을 발견하였다.

이명 및 청각 과민에 대한 청각적 관리

이명은 외부 자극이 없는 상황에서 소리를 지각하는 것으로 난청과 동반하여 발생할 수도 있고 난청과 동반하지 않고 발생할 수 있다. 이명의 평가는 다학제 간 협력으로 이루어진다. 이명 환자의 의학적인 평가는 이구 전색에서 청신경 종양, 메니에르병, 혈관 종양에 이르기까지 의학적 치료 및 수술적 치료를 필요로 하는 다양한 질병을 규명하고 해결하기 위한 중요한 단계이다(Perry & Gantz, 2000; Levine, 2001;

Wackym & Friedland, 2004). 여기서 논의되는 사항은 의학적 치료 및 수술적 치료를 필요로 하는 문제를 배제하거나 또는 해결되었다고 가정하고 이명 그 자체를 중심으로 논의할 것이다. 정기적인 청각적 평가 및 병력 청취와 더불어 문제가 되는 이명을 가진 한자의 평가는 다음과 관련이 있다. (a) 이명에 대한 심리음향적 측정(이명의 높이, 음량, 질, 지속시간, 이명이 소리 자극에 어떠한 영향을 받는지), (b) 불쾌 강도, (c) 청성 뇌간 반응 및 이음향 방사와 같은 전기생리학적 측정, (d) 성가심, 수면 방해, 감정적 스트레스, 불안 및 다른 심리학적 문제. 그렇지 않으면 이명 환자의 일상적인 활동에 어떤 방해를 줄 수 있는지의 측면에서 환자의 삶에 이명 및 청각과민이 미치는 영향을 평가하기 위한 설문지의 사용 및 심층 면접 등이 있다.

여기서는 이명을 중요하게 다루고 있지만 이명 환자의 약 45% 정도는 큰 소리에 대한 **청각과민**(hyper-acusis) 또는 과민증(intolerance)을 불평하며 일반적으로 청각과민과 관련된 불평들은 함께 치료된다는 사실을 학생들은 알아야 한다. 사실상 이명 재훈련 치료(아래에 논의)를 위해 환자를 평가하는 데 가장 중요한 구성요소 중 하나는 이명 및 소리에 대한 내성(sound tolerance)으로 하여 경험하는 환자들의 어려움을 기준으로 이명과 관련된 주요 구성 성분을 진단/치료 범위에 할당하는 것이다(Jastreboff & Jastreboff, 2000; Henry, Jastreboff, Jastreboff et al., 2002). 청각 과민증 치료의 공통적인 특징은 소리 노출로부터 귀를 과보호하지 않고 환자의 음향 환경을 개선하기 위해 특정 환경의 소리를 회피하지 않는 것, 착용 가능한 소음발생기 및 환자의 음향 환경을 개선하는 다른 수단을 사용하여 소리에 대한 감도를 단계적으로 둔감화하는 점진적인 과정이란 것이다(Henry, Zaugg, & Schechter, 2005c.d).

현재까지 다양한 형태의 의학적 중재 및 수술적 중재를 포함하여 이명 그 자체를 완화하는 대부분의 치료는 대부분 성공적이지 않다. 따라서 이명을 완화하는 노력 대신에 대부분의 현재 중재 접근 방법은 이명이 환자에게 미치는 영향을 제거하거나 감소시키기

위해 시도한다. 이전의 검토에서 이명 관리 기법의 적절한 증거가 부족하다고 제안되었음에도 불구하고(Dobie, 1999, 2004) 현재 축적된 문헌은 다수의 효과적인 접근 방법 및 접근 방법의 조합을 제공한다(Henry et al., 2005a; Henry et al., 2005b; Henry et al., 2005c, d; Tylor, 2006). 가장 잘 알려진 몇 가지 접근 방법에 대해 언급할 것이다.

이명 차폐법(tinnitus masking)은 이명을 위한 전통적인 형태의 **소리 치료**(sound therapy)로 그림 16.9a에 나타냈다. 이명 차폐법은 이명이 들리지 않도록 만들거나(완전 차폐) 또는 더 많은 허용 소음으로 적어도 더 작게 들리게 만들어(부분 차폐) 이명의 방해를 즉각적으로 경감하는 강도를 찾는다(Vernon & Meikle, 2000; Schechter & Henry, 2002). 이명 차폐법은 일반적으로 귀 수준의 (a) 이명 차폐기, (b) 환경에서 발생하는 소리를 증폭하는 보청기 또는 (c) 동일한 장치에 보청기 및 소음발생기를 통합한 겸용 장치를 착용하고 있는 환자에게 시행된다. 또한 환자가 귀 수준의 차폐 장치를 사용하지 못할 경우 이명을 경감하기 위해 CD 플레이어, 침대 머리맡 차폐 장치 등과 같은 보조 음원을 추천할 수 있다.

이명 재훈련 치료(tinnitus retraining therapy, TRT)는 **신경생리학적 모델**을 기반으로 하고 있다(Jastreboff, 1990; Jastreboff & Hazel, 1993, 2004; Hazell, 1999; Jastreboff & Hazel, 1993, 2004; Hazell, 1999; Jastreboff & Jastreboff, 2000). 인간은 정상적으로 중요하지 않은 배경 소리에 습관화되기 때문에 에어컨 소음이나 똑딱거리는 시계 소리를 인식하지 못한다. 그러나 인간은 중요한 의미를 담고 있는 소리(어두운 거리에서 뒤편의 발자국 소리 또는 트럭이 접근할 때 발생하는 소음 등)에는 습관화되지 않는 경향이 있으며 이것은 변연계와 자율신경계에 의해 중재되는 원시적인 생존 반응을 유도한다. 신경생리학적인 모델에 따르면 이명은 고전적인 조건인 두려움으로 연계될 경우 및 이러한 반응(예 : 이명이 뇌종양 또는 청각장애를 일으키는 증상이라는 걱정)이 부정적인 연결로 유발될 경우에는

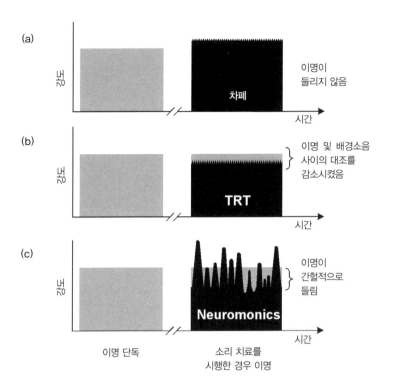

(a) 강도 / 시간 / 차폐 / 이명이 들리지 않음

(b) 강도 / 시간 / TRT / 이명 및 배경소음 사이의 대조를 감소시켰음

(c) 강도 / 시간 / Neuromonics / 이명이 간헐적으로 들림

이명 단독 　　소리 치료를 시행한 경우 이명

그림 16.9 이명의 서로 다른 소리 치료 접근 방법의 개념화. 회색은 이명을 나타내고 검정색은 소리 치료의 자극음을 나타낸다.

문제가 된다. 이명이 유발하는 감정적 반응과 성가심 반응은 악순환되는데 다시 말해 환자는 이명에 더 집중하게 된다.

　이명 재훈련 치료에서 유익한 그림과 예제를 지원하는 **지시적 상담**(directive counseling) 프로그램은 이명을 쉽게 이해하기 위해 사용되며 시간이 경과함에 따라(일반적으로 1년에서 2년) 이명의 부정적인 연결을 파괴시킨다. 따라서 이명에 대해 자연스러운 자극으로 반응하도록 환자를 재훈련하고, 그 후 이명이 습관화 될 수 있다. 종종 집단 회기에서 효과적인 상담을 달성할 수 있다(Henry, Loovis, Montero et al., 2007). 이명 재훈련 치료에서 **소리 치료**는 환자에게 상대적으로 낮은 강도의 지속적 소리 자극을 제공하는 착용 가능한 귀 수준의 소음발생기 사용과 관련되며 상대적으로 낮은 강도의 지속적 소리 자극은 이명과 배경 소음 사이의 대비를 감소시킨다(그림 16.9b). 이것은 이명을 더 잘 구별할 수 없게 하며 따

라서 이명의 습관화(habituation)를 촉진한다. 이명 차폐와 상담을 병행하는 방법과 이명 재훈련 치료의 비교에서 두 접근 방법 모두 상당한 혜택을 제공하는 것으로 나타났지만, 특히 더 심한 정도의 이명 문제를 가지고 있는 환자에서 이명 재훈련 치료가 더 크게 개선되었다(Henry, Zaugg, Schechter et al, 2006).

　neuromonics 이명 치료(neuromonics tinnitus treatment)는 이명을 습관화하기 위한 다른 종류의 소리 치료를 채택하고 있다(Davis, Wilde, & Steed, 2001, 2002a, b; Davis, 2005; Davis, Paki & Hanley, 2007). 여기서 소리 치료를 위한 자극은 환자의 난청에 맞게 스펙트럼을 조정한 광대역의 이완 음악(relaxing music)으로 MP3 플레이어와 유사한 개인 자극 장치를 사용하여 양측 귀에 제시된다. 소리 치료는 매일 2시간 이상의 회기로 환자 스스로 시행한다. 음악은 (a) **이완 반응**(relaxation response)을 이끌어내며, (b) 시간이 경과함에 따라 음악 소리의 강도가 증가하고 감소함으로써 **간헐적 차폐**를 유발하여 이명의 둔감화(desensitization)를 촉진하기 때문에 사용된다. 그림 16.9c는 음악의 최대 강도 및 최저 강도에서 어떻게 이명을 간헐적으로 청취할 수 있게 하고 청취할 수 없게도 만드는지를 나타내고 있다.

　neuromonics 이명 치료는 교육 상담 및 지원 상담에 따라 대략 6개월 정도의 소리 치료와 관련된다. 음악 자극은 치료 요법 전반에서 사용될 수 있거나 단계적 프로토콜이 사용될 수 있다. 단계적 접근 방법에서 초기 치료 단계 동안에 음악은 차폐음과 결합되며 이후에 음악 자극만이 사용된다. 차폐음과 음악을 결합하여 사용하면 음악의 최저 강도가 소음으로 채워

지기 때문에 이명을 완벽하게 차단할 수 있다. Davis 등(2007)은 두 접근 방법에서 비슷한 결과를 보고하였는데 6개월의 치료 이후에 연구 대상자 중 91%에서 이명장애가 임상적으로 상당히 개선된 것으로 나타났다.

청각적 이명 관리(audiologic tinnitus management, ATM)는 이명의 심층 평가 단계와 관련되며 그 이후에 이명 및 청각과민증의 치료 프로토콜로 진행된다(Henry et al., 2005c, d). 치료 접근 방법은 가장 먼저 구조화된 정보 상담과 관련되어 있는데 만약 적응증이라면 착용 가능한 소리 치료 장치(소리발생기, 보청기, 이 장치들이 결합된 장치)의 적합시키는 것을 수반한다. 이 이후에 구조화된 정보 상담, 착용 가능한 장치 및 보완 음원(착용 가능한 CD 플레이어, 책상형 음원)의 사용에 대한 감시, 질문지와 인터뷰를 이용한 평가 결과를 기반으로 지속적으로 수행된다. 또한 청각과민증 환자를 위해 불쾌 수준 검사를 재실시한다. 심각하지 않은 이명을 가진 대다수의 환자는 지속적인 관리가 필요하지 않다. 또한 청각적 이명 관리는 단기 상담 프로그램을 포함하고 있다. 사실상 이 방법의 저자는 5단계의 중재를 포함하는 점진적인 중재 접근방식으로 기술하였다(Henry et al., 2005b). 첫 번째 단계는 필요로 하는 중재를 규명하고 기본적인 문제에 대답하는 **선별검사**로 전화를 이용하였다. 두 번째 단계는 집단을 기본으로 **정보 상담**을 제공한다. 세 번째 단계는 **이명 초기 상담 평가**(tinnitus intake assessment)와 관련되는데 이명 초기 상담 평가는 개인적인 교육 상담을 포함하며 환자가 필요로 하는 **지속적인 치료**를 규명한다(네 번째 단계). 다섯 번째 단계는 **지속적인 치료 기간**을 1년 또는 2년 이상으로 **확장**했다. 특히 치료 기간의 확장을 필요로 하는 사람들의 경우 모든 단계에서 심리학적 관리를 위한 의뢰를 고려해야 한다.

이명 관리를 위해 다양한 **심리학적 기법**이 채택되었다. Andersson과 Lyttkens(1999)는 심리학적 접근 방법이 이명으로 발생되는 성가심을 효과적으로 감소시킨다는 사실을 발견하였다(이명의 음량 때문이 아니다). **인지행동치료**(cognitive-behavioral therapy, CBT)는 이명 관리에 대한 주요한 심리학적 접근 방법이다(Sweetow, 2000; Andersson, 2001, 2002; J.L. Henry & Wilson, 2001). 통증 관리 기법과 유사한 기법으로 인지행동치료는 다음의 사항을 중요시한다. (a) 인지 구조화 접근 방식을 사용하여 이명에 대한 환자의 생각과 믿음을 다루며, (b) 휴식을 적용하는 기법, 신체 활동을 증가시키는 기법, 긍정적인 심상, 주의 산만 및 수면 관리와 같은 기법을 사용하여 부적응 반응을 수정시킨다. 인지행동치료는 일반적으로 심리치료사와 연관되지만 이 방법은 이명 치료를 위해 적절하게 훈련된 청각사가 사용할 수 있다. 또한 인터넷 기반 자가 진단 프로토콜 형태로 시행된 인지행동치료 프로토콜에서 긍정적인 결과가 보고되었다(Kaldo-Sandström, Larsen, & Andersson, 2004). 또한 환자는 소리 치료의 이용 가능성이 인지행동치료 그 자체와 직접적으로 관련되지 않지만 소리치료의 이용 가능성에 대해 상담받게 된다. 그러나 놀랍게도 Hiller와 Haerkötter(2005)는 인지행동치료 단독과 비교하여 이명 재훈련 치료 형태의 소음발생기와 인지행동치료를 결합한 방식에서 더 큰 혜택을 관찰하는 데 실패하였다. 이명 관리를 위한 청각학적 기법 및 심리학적 기법을 결합하여 사용하는 것에 대한 더 많은 연구가 필요하다는 사실은 분명하다.

학습 문제

1. 편이 증폭 대 양이 증폭의 사용과 관련된 고려 사항을 설명하라.
2. 어떤 조건에서 크로스 및 바이크로스 보청기를 고려해야 하는가?
3. 적합 공식을 이용한 보청기 처방법은 무엇이며, 어떻게 사용하는가?
4. 인공와우의 구성요소를 기술하고 인공와우가 환자에게 청각 자극을 어떻게 제공하는지 설명하라.
6. 아동 및 성인 인공와우 대상자에 대한 고려 사항을 설명하라.
7. 소음, 반향, 거리가 보청기 사용자에게 도달하는 어음 신호에 어떤 영향을 미치는지 설명하고, 이러한 문제들이 주파수 변조 시스템, 유도 루프 시스템 및 음장 증폭으로 어떻게 해결될 수 있는지 설명하라.
8. 청각 손상인을 위한 위한 청각·시각 훈련에서 분석적 활동 및 종합적 활동의 특성을 설명하라.
9. 청각 손상을 가진 어린 아동을 위한 일부 현대적 중재 접근 방식의 특성을 설명하라.
10. 현대적인 이명 관리 접근 방식에서 사용되는 기법에 대해 기술하라.

참고문헌

Alpiner, J. G. (1987). Evaluation of adult communication function. In Alpiner JG, McCarthy PA (Eds.): *Rehabilitative Audiology: Children and Adults*. Baltimore: Williams & Wilkins, 44–114.

American Academy of Audiology (AAA). (2003). *Pediatric Amplification Protocol*. Reston, VA: American Academy of Audiology. Available at www.audiology.org.

American Academy of Audiology (AAA). (2006a). *Guidelines for the Audiologic Management of Adult Hearing Impairment*. Available at http://www.audiology.org/publications/documents/positions/Adultrehab/

American Academy of Audiology (AAA). (2006b). Health-related quality of life benefits of amplification in adults. *Audiology Today, 18*(5), 28–31.

American Academy of Audiology (AAA). (2007). *AAA Clinical Practice Guidelines: Remote Microphone Hearing Assistance Technologies for Children and Youth Birth-21 Years (DRAFT 11.13.07)*. Available as http://www.audiology.org/NR/rdonlyres/0A8B687B-FEFA-4F4A-A9EC-67B0CE64D414/0/FINALHATGuidelinesDraft111307.pdf.

American National Standards Institute (ANSI). (2002). *Acoustical Performance Criteria, Design Requirements, and Guidelines for Schools*. ANSI S12.60–2002. New York: ANSI.

American National Standards Institute (ANSI). (2003). *American National Standard Specification of Hearing Aid Characteristics*. ANSI S3.22–2003. New York: ANSI.

American Speech-Language-Hearing Association (ASHA). (1998). Guidelines for hearing aid fitting for adults. *American Journal of Audiology, 7*, 5–13.

American Speech-Language-Hearing Association (ASHA). (2002). *Guidelines for Fitting and Monitoring FM Systems*. Available from www.asha.org/policy.

American Speech-Language-Hearing Association (ASHA). (2004a). Acoustics in educational settings: Position statement. Available at http://www.asha.org/about/leadership projects/LC/spring04/ LCAHS12004PS.htm.

American Speech-Language-Hearing Association (ASHA). (2004b). *Technical Report: Cochlear Implants*. Suppl 24. Available at http://www.asha.org/NR/rdonlyres/215CC9B8-6831-494F-83ED-E02A6832A8A9/0/24402_1.pdf.

American Speech-Language-Hearing Association (ASHA). (2005a). *Acoustics in Educational Settings: Technical Report*. Available at http://www.asha.org/members/deskref-journals/deskref/default.

American Speech-Language-Hearing Association (ASHA). (2005b). Guidelines for addressing acoustics in educational settings. Available at http://www.asha.org/members/deskref-journals/deskref/default.

American Speech-Language-Hearing Association (ASHA). (2004). Scope of practice in audiology. ASHA Suppl 24. Available at http://www.asha.org.

American Speech-Language-Hearing Association (ASHA). (2006). *Preferred Practice Patterns for the Profession of Audiology*. Available at www.asha.org.

Anderson, K., & Smaldino, J. J. (1998). *Listening Inventories for Education (L.I.F.E.)*. Tampa: Educational Audiology Association.

Andersson, G. (2001). The role of psychology in managing tinnitus: A cognitive behavioral approach. *Seminars in Hearing, 22*, 65–76.

Andersson, G. (2002). Psychological aspects of tinnitus and the application of cognitive-behavioral therapy. *Clinical Psychology Review, 22*, 977–990.

Andersson, G., & Lyttkens, L. (1999). A meta-analytic review of psychological treatments for tinnitus. *British Journal of Audiology, 33*, 201–210.

Beck, L., Compton, C., Gilmore, R., Hanna, W., Lederman, N., Marshall, B., et al. (1993). Telecoils: Past, present and future. *Hearing Instruments. 44*, 22–40.

Bender, D., & Mueller, H. G. (1984). Factors influencing the decision to obtain amplification. Paper presented at American Speech-Language-Hearing Association Convention. San Francisco.

Berger, K. W., Hagberg, E. N., & Rane, R. L. (1988). *Prescription of Hearing Aids: Rationale, Procedure, and Results.* Kent, OH: Herald.

Bess, F. H., Dodd-Murphy, J., & Parker, R. A. (1998). Children with minimal sensorineural hearing loss: Prevalence, educational performance, and functional status. *Ear and Hearing, 19,* 339–354.

Blamey, P. J., Sarant, J., Paatsch, L., Barry, J., Bow, C., Wales, R., et al. (2001). Relationships among speech perception, production, language, hearing loss, and age in children with impaired hearing. *Journal of Speech, Language, and Hearing Research: JSLHR, 44,* 264–285.

Boothroyd, A. (1984). Auditory perception of speech contrasts by subjects with sensorineural hearing loss. *Journal of Speech and Hearing Research, 27,* 134–144.

Boothroyd A. (1985). Residual hearing and the problem of carry-over in the speech of the deaf. *ASHA, 15,* 8–14.

Bornstein, H. (1974). Signed English: A manual approach to English language development. *Journal of Speech and Hearing Disorders, 39,* 330–343.

Bragg, V. C. (1977). Toward a more objective hearing aid fitting procedure. *Hearing Instruments, 28,* 6–9.

Bruhn, M. (1920). *The Mueller-Walle Method of Lipreading for the Deaf.* Lynn, MA: Nichols.

Bunger, A. (1932). *Speech Reading—Jena Method.* Danville: Interstate.

Byrne, D., & Dillon, H. (1986). The National Acoustic Laboratories' (NAL) new procedure for selecting the gain and frequency response of a hearing aid. *Ear and Hearing, 7,* 257–265.

Byrne, D., Parkinson, A., & Newall, P. (1990). Hearing aid gain and frequency response requirements for the severely/profoundly hearing impaired. *Ear and Hearing, 11,* 40–49.

Calvert, D. R., & Silverman, S. R. (1975). *Speech and Deafness.* Washington, DC: Alexander Graham Bell Association for the Deaf.

Carhart, R. (1946). Tests for selection of hearing aids. *Laryngoscope, 56,* 780–794.

Carhart, R. (1960). Auditory training. In Davis H, Silverman SR (Eds.): *Hearing and Deafness.* New York: Holt, Rinehart & Winston, 368–386.

Carney, A. E., Osberger, M. J., Carney, E., Robbins, A. M., Rehshaw, J., & Miyamoto, R. T. (1993). A comparison of speech discrimination with cochlear implants and tactile aids. *Journal of the Acoustical Society of America, 94,* 2036–2049.

Centers for Disease Control and Prevention (CDC). (2007). *Use of Meningitis Vaccine in Persons with Cochlear Implants.* Available at http://www.cdc.gov/vaccines/vpd-vac/mening/cochlear/dis-cochlear-hcp.htm.

Chisolm, T. H., Johnson, C. E., Danhauer, J. L., Portz, L. J. P., Abrams, H. B., Lesner, S., et al. (2007). A systematic review of health-related quality of life and hearing aids: Final report of the American Academy of Audiology Task Force on Health-Related Quality of Life Benefits of Amplification in Adults. *Journal of the American Academy of Audiology, 18,* 151–183.

Chute, P. M., & Nevins, M. E. (2000). Cochlear implants in children. In Roeser RJ, Valente M, Hosford-Hill H (Eds.): *Audiology: Treatment.* NY: Thieme, 511–535.

Cochlear Americas. (Und.). Sound and Beyond. Available at www.cochlearamericas.com.

Cohen, N. L., Waltzman, S. B., Roland, J. T., Staller, S. J., & Hoffman, R. A. (1999). Early results using the Nucleus CI24M in children. *American Journal of Otology, 20,* 198–204.

Compton, C. L. (2000). Assistive technology for the enhancement of receptive communication. In Alpiner JG, McCarthy PA (Eds.): *Rehabilitative Audiology: Children and Adults,* 3rd ed. Baltimore: Lippincott Williams & Wilkins, 501–555.

Cornet, R. (1967). Cued speech. *American Annals of the Deaf, 112,* 3–13.

Cowan, R. S., Blamey, P. J., Galvin, K. L., Sarant, J. Z., Alcantara, J. L., & Clark, G. M. (1990). Perception of sentences, words, and speech features by profoundly hearing-impaired children using a multichannel electrotactile processor. *Journal of the Acoustical Society of America, 88,* 1374–1384.

Cowie, R., & Douglas-Cowie, E. (1983). Speech production in profound post-lingual hearing deafened adults. *Journal of Laryngology and Otology, 96,* 101–112.

Cox, R. M. (1983). Using ULCL measures to find frequency-gain and SSPL90. *Hearing Instruments, 34,* 17–39.

Cox, R. M. (1985). A structured approach to hearing aid selection. *Ear and Hearing, 6,* 226–239.

Cox, R. M. (1988). The MSUv3 hearing instrument prescription procedure. *Hearing Instruments, 39,* 6–10.

Cox, R. M. (1995). Using loudness data for hearing aid selection: The IHAFF approach. *Hearing Journal, 47,* 39–42.

Cox, R. M., & Alexander, G. C. (1995). The abbreviated profile of hearing aid benefit. *Ear and Hearing, 16,* 176–186.

Cox, R. M., & Alexander, G. C. (1999). Measuring satisfaction with amplification in daily life: The SADL scale. *Ear and Hearing, 20,* 306–320.

Cox, R. M., & Alexander, G. C. (2000). Expectations about hearing aids and their relationship to fitting outcome. *Journal of the American Academy of Audiology, 11,* 368–382.

Cox, R. M., & Alexander, G. C. (2002). Comparison of two questionnaires for patient-assessed hearing aid benefit. *International Journal of Audiology, 41,* 30–35.

Cox, R. M., Alexander, G. C., Taylor, I. M., & Gray, G. A. (1997). The Contour Test of loudness perception. *Ear and Hearing, 18,* 388–400.

Cox, R. M., Gilmore, C., & Alexander, G. C. (1991). Comparison of two questionnaires for patient-assessed hearing aid benefit. *Journal of the American Academy of Audiology, 2,* 134–145.

Cox, R. M., & McDaniel, D. M. (1989). Development of the Speech Intelligibility Rating (SIR) Test for hearing aid comparisons. *Journal of Speech and Hearing Research, 32,* 347–352.

Crandell, C. C. (1993). Speech recognition in noise by children with minimal degrees of sensorineural hearing loss. *Ear and Hearing, 14,* 210–216.

Crandell, C. C., & Smaldino, J. J. (1992). Sound-field amplification in the classroom. *American Journal of Audiology, 1,* 16–18.

Crandell, C. C., & Smaldino, J. J. (2000). Room acoustics for listeners with normal-hearing and hearing impairment. In Roeser RJ, Valente M, Hosford-Dunn H (Eds.): *Audiology: Treatment.* New York: Thieme, 601–637.

Crandell, C. C., Smaldino, J. J., & Flexer, C. (1997). A suggested protocol for implementing sound-field FM technology in the educational setting. *Journal of Educational Audiology, 5,* 13–21.

Crandell, C. C., Smaldino, J. J., & Flexer, C. (2005). *Sound-Field FM Amplification: Applications to Speech Perception and Classroom Acoustics,* 2nd ed. San Diego: Singular.

Davis, H., Stevens, S. S., Nichols, R. H., Hudgins, C. V., Marquis, R. J., Peterson, G. E., et al. (1947). *Hearing Aids: An Experimental Study of Design Objectives*. Cambridge: Harvard University Press.

Davis, P. B. (2005). Music and the acoustic desensitization protocol. In Tyler R (Ed.): *Tinnitus Treatments*. Thieme, New York: Thieme, 146–160.

Davis, P. B., Paki, B., & Hanley, B. J. (2007). Neuromonics tinnitus treatment: Third clinical trial. *Ear and Hearing, 28*, 242–259.

Davis, P. B., Wilde, R. A., & Steed, L. (2001). Relative effects of acoustic stimulation and counseling in the tinnitus rehabilitation process. *Australian and New Zealand Journal of Audiology, 23*, 84–85.

Davis, P. B., Wilde, R. A., & Steed, L. (2002a). Trials of tinnitus desensitisation music: Neurophysiology-influenced rehabilitation. *Seventh International Tinnitus Seminar*. Perth: University of Western Australia, 74–80.

Davis, P. B., Wilde, R. A., & Steed, L. (2002b). A habituation-based rehabilitation technique using the acoustic desensitisation protocol. *Seventh International Tinnitus Seminar*. Perth: University of Western Australia, 188–191.

De Filippo, C. L., & Scott, B. L. (1978). A method for training and evaluating the recognition of ongoing speech. *Journal of the Acoustical Society of America, 63*, 1186–1192.

deJong, R. (1994). Selecting and verifying hearing aid fittings for symmetrical hearing loss. In Valente M (Ed.): *Strategies for Selecting and Verifying Hearing Aid Fittings*. New York: Thieme, 180–206.

Demorest, M. E., & Erdman, S. A. (1986). Scale composition and analysis of the communication profile for the hearing impaired. *Journal of Speech and Hearing Research, 29*, 515–535.

Dettman, S. J., Pinder, D., Briggs, R. J. S., Dowell, R. C., & Leigh, J. R. (2007). Communication development in children who receive the cochlear implant younger than 12 months: Risks versus benefits. *Ear and Hearing, 28*(Suppl), 11S–18S.

Dillon, H. (1999a). NAL-NL1: A new procedure for fitting non-linear hearing aids. *Hearing Instruments, 52*, 10–16.

Dillon, H. (1999b). Using the NAL-NL1 prescriptive procedure with advanced hearing instruments. *Hearing Review, 6*, 8–20.

Dillon, H. (2001). *Hearing Aids*. Sydney: Boomerang Press.

Dillon, H. (2006). What's new from NAL in hearing aid prescriptions? *Hearing Journal, 5*(10), 10–16.

Dillon, H., James, A., & Ginis, J. (1997). Client Oriented Scale of Improvement (COSI) and its relationship to several other measures of benefit and satisfaction provided by hearing aids. *Journal of the American Academy of Audiology, 8*, 27–43.

Dillon, H., & Storey, L. (1998). The National Acoustics Laboratories' procedure for selecting the saturation sound pressure level of hearing aids: Theoretical derivation. *Ear and Hearing, 19*, 255–266.

Dobie, R. A. (1999). A review of randomized clinical trials in tinnitus. *Laryngoscope, 109*, 1202–1211.

Dobie, R. A. (2004). Clinical trials and drug therapy for tinnitus. In Snow JB (Ed.): *Tinnitus: Theory and Management*. Hamilton, ON: BC Decker, 266–277.

Dowell, R., Dettman, S., Hill, K., Winton, E., Barker, E., & Clark, G. (2002). Speech perception outcomes in older children who use multichannel cochlear implants: Older is not always poorer. *Annals of Otology, Rhinology & Laryngology. Supplement, 189*, 97–101.

Dubno, J. R., Dirks, D. D., & Morgan, D. E. (1984). Effects of age and mild hearing loss on speech recognition in noise. *Journal of the Acoustical Society of America, 76*, 87–96.

Eisenberg, L. S., Martinez, A. S., Sennaroglu, G., & Osberger, M. J. (2000). Establishing new criteria in selecting children for a cochlear implant: Performance of "Platinum" hearing aid users. *Annals of Otology, Rhinology & Laryngology. Supplement, 185*, 30–33.

Elfenbein, J. L., Hardin-Jones, M. A., & Davis, J. M. (1994). Oral communication skills of children who are hard of hearing. *Journal of Speech and Hearing Research, 37*, 216–226.

Erber, N. P. (1975). Auditory-visual perception of speech. *Journal of Speech and Hearing Disorders, 40*, 481–492.

Erber, N. P. (1982). *Auditory Training*. Washington, DC: AG Bell Association for the Deaf.

Fabry, D. A. (2006). Facts vs myths: The "skinny" on slim-tube open fittings. *Hearing Review, 13*(5), 20–25.

Finitzo, T. (1988). Classroom acoustics. In Roeser RJ, Downs MP (Eds.): *Auditory Disorders in School Children*, 2nd ed. New York: Thieme, 221–233.

Finitzo-Hieber, T., & Tillman, T. (1978). Room acoustics effects on monosyllabic word discrimination ability for normal and hearing impaired children. *Journal of Speech and Hearing Research, 21*, 440–458.

Fisher, C. G. (1968). Confusions among visually perceived consonants. *Journal of Speech and Hearing Research, 11*, 796–804.

Flexer, C. (1992). FM classroom public address systems. In Ross M (Ed.): *FM Auditory Training Systems: Characteristics, Selection and Use*. Timonium, MD: York Press, 189–210.

Flexer, C. (1994). *Facilitating Hearing and Listening in Young Children*. San Diego: Singular.

Food and Drug Administration (FDA). (2007). *FDA Public Health Notification: Importance of Vaccination in Cochlear Implant Recipient (Oct. 10, 2007)*. Available at http://www.fda.gov/cdrh/safety/101007-cochlear.html.

Francis, H. W., Chee, N., Yeagle, J., Cheng, A., & Niparko, J. (2002). Impact of cochlear implants on the functional health status of older adults. *Laryngoscope, 112*, 1482–1488.

Fryauf-Bertschy, H., Tyler, R. S., Kelsay, D. M., Gantz, B. J., & Woodworth, G. P. (1997). Implant use by prelingually deafened children: The influence of age at implant and length of device use. *Journal of Speech, Language, and Hearing Research: JSLHR, 40*, 183–199.

Galvin, K. L., Mavrias, G., Moore, A., Cowan, R. S. C., Blamey, P. J., & Clark, G. M. (1999). A comparison of Tactaid II+ and Tactaid 7 use by adults with profound hearing impairment. *Ear and Hearing, 20*, 471–482.

Galvin, K. L., Mok, M., & Dowell, R. C. (2007). Perceptual benefit and functional outcomes for children using sequential bilateral cochlear implant. *Ear and Hearing, 28*, 470–482.

Garstecki, D. C. (1981). Auditory-visual training program for hearing-impaired adults. *Journal of the Academy of Rehabilitative Audiology, 14*, 223–238.

Gatehouse, S. (1999). Glasgow hearing aid benefit profile: Derivation and validation of a client-centered outcome measure for hearing aid services. *Journal of the American Academy of Audiology, 10*, 80–103.

Gatehouse, S., & Noble, W. (2004). The Speech, Spatial and Qualities of Hearing Scale (SSQ). *International Journal of Audiology, 43*, 85–99.

Geers, A., Brenner, C., Nicholas, J., Uchanski, R., Tye-Murray, N., & Tobey, E. (2002). Rehabilitation factors contributing to implant benefit in children. *Annals of Otology, Rhinology & Laryngology. Supplement, 189,* 127–130.

Geers, A. E. (2002). Factors affecting the development of speech, language, and literacy in children with early cochlear implantation. *Language, Speech, and Hearing Services in Schools, 33,* 172–178.

Geers, A. E., & Moog, J. S. (1992). Speech perception and production skills of students with impaired hearing from oral and total communication settings. *Journal of Speech and Hearing Research, 35,* 1384–1393.

Geers, A. E., Nicholas, J., Tye-Murray, N., Uchanski, R., Brenner, C., Davidson, L., et al. (2000). Effects of communication mode on skills of longterm cochlear implant users. *Annals of Otology, Rhinology & Laryngology. Supplement, 185,* 89–92.

Geers, A. E., Nicholas, J. G., & Sedey, A. L. (2003). Language skills of children with early cochlear implantation. *Ear and Hearing, 24*(Suppl), 46S–58S.

Geir, L., Barker, M., Fisher, L., & Opie, J. (1999). The effect of long-term deafness on speech recognition in postlingually deafened adult Clarion cochlear implant users. *Annals of Otology, Rhinology & Laryngology. Supplement, 177,* 80–83.

Gelfand, S. A. (1995). Long-term recovery and no recovery from the auditory deprivation effect with binaural amplification: Six cases. *Journal of the American Academy of Audiology, 6,* 141–149.

Gelfand, S. A. (2004). *Hearing: An Introduction to Psychological and Physiological Acoustics,* 4th ed. New York: Marcel Dekker.

Gelfand, S. A., & Hochberg, H. (1976). Binaural and monaural speech discrimination under reverberation. *Audiology, 15,* 72–84.

Gelfand, S. A., & Silman, S. (1979). Effects of small room reverberation upon the recognition of some consonant features. *Journal of the Acoustical Society of America, 66,* 22–29.

Gelfand, S. A., & Silman, S. (1993). Apparent auditory deprivation in children: Implications of monaural versus binaural hearing. *Journal of the American Academy of Audiology, 4,* 313–318.

Gelfand, S. A., Ross, L., & Miller, S. (1988). Sentence reception in noise from one versus two sources: Effects of aging and hearing loss. *Journal of the Acoustical Society of America, 83,* 248–256.

Gelfand, S. A., Silman, S., & Ross, L. (1987). Long-term effects of monaural, binaural and no amplification in subjects with bilateral hearing loss. *Scandinavian Audiology, 16,* 201–207.

Gengel, R. (1971). Acceptable speech-to-noise ratios for aided speech discrimination by the hearing impaired. *Journal of Auditory Research, 11,* 219–222.

Gilmore, R., & Lederman, N. (1989). Induction loop assistive listening systems: Back to the future? *Hearing Instrumentsr, 40,* 14–20.

Goehl, H., & Kaufman, D. K. (1984). Do the effects of adventitious deafness include disordered speech? *Journal of Speech and Hearing Disorders, 49,* 58–64.

Goldstein, D. P., & Stephens, S. D. G. (1981). Aural rehabilitation: Management model I. *Audiology, 20,* 432–452.

Gray, R. F. (1991). Cochlear implants: The medical criteria for patient selection. In H Cooper (Ed.): *Cochlear Implants: A Practical Guide.* London: Whurr, 146–154.

Harford, E. (1966). Bilateral CROS: Two-sided listening with one hearing aid. *Archives of Otolaryngology, 84,* 426–432.

Harford, E., & Barry, J. (1965). A rehabilitative approach to the problem of unilateral hearing impairment: The contralateral routing of signals (CROS). *Journal of Speech and Hearing Disorders, 30,* 121–138.

Harford, E., & Dodds, E. (1966). The clinical application of CROS: A hearing aid for unilateral deafness. *Archives of Otolaryngology, 83,* 455–464.

Hawkins, D. B. (1984). Comparisons of speech recognition in noise by mildly-to-moderately hearing-impaired children. *Journal of Speech and Hearing Disorders, 49,* 409–418.

Hawkins, D. B. (2005). Effectiveness of counseling-based adult group aural rehabilitation programs: A systematic review of the evidence. *Journal of the American Academy of Audiology, 16,* 485–493.

Hawkins, D. B., Beck, L. B., Bratt, G. W., Fabry, D. A., Mueller, H. C., & Stelmachowicz, P. B. (1991). The Vanderbilt/Department of Veterans Affairs 1990 conference consensus statement: Recommended components of a hearing aid selection procedure for adults. *Audiology Today, 3,* 16–18.

Hawkins, D. B., & Schum, D. (1985). Some effects of FM-system coupling on hearing aid characteristics. *Journal of Speech and Hearing Disorders, 50,* 132–141.

Hawkins, D. B., Walden, B. E., Montgomery, A., & Prosek, R. A. (1987). Description and validation of an LDL procedure to select SSPL90. *Ear and Hearing, 8,* 162–169.

Hazell, J. W. P. (1999). The TRT method in practice. *Proceedings of Sixth International Tinnitus Seminar.* London: Tinnitus and Hyperacusis Centre, 92–98.

Helms, W., Westhofen, M., Doring, W., Dujardin, H., Albegger, K., Mair, A., et al. (2001). Comparison of the TEMPO+ ear-level speech processor and the CIS Pro+ body-worn processor in adult MED-EL cochlear implant users. *Journal for Oto-Rhino-Laryngology and Its Related Specialties, 63*(Spec), 31–40.

Henry, J. A., Dennis, K. C., & Schechter, M. A. (2005a). General review of tinnitus: Prevalence, mechanisms, effects, and management. *Journal of Speech, Language, and Hearing Research: JSLHR, 48,* 1204–1235.

Henry, J. A., Jastreboff, M. M., Jastreboff, P. J., Schechter, M. A., & Fausti, S. A. (2002). Assessment of patients for treatment with tinnitus retraining therapy. *Journal of the American Academy of Audiology, 13,* 523–544.

Henry, J. A., Loovis, C. L., Montero, M., Kaelin, C., Anselmi, K., Coombs, R., et al. (2007). Randomized clinical trial: Group counseling based on tinnitus retraining therapy. *Journal of Rehabilitation Research and Development, 44,* 21–32.

Henry, J. A., Schechter, M. A., Loovis, C. L., Zaugg, T. L., Kaelin, C., & Montero, M. (2005b). Clinical management of tinnitus using a "progressive intervention" approach. *Journal of Rehabilitation Research and Development, 42,* 95–116.

Henry, J. A., Zaugg, T. L., & Schechter, M. A. (2005c). Clinical guide for audiologic tinnitus management, I: Assessment. *American Journal of Audiology, 14,* 21–48.

Henry, J. A., Zaugg, T. L., & Schechter, M. A. (2005d). Clinical guide for audiologic tinnitus management, II: Treatment. *American Journal of Audiology, 14,* 49–70.

Henry, J. A., Zaugg, T. L., Schechter, M. A., Zaugg, T. L., Griest, S., Jastreboff, P. J., et al. (2006). Outcomes of clinical tinnitus trial: Tinnitus masking versus tinnitus retraining therapy. *Journal of the American Academy of Audiology, 17,* 104–132.

Henry, J. L., & Wilson, P. H. (2001). *The Psychological Management of Chronic Tinnitus.* Needham Heights, MA: Allyn & Bacon.

Hickson, L., Worrall, L., & Scarinci, N. (2007). A randomized controlled trial evaluating the Active Communication Education program for older people with hearing impairment. *Ear and Hearing, 28,* 212–230.

Hiller, W., & Haerkötter, C. (2005). Does sound stimulation have additive effects on cognitive-behavioral treatment of chronic tinnitus? *Behaviour Research and Therapy, 43,* 595–612.

Hnath-Chisolm, T., & Kishon-Rabin, L. (1988). Tactile presentation of voice fundamental frequency as an aid to the reception of speech pattern contrasts. *Ear and Hearing, 9,* 329–334.

Hochberg, I., Levitt, H., & Osberger, M. J. (1983). *Speech of the Hearing Impaired: Research, Training, and Personal Preparation.* Baltimore: University Park Press.

Hodgson, M., Rempel, R., & Kennedy, S. (1999). Measurement and prediction of typical speech and background noise levels in university classrooms during lectures. *Journal of the Acoustical Society of America, 105,* 226–233.

Hollow, R. D., Dowell, R. C., Cowan, R. S. C., Skok, M. C., Pyman, B. C., & Clark, G. M. (1995). Continuing improvements in speech processing for adult cochlear implant patients. *Annals of Otology, Rhinology & Laryngology. Supplement, 166,* 292–294.

Hudgins, C. F., & Numbers, F. (1942). An investigation of the intelligibility of the speech of the deaf. *Genetic Psychology Monographs, 25,* 289–392.

Hurley, R. M. (1993). Monaural hearing aid effect. *Journal of the American Academy of Audiology, 4,* 285–294.

Hurley, R. M. (1999). Onset of auditory deprivation. *Journal of the American Academy of Audiology, 10,* 529–534.

Iglehart, F. (2004). Speech perception by students with cochlea implants using sound-field systems in classrooms. *American Journal of Audiology, 13,* 62–72.

Ijsseldijk, F. J. (1992). Speechreading performance under different conditions of video image, repetition, and speech rate. *Journal of Speech and Hearing Research, 35,* 466–471.

Jackson, P. L. (1982). Techniques for speech conservation. In Hull R (Ed.): *Rehabilitative Audiology.* New York: Grune & Stratton, 129–152.

James, A. L., & Papsin, B. (2004). Cochlear implant surgery at 12 months of age or younger. *Laryngoscope, 114,* 2191–2195.

Jastreboff, P. J. (1990). Phantom auditory perceptions (tinnitus): Mechanisms of generation and perception. *Neuroscience Research, 8,* 221–252.

Jastreboff, P. J., & Hazel, J. W. P. (1993). A neurophysiological approach to tinnitus: Clinical implications. *British Journal of Audiology, 27,* 7–17.

Jastreboff, P. J., & Hazel, J. W. P. (2004). *Tinnitus Retraining Therapy: Implementing the Tinnitus Retraining Model.* New York: Cambridge University Press.

Jastreboff, P. J., & Jastreboff, M. M. (2000). Tinnitus retraining therapy (TRT) as a method for treatment of tinnitus and hyperacusis patients. *Journal of the American Academy of Audiology, 11,* 162–177.

Jeffers, J., & Barley, M. (1971). *Speechreading.* Springfield, IL: CC Thomas.

Jensema, C. J., Karchmer, M. A., & Trybus, R. (1978). *The Rated Intelligibility of Hearing-Impaired Children: Basic Relationships.* Washington, D.C.: Gallaudet College.

Jerger, J., Silman, S., Lew, H. L., & Chmiel, R. (1993). Case studies in binaural interference: Converging evidence from behavioral and electrophysiological measures. *Journal of the American Academy of Audiology, 4,* 122–131.

Johnson, C. E. (2000). Children's phoneme identification in reverberation and noise. *Journal of Speech, Language, and Hearing Research: JSLHR, 43,* 144–157.

Johnson, E. E., Ricketts, T. A., & Hornsby, B. W. (2007). The effect of digital phase cancellation feedback reduction systems on amplified sound quality. *Journal of the American Academy of Audiology, 18,* 404–416.

Joint Committee on Infant Hearing (JCIH). (2007). Year 2007 Position statement: Principles and guidelines for early hearing detection and intervention programs. *Pediatrics, 120,* 898–921.

Jordan, I. K., Gustason, G., & Rosen, R. (1979). An update on communication trends in programs for the deaf. *American Annals of the Deaf, 124,* 350–357.

Kaldo-Sandström, V., Larsen, H. C., & Andersson, G. (2004). Internet-based cognitive-behavioral self-help treatment of tinnitus: Clinical effectiveness and predictors of outcome. *American Journal of Audiology, 13,* 185–192.

Kaplan, H., Bally, S., Brandt, F., Busacco, D., & Pray, J. (1997). Communication scale for older adults (CSOA). *Journal of the American Academy of Audiology, 8,* 203–217.

Killion, M. C. (1996). Talking hair cells: What they have to say about hearing aids. In Berlin CI (Ed.): *Hair Cells and Hearing Aids.* San Diego: Singular.

Kinzie, C., & Kinzie, R. (1931). *Lipreading for the Deafened Adult.* Chicago: Winston.

Kishon-Rabin, L., Boothroyd, A., & Hanin, L. (1996). Speechreading enhancement: A comparison of spatial-tactile display of voice fundamental frequency (F_o) with auditory F_o. *Journal of the Acoustical Society of America, 100,* 593–602.

Kishon-Rabin, L., Haras, N., & Bergman, M. (1997). Multisensory speech perception of young children with profound hearing loss. *Journal of Speech, Language, and Hearing Research: JSLHR, 40,* 1135–1150.

Knecht, H. A., Nelson, P. B., Whitelaw, G. M., & Feth, L. L. (2002). Background noise levels and reverberation times in unoccupied classrooms: Predictions and measurements. *American Journal of Audiology, 11,* 65–71.

Kuhn-Inacker, H., Shehata-Dieler, W., Muller, J., & Helms, J. (2004). Bilateral cochlear implants: a way to optimise auditory perception abilities in young children? *International Journal of Pediatric Otorhinolaryngology, 68,* 1257–1266.

Kuk, F. K. (1994). A screening procedure for modified simplex in frequency-gain response selection. *Ear and Hearing, 15,* 62–70.

Labadie, R. F., Carrasco, V. N., Gilmer, C. H., & Pillsbury, H. C. (2000). Cochlear implant performance in senior citizens. *Otolaryngology - Head and Neck Surgery, 123,* 419–424.

Leavitt, R. (1991). Group amplification systems for students with hearing impairment. *Seminars in Hearing, 12,* 380–387.

Lesinski-Schiedat, A., Illg, A., Warnecke, A., Heermann, R., Bertram, B., & Lenarz, T. (2006). Paediatric cochlear implantation in the first year of life: Preliminary results. *HNO, 54,* 565–572.

Leung, J., Wang, N. Y., Yeagle, J. D., Chinnici, J., Bowditch, S., Francis, H. W., et al. (2005). Predictive models for cochlear implantation in elderly candidates. *Archives of Otolaryngology—Head & Neck Surgery, 131,* 1049–1054.

Levine, R. A. (2001). Diagnostic issues in tinnitus: A neuro-otological perspective. *Seminars in Hearing, 22,* 23–36.

Levitt, H., Pickett, J. M., & Houde, R. A. (1980). *Sensory Aids for the Hearing Impaired.* New York: IEEE Press.

Levitt, H., Sullivan, J. A., Neuman, A. C., & Rubin-Spitz, J. A. (1987). Experiments with a programmable master hearing aid. *Journal of Rehabilitation Research and Development, 24,* 29–54.

Lewis, D. E. (1994a). Assistive devices for classroom listening. *American Journal of Audiology, 3,* 70–83.

Lewis, D. E. (1994b). Assistive devices for classroom listening: FM systems. *American Journal of Audiology, 3,* 70–83.

Lewis, M. S., Crandell, C. C., & Kreisman, N. V. (2004). Effects of frequency modulation (FM) transmitter microphone directivity on speech perception in noise. *American Journal of Audiology, 13,* 16–22.

Libby, E. R. (1986). The 1/3-2/3 insertion gain hearing aid selection guide. *Hearing Instruments, 37,* 27–28.

Ling, D. (2002). *Speech and the Hearing-Impaired Child: Theory and Practice,* 2nd ed. Washington, DC: Alexander Graham Bell Association for the Deaf.

Litovsky, R. Y., Parkinson, A., Arcaroli, J., Peters, R., Lake, J., Johnstone, P., et al. (2004). Bilateral implantation in adults and children. *Archives of Otolaryngology—Head & Neck Surgery, 130,* 648–655.

Litovsky, R. Y., Johnston, P. M., Godar, S., Agrawal, S., Parkinson, A., Peters, R., et al. (2006). Bilateral cochlear implants in children: Localization acuity measured with minimum audible angle. *Ear and Hearing, 27,* 43–59.

Lybarger, S. F. (1944). U.S. Patent application SN 543, 278.

MacLeod, A., & Summerfield, Q. (1987). Quantifying the contribution of vision to speech perception in noise. *British Journal of Audiology, 21,* 131–141.

Markides, A. (1970). The speech of deaf and partially-hearing children with special reference to factors affecting intelligibility. *British Journal of Communication Disorders, 5,* 126–140.

Markides, A. (1983). *The Speech of Hearing-Impaired Children.* Dover, NH: Manchester University Press.

McCandless, G. A., & Lyregaard, P. E. (1983). Prescription of gain/output (POGO) for hearing aids. *Hearing Instruments, 34,* 16–21.

McConkey Robbins, A., Koch, D. B., Osberger, M. J., Zimmerman-Phillips, S., & Kishon-Rabin, L. (2004). Effect of age at cochlear implantation on auditory skill development in infants and toddlers. *Archives of Otolaryngology—Head & Neck Surgery, 130,* 570–574.

McDermott, R., & Jones, T. (1984). Articulation characteristics and listeners? judgments of the speech of children with severe hearing loss. *Language, Speech, and Hearing Services in Schools, 15,* 110–126.

Medical Research Council (MedResCo). (1947). *Hearing Aids and Audiometers.* Report of the Committee on Electro-Acoustics. Special Report 261. London: His Majesty's Stationery Office.

Medwetsky, L., & Boothroyd, A. (1991). Effect of microphone placement on the spectral distribution of speech. Paper presented at American Speech-Language-Hearing Association Convention. Atlanta, GA.

Meyer, T. A., & Svirsky, M. A. (2000). Speech perception by children with the Clarion (CIS) or Nucleus (SPEAK) cochlear implant or hearing aids. *Annals of Otology, Rhinology, and Laryngology, 185,* 49–51.

Miyamoto, R. T., Osberger, M. J., Robbins, A. M., Myres, W. A., Kessler, K., & Pope, M. L. (1992). Longitudinal evaluation of communication skills of children with single- or multichannel cochlear implants. *American Journal of Otology, 13,* 215–222.

Moog, J., Biedenstein, J., & Davidson, L. (1995). *Speech Per-ception Instructional Curriculum and Evaluation (SPICE).* St. Louis: Central Institute for the Deaf.

Mueller, H. G., Hawkins, D. B., & Northern, J. L. (1992). *Probe Microphone Measurements: Hearing Aid Selection and Assessment.* San Diego: Singular.

Mueller, H. G., & Ricketts, T. A. (2006). Open-canal fittings: Ten take-home tips. *Hearing Journal, 59*(11), 24–39.

Nabelek, A. K., & Robinette, L. (1978). Reverberation as a parameter in clinical testing. *Audiology, 17,* 239–259.

Nelson, P. B., Soli, S. D., & Seltz, A. (2003). *Classroom Acoustics II: Acoustical Barriers to Learning.* Melville, New York: Acoustical Society of America.

Neuman, A. C., Levitt, H., Mills, R., & Schwander, T. (1987). An evaluation of three adaptive hearing aid selection strategies. *Journal of the Acoustical Society of America, 82,* 1967–1976.

Newman, C. W., Weinstein, B. E., Jacobson, G. P., & Hug, G. A. (1991). Test-retest reliability of the Hearing Handicap Inventory for Adults. *Ear and Hearing, 12,* 355–357.

Nicholas, J. G., & Geers, A. E. (2004). Effect of age of cochlear implantation on receptive and expressive spoken language in 3-year-old deaf children. Proceedings of the VIII International Cochlear Implant Conference. *International Congress Series, 1273,* 340–343.

Nitchie, E. (1912). *Lipreading: Principles and Practice.* New York: Stokes.

Osberger, M. J., & Fisher, L. (2000). New directions in speech processing: Patient performance with simultaneous analog stimulation. *Annals of Otology, Rhinology & Laryngology. Supplement, 185,* 70–73.

Osberger, M. J., Maso, M., & Sam, L. K. (1993). Speech intelligibility of children with cochlear implants, tactile aids, or hearing aids. *Journal of Speech and Hearing Research, 36,* 186–203.

Owens, E., & Blazek, B. (1985). Visemes observed by hearing-impaired and normal-hearing adult viewers. *Journal of Speech and Hearing Research, 28,* 381–393.

Palmer, C. V. (1997). Hearing and listening in a typical classroom. *Language, Speech, and Hearing Services in Schools, 28,* 213–218.

Papsin, B. C., & Gordon, K. A. (2007). Cochlear implantation for children with severe-to-profound hearing loss. *New England Journal of Medicine, 357,* 2380–2387.

Papsin, B. K., Gysin, C., Picton, N., Nedzelski, J., & Harrison, R. V. (2000). Speech perception outcome measures in prelingually deaf children up to four years after cochlear implantation. *Annals of Otology, Rhinology & Laryngology. Supplement, 185,* 38–42.

Pasanisi, E., Bacciu, A., Vincenti, V., Guida, M., Barbot, A., Berghenti, M. T., et al. (2003). Speech recognition in elderly cochlear implant recipients. *Clinical Otolaryngology, 28,* 154–157.

Pediatric Working Group of the Conference on Amplification for Children with Auditory Deficits (PWG). (1996). Amplification for infants and children with hearing loss. *American Journal of Audiology, 5,* 53–68.

Perry, P. B., & Gantz, B. J. (2000). Medical and surgical evaluation and management of tinnitus. In Tyler RS (Ed.): *Tinnitus Handbook.* San Diego: Singular, 221–241.

Plant, G., Gnosspelius, J., & Levitt, H. (2000). The use of tactile supplements in lipreading Swedish and English: A single-subject study. *Journal of Speech, Language, and Hearing Research: JSLHR, 43,* 172–183.

Public Law 101-431. Television Decoder Circuitry Act of 1990. *[47 U.S.C. §§303(u);330(b)].*

Punch, J. L., & Beck, E. L. (1980). Low-frequency response of hearing aids and judgments of aided speech quality. *Journal of Speech and Hearing Disorders, 45,* 325–335.

Punch, J. L., & Parker, C. A. (1981). Pairwise listener preferences in hearing aid evaluation. *Journal of Speech and Hearing Research, 24,* 366–374.

Reed, C. M., & Delhorne, L. A. (2003). The reception of environmental sounds through wearable tactual aids. *Ear and Hearing, 24,* 528–538.

Reed, C. M., Rabinowitz, W. M., Durlach, N. I., Braida, L. D., Conway-Fithian, S., & Schultz, M. C. (1985). Research on the Todoma method of speech communication. *Journal of the Acoustical Society of America, 77,* 247–257.

Robbins, A. M., Renshaw, J. J., & Berry, S. W. (1991). Evaluating meaningful auditory integration in profoundly hearing impaired children. *American Journal of Otology, 12,* 144–150.

Rosenberg, G. G., Blake-Rahter, P., Heavner, J., Allen, L., Redmond, B. M., Phillips, J., et al. (1999). Improving classroom acoustics (ICA): A three-year FM soundfield classroom amplification study. *Journal of Educational Audiology, 7,* 8–28.

Ross, M. (Ed) (1992). *FM Auditory Training Systems: Characteristics, Selection and Use.* Timonium, MD: York Press.

Ross, M., Brackett, D., & Maxon, A. M. (1982). *Hard of Hearing Children in Regular Schools.* Englewood Cliffs, NJ: Prentice-Hall.

Ross, M., & Giolas, T. (1971). Three classroom listening conditions on speech intelligibility. *American Annals of the Deaf, 116,* 580–584.

Rubinstein, A., & Boothroyd, A. (1987). Effect of two approaches to auditory training on speech recognition by hearing-impaired adults. *Journal of Speech and Hearing Research, 30,* 153–160.

Rubinstein, J. T., Parkinson, W. S., Tyler, R. S., & Gantz, B. J. (1999). Residual speech recognition and cochlear implant performance: Effects of implantation criteria. *American Journal of Otology, 20,* 445–452.

Sanders, D. A. (1993). *Management of Hearing Handicap: Infants to Elderly.* Englewood Cliffs, NJ: Prentice-Hall.

Sandlin, R. E., & Bongiovanni, R. (2002) Fitting binaural amplification to asymmetrical hearing loss. In Valente M (Ed.): *Strategies for Selecting and Verifying Hearing Aid Fittings,* 2nd ed. New York: Thieme, 221–252.

Saunders, G. H., Cienkowski, K. M., Forsline, A., & Fausti, S. (2005). Normative data for the Attitudes towards Loss of Hearing Questionnaire. *Journal of the American Academy of Audiology, 16,* 637–652.

Schechter, M. A., & Henry, J. A. (2002). Assessment and treatment of tinnitus patients using a "masking approach." *Journal of the American Academy of Audiology, 13,* 545–558.

Schow, R. L., & Nerbonne, M. A. (1982). Communication screening profile: Use with elderly clients. *Ear and Hearing, 3,* 135–147.

Schwartz, D., Lyregaard, P. E., & Lundh, P. (1988). Hearing aid selection for severe-to-profound hearing losses. *The Hearing Journal, 4,* 13–17.

Scollie, S., Seewald, R., Cornelisse, L., Moodie, S., Bagatto, M., Laurnagaray, D., et al. (2005). The desired sensation level multistage input/output algorithm. *Trends in Amplification, 9*(4), 159–197.

Seep, B., Glosemeyer, R., Hulce, E., Linn, M., Aytar, P., & Coffeen, R. (2003). *Classroom Acoustics I: A Resource for Creating Learning Environments with Desirable Listening Conditions (Revised).* Melville, NY: Acoustical Society of America.

Seewald, R. C., Cornelisse, L. E., Ramji, K. V., Sinclair, S. T., Moodie, K. S., & Jamieson, D. G. (1997). *DSL 4.1 for Windows: Software Implementation of the Desired Sensation Level [DSL(i/o)] Method for Fitting Linear Gain and Wide Dynamic Range Compression Hearing Instruments.* London, Ontario: University of Western Ontario.

Sehgal, S. T., Kirk, K. I., Svirsky, M., & Miyamoto, R. T. (1998). The effects of processor strategy on the speech perception performance of pediatric Nucleus multichannel cochlear implant users. *Ear and Hearing, 19,* 149–161.

Sensimetrics. (2002). *Seeing and Hearing Speech: Lessons in Lipreading and Listening.* Available at www.seeingspeech.com.

Shapiro, I. (1976). Hearing aid fitting by prescription. *Audiology, 15,* 163–173.

Shapiro, I. (1980). Comparison of three hearing aid prescription procedures. *Ear and Hearing, 1,* 211–214.

Sherrick, C. E. (1984). Basic and applied research in tactile aids for deaf people: Progress and prospects. *Journal of the Acoustical Society of America, 75,* 1325–1342.

Silman, S., Gelfand, S. A., & Silverman, C. A. (1984). Late-onset auditory deprivation: Effects of monaural versus binaural hearing aids. *Journal of the Acoustical Society of America, 76,* 1357–1361.

Silman, S., Silverman, C. A., Emmer, M., & Gelfand, S. A. (1992). Adult-onset auditory deprivation. *Journal of the American Academy of Audiology, 3,* 390–396.

Silverman, C. A., & Silman, S. (1990). Apparent auditory deprivation from monaural amplification and recovery with binaural amplification: Two case studies. *Journal of the American Academy of Audiology, 1,* 175–180.

Silverman, C. A., Silman, S., Emmer, M. B., Schoepflin, J. R., & Lutolf, J. J. (2006). Auditory deprivation in adults with asymmetric sensorineural hearing impairment. *Journal of the American Academy of Audiology, 17,* 747–762.

Skinner, M. W. (1988). *Hearing Aid Evaluation.* Englewood Cliffs, NJ: Prentice-Hall.

Smith, C. (1975). Residual hearing and speech production in deaf children. *Journal of Speech and Hearing Disorders, 18,* 795–811.

Spitzer, J. B., Ghossaini, S. N., & Wazen, J. J. (2002). Evolving applications in the use of bone-anchored hearing aids. *American Journal of Audiology, 11,* 96–103.

Stacey, P. C., Fortnum, H., Barton, G., & Summerfield, A. Q. (2006). Hearing impaired children in UK, I: Auditory performance, communication skills, educational achievement, quality of life and cochlear implantation. *Ear and Hearing, 27,* 161–186.

Staller, S. J., Menapace, C., Domico, E., Mills, D., Dowell, R. C., Geers, A., et al. (1997). Speech perception abilities of adult and pediatric Nucleus implant recipients using Spectral Peak (SPEAK) coding strategy. *Journal of Otolaryngology Head & Neck Surgery, 117,* 236–242.

Storey, L., Dillon, H., Yeend, I., & Wigney, D. (1998). The National Acoustics Laboratories' procedure for selecting the saturation sound pressure level of hearing aids: Experimental validation. *Ear and Hearing, 19,* 267–279.

Stout, G., & Windle, J. (1992). *Developmental Approach to Successful Listening II.* Englewood, CO: Resource Point.

Stubblefield, J., & Nye, C. (1989). Aided and unaided time-related differences in word discrimination. *Hearing Instruments, 40,* 38–45.

Surr, R. K., & Fabry, D. A. (1991). Comparison of three hearing aid fittings using the speech intelligibility rating (SIR) test. *Ear and Hearing, 12,* 32–38.

Svirsky, M. A., Teoh, S. W., & Neuburger, H. (2004). Development of language and speech perception in congenitally, profoundly deaf children as a function of age at implantation. *Audiology & Neuro-Otology, 9,* 224–233.

Sweetow, R., & Palmer, C. V. (2005). Efficacy of individual auditory training in adults: A systematic review of the evidence. *Journal of the American Academy of Audiology, 16,* 494–504.

Sweetow, R. W. (2000). Cognitive-behavior modification. In Tyler RS (Ed.): *Handbook of Tinnitus.* San Diego: Singular, 297–311.

Sweetow, R. W., & Sabes, J. H. (2006). The need for and development of an Adaptive Listening and Communication Enhancement (LACE™) program. *Journal of the American Academy of Audiology, 17,* 538–558.

Tait, M., DeRaeve, L., & Nikolopoulos, T. (2007). Deaf children with cochlear implants before the age of 1 year: Comparison of preverbal communication with normally hearing children. *International Journal of Pediatric Otorhinolaryngology, 71,* 1605–1611.

Teoh, S. W., Pisoni, D., & Miyamoto, R. (2004). Cochlear implantation for adolescents and adults with prelingual deafness. *Laryngoscope, 114,* 1536–1540.

Thibodeau, L. M. (1990). Electroacoustic performance of direct-input hearing aids with FM amplification systems. *Language, Speech, and Hearing Services in Schools, 21,* 49–56.

Thibodeau, L. M., & Saucedo, K. (1991). Consistency of electroacoustic characteristics across components of FM systems. *Journal of Speech and Hearing Research, 34,* 628–635.

Traynor, R. M. (1997). Prescriptive procedures. In H Tobin (Ed.): *Practical Hearing Aid Selection and Fitting.* Washington, DC: U.S. Department of Veterans Affairs, 59–74.

Tye-Murray, N. (2002). *Conversation Made Easy: Speechreading and Conversation Strategies Training for Children with Hearing Loss.* St. Louis: Central Institute for the Deaf.

Tye-Murray, N. (2004). *Foundations of Aural Rehabilitation: Children, Adults, and Their Family Members,* 2nd ed. South Melbourne: Delmar Cengage.

Tye-Murray, N., & Geers, A. (2002). *The Children's Audiovisual Enhancement Test (CAVET).* St. Louis: Central Institute for the Deaf.

Tyler, R. S. (Ed.) (2006). *Tinnitus Treatments: Clinical Protocols.* New York: Thieme.

Tyler, R. S., Dunn, C. C., Witt, S. A., & Noble, W. G. (2007). Speech perception and localization with adults with bilateral sequential cochlea implants. *Ear and Hearing, 28*(Suppl), 86S–90S.

Tyler, R. S., Teagle, H. F. B., Kelsay, D. M. R., Gantz, B. J., Woodworth, G. G., & Parkinson, A. J. (2000). Speech perception by prelingually deaf children after six years of cochlear implant use: Effects of age at implantation. *Annals of Otology, Rhinology & Laryngology. Supplement, 185,* 82–84.

Utley, J. (1946). A test of lipreading ability. *Journal of Speech Disorders, 11,* 109–116.

Valente, M. (1982). Binaural amplification. *Audiol J Cont Ed, 7,* 79–93.

Valente, M. (Ed.) (2002). *Strategies for Selecting and Verifying Hearing Aid Fittings,* 2nd ed. New York: Thieme

Valente, M., Valente, M., Enrietto, J., & Layton, K. M. (2002). Fitting strategies for patients with unilateral hearing loss. In Valente M (Ed.): *Strategies for Selecting and Verifying Hearing Aid Fittings,* 2nd ed. New York: Thieme, 253–271.

Valente, M., & Van Vliet, D. (1997). The Independent Hearing Aid Fitting Forum (IHAFF) protocol. *Trends in Amplification, 2,* 6–35.

Ventry, I. M., & Weinstein, B. E. (1982). Identification of elderly people with hearing problems. *Ear and Hearing, 3,* 128–134.

Vernon, J. A., & Meikle, M. B. (2000). Tinnitus masking. In Tyler RS (Ed.): *Handbook of Tinnitus.* San Diego: Singular, 313–356.

Verschuur, C. A., Lutman, M. E., & Ramsden, R. (2005). Auditory localisation abilities in bilateral cochlear implant recipients. *Otology & Neurotology, 26,* 965–971.

Vorce, E. (1974). *Teaching Speech to Deaf Children.* Washington, DC: Alexander Graham Bell Association for the Deaf.

Wackym, P. A., & Friedland, D. R. (2004). Otologic Evaluation. In Snow JB (Ed.): *Tinnitus: Theory and Management.* Hamilton, Ontario: BC Decker, 205–219.

Walden, B. E., Prosek, R. A., & Worthington, D. W. (1974). Predicting audiovisual consonant recognition performance of hearing-impaired adults. *Journal of Speech and Hearing Research, 17,* 270–278.

Walden, B. E., Schwartz, D. M., Williams, D. L., Holum-Hardengen, L. L., & Crowley, J. M. (1983). Test of the assumptions underlying comparative hearing aid evaluations. *Journal of Speech and Hearing Disorders, 48,* 264–273.

Walden, T. C., & Walden, B. E. (2005). Unilateral versus bilateral amplification for adults with impaired hearing. *Journal of the American Academy of Audiology, 16,* 574–584.

Waltzman, S. B. (2005). Expanding patient criteria for cochlear implantation. *Audiology Today, 17*(5), 20–21.

Waltzman, S. B., Cohen, N. L., & Roland, J. T. (1999). A comparison of the growth of open-set speech perception between the Nucleus 22 and Nucleus 24 cochlear implant systems. *American Journal of Otology, 20,* 435–441.

Waltzman, S. B., & Roland, J. T. (2005). Cochlear implantation in children younger than 12 months. *Pediatrics, 116,* e487–e493.

Waltzman, S. B., & Roland, J. T. (Eds.) (2007). *Cochlear Implants,* 2nd ed. New York: Thieme.

Waltzman, S. B., Roland, J. T., & Cohen, N. L. (2002). Delayed implantation of congenitally deaf children and adults. *Otology & Neurotology, 23,* 333–340.

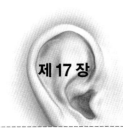

제 17 장

소음과 회화 청취의 영향

이 장은 과도한 음향 노출의 영향과 파급 효과를 다루는 청각학의 분야와 관련되어 있다. 이 장에서는 아주 큰 소리와 관련된 쟁점을 다루기 때문에 음향 노출(sound exposure)과 소음 노출(noise exposure)이라는 용어를 혼용할 것이다. 여기에 다루어질 주제는 청취력과 말 의사소통에 대한 소음의 영향, 소음의 비청각학적 영향, 직업성 소음 노출 및 산업청력보존(industrial hearing conservation), 근로자의 소음성 난청에 대한 보상에 관련된 문제를 포함하고 있다. 청각학적 업무의 한 분야이며 소음 노출의 영향을 이해하는 데 필수적인 조건인 소음을 기술하는 방법과 측정하는 방법에 대한 다양한 개념을 상세히 기술하는 것으로 시작할 것이다.

소음 강도 및 소음 강도의 측정

우리는 소리의 전반적인 음압 수준(sound pressure level, SPL), 옥타브 대역 수준(octave-band level) 및 가중 소리 강도[weighted (A, B, C) sound level]의 관점으로 소리의 크기 및 스펙트럼을 기술하는 데 포함된 개념에 이미 친숙하다. 소음 노출의 특성을 소리의 시간적 특성(temporal characteristics)의 관점에서 나타내는 것 또한 중요하다(Hamernik & Hsueh, 1991; Ward, 1991). 소음의 강도가 "유효 정적 수준(effective quite)"(소음이 너무 작아서 역치 변동을 유발할 수 없는 수준) 이상으로 유지되는 소음 노출을 **지속적** 소음 노출(continuous noise exposure)로 생각한다. 지속적이지 않는 소음은 (1) **방해 소음**(interrupted noise), (2) **간헐적 소음**(intermittent noise) 또는 (3) **시간에 따라 변화하는 소음**(time-varying noise)으로 생각할 수 있다. 방해 소음은 소음이 상대적으로 긴 시간 동안 유효 정적 수준 이상으로 유지되는 경우이며, 간헐적 소음은 소음 노출이 정적 수준 또는 유효 정적 수준의 짧은 휴식기 동안 중단된 경우(예 : 한 시간에 몇 초 정도)이다. 시간에 따라 변화하는 소음은 소음이 유효 정적 강도 이상으로 유지되지만 시간에 따라 소음의 강도가 변화하는 경우이다. 에너지의 갑작스러운 방출로 생성된(예 : 총성) **일시적 소음**(transient noise)을 **충격 소음**(impulse noise)이라 하는데 종종 140dB SPL을 초과하기도 한다. 반면에 충돌 소음(impact noise)은 사물 간의 충돌(예 : 금속에 망치질하는 경우)로 야기되는 일시적 소음으로 일반적으로 140dB SPL보다는 작다. 일시적 소음을 정확하게 측정하기 위해서는 극도로 빠른 반응 특성을 가진 특수 음압측정기가 필요하다.

대부분의 소음은 일정 기간(수 초~수 시간) 동안 지속되며 또한 소음의 강도는 이 기간 동안 일반적으로 상당히 변화할 것이다. 시간에 따라 변화하는 소음의 강도는 소음 노출 기간 동안 전반적인 평균 노출 강도를 요약하여 단일 수치로 통합하는 것이 바람직한데 이것을 **등가소음수준**(equivalent level, L_eq)라고 한다. 그러나 데시벨은 로그 수치이므로 등가소음수준은 일련의 소리 강도 측정 결과를 단순한 산술평균으로 결합하여 만들 수 없다는 사실을 기억해야 한다. 대신 Leq는 옥타브 대역 강도를 전반적인 음압 강도(SPL) 또는 dBA로 변화시키기 위해 1장에서 기술한 방법과 동일한 방법을 이용해 구할 수 있다. 관심이 많은 학생은 Berger, Royster, Royster 등(2000)의 연구에서 사용한 적절한 공식 및 설명을 찾을 수 있을 것이다. 실제로 Leq값은 적분형 음압측정기 또는 음량계(dosimeter)를 이용하여 직접 구할 수 있다(아래에 설명). 직업성 청력 보존 규정(occupational hearing conservation regulations)(OSHA, 1983)을 준수하기 위해서는 특수한 유형의 Leq를 사용한다. 24시간 노출에 대한 등가소음수준은 종종 $L_{eq}(24)$로 표현한다. **주야간소음수준**(day-night level, DNL 또는 L_{dn})는 야간 소음을 좀 더 불쾌하게 생각하기 때문에 성가심(annoyance)[1]이 쟁점이 될 경우 24시간 동안의 등가소음수준을 설명하기 위해 야간 소음에 벌점을 부여한다. 주야간 소음 강도는 밤 10시~아침 7시에 발생하는 전체 소음 강도에 10dB를 추가하여 구한다. **지역등가소음수준**(community noise equivalent level, CNEL)은 주야간 소음 강도를 변형한 개념으로 저녁 시간 동안의 소음에 대해서는 5dB, 야간 소음에 대해서는 10dB의 벌점을 추가한다. 1일 등가소음수준(all-day equivalent level)은 항공기 비행과 같은 불쾌한 단일 소음 사건을 적절하게 나타낼 수 없으므로 단일 소음의 특징을 나타내기 위해서는 추가적인 측정이 필요하다. 이러한 단일 소음을 1초 동안의 소음 노출과 동등한 관점으로 표현할 수 있는 단발 **소음노출수준**(sound exposure level, SEL)이라 한다. 소음의 간섭 또는 불쾌 가능성을 확인하는 다른 방법이 있다. 예를 들어 **소음 한계 곡선**[noise criterion (NC) curve]을 소음의 스펙트럼과 비교할 수 있다. 또한 소음한계곡선은 진동 및 덜걱거

---

1) 역주 : 소음이나 시끄러움과 함께 소음의 영향을 평가하는 항목의 하나. 소음에 의해서 생기는 불쾌감에 관한 평가의 총칭.

리는 소리의 영향을 고려한 **소음 한계 평형 곡선**[balanced noise criterion(NCB) curve]을 포함하고 있다(Beranek, 1957, 1989).

환경소음 표본조사

소음 조사(noise survey 또는 sound survey)는 산업 환경 또는 공항 주변 지역과 같은 환경에서 소리 강도에 대한 체계적인 측정이다. 소음 조사는 다음과 같은 다양한 이유로 시행된다. (1) 개인(일반적으로 근로자)이 특정 기준을 초과하는 소음 강도에 노출되는 위치를 규명하기 위함이다. 이 기준은 일반적으로 85dBA 이상의 **시간가중 평균노출강도**(time-weighted average, TWA)인데 이 값은 연방 직업성 청각 보존 규정(OSHA, 1983)에서 규정하고 있는 강도이기 때문이다. 시간가중 평균노출강도는 8시간 동안의 근로 시간으로 표준화되어 있는 특수한 종류의 등가소음수준이다. (2) 근로자들이 85dBA 시간가중 평균노출수준 이상의 소음 강도 또는 일부 중대한 다른 강도에 노출되고 있는지를 규명하기 위함이다. (3) 소음원에 대한 공학적 통제의 필요 여부 및 소음에 가장 적합한 소음 통제 방법의 종류를 결정하는 데 필요한 정보를 기술자에게 제공하기 위함이다. (4) 소음에 노출되는 근로자에게 사용되는 청각 보호 기구(예 : 방음용 귀마개, 방음용 귀덮개)를 통해 얼마나 많은 양의 감쇠를 제공해야만 하는지 결정하기 위함이다. (5) 추가적으로 소음 조사로 제공된 정보는 직장에서 말 의사소통의 효용성, 응급 경고 신호의 청취력과 관련한 문제를 규명하는 데 사용되며 이를 완화하는 데 도움을 준다. 일반적으로 근로자의 소음 노출을 결정하기 위해서 소음수준이 dBA로 측정되어야 한다. 옥타브 대역 수준은 소음의 본질을 자세하게 평가하기 위해 그리고 적절한 소음 통제 기술을 결정하는 것과 같은 공학적 목적 및 청각 보조장치를 평가하기 위해 필요하다. 또 dBC의 소음 강도는 특히 옥타브 대역 강도를 이용할 수 없을 때 청각 보호장치를 평가하는 데 필요하다. 환경소음 조사에서는 종종 공항 및 주요 고속도로 주변, 다른 비직업성 소음원의 성가심 요인에 중점을 두

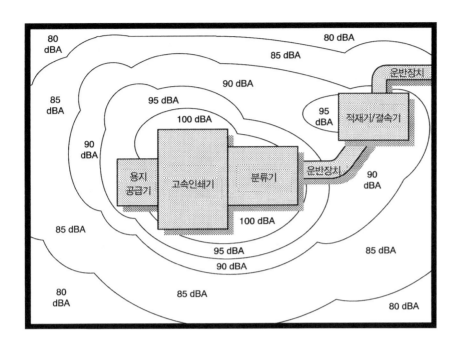

그림 17.1 전형적인 소음윤곽
지도

영역 라벨	

운반장치

95 dBA 적재기/결속기

운반장치

용지
공급기 고속인쇄기 분류기

기 위해 다른 측정법을 사용한다.

다양한 위치에서 구한 소음 수준 측정 결과는 **소음
수준지도**(noise level map)를 개발하기 위해 사용될
수 있다. 소음지도는 측량된 영역의 평면도에 소음 강
도를 윤곽선으로 중첩하여 묘사한 도표이다. 소음지
도의 윤곽선은 지리학적 지도에서 등고선이 해수면
위의 고도가 비슷한 지역을 나타내는 것과 같이 소음
강도가 비슷한 영역을 나타낸다(그림 17.1). 이런 유형
의 지도는 소음원과 허용할 수 없는 소음 수준에 노출
되는 근로자들을 좀 더 쉽게 규명하고 이 정보를 다른
사람들에게 전달하기 쉽게 만든다. 지역등가소음수준
측정에 추가하여 대표적인 개인적 소음노출강도를 측
정하는 것이 필요하다. 그 이유는 다음과 같다. (1) 소
음 수준은 위치에 따라 달라지기 때문이다. (2) 많은
근로자들이 서로 다른 소음 수준을 가지고 있는 작업
위치 주변 및 소음 노출 지역의 내부와 외부로 이동하
기 때문이다. (3) 점심시간이나 휴식시간처럼 근로자
들이 높은 수준의 소음 지역으로부터 멀리 떨어져 있
는 시간에 대해 설명하기 위해 필요하다. 공항이나 다
른 환경적 소음원 주변에는 유사한 소음윤곽지도가
만들어진다.

음압측정기

주된 소음 측정 도구에는 음압측정기 및 소음량계가
있다. 1장에서 **음압측정기**(sound level meter, SLM)
는 소리의 크기를 측정하기 위해 사용되는 기본 도구
라고 했던 것을 상기하라. 음압측정기를 선형으로 설
정하여 전반적인 음압 강도(SPL)를 측정할 수 있으며,
적절한 여과장치를 사용할 경우 옥타브 대역 강도 및
1/3 옥타브 대역 강도뿐 아니라 가중치가 적용된 소리
수준인 dBA, dBB, dBC도 측정할 수 있다. A 가중치,
B 가중치, C 가중치 및 옥타브 대역의 특성은 1장의 그
림 1.21과 표 1.2에 요약되어 있다. 이 절에서는 소리
측정의 기본적인 측면에 대한 일부를 자세하게 설명하
고 이 정보를 소음 측정에 적용할 것이다. 음압측정기
는 유형(Type) 0, 1, 2, S로 분류된다(ANSI-S1.4,
1983, R2006; ANSI, 2006). 가장 좁은 허용 오차
(tolerance)를 가지고 있는 가장 정밀한 음압측정기는
유형 0 또는 실험실용 표준 모델이다. 이 장비는 100∼
4000Hz까지 ±0.7dB 이내로 교정할 수 있는 가장 엄
격한 허용 오차를 가지고 있다. 유형 0 음압측정기는
실험실 조건하에서 엄격한 보정 및 참고 목적으로 사
용되며 소음 수준을 분석하는 데는 필요하지 않다. 유

표 17.1 선정 주파수에서 유형 0, 1, 2 음압측정기의 허용 오차 한계 (최대 허용 측정 오차)

주파수(Hz)	dB로 표현한 허용 오차		
	유형 0	유형 1	유형 2
31.5	±1	±1.5	±3
63	±1	±1	±2
125	±0.7	±1	±1.5
250	±0.7	±1	±1.5
500	±0.7	±1	±1.5
1000	±0.7	±1	±1.5
2000	±0.7	±1	±2
3150	±0.7	±1	±2.5
4000	±0.7	±1	±3
6300	−1.5 ∼ +1	−2 ∼ +1.5	±4.5
8000	−2 ∼ +1	−3 ∼ +1.5	±5

출처 : Extracted from ANSI–S 1.4–1983(R2006), *American National Standard Specification for Sound Level Meters*, Acoustical Society of America.

형 1 음압측정기 또는 정밀 음압측정기(Type 1 또는 precision SLM)는 실험실 및 현장에서 정확한 소리 강도를 측정하기 위해 사용되는데 50∼4000Hz에 ±1dB의 허용 오차를 가지고 있다. **다용도** 음압측정기 또는 **유형 2** 음압측정기는 100∼1250Hz에 ±1.5dB 정도의 좁은 허용 오차를 가지고 있는 현장 측정 도구로 미국 OSHA(Occupational Safety and Health Administration)와 다른 규제 기관의 소음강도 표준 준수 의무를 충족해야 한다. 세 가지 분류 음압측정기 사이의 허용 오차 차이를 표 17.1에 제시하였다. 어떤 사람은 조사용 음압측정기('survey' SLM)(이전에는 유형 3)로 알아낼 수도 있지만 우리의 용도로는 적합하지 않다. **특수 목적용**(유형 S) 음압측정기(special purpose SLM)는 유형 0, 1, 2m의 모든 기능 대신에 오히려 특정 적용을 위해 고안된 한정된 개수의 미리 선정된 기능을 가지고 있다.

음압측정기는 소리 강도의 급격한 증가에 대응하기 위해 어느 정도의 시간이 소요된다. 반응시간(response time)은 음압측정기가 소리 강도의 최종적인 최대 수치의 63%에 도달하는 데 걸리는 시간인

시간상수(time constant)로 표현된다. 음압측정기의 개발 초기까지 거슬러 올라가면 음압측정기는 "느린 반응 속도"와 '빠른 반응 속도'를 가지고 있으며 여러 종류의 연방 및 주 법률과 규정에서는 다양한 소음 측정에 사용하도록 규정하고 있다. 특히 OSHA에서는 대부분의 소음 측정을 느린 반응속도로 측정하도록 요구한다. **느린 반응 속도**는 1초의 시간상수를 가진다. 이러한 느린 반응시간은 소리 강도의 변동을 평균화하는 효과가 있으며 음압측정기를 좀 더 쉽게 읽을 수 있도록 해 주지만 시간의 경과에 따른 소리 강도의 변동을 평가하기에는 부적절하게 만든다. 0.125초의 시간상수를 가진 **빠른 반응 속도**는 소리의 변화를 평가하는 데 좀 더 적절하지만 음압측정기의 수치 변동이 전반적인 강도를 결정하기에 더 어렵게 만든다. 그러나 심지어 빠른 반응도 충격 소음 및 충돌 소음과 같은 일시적 소음을 측정하기에는 너무 느리다. 일시적 소리를 측정하기 위해서는 **실질 정점** 반응 설정 및 **순간 반응** 설정(true peak response setting 또는 instantaneous response setting)이 필요하다. 음압측정기의 실제 정점 반응 설정에서 유형 0 음압측정기는 50μs 정도로 짧은 펄스에 반응할 수 있어야 하며 유형 1, 2m 음압측정기는 100μs의 펄스에 반응할 수 있어야 한다. 음압측정기의 **충격** 설정(impulse setting)은 35ms의 상승시간(rising time constant) 및 1.5초의 감쇠시간(decay time)을 가지고 있다는 사실을 알고 있는 것이 중요한데 충격 설정으로 불리지만 충격음을 측정하기에는 적절하지 않다.

소음 피폭량 측정기

소음 피폭량 측정기(noise dosimeter)는 전체 근무시간 전 과정 동안 축적된 소리 노출의 양을 기록하기 위해 사용되는 소리 측정 장치이다. 그 예시를 그림 17.2에 나타냈다. 누적 소음 피폭량 측정기는 일정 시간 동안의 소음 노출을 측정하는 과정을 단순하고 자동화하기 위해 변형된 음압측정기로 생각할 수 있으며 소음 노출 감시(noise exposure monitoring)를 매우 실제적인 활동으로 만든다. **개인의** 소음노출강도

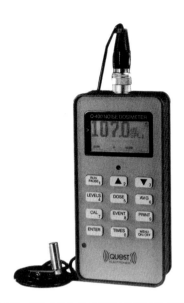

그림 17.2 산업 소음 노출 측정에 공통적으로 사용되는 소음 피폭량 측정기의 예(Quest Technologies, Inc. 제공)

(personal noise exposure) 측정은 근무시간 전 과정 동안 근로자들에게 소음 피폭량 측정기를 착용시켜 구할 수 있다. 이 경우 일반적으로 소음 피폭량 측정기 는 근로자의 벨트에 착용시키고 소음 피폭량 측정기 의 송화기는 근로자의 어깨 위에 위치시킨다. **구역** 소 리노출강도(area sound exposure) 측정은 근무 환경 의 적당한 장소에 소음 피폭량 측정기를 놓고 구할 수 있다. 대부분의 소음 피폭량 측정기는 아주 큰 역동 범 위를 가지고 있다. 이것은 소음 노출 측정에서 소음 피 폭량 측정기가 아주 넓은 범위의 소리 강도를 통합할 수 있다는 것을 의미한다. 소음 피폭량 측정기는 소음 측정에 있어서 연방 정부 규정(OSHA, 1983)을 준수 하기 위해 일반적으로 80dB 이상의 모든 소리 강도를 포함한다. 반면에 80dB보다 **더 낮은** 소리 강도는 제외 된다(다른 기준도 사용 가능하지만 소음 노출 규정의 준수를 위한 용도로는 부적절하다). 근무시간 동안 전 반적으로 누적된 소음 노출을 일반적으로 소음 노출량 (noise dose)[방사선량(radiation dose)과 유사] 또는 8시간 동안의 노출에 대한 dBA의 등가 시간가중 평균 노출강도(equivalent time-weighted average)로 표현한다. 게다가 현대의 누적 소음량계는 모든 종류 의 반응 속도(예 : 빠른 반응 속도/느린 반응 속도/순간

반응 속도 등)를 사용하여 dBA, dBC 모두에서 측정할 수 있으며, 다양한 종류의 누적 노출 강도 및 감시 기 간 동안의 상세한 소음 노출 이력을 나타내는 개요서 를 제공한다. 이 정보는 컴퓨터로 전송되거나 출력될 수 있다.

소음 스펙트럼

음압측정기의 선형 설정 또는 A, B, C 가중치(weight-ing network)로 구한 전반적인 소음 강도 측정은 스 펙트럼 정보를 제공하지 않는다. 그러나 때때로 음압 측정기의 선형 설정 및 A 가중치(dBA)로 측정된 소리 강도를 비교함으로써 소음의 스펙트럼 요소를 구할 수 있다는 것이 일반적인 견해이다. 이것은 선형 설정 에서 제공되는 전반적인 음압 강도는 모든 주파수를 균등하게 취급하지만 dBA에서는 저주파수가 덜 강조 되기 때문에 가능하다. 사실상 dB SPL의 소음 강도 수치는 저주파수를 포함하지만 dBA는 저주파수를 무 시한다. dB SPL 수치는 저주파수 에너지를 나타내고 dBA 수치는 저주파수 에너지를 무시하는 이런 이유 때문에 선형 설정과 dBA로 측정한 두 강도의 차이는 소음이 저주파수 에너지를 포함하고 있다는 것을 의 미한다. 반면에 dB SPL과 dBA의 강도가 비슷한 경 우에는 소음이 저주파수 에너지를 많이 가지고 있지 않다는 것을 의미한다. dBC는 주로 선형 반응에 가깝 기 때문에 dBA와 dBC에서의 소음 강도도 이와 같은 방식으로 비교할 수 있다.

소음의 스펙트럼은 **옥타브 대역 분석**으로 결정할 수 있으며 **1/3 옥타브 대역 분석**으로 소음 스펙트럼의 상 세한 특성을 결정할 수 있다. 이와 같은 측정은 옥타 브 대역 또는 1/3 옥타브 대역 여과기를 가지고 있는 음압측정기와 옥타브 대역 분석기 또는 1/3 옥타브 대 역 분석기를 자체적으로 포함하고 있는 음압측정기로 수행할 수 있다. 가상의 산업 환경에 존재하는 소음을 이용한 옥타브 대역 분석의 예시를 그림 17.3에 나타 냈다. 이 소음의 진폭은 2000Hz 옥타브 대역에서 뚜 렷한 정점을 가지고 있는 것을 제외하고는 일반적으로 저주파수에서 더 크다는 것을 주의하라. 이 정점은 공

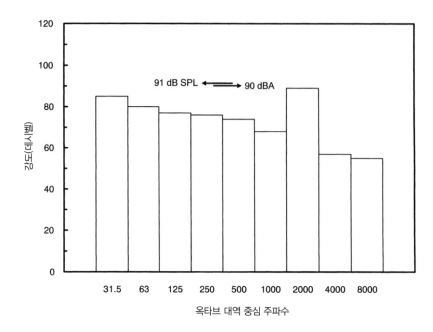

그림 17.3 전반적인 소음 강도가 91dB SPL 및 90dBA에 해당하는 가상적인 산업 환경의 옥타브 대역 소음 강도. 2000Hz 옥타브 대역에서 89dB의 가장 우세한 정점을 가지고 있을 뿐만 아니라 저주파수가 강하다는 사실을 주목하라.

장에서 특별한 기기의 작동과 연관되어 발생된다. 이러한 스펙트럼 특성은 90dBA 및 91dB SPL로 측정한 전반적인 소음 강도 측정으로는 알아낼 수 없다. 2000Hz 옥타브 대역에서 가장 우세한 정점을 나타내므로 dBA와 dB SPL 값은 아주 비슷하다. 다른 방법으로는 **고속 푸리에 변환**(fast Fourier transformation, FFT)을 이용하여 소리에 대한 푸리에 분석을 전기적으로 수행하여 스펙트럼을 결정하는 **스펙트럼 분석기**(spectrum analyzer)를 사용할 수 있다.

소음의 영향

청각에 미치는 소음의 영향

소음성 난청

청각 민감도(hearing sensitivity)에 대한 소음 노출의 영향은 역치 변동(threshold shift)의 관점으로 표현된다. **일시적 역치 변동**(temporary threshold shift, TTS)은 강한 소리 강도에 노출된 이후에 발생하는 청각 민감도의 일시적인 변화로 우리 모두가 겪어 본 적 있는 현상이기도 하다. 일시적 역치 변동의 기본 개념은 아주 단순하다. 어떤 사람의 역치가 5dB HL이며 일정 기간 상대적으로 강한 소음에 노출되었

다고 가정해 보자. 소음을 중단한 후 청각을 재측정했을 때 21dB HL로 역치가 변화(이동)되었고, 몇 시간 후에 재측정했을 때 결국에는 역치가 5dB HL로 다시 회복되었다. 소음이 중단된 직후에 역치 변동은 21-5 = 16dB(소음 노출 전 역치와 소음 노출 후 역치의 차이)이며 결국에는 노출 전의 값으로 역치가 회복되었기 때문에 일시적인 역치의 이동이다. 만약 소음 노출 전의 역치로 회복되지 않는다면 **영구적 역치 변동**(permanent threshold shift, PTS)일 것이며 이것은 **소음성 난청**(noise-induced hearing loss, NIHL)으로 알려져 있다.

일시적 역치 변동 및 영구적 역치 변동은 아주 자세히 연구되었으며 많은 인자들과 관련되어 있다(Miller, 1974; Clark, 1991a; Hamernik, Ahroon, & Hsueh, 1991; Melnick, 1991; Ward, 1991). 소음으로 인해 손상된 청각 시스템의 본질은 6장에서 논의하였다. 일반적으로 고주파수 소음 노출은 동일한 강도의 저주파수 노출보다 더 큰 역치 변동을 유발한다. 게다가 일시적 역치 변동의 최대 크기는 문제가 되는 소음 주파수 대역보다 대략 1/2 옥타브 정도 더 높은 주파수에서 발생하는 경향이 있다. 그러나 모든 소리가 청각 민감도에 영향을 미치지는 않는다. **등가 정적 수**

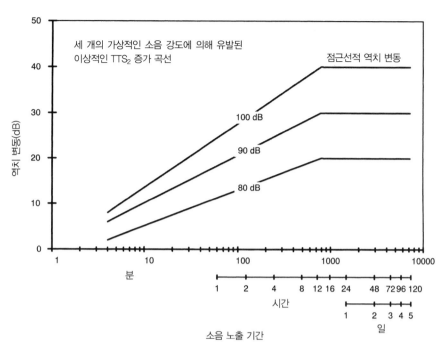

그림 17.4 등가 정적 강도 (80, 90, 100dB) 이상의 서로 다른 세 개의 가상적인 소음 강도에서 협대역 소음 노출 기간의 증가에 따른 일부 주파수에서 TTS_2의 증가를 보여 주는 이상적인 곡선. 노출 기간은 로그 척도로 표시하였다. 각각의 소음 강도에서 점근선적 역치 변동(ATS)은 결국 최대 크기에 도달한다.

준(equivalent quiet)[또는 유효 정적 수준(effective quiet)]은 소음 노출이 일시적 청력역치 변동을 유발하지 않는 강도보다 작다는 것을 의미한다. 일시적 역치 변동을 유발하는 최소 음압 강도(SPL)는 광대역 소음의 경우 약 75~80dB이며, 250Hz 옥타브 대역의 경우 77dB, 4000Hz 옥타브 대역의 경우 65dB까지 주파수에 따라 감소한다. 따라서 이 책에서는 등가 정적 수준 이상의 소음노출강도 및 노출시간에 관심을 두고 있다. 어쨌든 소음으로 인한 역치 변동은 개인 간에도 매우 다양하다는 사실이 강조되어야 한다.

일반적으로 일시적 역치 변동(TTS) 값은 소음이 종료되고 난 후 2분 이전까지는 불안정하기 때문에 일시적 역치 변동은 소음이 종료되고 나서 2분 후에 측정하므로 TTS_2라고 한다. 그림 17.4에 나타낸 세 개의 함수는 소음노출강도와 지속시간이 TTS_2에 어떤 영향을 미치는지를 보여 준다. 세 종류의 모든 소음 노출은 등가 정적 강도 이상의 강도이며 TTS_2는 가상적 소음 대역에 가장 영향을 받는 주파수에서 측정된다고 가정하자. 소음 노출의 지속시간이 점진적으로 길어짐에 따라 세 함수 모두에서 TTS_2가 증가되고 있는 것을 나타낸다. 예상한 것처럼 어떤 특정한 노출 기간

동안 TTS_2는 작은 소음 강도보다 큰 소음 강도에서 더 많이 발생된다. 로그 척도로 작성할 경우 소음 노출 지속시간의 증가에 따른 TTS_2의 비율은 본질적으로 선형적이다. 그러나 소음의 강도가 증가할 때 TTS_2는 더 빠르게 증가한다. 다시 말해 이 선들은 소음의 강도가 80dB에서 90dB, 100dB로 증가될수록 경사가 커진다. 약 8~16시간의 소음 노출 기간 동안에는 선형적인 증가가 지속된다. 그 후 이 함수들은 점근선(asymptotic, 수평선 부분으로 표시)으로 평탄해지고 이것은 소음이 얼마나 더 오래 지속되는가와 상관없이 TTS_2가 더 이상 증가되지 않음을 나타낸다. 다시 말해 수평선은 특정 소음이 노출의 기간에 상관없이 발생시킬 수 있는 최대의 TTS_2를 나타낸다. 이러한 TTS_2의 최대값을 **점근선적 역치의 이동** (asymptotic threshold shift, ATS)이라 한다.

소음 노출로 인해 발생한 역치 변동은 최초에 측정(예 : TTS_2)되었을 때 가장 크고 그 후 소음이 종료된 이후부터 시간이 경과함에 따라 점차 감소한다. 이런 과정을 **회복**(recovery)이라고 하는데 그림 17.5에 나타냈다. 이전 그림에서와 같이 시간 척도는 로그함수이다. 원칙적으로 TTS_2가 대략 40dB 미만이며, 8~

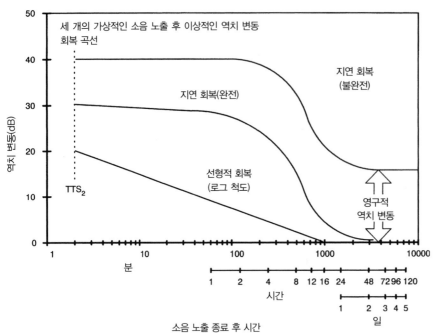

12시간 이내로 지속되는 소음에 지속적으로 노출될 때 유발되는 경우(그림에서 가장 낮은 선으로 표시)에는 소음이 종료된 후 약 16시간 이내에 **완전 선형 회복**을 기대할 수 있다. 반면에 만약 소음의 종류가 간헐적 소음이며 소음 노출 기간이 8~12시간 이상인 경우 및 TTS_2가 더 크게 발생한 경우라면 회복이 **지연**될 것이다. 그림 17.5의 가운데 곡선은 이틀 후에서야 결국 완벽하게 회복된 회복 지연(delayed recovery)의 예를 나타낸다. 그러나 일단 TTS_2의 크기가 대략 40dB 정도라면 회복이 지연될 뿐만 아니라 불완전할 가능성이 존재한다. 그림 17.5에서 가장 위의 곡선은 40dB의 일시적 역치 변동으로 시작하여 결국에 15dB의 영구적 역치 변동이 발생된 비가역적 소음성 난청의 예를 보여 준다.

비록 영구적 역치 변동이 일시적 역치 변동의 최초 크기보다 더 작음에도 불구하고 영구적 역치 변동이 일시적 역치 변동만큼 커질 가능성도 있다. 그러나 영구적 역치 변동이 일시적 역치 변동보다 커질 수는 없다. 일시적 역치 변동은 점근선적 역치 변동에 도달할 때까지 소음의 노출기간에 따라 증가한다는 것을 상기하라. 이것은 특정 강도에서 특정 소음에 의해 유발될 수 있는 일시적 역치 변동(예 : 점근선적 역치 변동)의 최대값은 소음의 노출 기간에 상관없다는 것을 의미한다. 결론적으로 특정 소음에 의해 유발될 수 있는 최대의 영구적 역치 변동은 점근선적 역치 변동으로 제한된다. 그러나 소음 노출에 의해 유발되는 일시적 역치 변동이 종종 이전부터 존재하는 감각신경성 난청에 겹쳐진다는 것을 명심하라. 예를 들어 난청이 30dB HL인 환자에서 15dB의 일시적 역치 변동이 발생하였다면 역치는 45dB HL로 변화될 것이다.

직업성 소음 노출 초창기에 산업 근로자들에게 전농(deafness)을 설명하기 위해 **금속 제품 제작자의 질병**(boilermaker's disease)과 같은 용어를 사용한 점은 아주 오랜 시간 직업성 소음 노출이 난청의 주요 원인으로 인식되어 왔다는 사실을 강조하고 있다. 산업 소음은 강도, 스펙트럼, 시간 경과가 매우 다양하다. Passchier-Vermeer(1974)와 Rösler(1994)가 분석한 연구를 기반으로 한 표 17.2의 일부분 목록에서 강도와 관련된 감각을 얻을 수 있다. 전반적으로 제조업에 종사하는 근로자들의 대략 36~71%가 매일 90dBA 혹은 그 이상의 작업장 소음에 노출된다

표 17.2 다양한 직업 소음 강도의 몇 가지 예[a]

소음 유형	보고된 강도에 대한 예시
여러 가지 종류의 산업	88~104dB SPL, 80~103dBA
섬유 기계	102dB SPL
보일러 상점	91dBA
금속 재료를 땜질하지 않고 리벳을 사용하여 접합하는 방법(riveting)	113dB SPL
코킹 조선소	111.5dB SPL
낙하 단조법	
배경소음	109dB SPL
금속을 두들기거나 압력을 가하여 필요한 형태로 만드는 공구(drop hammer)	126.5 peak SPL
광업용 트럭	102~120dB SPL
광업용 장비	96~114dB SPL
군사 무기	168~188 peak SPL

[a] 출처 : Derived from Passchier-Vermeer, W. (1974). Hearing loss due to continuous exposure to steady-state broad-band noise. *Journal of the Acoustical Society of America, 56,* 1585-1593 and Rösler, G. (1994). Progression of hearing loss caused by occupational noise. *Scandinavian Audiology, 23,* 13-37.

(Royster & Royster, 1990b).

다양한 산업 현장에 종사하는 근로자들은 소음성

난청을 경험했다고 많은 연구에서 보고했다. 여덟 개의 잘 입증된 연구에 대한 분석에 기초하여 Passchier-Vermeer(1974)는 다음과 같이 보고했다. (1) 직업성 소음성 난청(occupational NIHL)은 대략 10년 동안 4000Hz에서 가파르게 증가하며 이 기간 동안 소음성 난청은 비슷한 소음에 8시간 동안 노출되어 발생하는 일시적 역치 변동의 크기와 비슷하다. (2) 그 후에 4000Hz에서 소음성 영구적 역치 변동(NIPTS)의 계속된 진행은 줄어들거나 거의 정체된다. 반면에 2000Hz에서의 소음성 난청은 첫 10년 동안 서서히 발생하며 그 후 2000Hz에서의 난청은 시간이 경과함에 따라 점진적으로 증가한다. 직업성 소음성 난청의 일반적 전개 양상을 그림 17.6에 나타냈다. 이 그림을 통해 황마 섬유 산업(jute waving industry)에서 1~52년 동안 99~102dB SPL의 소음 강도에 노출된 여성 근로자들의 평균 소음성 난청을 확인할 수 있다(Taylor, Pearson, & Mair, 1965). 단일 집단으로 살펴본 여성 근로자들의 난청은 4000Hz 주파수에서만 난청이 발생(4000Hz 노치)하기 시작하여, 소음에 더 많은 기간(연) 동안 노출될수록 난청이 극심해지며 광범위해진다. 이들은 평균적인 청력도라는 것을 기억해야만 하며 Taylor 등(1965)은 개인 간에 상당한 다양성이 있다고 보고했다.

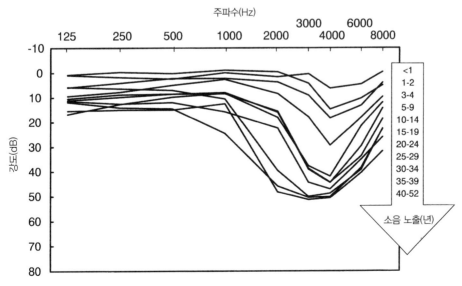

그림 17.6 1~52년의 근무 기간 동안 99~102dB SPL의 소음에 노출된 여성 직공의 평균 청력도 [Taylor, W., Pearson, J., & Mair, A .(1965). Study of noise and hearing in jute weavers. *Journal of the Acoustical of America, 38,* 113–120]

Rösler(1994)는 직업과 관련된 광범위한 서로 다른 종류의 소음 및 소음 강도를 대표하는 11개의 연구에서 소음성 난청의 장기간에 걸친 진행사항을 비교했다. 그림 17.7에서 (a) 5~10년 동안의 소음 노출 후 평균(또는 중간) 청력도이며, (b) 25년 이상의 소음 노출 후 평균 청력도를 요약하였고, 비교를 위해 노인성 난청 곡선(presbycusis curve)을 나타냈다. 소음의 종류가 아주 다양함에도 불구하고 25년 이상의 소음 노출 후 청력도의 형태가 유사함을 알아야 한다. 그림

17.7b에서 국외자(outlier)는 두 종류의 총기류 사용자 집단이다. 그림 17.7b의 핀란드 정규 군인들은 첫 5~10년 내에 평균적인 난청의 최대값으로 진행하였고 최소의 영향을 받았다. 반면 그림 17.7b에서 어린 시절부터 적어도 매주 보호구를 착용하지 않은 채로 사냥을 한 에스키모인들은 역치가 대략 45년이라는 기간 동안 지속적으로 악화되어 가장 큰 영향을 받았다.

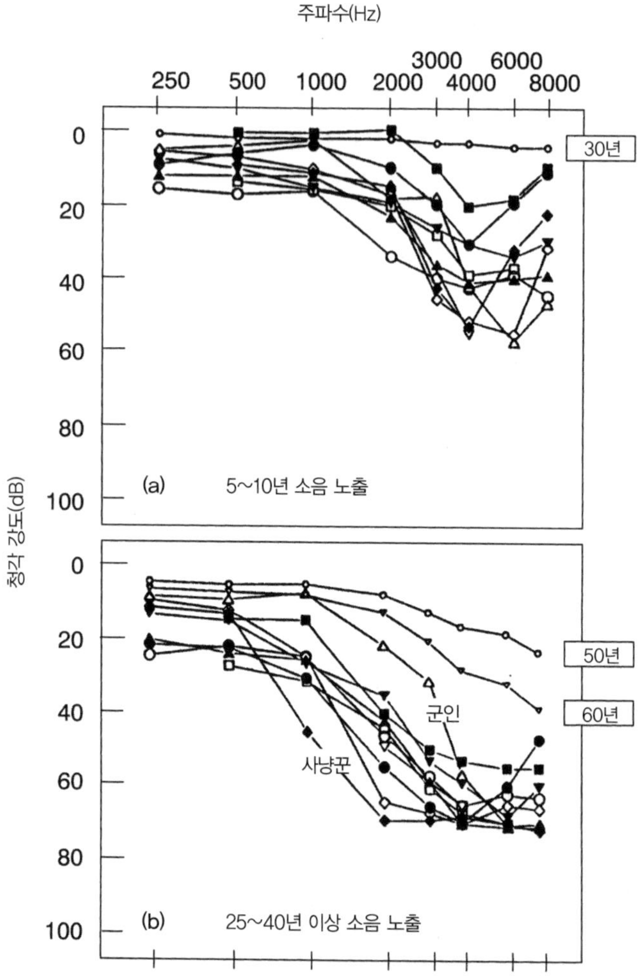

비직업성 소음 노출 직업성 소음 노출이 소음성 난청의 유일한 원인은 아니다. 난청은 또한 환경 소음 노출 및 다른 비직업성 소음 노출로 유발되는데 이를 **사회성 난청**(sociocusis)이라 한다. 사회성 난청은 일상생활 및 여가 활동에서 겪게 되는 많은 소리가 90dBA에 가깝거나 종종 훨씬 더 초과하는 소음 강도를 발생시킨다는 사실을 인지할 때 그리 놀랄 일은 아니다. 몇 가지 예시를 그림 17.8에 나타냈다. 소총 및 산탄총의 경우 160~170dB SPL (peak)의 레저 충격 소음을 발생시키며 (Odess, 1972; Davis, Fortnum, Coles, Haggard, & Lutman, 1985) 장난감 권총은 140dB의 레저 충격 소음을 발생시킨다(Suter, 1992a). 록 음악은 평균 103.4dBA이며(Clark, 1991b) 자동차 스테레오 시스템은 140dB SPL로 조절되어 있다(Suter, 1992a).[2]

MP3나 CD 플레이어와 같은 개인 음악장치는 선택한 청취 강도에 따라 잠재적으로 과도한 소음 노출을 유발할 수 있는데 이런 청취 강도는 배경소음의 크기

그림 17.7 서로 다른 종류의 직업성 소음과 관련된 11개의 연구로부터 (a) 5년~10년, (b) 25~40년 이상 이후의 평균 청력. 참조 목적 및 비교 목적을 위해 그림 (a)에서 30년, 그림 (b)에서 50년 및 60년으로 표시된 흰 동그라미는 ISO-1999(1990)를 기반으로 한 나이만의 영향이다. [Rösler, G. (1994). Progression of hearing loss caused by occupational noise. *Scandinavian Audiology, 23,* 13-37.]

2) 흥미롭게도 Florentine, Hunter, Robinson 등(1998)은 약물 남용이 의심스러운 연구 대상자의 약 9%에서 음악을 큰 소리로 청취하는 부적응적 양상(maladaptive pattern)이 있음을 발견했다.

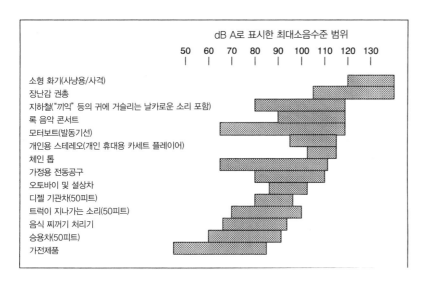

dB A로 표시한 최대소음수준 범위

소형 화기(사냥용/사격)
장난감 권총
지하철("끼익" 등의 귀에 거슬리는 날카로운 소리 포함)
록 음악 콘서트
모터보트(발동기선)
개인용 스테레오(개인 휴대용 카세트 플레이어)
체인 톱
가정용 전동공구
오토바이 및 설상차
디젤 기관차(50피트)
트럭이 지나가는 소리(50피트)
음식 찌꺼기 처리기
승용차(50피트)
가전제품

그림 17.8 dBA로 측정된 일반적인 환경 소음원 및 환경 소음의 대략적인 최대 강도[미국 환경보건국(EPA) (1974) 보고 자료를 기초로 함. *Information on Levels of Environmental Noise Requisite to Protect Public Health and Welfare with an Adequate Margin of Safety*. (EPA 550/9–74–004). Washington, DC: EPA and Clark, W. W., & Bohne, B. A. (1984). The effects of noise on hearing and the ear, *Medical times*, 122, 17–22)]

및 사용하는 이어폰의 유형에 영향을 받는다(Fligor & Cox, 2004; Fligor & Ives, 2006; Portnuff & Fligor, 2006; Hodgetts, Rieger, & Szarko, 2007). 소총 및 산탄총은 일반적으로 총구와 마주 보고 있는 왼쪽 귀의 청력이 더 나쁜 비대칭성 청력손실(asymmetrical loss)을 종종 유발한다.

개인적 감수성 및 다른 요소와의 상호 관계　소음성 난청에 대한 개인적 감수성은 아주 다양하고 여러 요소의 영향을 받는다(Boettcher, Henderson, Gratton, Danielson, & Byrne, 1987; Henderson, Subramaniam, & Boettcher, 1993). 언뜻 보기에는 일시적 역치 변동이 영구적 역치 변동에 선행하고, 집단을 기준으로 8시간 동안 근무한 후 TTS의 크기가 10년 동안 직업성 소음 노출 후의 영구적 역치 변동과 비슷한 것처럼 보이기 때문에 소음성 난청에 대한 감수성을 측정하기 위한 검사로 **일시적 역치 변동**을 이용하는 것이 현명한 것처럼 보인다. 그러나 일시적 역치 변동 결과를 소음성 난청에 대한 개인의 감수성을 측정하는 검사로 사용하기 위해서는 일시적 역치 변동과 영구적 역치 변동 사이의 상관관계가 너무 모호하며, 특히 간헐적 소음 노출 및 충격 소음과 관련된 경우에는 더욱 모호하다. 또한 일시적 역치 변동 검사는 집단 소송에 대한 우려가 있기 때문에 매력적이지 않다.

소음 노출의 영향은 **진동**에 의해 악화되지만 진동 단독으로는 난청을 발생시키지 않는다. 또한 감수성은 **청반사(acoustic reflex)**의 효용성에 의해 영향을 받으며 원심성 청각 시스템에 의해서도 영향을 받는다. 또한 감수성은 소음 노출 이력에 의해서도 영향을 받는다. 즉 동물 실험에서 반복된 간헐적 소음 노출은 시간이 경과함에 따라 점진적으로 더 작은 난청을 발생시킨다(Clark, Bohne, & Boettcher, 1987; Subramaniam, Campo, & Henderson, 1991a, b). 이전의 소음 노출이 미래의 소음 노출에 대한 감수성에 영향을 미치는가? 이 질문은 (1) 이전(최초)의 소음 노출, (2) 그다음의 회복기간, (3) 그 이후 소음 노출의 대상이 된 동물 실험을 통해 역치 변동을 측정하여 해결되었다(Canlon, Borg, & Flock, 1988; Campo, Subramaniam, & Henderson, 1991; Subramaniam, Henderson, Campo, & Spongr, 1992). 이후의 저주파수 소음 노출은 이전의 저주파수 소음 노출 이후에 비해 더 적은 역치 변동을 유발한다. 그러나 이후의 고주파수 소음 노출에 대한 감수성은 이전의 저주파수 또는 고주파수 소음 노출에 의해 더 큰 역치 변동을 유발한다.

소음성 난청에 대한 감수성은 이독성 약물[아미노글리코사이드계 항생제 및 백금 화합물 제암제(Cisplatinum), 살리실산염(salicylates)의 경우 가능성은 있지만 아주 드묾]뿐 아니라 산업 및 환경 독성물(예 : 용해제, 일산화탄소)을 포함하는 비청각적 인자에 의해 증가된다. 다른 비청각적 인자도 소음성 난청에 대한 감수성을 증가시키는 것으로 확인되었지만 극히 일부분의 가변성을 차지하고 있어 종종 결론내릴 수 없거나 결과가 모호한 것으로 확인되었다. 다른 비청각적 인자는 다음과 같은데 괄호 속 인자는 좀 더 취약한 집단이다. 연령(매우 어린 아동 및 노인), 성별(남성), 눈 색깔(푸른색), 흡연(흡연자).

청각 손상 위험 기준 및 소음 노출 표준

소음 노출과 난청에 대해 사람들이 관심을 갖는 두 개의 밀접하게 관련된 핵심 질문이 있다. 첫째, 특정 기간 동안 어떤 소음에 노출되는지에 따라 난청이 발생할 가능성은 어느 정도인가? 둘째, 청력이 손상되기 전에 어느 정도의 소음 노출을 허용할 수 있는가? 이 질문들은 소음 노출의 유해성과 관련된 표준 또는 지침서인 **손상위험기준**(damage risk criteria, DRC)으로 해결된다. 그러나 이와 같이 외관상으로 간단한 문제는 실제로 상호 연관된 질문들과 다양하게 관련되어 있어 그 답변이 복잡하고 반드시 이해되지 않으며 종종 논쟁의 소지가 있다. 소음 및 예측되는 소음의 영향을 다루고 있는 일부 질문 중 위험 요소 평가가 목적인 경우 소음을 정량화하는 방법 및 서로 다른 종류의 소음(지속 소음, 충격 소음, 간헐 소음, 시간에 따라 변화하는 소음)을 취급하는 방법이 있다. 소음성 난청에 대한 타당하고 신뢰할 만한 예측 인자가 있는가? 만약 있다면 예측 인자는 무엇이며 난청과 어떻게 연관되어 있는가? 소음성 난청의 정도 및 얼마나 많은 사람들이 영향을 받는지를 다루는 질문에는 특정 주파수에서 난청을 어느 정도까지 수용 가능한지 또는 적어도 참을 수 있는지가 있다. 사람들의 감수성이 다르므로 수용 가능하거나 참을 수 있는(acceptable/tolerable) 소음성 난청의 크기보다는 수용 가능하거나 참을 수 있는 인구의 백분율이 어느 정도인가를 개발하는 것을 허용해야 한다. 서로 다른 원인의 청각 손상을 구별 짓는 방법과 관련된 다른 질문이 여전히

있다. 다른 원인의 청각 손상(예 : 순수한 노인성 난청 및 질병)과 소음성 역치 이동(NIPTS)을 구별할 수 있는가? 만약 구별할 수 있다면 그 방법은 무엇인가? 난청에 대한 **직업성** 소음 노출의 영향과 **비직업성** 소음 노출을 포함한 비직업성 원인을 구별할 수 있는가? 일반적으로 사람들은 산업 소음 노출에 관심을 가지고 있기 때문에 직업성 소음 노출과 비직업성 소음 노출을 구별하는 문제는 중요하다. 이와 같은 이유 때문에 실제로 산업 소음 노출(또는 다른 직업성 소음 노출)로 기인하는 난청의 한 원인을 나타내기 위해 **산업 소음성 영구 역치 변동**(industrial noise-induced permanent threshold shift)이라는 용어를 종종 사용한다. 일반적으로 소음 노출의 영향을 다룰 경우나 특히 청각 보존 프로그램(hearing conservation program) 및 보상 목적을 위한 장애 지수(hearing handicap)를 평가할 때 이런 질문들을 명심해야 한다. 청각 손상위험기준의 한 가지 접근 방식은 모든 사람을 대략 어떤 정도의 소음성 난청으로부터 보호하느냐는 것이다. 이러한 개념은 미국환경보건국(EPA, 1974)에서 제기한 "Levels Document"에서 설명하고 있는데, "Levels Document"에서는 40년 동안에 걸쳐 75dB $L_{Eq(8)}$ 또는 70dB $L_{Eq(24)}$로 소음 노출을 제한함으로써 인구의 96%에서 소음성 영구성 난청으로 발생되는 4000Hz의 역치를 5dB 미만으로 국한할 수 있다는 것을 제안했다. 77dB $L_{Eq(24)}$로 기준을 변화시키면 인구의 50%를 보호할 수 있다.

청각 · 생체 음향학 위원회(Committee on Hearing and Bioacoustics, CHABA)에서는 10년 동안 지속 소음 및 간헐 소음에 노출된 근로자의 50%에서 산업 소음성 영구 난청의 크기를 1000Hz에서 10dB 이하, 2000Hz에서 15dB, 3000Hz 이상에서 20dB로 제한할 목적으로 손상위험기준을 공표하였다(Kryter, Ward, Miller, & Eldredge, 1966). CHABA의 손상위험기준은 8시간 동안의 소음 노출 후에 발생하는 TTS_2의 크기에 기초하며, 이 개념은 TTS_2 값이 10년 동안의 직업 소음 후 소음성 영구성 역치 이동의 크기에 해당하는 것처럼 보인다는 사실

에 의존하고 있다. 그러나 TTS로 NIPTS를 예측할 수 있다는 타당성은 증명되지 않았으며 이 개념은 또한 여러 가지 심각한 문제점을 가지고 있다(Melnick, 1991; Ward, 1991). Coles, Garinther, Rice, Hodge(1968)는 비슷한 기준을 이용하여 충격 소음에 대한 손상위험기준을 소개하였다. CHABA의 손상위험기준에서는 소음을 1/3 옥타브 대역 혹은 옥타브 대역에서 측정하도록 하고 있으며 일일 최대 8시간 동안의 최대 노출 강도로 표현한다. 8시간의 소음 노출 동안에 허용 가능한 최대의 옥타브 대역 강도는 1000Hz 이상 주파수의 경우 약 85dB이지만, 저주파수는 동일한 강도의 고주파수 노출에 비해 역치 변동을 더 적게 야기하기 때문에 저주파수의 경우 85dB보다 더 높다. 또한 역치 변동의 크기는 소음 노출 시간과 관련되기 때문에 소음 노출 시간이 8시간 미만으로 감소할수록 허용 가능한 소음 강도는 높아진다. Botsford(1967)는 CHABA 손상위험기준을 옥타브 대역 강도를 대신하여 dBA로 측정된 소음에 적용할 수 있는 등가수치(equivalent value)를 개발했다.

수년에 걸쳐 직업성 소음 노출로 인한 난청의 위험성에 대해 잘 알려진 여러 가지 접근 방식 및 예측법이 개발되었다(NIOSH, 1972, 1998; EPA, 1973; ISO, 1990; ANSI, 2007b; Prince, Stayner, Smith, & Gilbert, 1997). 미국 국립산업안전보건연구원(NIOSH, 1972)의 위험 기준은 1968~1972년의 NIOSH 직업성 소음 및 청력 조사(Occupational Noise and Hearing Survey)에서 수집한 자료에 대한 선형 회귀 분석을 기반으로 하는데 이 위험 기준은 Prince 등(1997)이 제안한 최적합 비선형 모델을 이용하여 재분석하였다(Lempert & Henderson, 1973). 또한 이 최적합 비선형 모델은 NIOSH-1997 모델로 알려져 있다[1968~1972년의 직업성 소음 및 청력 조사는 청각보장구의 사용을 요구하는 규정(아래 참조)보다 선행하였고, 이러한 규정의 사용은 현대의 소음 조사에서 실제적인 소음노출강도를 결정하기 힘들게 하기 때문에 지금까지도 여전히 사용되는 가치 있는 자료를 제공한다]. Prince 등(1997)이 사용한

육체적 손상(material impairment)에 대한 기준은 다음과 같이 특정 주파수를 조합하여 산출하는 경우 양쪽 귀의 평균 난청이 25dB 이상인 것을 포함한다. 즉, (a) 500, 1000, 2000Hz, (b) 1000, 2000, 3000Hz, (c) 1000, 2000, 3000, 4000Hz이다. 특정 주파수를 조합하는 방법 중에서 가장 마지막에 제시한 방법은 ASHA(1981)에서 권고하고 있는 기준과 유사하며 이 장의 뒤편에서 논의하였다.[3] 게다가 NOISH (1998)에서는 1000~4000Hz 평균을 사용한 양측 귀의 평균 난청이 25dB HL을 초과할 경우를 육체적 청각 손상에 대한 기준으로 채택하였다.

국제표준기구의 ISO-1999 표준(1990)은 소음에 노출된 사람들의 난청은 연령과 관련된 요소와 더불어 NIPTS 결합 때문에 발생되는 것으로 생각하며 이들은 거의 가산적이다.[4] 각각의 주파수에서 인구의 서로 다른 백분위 수에 대한 소음노출강도(85~100dBA) 및 노출 기간(최대 40년)의 영향을 예측하기 위해 공식을 사용한다(예: 최대 손실의 10%, 최소 손실의 10%, 중간 값 등). 이 방식은 ANSI S3.44 표준(ANSI, 2007b)으로 채택되었다. 사실상 NIPTS는 소음 노출 집단의 역치와 동일한 연령의 유사한 소음 비노출 집단의 역치를 비교함으로써 결정된다. 이러한 표준은 연령과 관련된 청력 수준 분포를 두 집합으로 제공한다. 연령과 관련된 청력수준 분포 중의 한 집합은 귀 질환 및 소음 노출이 없는 것으로 선별된 집단(순수 노인성 난청을 나타냄)을 기반으로 하며, 다른

---

3) Prince 등(1997)은 ASHA의 단순한 1000~4000Hz 평균과는 대조적으로 명료도 지수(articulation index)를 기반으로 1000~4000Hz 평균에 가중치를 주었다. 그러나 두 변형(방법) 모두 비슷한 위험 추정 결과를 낸다.

4) 특히 나이와 NIPTS의 결합으로 기인하는 총 난청(dB)은 공식에 따르면 연령 및 NIPTS로 인해 발생하는 난청과 관련이 있다.

총 난청＝연령＋NIPTS－(연령×NIPTS)/120

(연령×NIPTS)/120을 감산하면 전체 난청이 극단적으로 커지는 것을 방지하며 연령과 소음의 결합 효과가 합산된 것보다 다소 작아지게 된다.

집합은 특별히 선별되지 않은 일반적인 집단을 기반으로 하고 있다.

특정 크기의 직업성 소음 노출로 기인하는 청력의 위험성을 추정하기 위해 육체적 청력 손상을 받을 수 있는 사람에서 소음에 노출된 사람의 백분위와 동일 연령의 소음에 노출되지 않은 사람의 백분위를 비교해야 한다. 위험성에 대한 추정은 **육체적 청력 손상**이 시작되는 시점을 결정하는 데 사용되는 기준에 달려 있을 것이다. 간단히 말해 직업성 청각 손상에 대한 **과잉 위험**(excess risk)은 육체적 청력 손상을 가진 인구 중에서 소음 노출 인구의 백분율과 소음 비노출 인구의 백분율 차이이다. 40년 동안 80, 85, 90dBA(8시간 TWA)의 직업성 소음 노출로 기인하는 청각 손상의 과잉 위험 크기를 기술된 여러 가지 방법으로 추정하여 그림 17.9에 나타냈다. 다양한 방법으로 추정된 실제 백분율과 순음 조합이 다를지라도 과잉 위험은 직업성 소음노출강도가 85dBA에 도달하는 시간으로 쉽게 알 수 있다는 사실은 분명하

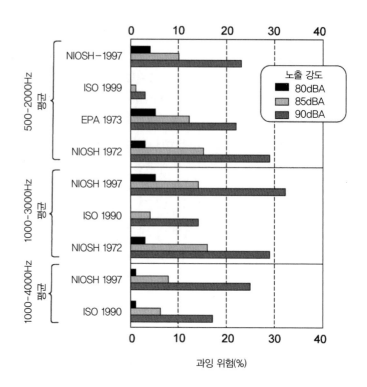

그림 17.9 60세의 근로자들 중 다양한 방식을 이용한 청각 손상(양측 귀의 평균>25dB HL)의 과잉 위험 및 80, 85, 90dBA(8시간 TWA)의 직업성 소음에 40년 동안의 노출로 발생할 것으로 예상되는 순음 평균. NIOSH-1997로 표시된 방법은 Prince 등(1997)의 연구를 참조했다. [National Institute for Occupational Safety and Health(NIOSH). (1998). *Criteria for a Recommended Standard: Occupational Noise Exposure-Revised Criteria 1998.* Publication No. 98-126. Cincinnati: NIOSH]

다. 또한 ISO 방식으로 추정한 과잉 위험보다 NIOSH 방식으로 추정한 과잉 위험이 더 높다는 것을 주목해야 한다. NIOSH로 추정한 과잉 위험이 더 높은 이유는 소음 노출 집단과 대조 집단 사이의 소음 때문이 아니라 더 낮은 주파수에서의 차이 때문일 수 있다(Dobie, 2007). 분명히 추정된 소음성 난청의 위험성은 어떤 기준 집단을 이용하는가에 따라 영향을 받을 수 있음을 기억해야 한다(Prince, Gilbert, Smith, & Stayner, 2003).

OSHA 소음 노출 기준 소음 노출 표준이 법률적 영향력을 가지고 있는 경우 특히 효과적이다. 주 및 지방 조례, 군사 규정에서 여러 가지 예를 찾을 수 있지만 Walsh-Healey 소음 표준 및 미국 직업안전위생

관리국 청각 보존 개정안[OSHA HCA(Hearing Conservation Amendment)]의 연방 노동 규정이 가장 큰 영향력을 가지고 있다(DOL, 1969; OSHA, 1983). 표 17.3의 첫 번째 및 두 번째 열에 이러한 표준의 소음 노출 한계를 나타냈고 이 표에서 8시간 동안의 최대 소음 노출 한계는 90dBA라는 것을 알 수 있다. 게다가 충격 소음 및 충돌 소음은 최대 음압(peak SPL)이 140dB SPL을 초과하는 것으로 가정하지 않는다. 만약 소음 강도가 90dBA를 초과한다면 소음 강도가 5dB 증가할 때마다 소음 노출 시간을 1/2로 감소시켜야 한다. 다시 말하면 최대 소음 노출은 90dBA에서 8시간이며, 95dBA에서는 4시간, 100dBA에서는 2시간, 115dBA에서는 15분보다 작다. 그러나 소음 노출 시간이 15분보다 짧더라도 소음

표 17.3 OSHA(1983) 및 NIOSH(1998) 권고안에 따른 최대 허용 소음 노출

최대 노출 강도 (dBA)	최대 소음 노출 기간	
	OSHA(1983) 규정[a]	NIOSH(1998) 권고안
85[b]		8시간
88		4시간
90[c]	8시간	2시간 31분
92	6시간	1시간 35분
95	4시간	47분 37초
97	3시간	30분
100	2시간	15분
102	1시간 30분	9분 27초
105	1시간	4분 43초
110	30분	1분 29초
115	15분 이하	28초

[a] OSHA(1983)의 표 G-16에서 발췌하였으며 이 표는 또한 다음의 사항을 나타내고 있다. "하루 소음 노출이 서로 다른 강도의 소음 노출 두 개 이상의 기간으로 구성될 경우, 각각의 소음 노출로 인한 개별 효과보다 이러한 소음들의 결합 효과를 고려해야 한다. 다음과 같은 분수($C_1/T_1 + C_2/T_2 + ... + C_n/T_n$)의 총합이 통일성(예 : 1)을 초과할 경우, 혼합된 소음 노출은 한계값을 초과하는 것으로 간주해야 한다. C_n은 특정 소음 강도에 노출된 총시간을 나타내며, T_n은 해당 강도에서 허용되는 노출의 총시간을 나타낸다."

[b] 8시간 시간가중 평균 노출에 대한 OSHA(1983)의 허용 노출 강도(PEL)

[c] 8시간 시간가중 평균 노출에 대한 NIOSH(1998)의 권고 노출 강도(REL)

강도는 115dBA를 초과하지 않아야 한다. 시간이 2배로 증가할 때마다 5dB인 교환 관계를 **교환 규칙**(trading rule) 또는 **교환율**(exchange rate)이라 하며 동일한 크기의 TTS를 유발하는 소리들은 위험성이 동일하다는 전제를 기반으로 한다. 이것은 이전에 CHABA 손상위험기준에서 논의했던 **동등 일시적 역치 변동**(equal-TTS) 원리와 동일하다. 주요한 대체 방법은 2배의 노출 시간 동안 각각에 대해 3dB의 강도를 감소시키는 것인데 이 방법은 군대, 미국 환경보호국(EPA), 대다수의 외국 국가에서 사용하고 있다. **3-dB 교환율**(3dB trading rule or exchange rate)은 동일한 크기의 소음 에너지는 위험성이 동일하다는 **동일 에너지 개념**을 기반으로 하며, 5dB 교환 률(5dB rule)보다 훨씬 더 강력한 과학적 증거의 지지를 받고 있다(Suter, 1992b; NIOSH, 1998).

허용 노출 강도(permissible exposure level, PEL)는 최대 허용 가능한 소음 노출로 알려져 있는데 소음에 대한 단일 전체 노출량으로 생각된다. OSHA의 기준을 이용할 경우 8시간 동안 90dBA의 소음에 노출된 사람 또는 1시간 동안 105dBA의 소음에 노출된 사람은 모두 소음에 대한 **단일 노출량**(one dose, 또는 **100% 노출량**)을 받은 것이다. 이것은 방사선 또는 유해 화학 물질에 노출되는 경우 사용하는 용어와 동일한 종류이다. 1일당 노출량은 8시간 이상 축적되든 단지 몇 분 정도 축적되든 전체 노출량이다. 90dB의 허용 노출 강도 및 5dB 교환 규칙 때문에 85dBA의 8시간 소음 노출은 1/2 노출량(50% 노출량)이며, 80dBA의 8시간 소음 노출은 1/4 노출량(25% 노출량)이 될 것이다. 비슷하게 95dBA에서의 8시간 노출은 200% 노출량 또는 2배 노출량일 것이다. 따라서 소음 노출을 8시간 **등가소음노출강도**(equivalent eight-hour exposure)라는 용어로 표현할 수 있으며 다시 말하면 소음 노출의 TWA이다. 등가소음노출 강도 수치는 TWA 관점에서의 노출이며 노출량을 그

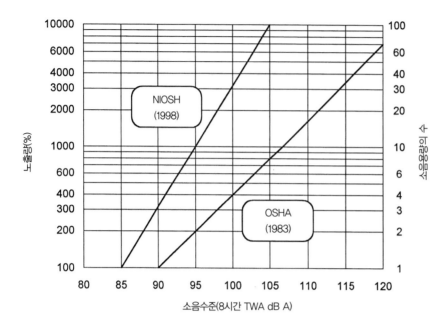

그림 17.10 OSHA(1983) 규정 및 NIOSH(1998) 권고 기준에 따른 8시간 시간가중 평균의 dBA 관점 소음 노출 및 소음 용량(세로축은 백분율, 가로축은 용량의 수를 나타냄)(본문 참조)

림 17.10에 나타냈다.[5] 'OSHA(1983)' 의 그래프를 이용하여 등가소음노출강도의 예를 다음과 같이 확인할 수 있다.

- 90dBA TWA 및 단일 노출량, 100% 노출량 (PEL)
- 95dBA TWA 및 2배 노출량, 200% 노출량
- 100dBA TWA 및 4배 노출량, 400% 노출량
- 105dBA TWA 및 8배 노출량, 800% 노출량
- 120dBA TWA 및 70배 노출량, 6000% 노출량

허용 가능한 노출 강도를 결정하기 위해 옥타브 대역 강도의 관점으로 측정된 소음을 0dBA로 변환해야 한다. 옥타브 대역 강도를 dBA로 표현되는 전체 강도로 변환하기 위해 사용되는 방법은 1장에 기술되어 있다. 그러나 OSHA 소음기준을 준수하기 위한 간편 접

근 방식은 그림 17.11에 나타낸 변환 차트를 사용하여 달성할 수 있다. 그 절차는 이 변환 차트에서 소음의 옥타브 대역 강도를 표시한 후 옥타브 대역의 강도를 변환 곡선과 비교하는 것과 관련되어 있다. 소음 스펙트럼의 어떤 부분과 교차되는 가장 상위에 위치해 있는 곡선은 dBA로 표현되는 등가소음수준이 된다. OSHA의 목적으로 사용할 경우 그 후 dBA로 표현되는 이 값은 표 17.3의 첫째 및 둘째 열에 따른 소음 노출 한계를 할당하는 데 사용될 수 있다.

NIOSH의 소음 노출 기준 미국 OSHA HCA는 대부분의 산업 현장에서 법적으로 집행할 수 있는 연방 규정으로서 직업성 청력 보존에 지배적인 효력이 계속되고 있기 때문에 중요하게 생각한다. 그러나 미국 NIOSH(1998)는 상당한 효용성을 가지는 직업성 청각보존 프로그램을 위해 수정된 기준 및 권고안을 개발하였다. 그 이유는 수정된 기준 및 권고안이 과학적 증거의 우월성을 반영하기 때문이다. NIOSH에서는 소음 노출 한계에 관하여 (1) 90dBA TWA의 허용 노출 강도를 85dBA의 **권고 노출 강도**로 대체하고, (2) 5dB 교환율을 3dB(동일 에너지) 교환율로 변경하며, (3) 소음의 유형에 관계 없이 최대 노출 강도

---

5) 참고 목적을 위해 dB로 표현되는 시간가중 평균값과 %로 표현되는 소음 용량(D) 사이의 상관관계는 다음과 같이 계산될 수 있다. OSHA(1983)의 목적을 위해서는 $TWA = 16.61 \times \log(D/100) + 90$이며, NIOSH(1998)의 기준에 따르면 $TWA = 10 \times \log(D/100) + 85$이다.

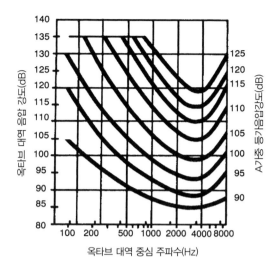

그림 17.11 옥타브 대역 강도를 A가중 등가 음압으로 변환하기 위한 곡선(OSHA, 1983의 그림 G-9에 기초함). 이 그래프의 왼쪽 축에 옥타브 대역 음압으로 측정된 소음을 그려 놓았다. 소음 스펙트럼에 의해 침투되는 가장 높은 등고선은 그래프의 오른쪽 축을 사용하여 dBA의 등가소음수준을 나타냈다.

를 140dBA로 설정하도록 요구했다.

NIOSH에서 사용하고 있는 85dBA 권고 노출 강도 및 3dB 교환율은 OSHA에서 사용하고 있는 기준과 다른 결과를 초래하며 OSHA에서 사용된 기준보다 좀 더 보호적인 소음 노출 수치이다. 이것은 표 17.3에서 두 종류의 최대 노출 기간을 비교하면 보다 분명해진다. 예를 들어 OSHA의 기준에서는 90dBA의 소음에 노출될 경우 8시간 동안 허용되지만 NIOSH의 권고안에 의하면 단지 2시간 30분만이 허용된다. 그리고 NIOSH 권고안에 의하면 100dBA의 노출을 단지 15분만 허용하는 데 비해 OSHA의 기준에서는 1시간이 허용된다는 사실을 주목해야 한다. 또한 소음 노출량(noise exposure dosage)은 두 종류의 기준에 따라 상당한 차이가 있다. 그림 17.10에서 NIOSH(1998)로 표시된 그래프를 참조할 수 있는데 NIOSH에 따르면 85dBA의 TWA는 단일 노출량 또는 100% 노출량과 일치함을 알 수 있다. 즉 OSHA의 90dBA PEL은 2배 노출량 또는 200% 노출량으로 생각할 수 있고 105dBA는 100배 노출량이 된다. 이 그래프는 단지 10000배 노출량까지만 표시되지만 120dBA

TWA에 해당하는 소음 노출은 약 316000% 노출량과 일치할 것이다(거의 316배의 노출량).

소음의 다른 영향

소음 노출의 영향은 청각 손상에만 국한되지는 않는다. 우리는 소리가 너무 크게 들리는 이상의 사람들을 불편하게 만들 수 있는 많은 종류의 소음을 종종 경험하게 된다. 이러한 소음의 예는 교통 및 건축 소음, 항공기 비행, 사이렌, 삐걱거리는 마룻바닥, 칠판을 손톱으로 긁는 소리, 이웃의 큰 음악 소리 등이 있다. 이런 소리들은 한 가지 이상의 이유로 원하지 않을 수 있다. 예를 들어 이런 소리는 일, 레저 활동, 휴식, 잠을 방해하기 때문에 원하지 않을 수 있다. 또한 이러한 소음은 말 의사소통을 방해하고, 주의를 산만하게 하거나 깜짝 놀라게 하며, 의미를 왜곡하기 때문에 원하지 않을 수 있다.

시끄러움과 성가심

Kryter(1985)는 원치 않는 소리를 음의 시끄러움 정도(perceived noisiness)와 성가심(annoyance)으로 묘사되는 두 가지 유형으로 구분한다. **음의 시끄러움 정도**(또는 단지 **시끄러움**)는 기대하지 않았거나 놀라게 하는 원치 않는 소리로 고통을 야기하거나 두려움을 유발하지는 않으며 소리의 의미와는 관련이 없다. 소리를 더 크게 만드는 물리적인 요소들은 동일하게 그 소리를 더 시끄럽게 만들지만 음의 시끄러움 정도는 소리의 시간적 경과에 의해 영향을 받는다. 예를 들어 소리의 지속시간이 1초 이상으로 증가하면 소리는 더 커지지는 않지만 더 시끄럽게 만든다. 또한 시간이 경과함에 따라 증가하는 소리는 동일 시간 동안 점차 약해지는 소리보다 더 시끄럽다(예 : 다가오는 기차는 출발한 기차의 소리보다 더 시끄럽다). 음의 시끄러움 정도의 크기는 **노이**(noy)["손(sone)"의 음량(loudness)과 유사]로 정량화할 수 있고, 동일한 정도의 불쾌한 소리는 **지각 소음 데시벨**(perceived noise decibel, PNdB) 단위["폰(phon)"의 음량 강도(loudness level)와 유사]로 표현할 수 있다. 만약 어떤 소리가 다른 소리보다 2배 더 시끄럽다면 이 소리의 지각 소음 데시벨은 10배 더 높고 노이는 2배가 될 것이다.

음의 시끄러움 정도와는 대조적으로 성가심은 소리의 물리적 특성뿐만 아니라 소리의 색다름, 의미 또는 감정적 의미와 연관된 소리의 불쾌함이다. 소음에 의한 간섭과 성가심을 완전히 회피하기 위한 소음 강도는 가정, 병원, 학교에서 45dB DNL 이하이며, 옥외에서는 55dB 이하여야 한다고 제안하였다(EPA, 1974). 성가심의 크기는 소음의 강도가 증가할수록 증가하며(Kryter, 1985) 또한 소음원과 관련된 것으로 나타났다. 예를 들어 Miedema와 Vos(1998)는 교통 소음으로 인한 성가심은 교통수단과 관련됨을 발견하였는데, 사람들의 성가심에 가장 큰 비중을 차지하는 교통수단은 항공기 소음이며 그다음으로 도로 교통 소음, 철도 소음의 순서였다. 또한 Stansfeld, Berglund, Clark 등(2005)은 9~11세 학생들에게서 성가심은 항공기 소음과 교통 소음이 모두 관련되며, 항공기 소음과 더 강한 상관관계가 있음을 재발견하였다. 게다가 성가심은 다른 유형의 교통 소음이 단독일 경우보다는 철도 소음 및 교통 소음이 중첩되는 경우에 더 크다(Öhrström, Barregård, Andersson, & Skånberg, 2007).

Fields(1993)는 주거 소음으로 인한 성가심의 경우 집이 소음으로부터 고립된 정도, 소음원에서 발생되는 위험성에 대한 공포, 소음 예방에 관한 믿음, 일반적인 소음 민감도, 소음원에 대한 비소음성 결과에 대한 염려, 소음원의 중요성에 대한 믿음에 영향을 받는 것을 발견하였다. 그러나 성가심은 주변 소음 강도, 집에서 보내는 시간 또는 인구 통계학적 변수의 다양성(예 : 연령, 성별, 사회/경제적 상태)에 큰 영향을 받지는 않는다. 또한 Fields(1998)는 적어도 다른 소음원(예 : 도로 교통 소음)에서 발생된 주변 소음의 크기에 의해 영향을 받는다면 특정 소음원(예 : 항공기)으로부터 야기된 성가심은 거의 없다는 것을 발견하였다. Miedema와 Vos(1999)는 소음원과 관련된 두려움 및 자가 진단된 소음 민감도가 교통 소음으로 인한

성가심에 큰 영향을 주지만 인구 통계학적 요소는 성가심에 대한 영향이 작다는 것을 발견하였다. 또한 이들은 대략 30~50세 성인보다 청소년과 노인이 교통 소음에 성가심이 더 작다는 것을 발견하였다.[6]

말 의사소통 간섭

소음으로 야기되는 가장 중요하고 만연한 문제점 중 하나는 말 의사소통 간섭이다. 여러 방면에서 말 의사소통에 대한 소음의 부정적인 영향을 경험할 수 있다. 즉 어음 신호의 차폐는 어음 신호를 완벽하게 듣지 못하게 할 수도 있으며 또는 들리기는 하지만 명료도가 제한될 수 있다. 이 경우 화자가 더 노력해야 하며 청취는 힘들고 스트레스를 받게 된다. 메시지의 반복, 설명, 확인을 위한 필요성이 증가된다. 시각적 단서에 대한 의존성이 점점 더 중요해진다. 메시지의 내용은 조절되고 제한될 수 있다. 화자와 청자의 거리를 감소시켜야 한다. 그리고 오류와 혼동이 많아진다.

해당 환경에서 특정 소음이 말 의사소통에 어떤 영향을 미치는가? 가장 직접적인 답은 대상자들에게 각각의 상황에서 다양한 종류의 어음 재료(단어, 문장 등)를 이용하여 말 명료도 검사를 실시하여 알 수 있다. 그러나 이 방법은 비현실적이다. 실제적인 해결책은 소음을 음향학적으로 측정한 후에 알려진 소음과 말 명료도(speech intelligibility) 사이의 상관관계를 기반으로 소음이 의사소통에 어떤 영향을 미치는지 예측해 보는 것이다. 주요 방법을 간단하게 설명할 것이다.

조음 지수 조음 지수(articulation index, AI)는 어음 신호에 대한 청취력을 통해 말 명료도를 예측하는 방법으로, French와 Steinberg(1947)가 최초로 개발하였다. 청취력은 어음 신호를 청취자의 역치 및 존재하는 임의의 소음 이상으로 얼마나 잘 들을 수 있는 있는지에 달려 있다.

---

6) Miedema와 Vos(1999)가 발견한 연령 및 성가심 사이의 상관관계는 곡선형(상승 후 하락)으로 실제로 Fields의 분석과는 일치하지 않는다. 즉, 근본적으로 연령 및 성가심 사이의 상관관계는 선형적이지 않다는 것을 발견하였다.

조음 지수를 이해하기 위해 일부 배경 지식이 필요하다. French와 Steinberg는 대상자에게 주파수 범위의 일부분만을 제시하여 말 명료도를 측정하였다. 실험 중 한 설정은 **고주파수 통과**(high-pass filtering)와 관련되는데, 고주파수 통과 필터링은 특정 차단 주파수(cutoff frequency) 이상의 주파수는 통과시키고 차단 주파수 이하의 주파수는 거부하거나 통과시키지 않는 것을 의미한다. 만약 차단 주파수가 800Hz라면 대상자는 800Hz 이상의 주파수는 들을 수 있지만(통과 대역) 800Hz 이하의 주파수는 들을 수 없다(거부 대역). 이 작업을 서로 다른 많은 차단 주파수에서 수행하여 그 결과를 그림 17.12의 "고주파수 통과(high pass)"로 표시된 곡선으로 나타냈다. 고주파수 통과 필터의 차단 주파수가 200Hz인 (a) 지점의 경우 대상자들은 200Hz 이상의 모든 주파수를 들을 수 있으며 단지 200Hz 이하의 적은 주파수 범위만 거부되기 때문에 말 명료도가 100%에 가깝다. 차단 주파수를 고주파수로 이동시킬수록 말 명료도가 저하되며, 고주파수 차단 주파수가 5000Hz인 (b) 지점에서의 말 명료도는 단지 약 5%이다. 이것은 5000Hz의 고주파수 통과 필터링이 5000Hz 미만 넓은 범위의 중요 주파수를 제거하는 것과 동일하므로 발생한다. 동일한 측정법으로 저주파수 통과 필터링을 이용하여 수행한 결과를 "저주파수 통과(low pass)"로 표시된 곡선으로 나타냈다. 5000Hz의 저주파수 통과 필터링인 (c) 지점의 경우 대상자들은 5000Hz까지의 모든 주파수를 들을 수 있기 때문에 말 명료도가 약 95%로 아주 우수하다는 사실에 주목하라. 그러나 차단 주파수가 200Hz인 (d) 지점의 경우 대상자들은 단지 200Hz까지의 주파수만 들을 수 있고 200Hz보다 높은 주파수는 전혀 들을 수 없기 때문에 말 명료도는 0에 가깝게 저하된다(저주파수 통과는 고주파수 제거와 동일하기 때문). 두 곡선이 대략 1900Hz에서 교차하는 것에 주목하라(이 지점에서 말

명료도 점수는 68%이다). 이것은 1900Hz 이상의 주파수가 1900Hz 이하의 주파수와 동등하게 말 명료도에 관한 많은 정보를 제공한다는 것을 의미한다. 어음의 주파수 범위는 두 개의 영역 또는 대역폭($\leq$ 1900Hz 및 $\geq$1900Hz)으로 구분할 수 있으며 각각의 영역은 말 명료도에 동일하게 기여한다. 만약 1900Hz 이상과 이하의 주파수가 동등하게 기여한다면 두 곡선이 50%가 아니라 68%에서 교차하는 이유는 무엇인가? 이는 어음 신호가 **중복 정보**(redundant information)를 포함하고 있기 때문이다. 덧붙여 말하면 1900Hz 및 68%는 불가사의한 수치가 아니다. 즉 이 두 곡선은 검사에 이용된 어음 재료(단어, 문장)의 특성에 의존하여 서로 다른 지점에서 교차할 것이기 때문이다.

또한 말 명료도에 동등한 기여를 하는 20개의 대역으로 주파수 범위를 나눌 수 있다. AI의 오리지널 버전을 발전시키기 위해 French와 Steinberg(1947)가 이와 같은 작업을 수행하였다. 특별히 AI는 어음을 이해하는 데 동일한 정도로 중요하다고 밝혀진 20개의 연속적인 대역으로 구성된다. 따라서 각각의 대역은 말

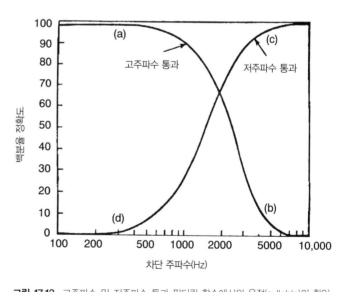

그림 17.12 고주파수 및 저주파수 통과 필터링 함수에서의 음절(syllable)의 확인 정확도. (a), (b), (c), d로 표시된 지점은 본문을 참조하라. [French, N. R., & Steinberg, G. C. (1974). Factors governing the intelligibility of speech sounds. *Journal of the Acoustical Society of America*, 19,90–119. Copyright 1947, American Institute of Physics.]

명료도에 약 5% 정도 기여한다(20대역×5%=100%). 조음 지수는 0~1.0 사이의 소숫값으로 표현될 수 있는데, 1.0은 100%와 같다(20대역×0.05=1.0). 각각의 대역은 그 대역이 포함하고 있는 어음 신호의 청취력에 따라 계산된다. 말 의사소통에 대한 소음의 영향에 관심을 두고 있기 때문에 소리가 역치를 초과한다고 가정하여 각각의 대역에서 신호 대 소음비(signal-to-ratio, S:N)에 집중할 것이다(신호 대 소음비는 신호의 dB와 소음의 dB의 차이라는 것을 기억하라). 신호 대 소음비의 범위를 30dB로 생각한다면 해당 대역에서 +18의 신호 대 소음비는 최대 점수(0.05점)를 획득하며, −12dB의 신호 대 소음비에 이르면 점수를 얻지 못한다(0.0점). 이런 영향으로 각 신호 대 소음비의 dB은 해당 대역의 0.05의 1/30로 계산한다. 이런 신호 대 소음비는 해당 대역의 0.05점을 어느 정도로 계산해야 하는지를 결정하기 위해 사용된다. 그 결과로 생성된 20개의 수치(각 대역에서 얻은 점수)는 0~1.0 범위의 말 명료도 지수를 구하기 위해 합산한다. 최초의 말 명료도 지수는 표준 1/3 옥타브 대역 및 옥타브 대역을 이용하고 각각의 대역에 속한 중요도를 조절하기 위해 수정되었다. 이러한 수정 사항은 청각 손상에도 이용할 수 있을 뿐 아니라 **말 명료도 지수**(speech intelligibility index, SII)를 위한 새로운 표준의 개발을 선도하였다(Kryter, 1962; ANSI, 1986, 2007a; Pavlovic, Studebaker, & Sherbecoe, 1986; Pavlovic, 1987, 1991).

AI는 다양한 종류의 어음 재료의 명료도을 예측하기 위해 사용될 수 있으며 그림 17.13에 이러한 몇 가지 예를 설명하였다. 예를 들어 0.5의 AI는 무의미 음절(nonsense syllable)의 경우 대략 70%, 단음절 단어[음소적 평형 단어(PB word)]의 경우 75%, 문장의 경우 97%, 그리고 검사 어휘가 32개로 제한될 때는

100%의 명료도 점수에 해당한다. 경험상 말 의사소통의 조건은 (1) AI가 0.6을 초과하는 경우에는 대체적으로 만족하고, (2) 0.3 미만일 경우에는 만족하지 못하며, (3) 0.3~0.6일 경우에는 명료도 검사를 보증하기에 아주 의심스러울 수 있다(Beranek, 1954/1986). 그림 17.13에서 0.3 AI는 대략 45%의 단어 명료도 및 80%의 문장 점수에 해당하지만, AI가 0.6인 경우에는 단어의 명료도가 대략 85%이며, 문장에 대한 명료도는 98%에 도달한다는 것을 주목하라.

회화음방해수준   **회화음방해수준**(speech interference level, SIL)은 의사소통에 어느 정도의 소음을 허용할 수 있는지를 규명하기 위해 AI를 단순하게 변형한 것이다(Beranek, 1954/1986). 회화방해강도는 화자 및 청자 사이의 거리를 다양하게 제공하며 정상 대화 음성에서부터 고함 소리까지 서로 다른 크기의 발성 노력(vocal effort)을 제공한다. 그림 17.14는

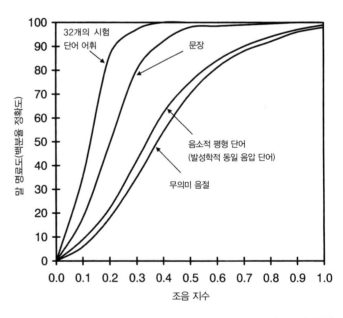

그림 17.13 다양한 어음 재료에 대한 조음 지수(AI)와 말 명료도 사이의 상관관계 [Kryter, K. D. (1962). Methods for the calculation and use of the articulation index, *Journal of the Acoustical Society of America*, 34, 1698–1702; Kryter, K. D. (1985). *The Effects of Noise on Man*, 2nd ed. Orlando: Academic Press; and ANSI S3.5–1969 (R1986). *American National Standard Methods for the Calculation of the Articulation Index*, Acoustical Society of America.]

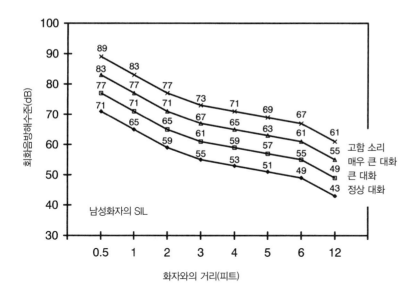

그림 17.14 반향이 없는 환경에서 화자로부터 1/2피트에서 12피트 거리에서 신뢰할 만한 다양한 강도의 발성 노력(정상 음성, 큰 음성, 매우 큰 음성, 고함 소리)에 대한 단어 명료도의 회화음방해수준(SIL). 여성 화자의 경우 5dB 차감하며, 문장 또는 단어가 제한되는 경우에는 5dB 추가한다. [Beranek, L. L. (1954/ 1986). *Acoustics.* New York: Acoustical Society of America]

Beranek(1954/1986)가 고안한 회화음방해수준 값을 보여 준다. 예를 들어 이 그림에서 ⑴ 소음이 43dB로 제공(예 : 회화음방해수준)되는 경우 정상 대화는 12피트의 거리에서 이루어질 수 있지만 만약 회화음방해수준이 53dB이라면 4피트 거리에서 정상 대화가 이루어진다. ⑵ 61dB의 회화음방해수준은 3피트에서 대화 강도를 크게 해야 하고(큰 대화 강도) 6피트에서는 매우 크게 해야 하며(매우 큰 대화 강도) 12피트에서는 고함을 지를 때 의사소통이 이루어질 수 있다. ⑶ 71dB의 회화음방해수준은 고함을 지를 경우 4피트, 매우 큰 소리의 경우 2피트, 큰 목소리의 경우 1피트, 보통 대화 강도의 경우에는 6인치로 거리가 제한됨을 나타낸다.

회화음방해수준 그 자체는 세 개 또는 네 개 대역에서의 소음 강도를 평균하여 간단하게 구할 수 있다. 최초의 회화음방해수준은 600~1200Hz, 1200~2400Hz, 2400~4800Hz 대역을 사용했으며, 만약 300~600Hz 대역의 회화음방해수준이 600~1200Hz 대역의 회화음방해수준보다 10dB 이상 크다면 회화음방해수준의 평균에 300~600Hz 대역을 포함시켰다. dBA 및 dBC로의 측정뿐만 아니라 500, 1000, 2000, 4000Hz를 중심으로 하는 선호 옥타브 대역[이러한 이유로 **우선대화방해강도**(PSIL)이라 부름]을 이용하는 회

화방해지수의 변형법이 많이 개발되었다.

어음전송지수 어음전송지수(speech transmission index, STI)(steeneken & Houtgast, 1983; Anderson & Kalb, 1987)는 음향적 측정으로 말 의사소통의 효용성을 측정하기 위한 또 하나의 방법이다. 어음전달지수는 반향과 같이 시간이 경과함에 따라 발생하는 왜곡을 포함하여 모든 종류의 왜곡의 영향을 고려하여 명료도 지수의 개념을 확장한 것이다. **반향**은 원음이 종료된 이후에도 일정 시간 동안 지속적으로 공간 내의 반사 표면으로부터 발생되는 다수의 메아리를 의미한다. 어느 정도의 반향은 공간 내에서 생동감을 주지만 많은 양의 반향은 어음명료도를 악화시키는 매우 흔한 문제이다. 대화전송 지수는 125~8,000Hz까지의 옥타브 대역에서 소음 및 왜곡으로 인해 검사 신호가 어떤 영향을 받는지를 결정할 수 있는 **변조전달함수**(modulation transfer function, MTF)라고 불리는 정교한 물리적 분석 방법을 사용한다. 변조전달함수의 결과는 각각의 대역에 대한 전달지수(transmission index)로 변경된다. 이 대역은 (명료도 지수의 경우처럼) 말 의사소통의 중요도에 따라 가중되며 그 후 0~100%(또는 0에서 1.0)까지 범위의 어음전달지수를 산출하기 위해서 결합된다. 어음전달지수

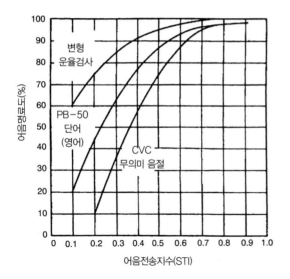

그림 17.15 어음전달지수와 PB-50 단어(영어), 변형운율검사(MRT, 추정치), 네덜란드 CVC 무의미 음절(Dutch CVC nonsense syllables)에 대한 어음 인식 점수와의 상관관계[Anderson, B. W., & Kalb, J. T. (1987). English verification of the STI method for estimating speech intelligibility of a communication channel. *Journal of the Acoustical Society of America, 81*, 1982-1985. copyright 1987, American Institute of Physics]

가 높을수록 의사소통에 더 좋은 조건이라는 것을 의미한다. 그림 17.15의 곡선은 어음 인지(speech recognition)가 어음전달지수와 어떻게 관련되어 있는지를 나타내고 있다.

빠른 어음전달지수(rapid speech transmission index, RASTI)(IEC, 1987)는 어음전달지수를 측정하는 간단하고 효과적인 방법을 제공하는데 빠른 어음전달지수를 측정하기 위해 만들어진 기구를 이용하여 수행할 수 있다(Bruel & Kjaer, 1985). 이 기구는 화자 쪽에 위치시키는 스피커 및 청자 쪽에 위치시키는 송화기를 포함하고 있다. 스피커는 평가할 공간으로 검사 신호를 제시하고, 송화기에서 포착된 검사 신호는 원 검사 신호가 특정 공간 내에서 소음과 다른 음향학적 특성에 의해 어떤 영향을 받는지를 반영한다. 그 결과는 0~1.0의 빠른 어음전달지수값으로 표현되며, 이 빠른 어음전달지수값은 상대적인 말 명료도를 나타내기 위해 사용된다. 즉 예를 들면 ≤0.29인 경우 나쁨(bad), 0.3~0.44인 경우 부족(poor), 0.45~

0.59인 경우 적정(fair), 0.6~0.74인 경우 좋음(good), ≥0.75인 경우 우수(excellent)이다(Orfield, 1987).

건강 및 수행력에 대한 소음의 다른 영향

소음이 청력 및 말 의사소통 외에도 삶의 다른 측면에 영향을 미칠 수 있다는 것을 인식해야 한다. 소음 노출이 신체적 건강 및 정신 건강과 수행력의 많은 측면에 부정적 영향을 광범위하게 미칠 수 있다는 사실은 몇 가지 알려져 있다(Cohen, 1977; Miller, 1974; Cohen & Weinstein, 1981; Kryter, 1985; Suter 1992a; HCN, 1996). 이러한 부정적인 영향에는 (1) 수면 방해, (2) 스트레스 반응 및 불안 반응, (3) 경악 반응과 반사성 근육 반응, (4) 심장 박동 수, 호흡 패턴, 위장관 운동, 동공 크기, 소화액 분비의 변화, (5) 신경계의 각성, (6) 말초 혈관의 축소 및 혈류량 감소, (7) 아주 강한 소리로 인한 전정 기능의 교란 (8) 각성, 주의 산만, 경악 반응, 과제를 완료한 후에 피로의 증가로 인한 인지적 과제 및 감각 운동적 과제의 수행력에 대한 부정적 영향, (9) 심혈관 질병, 전정 질병, 이비인후과 질병의 발병률 증가, (10) 미숙아 및 출생 체중의 감소와 관련된 미세한 영향, (11) 소음과 관련된 일부 혈액 구성 성분의 농도 변화로 나타나는 면역 반응에 미칠 수 있는 영향, (12) 상대적으로 학업 성취도의 저조등이 포함된다.

최근의 여러 연구 결과는 건강상의 위험 및 학교에서의 수행력 감소와 관련된 소음의 영향에 대해 우리가 이미 알고 있는 지식을 좀 더 상세히 말하고 있다. 예를 들어 직업성 소음은 자동차 업체 근로자들의 심혈관계 질환의 위험성을 증가시킬 뿐 아니라(Lusk, Hagerty, Gillespie, & Caruso, 2002; Lusk, Gillespie, Hagerty, & Ziemba, 2004) 혈압 및 심박동 수 증가와 관련이 있는 것으로 나타났다(Virkkunen, Kauppinen, & Tenkanen, 2005; Willich, Wegscheider, Stallmann, & Keil, 2006). 또 다른 연구에서는 수년에 걸친 높은 강도의 소음 노출이 청신경 종양의 발생 위험성을 증가시킬 수도 있다고 보고하였다(Preston-Martin, Thomas, Wright, & Henderson, 1989; Edwards, Schwartzbaum, Lönn et al., 2005). 그러나 그들의 연구 결과는 방법론적인 문제로 인해 확정적인 결과가 아니라는 사실을 주장하고 있다(Patel, 2006). 세 지역에 거주하고 있는 초등학생을 대상으로 학교와 관련된 수행력에 관해 실시한 대규모 표본 연구에서 독해력 및 재인 기억 과제(recognition memory task)의 수행력은 교통 소음이 아니라 항공기 소음에 의해 부정적인 영향을 받는다는 사실을 증명하였다(Stansfeld et al., 2005). 아동들이 교통소음보다 항공기 소음에 더 큰 성가심을 호소한다고 이 장의 앞부분에서 언급했던 것이 흥미롭다.

직업 청력 보존

직업 청력 보존 프로그램의 필요조건은 대부분 **청각 보존 개정안**(Hearing Conservation Amendment, HCA)으로 알려져 있는 연방 규정을 준수하는 것으로 정의된다(OSHA, 1983).[7] 현재의 청각 보존 개정안은 1935년의 Walsh-Healey 공공계약법(Walsh-Healey Public Contracts Act) 인가하에 1969년에 제정된 소음 노출 규정으로 시작하는 일련의 법령 및 규정을 집대성한 것이다(DOL, 1969). 그 후 1970년에 제정된 직업안전보건법(Willians-Steiger Occupational Safety and Health Act)으로 미국 노동부 산하에 OSHA가 설립되었다. 결과적으로 OSHA는 1971년에 제정된 청각 보존 개정안의 원본을 발전시켜 Walsh-Healey의 소음 기준을 개정하였다. 길고도 힘든 진전 이후(Suter, 1984; Suter & von-Gierke, 1987; OSHA, 2002) 1983년에 청각 보존 개정안이 공포되었고(OSHA, 1983), 2002년에 난청을

보고하고 기록하는 최종 규칙이 공포되었다(OSHA, 2002).

청각 보존 개정안은 85dBA TWA 또는 50% 노출량의 소음 강도에 노출되는 모든 근로자들을 위해 **청각보존 프로그램**(hearing conservation program)이 시행되어야만 한다고 요구한다(허용 노출 강도는 90dBA TWA 또는 100% 노출량의 소음노출강도임을 상기하라). 소음 노출이 90dBA TWA에 도달할 경우 청각 보존 프로그램의 일부분이 작동하는 것을 볼 수 있음에도 불구하고 이러한 이유 때문에 85dBA(또는 50% 노출량의 소음 강도) TWA 종종 **작동기준강도**(action level)라고 한다. OSHA에서 의무화된 청각 보존 프로그램은 소음강도의 감시, 청력검사, 청각보장구(고막에 도달하는 소리 강도를 감소시키는 방음용 귀마개 또는 방음용 귀덮개), 훈련 프로그램, 기록 보관 등의 다섯 개 주요 요소로 구성되어 있다. 즉시 이용할 수 있는 다양한 자료에서 청각 보존 프로그램의 세부 사항에 관한 매우 귀중한 정보 및 지침서를 찾을 수 있다(Miller & Sliverman, 1984; Gasway, 1985; Berger et al., 2000; Lipscomb, 1988; NIOSH, 1990, 1996, 1998; Royster & Royster, 1990a; Suter, 1993; OSHA Web site[8]).

계속 진행하기 전에 OSHA HCA가 비록 연방정부가 의무화한 프로그램이지만 다른 방법들도 추천되고 있다는 사실을 알고 있어야 한다. 예를 들어 NIOSH(1998)에서는 OSHA 규칙과의 다른 차이점 중 직장 소음이 근로자들의 청력에 상당한 변화를 야기하는 경우를 결정하기 위한 기준을 덜 엄격하게 사용할 뿐만 아니라 청각 보존 프로그램의 모든 구성요소는 85dBA TWA에서 작동되어야 한다고 제안했다.

소음 강도의 감시

청각 보존 개정안(HCA)에서는 근로자들이 85dBA TWA 이상의 소음 강도에 노출이 의심되는 정보가 있을 때마다 소음 강도의 감시를 수행하도록 요구하고

---

7) 여기서는 OSHA의 규정에 초점을 맞추고 있지만, 학생들은 광산 업계(MSHA, 1999) 및 군대(DOD, 2004)에서 사용하는 청각 보존 프로그램과 같은 다른 청각 보존 프로그램 존재한다는 사실을 알고 있어야 한다.

---

8) OSHA 웹사이트는 www.osha.gov.이다.

있다. 소음 노출 측정에는 80~130dB 범위의 모든 지속 소음, 간헐적 소음, 충격 소음이 통합된다. 대표적인 개인 소음 노출에 대한 표본추출은 문제가 되는 지역 주변에서 근로자들의 이동이 많은 경우 또는 소음의 강도가 다양한 경우처럼 지역 차원의 감시(area-wide monitoring)가 적당하지 않을 경우에 시행된다. 소음에 영향을 받는 모든 근로자들에게 85dBA TWA 이상의 소음 강도에 노출되고 있다는 사실을 통보해야 한다. 소음 강도의 감시는 (1) 85dBA TWA 이상의 소음 강도에 노출되는 근로자가 추가되는 경우 또는 (2) 근로자들의 청각보장구가 적절한 감쇠를 제공하지 않는 것처럼 보이는 경우와 같은 변화가 발생할 때마다 반복적으로 수행해야 한다.

청력검사

청력 보존 프로그램에서 청력검사의 구성요소에는 기준 청력도(baseline audiogram), 정기 청력도(annual audiogram), 특정한 재검사, 의뢰(referral)가 포함된다. 기전도 청력도는 수동식 청력검사기, 자가 기록식 청력검사기 또는 마이크로프로세서 제어(컴퓨터를 이용한) 청력검사기를 사용하여 각각의 귀에 적어도 500, 1000, 2000, 3000, 4000, 6000Hz를 수행해야 한다. 이런 검사들은 청각사, 의사 또는 직업성 청력보존인가위원회(Council of Accreditation in Occupational Hearing Conservation, CAOHC)에서 공인받았거나 이에 합당한 능력이 증명된 청력검사 기사(technician)가 수행할 수 있다. 마이크로프로세서 기반의 청력검사기를 조작하는 청력검사 기사는 인증을 받을 필요가 없다. 모든 청력검사 기사들은 청각사 또는 의사에 의해 통제되어야 한다. 실제로 청각보존 개정안에서는 이비인후과 전문의 또는 의사로 규정되어 있음에도 불구하고 이 장에서는 "의사(physician)"란 용어를 사용하였다. 그 이유는 모든 이비인후과 전문의는 의사이기 때문이다. 청력검사기사는 CAOHC에서 인증받을 수 있거나 또는 만족스럽게 입증된 역량을 가지고 있다는 사실은 공인 청력검사 기사 또는 비공인 청력검사 기사 간의 구분을 단연

코 부인한다.

첫 6개월 이내에 85dBA TWA 이상의 소음 강도에 노출된 근로자들은 **기준 청력도**(baseline audiogram)를 측정해야 한다. 향후의 청력도는 직업성 소음 노출로 인해 발생할 수도 있는 청력의 손상 여부를 결정하기 위해 기준 청력도와 비교될 것이다. 기준 청력도에서 TTS의 영향을 최소화하기 위해 근로자들은 검사 전 적어도 14시간 동안은 작업장 소음에 노출되지 않아야 하며 이 기간 동안에 비직업성 소음에 노출되지 않도록 권고해야 한다. 그러나 검사 전 14시간 동안 소음이 있는 작업장에서 떨어져 있는 것을 대신하여 청각보장구를 사용할 수도 있다. 만약 청력검사를 직장으로 오는 이동식 검사 차량에서 제공한다면 기준 청력도의 측정을 위한 6개월의 시간 제한은 특별한 예외가 허락된다. 이동식 검사 차량은 현장의 검사 시설을 이용할 수 없는 경우 종종 사용된다. 이런 경우에 기준 청력도를 측정하기 위한 시간 제한은 1년까지 연장되지만 첫 6개월 이후에는 청각보장구를 착용해야만 한다.

정기 감시 청력도(annual monitoring audiogram)는 85dBA TWA 이상의 소음강도에 노출된 모든 근로자를 대상으로 시행된다. 정기 청력도는 편측 또는 양측 귀에서 **표준 역치 변동**(standard threshold shift, STS)의 존재 여부를 결정하기 위해 기준 청력도와 비교해야 한다. 표준 역치 이동은 2000, 3000, 4000Hz의 평균 역치가 10dB 이상으로 악화된 것이다. OSHA(2002)에서는 전체 청력손실이 25dB HL인 경우 표준 역치 변동의 기록 및 보고를 요구하고 있다. 표준 역치 변동의 발생 여부를 결정할 경우 **연령 교정**(age correction)을 할 수도 있는데, 연령 보정은 노인성 난청으로 발생되는 난청의 크기로 인해 본질적으로 역치 변동의 크기를 감소시킨다. 표 17.4는 이러한 용도로 사용할 수 있는 연령 보정 수치를 나타내며 HCA에서 규정하고 있는 절차를 설명하고 있다. 만약 표준 역치 변동이 존재하면 30일 이내에 재검사가 이루어져야 하고 이 경우에 재검사는 정기 청력도로 이용될 수 있다. 청력검사

표 17.4 남성 및 여성의 나이 고정값[OSHA(1983)의 표 F-1과 F-2에 따름][a]

연령 (yr)	주파수 (Hz)	남성					여성				
		1000	2000	3000	4000	6000	1000	2000	3000	4000	6000
20세 이하		5	3	4	5	8	7	4	3	3	6
21		5	3	4	5	8	7	4	4	3	6
22		5	3	4	5	8	7	4	4	4	6
23		5	3	4	6	9	7	5	4	4	7
24		5	3	5	6	9	7	5	4	4	7
25		5	3	5	7	10	8	5	4	4	7
26		5	4	5	7	10	8	5	5	4	8
27		5	4	6	7	11	8	5	5	5	8
28		6	4	6	8	11	8	5	5	5	8
29		6	4	6	8	12	8	5	5	5	9
30		6	4	6	9	12	8	6	5	5	9
31		6	4	7	9	13	8	6	6	5	9
32		6	5	7	10	14	9	6	6	6	10
33		6	5	7	10	14	9	6	6	6	10
34		6	5	8	11	15	9	6	6	6	10
35		7	5	8	11	15	9	6	7	7	11
36		7	5	9	12	16	9	7	7	7	11
37		7	6	9	12	17	9	7	7	7	12
38		7	6	9	13	17	10	7	7	7	12
39		7	6	10	14	18	10	7	8	8	12
40		7	6	10	14	19	10	7	8	8	13
41		7	6	10	14	20	10	8	8	8	13
42		8	7	11	16	20	10	8	9	9	13
43		8	7	12	16	21	11	8	9	9	14
44		8	7	12	17	22	11	8	9	9	14
45		8	7	13	18	23	11	8	10	10	15
46		8	8	13	19	24	11	9	10	10	15
47		8	8	14	19	24	11	9	10	11	16
48		9	8	14	20	25	12	9	11	11	16
49		9	9	15	21	26	12	9	11	11	16
50		9	9	16	22	27	12	10	11	12	17
51		9	9	16	23	28	12	10	12	12	17
52		9	10	17	24	29	12	10	12	13	18
53		9	10	18	25	30	13	10	13	13	18
54		10	10	18	26	31	13	11	13	14	19

표 17.4 남성 및 여성의 나이 교정값[OSHA(1983)의 표 F-1과 F-2에 따름][a](계속)

연령 (yr)	주파수 (Hz)	남성					여성				
		1000	2000	3000	4000	6000	1000	2000	3000	4000	6000
55		10	11	19	27	32	13	11	14	14	19
56		10	11	20	28	34	13	11	14	15	20
57		10	11	21	29	35	13	11	15	15	20
58		10	12	22	31	36	14	12	15	16	21
59		11	12	22	32	37	14	12	16	16	21
60 또는 그 이상		11	13	23	33	38	14	12	16	17	22

[a] 연령 교정값을 사용하는 방법에 대한 예제 : 예를 들어 4000Hz를 사용하면 정기 청력도의 청력을 32세에서 20dB, 기준 청력도의 청력을 20세에서 5dB로 가정하라. 교정되지 않은 역치 변동(uncorrected threshold shift)은 다음과 같다.

$$20dB(정기\ 청력도) - 5dB(기준\ 청력도) = 15dB(역치\ 변동)$$

이제 기준 청력도 및 정기 청력도에 적용되는 연령 보정값을 찾아보라. 이러한 연령 보정값들 사이의 차이도 찾아보라. 남성의 경우 4000Hz에서 이러한 연령 보정값은 32세에서 10dB이고, 20세에서는 5dB이므로 32세와 20세 사이의 연령 보정값 차이는

$$10dB(32세) - 5dB(20세) = 5dB(연령\ 보정)$$

이러한 차이는 연령 보정이 된다. 연령 보정 역치 변동을 구하기 위해 보정되지 않은 역치 변동에서 이 연령 보정값을 감산한다.

$$15dB(보정되지\ 않은\ 역치\ 변동) - 5dB(연령\ 보정값) = 10dB(연령\ 보정\ 역치\ 변동)$$

그 후 연령 보정 역치 변동은 (현재 나이로 교정된) 표준 역치 변동을 구하는 데 사용된다.

기사는 정기 청력도와 기준 청력도의 비교를 수행할 수 있다. 그러나 표준 역치 변동이 업무와 관련되는지 여부, 문제 사례의 재검토 및 추가적인 평가의 필요성에 대한 결정은 의사 또는 기타 면허가 부여된 보건의료 전문가(청각사)가 수행해야 한다.

종료 청력도(exit audiogram)는 근로자가 더 이상 잠재적으로 위험한 소음 강도에 노출되지 않는 경우 또는 회사를 퇴직할 경우에 측정해야 한다.

후속 조치 및 의뢰 절차

표준 역치 변동이 지속적으로 유지되고 있는 근로자에게 이러한 사실을 21일 내에 통보해야 한다. 만약 표준 역치 변동이 직업성 소음 노출과 연관되지 않는다고 의사가 결정한 경우가 아니라면 근로자들에게 청각보장구를 제공해야 하며 근로자들은 청각보장구를 사용해야 한다. 만약 근로자들이 이미 청각보장구를 사용하고 있다면 감쇠를 더 크게 제공하는 새로운 청각보장구로 교체하여 장착해야 한다. 만약 추가적

인 검사가 필요하거나 청각보장구의 사용과 관련된 귀 질환이 의심된다면 청각적 평가 및 이과적 평가 양쪽 모두 혹은 어느 한쪽에 의뢰해야 한다. 또한 의심스러운 귀 질환이 청각보장구의 사용과 관련되지 않는다는 사실을 근로자에게 통보해야 한다. 근로자들에게 표준 역치 변동의 존재에 대해 말해야하는 것처럼, 만약 후속 검사 결과에서 이전에 시행한 표준 역치 변동과 일치하지 않게 나타난다면 이 사실 또한 근로자에게 통보해야 한다. 이 경우 근로자는 90dBA TWA 미만의 소음 노출을 제공하는 청각보장구의 사용 중지를 선택할 수 있다. 만약 청각사 또는 의사가 (1) 표준 역치 변동이 끊임없이 지속되거나, (2) 정기 청력도의 역치가 기준 청력도의 역치보다 더 좋다고 판단한다면 정기 청력도는 차후의 비교를 위해 **개정된 기준 청력도**(revised baseline audiogram)가 된다.

청력검사기의 보정 및 검사 환경

직업 청각 보존 프로그램에 사용되는 청력검사기는

최소 500~6000Hz 범위의 주파수에서 ANSI 규격으로 보정해야 한다(4장의 표 4.1 참조). 모든 청력검사가 시행되기 전에 왜곡 및 불필요파 잡음(spurious noise)에 대한 듣기 점검(listening check)뿐 아니라 이미 역치를 알고 있는 사람을 이용하는 **생물학적 보정**(biological calibration)을 매일 실시해야 한다. 음향 보정(acoustical calibration)은 최소 1년마다 필요하며 **정밀 보정**(exhaustive calibration)은 최소 2년에 한 번은 시행해야 한다. 게다가 HCA에서는 생물학적 보정이 10dB 이상 차이가 발생할 때마다 음향 보정을 수행하도록 요구하며 음향 보정에서 15dB 이상의 불일치가 존재할 때마다 정밀 보정을 수행하도록 요구하고 있다.

HCA에서 청력검사실은 표 17.5에 나타낸 바와 같이 청력검사 환경(audiometric environments)에 대한 ANSI 3.1-1999(R2003) 표준에 규정된 최대 배경소음 강도(maximum ambient noise level)보다 실질적으로 더 높은 옥타브 대역의 배경소음 강도를 가지도록 허용하고 있다. 이러한 불일치의 중요한 의미는 역치를 0dB HL까지 측정할 수 있을 정도로 청력검사실이 충분히 조용하지 않고서도 청력검사에 필요한 청각 보존 개장안의 요구 사항에 부합할 수 있다는 사실이다. 이것은 실현 가능할 때마다 청력검사실

표 17.5 청각 보존 개정안(OSHA, 1983)에서 허용하는 청력검사실에서의 옥타브 대역 배경소음과 미국음향학회(Acoustical Society of America)의 허락으로 보청기 특성에 대한 미국 표준협회 규정 ANSI S3.1-1999(R2003)으로 귀를 덮고 측정하여 규정된 옥타브 대역 배경소음의 비교

중심 주파수 (Hz)	OSHA(1983) (dB)	ANSI S.3.1-1999(R2003) (dB)	차이(dB)
500	40	21	19
1000	40	26	14
2000	47	34	13
4000	57	37	20
8000	62	37	25

환경에 대한 ANSI의 기준에 최대한 부합하는 청력검사실의 사용을 피하게 하는 오류 및 변동성의 원인이 될 수 있다. 더구나 NIOSH(1998)에서는 ANSI 기준을 충족하는 공간에서 검사를 시행하도록 권고하고 있다.[9]

청각보장구

고용주는 85dBA TWA 이상의 소음 강도에 노출되는 모든 근로자들에게 적당한 청각보장구에 대한 합리적인 선택을 무료로 **제공해야** 하며 필요한 경우 청각보장구를 교체해 주어야 한다. 또한 고용주는 청각보장구의 적절한 초기 적합 및 청각보장구의 사용과 관련된 근로자들의 교육, 그리고 청각보장구의 올바른 사용을 관리하고 감독할 책임을 가지고 있다. 세 가지 부류의 근로자들에게 귀 보호구(ear protector)를 제공해야 할 뿐만 아니라 실제로 사용하게 해야 한다. 이러한 세 가지 부류의 근로자들에는 90dBA TWA의 허용 노출 강도를 초과하는 소음 강도에 노출된 모든 근로자들과 (1) 이동식 검사 차량에 대한 예외에서 기준 청력도를 측정하기 위해 6개월 이상 기다린 근로자들 또는 (2) 표준 역치 변동을 경험한 근로자들 중 85dBA TWA 이상의 소음 강도에 노출된 근로자들이 포함된다. 다시 말해 규정 준수에 대한 책임은 고용주에게 있다. 청각보장구는 아래에 좀 더 자세하게 논의했다.

소음 노출을 감소시키기 위한 노력은 청각보장구의 사용에 집중되어 왔다. 그러나 Walsh-Healey 규정에서는 실제적으로 근로자들이 PELs 이상의 소음 강도에 노출될 경우 "실현 가능한 행정적 통제 및 공학적 **통제를 이용해야 한다**"고 명시하고 있다. 만약 공학적 통제 및 행정적 통제 양쪽 모두 혹은 어느 한쪽으로 소음 강도를 OSHA(1983)에 나타낸 표 G-16의 강도(즉 PELs은 표 17.3의 첫 번째와 두 번째 열에서 확인할 수 있다) 내로 감소시킬 수 없다면 그 후 개인 청각보

---

9) NIOSH(1998)는 실제로 1991년에 발표된 이전 버전의 ANSI 3.1 표준을 의미하지만, 만약 NIOSH가 1999년 이후에 발표되었다면 ANSI S3.1-1999(R2003)을 의미할 것이다.

호장치를 제공하여 표[OSHA, 1983, 29 CFR 1910.95 (b)(1)]에서 제시하고 있는 강도 내로 소음 강도를 감소시키기 위해 사용하게 해야 한다. 청각 보존 개정안은 원본 규정의 이런 필요조건에 우선하거나 대체하지 않았다는 사실을 인지해야 한다.

교육 프로그램

고용주는 85dBA TWA 이상의 소음에 노출된 근로자들을 위해 정기 교육 프로그램을 제공하고, 이 정기 훈련 프로그램에 근로자들의 참여를 보장해야 할 책임이 있다. 교육 프로그램에서는 다음과 같은 최소 세 가지 주제를 다루어야 한다. (1) 청력에 대한 소음의 영향, (2) 청각보장구 및 청각보장구의 사용 목적, 서로 다른 유형의 청각보장구의 장점 및 단점, 청각보장구의 선택, 적합, 사용 및 관리, (3) 청력검사의 목적 및 절차이다.

정기적인 교육 회기가 필요하지만, 화자, 시범, 비디오테이프가 아무리 인상적이더라도 1년에 한 번씩 수동적으로 지원되는 모임으로 어떠한 청각 보존 프로그램의 효용성이 유지될 수 있다고 믿는 것은 어리석은 짓이다. 한 해 동안 여러 교육 회기로 분산하는 방법이 유용할 수 있으며, 특히 이런 훈련 회기가 상호작용적이며 상대적으로 짧은 기간이라면 더욱 유용하다. 근로자들에게 청각보장구를 착용하도록 촉진할 뿐만 아니라 올바르게 사용하는 방법을 상기시켜 주는 공익광고를 포함하여 모든 종류의 교육 및 훈련 재료를 이용할 수 있다. 동기 부여 접근법(motivational approach)은 단순한 칭찬에서 혁신적 보상 시스템까지 전 영역에서 실행된다. 근로자들은 청각 보존 프로그램이 전면적으로 권장되며 적극적으로 시행되는 상호 간에 유리한 약속처럼 다뤄진다는 사실을 알고 있기 때문에 관리자 및 작업 반장을 포함한 경영진의 적극적인 지원의 중요성은 아무리 강조해도 지나치지 않다.

기록(문서) 보존

고용주들은 소음 노출 측정, 청력검사 결과 및 청력검사실의 배경소음 강도에 대한 기록을 유지해야 한다. 근로자 성명, 직업 분류, 검사 날짜 및 결과, 각각의 청력검사 기록뿐 아니라 검사자 성명, 청력검사기의 가장 최근 음향 보정 및 정밀 보정 날짜, 근로자의 가장 마지막 소음 노출 평가 날짜 또한 나타내야 한다. 소음 노출 측정은 2년 동안 보관하고, 청력검사 기록은 각 노동자의 전체 채용 기간 동안 유지해야 한다. 더구나 25dB 이상의 전체 청력손실을 야기하는 10dB 이상의 표준 역치 변동은 기록하고 OSHA에 보고해야 한다.

근로자(또는 근로자들의 대표)가 소음 노출 측정 결과를 볼 수 있도록 해야 하며, 소음 기준 및 관련 정보, 교육 재료, 기록에 접근할 수 있도록 해야 한다.

청각 보존 프로그램의 효용성

청각 보존 프로그램의 효용성은 각기 서로 다른 유형의 정보를 제공하는 서로 다른 다양한 방법으로 다루어질 수 있다. 예를 들어 한 가지 방법은 표준 역치 변동의 발생 정도를 결정하거나, 귀를 보호하기 위한 용도 또는 청력검사나 교육 회기에 대한 약속을 지키는 근로자들의 규정 준수 정도를 추적할 수 있다. 그러나 현대적인 방법은 **청력검사 데이터베이스 분석**(audiometric database analysis, ADBA)이라고 불리는 통계학적 접근 방법이다(Royster & Royster, 1999, 2000; ANSI, 2002a, S12.13 TR-2002). 청력검사 데이터베이스 분석의 기본 개념은 집단별로 청력검사 결과를 평가하여 청력 보존 프로그램의 효용성을 감시하는 것이다. 이 접근 방법은 정책과 절차에서 프로그램 전체의 변화로 완화될 수 있는 바람직하지 않은 경향을 식별할 수 있도록 한다. 청력검사 데이터베이스 분석은 청력도 간의 역치 변동을 비교하는 대신에 두 쌍의 순차적인 청력도 간 **변동값**(첫 번째와 두 번째 정기 청력도 간 변동값, 세 번째와 네 번째 정기 청력도 간의 변동값 등)을 찾는다. 이 변동값이 허용 가능한 변동값인지, 한계 변동값(marginal)인지, 또는 허용 불가한 변동값인지를 결정하기 위해 기준 범위와 비교한다. 한계 변동값 또는 허용할 수 없을 정도의 높은 변동은 문제가 존재할 가능성이 있음을 의미하므로 다룰 필요가 있다. 예를 들어 청각 보존 프로그램은 직업 소음 노출에 대해 적절한 정도의 보호를 제공하지 못할 수도 있다. 이것은 청각보장구의 활용이 미숙한 경우이거나 공학적 통제 및 기술적 통제 모두 혹은 어느 한쪽에 대한 요구가 부족할 경우, 교육 프로그램 또는 동기의 부족 때문일 수도 있다. 그러나 다른 요소들 또한 이 변동에 영향을 줄 수 있다. 가장 그럴듯한 다른 요소는 청력검사 프로그램의 결함과 관련되는데 청력검사 프로그램의 결함은 종종 부적절한 청력검사기의 보정, 부적절한 음향적 검사 환경 및 청력 검사 방법과 관계가 있다.

소음 및 소음 노출 통제

행정적 통제

행정적 통제는 근로자들의 소음 노출을 과잉 소음 수준(excessive noise level)으로 효과적으로 변화시키는 일정 계획 및 기타 정책의 변경과 관련이 있다. 예를 들어 PEL을 초과하는 높은 강도의 소음 지역에서 8시간 교대 근무하는 단일 근로자 집단을 구성하는 대신에 좀 더 작은 두 개의 근로자 집단으로 구성하여 높은 소음 강도 지역에서의 작업 배당과 낮은 소음 강도 지역에서의 작업 배당을 교대시킬 수 있다. 그러나 이런 유형의 접근 방식은 고용주가 지킬 수 없는 실제적인 문제가 존재하며 종종 근로자 및 노동조합의 반발을 불러오기 때문에 거의 사용되지 않는다.

공학적 통제

소음원 자체에서 발생되는 소음을 감소시키거나 또는 수신자(예 : 청취자)로의 소음 전달 경로 및 수신자가 소음 전송 경로를 변경함으로써 소음 노출을 통제하는 데 사용할 수 있는 수많은 공학적 접근 방식이 있다. Erdreich(1999), Driscoll과 Royster(2000)에 의해 많은 주요 고려 사항들이 재조명되었으며 소음 통제 방법에 관해 분명하게 기술된 개요를 Bruel과 Kjaer(1986)에서 찾을 수도 있다. 소음원을 해결하는 한 가

지 접근 방식은 소음을 더 크게 발생시키는 장치, 공정, 재료를 더 조용한 것으로 교체하는 방식이다. 이러한 방식에는 톱니바퀴 구동을 벨트 구동으로 교체하거나, 공압식 구동 도구를 전기적 도구로 교체하거나, 금속 재료를 땜을 하지 않고 리벳을 사용하여 접합하는 방법(riveting)을 용접 또는 볼트로 교체하거나, 금속 바퀴 또는 기어를 고무 또는 플라스틱으로 교체하는 등의 다양한 예가 포함된다. 다른 접근 방식은 소음원의 변경과 관련이 있다. 예를 들어 진동 표면에 충격을 주는 산업 공정은 구동력을 감소시킴으로써 시끄러움을 작게 만들 수 있다. 이것은 반복적인 충격의 속도를 감소시키거나, 장치가 평형이 맞도록 잘 유지하고, 충격 지점에 진동 절연장치(예 : 고무 라이닝)를 놓아 이룰 수 있다. 진동 반응은 감쇠재를 추가하거나 또는 진동 표면의 공명을 변화시키기 위해 강성 또는 질량을 추가하여 감소시킬 수 있다. 진동 표면에서 방사되는 소음의 크기는 표면 진동의 면적을 줄여 감소시킬 수 있으며 표면 진동의 면적은 전체 크기를 감소시키거나 구멍을 추가하여 감소시킬 수 있다. 유체 및 격동스러운 공기 증기(예 : 공기 사출 장치 및 고압 환기구)의 흐름으로 발생되는 소음은 유체 흐름의 속도 및 난류의 크기를 감소시켜 약화시킬 수 있다. 또한 머플러 및 소리를 흡수하는 재료로 포장하는 방법도 사용된다.

음향 경로는 소음을 일으키는 장비 주변에 울타리(enclosure)를 배치하거나, 소음원과 청취자 사이에 보호막 또는 장애물을 이용하거나, 흡음 배관 및 머플러를 이용하여 변경할 수 있다. 때로는 근로자를 위한 차음 공간(sound- isolating control room)을 제공하여 음향 경로를 변경할 수도 있다(예 : 청취자 주변에 울타리 배치). 사실상 청각보장구는 소음이 귀에 포착되기 전에 청각보장구의 맨 끝 부분에서 소음의 전달을 방해하여 음향 경로를 변경한다. 또한 소음 강도는 실내 표면(천장, 벽 등)에 흡음재를 사용하여 감소시킬 수 있는데 이러한 흡음재는 특히 반향 환경에서 중요하다. 또한 최초 소음의 전체 또는 일부를 상쇄시키는 소리를 만들기 위해 진보된 신호처리 방식

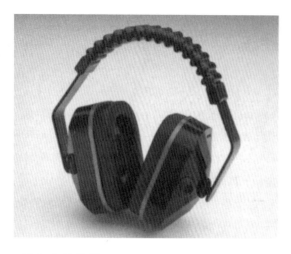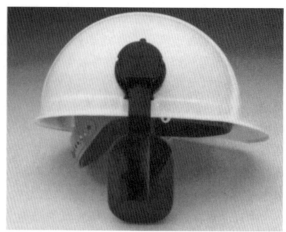

그림 17.16 (a) 청각을 보호하기 위해 사용되는 귀덮개, (b) 안전모에 부착된 귀덮개(E-A-R 제공)

을 이용하는 적극적 소음 통제 방법이 개발되었다 (Nelson & Elliot, 1992; Ericksson, 1996; Kuo & Morgan, 1996).

Towne(1994)은 가정에서 소음 통제 원리의 실제적 적용 방법을 포함하여 거주할 장소를 선택할 경우 소음에 관련하여 고려해야 할 사항에 대해 조언하였다. 몇 가지 예는 꽤 유용하다. 즉 특히 다층 주택에서 주방을 제외한 마룻바닥에는 카펫을 깔아야 하며, 주방의 탄성 매트는 바탕 바닥에서 비닐 또는 리놀륨 바닥 깔개를 분리시켜야 한다. 출입문은 무거워야 하고, 출입문의 주변부 주변은 최소 공간의 단단한 심형(core)를 가지고 있어야 하며, 문이 꽉 닫힐 경우 발생되는 소음을 감소시키기 위해 고무 완충 장치가 있어야 한다. 또한 미닫이문은 고무 바퀴 및 탄성 완충 장치를 가지고 있어야 한다.

청각보장구

청각보호장치(hearing protection devices, HPDs)에는 착용자의 귀에 도달하는 소리의 크기를 감소시키기 위해 사용되는 다양한 종류의 방음용 귀마개 및 귀덮개가 포함된다(Berger, 2000).[10), 11)] 청각보장구는 일반적으로 방음용 귀덮개, 방음용 귀마개, 외이도 마개(canal cap) 또는 준 귀마개(semiaural plug)로 분류된다. **방음용 귀덮개**(earmuff)는 완벽하게 귀를

둘러싸는 부드러운 플라스틱 완충물을 가진 딱딱한 플라스틱 흡각 또는 덮개가 있다(그림 17.16a). 덮개는 소리를 감쇠시키는 재료로 가득 차 있고, 완충물은 포말 또는 액체로 가득 차 있으므로 머리 양쪽에 편안하게 조절되며 귀로 향하는 소리 경로를 봉쇄한다. 흡각은 용수철 머리띠에 의해 머리에 단단히 밀착된다. 안경을 착용할 경우 방음용 귀덮개의 효용성은 대략 5dB 정도 감소된다. 또한 방음용 귀덮개는 머리 보호가 필요한 직업에서 사용하는 안전모와 함께 이용 가능할 수 있다(그림 17.16b).

방음용 귀마개(earplug)는 외이도 내부로 편안하게 삽입된다(그림 17.17). 사전에 주조된 마개(pre-molded plug)는 유연한 플라스틱, 실리콘 또는 외이도에 넣었을 경우 편안한 착용을 제공하는 하나 이상의 플랜지(flange)를 가지고 있는 비슷한 재료로 만들어진다. 일부 사전 주조된 귀마개는 "단일 크기로 모두에게 적합(one size fits all)"하기 위해 다양한 종류

---

10) NIOSH는 http://www.cdc.gov/niosh/topics/noise/ hpcomp.html에 청각보호장치의 온라인 적요(online compendium)를 유지하고 있다.

11) 여기서는 소극적인 청각보장구의 사용으로 논의를 제한할 것이지만, 학생들은 귀로 들어오는 소리 크기를 감소시키는 전자 기술을 사용하는 적극적인 청각보호장치도 있다는 것을 알아야 한다.

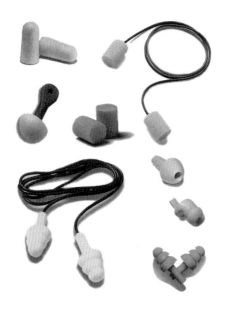

그림 17.17 청각 보호를 위해 사용되는 귀마개의 예. 위는 성형 가능 방음용 귀마개이고, 아래는 사전 주조된 귀마개이다. (E-A-R에서 제공)

의 끝 부분으로 갈수록 점점 가늘어지는 플랜지로 만들어져 있음에도 불구하고 일반적으로 다양한 크기로 출시된다. **성형 가능 귀마개** 또는 **사용자 주조 귀마개**는 귀마개가 삽입될 경우 외이도의 크기 및 모양으로 형성되는 유연한 재료로 만들어진다. 가장 일반적인 재료에는 확장 가능한 고분자 스펀지, 실리콘 퍼티, 왁스를 침윤시킨 면, 유리섬유 솜털 또는 "양모" 등이 있다. 유리섬유 형태의 재료는 유리섬유와 직접 접촉되는 외이도를 보호하기 위해 플라스틱 막 내부로 캡슐화되어야 한다. 확장성 있는 스펀지 형태의 재질은 외이도에 삽입되기 전에 손가락으로 압연하여 압축된다. 삽입된 후에 스펀지는 확장되고 부드럽게 외이도를 완전히 밀봉한다. 만약 공 형태의 처리되지 않은 흡수성 면(일반적으로 건강 및 미용 보조 매장에서 판매되는 유형)을 귀에 삽입할 경우에는 감쇠를 거의 제공하지 못하며 청각을 보호할 목적으로 사용할 수 없다. 또한 **사용자 맞춤형** 방음용 귀마개는 보청기의 귀꽂이 및 수영 귀꽂이를 제작하기 위해 사용되는 귀 인상(ear impression)을 채취하여 만들 수 있다. 사용자 맞춤형 방음용 귀마개가 주문 제작임에도 불구하고 개인별로 주조된 방음용 귀마개가 제공하는 감쇠의 크기는 아주 다양하다.

준청각보장구(semiaural hearing protector)는 경량의 플라스틱 머리 대역으로 고정되도록 방음용 귀마개를 변경한 장치이다(그림 17.18). 다양한 종류의 준청각보호장치 중 **외이도 마개**(canal cap)는 외이도 입구를 막고 있으며, 일반적으로 외이도의 일부분에 삽입되는 방식의 **유선형 탐침**(pod-type tip)보다 작은 양의 감쇠를 제공한다. 준청각보장구은 착용 및 제거가 쉽고 편리하지만 서로 다른 유형의 청각보호장치 중에서 감쇠의 크기가 가장 작다. 이런 이유 때문에 준청각보장구는 짧은 기간의 소음 노출 및 간헐적인 소음 노출 상황에서 청각 보호가 필요한 사람들에게 가장 적합하다.

방음용 귀마개와 귀덮개를 비교할 경우 확장성 있는 스펀지형 방음용 귀마개를 제외하고 일반적으로 방음용 귀덮개가 약간 더 큰 감쇠를 제공한다. 즉 방음용 귀덮개는 청각보호장치를 빈번히 착용하고 제거해야 하는 상황에 가장 적합하고 실전 사용에서 감쇠의 크기를 좀 더 일관되게 제공하며 추운 환경에서도

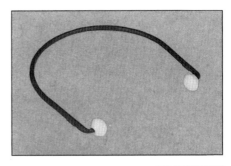

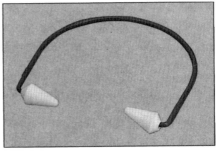

그림 17.18 준청각보장구의 예. 위는 외이도 마개형이고 아래는 유선형이다. (E-A-R에서 제공)

더 편안하고 머리 크기 및 형태에 상관없이 더 쉽게 적합할 수 있다. 또한 방음용 귀덮개는 쉽게 눈에 띄기 때문에 귀덮개의 사용을 쉽게 감시할 수 있다. 물론 방음용 귀덮개는 여러 가지 단점도 가지고 있다. 예를 들면 특히 방음용 귀덮개를 오랜 기간 사용할 경우 머리 대역의 압박이 불쾌함을 유발하며 더운 환경에서 발한 작용을 촉진한다. 또한 귀덮개 사용자가 보안경 및 다른 종류의 안전장치를 착용하고 있는 경우 방음용 귀덮개는 문제가 될 수 있다. 방음용 귀덮개는 표준 안전모의 사용에 방해가 되지만 이 문제는 방음용 귀덮개가 내장된 안전모를 사용하여 완화할 수 있다.

방음용 귀덮개에 비해 방음용 귀마개는 장시간 동안 착용할 경우 좀 더 편안하고 적어도 개별 단위 기준으로 다소 저렴하며 보안경, 안전모 또는 다른 유형의 보호장치 사용을 방해하지 않는다. 확장성 있는 스펀지형 방음용 귀마개의 변형에서 주목할 만한 예외로 대부분 형태의 방음용 귀마개는 방음용 귀덮개보다 감쇠의 크기를 더 적게 제공한다. 방음용 귀마개에 의해 실질적으로 제공되는 감쇠의 크기는 귀마개가 어느 정도 깊고 단단하게 삽입되었는지에 달려 있다. (방음용 귀덮개와 방음용 귀마개를 함께 착용하면 둘 중 하나를 단독으로 착용했을 경우보다 일반적으로 약 5~10dB 정도 더 큰 감쇠를 제공한다.) 방음용 귀마개는 방음용 귀덮개보다 착용하기 어려우며 일단 삽입된 대다수의 방음용 귀마개는 특히 대화 및 껌을 씹는 것과 관련된 턱의 움직임이 있는 경우 종종 작업 시간이 경과함에 따라 감쇠 효과가 저하된다. 특히 작업일 동안 더러운 손으로 방음용 귀마개를 재 삽입해야 하는 경우나 먼지, 금속 부스러기, 또는 다른 종류의 떨어져 나간 육체적이 많이 존재하는 작업 환경에서 방음용 귀마개를 재삽입해야 하는 경우에는 청결 상태가 중요한 문제이다. 방음용 귀마개는 방음용 귀덮개보다 잘 보이지 않기 때문에 근로자들의 방음용 귀마개 사용 규정 준수 여부를 감시하는 것이 조금 더 어려울 수 있다. 방음용 귀마개가 방음용 귀덮개보다 쉽게 잃어버릴 수 있는 것은 사실이지만 방음용 귀마개는 또한 난청을 최소화하는 부대조건으로 사용할 수

있으며 확실히 휴대하는 데 불편함이 적다.

대다수의 청각보호장치 사용자는 청각보장구가 청취 능력을 방해할 수도 있다고 우려한다. 게다가 산업체의 고용주들 역시 경고 신호 및 기계장치 소리의 잠재적인 중요한 변화를 듣는 능력에 관해 동일한 정도로 우려하고 있으며 음악가들은 음악의 정확한 감지에 관한 방해를 우려하고 있다. 일반적으로 청각보호장치는 대략 85dBA를 초과하는 소음 강도에서는 청력이 정상인 사람의 어음 인지를 방해하지 않는다고 밝혀졌다(심지어 어음 인지를 향상할 수도 있다). 그러나 낮은 소음 강도 및 중간 정도의 소음강도, 조용한 상황에서는 어음 인지에 방해를 준다(Berger, 2000). 청각보호장치 착용자가 감각신경성 난청을 가지고 있는 경우 또는 언어를 유창하게 하는 화자가 아닐 경우에 청각보호장치는 말 명료도에 부정적인 영향을 미친다(Abel, Alberti, Haythornthwaite, & Riko, 1982; Abel, Alberti & Riko, 1980; Bauman & Marston, 1986). 청각보호장치가 목표 신호의 인식을 방해하는 정도는 소음 강도에 따라 감쇠의 양을 제공하거나 그것의 주파수 반응을 폐쇄되지 않은 귀의 주파수 반응과 비슷하게 만드는 음향적 및 전기적 방법을 이용하여 특수한 유형의 청각보호장치를 사용하여 최소화할 수 있다(Maxwell, Williams, Robertson, & Thomas, 1987; Killion, DeVilbiss, & Stewart, 1988; Berger, 1991). 게다가 증폭기와 볼륨 조절기가 장착된 방음용 귀덮개는 청력 손상을 가지고 있는 청각보호장치 사용자를 위해 어음 인지를 개선할 뿐 아니라 소음 보호 기능을 제공하는 것으로 밝혀졌다(Dolan & O'Loughlin, 2005).

청각보장구의 효용성

청각보호장치의 효용성은 청각보호장치가 어느 정도의 감쇠를 제공하는지에 의해 결정되며 감쇠의 정도는 다양한 방법으로 측정될 수 있다(Berger, 1986b; Berger, Franks, & Lindgren, 1996; ANSI, 2002b). 두 종류의 주된 방법에는 행동적 방법인 **실이 감소역치**(real-ear attenuation at threshold,

REAT)와 물리적 측정 방법과 관련된 **실이 송화기**(microphone in real ear, MIRE)가 있다. REAT는 동일 귀에 청각보호장치를 착용한 상태와 착용하지 않은 상태에서 역치를 구한다. 청각보호장치에서 제공되는 감쇠의 크기는 두 역치 사이의 차이이다. 예를 들어 대상자의 역치가 청각보호장치를 착용하지 않은 상태에서 10dB이고 방음용 귀마개를 착용한 상태에서 33dB라면 이 경우 방음용 귀마개는 33−10=23dB의 감쇠를 제공한다. MIRE 방식은 청각보호장치 뒤편의 귀 내부에 위치시킨 작은 탐사 송화기(probe microphone) 및 청각보장구의 외부에 위치시킨 다른 종류의 송화기를 사용한다. 따라서 검사음은 청각보장구의 양측에서 감시되며 감쇠의 크기는 청각보호장치의 안쪽과 바깥쪽에서 포착된 소리 강도의 차이이다. 청각보호장치에서 측정된 감쇠의 크기는 실이 감소역치 측정 방법과 비교하여 실이 송화기 측정 방법을 기반으로 했을 경우 미세하게 더 큰 것으로 나타났다(Casali, Mauney, & Burks, 1995).

미국환경보호국(EPA, 1979)은 청각보호장치에서 제공하는 옥타브 대역 강도 또는 **소음 감소율**(noise reduction Rating, NRR)의 관점으로 표현되는 감쇠의 크기에 따라 청각보호장치를 표시하도록 요구하고 있다. 소음 감소율은 각 옥타브 대역에서의 감쇠를 단일 숫자로 통합한다. NRR은 "스펙트럼 변화(spectral variations)"에 대한 3dB의 조정과 더불어 dBC로 표현되는 "청각보장구를 착용하지 않은 상태"에서의 소음노출강도와 dBA로 표현되는 "청각보장구 착용 상태"에서의 소음노출강도 사이의 차이이다. 또는

$$NRR = dBC_{unprotected} - dBA_{protected} - 3dB$$

감쇠값은 실험실 내에서 특정 대상자 집단을 검사하여 얻을 수 있으며 일반적으로 평균의 형태로 표현된다. 그러나 이론적으로 **평균** 감쇠량은 특수한 종류의 청각보호장치를 사용하는 인구의 단지 1/2에게 제공되는 보호 기능을 나타낸다. 이런 이유 때문에 실험실 내에서 발견된 평균 감쇠량에서 2 표준편차를 차감

하며 따라서 소음 감소율은 이론적으로 청각보장구를 사용하는 인구의 약 98%까지 부여되는 감쇠값을 나타낸다. **단일 숫자 지수**(single number rating, SNR)(ISO, 1994)는 청각보장구의 감쇠량을 기술하는 유사한 체계이고 소음 감소율보다 감쇠값이 대략 3dB 정도 더 크게 평가되는 경향이 있다.

청각보장구의 목적은 근로자들의 유효 소음 노출을 최대 허용 강도 미만으로 감소시키는 것임을 명심하라. 특수한 형태의 청각보장구를 사용하는 동안 dBA로 표현되는 근로자가 경험하는 소음 노출의 크기는 dBC로 표현되는 소음 강도에서 제조 업체의 상표에 부착된 NRR을 차감하여 평가된다.

$$dBA_{protected} = dBC_{unprotected} - NRR$$

청각 손상 위험과 규정 준수가 단지 dBA의 관점으로 검토되지만 이것은 소음 강도가 종종 dBA 및 dBC 모두에서 측정되는 이유 중의 하나이다(이 모든 수치는 실제로 TWA라는 것을 기억하라). 만약 dBC의 소음 강도를 알 수 없다면, OSHA는 청각보호장치의 효용성을 청각보장구를 착용하지 않은 상태에서 dBA로 측정된 소음 강도를 기반으로 하는 것을 허락하였지만 소음 감소율은 7dB 감소된다.

$$dBA_{protected} = dBA_{unprotected} - [NRR-7]$$

제조사 자료 대 현장 자료 및 연구의 비교를 통해 청각보호장치는 라벨에 표시된 제조사 기반 소음 감소율과 비교하여 실제(현장) 사용에서 감쇠를 상당히 작게 제공하는 것으로 나타났다(Berger, 1993, Berger, Franks, & Lindgren, 1996; Royster et al., 1996; Berger et al., 1998). 이러한 사실은 제조사(청각보호장치 포장에 표시된 것처럼) 및 현장에서 다양한 종류의 청각보호장치가 제공하는 감쇠량을 비교한 많은 연구 결과를 요약한 그림 17.19에 제시되어 있다(Berger, 1993; Berger et al., 1996).[12] 이 그래

---

12) 평균 감쇠값을 사실적으로 유지하기 위해 실험실에서는 평균 감쇠값에서 2 표준편차를 감소시키고 현장 자료에서는 1

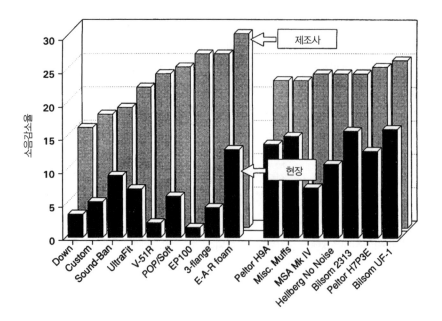

그림 17.19 제조사(상표에 표시된) 대 현장(현장에서 실제 사용한 경우)에서 다양한 종류의 청각보장구가 제공하는 소음 감소율. 좌측 그룹은 방음용 귀마개이며, 우측 그룹은 방음용 귀덮개이다. [Berger, E. H. (1993). *The Naked Truth about NRRs.* EARLog20. Indianapolis: Aearo Company.]

프는 실제 사용에서 확장성이 있는 스펀지형 방음용 귀마개 및 방음용 귀덮개의 경우 10∼15dB의 감소를 제공하는 것으로 예상할 수 있는데 비해 대부분의 방음용 귀마개는 대부분의 착용자들에게 최소 5∼10dB의 감소를 제공할 것으로 예상할 수 있음을 나타낸다. 이것은 소음에 노출된 근로자의 90% 이상에서 소음 노출 강도를 허용 소음 강도 미만으로 감소시키기 위해 단지 10dB의 감쇠가 필요하기 때문에 문제가 되지 않는다(Royster, 1995).

이와 같은 문제가 소음 감소율을 **대상자 적합 소음 감소율**[subject-fit noise reduction rating, NRR(SF)]로 대체하는 것을 제안하도록 기관들을 이끌었다(Royster, 1995; Royster et al., 1006; ANSI, 2002b, Berger, 1999). NRR(SF)는 대상자가 제조사의 지침(예: 대상자 적합)에 따라 청각보호장치를 삽입할 경우 구해진 평균 감쇠량에서 1 표준편차를 차감하여 결정된다. 따라서 NRR(SF)는 현장에서 실제 사용자

의 84%에게 예상되는 실질적인 감쇠에 더 가깝다. 대상자 적합 방법의 타당성은 Berger 등(1998)에 의해 확립되었다. NIOSH(1998)에서는 청각보호장치를 대상자 적합 방식을 사용하여 측정하고 표시할 때까지 제조사의 상표에 표시된 소음 감소율을 방음용 귀덮개의 경우 25%, 성형 가능한 귀마개의 경우 50%, 다른 유형의 귀마개의 경우 70%를 감소(**경감**)시키도록 제안했다. 이러한 권고 사항은 다양한 종류의 청각보호장치에서 소음 감소율 및 실질적인 감쇠값 사이의 비교를 기반으로 하며(Berger et al., 1996) 비교적 오래전부터 OSHA 검사관에 의해 사용된 50% 단일 경감(single 50% derating)보다 더 우수하다.

소음 감소율을 단일 수치로 사용하는 대신 새로운 ANSI 기준(S12.68-2007)에서는 청각보호장치의 감쇠값을 두 값(19dB과 29dB) 사이의 범위로 기술한다. 이 예에서 가장 낮은 수치(19dB)는 교육받은 청각보호장치 사용자의 80%(거의 대부분)에서 얻을 수 있을 것으로 예상되는 보호 기능의 크기로 80번째 백분위수에 대한 **소음 수준 감소 통계치**(Noise Level reduction Statistic, NRS) 또는 **NRS$_{80}$**이라 한다. 가장 높은 값(이 예에서는 29dB)은 청각보호장치를 세심하게 삽입하고 주의 깊게 유지하는 아주 능숙하고

표준편차로 감소되기 때문에 이 그래프에서 소음 감소율은 98%의 실험 집단 및 84%의 현장 집단에 적용된다. 따라서 이 그림에서 나타낸 감쇠의 크기는 대략 98%의 실험실 대상자 및 현장에서 청각보장구 착용자의 84%에 적용되며 두 상황 모두에서 발생되는 평균적인 감쇠의 크기보다 작다.

강한 동기를 가진 작은 수의 사용자에서 예상되는 보다 큰 보호 기능의 크기이다. 이를 20번째 백분위수에 대한 소음 강도 감소 통계치 또는 NRS_{20}이라 한다. 실험실 결과 및 대표적인 산업 소음의 데이터베이스는 dBA로 측정된 소음 강도로 사용하기 위해 NRS_{A80}과 NRS_{A20} 값을 제공하는 데 사용된다.[13]

청각보호장치를 착용하는 사람이 경험하는 dBA의 소음 강도를 **실효 A 가중 음압**(effective A-weighted sound pressure level)이라 하며 이것을 "청각보장구 착용 상태"에서의 소음 노출 수준이라 불러 왔다. 이러한 실효 A 가중 음압 또는 청각보장구 착용 상태에서의 소음 노출강도는 dBA의 소음 강도에서 사용 중인 청각보호장치의 NRS_A를 차감하여 추정할 수 있다. 일반적인 청각보호장치 착용자의 경우 더 작은 크기의 보호 기능을 나타내는 NRS_{A80}을 사용한다.

$$dBA_{protected} = dBA_{unprotected} - NRS_{A80}$$

강한 동기를 가지고 있으며 숙련된 청각보호장치 착용자의 경우, 더 큰 크기의 보호 기능을 나타내는 NRS_{A20}을 사용한다.

$$dBA_{protected} = dBA_{unprotected} - NRS_{A20}$$

최초 소음노출강도가 dBA로 측정되었을 경우 소음 감소율을 사용한 경우에 우리가 했던 것처럼 NRS에서 7dB를 차감하지 않는다는 사실을 주목해야 한다.

직업성 난청 및 근로자 보상

세부 사항이 주와 다른 종류의 관할관청 사이에 매우 다양하지만 지속적인 직업성 난청을 가지고 있는 사람들은 근로자 보상 프로그램에 따라 보상을 받을 수 있

다. 게다가 일상 임상적 담화에서 서로 혼용해서 사용되고 있는 **손상**(impairment), **장애 지수**(handicap), **기능장애**(disability)와 같은 용어는 고용에 관한 보상 문제와 관련된 경우 실제적으로 중요한 서로 다른 의미를 가지고 있다. 이 용어들의 일반적인 정의는 아래와 같다(AMA, 1979).

손상 : 정상 범위를 벗어나는 구조적 또는 기능적 측면 둘 중 하나의 악화

장애 지수 : 일상생활 활동에서 인간의 효율성(person's efficiency)에 상당한 영향을 주는 손상으로 야기되는 불편함. 장애 지수는 육체적 손상(material impairment)를 의미한다.

장애 : 최대 임금으로 고용 상태를 유지하는 데 필요한 실제적인 불능 또는 추정되는 불능

정상 범위를 일부 벗어나면 손상이 될 수 있지만 일상적인 활동에 종사할 수 있는 능력을 육체적으로 방해하지 않는다면 손상은 장애 지수로 생각하지 않는다. 마지막으로 장애 지수는 보상 가능한 고용에 영향을 미칠 때까지는 기능장애가 아니다. 이러한 정의에 따르면 청각 손상은 종종 장애 지수가 될 수 있지만 기능장애는 거의 될 수 없기 때문에 이러한 구별은 매우 중요하다. 사실상 청각 손상이 임금 손실을 야기하지 않음에도 불구하고 청각 손상을 보상할 수 있도록 한 1948년 뉴욕 법원의 결정 전에는 구별하지 않았다. 반면에 메릴랜드 법정은 1961년과 상반된 견해를 가지고 있었는데 청각 손상 상태의 기능 장애와 상관없이 직업성 청각 손상을 보상할 수 있도록 하기 위해 1967년에 입법 조치를 하였다.

대기 기간 및 연령 교정(노인성 난청)[14], 이전 난청 등을 고려하는 것처럼 청력손실에 대한 보상액의 크

---

13) NRSG80 및 NRSG20은 소음을 dBC로 측정해야 할 필요가 있는 경우 도해적 방법(graphical method)과 함께 사용하며(NRSG80 및 NRSG20) 세 번째 및 더 복잡한 방법은 옥타브 대역을 사용한다.

14) 개별적인 환자의 난청 일부를 연령 및 소음 노출로 할당하는 것은 상당한 법적 파급 효과(legal ramification)가 있는 주제이다. Dobie(1993, 1996)는 논란의 소지가 있음에도 불구하고 난청의 일부를 연령 및 소음 노출로 할당하는 방법을 제안했다(Lipscomb, 1999).

기 및 지불 기간은 관할관청마다 다양하다. 일반적으로 어느 정도의 최대 보상 금액이 있으며 이런 최대 보상 금액의 비율은 청각 손상의 퍼센트에 의해 지불될 것이다. 직업성 난청에 대한 보상 관행을 결정하는 힘든 작업은 난청의 상태별로 ASHA(1992)에서 다루고 있으며 이를 표 17.6에 요약하였다.

이러한 목적의 경우 청각 손실의 정도를 손상의 백분율로 변환하기 위해 **보상방법**(compensation method) 및 **보상 공식**(compensation formula)을 사용한다. 가장 주요한 보상 공식을 검토하기 전에 보상 공식은 난청이 장애 지수로 확대되는 것에 대한 임상적 판단만큼 경제적·사회적·정치적 고려 사항을 반영한다는 사실을 언급하는 것은 가치가 있다.

현재 사용되는 거의 모든 보상 공식은 공통적으로 적용되는 다수의 특징을 가지고 있다. 각각의 공식은 단지 특정 주파수만을 고려하며 청력 손실의 크기는 각각의 귀를 구분하여 주파수 전반에서 평균한 값이다. 청력 손실이 잠재적으로 보상 가능하게 되기 위해서는 특정한 정도의 최소 난청이 존재해야 한다(이러한 개념은 소음 노출 위험성을 평가할 경우 육체적 청각 손상을 야기하는 것에 대한 기준과 동일하다). 이러한 경계를 **최저 경계치**(low fence)라고 하며 0%의 손상에 해당한다. 만약 최저 경계치가 25dB이라면 청력 손상의 크기 결정에서는 단지 25dB 이상의 난청 부분만 고려된다. 또한 100% 손상에 해당하는 **최대 경계치**(high fence)가 있다. 만약 최대 경계치가 92dB이라면 92dB 이상의 모든 청력 손실은 100% 손상으로 계산된다. 최소 경계치와 최대 경계치 사이의 데시벨 범위는 0~100%의 손상 범위에 해당한다. 이 예에서 최소 경계치와 최대 경계치 사이의 데시벨 범위는 92-25=67dB로 넓으며 따라서 25dB 이상 난청의 각 데시벨은 청력 손상 백분율의 1.5%에 기여한다. 이러한 원리는 그림 17.20의 왼쪽에 도시되어 있다.

특정 귀에서 적절한 주파수에 대한 난청을 평균한 이후에 이러한 평균 난청을 최소 경계치 및 최대 경계치와 비교한다. 그림 17.20에서 사례 A의 평균 난청

은 23dB이다. 이 값은 25dB의 최소 경계치보다 작기 때문에 이 귀는 청력 손상이 0%이다. 사례 B는 33dB의 평균 난청을 가지고 있으며 이 값은 최소 경계치보다 크고 최대 경계치보다는 작다. 단지 최소 경계치 이상의 데시벨만 손상의 백분율로 계산하므로 손상은 33-25=8dB이다. 최소 경계치 이상의 각 데시벨을 1.5%로 계산하기 때문에 이 귀의 경우 손상은 8×1.5%=12%이다. 사례 C는 97dB의 평균 난청을 가지고 있으며 이 값은 92dB의 최대 경계치를 초과하기 때문에 자동적으로 100% 손상으로 간주된다.

환자의 최종적인(양측 귀) 손상의 백분율은 양측 귀에 대한 손상의 백분율을 결합하여 구할 수 있지만 청력이 나쁜 귀보다 청력이 좋은 귀에 상당히 더 많은 가중치를 주는 특별한 방법으로 수행된다. 여기서 청력이 더 좋은 귀는 손상의 백분율이 더 낮은 귀를 의미한다. 절차는 청력이 좋은 쪽 귀의 가중치를 더 크게 반영하는 방법으로 양쪽 귀의 손상에 대한 백분율을 평균하며 예를 통해 쉽게 이해할 수 있다. 청력 손상이 오른쪽 귀의 경우 12%, 왼쪽 귀의 경우 29%로 밝혀졌고, 청력이 좋은 쪽 귀는 청력이 나쁜 쪽 귀보다 5배 더 계산해야 한다고 가정해 보자. 이 순간에 청력이 좋은 쪽 귀 손상의 백분율에 5를 곱하고 이 결과에 청력이 나쁜 쪽 귀 손상의 백분율을 추가한다.

$$(12\% \times 5) + 29\% = 60\% + 29\% = 89\%$$

이러한 합산값인 89%는 청력이 좋은 쪽 귀에서 구한 다섯 개의 값과 청력이 나쁜 쪽 귀에서 구한 한 개의 값, 즉 여섯 개의 값을 추가한 결과임을 주의해야 한다. 따라서 평균값은 합계를 6으로 나누어 나타낸다.

$$89\% \div 6 = 14.8\%$$

결론적으로 이 환자의 전체 청력 손상 또는 양측 귀의 청력 손상은 14.8%이며 일반적으로 이 값은 15%로 반올림된다. 이와 같은 절차상의 원리는 현재 사용되고 있는 모든 보상 공식에 대해 기본적으로 동일하게 적용된다. 보다 잘 알려져 있고 흥미로운 몇 가지

표 17.6 난청에 대한 주별 근로자 보상 방법

주	방법	노인성 난청 교정	이명에 대한 고려	이전 난청에 대한 고려
Alabama	의학적 증거	없음	알 수 없음	있음
Alaska	AAO1979	있음	있음	있음
Arizona	AAO1979/의학적 증거	없음	없음	있음
Arkansas	의학적 증거	가능	가능	있음
California	AAO1979	없음	있음	있음
Colorado	AAO1979[a]/의학적 증거	없음	있음	없음
Connecticut	의학적 증거	없음	있음	있음
Delaware	AAO1979	없음	없음	없음
Florida	AAO1979[a]/의학적 증거	없음	없음	가능
Georgia	AAOO1959(1971)	없음	없음	있음
Hawaii	의학적 증거	있음	있음	있음
Idaho	AAO1979[a]	있음	없음	있음
Illinois	일리노이즈 공식	없음	있음	없음
Indiana	의학적 증거	있음	있음	있음
Iowa	AAO1979	없음	없음	있음
Kansas	AAO1979	없음	없음	있음
Kentucky	AAO1979[a]/의학적 증거	없음	없음	있음
Louisiana	AAO1979[a]	없음	없음	없음
Maine	AAOO1959(1971)	있음	없음	있음
Maryland	AAOO1959(1971)	있음	없음	있음
Massachusetts	의학적 증거[b]	없음	없음	없음
Michigan	청력 손상으로 인한 의료비용 및 임금 손실			
Minnesota	AAO1979	없음	없음	있음
Mississippi	의학적 증거	없음	있음	없음
Missouri	AAOO1959(1971)	있음	없음	없음
Montana	AAOO1959(1971)	없음	없음	있음
Nebraska	AAO1979/의학적 증거	없음	없음	없음
Nevada	AAO1979	없음	없음	있음
New Hampshire	AAO1979/의학적 증거	없음	있음	있음
New Jersey	New Jersey formula	없음	있음	있음
New Mexico	AAO1979/의학적 증거	없음	없음	있음
NY	AAO1979	없음	없음	없음
North Carolina	AAO1979	없음	없음	있음
North Dakota	AAO1979	없음	없음	있음
Ohio	AAO1979	없음	있음	없음

표 17.6 난청에 대한 주별 근로자 보상 방법(계속)

주	방법	노인성 난청 교정	이명에 대한 고려	이전 난청에 대한 고려
Oklahoma	AAO1979	없음	있음	없음
Oregon	Oregon 공식	있음	없음	있음
Pennsylvania	의학적 증거	가능	가능	있음
Rhode Island	AAO1979	가능	없음	없음
South Carolina	AAO1979	없음	없음	있음
South Dakota	AAO1979	있음	없음	있음
Tennessee	AAO1979/의학적 증거	없음	없음	있음
Texas	AAO1979/의학적 증거	없음	없음	있음
Utah	AAO1979/의학적 증거	있음	없음	있음
Vermont	AAO1979	없음	없음	있음
Virginia	AAOO1959(1971)	없음	없음	있음
Washington	AAO1979	없음	있음	있음
Washington, D.C.	AAO1979	없음	없음	있음
West Virginia	West Virginia 공식	가능	없음	있음
Wisconsin	Wisconsin 공식	없음	있음	있음
Wyoming	AAO1979	없음	없음	있음

[a] 법적 검토에 의해 확립되지 않은 주에서 보고됨(ASHA, 1992)
[b] 단순히 전체 난청(한쪽 귀 또는 양쪽 귀)에 대한 보상
출처 : American Speech-Language-Hearing Association(ASHA). (1992). A survey of states' worker's compensation practices for occupational heraring loss. *ASHA, 34*(Suppl 8), 2-8을 기초로 함

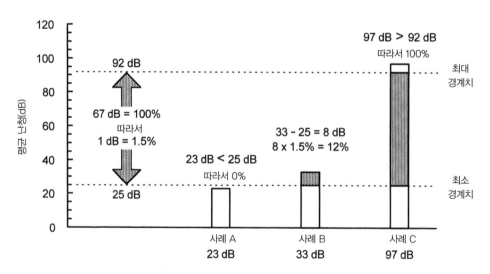

그림 17.20 최소 경계치와 최대 경계치, 그리고 최소 경계치 이상 난청의 각 데시벨에 대한 청각 손상의 백분율 설명에 도움이 되는 실례(본문 참조)

표 17.7 근로자 보상을 위해 청각 손실의 백분율을 결정하는 데 사용되는 다양한 방법(공식)의 주요 특성

방법 (공식)	평균을 구하는 데 사용되는 주파수(Hz)	최소 경계치 (dB)	최대 경계치 (dB)	%/dB	청력이 좋은 쪽 귀의 가중치
AAOO 1959/1971	500, 1000, 2000	25	92	1.5	×5
AAO/AMA 1979	500, 1000, 2000, 3000	25	92	1.5	×5
NIOSH 1972	1000, 2000, 3000	25	92	1.5	×5
CHABA 1975	1000, 2000, 3000	35	92	1.75	×4
ASHA	1000, 2000, 3000, 4000	25	75	2.0	×5
Illinois	1000, 2000, 2000	30	85	1.82(한쪽 귀씩 계산함)	
New Jersey	1000, 2000, 3000	30	97	1.75	×5
Oregon	500, 1000, 2000, 3000, 4000, 6000	25	92	1.5	×7
West Virginia	500, 1000, 2000, 3000	27.5	92	1.6	×5
Wisconsin	500, 1000, 2000, 3000	30	92	1.6	×4

공식을 검토할 것이다. 표 17.7에 합리적으로 이용 가능한 난청 보상 공식에 대한 전체 목록을 제시했다.

초기 방법

이러한 초기 방법들이 더 이상은 사용되지 않지만 Fletcher(1929) 및 미국의학협회(AMA, 1942, 1947)에서 개발한 초기 보상 공식을 참고해야 하는 상황을 가끔 만난다. Fletcher 방법은 0~128dB의 난청 범위를 백분율로 변환하기 때문에 종종 8개 지점 규칙(point-eight rule)이라 하며 따라서 각각의 데시벨은 0.8%에 해당하였다. 초기 미국의학협회 방식은 각각의 주파수에서 난청의 크기를 고려하여 가중치를 적용하였으며 1947 버전은 또한 Fowler-Sabine 방법으로 알려져 있다.

AAOO 1959/1971 방법

가장 널리 알려진 보상 공식은 AAO(American Academy of Otolaryngology-Head and Neck Surgery) 및 AMA에서 개발한 보상 공식으로 AOA는 이전에 AAOO(American Academy of Ophthalmology and Otolaryngology)로 알려졌다.

1959년에 AAOO는 보상 공식을 소개하였고 청력검사기에 대한 현재의 ANSI 기준과 함께 사용하기 위해 1971년에 갱신하였다. 이 방법은 500, 1000, 2000Hz의 평균과 관련되어 있다. 즉 최저 경계치는 25dB HL이고 최대 경계치는 92dB HL로 데시벨당 1.5%이다. 청력이 좋은 쪽 귀를 나쁜 귀보다 5배 더 계산한다. 이러한 기준은 문장을 듣고 반복하는 능력을 반영한다고 제안했으며 결과적으로 일상 대화에 대한 정확한 청취 능력을 밝혀낼 수 있다고 생각하였다. 그럼에도 불구하고 이 주장은 연구의 증거로 뒷받침된 것이 아니었다. 청각 손상을 측정함에 있어 1959/1971 AAOO 공식은 일상 생활 대화를 이해하는 데 중요한 2000Hz 이상의 주파수를 무시했기 때문에 그 적합성이 의심스러울 수 있다. 즉 조용한 장소에서의 문장 청취는 실생활에서의 어음 인지 능력을 잘 나타내지 못하며 500~2000Hz 평균을 기반으로 하는 25dB의 최저 경계치는 불공정하게 높다. Suter(1985)는 AAOO 공식이 청력 손상인의 실질적인 어음 인지 문제를 반영할 수 없다는 사실을 증명하였다.

AAO-AMA 1979 방법

그 후 AAO 및 AMA에서 추천한 공식은 주파수 변경을 통해 500, 1000, 2000, 3000Hz를 포함하여 평균함으로써 이 문제들을 해결하였다(AMA, 1979). 최저 경계치 및 최대 경계치, 청력이 좋은 쪽 귀의 가중치, 데시벨당 손상의 백분율은 이전의 공식과 동일하다. 결과적으로 1979 AAO 방법은 적어도 난청에 3000Hz를 포함하기 때문에 대다수의 직업성 난청의 특성인 고주파수 난청을 설명해 준다. 표 17.6에 제시된 것처럼 1979 AAO 방법은 폭넓게 사용된다. Kryter(1998)는 최저 경계치를 15dB, 최대 경계치를 75dB로 감소시켰으며, 노인성 난청에 연령 보정값을 조절하고 청력이 좋은 쪽 귀의 가중치를 5배 대신 3배로 변경하여 1979 AAO-AMA 방법을 수정할 것을 제안했다.

NIOSH 및 청력 · CHABA 방법

AAO-AMA 방법과 유사하게 **1972년의 NIOSH 공식**(1972, NIOSH formula)은 최저 경계치 및 최대 경계치, 데시벨당 손상의 백분율, 청력이 좋은 쪽 귀에 대한 5배의 가중치를 동일하게 사용한다. 그러나 1972년의 NIOSH 공식은 가장 관대한 보상 제도 중의 하나로 만들기 위해 1000, 2000, 3000Hz의 평균값으로 이러한 기준을 적용한다. 또한 **1975년의 CHABA**(Committee on Hearing and Bioacoustics) **공식**(1975 CHABA formula)도 1000, 2000, 3000Hz의 평균값을 이용하지만 최소 경계치는 35dB로 상승되었고 청력이 좋은 쪽 귀의 가중치는 4배가 사용되었다. 이 공식의 최소 경계치는 500, 1000, 2000Hz 평균값에서 25dB의 최소 경계치를 사용하는 경우와 동일한 보상액을 제공하기 위해 증가시켰다.

ASHA 1981

ASHA(American Speech-Language-Hearing Association, 1981)의 특별전문위원회에서 제안한 방법은 다음과 같이 청각 손상, 청각장애 지수, 청각장애의 개정된 정의와 일치하는 개념을 기반으로 하고 있다(ASHA, 1981, p. 297).

> **청각 손상** : 청각기관 또는 청각 기능의 둘 중 하나에서 벗어남 또는 악화로 일반적으로 정상 범위를 벗어남
>
> **청각 장애 지수** : 일상생활 활동에서 청각 손상으로 야기되는 개인의 의사소통 수행력의 불편함
>
> **청각장애** : 일상생활 활동을 수행하는 능력의 실제적인 손실 또는 추정 손실에 대한 재정적 보상의 결정

이러한 정의는 청각 질환의 특성, 청각 손실 환자가 경험한 청각 질환의 정도, 그리고 청각 질환이 의사소통을 방해하는 정도에 초점을 맞추고 있다. 결론적으로 이러한 정의가 앞서 설명된 AMA의 정의에서 구체화된 보다 일반적인 개념과는 다양한 측면에서 서로 어긋난다는 사실을 발견하는 것은 그리 놀라운 일이 아니다. 즉 악화는 손상이 되기 위해 항상 정상범위를 벗어날 필요가 없다. 장애 지수는 반드시 육체적적인 손상의 정도를 의미하지는 않는다. 보상 가능한 기능 장애는 소득의 손실보다는 일상생활의 활동과 결부되어 있다. 이러한 고려 사항을 감안하여 ASHA의 방법은 1000, 2000, 3000, 및 4000Hz의 평균값, 25dB의 최저 경계치, 75dB의 최대 경계치, 데시벨당 2%, 청력이 좋은 쪽 귀에 5배의 가중치를 적용하는 것과 관련되어 있다. 1000~4000Hz 평균값을 사용하는 방법에 대한 지지가 증가하고 있으며(Phaneuf, Hétu, & Hanley, 1985; Prince et al., 1997; NIOSH, 1998) 육체적 청각 손상에 대한 NIOSH의 기준으로서 1000~4000Hz 평균값을 25dB의 최저 경계치로 채택하였다. 물론 ASHA 방법은 다른 공식들보다 보상 가능한 손상의 추정치를 더 크게 제공하며 저자의 지식으로는 일부 관할관청에서 의도하는 보상 방법으로 채택되지 않았다.

재향군인사무국 방법

재향군인사무국(Department of Veterans Affairs)은 보상 목적으로 손상의 백분율을 결정하는 흥미로운 방법을 사용하였다. 이 방법에서 각 귀는 어음 인

표 17.8 (a) 1000, 2000, 3000, 4000Hz의 평균 순음 난청과 어음 인지 점수의 합계에 따라 각각의 귀에 대하여 재향군인사무국에서 사용되는 수치로 나타낸 청각 손상 범위, (b) 순음 평균만을 근거로 한 범위(특정 상황, 예 : 외국인 억양 때문에 어음 인지 점수를 신뢰할 수 없는 경우)

(a) 청각 손상의 수치적 명칭(I~XI)									
어음 인지 점수(%)	평균 순음 난청(dB)								
	0~41	42~49	50~57	58~65	66~73	74~81	82~89	90~97	98+
92~100	I	I	I	II	II	II	III	III	IV
84~90	II	II	II	III	III	III	IV	IV	IV
76~82	III	III	IV	IV	IV	V	V	V	V
68~74	IV	IV	V	V	VI	VI	VII	VII	VII
60~66	V	V	VI	VI	VII	VII	VIII	VIII	VIII
52~58	VI	VI	VII	VII	VIII	VIII	VIII	VIII	IX
44~50	VII	VII	VIII	VIII	VIII	IX	IX	IX	X
36~42	VIII	VIII	VIII	IX	IX	IX	X	X	X
0~34	IX	X	XI	XI	XI	XI	XI	XI	XI

(b) 평균 순음 난청(dB)										
0~41	42~48	49~55	56~62	63~69	70~76	77~83	84~90	91~97	98~104	105+
I	II	III	IV	V	VI	VII	VIII	IX	X	XI
청각 손상의 수치적 명칭(I~XI)										

출처 : Tables VI and VIa, *Federal Register*, 52, 222, 44120.

지 점수 및 1000, 2000, 3000, 4000Hz의 평균 순음 난청을 기반으로 11개(I~XI)의 범위 중 하나로 분류된다. 이 범위를 표 17.8에 나타냈다. 예를 들어 환자의 양쪽 귀 중 한쪽 귀의 평균 순음 난청이 59dB이고 어음 인지점수가 58%라면 이 귀는 범위 VII에 위치할 것이다. 만약 이 환자의 다른 쪽 귀의 평균 순음 난청이 39dB이며 어음 인지 점수가 74%라면 이 귀는 범위 IV에 위치할 것이다. 따라서 표 17.9를 이용하여 손상의 백분율을 구할 수 있다. 보상 공식에서 본 것과 유사하게 청력이 나쁜 쪽 귀보다 청력이 좋은 쪽 귀를 더 많이 가중시킨다는 사실을 상기하라. 이 예시에서 환자는 청력이 좋은 쪽 귀는 범위 IV에 해당하고 청력이 나쁜 쪽 귀는 범위 VII에 해당한다. 표 17.9에 따르면 보상 목적의 경우 이 환자는 20%의 청각 손상을 가질 것이다.

표 17.9 재향군인사무국에서 사용되는 청각 손상의 백분율(이전 표에서 구한 각각의 귀수치로 나타낸 청각 손상 범위에 근거)

청력이 좋은 쪽 귀

	XI	X	IX	VIII	VII	VI	V	IV	III	II	I
XI	100										
X	90	80									
IX	80	70	60								
VIII	70	60	50	50							
VII	60	60	50	40	40						
VI	50	50	40	40	30	30					
V	40	40	40	30	30	20	20				
IV	30	30	30	20	20	10	10				
III	20	20	20	20	10	10	10	0			
II	10	10	10	10	10	10	0	0			
I	10	10	0	0	0	0	0	0	0	0	0

청력이 나쁜 쪽 귀

출처 : Table 7, *Federal Register*, 52, 222, 44121.

학습 문제

1. 누적 소음량계는 무엇이고 어떻게 사용하는가?

2. 일시적 역치 변동(TTS), 유효 정적 강도, 점근선적 역치의 이동, 영구성 역치 변동(PTS)을 정의하라.

3. 직업성 소음성 난청과 관련하여 과도한 위험성의 의미를 설명하라.

4. TWA는 무엇이며, TWA와 소음 노출량은 어떤 관련이 있는가?

5. 음의 시끄러움 정도(perceived noisiness)와 성가심(annoyance)의 개념을 설명하라.

6. 조음 지수(AI) 또는 말 명료도 지수(speech intelligibility index, SII)를 기술하라.

7. 청각 보존 개정안(Hearing Conservation Amendment)에서 요구하는 청각 보존 프로그램의 주요 특징을 기술하라.

8. 청각보호장치의 주요 유형에 대해 설명하라.

9. 청각보호장치의 효용성을 확인하고 기술하는 방법은 무엇인가?

10. 근로자 보상 목적의 경우 청각 손상 백분율을 결정하는데 관련된 인자는?

참고문헌

Abel, S. M., Alberti, P. W., Haythornthwaite, C., & Riko, K. (1982). Speech intelligibility in noise: Effects of fluency and hearing protector type. *Journal of the Acoustical Society of America, 71*, 708–715.

Abel, S. M., Alberti, P. W., & Riko, K. (1980). Speech intelligibility in noise with ear protectors. *Journal of Otolaryngology, 9*, 256–265.

American Medical Association Council on Physical Therapy (AMA) (1942). Tentative standard procedure for evaluation the percentage hearing loss in medicolegal cases. *Journal of the American Medical Association, 119*, 1108–1109.

American Medical Association Council on Physical Medicine (AMA) (1947). Tentative standard procedure for evaluation the percentage hearing loss in medicolegal cases. *Journal of the American Medical Association, 133*, 396–397.

American Medical Association (AMA) (1979). Guide for the evaluation of hearing handicap. *Journal of the American Medical Association, 241*, 2055–2059.

American National Standards Institute (ANSI). (1986). ANSI S3.5-1969 (R1986). *American National Standard Methods for the Calculation of the Articulation Index.* New York: ANSI.

American National Standards Institute (ANSI)(1990). ANSI S12.6-1984 (R1990). *American National Standard Method for the Measurement of Real-Ear Attenuation of Hearing Protectors.* New York: ANSI.

American National Standards Institute (ANSI)(1997). ANSI S3.14-1977 (R1997). *American National Standard for Rating Noise with Respect to Speech Interference.* New York: ANSI.

American National Standards Institute (ANSI). (2002a). ANSI S12.13 (TR-2002). *Technical Report: Evaluating the Effectiveness of Hearing Conservation Programs.* NY: ANSI.

American National Standards Institute (ANSI). (2002b). ANSI S12.6-1997(R2002). *American National Standard Methods for Measuring Real-Ear Attenuation of Hearing Protectors.* New York: ANSI.

American National Standards Institute (ANSI). (2003). ANSI S3.1-1999 (R2003). *Maximum Permissible Ambient Noise Levels for Audiometric Test Rooms.* New York: ANSI.

American National Standards Institute (ANSI). (2006). ANSI-S1.4-1983 (R2006). *American National Standard Specification for Sound Level Meters.* New York: ANSI.

American National Standards Institute (ANSI). (2007a). ANSI S3.5-1997(R2007). *American National Standard Methods for Calculation of the Speech Intelligibility Index.* New York: ANSI.

American National Standards Institute (ANSI). (2007b). ANSI S3.44-1996 (R2007). *American National Standard Determination of Occupational Noise Exposure and Estimation of Noise-Induced Hearing Impairment.* New York: ANSI.

American National Standards Institute (ANSI). (2007c). ANSI S12.68. *American National Standard Methods of Estimating A-Weighted Sound Pressure Levels When Hearing Protectors Are Worn.* New York: ANSI.

American Speech-Language-Hearing Association (ASHA). (1981). On the definition of hearing handicap. *ASHA, 23*, 293–297.

American Speech-Language-Hearing Association (ASHA). (1992). A survey of states' worker's compensation practices for occupational hearing loss. *ASHA, 34*(Suppl 8), 2–8.

Anderson, B. W., & Kalb, J. T. (1987). English verification of the STI method for estimating speech intelligibility of a communication channel. *Journal of the Acoustical Society of America, 81*, 1982–1985.

Bauman, K. S., & Marston, L. E. (1986). Effects of hearing protection on speech intelligibility in noise. *Sound and Vibration, 20*, 12–14.

Beranek, L. L. (1954/1986). *Acoustics.* New York: Acoustical Society of America.

Beranek, L. L. (1957). Revised criteria for noise control in buildings. *Noise Control, 3*, 19–27.

Beranek, L. L. (1989). Balanced noise-criterion (NCB) curves. *Journal of the Acoustical Society of America, 86*, 650–664.

Berger, E. H., Franks, J. R., Behar, A., Casali, J. G., Dixon-Ernst, C., Kieper, R. W., et al. (1998). Development of a new laboratory standard protocol for estimating the field attenuation of hearing protection devices, III: The validity of using subject-fit data. *Journal of the Acoustical Society of America, 103,* 665–672.

Berger, E. H. (1986b). Methods for measuring the attenuation of hearing protection devices. *Journal of the Acoustical Society of America, 79,* 1655–1687.

Berger, E. H. (1991). Flat-response, moderate-attenuation, and level-dependent HPDs: How they work, and what they can do for you. *Spectrum (Lexington, Ky.), 8*(Suppl 1), 17.

Berger, E. H. (1993). *The Naked Truth about NRRs. EARLog 20.* Indianapolis: Cabot Safety Corp.

Berger, E. H. (1999). So, how do you want your NRRs: Realistic or sunny-side up? *Hearing Review, 6,* 68–72.

Berger, E. H. (2000). Hearing protection devices. In Berger EH, Royster LH, Royster JD, Driscol, DP, Layne M. (Eds.). *The Noise Manual,* 5th ed. Fairfax, VA: American Industrial Hygiene Association, 379–454.

Berger, E. H., Franks, J. R., & Lindgren, F. (1996). International review of field studies of hearing protector attenuation. In Axelsson A, Borchgrevink H, Hamernick RP, Hellstrom P, Henderson D, Salvi RJ (Eds.): *Scientific Basis of Noise-Induced Hearing Loss.* New York: Thieme, 361–377.

Berger, E. H., Royster, L. H., Royster, J. D., Driscol, D. P., & Layne, M. (Eds.). (2000). *The Noise Manual,* 5th ed. Fairfax, VA: American Industrial Hygiene Association.

Boettcher, F. A., Henderson, D., Gratton, M. A., Danielson, R. W., & Byrne, C. D. (1987). Synergistic interactions of noise and other ototraumatic agents. *Ear and Hearing, 8,* 192–212.

Botsford, J. H. (1967). Simple method for identifying acceptable noise exposures. *Journal of the Acoustical Society of America, 42,* 810–819.

Bruel & Kjaer (1985). *The Modulation Transfer Function in Room Acoustics. RASTI: A Tool for Evaluating Auditoria.* Technical review no. 3–1985. MA: Bruel & Kjaer.

Bruel & Kjaer (1986). *Noise Control: Principles and Practice.* MA: Bruel & Kjaer.

Campo, P., Subramaniam, M., & Henderson, D. (1991). Effect of "conditioning" exposures on hearing loss from traumatic exposure. *Hearing Research, 55,* 195–200.

Canlon, B., Borg, E., & Flock, A. (1988). Protection against noise trauma by preexposure to a low level acoustic stimulus. *Hearing Research, 34,* 197–200.

Casali, J. G., Mauney, D. W., & Burks, J. A. (1995). Physical vs. psychophysical measurements of hearing protector attenuation—a.k.a. MIRE vs. REAT. *Sound and Vibration, 29,* 20–27.

Clark, W. W. (1991a). Recent studies of temporary threshold shift (TTS) and permanent threshold shift (PTS) in animals. *Journal of the Acoustical Society of America, 90,* 155–163.

Clark, W. W. (1991b). Noise exposure from leisure activities: A review. *Journal of the Acoustical Society of America, 90,* 175–181.

Clark, W. W., & Bohne, B. A. (1984). The effects of noise on hearing and the ear. *Medical Times, 122,* 17–22.

Clark, W. W., Bohne, B. A., & Boettcher, F. A. (1987). Effect of periodic rest on hearing loss and cochlear damage. *Journal of the Acoustical Society of America, 82,* 1253–1264.

Cohen, A. (1977). Extraauditory effects of noise on behavior and health. In Lee DK, Falk HL, Murphy SD, Geiger SR (Eds.): *Handbook of Physiology: Reactions to Environmental Agents, sec. 9.* Baltimore: Williams & Wilkins.

Cohen, S., & Weinstein, N. (1981). Nonauditory effects of noise on behavior and health. *Journal of Social Issues, 37,* 36–70.

Coles, R. R. A., Garinther, G. R., Rice, C. G., & Hodge, D. C. (1968). Hazardous exposure to impulse noise. *Journal of the Acoustical Society of America, 43,* 336–343.

Davis, A. C., Fortnum, H. M., Coles, R. R. A., Haggard, M. P., & Lutman, M. E. (1985). Damage to hearing from leisure noise: A review of the literature. MRC Inst. Hear Res. Nottingham, UK: University of Nottingham.

Department of Defense (DOD). (2004). *DoD Hearing Conservation Program (HCP).* Department of Defense Instruction No. 6055.12 (March 5, 2004). Available at http://www.dtic.mil/whs/directives/corres/pdf/605512p.pdf.

Department of Labor (DOL). (1969). Occupational noise exposure. *Federal Register, 34,* 7946–7949.

Dobie, R. A. (1993). *Medico-Legal Evaluation of Hearing Loss.* New York: Van Nostrand Reinhold.

Dobie, R. A. (1996). Estimation of occupational contribution to hearing handicap. In Axelsson A, Borchgrevink H, Hamernick RP, Hellstrom P, Henderson D, Salvi RJ (Eds): *Scientific Basis of Noise-Induced Hearing Loss.* New York: Thieme, 415–422.

Dobie, R. A. (2007). Noise-induced permanent threshold shifts in the Occupational Noise and Hearing Survey: An explanation for elevated risk estimates. *Ear and Hearing, 28,* 580–591.

Dolan, T. G., & O'Loughlin, D. (2005). Amplified earmuffs: Impact on speech intelligibility in industrial noise for listeners with hearing loss. *American Journal of Audiology, 14,* 80–85.

Driscoll, D. P., & Royster, L. H. (2000). Noise control engineering. In Berger EH, Royster LH, Royster JD, Driscol, DP, Layne M. (Eds.): *The Noise Manual,* 5th ed. Fairfax, VA: American Industrial Hygiene Association, 279–378.

Edwards, C. G., Schwartzbaum, J. A., Lönn, S., Ahlbom, A., & Feychting, M. (2005). Exposure to loud noise and risk of acoustic neuroma. *American Journal of Epidemiology, 163,* 327–333.

Environmental Protection Agency (EPA). (1973). *Public Health and Welfare Criteria for Noise.* (EPA 550/9–73–002). Washington, DC: EPA.

Environmental Protection Agency (EPA). (1974). *Information on Levels of Environmental Noise Requisite to Protect Public Health and Welfare with an Adequate Margin of Safety.* (EPA 550/9–74–004). Washington, DC: EPA.

Environmental Protection Agency (EPA). (1979). Noise labeling requirements for hearing protectors. *Federal Register* 42:190, 40 CFR, Part 211, 56139–56147.

Erdreich, J. (1999). Engineering controls for noise abatement. *Hearing Review, 6,* 42–46.

Ericksson, L. J. (1996). Active sound and vibration control: A technology in transition. *Noise Control Engineering Journal, 44,* 1–9.

Fields, J. M. (1993). Effect of personal and situational variables on noise annoyance in residential areas. *Journal of the Acoustical Society of America, 93,* 2753–2763.

Fields, J. M. (1998). Reactions to environmental noise in an ambient noise context in residential areas. *Journal of the Acoustical Society of America, 104,* 2245–2260.

Fletcher, H. (1929). *Speech and Hearing.* New York: Van Nostand.

Fligor, B. J., & Cox, L. C. (2004). Output levels of commercially available portable compact disc players and the potential risk to hearing. *Ear and Hearing, 25*, 513–527.

Fligor, B. J., & Ives, T. (2006). Does earphone type affect risk for recreational noise-induced hearing loss? Paper presented at Conference: Noise-Induced Hearing Loss In Children At Work & Play. Oct. 19–20, 2006, Covington, KY.

Florentine, M., Hunter, W., Robinson, M., Ballou, M., & Buus, S. (1998). On the behavioral characteristics of loud-music listening. *Ear and Hearing, 19*, 420–428.

French, N. R., & Steinberg, G. C. (1947). Factors governing the intelligibility of speech sounds. *Journal of the Acoustical Society of America, 19*, 90–119.

Gasway, D. C. (1985). *Hearing Conservation: A Practical Manual and Guide*. Englewood Cliffs: Prentice-Hall.

Gauger, D. (2002). Active noise reduction (ANR) and hearing protection: Where it's appropriate and why. *Spectrum (Lexington, Ky.), 19*(Suppl 1), 20–21.

Hamernik, R. P., Ahroon, W. A., & Hsueh, K. D. (1991). The energy spectrum of an impulse: Its relation to hearing loss. *Journal of the Acoustical Society of America, 90*, 197–208.

Hamernik, R. P., & Hsueh, K. D. (1991). Impulse noise: Some definitions, physical acoustics and other considerations. *Journal of the Acoustical Society of America, 90*, 189–196.

Health Council of the Netherlands (HCN). (1996). Effects of noise on health. Chapter 3 of a report on noise and health prepared by a Committee of the Health Council of the Netherlands. Reproduced in *Noise/News Intl* 4(3), 137–150.

Henderson, D., Subramaniam, M., & Boettcher, F. A. (1993). Individual susceptibility to noise-induced hearing loss: An old concept revisited. *Ear and Hearing, 14*, 152–168.

Hodgetts, W. E., Rieger, J. M., & Szarko, R. A. (2007). The effects of listening environment and earphone style on preferred listening levels of normal hearing adults using an MP3 player. *Ear and Hearing, 28*, 290–297.

International Electrotechnical Commission (IEC). (1987). *Sound System Equipment, Part 16: Report on the RASTI Method for Objective Rating of Speech Intelligibility in Auditoria*. Publ. 268. IEC.

International Standards Organization. (1990). *Acoustics: Determination of Occupational Noise Exposure and Estimation of Noise-Induced Hearing Impairment*. (ISO-1999). Geneva: ISO.

International Standards Organization. (1994). *Acoustics: Hearing Protectors, Part 2: Estimation of Effective A-Weighted Sound Pressure Levels when Hearing Protectors Are Worn*. (ISO-4869-2). Geneva: ISO.

Killion, M., DeVilbiss, E., & Stewart, J. (1988). An earplug with uniform 15-dB attenuation. *Hearing Journal, 41*(5), 14–17.

Kryter, K. D., Ward, W. D., Miller, J. D., & Eldredge, D. H. (1966). Hazardous exposure to intermittent and steady-state noise. *Journal of the Acoustical Society of America, 39*, 451–464.

Kryter, K. D. (1962). Methods for the calculation and use of the articulation index. *Journal of the Acoustical Society of America, 34*, 1698–1702.

Kryter, K. D. (1985). *The Effects of Noise on Man*, 2nd ed. Orlando: Academic Press.

Kryter, K. D. (1998). Evaluating hearing handicap. *Journal of the American Academy of Audiology, 9*, 141–146.

Kuo, S. M., & Morgan, D. R. (1996). *Active Noise Control Systems*. Hoboken: Wiley.

Lazarus, H. (1987). Prediction of verbal communication in noise: A development of generalized SIL curves and the quality of communication, Part 2. *Applied Acoustics, 20*, 245–261.

Lempert, B. L., & Henderson, T. L. (1973). *Occupational Noise and Hearing 1968 to 1972: A NIOSH Study*. Cincinnati: NIOSH.

Lipscomb, D. M. (1988). *Hearing Conservation in Industry, Schools and the Military*. Boston: Little, Brown.

Lipscomb, D. M. (1999). Allocation among causes of hearing loss: The concept, its pros and cons. *Hearing Review, 6*(9), 48–64.

Lusk, S. L., Gillespie, B., Hagerty, B. M., & Ziemba, R. A. (2004). Acute effects of *noise* on blood pressure and *heart* rate. *Archives of Environmental Health, 59*, 392–399.

Lusk, S. L., Hagerty, B. M., Gillespie, B., & Caruso, C. C. (2002). Chronic effects of workplace noise on blood pressure and heart rate. *Archives of Environmental Health, 57*, 273–281.

Maxwell, D. W., Williams, C. E., Robertson, R. M., & Thomas, G. B. (1987). Performance characteristics of active hearing protection devices. *Sound and Vibration, 21*(5), 14–18.

Melnick, W. (1991). Human temporary threshold shift (TTS) and damage risk. *Journal of the Acoustical Society of America, 90*, 147–154.

Miedema, H. M. E., & Vos, H. (1998). Exposure-response relationships for transportation noise. *Journal of the Acoustical Society of America, 104*, 3432–3445.

Miedema, H. M. E., & Vos, H. (1999). Demographic and attitudinal factors that modify annoyance from transportation noise. *Journal of the Acoustical Society of America, 105*, 3336–3344.

Miller, J. D. (1974). Effects of noise on people. *Journal of the Acoustical Society of America, 56*, 729–764.

Miller, M. H., & Silverman, C. A. (1984). *Occupational Hearing Conservation*. Englewood Cliffs: Prentice-Hall.

Mine Safety and Health Administration (MSHA). (1999). Health Standards for Occupational Noise Exposure; Final Rule. 30 CFR Part 62. *Federal Register, 64*, 49548–49634, 49636–49637.

National Institute for Occupational Safety and Health (NIOSH). (1972). *Criteria for a Recommended Standard: Occupational Exposure to Noise*. Publication No. HSM 73–11001. Cincinnati: NIOSH.

National Institute for Occupational Safety and Health (NIOSH). (1990). *A Practical Guide to Effective Hearing Conservation Programs in the Workplace*. Publication No. 90–120. Cincinnati: NIOSH.

National Institute for Occupational Safety and Health (NIOSH). (1996). *Preventing Occupational Hearing Loss: A Practical Guide*. Publication No. 96–110. Cincinnati: NIOSH.

National Institute for Occupational Safety and Health (NIOSH). (1998). *Criteria for a Recommended Standard: Occupational Noise Exposure–Revised Criteria 1998*. Publication No. 98–126. Cincinnati: NIOSH.

Nelson, P. A., & Elliot, S. J. (1992). *Active Control of Sound*. London: Academic.

Occupational Safety & Health Administration (OSHA). (1983). §1910.95 Occupational noise exposure. March 8, 1983/Rules and regulations. *Federal Register, 48*(46), 9776–9785.

Occupational Safety & Health Administration (OSHA). (2002). §1904.10 Occupational injury and illness recording and reporting requirements. July 1, 2002/Rules and regulations. *Federal Register, 67*(126), 44037–44048.

Odess, J. S. (1972). Acoustic trauma of sportsman hunters due to gun firing. *Laryngoscope, 82,* 1971–1989.

Öhrström, E., Barregård, L., Andersson, E., & Skånberg, A. (2007). Annoyance due to single and combined sound exposure from railway and road traffic. *Journal of the Acoustical Society of America, 122,* 2642–2652.

Orfield, S. J. (1987). The RASTI method of testing relative intelligibility. *Sound and Vibration, 21*(12), 20–22.

Passchier-Vermeer, W. (1974). Hearing loss due to continuous exposure to steady-state broad-band noise. *Journal of the Acoustical Society of America, 56,* 1585–1593.

Patel, D. (2006). Exposure to loud noise and risk of acoustic neuroma. *Occupational Medicine (Oxford, England), 56,* 514.

Pavlovic, C. V., Studebaker, G. A., & Sherbecoe, R. L. (1986). An articulation index based procedure for predicting the speech recognition performance of hearing-impaired individuals. *Journal of the Acoustical Society of America, 80,* 50–57.

Pavlovic, C. V. (1987). Derivation of primary parameters and procedures for use in speech intelligibility predictions. *Journal of the Acoustical Society of America, 82,* 413–422.

Pavlovic, C. V. (1991). Speech recognition and five articulation indexes. *Hearing Instruments, 42*(9), 20–23.

Phaneuf, R., Hétu, R., & Hanley, J. A. (1985). A Bayesiam approach for predicting judged hearing disability. *American Journal of Industrial Medicine, 7,* 343–352.

Portnuff, C. D. F., & Fligor, B. J. (2006). Sound output levels of the iPod and other MP3 players: Is there potential risk to hearing? Paper presented at Conference: Noise-Induced Hearing Loss In Children At Work & Play. Oct. 19-20, 2006, Covington, KY.

Preston-Martin, S., Thomas, D. C., Wright, W. E., & Henderson, B. E. (1989). Noise trauma in the aetiology of acoustic neuromas in men in Los Angeles County, 1978–1985. *British Journal of Cancer, 59,* 783–786.

Prince, M. M., Gilbert, S. J., Smith, R. J., & Stayner, L. T. (2003). Evaluation of the risk of noise-induced hearing loss among unscreened male industrial workers. *Journal of the Acoustical Society of America, 113,* 871–880.

Prince, M. M., Stayner, L. T., Smith, R. J., & Gilbert, S. J. (1997). A re-examination of risk estimates from the NIOSH occupational noise and hearing survey (ONHS). *Journal of the Acoustical Society of America, 101,* 950–963.

Rösler, G. (1994). Progression of hearing loss caused by occupational noise. *Scandinavian Audiology, 23,* 13–37.

Royster, J. D., Berger, E. H., Merry, C. J., Nixon, C. W., Franks, J. R., Behar, A., et al. (1996). Development of a new laboratory standard protocol for estimating the field attenuation of hearing protection devices, I: Research of working group 11, Accredited Standards Committee S12, Noise. *Journal of the Acoustical Society of America, 99,* 1506–1526.

Royster, J. D., & Royster, L. H. (1990a). *Hearing Conservation Programs: Guidelines for Success.* Chelsea MI: Lewis

Royster, J. D., & Royster, L. H. (1999). How can we evaluate the effectiveness of occupational hearing conservation programs? *Hearing Review, 6*(9), 28–34.

Royster, J. D., & Royster, L. H. (2000). Evaluating hearing conservation program effectiveness. In Berger EH,

Royster LH, Royster JD, Driscol, DP, Layne M. (Eds.): *The Noise Manual,* 5th Ed. Fairfax, VA: American Industrial Hygiene Association, 517–548.

Royster, L. H. (1995). Recommendations for the labeling of hearing protectors. *Sound and Vibration, 29*(7), 16–19.

Royster, L. H., & Royster, J. D. (1990b). Employment related exposure to noise and its effect on hearing. *Hearing Instruments, 41*(10), 17–18.

Stansfeld, S. A., Berglund, B., Clark, C., Lopez-Barrio, I., Fischer, P., Öhrström, E., et al. (2005). Aircraft and road traffic noise and children's cognition and health: A cross-national study. *Lancet, 365,* 1942–1949.

Steeneken, H. J. M., & Houtgast, T. (1983). A physical method for measuring speech-transmission quality. *Journal of the Acoustical Society of America, 67,* 318–326.

Subramaniam, M., Campo, P., & Henderson, D. (1991a). The effect of progressive resistance to noise. *Hearing Research, 52,* 181–188.

Subramaniam, M., Campo, P., & Henderson, D. (1991b). Development of resistance to hearing loss from high frequency noise. *Hearing Research, 56,* 65–68.

Subramaniam, M., Henderson, D., Campo, P., & Spongr, V. P. (1992). The effect of "conditioning" on hearing loss from a high frequency traumatic exposure. *Hearing Research, 58,* 57–62.

Suter, A. H. (1984). Noise sources and effects. OSHA's Hearing Conservation Amendment and the audiologist. *ASHA, 26,* 39–43.

Suter, A. H. (1985). Speech recognition in noise by individuals with mild hearing impairments. *Journal of the Acoustical Society of America, 78,* 887–900.

Suter, A. H. (1992a). Noise sources and effects: A new look. *Sound and Vibration, 26*(1), 18–38.

Suter, A. H. (1992b). *The Relationship of the Exchange Rate to Noise-Induced Hearing Loss.* NTIS No. PB93–118610. Cincinnati: Alice Suter & Assoc.

Suter, A. H. (1993). *Hearing Conservation Manual,* 3rd ed. Milwaukee: Council for Accreditation in Occupational Hearing Conservation.

Suter, A. H., & vonGierke, H. E. (1987). Noise and public policy. *Ear and Hearing, 8,* 188–191.

Taylor, W., Pearson, J., & Mair, A. (1965). Study of noise and hearing in jute weavers. *Journal of the Acoustical Society of America, 38,* 113–120.

Towne, R. M. (1994). An acoustical checklist for multifamily housing units. *Sound and Vibration, 28*(7), 28–32.

Virkkunen, H., Kauppinen, T., & Tenkanen, L. (2005). Long-term effect of occupational noise on the risk of coronary heart disease. *Scandinavian Journal of Work, Environment & Health, 31,* 291–299.

Ward, W. D. (1991). The role of intermittence in PTS. *Journal of the Acoustical Society of America, 90,* 164–169.

Webster, J. C. (1969). Effect of noise on speech intelligibility. In Ward WD, Fricke JE (Eds.): *Noise as a Public Health Hazard.* ASHA Rept. 4. Rockville: Am Speech-Language-Hearing Assn, 49–73.

Webster, J. C. (1978). Speech interference aspects of noise. In Lipscomb DM (Ed.): *Noise and Audiology.* Baltimore: University Park Press, 193–228.

Willich, S. N., Wegscheider, K., Stallmann, M., & Keil, T. (2006). Noise burden and the risk of myocardial infarction. *European Heart Journal, 27,* 276–282.

부록 A

이 부록은 dB로 표현된 옥타브 대역 강도(octave band levels, OBLs)를 전체 음압 강도(dB SPL) 및 A가중 음 강도(dBA)로 통합하는 방법의 예를 제공한다. 표 1.4에 A가중 옥타브 대역 강도의 보정값을 제시하였다. 적절한 (서로 다른) 집합의 A가중치를 사용해야 하는 경우를 제외하고 1/3 옥타브 대역 강도(third-octave-band level)에서도 동일한 절차를 사용한다. 이러한 예제에서 사용되는 소음의 옥타브 대역 강도는 다음과 같다.

주파수(Hz)	옥타브 대역 강도(OBLs)
31.5	85
63	80
125	77
250	76
500	74
1000	68
2000	60
4000	57
8000	55

옥타브 대역 강도를 dB SPL로 통합 : 단순화한 방법

옥타브 대역 강도는 절차를 간소화하기 위해 가장 높은 순위부터 가장 낮은 순위로 나열되어 있다. 그다음 옥타브 대역 강도는 표 1.3의 증가를 기준으로 연속적인 쌍으로 통합된다.

옥타브 대역 강도를 dB SPL로 통합 : 공식을 적용한 방법

옥타브 대역 강도는 공식에 따라 로그 함수적으로 합산된다.

$$L = 10 \log \sum_{i=1}^{n} 10^{L_i/10}$$

여기서 L은 dB SPL의 전반적인(통합된) 강도이며, n은 대역의 개수, I_i는 i^{th} 대역, 그리고 L_i는 i^{th} 대역의 옥타브 대역 강도이다. 이 공식은 각 옥타브 대역 강도에 대한 $10^{L_i/10}$의 계산이 필요하다.

주파수(Hz)	옥타브 대역 강도(OBLs)	$10^{L_i/10}$
31.5	85	316227766.0
63.0	80	100000000.0
125.0	77	50118723.36
250.0	76	39810717.06
500.0	74	25118864.32
1000.0	68	6309573.445
2000.0	60	1000000.0
4000.0	57	501187.2336
8000.0	55	316227.766

그다음 $10^{L_i/10}$의 값을 추가하며 이러한 합계($\sum$)는 539403059.2로 밝혀졌다. 이 시점에서 공식은 다음

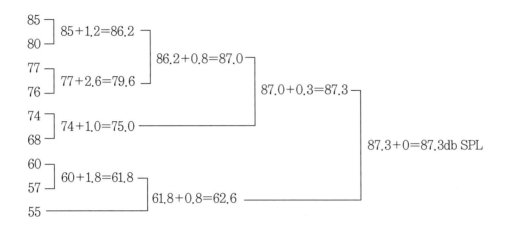

과 같다.

$$L=10 \log 539403059.2$$

Log 539403059.2는 8.731913405이므로 공식은 다음과 같다.

$$L=10 \times 8.731913405$$

따라서 이 소리의 전체 강도는 다음과 같다.

$$L=87.3\text{dB SPL}$$

옥타브 대역 강도를 dBA로 통합 : 단순화한 방법

표 1.4에서 보정된 A가중 옥타브 대역 강도를 구할 수 있다.

주파수(Hz)	옥타브 대역 강도	dBA 교정	보정된 옥타브 대역 강도
31.5	85	-39.4	45.6
63	80	-26.2	53.8
125	77	-16.1	60.9
250	76	-8.6	67.4
500	74	-3.2	70.8
1000	68	0.0	68.0
2000	60	1.2	61.2
4000	57	1.1	58.1
8000	55	-1.1	53.9

A 가중치로 보정된 옥타브 대역 강도는 절차를 간소화하기 위해 가장 높은 순위부터 가장 낮은 순위로 나열되어 있다. 그다음 옥타브 대역 강도는 표 1.3의 증가를 기준으로 연속적인 쌍으로 통합된다. (단순화하기 위해 여기에 나타낸 보정된 옥타브 대역 강도는 가장 가까운 정수로 반올림하였다.)

옥타브 대역 강도를 dBA로 통합 : 공식을 적용한 방법

옥타브 대역 강도는 공식에 따라 로그 함수적으로 합산된다.

$$L_A=10 \log \sum_{i=1}^{n} 10^{Li+li/10}$$

여기서 L_A는 dBA의 전반적인 (통합된) 강도이며, n은 대역의 개수, I는 i^{th} 대역, L_i는 i^{th} 대역의 옥타브 대역 강도, k_i는 각 옥타브 대역 강도의 dBA 교정값이다. 옥타브 대역 강도(L_i+k_i)에 교정 계수를 추가하여 보정한다. 음수의 보정값을 추가하는 것은 감산과 동일하다.

표 1.4에서 보정된 A 가중 옥타브 대역 강도를 구할 수 있다. 이 공식은 각 옥타브 대역 강도에 대한 $10^{(Li+ki/10)}$의 계산이 필요하다.

그다음 $10^{(Li+ki/10)}$의 값을 추가하여 이러한 합계($\sum$)는 27543468.26으로 밝혀졌다. 이 시점에서 공식은

주파수 (Hz)	옥타브 대역 강도	dBA 교정	보정된 옥타브 대역 강도	$10^{(Li+Ki)/10}$
31.5	85	−39.4	45.6	36307.80548
63	80	−26.2	53.8	239883.2919
125	77	−8.6	67.4	1230268.771
250	76	−3.2	70.8	5495408.739
500	74	−3.2	70.8	12022644.35
1000	68	0.0	68.0	6309573.445
2000	60	1.2	61.2	1318,256.739
4000	57	1.1	58.1	645654.229
8000	55	−1.1	53.9	245470.5916

다름과 같다.

$$L_A = 10 \log 27543468.26$$

Log 27543468.26은 7.440018625이므로 공식은 다음과 같다.

$$L_A = 10 \times 7.440018625$$

따라서 이 소리의 전체 강도는 다음과 같다.

$$L_A = 74.4 dBA$$

ALRPLANE[c]	Drawbridge	hotdog	PADLOCK
ARMCHAIR	DUCKPOND	ice cream	pancake
BACKBONE	EARdrum	inkwell	playground
baseball	EARTHQUAKE	MOUSETRAP	RAILROAD
BIRTHDAY	EYEBROW	mushroom	STAIRWAY
BLACKBOARD	GREYHOUND	NORTHWEST	sunset
COOKBOOK	Hardware	nutmeg	TOOTHBRUSH
cowboy	Headlight	OATMEAL	WHITEWASH
DOORMAT	HORSEHOE	outside	woodwork

[a] 출처 : From American Speech-Language-Hearing Association (ASHA). (1979). Guidelines for determining the threshold level for speech. *ASHA*, *20*, 297-301; and American Speech-Language-Hearing Association (ASHA). (1988). Guidelines for determining threshold level for Speech. *ASHA*, *30*, 85-90.

[b] The ASHA spondee list is a revision of the CID W-1 (Hirsh et al, 1952) list that emphasizes the word selection criteria of dissimilarity and homogeneous audibility. The following words shown here do not appear on the CID W-1 list: *backbone, birthday, blackboard, cookbook, doormat, earthquake, eyebrow, and ice cream, netmeg, outside*. The following words on the CID W1 spondee list do not appear here: *birthday, daybreak, doormat, farewell, grandson, hothouse, iceberg, schoolboy, sidewalk, and workshop*.

[c] The 20 capitalized spondaic words were found to have the most similar audibility when presented by both recorded and monitored live voice(Rourke-Cullen T, Ninya RL, & Nerbonne MA. 1995. Relative intelligibility of the revised CID W-1s as presented via MLV and Auditec recordings. *J Am Acad Audiol*, *6*, 183-186).

부록 B

알파벳 순서로 배열된 강강격 단어[a,b]

부록 C

강강격 단어 목록의 절반

목록 A		목록 B	
airplane	ice cream	armchair	headlight
baseball	Mousetrap	backbone	inkwell
blackboard	Northwest	birthday	mushroom
cowboy	Oatmeal	cookbook	nutmeg
drawbridge	Pancake	doormat	outside
duck pond	Playground	earthquake	padlock
eardrum	Railroad	eyebrow	stairway
horsehoe	Sunset	greyhound	toothbrush
hotdog	Whitewash	hardware	woodwork

출처 : American Speech-Language-Hearing Association (ASHA). (1979). Guidelines for determining the threshold level for speech. *ASHA, 20,* 297-301; and American Speech-Language-Hearing Association (ASHA). (1988). Guidelines for determining threshold level for speech. *ASHA, 30,* 85-89.

부록 D

성인을 위한 간소화된 강강격 단어 목록

baseball
doormat
drawbridge
eardrum
grandson
inkwell
mousetrap
northwest
padlock
playground
railroad
sidewalk
toothbrush
woodwork
workshop

출처 : Based on Young, L.L., Dudley, B., & Gunter, M.B. (1982). Thresholds and phychometric functions of individual spondaic words. *Journal of speech & Hearing Research, 25,* 586-593; and American Speech-Language-Hearing Association (ASHA). (1988). Guidelines for determining threshold level for speech. *ASHA, 30,* 85-89.

부록 E

아동용 그림 강강격 단어 목록

cupcake	toothbrush	popcorn	flashlight
airplane	bathtub	fire	bluebird
baseball	ice	mailman	toothpaste
cowboy	shoelace	snowman	reindeer
hotdog	football	sailboat	seesaw

출처 : Based on Frank, T. (1980). Clinical significance of the relative intelligibility of pictorially represented spondee words. *Ear and Hearing, 1,* 46-49; and American Speech-Language-Hearing (ASHA). (1988). Guidelines for determining threshold level for speech. *ASHA, 30,* 85-89.

부록 F

CID Auditory Test W-22 Word Lists(알파벳 순서)

목록 1	목록 2	목록 3	목록 4
ace	ail	add	aid
ache	air	aim	all
an	and	are	am
as	bin	ate	arm
bathe	by	bill	art
bells	cap	book	at
carve	cars	camp	be
chew	chest	chair	bread
could	die	cute	can
dad	does	do	chin
day	dumb	done	clothes
deaf	ease	dull	cook
earn	eat	ears	darn
east	else	end	dolls
felt	flat	farm	dust
give	gave	glove	ear
high	ham	hand	eyes
him	hit	have	few
hunt	hurt	he	go
isle	ice	if	hang
it	ill	is	his
jam	jaw	jar	in
knees	key	king	jump

부록 F(계속)

목록 1	목록 2	목록 3	목록 4
law	knee	knit	leave
low	live	lie	men
me	move	may	my
mew	new	nest	near
none	now	no	net
not	oak	oil	nets
or	odd	on	of
owl	off	out	ought
poor	one	owes	our
ran	own	pie	pale
see	pew	raw	save
she	rooms	say	shoe
skin	send	shove	so
stove	show	smooth	stiff
them	smart	start	tea
there	star	tan	than
thing	tare	ten	they
toe	that	this	through
true	then	though	tin
twins	thin	three	toy
yard	too	tie	where
up	tree	use	who
us	way	we	why
wet	well	west	will
what	with	when	wood
wire	your	wool	yes
you	young	year	yet

출처 : Hirsh, I. J., Davis, H., Silverman, S. R., Reynolds, E.G., Eldert, E., & Benson, R.W. (1952), Development of materials for speech audiometry. *Journal of Speech and Hearing Disorders, 17,* 321-337.

부록 G

Northwestern University Auditory Test No.6(알파벳 순서)

목록 1	목록 2	목록 3	목록 4
bean	bite	bar	back
boat	book	base	bath

부록 G(계속)

목록 1	목록 2	목록 3	목록 4
burn	bought	beg	bone
chalk	calm	cab	came
choice	chair	cause	chain
death	chief	chat	check
dime	dab	cheek	dip
door	dead	cool	dog
fall	deep	date	doll
fat	fail	ditch	fit
gap	far	dodge	food
goose	gaze	five	gas
hash	gin	germ	get
home	goal	good	hall
hurl	hate	gun	have
jail	haze	half	hole
jar	hush	hire	join
keen	juice	hit	judge
king	keep	jug	kick
kite	keg	late	kill
knock	learn	lid	lean
laud	live	life	lease
limb	loaf	luck	long
lot	lore	mess	lose
love	match	mop	make
met	merge	mouse	mob
mode	mill	name	mood
moon	nice	note	near
nag	numb	pain	neat
page	pad	pearl	pass
pool	pick	phone	peg
puff	pike	pole	perch
rag	rain	rat	red
raid	read	ring	ripe
raise	room	road	rose
reach	rot	rush	rough
sell	said	search	sail
shout	shack	seize	shirt
size	shawl	shall	should
sub	soap	sheep	sour
sure	south	soup	such
take	thought	talk	tape

부록 G(계속)

목록 1	목록 2	목록 3	목록 4
third	ton	team	thumb
tip	tool	tell	time
tough	turn	thin	tire
vine	voice	void	vote
week	wag	walk	wash
which	white	when	wheat
whip	witch	wire	wife
yes	young	youth	yearn

출처 : Tillman, T.W., & Carhart, R. (1966). An Expanded Test for Speech Discrimination Utilizing CNC Monosyllabic Words. Morthwestern University Audiomerty Test No. 6. Tech Report SAM-TR-66-55. Brooks AFB, TX: USAF School of Aerospace Medicine.

부록 H(계속)

목록 11	목록 12	목록 13	목록 14	목록 15
math	have	kiss	wish	hug
hip	wig	buzz	dutch	dish
gun	buff	hash	jam	ban
ride	mice	thieve	heath	rage
siege	teeth	gate	laze	chief
veil	jays	wife	bike	pies
chose	poach	pole	rove	wet
shoot	rule	wretch	pet	cove
web	den	dodge	fog	loose
cough	shock	moon	soon	moth

출처 : Arthus Boothroyd 제공

부록 H

Boothroyd Isophonemic Word Lists

목록 1	목록 2	목록 3	목록 4	목록 5
ship	fish	thug	fun	fib
rug	duck	witch	will	thatch
fan	patch	teak	vat	sum
cheek	cheese	wrap	shape	heel
haze	race	vice	wreath	wide
dice	hive	jail	hide	rake
both	bone	hen	guess	goes
well	wedge	shows	comb	shop
jot	log	food	choose	vet
move	tomb	bomb	job	June

목록 6	목록 7	목록 8	목록 9	목록 10
fill	badge	bath	hush	jug
catch	hutch	hum	gas	latch
thumb	kill	dig	thin	wick
heap	thighs	five	fake	faith
wise	wave	ways	chime	sign
rave	reap	reach	weave	beep
got	foam	joke	jet	hem
shown	goose	noose	rob	rod
bed	not	pot	dope	vote
juice	shed	shell	lose	shoes

부록 I

Lexical Neighborhood Test(LNT; Kirk, Pisoni, & Osberger, 1995)

목록 1 (쉬운 단어)	목록 1 (어려운 단어)	목록 2 (쉬운 단어)	목록 2 (어려운 단어)
juice	thumb	down	ear
good	pie	truck	hard
drive	wet	mouth	dry
time	fight	pig	zoo
hard	toe	give	goat
gray	cut	school	toy
foot	pink	boy	call
orange	hi	put	sing
count	song	three	cut
brown	fun	farm	wrong
home	use	fish	bed
old	mine	green	fat
watch	ball	catch	man
need	kick	break	run
food	tea	house	hot
dance	book	sit	read(/rid/)
live(/lɪv/)	bone	friend	grow
stand	work	jump	bag
six	dad	bird	cake
cold	game	swim	seat
push	lost	hold	nine

부록 I(계속)

목록 1 (쉬운 단어)	목록 1 (어려운 단어)	목록 2 (쉬운 단어)	목록 2 (어려운 단어)
stop	cook	want	sun
girl	gum	snake	bath
hurt	cap	more	ten
cow	meat	white	ride

출처 : ⓒ Indiana Unwiversity. Reproduced by permission of the authors and Indiana University. (Test recording available from Auditec of St. Louis)

부록 J

Multisyllabic Lexical Neighborhood Test
(MLNT; Kirk, Pisoni, & Osberger, 1995)

목록 1 (쉬운 단어)	목록 1 (어려운 단어)	목록 2 (쉬운 단어)	목록 2 (어려운 단어)
children	butter	water	puppy
animal	lion	banana	pickle
monkey	money	glasses	button
finger	jelly	airplane	summer
pocket	yellow	window	bottom
apple	purple	tiger	finish
morning	hello	cookie	bunny
sugar	carry	again	belly
alright	corner	another	couple
about	heaven	almost	under
because	measles	broken	naughty
crazy	ocean	china	really

출처 : ⓒ Indiana Unwiversity. Reproduced by permission of the authors and Indiana University. (Test recording available from Auditec of St. Louis)

부록 K

PBK-50 (PB Kindergarten) Words Lists (알파벳 순서)

목록 1	목록 2	목록 3	목록 4
Are	and	all	ache
bad	ask	as	air

부록 K(계속)

목록 1	목록 2	목록 3	목록 4
bath	ball	ax	black
bead	barn	bee	blind
beef	best	bet	bounce
box	calf	bless	bug
bus	chew	bud	bush
cart	closed	cage	cab
class	cloud	camp	case
did	crack	cat	choose
dish	day	crab	clown
end	dime	darn	cost
fed	each	fair	dad
few	feel	falls	drop
five	flag	fat	else
fold	food	feed	fit
great	forth	find	frog
hit	front	freeze	grade
hot	glove	fresh	had
hunt	good	got	hurt
is	guess	grab	if
lay	gun	gray	jay
me	hook	grew	leave
mouth	kept	his	low
neck	left	knee	may
need	look	knife	most
no	ma	laugh	nest
own	new	lip	nuts
pants	night	loud	pass
pinch	off	next	press
pink	pick	on	purse
please	pig	pag	quick
pond	reach	park	raw
put	rest	paste	rich
rag	rode	path	room
rat	rope	peg	seed
ride	shoe	plow	sell
scab	sick	race	set
shop	slide	rose	sheep
sled	south	sack	ship
slice	this	sing	that
slip	thread	splash	them

부록 K(계속)

목록1	목록2	목록3	목록4
smile	three	suit	thick
such	toe	tray	those
take	tongue	turn	tire
teach	trade	wait	true
thank	wake	waste	vase
tree	wash	weed	white
use	wave	wreck	wide
ways	wood	yes	you

출처 : Haskins, H. (1949). *A Phonetically Balanced Test of Speech Discrimination for Children.* Unpublished Master's thesis. Evanston, IL: Northwestern University.

부록 L

Word Intelligibility by Picture Identification (WIPI) Test Word Lists

목록1	목록2	목록3	목록4
school	broom	moon	spoon
ball	bowl	bell	bow
smoke	coat	coke	goat
floor	door	corn	horn
fox	socks	box	block
hat	flag	bag	black
pan	fan	can	man
bread	red	thread	bed
neck	desk	nest	dress
stair	bear	chair	pear
eye	pie	fly	tie
knee	tea	key	bee
street	meat	feet	teeth
wing	string	spring	ring
mouse	clown	crown	mouth
shirt	church	dirt	skirt
gun	thumb	sun	gum
bus	rug	cup	bug
train	cake	snake	plane
arm	barn	car	star
chick	stick	dish	fish
crib	ship	bib	lip

부록 L(계속)

목록1	목록2	목록3	목록4
wheel	seal	queen	green
straw	dog	saw	frog
pail	nail	ail	tail

출처 : Ross, M., & Lerman, J.(1971). *Word Intelligibility by Picture Identification* (WIFI). Pittsburg: Stanwix House.

부록 M

Northwestern University Children's Perception of Speech (NU-CHIPS) Test Word Lists(알파벳 순서)

ball	horse
bear	house
bike	juice
bird	light
boat	man
bus	meat
cake	milk
clock	mouth
coat	nose
comb	purse
cup	school
dog	shirt
door	shoe
dress	sink
duck	smile
food	snake
foot	soap
frog	spoon
girl	teeth
gum	tongue
gun	train
hair	tree
ham	truck
hand	watch
head	witch

출처 : Elliott, L., & Katz, D. (1980). *Northwestern University Children's Perception Speech (NU-CHIPS).* St. Louis: Auditec.

부록 N

Spanish Bisyllabic Words for Speech Recognition Testing(알파벳 순서)

목록 1	목록 2	목록 3	목록 4
Agua(water)	Abril(April)	Actriz(actress)	Algo(some)
Baile(dance)	Alma(soul)	Ambos(both)	Aqui(here)
Blusa(blouse)	Astro(star)	Ayer(yesterday)	Banco(bank)
Boca(mouth)	Barca(boat)	Barba(beard)	Blanco(white)
Bosque(forest)	Bolsa(bag)	Beso(kill)	Boda(wedding)
Broma(joke)	Bravo(brave)	Brazo(arm)	Breve(short)
Brusco(rough)	Calle(street)	Brisa(breeze)	Buscan(search)
Burro(donkey)	Camas(beds)	Cabra(goat)	Calor(heat)
Carta(letter)	Casa(house)	Calma(calm)	Casta(breed)
Caso(case)	Centro(center)	Campo(field)	Chiste(joke)
Cestos(baskets)	Claro(clear)	Casi(almost)	Cita(appointment)
Cinco(five)	Contra(against)	Cesta(basket)	Compra(purchase)
Clima(weather)	Donde(where)	Choclo(galosh)	Cristal(crystal)
Costa(coast)	Fecha(date)	Clavo(nail)	Dentro(inside)
Culpa(guilt)	Flete(freight)	Corta(short)	Dolor(pain)
Doce(twelve)	Funda(cover)	Dicha(happiness)	Edad(age)
Finca(farm)	Ganga(bargain)	Filtro(filter)	Falta(missing)
Frente(front)	Gastar(spend)	Fonda(inn)	Fruta(fruit)
Galgo(greyhound)	Golpe(blow)	Fusil(rifle)	Gancho(hook)
Granja(farm)	Grifos(faucets)	Ganso(geese)	Grasa(grease)
Guerra(war)	Hilo(thread)	Gasto(spent)	Gratas(pleasant)
Hambre(hunger)	Horno(oven)	Guante(glove)	Gustar(like)
Hombro(shoulder)	Igual(same)	Gusto(taste)	Hijo(son)
Huevo(egg)	Kilo(kilo)	Hombre(man)	Hora(hour)
Joven(young)	Leal(loyal)	Hueso(bone)	Jardin(garden)
Lado(side)	Lila(lilac)	Isla(isle)	Jugo(juice)
Lengua(tongue)	Madre(mother)	Leche(milk)	Libros(books)
Luna(moon)	Marca(brand)	Lugar(place)	Lunes(Monday)
Mano(hand)	Mismo(same)	Malo(bad)	Manta(blanket)
Mesa(table)	Motor(engine)	Martes(Tuesday)	Metal(metal)
Modo(way)	Nariz(nose)	Mitad(half)	Mosca(fly)
Multa(fine)	Nombre(name)	Mucho(much)	Mundo(world)
Once(eleven)	Oro(gold)	Nido(nest)	Orden(order)
Ostras(oysters)	Pais(country)	Ocho(eight)	Noche(night)
Pasta(pasta)	Peso(weight)	Osos(bears)	Padre(father)
Pipas(pipes)	Plato(plate)	Papel(paper)	Pelo(hair)
Queso(cheese)	Rama(branch)	Queja(complaint)	Pisos(floors)
Rancho(ranch)	Rico(rich)	Ranas(frogs)	Quince(fifteen)

부록 N(계속)

목록 1	목록 2	목록 3	목록 4
Regla(ruler)	Roncar(snore)	Ropa(clothes)	Rasgos(features)
Rosca(thread)	Rostro(face)	Rumor(rumor)	Resto(rest)
Salsa(salsa)	Salud(health)	Sangre(blood)	Rosa(rose)
Sano(healthy)	Sastre(tailor)	Siglo(centry)	Saltar(jump)
Sombra(shadow)	Sordo(deaf)	Tanto(much)	Santo(saint)
Tanque(tank)	Techo(ceiling)	Tela(fabric)	Sopa(soup)
Tema(theme)	Templo(temple)	Tinta(ink)	Tasa(cup)
Trampa(trap)	Torta(cake)	Total(total)	Temor(fear)
Tretas(tricks)	Trece(thirteen)	Trenza(plait)	Toro(bull)
Turno(turn)	Tronco(trunk)	Vapor(steam)	Vaca(cow)
Veinte(twenty)	Valor(price)	Verbo(verb)	Venta(sale)
Verdad(truth)	Visa(visa)	Visto(seen)	Vino(wine)

출처 : Auditec of St. Louis.

부록 O

청각-시각 훈련을 위해 선정한 자료

Adaptive Listening and Communication Enhancement(LACE)

저자 : R.W. Sweetow & J.H. Sabes(2006)

Neurotone, 2317 Broadway,

Redwood City, CA94063

www.neurotone.com

Auditory Enhancement Guide

저자 : D. Shea & the Clarke School Staff(1992)

AG Bell Association for the Deaf and Hard of Hearing

3417 Volta Place, Washington, DC 20007

www.agbell.org

Auditory Training

저자 : N.P. Erber(1982)

AG Bell Association for the Deaf and Hard of Hearing

3417 Volta Place, Washington, DC 2007

www.agbell.org

Bringing Sound to Life: Principles and Practices of Cochlear Implant Rehabilition

저자 : M. Koch(1999)

York Press

P.O. Box 504, Timonium, MD 21094

www.yorkpress.com

CHATS: The Miami Cochlear implant, Auditory and Tactile Skills Curriculum

저자 : K.C. Vergara & L.W. Miskiel(1994)

Intelligent Hearing Systems

6860 SW 81st. ST., Miami, FL 33143

www.ihsys.com/public_html/CHAT.asp

Cochlear Implant Auditory Training Guide

저자 : D. Sindrey(1997)

Wordplay Publications

P.O.Box 8048, London, Ontario N6G 4X1

www.wordplay.ca

Communication Training for Hearing-Impaired Children and Teenagers

저자 : N. Tye-Murray(1993)
PRO-ED, 8700 Shoal Creek Blvd., Austin, TX 78757
www.proedinc.com

Contrasts for Auditory and Speech Training (CAST)

저자 : D.J. Ertmer(2003)
Linguisystems
3100 4th Ave., East Moline, IL 61244
www.linguisystems.com/custom.php

Developmental Approach to Successful listening II

저자 : G. Stout & J. Windle (1992)
Resource Point
61 Inverness Drive East, Englewood, CO 80112

Guide for Optimizing Auditory Learning Skills(GOALS)

저자 : J.Firszt & R. Reeder (1996)
AG Bell Association for the Deaf and Hard Hearing
3417 Volta Place, Washington, DC20007
www.agbell.org

Listen, Learn and Talk

저자 : (Cochlear Americas Corp.)
Cochlear Americas
61 Inveness Drive East, Englewood, CO 80112
www.cochlearamericas.com

Listening Games for Littles

저자 : D. Sindrey(1997)
Wordplay Publications

P.O. Box 8048, London, Ontario N6G 4X1
www.wordplay.ca

Seeing and Hearing Speech

저자 : (Sensimetrics, 2002)
Sensimetrics
48 Grove Street, Someville, MA 02144
www.sens.com

Sound and Beyond

저자 : (Cochlear Americas Corp.)
Cochlear Americas
61 Inveness Drive East, Englewood, CO 80112

Speech and the Hearing-Impaired Child: Theory and Practice 2nd Ed.

저자 : D. Ling(2002)
AG Bell Association for the Deaf and Hard of Hearing
3417 Volta Place, Washington, DC 2007
www.agbell.org

Speech Perception Instructional Curriculum Evaluation(SPICE)

저자 : J. Moog, J. Biedenstein, & L.Davidson(1995)
Central Institute for the Deaf
4560 Clayton Ave., St. Louis, MO 63110
www.cid.wustl.edu

The SKI-HI Curriculum: Family-Centered Programming for Infants and Young Children with Hearing Loss

저자 : S. Watkins(2004)
Hope Publishing
1856 North 1200 East, North Logan, UT 84321
www.hopepubl.com

찾아보기

역자 소개

김진동
부산대학교 대학원 의학과 이비인후과학 전공 의학석사, 부산대학교 대학원 의공학협동과정 졸업 공학박사, 현 부산 가톨릭대학교 언어청각치료학과 교수

박미혜
대구대학교 대학원 언어청각장애교육전공 문학박사, 전 지음청각재활연구소 소장, 현 가야대학교 언어치료청각학과 교수

신은영
한림대학교 대학원 청각학과 이학박사, 현 한국청각언어재활학회 편집이사, 현 세한대학교 언어치료청각학과 교수

장선아
연세대학교 언어병리학 협동과정 청각장애언어재활전공 박사, University of Iowa Hospitals and Clinics Research Audiologist, 현 우송대학교 언어치료청각재활학부 교수

조소현
고려대학교 대학원 심리학과 문학박사, 전 고려대학교 의과대학 연구교수, 현 세한대학교 언어치료청각학과 교수

최참도
McGill대학교 대학원 청능언어재활학 석사, 단국대특수교육과 청각장애교육학 박사, 전 한국청각협회(현 청자원) 초대 이사장, 현 사회복지법인 우성재단 상임이사

허명진
대구대학교 대학원 언어청각장애아교육 전공 문학박사, 대구 경북대학교병원 인공와우 프로그램, 청능재활 및 음성재활, 현 부산 가톨릭대학교 언어청각치료학과 교수